Interdisziplinäre Schriften
zur Rehabilitation

Band 1

Interdisziplinäre Schriften zur Rehabilitation

Band 1: Kongreß Ulm 1989

Qualitätssicherung und Vernetzung in der Rehabilitation

Jahrestagung der Deutschen Vereinigung für die Rehabilitation Behinderter e.V., Ulm 1989

Herausgeber: Wilfried Jäckel · Kurt-Alphons Jochheim
Axel Stemshorn · Gerhard André

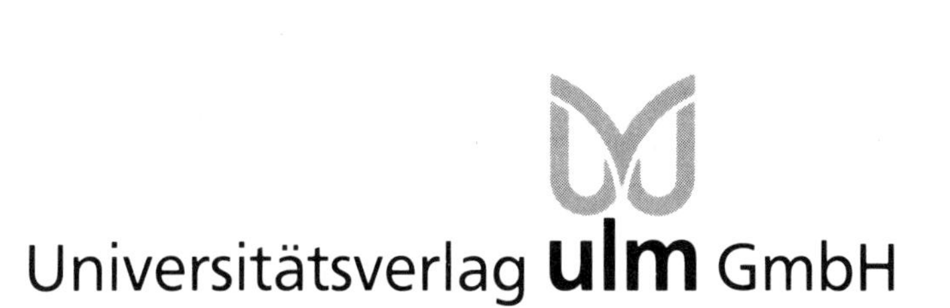

CIP-Titelaufnahme der Deutschen Bibliothek

Qualitätssicherung und Vernetzung in der Rehabilitation:
Jahrestagung der Deutschen Vereinigung für die Rehabilitation Behinderter e.V.,
Ulm 1989/[Deutsche Vereinigung für die Rehabilitation Behinderter e.V.].
Hrsg.: Wilfried Jäckel ... –
Ulm: Univ.-Verl. Ulm, 1991
(Interdisziplinäre Schriften zur Rehabilitation; Bd.1)
ISBN 3-927402-25-7
NE: Jäckel, Wilfried [Hrsg.:]; Deutsche Vereinigung für die Rehabilitation Behindeter; GT

Ausstattung: 2 Fotos, 29 Zeichnungen, 20 Tabellen

ISBN: 3-927 402-25-7
ISSN: 0341-9534

Gesamtherstellung: Berufsbildungswerk Josefsheim Bigge, 5787 Olsberg
Einbandgestaltung: SZ-Grafikabt. Leutkirch

Printed in Germany

Inhalt

Vorwort der Herausgeber

Dieses Buch berichtet über eine Tagung, die von der Deutschen Vereinigung für die Rehabilitation Behinderter e.V. (De.Vg.) und dem Rehabilitationsmedizinischen Arbeitskreis an der Universität Ulm (RMAK) im November 1989 ausgerichtet wurde. Im wirtschaftlich-kulturellen Zentrum der beiden Regionen Alb-Donau und Oberschwaben, das sich seit Mitte der 70er Jahre durch zielstrebigen Ausbau der Universität und zahlreicher industriell mitgetragener Forschungsinstitute den Beinamen „Wissenschaftsstadt Ulm" verdient hat, trafen sich etwa 300 Planer, Praktiker, Forscher, Betroffene und Leistungsträger aus dem Rehabilitationsbereich der Bundesrepublik Deutschland, der DDR, der Niederlande und der Schweiz, um berufsübergreifend einen Problemkomplex zu bearbeiten, der die beiden Veranstalterorganisationen schon seit Jahren intensiv beschäftigt.

Das Thema
„Zusammenwirken und wissenschaftliche Begleitung örtlicher und überörtlicher Rehabilitationsangebote"
geht alle an, die wissen oder mindestens ahnen, daß die Ergebnisse ihrer eigenen Arbeit – nämlich der Prävention von Behinderungen, der medizinischen Rehabilitation chronisch Kranker und Behinderter, deren Bildung und Ausbildung, ihrer letztendlichen beruflichen Eingliederung und der Erschließung ihrer angemessenen Teilhabe am Gemeinwesen – außerordentlich stark abhängig sind vom reibungslosen Zusammenspiel verschiedener Beteiligter, von der zeitlichen, räumlichen und konzeptionellen Verzahnung, kurz: von der Qualitätssicherung und Vernetzung in der Rehabilitation.

Die Informationstransfers, die Abstimmungsprozesse und deren organisatorisch-finanzielle Absicherung, welche dafür nötig sind, können allerdings nur gelingen, wenn das Konzept jedes einzelnen Bausteins der Angebotspalette „Hand und Fuß" hat und wenn zugleich zwischen den beteiligten Diensten und Einrichtungen strukturelle Widersprüche und die entbehrliche Doppelbearbeitung von Aufgaben möglichst ausgeschlossen werden können. Hierfür bedarf es der Mithilfe der Wissenschaft.

Was im Tagungsthema „wissenschaftliche Begleitung" von Rehabilitationsdiensten genannt wurde, kann auf verschiedene Weise geschehen. Einmal durch Bereitstellung von Ergebnissen der Grundlagen- und Feldforschung aus sozio-demographischen, epidemiologischen, bildungssoziologischen, psychosozialen oder arbeitsmarktlichen Zusammenhängen, zum anderen durch abwägende Klärung, vor allem durch Operationalisierung von Zielsystemen und Dienstleistungskonzepten, drittens durch teilnehmende Begleitung der praktischen Arbeit in der Behindertenhilfe und schließlich viertens durch medizinische, psychosoziale sowie ökonomische Evaluierung der Rehabilitationsverfahren und ihrer Ergebnisse. In all diesen Bereichen bestehen jedoch noch erhebliche Defizite.

Von der Frühförderung entwicklungsgefährdeter Kinder bis zur geriatrischen Rehabilitation (Breite des Angebotes), von der medizinischen Erstversorgung nach erlittenen Gesundheitsschäden bis zur „nachgehenden" Hilfe in Alltag und Beruf (zeitliche Abfolge der Angebote), von der Behandlung bei Erkrankungen des Stütz- und Bewegungsapparates über die neurotraumatologische, onkologische oder kardiologische Rehabilitation bis zur Eingliederung von Menschen mit chronischen Psychosen (Spezialisierung der Angebote), schließlich von der Erstaufnahmediagnose der Schädigung über die Rückmeldung der Schadensursachen an die Träger präventiver Aufgaben bis hin zur Langzeitbewertung von Behandlungseffekten im Einzelfall (Ablauf, Erfassung und soziale „Auswertung"): unter all diesen Gesichtspunkten hat die Tagung — ausgehend von den derzeitigen Strukturen der Behindertenhilfe — zahlreiche Erkenntnisse zusammengetragen.

Dieser Tagungsbericht zeigt den haupt- und ehrenamtlich tätigen Mitarbeitern der Behindertenhilfe, den Klienten der Rehabilitation sowie den Vertretern von Forschung und Lehre, wie die (auch im internationalen Vergleich) ganz hervorragenden Möglichkeiten unseres Rehabilitationssystems noch stärker ausgeschöpft werden können. Das gegliederte System rehabilitativer Leistungen, mit seinen geteilten, manchmal konkurrierenden, oft auch voneinander unabhängigen Angeboten und Trägerzuständigkeiten, hat sich ohne Zweifel im Grundsatz bewährt. Denn Elemente des Wettbewerbs freier Akteure und institutionelle Vielfalt, weitgehend fehlender Dirigismus und Bewährung in offener Auseinandersetzung um Inhalte, Strukturen und Verfahren sind unentbehrlich als Garanten einer ausreichenden Wahlfreiheit und Mitwirkungsmöglichkeit Betroffener, aber auch als ständiger Anreiz zur Qualifizierung der handelnden Personen in der Rehabilitation.

Jedoch: dieses System stellt auch hohe Ansprüche in koordinativer und „investiver" Hinsicht. Von immer größerer Bedeutung wird dabei die sogenannte „Schnittstellenproblematik" zwischen den Institutionen und die Frage der Anpassung der Gesamtstruktur an sich wandelnde gesellschaftliche Bedingungen wie z. B. an die demographische, technische oder arbeitsökonomische Entwicklung. Daß sich auch gesellschaftliche Grundkonzepte, ja sogar die „geopolitische Lage" wandeln können und dies natürlich weitere strukturelle Anpassungsleistungen im Bereich der Rehabilitation fordert, ahnten sicher einige der Teilnehmer bereits, als am 9. November 1989 die Nachricht von der Öffnung der Berliner Mauer mitten in die Tagung hineinplatzte und sich die deutsche Einigung unvermittelt als reale Möglichkeit abzeichnete.

Dieser Tagungsbericht bietet
- Praxisberichte, selbstkritisch reflektiert,
- Meinungen aus dem Blickwinkel Betroffener und ihrer Angehörigen,
- Verbesserungsvorschläge, experimentell aus dem Alltag entwickelt,
- Strukturanalysen, von „innen" und von „außen" gesehen,
- Erhebungsergebnisse zu grundsätzlichen Fragestellungen,
- sozialökonomische Wertungen und politische Perspektiven,
- Schlaglichter zu noch laufenden fachlichen Auseinandersetzungen,
- Darstellungen bewährter und neuer Konzepte,
- Versuche der historischen Einordnung des erreichten Standes und vieles andere mehr.

Rund 90 Autoren aus fast 30 verschiedenen Berufsgruppen sind beteiligt. Der Verlag und die Herausgeber danken den Autoren für ihre Mitwirkung und Herrn Martin Schmollinger, der für die besonders sorgfältige redaktionelle Bearbeitung verantwortlich war. Für den Satz der Druckvorlage gebührt Frau Theresia Sassen, Bad Wurzach, Anerkennung und Dank. Die drucktechnische Gesamtherstellung lag in den Händen der Josefsdruckerei Bigge, Olsberg; auch ihr ist herzlich zu danken.

Unser Titel „Qualitätssicherung und Vernetzung in der Rehabilitation" ist aber nicht nur ein weiteres Glied in der bis ins Jahr 1963 zurückreichenden Kette von Jahrbüchern, Tagungs- und Kongreßberichten der Deutschen Vereinigung für die Rehabilitation Behinderter e.V., die – bis heute – dankenswerter Weise mitgetragen wird vom Bundesministerium für Jugend, Familie, Frauen und Gesundheit (BMJFFG), Bonn, sondern markiert im historischen Jahr der deutschen Einigung auch eine Art Neuanfang – und dies gleich in doppelter Hinsicht:

- Der Band begründet eine neue Schriftenreihe, die „Interdisziplinären Schriften zur Rehabilitation". In mehr oder weniger gleichmäßigen, möglichst jährlichen Abständen sollen in dieser Schriftenreihe die Ergebnisse ausgewählter Veranstaltungen und Fachausschuß-Projekte der Deutschen Vereinigung für die Rehabilitation Behinderter, die ja ein interdisziplinärer Fachverband ist, veröffentlich werden.

- Mehrfach in der über 80jährigen Geschichte der Deutschen Vereinigung wurden die Möglichkeiten zur „Übergabe" eigener Publikationen und Veröffentlichungsreihen in die Betreuung eines professionellen, kommerziellen Buchverlages genutzt, um diese Schriften im Buchhandel zu plazieren, damit sie so einem breiteren Fachpublikum zugänglich wurden. Dies geschieht – in Form der „Interdisziplinären Schriften zur Rehabilitation" – jetzt auch mit den Veranstaltungsberichten und ausgewählten Ausschußergebnissen. Der Universitätsverlag Ulm GmbH, der diesen neuen Vertriebsweg erschließt, ist überzeugt, daß sich dieser Schritt im Blick auf die wichtige Verbreitung fachübergreifenden Rehabilitationswissens zumindest auf längere Sicht bewähren wird.
  Dies auch deshalb, weil nur über den Buchhandel der Großteil ostdeutscher Rehabilitationsfachkräfte, der (noch) nicht in berufsübergreifenden, überregionalen Fachverbänden organisiert ist, den Zugang zu solchen, oft dringend benötigten, Neuerscheinungen findet.

Gemeinsam wünschen sich Verlag und Herausgeber, daß trotz des höheren, aber aus fachlicher Sicht sicher notwendigen Aufwandes möglichst viele „Altbezieher der Tagungs- und Kongreßberichte der Deutschen Vereinigung" auf diesem Wege mitgehen und ihr die Treue halten werden, aber zugleich, daß dieses Buch und seine geplanten Nachfolger in die Hände solcher neuen Leser gelangen, die zur menschengerechten und leistungsfähigen Weiterentwicklung der Rehabilitation chronisch kranker und behinderter Menschen – jeder auf seine Weise und an seinem Ort – beitragen können.

Heidelberg und Ulm/Donau, im November 1990

Die Herausgeber

Priv. Doz. Dr. med. Wilfried H. Jäckel
Prof. Dr. med. Kurt-Alphons Jochheim
Prof. Dipl.-Ing. Axel Stemshorn und
Dipl.-Volksw. Gerhard André

ERSTE PLENARSITZUNG

Eröffnungssitzung

Eröffnung der Arbeitstagung durch den Tagungspräsidenten

von W. H. Jäckel

Sehr geehrte Damen und Herren,

ohne Zweifel ist die Eröffnung einer Arbeitstagung an sich schon eine Aufgabe, die man recht gerne übernimmt. Es gibt aber zusätzliche Gründe, die mir die Eröffnung der heute beginnenden Veranstaltung besonders angenehm machen. Diese sind

1. ein Jubiläum
2. der gewählte Tagungsort und
3. die Aktualität unseres Tagungsthemas,

das hier in der Ulmer Region besonders gut aufgehoben zu sein scheint. Lassen Sie mich auf diese drei Aspekte etwas näher eingehen.

Zum ersten Punkt, dem Jubiläum: Die Deutsche Vereinigung für die Rehabilitation Behinderter, Hauptveranstalter dieser Tagung, begeht in diesem Jahr ihr 80jähriges Bestehen. Ich darf Ihnen, sehr geehrter Herr Professor Jochheim, als Vorsitzendem der Deutschen Vereinigung, aus diesem Anlaß herzlich gratulieren. In Ihrem Geleitwort werden Sie heute auf die achtzig Jahre Vereinsgeschichte näher eingehen. Darüber freuen wir uns ebensosehr wie über die Anwesenheit einer ganzen Reihe von Persönlichkeiten, die diese Geschichte der Deutschen Vereinigung über Jahrzehnte wesentlich mitgeprägt haben und die zum Teil älter sind als der Fachverband selbst. Seien Sie uns ganz herzlich willkommen!

Trotz des zu begehenden Jubiläums hat sich die Deutsche Vereinigung entschlossen, dieser Tagung nicht so sehr den Charaker einer repräsentativen Feier als vielmehr die Struktur einer Arbeitstagung zu geben. Um so mehr freut uns die Anwesenheit so vieler Schlüsselpersonen des öffentlichen Lebens, die die Bedeutung der Veranstaltung durch ihr heutiges Kommen unterstreichen, unter ihnen Vertreter der kommunalen und regionalen Verwaltungen, Frauen und Männer aus Politik in Stadt und Landkreis, Leitungspersönlichkeiten aus den sozialen, gesundheitlichen, kirchlichen, wissenschaftlichen und kulturellen Institutionen der Ulmer Region sowie zahlreiche Repräsentanten aus den Einrichtungen und Diensten für chronisch kranke und behinderte Menschen. Vertreten sind weiter einige Berufsorganisationen der Rehabilitationsfachkräfte und Mitarbeiter von Ausbildungs- und Forschungsstellen aus dem Rehabilitationsbereich, die sich – genau wie die Betroffenen selbst mit ihren Verbänden und Angehörigen – zur Rehabilitationsgemeinschaft zugehörig wissen. So ist beispielsweise fast der gesamte Vorstand der Sozial- und Arbeitsmedizinischen Akademie Baden-Württemberg hier versammelt, die ja zu den aktiven Unterstützern unserer Tagung gehört. Ohne jetzt die Vielzahl herausragender Besucher all dieser genannten Bereiche namentlich begrüßen zu können, bitte ich alle, sich eingeschlossen zu fühlen in meinen herzlichen Willkommensgruß.

Doch nun zum zweiten Grund, der mich bei dieser Tagungseröffnung besonders freut. Die Deutsche Vereinigung hat sich vor mehr als einem Jahr die Stadt Ulm als Tagungsort ausgesucht, und wir Teilnehmerinnen und Teilnehmer aus der Ulmer Region sind darauf schon ein bißchen stolz. Da bin ich mir Ihrer Zustimmung, sehr geehrter Herr Oberbürgermeister Ludwig, ganz sicher. Ich freue mich auf Ihr Grußwort und danke Ihnen für all die vorangegangene Unterstützung vor Ort. Die Mitglieder der Deutschen Vereinigung sind aber – das darf ich hinzufügen – durchaus selbstbewußt genug um geltend zu machen, daß dies eine wohlüberlegte Standortwahl gewesen ist. Lassen Sich mich dafür einige Argumente anführen.

Zunächst einmal ist Ulm Sitz einer stark expandierenden Universität. Das Besondere an dieser Hochschule im Vergleich mit vielen anderen ist, daß hier – initiiert durch den Rektor, Herrn Professor Fliedner, den ich herzlich begrüße – seit langem ein außerordentliches Interesse an Fragen der Rehabilitation besteht. Dies wird unter anderem am Rehabilitationsmedizinischen Arbeitskreis der Universität Ulm deutlich, der die heute beginnende Tagung mitveranstaltet und für den Sie, sehr geehrter Dr. Graf Waldburg-Zeil, später ein Grußwort an das Plenum richten werden.

Weiter hat die Umgebung von Ulm – insbesondere die südwestlich angrenzenden Regionen – eine lange Tradition in der überörtlichen stationären Rehabilitation chronisch kranker und behinderter Menschen. Hier finden sich viele Rehabilitationseinrichtungen von unterschiedlichster Aufgabenstellung und in verschiedenen Trägerschaften, in denen zusammengenommen pro Jahr mehr als 50.000 Menschen mit chronischen Erkrankungen und Behinderungen behandelt, beraten und ausgebildet werden. Aber neben den Institutionen dieser überörtlichen Rehabilitation verfügt Ulm selbst über ein nicht nur in Fachkreisen vielbeachtetes Modell für die fachübergreifende ambulante Rehabilitation bei chronischen Erkrankungen und Behinderungen körperlicher wie psychischer Art. Dieses Modell, gebündelt bei der „Koordinationsstelle Regionales Netzwerk" (kurz: KORN), wird von dessen Initiator, dem Leiter der Abteilung Medizinische Soziologie an der Universität Ulm, Herrn Professor Novak, anhand eines Ausstellungsstandes hier im Hause während der kommenden Tage optisch veranschaulicht.

Mit einigen Hinweisen auf die Aktualität des Tagungsthemas möchte ich nun die Vorüberlegungen der Veranstalter für die Referate skizzieren, die Sie heute hören werden.

Die beiden für das Rehabilitationssystem kennzeichnenden Strukturen – die überörtlichen stationären Angebote und die wohnortnahen ambulanten Dienste – sind die zentralen Themen dieser Arbeitstagung. Das Zusammenspiel dieser Strukturen ist eine, wie ich finde, besonders aktuelle und interessante Thematik – nicht nur im Hinblick auf das neue Gesundheitsreformgesetz oder auf die Behinderte und chronisch Kranke betreffenden Ergebnisse der zur Verabschiedung anstehenden Rentenversicherungsreform. Für die Teilnahme und die Aufmerksamkeit des Vertreters der Landesregierung Baden-Württembergs, Herrn Ministerialdirigent Hötsch, der im Anschluß in Vertretung des Schirmherrn, Ministerpräsident Dr. Lothar Späth, zu uns spricht, und für den Beitrag des Abteilungsleiters „Rehabilitation" im Bundesministerium für Arbeit und Sozialordnung, Ministerialdirigent Rindt, in der zweiten Plenarsitzung am Freitag, bin ich daher sehr dankbar. Es zeigt sich darin ein praktisches politisches Gestaltungsinteresse, das uns Rehabilitationsfachleuten bekanntlich sogar noch wichtiger ist als die wohlwollende Anerkennung unserer Arbeit.

Meine Damen und Herren, die Eröffnung dieser Arbeitstagung ist gleichzeitig der Abschluß einer 14-monatigen Planungs- und Organisationsphase, einer Zeit, die charakterisiert war durch fruchtbare Kooperation – und jetzt möchte ich das Thema der Tagung einmal abwandeln –, durch das Zusammenwirken örtlicher und überörtlicher Organisationsdienste. Dafür möchte ich mich bei allen Beteiligten, bei der Geschäftsstelle der Deutschen Vereinigung, bei den Mitgliedern des Programmkomitees der Tagung und bei den Organisatoren in Ulm ganz herzlich bedanken. Mein besonderer Dank gilt dabei Ihnen, lieber Herr Professor Stemshorn, der Sie – sowohl als Leiter des Programmkomitees als auch mit ihren Organisationshilfen vor Ort – wesentlich zu dieser Arbeitstagung beigetragen haben.

Das Programmkomitee hat der Arbeitstagung eine inhaltliche Struktur gegeben, die sich auch im Programm der heutigen Plenarsitzung widerspiegelt, und darauf möchte ich kurz eingehen.

Es soll zunächst – gleichsam als Voraussetzung für die späteren Themenschwerpunkte – darum gehen, die Bedürfnisse und Erwartungen der chronisch Kranken und Behinderten in bezug auf das Rehabilitationssystem zu formulieren. In der heutigen Plenarsitzung wird diese Aufgabe Herr Dr. Aengenendt, Vorsitzender der größten Dachorganisation von Behindertenverbänden in der Bundesrepublik – der Bundesarbeitsgemeinschaft „Hilfe für Behinderte" e.V. – übernehmen. Daran anschließend sollen dann die heutigen Angebotsstrukturen – also der Ist-Zustand – aufgezeigt und auf mögliche Weiterentwicklungen hingewiesen werden. Ich freue mich, daß der Erste Direktor der LVA Württemberg, Herr Dr. Muschel, auch er ein Mitglied des Rehabilitationsmedizinischen Arbeitskreises der Universität Ulm, diese Aufgabe übernommen hat.

Wenn wir uns Gedanken über eine Fortentwicklung des Rehabilitationssystems machen, dann dürfen wir dabei die sozialökonomischen Aspekte natürlich nicht außer acht lassen. In diesem Zusammenhang sind wir gespannt auf Ihr Referat, sehr geehrte Frau Professor Pfaff, das sich mit den gesellschaftlichen und ökonomischen Rahmenbedingungen für die Entwicklung der Rehabilitation Behinderter befassen wird.

Meine sehr geehrten Damen und Herren, es geht bei dieser Arbeitstagung insbesondere um das Problem, wie das Zusammenwirken örtlicher und überörtlicher Rehabilitationsdienste verbessert werden kann. In den sieben Arbeitsgruppen, die morgen ganztägig beraten werden, bestehen sicher gute Voraussetzungen, hier zu praktikablen, konkreten Vorschlägen zu kommen, denn die Teams der verschiedenen Rehabilitationsdienste sind in den Arbeitsgruppen, wie ich meine, außerordentlich kompetent durch Referenten und Diskutanden vertreten.

Natürlich muß es bei einer Tagung in der Wissenschaftsstadt Ulm auch darum gehen, welche Aufgaben der wissenschaftlichen Forschung und Lehre auf dem Weg hin zu den künftigen Rehabilitationsstrukturen zukommen sollen und zukommen können. Dieser letzte Themenschwerpunkt – in der heutigen Sitzung beleuchtet von Herrn Dr. Gerdes aus dem Rehabilitationsmedizinischen Arbeitskreis der Universität Ulm – erscheint mir besonders interessant, weil die Rehabilitation in der Bundesrepublik Deutschland von der universitären Forschung und Lehre bislang – von ganz wenigen Ausnahmen einmal abgesehen – stark vernachlässigt wurde.

Meine sehr geehrten Damen und Herren, ich hatte eingangs einige Punkte erwähnt, die für die Wahl des Tagungsortes Ulm ausschlaggebend waren. Lassen Sie mich, ehe ich zum Schluß komme, noch einen letzten hinzufügen. Mit dem „Haus der Begegnung“, in dem wir tagen, haben wir Räumlichkeiten gefunden, die für unsere Bedürfnisse optimal sind. Sie alle spüren sicher die Wärme und Helligkeit dieser umgebauten Kirche und die gleichermaßen offene wie auch vertraut erscheinende Atmosphäre dieses Tagungszentrums mitten in der Stadt. Ich freue mich, daß dieses Haus für uns verfügbar gemacht wurde und danke schon heute Herrn Pfarrer Dieterich, der nachher als Hausherr zu uns sprechen wird, für alles Entgegenkommen.

Ich wünsche allen Teilnehmerinnen und Teilnehmern in diesen schönen Räumen eine erfolgreiche Arbeitstagung, die Ihnen Impulse für Ihre tägliche Arbeit geben soll und damit letztlich den chronisch kranken und behinderten Menschen zugute kommen wird. Damit darf ich das Wort abgeben an Herrn Ministerialdirigent Hötsch.

Meine sehr geehrten Damen und Herren, die Arbeitstagung 1989 der Deutschen Vereinigung für die Rehabilitation Behinderter ist hiermit eröffnet! Seien Sie alle nochmals ganz herzlich willkommen geheißen!

Anschrift:

Priv. Doz. Dr. med. W. H. Jäckel
Oberarzt der Rheumaklinik
7954 Bad Wurzach

Grußwort der Landesregierung von Baden-Württemberg

von K.-H. Hötsch, in Vertretung des Schirmherrn, Ministerpräsident L. Späth

Sehr geehrter Herr Dr. Jäckel, Herr Oberbürgermeister, Herr Vorsitzender, Magnifizenz Prof. Dr. Fliedner, meine sehr geehrten Damen und Herren,

mit Freude habe ich die Aufgabe übernommen, den Herren Ministerpräsidenten und die Baden-Württembergische Landesregierung zu vertreten und Ihnen ein Grußwort zu übermitteln.

Selbstverständlich freut sich die Landesregierung insbesondere über Ihre Wahl des Tagungsortes im Land Baden-Württemberg und in der Wissenschaftsstadt Ulm. Ich habe gelesen, daß gut 40 % der Mitwirkenden dieser Veranstaltung aus dem Ulmer Raum und aus Ulm kommen, das spricht für sich. Ich selbst darf mich – wie viele von Ihnen wissen – zu diesen 40 % zählen.

Ein besonderer Gruß, verbunden mit einem herzlichen Glückwunsch zum hohen Jubiläum der Deutschen Vereinigung für die Rehabilitation Behinderter, mit Dank und Anerkennung, gilt aber auch der Veranstalterin dieser Tagung selbst: Herr Professor Jochheim, es ist beachtlich, und ich war sehr erstaunt darüber, daß es Ihnen gelungen ist, heute und in den zwei kommenden Tagen so viele hochrangige Kapazitäten aus dem Rehabilitationsbereich an den Tisch zu bringen! Als ich das erste Mal Ihre Vorankündigung für diese Veranstaltung bekam, und als ich jetzt im Programmheft nochmals die Namen der Damen und Herren Referenten und Moderatoren las, kam mir unwillkürlich der Gedanke: Wenn es für den Sektor der Behindertenhilfe so etwas gäbe wie beim Deutschen Hochadel den „Gotha", dann wäre mit Sicherheit ein Großteil der Mitwirkenden Ihrer wissenschaftlichen Tagung an prominenter Stelle in diesem Buch verzeichnet.

Ich darf ganz kurz auch eingehen auf den Eindruck, den Ihre Themenwahl auf mich machte: Sie haben – wie schon früher immer wieder – den Dreh- und Angelpunkt der heutigen Überlegungen zur Strukturverbesserung auf dem Gebiet der sozialen Leistungen für Ihr Tätigkeitsgebiet zielsicher ins Visier genommen, und Sie haben sich dabei – dazu genügt schon ein Blick ins Programm – sehr viel vorgenommen!
Die Landesregierung begrüßt das sehr, und wir sind nicht nur – wie es in den Presseverlautbarungen der Veranstalter hieß – an Ihren Hinweisen, Zahlen und Fakten interessiert, sondern auch selbst in handfester Weise immer wieder mit neuen Ansätzen auf dem Gebiet der Rehabilitation aktiv und mitgestaltend tätig. Ein derzeitiger Schwerpunkt der Landesregierung auf konzeptionellem Gebiet ist die Unterstützung bei der Etablierung der Geriatrie, wo es uns, in einer die Zuständigkeiten übergreifenden Weise, um die Verbesserung aller Angebote für alte Menschen

geht, um eine Rehabilitation zur Abwendung von Pflegebedürftigkeit zu erreichen.

Die Entwicklung der Rehabilitation hat ja eine wellenförmige Bewegung durchgemacht in den letzten 40 Jahren. Es ging nach der Gründung der Bundesrepublik – auf der Vorarbeit karitativer Träger aufbauend – ja zunächst doch sehr bescheiden los mit der öffentlich organisierten Behindertenhilfe. Aber das Gemeinwesen hat sich auch nie allzulange ausgeruht auf den verschiedenen Stufen des jeweils erreichten Versorgungsstandards. Genügend „treibende Kräfte" hat es immer gegeben und stets war dabei auch eine gewisse Beständigkeit, eine Kontinuität des Engagements, wirksam. Gerade deswegen ist es so erfreulich, daß eine Institution wie Ihr Verband, der schon über 80 Jahre wirksam mitgestaltet hat, heute ein solches Jubiläum mit ungeschmälertem eigenem Selbstverständnis feiern kann. Wir haben bisher aus der jüngeren deutschen Geschichte leider nicht allzuviele freudige Jahrestage zu feiern gehabt, und umso schöner ist es, daß ihr Verband uns heute einen solchen Anlaß liefert! Dabei muß ich Ihnen bestätigen, daß die Zielvorgaben, unter denen Sie Anfang des Jahrhunderts angetreten sind, nach wie vor beanspruchen können, höchst aktuell zu sein.

Gestatten Sie mir, daß ich als Leiter derjenigen Abteilung im Sozial- und Gesundheitsministerium Baden-Württembergs, die nicht nur für die Rehabilitation und die Belange der Behinderten zuständig ist, sondern auch für die drei Sozialversicherungszweige Kranken-, Renten- und Unfallversicherung, noch eine Bemerkung zur Rehabilitation für alte Menschen mache. Wie ich schon sagte, liegt uns diese sehr am Herzen und wir sind der Meinung, daß der Grundsatz „Rehabilitation vor Rente" schleunigst und mit allem Nachdruck der Ergänzung durch die Regel „Rehabilitation vor Pflege" bedarf. Dies nicht nur unter dem Gesichtspunkt, daß das Fehlen einer Regelung für die Pflegeversicherung auf Bundesebene durch Ausschöpfung der Rehabilitationspotentiale für viele entschärft werden kann, sondern vor allem im Interesse der alten Menschen selbst, die einen Anspruch auf weitestmöglichen Erhalt ihrer Selbstbestimmung haben. Ein Anspruch, den sie ja nur in dem Maße praktisch umsetzen können, in dem ihre Fähigkeit, selbständig im Netzwerk vorhandener Hilfen zu leben, erhalten bleibt. Dazu trägt die geriatrische Rehabilitation bei.

Auch wenn anerkennend zu vermerken ist, daß nur durch die Fortschritte der Akutmedizin so viele Menschen heute so alt werden, muß man doch feststellen, daß bei aller Vielfalt des Angebotes im kurativ-medizinischen Bereich vielen der Betroffenen die Übersicht über sie fehlt, daß also – wenn Sie mir den militärischen Begriff in diesem Zusammenhang erlauben – der hochgerüstete Medizinbetrieb mit all seinen Spezialitäten aus der Sicht der hilfebedürftigen Bürger manchmal mehr Verwirrung und Unklarheiten auslöst als Wege zur Gesundheit und Rehabilitation aufzeigt.

Damit will ich freilich das bestehende Problem nicht zu einem Informations- und Beratungsmangel verniedlichen. Aber wir sind zunächst einmal vorrangig darum bemüht, im Sinne Ihres heutigen Tagungsthemas die verschiedenen vorhandenen Zweige des Angebotes interdisziplinär zusammenzuführen; wenn Sie so wollen, im Bereich der Gesundheitshilfen und ihrer Begleitdienste für Ältere dem Spezialistentum entgegenzuwirken, aber auch den strukturellen Zäsuren zu begegnen, die durch die Gliederung nach Kostenträgern entstanden sind. Noch immer haben wir beispielsweise mit dem unerfreulichen Umstand zu rechnen, daß – aus der Sicht des Sozialversicherten – einer sozusagen „zum Nulltarif" im Krankenhaus behandelt und versorgt wird (mit der Tendenz, möglichst lange dort zu bleiben), während ein anderer mit vergleichbaren gesundheitlichen Einschränkungen ins Pflegeheim gekommen ist, wo er sein Alterseinkommen in aller Regel zu 100 % den Pflegekosten zu opfern hat. Dies ist vielfach noch verbunden mit der Gefahr, Sozialhilfeempfänger zu werden mit allen Konsequenzen für die Angehörigen. Unbefriedigend ist dies noch aus weiteren Gründen. „Vollversorgung" im Akutkrankenhaus auf längere Dauer kann Rehabilitationschancen ebenso verbauen wie eine Heimeinweisung, die stattfindet, ohne daß je die Chance ausgelotet wurde, ob und in welchem Umfang ein Patient rehabilitiert werden kann.

Aus diesen und anderen Gründen, die Ihnen sicher gut vertraut sind, haben wir vor einiger Zeit in Baden-Württemberg ein Kuratorium „Rehabilitation im Alter" gegründet, in dem wir die Kosten- und Leistungsträger, die vom Problem berührt sind, zusammengeführt haben. Es sind dies die Landesversicherungsanstalten, die beiden größten Spitzenverbände der gesetzlichen Krankenkassen, die wir in unserem Bundesland haben, dazu die beiden Landeswohlfahrtsverbände als Träger der überörtlichen Sozialhilfe. Seit 14 Tagen haben wir für dieses Kuratorium eine neue Vorsitzende, und wir freuen uns sehr darüber, daß es meine Ministerin, Frau Schäfer, ist, die hier zukünftig die notwendigen Fäden zusammenknüpfen wird. Auch von ihr darf ich allen Teilnehmerinnen und Teilnehmern dieser Arbeitstagung herzliche Grüße übermitteln. Wir werden das Kuratorium etwa im Dezember dieses Jahres einer breiten Öffentlichkeit vorstellen. Wir tun es deshalb erst mit einer Verzögerung, um bereits etwas vorweisen zu können, wenn wir an die Öffentlichkeit treten. Und dabei handelt es sich um drei Dinge, die ich ganz gerne hier in Ihrer Tagung einbringen möchte: Erstens wollen wir das Konzept eines „Ärztlichen Konsils" vorstellen, in dem der Rehabilitationsmediziner, der Akutmediziner und der in der Nachsorge und medizinischen Pflegeaufsicht tätige Arzt eine verbindliche therapeutische Kette bilden können, wobei der Rehabilitationsweg für ältere Patienten nicht nur die medizinischen, sondern auch die sozialen Aspekte mit umfaßt. Dabei wird dem Umstand Rechnung getragen, daß im Alter jede gravierende Gesundheitsstörung auch die soziale Existenz erheblich berührt, den Patienten also existenziell verunsichert, wenn nicht klar erkennbare Lösungswege aufgezeigt werden können. Das Wissen um Auswege kann der Resignation entgegenwirken, die als persönliche Grundhaltung rehabilitationsgefährdend ist. In diesem Tätigkeitsfeld gibt es aber nicht nur Probleme der geeigneten Darstellung von Rehabilitationsmöglichkeiten, sondern – wie Sie wissen – auch handfeste Strukturmängel. Während wir diese, mit aller Kraft, auf der „institutionellen" Seite sicherlich noch einigermaßen zügig lösen können, sind die Lükken im dazu benötigten, verfügbaren Sachverstand wahrscheinlich erst auf längere Sicht zu schließen. Hier fehlt es vor allem an geeigneten Rehabilitationsmedizinern im klinischen und im niedergelassenen Versorgungsbereich. Erst jetzt ist im Verbund von Ärztekammern und kassenärztlichen Vereinigungen die von Ihnen schon lange vertretene Anregung auf fruchtbaren Boden gefallen, spezielle Rehabilitationsmediziner für ältere Menschen im Rahmen breit organisierter Fort- und Weiterbildungsprogramme auszubilden, also die Schwierigkeiten aus dem Weg zu räumen, die bisher im Rahmen der ärztlichen Aus-, Fort- und Weiterbildung für diesen Bereich bestanden. Wir wollen also zweitens diese Entwicklung kräftig fördern, die, zunächst mit der Fortbildung beginnend, zur organisierten Weiterbildung in der geriatrischen Rehabilitationsmedizin führt und in die Etablierung einer anerkannten Fachzusatzbezeichnung münden wird. Drittens soll, begleitet durch das genannte Kuratorium, in Karlsruhe modellhaft ein geriatrisches Rehabilitationszentrum erprobt werden, das regional nicht nur eine Versorgungslücke schließen, sondern auch Koordinationsfunktionen in der gesamten Organisation rehabilitativer Angebote für Ältere übernehmen soll. Ist dieses „Karlsruher Modell" erst einmal mit guten Ergebnissen am Laufen, so besteht die Absicht, in Freiburg und hier in Ulm Nachfolgeprojekte zu etablieren.

Zurückkehrend zum politischen Kernbereich, nämlich zur Gesetzgebungsarbeit, ist uns klar, daß solche fachlich und sachlich erforderlichen Entwicklungen auf seiten des institutionellen Angebots auch entsprechende rechtliche Ausprägungen finden müssen. Vom Fehlen einer Pflegekostenversicherung habe ich schon gesprochen.
Leider hat aber auch der derzeitige Entwurf zur Rentenversicherungsreform die Erwartungen in diesem Bereich bei weitem nicht erfüllen können. Wahrscheinlich ist jedoch die Rehabilitation hier nur deshalb weitgehend ausgeklammert worden, um die Reform selbst, die nun einmal zu einem bestimmten Zeitpunkt politisch notwendig war, nicht durch Überdehnung des zeitlichen Rahmens als Ganzes zu gefährden. Wir erwarten jedenfalls, daß die erforderlichen rehabilitativen Neuregelungen bald in Form einer Novelle nachgetragen werden können.

Ich möchte schließen mit den besten Wünschen an Sie für das Gelingen Ihres Vorhabens, Orientierungsdaten für die strukturelle Qualitätssicherung der Rehabilitation Behinderter zusammenzutragen. Ich bin gespannt auf die Ergebnisse dieser Arbeitstagung, von denen sich auch das Ministerium für Arbeit, Sozialordnung, Familie und Gesundheit Baden-Württemberg wichtige Anregungen erhofft!

Ich danke Ihnen.

Anschrift:

MinDirig K.-H. Hötsch
Ministerium für Arbeit, Sozialordnung, Gesundheit und Familie Baden-Württemberg
Postfach 103443
7000 Stuttgart 10

Grußwort der Stadt Ulm

von E. Ludwig

Herr Tagungspräsident Dr. Jäckel, Herr Vorsitzender Prof. Jochheim, Magnifizenz Prof. Fliedner, meine sehr geehrten Damen und Herren,

ich grüße Sie alle in diesem „Haus der Begegnung“ im Namen der Stadt Ulm und auch im Namen unseres Gemeinderats und heiße Sie zu Ihrer Tagung herzlich willkommen. Sie, Herr Dr. Jäckel, haben mir das Grußwort, das ich als Oberbürgermeister zu sprechen habe, recht leicht gemacht, denn Sie haben gute Worte über die Stadt Ulm und über diesen Tagungsort gefunden, obwohl Sie, das muß ich hinzufügen, Ihren Hauptsitz ja in Bad Wurzach haben und nicht in Ulm. Es freut mich um so mehr. So brauche ich eigentlich zu Ulm nichts Wesentliches hinzufügen. Es gibt hier traditionell von Alters her besonders engagierte Bemühungen zur Betreuung behinderter Menschen; man sprach früher ja noch nicht von Rehabilitation. Aber daß diese Aufgabe der Wiederbefähigung zu selbständigem Leben als Zielvorstellung schon immer bestand, war natürlich im besonderen Interesse der Städte und Gemeinden begründet, soziale Lasten für alle Beteiligten in tragbaren und ertragbaren Dimensionen zu halten, so auch in Ulm. Wenn wir uns hier in einer ehemaligen Kirche, in der Dreifaltigkeitskirche, befinden, dann denken wir an die Anstöße und Vorleistungen karitativer Träger, aber es stand gar nicht weit von hier, ein paar Meter in westlicher Richtung auch das „Alte Spital“, getragen von einer Hospitalstiftung der Bürgerschaft. Es gab also auch früher schon Menschen in Stadt und Land, die sich außerhalb kirchlicher Einrichtungen den Behinderten und den kranken Menschen zugewandt haben, die gespürt und gesehen haben, daß dort Hilfe, Einsatz und Zuwendung notwendig waren.

Sie feiern also heute 80. Jahrestag, ein hohes Jubiläum für Ihren Verband. Dazu gratuliere ich herzlich auch im Namen der Stadt. Dieses Jubiläum aber macht wieder einmal deutlich, was in diesen 80 Jahren geschehen ist, was erreicht werden konnte, denn 1909 wurde ja nicht eine Deutsche Vereinigung für die Rehabilitation Behinderter gegründet, 1909 wurde nämlich eine „Deutsche Vereinigung für Krüppelfürsorge“ ins Leben gerufen. Schon die Wortwahl macht deutlich, was sich geändert hat, und ich glaube, es ist gut, wenn man heute an die Adresse unserer modernen Gesellschaft, die ja gesellschaftliche Errungenschaften nicht gerne gelten läßt und schnell zu Pessimismus und Resignation neigt, auch einmal positiv anmerkt, daß wir alle dazugelernt haben, sogar sehr vieles dazugelernt haben moralisch und ethisch, nicht zuletzt nämlich in der Gestaltung unserer Beziehung zwischen den nichtbehinderten und den behinderten Menschen. Daß wir heute, was früher getrennt war in Kategorien wie „Krüppel“, „Versehrte“, „Blinde“, „Taubstumme“, „seelisch und geistig Kranke“, als einen

Personenkreis betrachten, dem insgesamt und ohne „Klassenunterschied“ unsere soziale Hilfe gelten muß, ist ein solcher Fortschritt. Es ist für mich immer eine Freude, wenn ich erlebe, wie heute gerade junge Menschen mit Selbstverständlichkeit Behinderten begegnen, mit ihnen Gemeinsamkeit suchen. Und wie unsere Jugend zu gemeinsamen Problemlösungen beitragen will, wie besonders dann, wenn es sich um behinderte junge Menschen handelt, viele von ihnen solidarisch zusammenstehen und gemeinsam ihr Schicksal meistern. Das ist etwas, meine sehr geehrten Damen und Herren, was ermuntern kann im Jahre 1989, daß nämlich im Zeichen dieses Vereins, der damals gegründet wurde, und ganz gewiß unter Beteiligung dieses Vereines, vieles an Menschlichkeit und sozialem Verantwortungsbewußtsein hinzugewonnen werden konnte.

Wir hier in Ulm haben etwa 9.000 behinderte Menschen und wir können auch von uns sagen, daß wir vor gar nicht so langer Zeit in einem Wettbewerb unter den Städten Baden-Württembergs als eine besonders behindertenfreundliche Stadt den ersten Platz gewonnen haben. Ulm ist eine Stadt, die es versteht, die Umwelt für die Behinderten zu verbessern, bei Straßen, Wegen und Zugängen zu öffentlichen Gebäuden. Wir sind Mitträger eines großen Rehabilitationskrankenhauses in Ulm, des RKU. Und natürlich ist es unsere Universität, die hohes wissenschaftliches Ansehen genießt und sich dabei auch die Qualitätssicherung in der Rehabilitation zum Ziele gesetzt hat. Wir haben viele Schulen mit insgesamt etwa 700 Schülern, die behindert sind, die wir gerne tragen und deren Belange unser Gemeinderat selbstverständlich und mit wachem Gespür fördert. Ulm ist also eine Stadt, in der die Verantwortlichen sich anstrengen, daß sie Jahr für Jahr erneut das Erforderliche und das Menschenmögliche für unsere behinderten Mitbürger leisten können. Insofern haben Sie recht, Herr Dr. Jäckel, wenn Sie sagen, der Tagungsort sei auch von der behindertenfreundlichen Atmosphäre her richtig gewählt. Es gibt hier viele gute Beispiele der Erleichterung gesellschaftlicher Eingliederung, aber ich bin ganz sicher, daß auch wir in Ulm noch nicht am Ende der notwendigen Entwicklung angelangt sind, daß wir längst noch nicht alles erreicht haben, was eben die gesunden gegenüber den behinderten Mitmenschen einfach noch zu leisten haben.

Meine Damen und Herren, der sprichwörtliche Donaunebel hat sich jetzt gehoben, die Sonne scheint, ich hoffe, daß auch über Ihrer Tagung die Sonne scheinen wird und daß bei dem, was Sie sich fachlich vorgenommen haben, nicht Nebel herrscht, sondern daß Ergebnisse gewonnen und Fortschritte erzielt werden. In diesem Sinne heiße ich Sie, die Deutsche Vereinigung zusammen mit allen Mitwirkenden und Gästen dieser heutigen Tagung, recht herzlich willkommen in Ulm!

Anschrift:

E. Ludwig
Oberbürgermeister der Stadt Ulm
Rathaus
7900 Ulm/Donau

Grußwort des Gastgebers der Arbeitstagung

von P. Dieterich

Herr Präsident, meine Damen und Herren, liebe Gäste:

Ein herzliches Willkommen zu Ihrer Arbeitstagung! Der Sie hier willkommen heißt, ist als Pfarrer und Geschäftsführer des Trägers dieser Stätte zuständig für das Haus der Begegnung, in dem Sie tagen.

Es ist mir eine Freude, daß durch Ihre Veranstaltung so viele Persönlichkeiten, die sich kompetent für Behinderte einsetzen, hier mehrere Tage lang verhandeln und zusammenarbeiten werden, um nach noch wirkungsvolleren Möglichkeiten der Hilfe zu suchen. Eine solche Tagung paßt nicht nur – wie schon gesagt wurde – zu Ulm, sie paßt auch in unser Konzept, das wir für dieses Haus entwickelt haben, und sie paßt schließlich auch gut in die Räume selbst, die ja schon vielfach der Ort für ganz ähnliche Gespräche im kleineren Kreis waren. Seit Jahren verkehren hier täglich, oft auch mehrfach, Gruppen, die gegenseitiges Helfen in ihrem Leben organisieren oder sich mit den Folgen ihrer besonderen Lage befassen: Meist sind es ganz kleine, manchmal auch größere Gruppen von Menschen, die es schwerer haben, sich zu behaupten, als dies für die Mehrheit der Bürger gilt. Darunter sind auch behinderte Menschen, die mit Selbsthilfe, gegenseitiger Unterstützung und auch durch die Inanspruchnahme von Hilfen Dritter ihre weitere Benachteiligung abzuwenden suchen und mit ihrer Gruppenarbeit dazu beitragen wollen, für sich und für ihre Leidensgefährten Problemlösungen und einen angemessenen Platz in der sozialen Gemeinschaft zu finden.

Am heutigen Tag treffen sich gleichzeitig mit Ihrer Veranstaltung unter unserem Dach auch Ulmer Multiple-Sklerose-Erkrankte zu einer ihrer regelmäßigen Zusammenkünfte. Zu anderer Zeit wären Sie hier vielleicht Aphasikern begegnet oder Suchtgefährdeten oder Patienten mit Morbus Crohn, Neurodermitis-Betroffenen oder anderen Gruppen. Erst durch die Arbeit hier im Hause bin ich selbst zum Teil mit Krankheitsbildern konfrontiert worden, die ich vorher nicht kannte und von denen sicher überhaupt nur wenige wissen. Es treffen sich hier aber auch Seniorengruppen, deutsch-ausländische Begegnungsgruppen oder auch Eltern, die gerade ein Kind verloren haben und gemeinsam versuchen, mit dem Schmerz eines solchen Todesfalles fertig zu werden. Kurz: Im Haus der Begegnung haben Sie schon wegen der hier herrschenden Traditionen auch einen atmosphärisch guten Rahmen für die Themen dieser Tagung gefunden.

Zu dem Saal, in dem wir uns befinden, darf ich Ihnen nur einige wenige Stichworte sagen. Dies ist das Schiff der ältesten Kirche Ulms, die ursprünglich Teil eines Dominikanerklosters war, erbaut so um das Jahr 1300. In der Geschichte dieser Kirche haben bedeutende Persönlichkeiten eine Rolle gespielt; ich erwähne davon nur den großen Mystiker Heinrich Zeuse (Enricus Zuso), der hier irgendwo unter dem Boden der Kirche begraben liegt. Aus guten Gründen ist die genaue Stelle seines Grabes stets geheimgehalten worden. Reliquien eines Seliggesprochenen waren ja ein wertvolles „Kapital" und ihr Schutz vor Beraubung war durchaus angebracht. Denken Sie daran bei ihrer Tagung: Ein Seliger ruht unter Ihnen! Vielleicht erhebt und beflügelt Sie das ein wenig; ihm, dem hier Begrabenen, würde es sicher Freude machen zu wissen, daß auch einige hundert Jahre später die Menschen noch engagiert darüber nachdenken, wie sozialer Ausgleich für Benachteiligte möglichst wirkungsvoll organisiert werden kann. Vielleicht würde es ihm gar den Rückblick auf seine Ulmer Wirkungszeit verschönern helfen, denn Zeuse wurde seinerzeit hierher strafversetzt, weil man ihm nachsagte, er sei „gefallen durch eine Frau" – was sich aber später als ungerechtfertigtes Gerücht herausstellte. Ulm war ganz offensichtlich damals ein Ort, an den versetzt zu werden eine Strafe war. (Das ist heute nicht mehr so!)

Dann kam die Zeit der Reformation. Ulm wurde mehr von Zürich als von Wittenberg her reformiert; so kam es, daß im Überschwang des Bildersturms an dieser Kirche gleichsam ein Exempel statuiert wurde mit Zerstörungen bis an die Bausubstanz. Dies hatte zur Folge, daß das Haus mit der Zeit tatsächlich total zerfiel und wirklich zur Ruine wurde. In ihrer Auffassung von Freiheit gingen die Evangelischen also anfänglich recht rücksichtslos mit diesem Gebäude um, und dies hatte Nachwirkungen, bis es dann Anfang des 17. Jahrhunderts zum Wiederaufbau kam und das Haus als evangelische Dreifaltigkeitskirche ein zweites Leben begann. Ich weiß dies deshalb so genau, weil vor genau zehn Generationen einer meiner Urahnen es war, der 1621 dieses Kirchengebäude einweihen konnte. Ich habe noch seine Predigttexte; sie enthalten unter naderem auch viele „Nachhilfestunden" darüber, daß die Evangelischen keine Heiligtumschänder, sondern im Gegenteil dazu aufgerufen seien, mit Gotteshäusern in der rechten Weise umzugehen, um bewahren zu können, was die Vorväter ja immerhin zum Lobe Gottes geschaffen hatten. Man mag daraus entnehmen, daß die Ulmer derartige Nachhilfe damals noch nötig hatten.

Später wurde die Dreifaltigkeitskirche sehr beliebt bei den Ulmern. Sicher liebten und lieben die Menschen in Ulm das Münster, aber im Winter läßt diese Liebe doch immer wieder sehr nach, denn nicht selten herrschen winters im Münster Temperaturen von um null Grad. Da sind die Leute ganz gerne in diese heizbare Kirche gekommen.

Doch dann kam der 17. Dezember 1944: Nach einem gewaltigen Fliegerangriff lag der größte Teil der Ulmer Innenstadt in wenigen Minuten in Schutt und Asche. Auch diese Kirche brannte völlig aus. Nur das Münster mittendrin blieb fast unversehrt stehen.

Nach dem Krieg hat man die Fensterlöcher der Dreifaltigkeitskirche mit Brettern zugenagelt und, da sie zum Himmel hin völlig offen dastand, ihr ein einfaches Dach gegeben. Hier wurden unter anderem die Kulissen des Theaters aufbewahrt und niemand wußte so recht, was aus dem Gebäude einmal werden sollte. Lange Zeit war es ein totes Haus; eine Ruine mit Dach.

Erst vor acht Jahren wurde die Ruine dann um- und ausgebaut nach einem mutigen architektonischen Konzept: Das dritte Leben dieser Kirche ist es nun, ein Ort zu sein, an dem sich wirklich die allerverschiedensten Menschen treffen können. Kirche und Welt, Fromme und solche, deren Frömmigkeit nicht ohne weiteres erkennbar ist, Ulmer und Nicht-Ulmer, Deutsche und Ausländer, darunter Italiener, Türken, Spanier, Griechen, gestern ein Mann aus Moskau, morgen eine Gruppe von Polinnen und Polen.

Und dies macht uns Spaß. Wir gewinnen den Eindruck, daß so etwas wie Begegnung in unserer Zeit tatsächlich möglich ist und den Beteiligten auch guttut. Wir befassen uns hier natürlich nicht nur mit Problemen, mit ernsten Themen. Im Haus – und da vor allem in diesem, dazu besonders geeigneten Raum – findet auch viel Festliches und Heiteres Einlaß. Wenn Sie heute abend eine kleine Kostprobe von unserem heiteren Kulturleben mitbekommen wollen, so rate ich Ihnen zu einem Konzertbesuch bei „Dulaman's Vröudenthon" drüben im Chorsaal. Diese Salzburger Spielleute, auf die auch ihr Tagungsprogramm mit Recht aufmerksam macht, habe ich selbst schon mit all ihrem Schwung und Charme erlebt. Eine ganz reizvolle Art des Musik- und Gesangvortrages, die ich nur empfehlen kann.
Dann gibt es hier auch allerlei Ausstellungen, künstlerische und solche, die aufklären und aufrütteln wollen. Ich verweise auf die Präsentation, die parallel zu Ihrer Tagung hier im Hause noch weiterläuft. Ihr Titel lautet: „Von der Königlichen Heilanstalt zum Psychiatrischen Landeskrankenhaus" und sie dokumentiert Ausschnitte aus der Geschichte des Landeskrankenhauses Bad Schussenried, das die Ausstellung zusammengestellt hat. Aus diesem Grunde hängen auch so merkwürdige Geräte in den Gängen und Vorhallen unseres Hauses; Sie haben sich vielleicht schon darüber gewundert. Im Eingangsbereich sehen Sie zum Beispiel einen Zwangsstuhl, dessen Anwesenheit unser Hauspersonal immer wieder zu der scherzhaften Überlegung verleitet, wer jetzt da wohl hineingesetzt werden sollte. Viele andere Gerätschaften sind noch zu sehen, einige davon kann man aus heutiger Sicht nur als Folterinstrumente bezeichnen. Zusammen mit den Texten der Schautafeln machen sie auch den langen Weg der Psychiatrie anschaulich, der über die rigide Absonderung der Kranken, über mehr oder weniger gewaltsame Versuche, Heilung zu „erzwingen", über das mitleidende, aber bloß schützende Bewahren bis hin zu der Auffassung führte, an der wir uns heute orientieren, nämlich, Menschen zu befähigen, auch mit schweren Gesundheitsschäden ein Leben zu führen, das so weit wie möglich selbstbestimmt, so wenig wie möglich von Familie und Umfeld abgetrennt und insgesamt, trotz der krankheitsbedingten Einschränkungen, menschenwürdig ist. Noch immer ist dieses Ziel, wie ich Ihnen sicher nicht zu sagen brauche, nicht völlig erreicht. Damit bin ich wieder bei Ihrem Thema, der Rehabilitation.

Ich freue mich auf Ihre Tagung und wünsche Ihnen allen, jedem in seiner Aufgabe, die ja im tieferen Sinne eine wirkliche christliche Aufgabe ist, Kraft und Erfolg für die Fähigkeit, Hilfe zum Leben zu leisten, Menschenwürde zu fördern und Mut zu machen. Und in dieser Arbeit wünsche ich Ihnen auch persönliches Glück und persönliche Freude.

Anschrift:

Pfarrer P. Dieterich
Geschäftsführer des Hauses der Begegnung
Grüner Hof 7
7900 Ulm/Donau

Grußwort der Universität Ulm

von Th. M. Fliedner

Herr Präsident, Herr Vorsitzender, Herr Ministerialdirigent, Herr Oberbürgermeister, liebe Tagungsgäste, meine Damen und Herren,

wenn ich Sie heute ganz herzlich grüße, so tue ich das in zweifacher Eigenschaft. Einmal als Rektor der Universität Ulm, zum anderen als Direktor des Instituts für Arbeits- und Sozialmedizin dieser Universität, das sich bekanntlich sehr einsetzt für die wissenschaftliche Durchdringung der medizinischen Rehabilitation. Deshalb kann ich mich besonders darüber freuen, wenn die Deutsche Vereinigung für die Rehabilitation Behinderter, eine traditionsreiche Fachorganisation auf diesem Gebiet, gerade ein Mitglied unseres Lehrkörpers gebeten hat, die wissenschaftliche Gesamtverantwortung für eine Tagung zu übernehmen, die von der Optimierung der Zusammenarbeit im Rehabilitationsbereich handelt. Die Deutsche Vereinigung hat mit Herrn Privatdozent Dr. Jäckel aus dem Kreis unserer Lehrkräfte zielsicher den besten Mann für eine solche Aufgabe ausgewählt, einen Mann, der sich in unserem Lehrkörper der medizinischen Rehabilitation in besonderer Weise verschrieben hat. Ich glaube, lieber Herr Kollege Jochheim, Sie spüren selbst, daß durch Persönlichkeiten wie ihn auch Ihre jahrzehntelange Arbeit als professioneller Rehabilitationsmediziner und Förderer rehabilitativer Belange in Wissenschaft und Praxis eine gute Fortführung findet, daß sie weitergeht und weiterblüht.

Und daran sind auch wir von seiten der Universität Ulm außerordentlich interessiert. Die Entwicklung der Rehabilitation muß – bei der steigenden Bedeutung, die heute den chronischen Leiden und den bleibenden gesundheitlichen Einschränkungen zukommt – weiter vorankommen, gesicherte Erkenntnisse müssen zügig umgesetzt, und neue Einsichten in Notwendigkeiten und Zusammenhänge müssen ständig hinzugewonnen werden.

Wer die spezifische Zielsetzung der Rehabilitation beschreiben möchte – und ich bin sicher, daß Herr Dr. Gerdes darauf noch detailliert eingehen wird – muß darauf verweisen, daß Rehabilitation Menschen mit bleibenden gesundheitlichen Beeinträchtigungen dazu verhelfen soll, möglichst weitgehend selbständig und ungehindert am normalen Leben in Familie, Beruf und Gesellschaft teilzunehmen. Dies ist eine gänzlich praktische, eine lebenspraktische Zielvorstellung und sie kann, Herr Ministerialdirigent Hötsch, nur unzureichend in juristische Vorschriften gefaßt werden. Rehabilitation ist eine Rechtsmaterie, die sich gegen die vollständige gesetzliche Kodifizierung sperrt. Für uns als Ärzte, die mit Einfühlungsvermögen und mit einer in der Rehabilitationsmedizin typischen personen- und umfeldzentrierten Sichtweise an ihre Aufgaben herangehen, ist jedoch diese Zielsetzung durchaus operationalisierbar, und zwar umso mehr, solange der Handlungsrahmen für die Rehabilitations-Teams nicht durch zu viele juristische Festlegungen formalisiert oder gar eingeengt ist, solange also im Gegenteil das geltende Sozial- und Gesundheitsrecht eher Handlungsspielräume aufzeigt und absichert. Damit meine ich: Die Rehabilitation spielt sich in einem Spannungsfeld zwischen ärztlich erkannten Notwendigkeiten, persönlichen Bedürfnissen und Wünschen Betroffener sowie den Möglichkeiten des gesetzlichen Instrumentariums ab, einem Spannungsfeld, das vom Arzt ein Höchstmaß an Gestaltungskraft fordert. Er hat sich zurechtzufinden zwischen dem, was der Gesetzgeber glaubt, in Worte fassen zu können, und dem, was sein ärztliches Handeln daraus machen muß, damit sein Wissen und seine eigenen verfügbaren Instrumentarien ein Stück Zukunft erschließen können im konkreten Einzelfall.

Wie jede Universität hat auch die Universität Ulm die Aufgabe, Ärzte heranzubilden, die nicht nur im Bereich der Akutmedizin oder, wie wir sagen, in der Kurativmedizin erfolgreich tätig werden können, sondern auch um die besonderen Erfordernisse der Präventivmedizin einerseits und der Rehabilitationsmedizin andererseits wissen. Es ist die besondere Erkenntnis aus der Weiterentwicklung unserer Universität, daß bei den eigenständigen Säulen der Prävention und der Rehabilitation heute Schwerpunkte gesetzt werden müssen, um die Gesundheitsversorgung insgesamt entscheidend weiterzubringen. Diese Aufgabe im Kursus des ökologischen Stoffgebietes umfassend wahrzunehmen, war der Auftrag der Universität an das Institut für Arbeits- und Sozialmedizin. Dies war einer der grundlegend neuen Ansätze im Entwicklungsplan für diese Universität, den sie im Jahr 1985 dem Herrn Ministerpräsidenten übergeben konnte. Dabei wurde zum Ausdruck gebracht, daß es nicht nur um die Weiterentwicklung der Akutmedizin gehen kann, sondern daß die Gesundheitsversorgung unserer Bevölkerung als ganze im Auge behalten werden muß, einschließlich ihrer Berührung mit dem sozialen Umfeld und mit der Arbeitswelt.

Ich bin deshalb froh, daß unter uns auch Professor Novak ist, der es als seine besondere Verantwortung ansieht, hier in unserer Region, in Konsequenz aus den genannten Überlegungen, ein konkretes Netz der gesundheitlichen Primärversorgung und Rehabilitation zu flechten, das auch innerhalb Ihrer Tagung einen besonderen Stellenwert hat – und auch verdient.

Die Universität Ulm will dazu beitragen, daß die Basis für rehabilitationsbezogene wissenschaftliche Aufgabenstellungen erweitert und vertieft wird, und das kann nur durch Einbezug eines ganz breiten Feldes der Rehabilitationspraxis in die eigenen Forschungsaufgaben geschehen, wobei natürlich die Erkenntnisse wieder zurückfließen und fruchtbar gemacht werden müssen. Ich glaube, daß entscheidende Fortschritte nur dann möglich sind, wenn eine solide wissenschaftliche Begleitung der wichtigen Rehabilitationsdienstleistungen, im medizinischen wie im außermedizinischen Bereich, kontinuierlich stattfindet. Nur dadurch kann auch wieder in ausreichend praxisnaher Weise Einfluß auf die Aus-, Fort- und Weiterbildung genommen werden, und zwar nicht nur bei den Ärzten, sondern bei allen, die auf dem Sektor der Hilfe für chronisch Kranke und Behinderte ihre berufliche Aufgabe finden. Gerade diesem Zweck dient auf besonders fruchtbare Art der von uns ins Leben gerufene Rehabilitationsmedizinische Arbeitskreis. Ich freue mich, daß Dr. Graf Waldburg-Zeil unmittelbar nach mir diesen Arbeitskreis darstellt, einen Zusammenschluß, der uns mit vielen in Kontakt bringt, die aus ganz verschiedenen Blickwinkeln und Aufgabenstellungen heraus gemeinsam die Rehabilitation voranbringen wollen – in die richtige Richtung.

Ich wünsche dieser Tagung von Herzen Erfolg und wir sind dankbar, lieber Herr Kollege Jäkkel, daß Sie und die Rheumaklinik Bad Wurzach, deren Chef Professor Jacobi als – wie soll ich sagen? – fachlicher „Vater" im Hintergrund bereitsteht und hier auch eigene Tagungsaufgaben übernommen hat, sich dieser Aufgabe stellen. Ich danke Ihnen allen.

Anschrift:

Professor Dr. med. Th. M. Fliedner
Rektor der Universität Ulm
Postfach 4066
7900 Ulm/Donau

Grußwort des Mitveranstalters der Arbeitstagung, des Rehabilitationsmedizinischen Arbeitskreises an der Universität Ulm

von J. Graf Waldburg-Zeil

Herr Präsident Dr. Jäckel, verehrter Herr Vorsitzender, Herr Oberbürgermeister, Magnifizenz, meine sehr geehrten Damen und Herren,

die diesjährige Arbeitstagung der Deutschen Vereinigung für die Rehabilitation Behinderter e.V. fällt in eine Zeit der Neuordnung und des Umdenkens für die große Gemeinschaftsaufgabe der gesundheitlichen Sicherung unserer Bevölkerung. Das zu Jahresanfang in Kraft getretene Gesundheitsreformgesetz hat teilweise die Ansprüche der Versicherten und die Aufgaben der Krankenversicherung als Sozialleistungsträger neu definiert. Dabei wurde der Gesetzgeber von dem Gedanken geleitet, daß die in der Vergangenheit ständig gewachsenen Ausgaben der Gesetzlichen Krankenkassen künftig nicht mehr die Beitragseinnahmen – deren Anstieg begrenzt werden soll – übersteigen dürfen. Leistungen zur Förderung, zur Erhaltung und zur Wiederherstellung der Gesundheit unterliegen damit mehr als bisher den Geboten der Wirtschaftlichkeit und der Bedarfsbezogenheit.

Es sind aber auch neue Rahmenbedingungen für das Gesundheitssystem abgesteckt worden: So werte ich etwa die Tatsache, daß im Gesundheitsreformgesetz der gesamte Bereich „medizinische Rehabilitation" einen höheren Stellenwert erhalten hat und daß die Beteiligung an den Aufgaben der Rehabilitation der Gesetzlichen Krankenversicherung nun als feste Regelzuständigkeit zugewiesen ist. Ähnliches gilt auch für die Akzentuierung der Präventivmedizin im Krankenversicherungsbereich. Daraus ergeben sich erweiterte Handlungsmöglichkeiten. Der Versicherte hat – wie bisher – Anspruch auf Krankenbehandlung und Gesundheitshilfe, aber diese beiden Kernaufgaben der Krankenversicherung schließen heute ausdrücklich auch die medizinischen und ergänzenden Leistungen zur Rehabilitation ein.

Im Gesundheitswesen sollen ambulante und stationäre Dienste besser als bisher aufeinander abgestimmt werden. Ebenso ist die Abgrenzung zwischen der Akut- und der Rehabilitationsmedizin – aber auch ihr Zusammenwirken – in der Neufassung klarer als bisher geregelt. Die erklärten Ziele, das Selbstverständnis, der bestehenden Einrichtungen der medizinischen Rehabilitation wurden vom Grundsatz her bestätigt und alle Leistungserbringer sind aufgerufen, die Möglichkeiten der Rehabilitation sinnvoll einzusetzen bzw. dort erst zu schaffen, wo ungedeckter Bedarf besteht. Die Schwierigkeiten bei der Neuorientierung im Rehabilitationsbereich sind also nicht länger im Grundsätzlichen zu suchen, sondern stecken im Detail der Ausgestaltung des Handlungsauftrages: Gesichertes Know-how und klare Beurteilungsmaßstäbe über Rehabilitationsverfahren und -einrichtungen sind heute mehr denn je gefordert.

Gerade an Stichworten wie „Effizienz“ und „Effektivität“ verschiedener Rehabilitationsdienste haben sich die Gemüter in der Vergangenheit immer wieder erhitzt. Heute ist diese Diskussion zwar noch immer von Belang, aber nicht mehr im Sinne der grundsätzlichen Infragestellung, sondern im Sinne des optimalen „Einbaus“ der Rehabilitation in das Gesundheitswesen. Das ist gut so. Bisher waren für die einen die hierfür aufgewendeten Kosten schon deshalb zu hoch, weil kein „echter“ Kosten-Nutzen-Nachweis vorlag. Für die anderen war es schon immer wichtiger, erst einmal weitere notwendige Voraussetzungen für die Verbesserung der Kosten-Nutzen-Relation zu schaffen. Es ging ihnen um die Verstärkung der Angebotsstruktur durch Qualifizierung aller Beteiligten bei gleichzeitiger Vernetzung der Leistungen sowie darum, im Falle chronischer Erkrankung und Behinderung weitere Gruppen der Bevölkerung überhaupt erst an gezielte Rehabilitationsmaßnahmen heranzuführen, weil ersichtlich war, daß es noch Menschen gab, denen man in stärkerem Maße Rehabilitation zukommen lassen mußte, wenn ein Abgleiten in dauernde Hilfeabhängigkeit vermieden werden sollte. Diese konstruktiven Kritiker können sich nun – im Gegensatz zu den Infragestellern der Rehabilitation – vom Gesetzgeber bestätigt sehen. Rehabilitation hat ihren Platz nicht nur bei Bemühungen zur Vermeidung von Erwerbsunfähigkeit, sie steht als Zweig des Gesundheitswesens auch für die Abwendung von Dauerpflegebedürftigkeit und die Verhütung von krankheitsbedingter Ausgliederung aus den Familien- und Gesellschaftsstrukturen zur Verfügung.

Die Kritik aus den Reihen der Praktiker bezog sich stets vorrangig darauf, daß bei fast allen Krankheits- und Behinderungsarten auf seiten der Sozialleistungsträger künstlich geschaffene Abgrenzungskriterien zwischen Vorsorge-, Akut- und Rehabilitationsmedizin bestehen, die oftmals sowohl quer zu den Erfordernissen sinnvoller und nahtloser Therapieabläufe, als auch quer zu den Bedürfnissen Betroffener liegen. Wirksam könne Rehabilitation nur dort einsetzen, wo auf der Ebene der Leistungsträger ein sachverständig erstellter Gesamtplan vorliege, der alle Maßnahmen umfaßt, die erforderlich sind, um im Einzelfall die dauerhafte Eingliederung in Gesellschaft, Beruf und Familie so weit wie nur möglich zu bewerkstelligen. Das ist die eine Seite. Und in der Tat ist hier noch immer einiger Nachholbedarf zu sehen, vor allem wenn es gilt, denkbare und sinnvolle Behandlungsmöglichkeiten der stationären und ambulanten Rehabilitation besser miteinander zu verzahnen.

Man sollte sich andererseits jedoch davor hüten, das bisherige Rehabilitationssystem aufgrund solcher kritischer Punkte als im ganzen ungeeignet zu verwerfen. Qualifikationen, die nur aus unserem System heraus entstehen konnten, würden dadurch womöglich stillgelegt und nutzlos werden , – das Kind wäre mit dem Bade ausgeschüttet. Schon aus Kostengründen sei davor gewarnt, nun zusätzlich neue Formen wohnortnaher Versorgung flächendeckend zu etablieren, denn das eigentliche Problem, mehr rehabilitationsspezifischen Sachverstand wirksam werden zu lassen, würde dadurch in keiner Weise gelöst; eher ist das Gegenteil zu befürchten. Ich rate erst recht davon ab, womöglich die Rehabilitation unter dem Dach eines alleinzuständigen Sozialleistungsträgers neu zu organisieren und damit neben neuen Kosten zugleich neue – wenn auch andersartige – Strukturprobleme zu verursachen. Im Gegensatz zu den heutigen strukturellen Unzulänglichkeiten hätten diese noch den weiteren Nachteil, daß die Rehabilitationspraktiker sich damit noch nicht auskennen. Zu empfehlen ist also weiterhin die Fortführung der geduldigen Korrekturarbeit an den „Webfehlern“ des bestehenden Systems der Rehabilitation.

Denn der Wettbewerb unter den Leistungsträgern wie unter den Leistungserbringern in allen Sparten der Rehabilitation hat bisher hervorragende Dienstleistungen und Einrichtungen hervorgebracht und vielfach erst den Anlaß gegeben, daß die Bereitschaft wächst, die medizinischen und wirtschaftlichen Erfordernisse der Rehabilitation laufend zu überprüfen und zunehmend besser zu berücksichtigen. Bei aller Kritik im Detail bin ich überzeugt, daß ohne diesen Wettbewerb, ohne das gegliederte Sozialleistungssystem, zumindest die stationäre Rehabilitation ihren heutigen, hohen Stand nicht erreicht hätte.

Verbesserungen müssen sicher vor allem dort angestrebt werden, wo der Ausgangspunkt jeder Rehabilitationsmaßnahme liegt bzw. liegen sollte, nämlich beim ärztlichen Wissen vor Ort. Zusammenhänge und Erfordernisse der Rehabilitation, besondere Zielsetzungen ärztlichen Handelns, wie sie immer dort in den Blick kommen müssen, wo die Möglichkeiten zur gänzlichen Beseitigung eines Gesundheitsschadens fehlen oder erfolglos ausgeschöpft sind, müssen im Kenntnisstand der niedergelassenen Ärzte und der klinisch tätigen Mediziner in Stadt und Land fest verankert werden. Neben gut aufbereiteten Informationen brauchen sie dazu vor allem handhabbare Kriterien darüber, welche der vorhandenen Rehabilitationsangebote gerade für ihren jeweils betroffenen Patienten geeignet sind und auf welchen Wegen sie ihm zugänglich gemacht werden können.

Dabei muß die Überlegung im Vordergrund stehen, daß es nicht nur oftmals nötig ist, Patienten für die Rehabilitation zu motivieren und sie darauf vorzubereiten, sondern daß es ebenso darauf ankommt, sie in eine „passend" qualifizierte Einrichtung zu bringen.

Der Rehabilitationsmedizinische Arbeitskreis an der Universität Ulm, für den ich die Ehre habe, hier zu sprechen, grüßt vor dem geschilderten Hintergrund die Deutsche Vereinigung für die Rehabilitation Behinderter und alle Tagungsgäste herzlich. Er wünscht Ihnen, Herr Professor Jochheim, viel Glück zum hohen Jubiläum Ihres Fachverbandes!

Unser Rehabilitationsmedizinischer Arbeitskreis ist vor nahezu zehn Jahren unter Ihrer Initiative, sehr verehrter Herr Professor Fliedner, in dem Bewußtsein entstanden, daß es gerade bei der medizinischen Aus- und Weiterbildung anzusetzen gilt, und daß die Rehabilitationsforschung noch manche bedauerliche Lücke aufweist. Die damals beginnenden regelmäßigen Kontakte zwischen der Universität Ulm und der Landesversicherungsanstalt Württemberg – jeweils mit ihren medizinischen Einrichtungen – sowie einer Anzahl weiterer Rehabilitationskliniken in diesem Raum, haben schon nach kurzer Zeit sehr gut verdeutlichen können, von welchem großen Nutzen derartige Kooperationsbeziehungen für alle Beteiligten sein können.

Im Herbst 1985 wurde dann die Zusammenarbeit zwischen den genannten Institutionen auch auf eine vertragliche Grundlage gestellt. Nach diesem Vertrag sind im Rehabilitationsmedizinischen Arbeitskreis an der Universität Ulm von der Hochschulseite die Abteilungen für Klinische Physiologie, Arbeits- und Sozialmedizin, Medizinische Psychologie und Medizinische Soziologie vertreten, die Landesversicherungsanstalt Württemberg mit drei ihrer eigenen Rehabilitationseinrichtungen ist am Arbeitskreis beteiligt, und mit dazu gehören noch zwei weitere, privat geführte Rehabilitationskliniken dieser Region. Zweck des Arbeitskreises ist es,

1. die Ausbildung der Medizinstudenten an der Universität Ulm im ökologischen Stoffgebiet mit praxisnahen Inhalten der Rehabilitation zu versehen

2. die Planung, Koordination und Durchführung sowohl von Grundlagenforschung als

auch von angewandter Forschung auf dem Gebiet der Rehabilitation zu organisieren

3. die Umsetzung gewonnener Erkenntnisse und projektierter Fortschritte auf dem Gebiet der medizinischen, beruflichen und sozialen Rehabilitation in den beteiligten Institutionen voranzutreiben

4. die bei den Sozialversicherungsträgern vorhandenen medizinischen Versichertendaten insbesondere für die Langzeitbeobachtung von chronischen Erkrankungen bzw. Behinderungen und die Rehabilitation wissenschaftlich nutzbar zu machen

5. die Auswertung von Erfahrungen über diagnostische und therapeutische Verfahren und motivationsänderne Übungsinhalte vor allem in den Bereichen „Behinderungs-Adaptation“ und „gesundheitsfördernde Umstellung der Lebensweise“ voranzutreiben und schließlich

6. die Weiter- und Fortbildung niedergelassener und klinisch tätiger Ärzte (durch Einrichtungen der Universität Ulm sowie in den zum Arbeitskreis gehörenden Kliniken) unter den Aspekten „Prävention“ und „Rehabilitation“ nachhaltig zu verbessern.

Der Rehabilitationsmedizinische Arbeitskreis hat in den letzten Jahren eine ganze Reihe von Forschungsvorhaben durchgeführt. Forschungsschwerpunkte waren einerseits Untersuchungen über die Auswirkungen stationärer Rehabilitationsmaßnahmen auf den Gesundheitszustand behandelter Patienten, zum anderen Erhebungen mit dem Ziel der Überprüfung, gegebenenfalls Verbesserung, der Zugangskriterien für verschiedene Patientengruppen zu Rehabilitationsmaßnahmen; beides brauche ich in Erwartung Ihres Beitrages, sehr geehrter Herr Dr. Muschel, jetzt nicht zu vertiefen.

Kurz gesagt, wissen wir uns einig mit vielen Bestrebungen, die auch in der Deutschen Vereinigung für die Rehabilitation Behinderter eine große Rolle spielen. Besonders klar tritt dies hervor beim Themenkreis, unter den diese Arbeitstagung gestellt wurde. Es werden bei dieser Tagung zahlreiche Berührungspunkte angesprochen, z.B. zwischen den verschiedenen Versorgungsstrukturen im Gesundheitswesen, zwischen den beteiligten Sozialleistungsträgern, den Institutionen und Diensten der Rehabilitation, den Fachberufsgruppen und schließlich den Patientenkreisen, die der Rehabilitation bedürfen; vor allem aber macht das Thema aufmerksam auf die nötige Verbindung der Dienste und Einrichtungen der Rehabilitation mit Universitäten und anderen Ausbildungs- und Forschungsträgern. Deshalb haben wir Ihren Vorschlag sehr gerne aufgegriffen, diese Tagung als Mitveranstalter zu unterstützen.

Mit der Deutschen Vereinigung gemeinsam hoffen wir auf einen erfolgreichen Verlauf dieser Arbeitstagung. Der Rehabilitationsmedizinische Arbeitskreis möchte auf diesem Wege allen Beteiligten, die mitwirken, diskutieren und zuhören werden, einen fruchtbaren Meinungs- und Erfahrungsaustausch hier in Ulm wünschen. Der Arbeitskreis bietet gerne seine Dienste allen Interessierten an und ist davon überzeugt, daß die fachlich fundierte Zusammenarbeit, die für diese drei Tage Ihr Thema ist, letztlich den entscheidenden Beitrag dafür leisten wird, daß die moderne Rehabilitation chronisch kranker und behinderter Menschen in diesem Land weiterhin eine gute Entwicklung zu nehmen verspricht.

Anschrift:

Dr. jur. J. Graf Waldburg Zeil
Verwaltung der
Waldburg-Zeil-Kliniken GmbH
Riedstraße 16
7972 Isny-Neutrauchburg

Geleitwort des Vorsitzenden: 80 Jahre Deutsche Vereinigung

von K.-A. Jochheim

Liebe Tagungsteilnehmer, insbesondere liebe Mitglieder der Deutschen Vereinigung!

Die Jubiläumsveranstaltung anläßlich des 80. Geburtstages gibt mir Gelegenheit, zumindest einen kurzen Überblick über die wechselvolle Geschichte der Deutschen Vereinigung für die Rehabilitation Behinderter zu geben, um deutlich zu machen, wie intensiv das Zeitgeschehen, aber auch weitsichtiges politisches Handeln verantwortlicher Persönlichkeiten, wirksam geworden sind.

Die Rahmenbedingungen zu Beginn unseres Jahrhunderts waren ja von den Auswirkungen der ersten industriellen Revolution geprägt. Eine enorme Bevölkerungsexplosion, aber auch eine rasche Urbanisation unter kümmerlichen Wohn- und Lebensbedingungen hatten den Schutzraum der Großfamilie zerstört. Das Deutsche Reich umfaßte im Jahre 1907 29 Millionen Menschen. In den Großstädten waren fast 60 % „Zugezogene". Die neuen „Kleinfamilien" konnten unter diesen Bedingungen nur unzureichend für behinderte Mitglieder Sorge tragen, so daß Forderungen nach gesetzlichen Regelungen laut wurden, wie sie seit 1891 in Preußen bereits für Blinde, Taubstumme und Epileptiker bestanden.

Im Jahre 1906 konnte Konrad Biesalski in Berlin die erste preußische Krüppelzählung mit Hilfe von Zählkarten über die Polizeibehörde durchführen, die 50.416 Kinder und Jugendliche erfaßte, von denen fast 30.000 als heimbedürftig angesehen wurden. Beide christliche Kirchen hatten sich für diese Aufgabe durch Gründung verschiedener Einrichtungen eingesetzt und bereits 1899 den Verband evangelischer Anstalten und 1904 die Josefsgesellschaft gegründet. So lag es nahe, mit der Gründung der „Deutschen Vereinigung für Krüppelfürsorge" am 14. April 1909 eine Organisation zu schaffen, die die Initiative beider Konfessionen mit den politischen Zielsetzungen der in der Krüppelfürsorge beteiligten Personen und Berufsgruppen verband. Da lag es auf der Hand, auf dem 1. Kongreß am 30. März 1910 in München die programmatischen Themen „Staat und Krüppelfürsorge", „Aufgaben der evangelischen Kirche in der Krüppelfürsorge" und „Krüppelfürsorge und katholische Kirche" in den Mittelpunkt der Verhandlungen zu stellen. Der Gesetzliche Vorstand der Deutschen Vereinigung (Tab. 1) hat schon bald nach der Gründung sich bemüht, über die ab 1909 herausgegebene „Zeitschrift für Krüppelfürsorge" und bei ihren regelmäßigen Kongressen und Arbeitstagungen in unterschiedlichen Orten des Deutschen Reiches die Probleme der Krüppelfürsorge bekannt zu machen.

Schon bald mußte die jüngste medizinische Disziplin, die Orthopädie, sich mit den Verwundeten des 1. Weltkrieges beschäftigen und Gesichtspunkte aus der Krüppelfürsorge für die Organisation des Lazarettwesens nutzbar machen. So wurde Fritz Lange im Jahre 1915 als beratender Orthopäde mit dem Aufbau des Münchener Fürsorgelazaretts betraut. H. Spitzy in Wien hatte zunächst eine Hospital- und Invalidenschule mit 1000 Betten errichtet, die später auf 3600 Plätze erweitert wurde.

Der gesetzliche Vorstand der Deutschen Vereinigung für Krüppelfürsorge bei ihrer Gründung am 14. April 1909 in Berlin (Tab. 1):

- *Vorsitzender:*
  Geh.-Ob.-Med.-Rat Prof. Dr. Dietrich, Berlin
- *1. stellv. Vorsitzender:*
  Prof. Dr. med. Lange, München
- *2. stellv. Vorsitzender:*
  Geh.-Ob.-Reg.-Rat Dr. Becker, Großherzoglicher Landeskommissär, Präsident des badischen Landesausschusses für Krüppelfürsorge, Karlsruhe
- *Schriftführer:*
  Dr. med. Biesalski, Berlin
- *stellv. Schriftführer:*
  Dr. med. Rosenfeld, Nürnberg
- *Schatzmeister:*
  Kgl.Kom.-Rat Eichmann, Berlin
- *stellv. Schatzmeister:*
  Geh.Kom.-Rat Judel, Braunschweig

Nach dem 1. Weltkrieg wurde die ursprüngliche Aufgabe der Krüppelfürsorge erneut energisch aufgenommen, und Prof. Dr. med. S. Schlossmann konnte als Mitglied der verfassungsgebenden Landesversammlung Preußens schließlich im Jahre 1919 den Gesetzesentwurf des Preußischen Krüppelfürsorgegesetzes für Bedürftige unter 16 Jahren erfolgreich einbringen, dem 1920 der Erlaß des „Preußischen Gesetzes betreffend die öffentliche Krüppelfürsorge" folgte. Die anderen Länder des damaligen Deutschen Reiches haben dann in ihrem Zuständigkeitsbereich ähnliche Regelungen geschaffen.

Die weitere Entwicklung der Vereinigung war z.T. durch die schwierigen Wirtschaftsverhältnisse der Nachkriegszeit geprägt. Dennoch wuchs die Zahl der Anstalten, in denen nach der damaligen Auffassung Klinik, Schule und Berufsausbildung unter einem Dach angesiedelt sein sollten, bis zum Jahre 1927 auf 78 mit insgesamt 11.000 Betten.

Allerdings mußte der Reichsminister des Innern durch Erlaß vom 12. 9. 1931 zur Einschränkung der Ausgaben im Gesundheitswesen auch der Deutschen Vereinigung und den mit ihr verbundenen Einrichtungen ein Notprogramm auferlegen. Mit der Machtübernahme durch die Nationalsozialisten erfolgte eine Zusammenführung der Deutschen Vereinigung mit der Deutschen Orthopädischen Gesellschaft zur „Reichsarbeitsgemeinschaft zur Bekämpfung des Krüppeltums". Die Geschäftsstelle der Deutschen Vereinigung wurde in eine Abteilung des Reichsausschusses für den Volksgesundheitsdienst eingebaut. Mit dem Gesetz vom 3. 7. 1934 zur Vereinheitlichung des Gesundheitswesens wurden die Beratungsaufgaben bei Tbc, Geschlechtskrankheiten, körperlichen Behinderungen, Siechen und Süchtigen den Gesundheitsämtern übertragen.

Mit dem Wechsel des Vorsitzes im Jahre 1937 von Prof. Dr. med. H. Gocht auf Prof. Dr. med. G. Hohmann begann sicherlich die schwierigste Periode der Deutschen Vereinigung. Zwar waren Bemühungen des äußeren Konformismus zuweilen erkennbar; dennoch lagen die Ziele der Krüppelfürsorge und der Staatsmacht so weit voneinander entfernt, daß mit der Aufgabe der Zeitschrift für Krüppelfürsorge und der letzten Vorstandssitzung im Jahre 1942 lediglich die Einrichtungen ihre ursprüngliche Aufgaben in aller Stille weiterführten, sofern sie nicht zur Aufnahme und

Behandlung von Kriegsverwundeten veranlaßt worden waren.

Am 2. September 1947 wurde durch Vorstandsbeschluß die Wiedereinsetzung der Deutschen Vereinigung für Krüppelfürsorge in Heidelberg beschlossen und am 16. Februar 1949 vollzogen mit der Satzungseintragung in das Vereinsregister am Amtsgericht München (Registergericht). Mit der Übernahme des Vorsitzes durch Prof. Dr. med. K. Lindemann im Jahre 1955 erfolgte zunächst die Anpassung der Vereinsziele an die inzwischen veränderte Entwicklung. Insbesondere standen die Vorbereitung des Körperbehindertengesetzes des Jahres 1957 (sowie die Einbeziehung der gewerblichen Berufsgenossenschaften, der Rentenversicherung und der Arbeitsverwaltung als Rehabilitationsträger) als neue Aufgaben an. In zum Teil recht kontrovers geführten Diskussionen wurde schließlich die Ausdehnung von der Körperbehindertenfürsorge auf das gesamte Feld der Rehabilitation 1962 beschlossen und entsprechende Namens- und Satzungsänderungen in die Wege geleitet. Seit dieser Zeit ist auch der Chronist mit den Geschicken der Deutschen Vereinigung für die Rehabilitation Behinderter verbunden.

Die damals unter meinem Vorsitz tätige „Deutsche Gesellschaft für Rehabilitation" löste sich zunächst 1962 auf, um den Weg für einen möglichst vollständigen Übertritt der Mitglieder in die Deutsche Vereinigung freizumachen.

Die weitere Entwicklung wurde dann erheblich durch die Gesetzgebung und die seit 1957 neuerdings verpflichteten Leistungsträger beeinflußt. Auf dem Wege zu einer weitmöglichen Gleichbehandlung der unterschiedlichen Behinderungsfolgen und Rehabilitationsaufgaben gewannen wir zunächst die Bundesanstalt für Arbeit, den Hauptverband der gewerblichen Berufsgenossenschaften, den Verband Deutscher Rentenversicherungsträger und den Bundesverband der Ortskrankenkassen als Mitglieder; weitere Mitglieder vor allem aus dem Bereich der Krankenversicherung konnten wir nach dem Rehabilitations-Angleichungsgesetz von 1974 hinzugewinnen.

Kongresse und Arbeitstagungen der Deutschen Vereinigung für die Rehabilitation Behinderter seit 1965 (Tab. 2):

1965: Geschützte Werkstätten als Möglichkeiten der Rehabilitation, Arbeitstagung, Augsburg
1966: 10. Weltkongreß der Internationalen Vereinigung für die Rehabilitation Behinderter (ISRD) zum Gesamtthema Industrielle Gesellschaft und Rehabilitation, ausgerichtet von der Deutschen Vereinigung für die Rehabilitation Behinderter, Wiesbaden
1968: Der Behinderte in seiner Familie – familiäre Aspeke der Rehabilitation. 23. Kongreß, Hannover
1969: Methoden der Leistungsobjektivierung, Arbeitstagung, Köln
1970: Probleme der Mehrfachbehinderten in Medizin, Pädagogik, Pflege, Sozial- und Arbeitsleben, 24. Kongreß, Hamburg
1971: Der Sport in der Rehabilitation Behinderter, Arbeitstagung, Mainz
1973: Wege zur Chancengleichheit der Behinderten, 25. Kongreß, Bad Wiessee
1974: Aus-, Fort- und Weiterbildung von Fachkräften in der Rehabilitation, Arbeitstagung, Bremen
1975: Freizeitaspekte bei der gesellschaftlichen Integration Behinderter, 26. Kongreß, Wildbad
1976: Beratung in der Rehabilitation, Arbeitstagung, Mannheim
1978: Psychische und soziale Probleme im Rehabilitationsverfahren, Arbeitstagung, Berlin

1979: Recht auf Pflege, 27. Kongreß, Bad Nauheim
1981: Rehabilitation braucht Partner, Tagung im Rahmen der REHA 81, Düsseldorf
1982: Technologie und Umweltgestaltung im Dienste der Rehabilitation Behinderter, Arbeitstagung, Neckargemünd
1983: Das behinderte Kind in der Rehabilitation, 28. Kongreß, Münster/Westf.
1986: Strukturwandel des Arbeitsmarktes – Berufliche Eingliederung Behinderter und andere Möglichkeiten, Arbeitstagung, Berlin
1987: Alte Menschen mit Behinderungen – behinderte Menschen im Alter, 29. Kongreß Düsseldorf, im Rahmen der REHA 87

Mit dieser Entwicklung war eine erneute Satzungsänderung erforderlich, die zugleich mit einer relativ komplizierten Wahlordnung die Vielfalt der Meinungsbildung innerhalb des Hauptvorstandes sicherstellen sollte. Die vier wichtigen Gruppen, die Leistungsträger, die Behindertenverbände, die Einrichtungen und die am Rehabilitationsgeschehen beteiligten Berufsgruppen, können so im Vorstand in einer Art vorparlamentarischem Raum manche Fragen klären oder über eine Arbeitstagung oder einen Kongreß mit weiterem Material anreichern. Es würde den heutigen Beitrag erheblich überdehnen, wenn ich zu all den in den vergangenen Jahren behandelten Themen im einzelnen Stellung nehmen wollte. Der Überblick über die letzten zwei Jahrzehnte (Tab. 2) läßt jedoch manche Formulierungen erkennen, die erst wesentlich später auch in die öffentliche Diskussion gelangt sind.

Die Tagungsergebnisse sind stets in den seit 1951 wieder erschienen Jahrbüchern bzw. den späteren Tagungsberichten sorgfältig dokumentiert, darüber hinaus konnte seit 1962 die interdisziplinäre Zeitschrift „Die Rehabilitation" auf dem deutschsprachigen Markt Fuß fassen.

Die Deutsche Vereinigung ist nach dem 2. Weltkrieg im Jahre 1957 auch wieder in den internationalen Dachverband aufgenommen worden und hat 1966 in Wiesbaden den Weltkongreß der International Society for Rehabilitation of the Disabled, heute: Rehabilitation International, ausgerichtet sowie von 1972-1976 durch ihren Vorsitzenden den Präsidenten des Weltverbandes gestellt. Seit einigen Jahren wird diese Mitgliedschaft gemeinsam mit der Bundesarbeitsgemeinschaft für Rehabilitation getragen. Mit dieser Partnerschaft gehen wir auch auf den gemeinsamen Binnenmarkt zu, denn Rehabilitation International hat mit einer eigenen Körperschaft (RI-ECA) einen Konsultativstatus bei der Europäischen Gemeinschaft erreichen können.

Vorsitzende und Geschäftsführer der Deutschen Vereinigung seit ihrer Gründung (Tab. 3):

Vorsitzende
1909 – 1933: Prof. Dr. Dietrich, Berlin
1933 – 1937: Prof. Dr. Gocht, Berlin
1937 – 1945: Prof. Dr. Hohmann, München
1947 – 1955: Prof. Dr. Hohmann, München
1955 – 1966: Prof. Dr. Lindemann, Heidelberg
1966 – 1967: Pastor Dicke, Hannover
seit 1967: Prof. Dr. Jochheim, Köln

Geschäftsführung
1926 – 1942: Dr. Eckhardt
1954 – 1955: Dr. Szajkowski
1955 – 1978: Dr. Moleski-Müller
seit 1978: Dipl.-Volksw. André

Lassen Sie mich diesen Beitrag mit einem Blick auf Vorsitzende und Geschäftsführer der geschilderten Epochen beschließen (Tab. 3) und damit die Hoffnung verbinden, daß auch nachwachsende Generationen die Bedeutung frei-gemeinnütziger Vereinigungen im Sozialstaat schätzen lernen und sich entsprechend engagieren.

Anschrift:

Prof. Dr. med. K.-A. Jochheim
Vorsitzender der Deutschen Vereinigung für die Rehabilitation Behinderter e.V.
Friedrich-Ebert-Anlage 9
6900 Heidelberg

Literatur:

Lindemann, K: 50 Jahre Körperbehindertenfürsorge in Deutschland. Georg Thieme Verlag, Stuttgart 1960 (vergriffen)

Jahrbücher der Deutschen Vereinigung seit 1951, herausgegeben im Selbstverlag der Deutschen Vereinigung für die Rehabilitation Behinderter e.V., Heidelberg

Zeitschrift für Krüppelfürsorge, Leopold-Voß-Verlag, Hamburg und Leipzig, ab 1940 J. A. Barth-Verlag, Leipzig (1909–1942)

Die Rehabilitation, Thieme-Verlag, Stuttgart (seit 1962)

Das Bedürfnis behinderter Menschen nach personenbezogenen Rehabilitationsdiensten

von H. Aengenendt

Die Deutsche Vereinigung für die Rehabilitation Behinderter hat mir die Aufgabe zugedacht, das erste Stück Arbeit dieser Tagung zu leisten – ein Grunsatzreferat über die Anforderungen behinderter Menschen an die Rehabilitationsdienste.

Rehabilitation, das ist inzwischen eine Art „Markt" mit vielen Anbietern und Nachfragern, und es ist sicherlich eine gute Idee, ab und zu auch die Konsumenten zu befragen, ob sie denn mit ihrer Rehabilitation alles in allem zufrieden sind. Leider fordern solche Fragen immer auch Kritik heraus, was im Umgang mit hochbetagten Jubilaren wie der Deutschen Vereinigung nicht so ganz die feine Art ist. Lassen Sie mich deshalb mein Referat mit dem großen Lob beginnen, das die Rehabilitation in der Bundesrepublik und die an ihr mitgestaltende Deutsche Vereinigung verdient: Sie ist ein bewundernswertes und segensreiches Geschehen, inernational zu Recht geachtet und vielversprechend für die Zukunft. – Ich hoffe, daß ich damit eine Generalabsolution für den Rest meines Referates verdient habe, das sich in den Schwerpunkten mit Fragen der wohnortnahen medizinischen und beruflichen Rehabilitation befassen wird und vielleicht nicht in allen Punkten Ihre Zustimmung findet.

1. Medizinische Rehabilitation

Zunächst drei Zitate aus dem Jahresgutachten 1988 des Sachverständigenrates für die Konzentrierte Aktion im Gesundheitswesen:

1) „Von der Ausbildung bis zur Honorierung und den Bestimmungen der RVO ist im kassenärztlichen Bereich alles auf die Kuration ausgerichtet. Dies führt zu einem Übermaß an Diagnostik, zu einer Vernachlässigung präventiver Aspekte, zu einer nur teilweise konsequenten Durchführung rehabilitativer Aufgaben und zu einer Überbehandlung geringfügiger Erkrankungen."

2) „Chronisches Kranksein vollzieht sich insbesondere auch im sozialen, beruflichen und familiären Umfeld. Auf diese Morbidität wird der angehende Arzt weder in der Ausbildung noch in der Weiterbildung angemessen vorbereitet, auch die – klinisch dominierte – Fortbildung trägt dem nicht in wünschenswerter Weise Rechnung."

3) „Die hohen Leistungsvoluminia auch in der Diagnostik alter Menschen und die Neigung zur medikamnentösen Übertherapie chronisch Kranker sind teils unmittelbare Folge dieser Ausbildung, teils werden sie durch falsche Anreize oder fehlende alternative Behandlungsmöglichkeiten gefestigt. Auch der psychischen Morbidität im Kindes-, im Erwachsenenalter und zunehmend bei Hochbetagten wird dieses Versorgungsmuster nur unzureichend gerecht."

Das Bedürfnis chronisch Kranker und behinderter Menschen nach medizinischen Rehabilitationsdiensten wird hier sehr präzise formuliert. Nur leider stimmt die Wirklichkeit damit nicht überein, auch nicht nach dem Inkrafttreten des Gesundheitsreformgesetzes (GRG), das weniger die Qualität der medizinischen Versorgung als vielmehr die finanzielle Konsolidierung der gesetzlichen Krankenversicherung zum Ziel hat. Überspitzt gesagt:

Die von den Sachverständigen gerügte Übermedikalisierung chronischer Krankheiten wird in Zukunft möglicherweise verstärkt fortgeführt, weil sie nämlich mit Hilfe der Festbetragsregelung billiger wird.

Hier wird deutlich, daß ökonomische Steuerungsinstrumente in der medizinischen Rehabilitation in die Irre führen. Und wenn Sie sich die Situation chronisch Kranker und Behinderter vor Augen führen, und zwar da, wo sie wohnen und arbeiten, dann werden Sie verstehen, daß die mangelnde Verfügbarkeit qualifizierter Rehabilitationsdienste am Wohn- und Arbeitsort manch einen zur Verzweiflung bringen kann. Und wenn die auf Dauer benötigten Leistungen der Rehabilitation in Zukunft verstärkt selbst bezahlt werden müssen, dann sollte sich niemand wundern, daß die 8 Millionen chronisch Kranken und Behinderten vom GRG nicht viel halten. Sie sind die eigentlichen Verlierer der Gesundheitsreform. Was sie brauchen, wird ihnen oft nicht geboten, und was sie bekommen, wird ihnen mit zusätzlichen Kosten in Rechnung gestellt.

Bei den Betroffenen gibt es in jüngerer Zeit einen bemerkenswerten Wandel. Dieser Wandel findet in Tausenden von Selbsthilfegruppen und Verbänden statt, die die Verantwortung gegenüber der eigenen Krankheit auf eine neue Art zum Thema machen. Die Verantwortung gegenüber der eigenen Krankheit schließt die Kritik an den sogenannten Leistungserbringern mit ein.

Nehmen Sie als erstes die Ärzte. Hier steht die zunehmende Differenzierhung der Organmedizin der Suche des Kranken nach einem festen Ansprechpartner, der ihn als Ganzes sieht und behandelt, entgegen. Der Hausarzt alter Schule ist Vergangenheit. Der Facharzt ist auf die Krankheit konzentriert und nicht auf den Kranken als Person. Die Nichterkennung und die Fehldiagnose von Krankheiten sind leider oft eine gängige Erfahrung. Ich sage das nicht als Vorwurf gegen die Ärzte, sondern als Kritik an einem System, das die Suche nach dem kompetenten und hilfreichen ärztlichen Rat oft so schwierig macht.

Und was ist, wenn die Krankheit des Patienten unerkannt bleibt? Wie oft wird dann an bloßen Symptomen herumkuriert, sicherlich nicht zum Nutzen des Kranken.

Und was ist, wenn die Krankheit als rein somatisches Geschehen gesehen wird? Leider ist damit oft der Weg in eine einseitige Medikamenten- und Apparatemedizin vorgezeichnet, mit allen unerwünschten Nebenwirkungen und Abhängigkeiten, die nur zu bekannt sind.

Was ist schließlich, wenn die chronische Krankheit von der kurativen Medizin als unerwünschte Abweichung von der wie auch immer definierten Gesundheitsnorm gesehen wird? So eine Abweichung kann ja nur bekämpft werden, aber so werden, wie ich meine, die Krankheit und der Kranke nicht verstanden.

Die Diagnose einer Krankheit ist nach wie vor die klassische Aufgabe der Ärzte, die Therapie nur noch zu einem Teil. Mehr und mehr wird die Behandlung von anderen Heil- und Hilfsberufen übernommen. Dennoch: die Ärzte haben das Sagen. Sie bestimmen über die Therapie und benötigen damit ein Wissen, das meines Erachtens ein Mensch allein gar nicht mehr haben kann. Hier stellt sich wirklich die Frage, ob nicht der Arzt in seiner alleinigen Entscheidungsgewalt inzwischen weit überfordert ist und ohne das Team nicht mehr weiterkommt.

Therapie mit Medikamenten: Chronische Krankheiten erfordern eine Dauerbehandlung. Da steht der Arzt vor Hunderten von Krankheitsbildern mit Tausenden von Symptomen und soll über 'zigtausend Medikamente verfügen, und zwar allein. Die Werbung der Pharmaindustrie konzentriert sich ja nicht umsonst auf die Ärzte. Gestatten Sie mir ernste Zweifel daran, ob die Verordnung eines Medikamentes, die Dosierung, die Beachtung der Nebenwirkungen wie auch des eigentlichen Behandlungserfolges in der heutigen Medizin noch mit der nötigen Sorgfalt geschieht. Ich berufe mich wieder auf die Aussage der Sachverständigen.

Befindlichkeit: Ein gefährliches Schlagwort der Reformdiskussion sind die „bloßen Befindlichkeitsstörungen". Ich fühle mich nicht gut, ich bin unruhig, kann nicht schlafen, habe Schwierigkeiten mit der Verdauung, habe Schmerzen. Eine chronische Krankheit ohne diese Störungen gibt es nicht, und jeder Betroffene weiß nur zu gut, wie sehr ihn diese Störungen in seinem Alltag blockieren können. Gibt es hier eine medizinische Notwendigkeit zu helfen oder nicht? Reicht es, wenn der Kranke angemahnt wird, die Zähne zusammenzubeißen, und liegt nicht gerade hier die Gefahr des Suchtverhaltens? Wer hilft uns denn eigentlich? Ich habe zahlreichen Vertretern der allmächtigen Gesundheitsbürokratie in der Reformdiskussion aufmerksam zugehört, dazu hat keiner etwas gesagt.

Heilbehandlung: Was ist der Stellenwert von Krankengymnastik, Massage, Ergotherapie? – Wir haben einen weiten Weg hinter uns, unsere Krankheit hat einen Namen. Wir sind deprimiert. Dann erste Behandlungen – Menschen, die sich vor Berührung und Zuwendung nicht scheuen, die uns Hilfen geben im täglichen Leben. Eine Winzigkeit im Leistungssystem der Krankenversicherung, für viele chronisch Kranke aber wohl eine der wirksamsten Leistungen überhaupt. Hier müßte in der Reformdiskussion über Stellenwerte neu nachgedacht werden. Die Krankengymnastin, die einem schwerst mehrfachbehinderten Jungen mit starker Autoaggression durch ihre geduldige Behandlung hilft, aus seiner „Gefangenschaft" herauszukommen und wieder Kontakt zu anderen Menschen aufzunehmen – ist das verzichtbar oder nicht vielmehr dringend für alle Betroffenen erreichbar zu machen? Und müssen sich nicht die wegen Mißbrauchs so ängstlichen Bürokraten schämen, wenn sie den Heilberufen die Albernheit entgegenhalten, Lustmassagen könnten nicht von der Solidargemeinschaft finanziert werden? Ich meine, hier wird die Reformarbeit von Vorurteilen gespeist, die von den Betroffenen nun wirklich nicht mehr nachvollzogen werden können.

Ein Wort auch zu den technischen Hilfen: Chronische Krankheiten greifen oft dadurch in den Lebenslauf der Menschen ein, daß sie die Möglichkeit der Kommunikation und Mobilität einschränken. Sehen, Hören Sprechen, Schreiben, sich Bewegen – hier kommt es in einer Gesellschaft, die so sehr auf Leistung eingestellt ist, schnell zu Schwierigkeiten, und es ist eine wichtige Aufgabe der Rehabilitationsmedizin, mit technischen Hilfen für einen weitestmöglichen Ausgleich zu sorgen. Leider ist der Arzt mit der Verordnung technischer Hilfen oft weit überfordert.

Das gilt erst recht, wenn wir bedenken, daß alle Rehabilitationsmedizin nicht ausreicht, chronisch Kranken zu helfen, in dieser Gesellschaft ein selbstbestimmtes und gleichberechtiges Leben zu führen. Hier muß vielmehr auch die Umwelt auf die Funktionsbehinderungen chronisch Kranker eingestellt werden. Macht das der Arzt auch? Sicher im allgemeinen nicht. Im Zweifel steht der Betroffene letztlich allein da.

Wie gehen wir mit der Einsamkeit und Verlorenheit des chronisch Kranken um? Hier hat sich die menschliche Zuwendung einen neuen Namen gegeben. Wir sprechen von psychosozialen Hilfen. Und egal, wie wir sie nennen – sie sind oft wichtiger als alles andere. Nehmen wir nur als Beispiel die Nachbehandlung von Krebskranken. Es ist, glaube ich, mehr als ein Gebot der Humanität, daß die oft angstauslösende Therapie durch psychosoziale Hilfen ergänzt wird.

Damit kommen wir zu den in der Reformdiskussion so umstrittenen Pflegehilfen. Ist Pflege eine Aufgabe der medizinischen Versorgung oder nicht? Ich denke, die Antwort der Rehabilitationsmedizin ist eindeutig: Die ambulante Pflege zuhause, die begleitende Hilfe am Arbeitsplatz sind in vielen Fällen notwendige Maßnahmen der Rehabilitation und wegen der zweckmäßigen Zuordnung der wohnortnahen Rehabilitation zur gesetzlichen Krankenversicherung hier auch richtig angesiedelt.

Bei alledem ist es eine ganz wichtige Frage, wo denn chronisch Kranke die notwendige Hilfe bekommen. Zuhause oder in einem wohnortfernen Reha-Zentrum. Es ist bezeichnend, daß die Leistungsträger der Rehabilitation das wohnortferne Zentrum bevorzugen, obwohl doch eine soziale Rehabilitation nur im eigenen Lebensbereich möglich ist.

Die Defizite in der wohnortnahen Rehabilitation sind das eigentliche Problem. Die wohnortnahe Rehabilitation erfordert

- eine Neuorganisation der Versorgungsstrukturen
- die Entwicklung und Sicherung von Qualitätsstandards für die Versorgung von Langzeitkranken
- eine Ausrichtung der Aus- und Weiterbildung von Ärzten sowie von medizinischen Heil- und Hilfsberufen am „dezentralen" Rehabilitationsbedarf
- die enge Kooperation mit den Betroffenen.

2. Berufliche Rehabilitation

In der beruflichen Rehabilitation sind die Defizite der Sozialleistungssysteme aus der Sicht der Betroffenen durch die Fakten des Arbeitsmarktes auffällig belegt:

An erster Stelle steht die seit Jahren anhaltend hohe Arbeitslosigkeit Schwerbehinderter, deren Arbeitslosenquote mit 13 % erheblich über der allgemeinen Quote von 7 % liegt.

Hinzu kommen die arbeitslosen Behinderten mit einem Grad der Behinderung (GdB) unter 50 % und Personen mit gesundheitlichen Beeinträchtigungen – insgesamt 466.000 –, so daß von den zur Zeit 1,9 Mio Arbeitslosen etwa ein Viertel behindert oder gesundheitlich beeinträchtigt ist.

Das ist aber noch nicht alles: Die tatsächliche Gesamtzahl müßte auch die instabil Beschäftigten und die vorzeitig Berenteten mit umfassen – eine Dunkelziffer, die schwer zu belegen ist. Ich fürchte, daß die Zahl der Behinderten und gesundheitlich Beeinträchtigten, die am Arbeitsmarkt zur Zeit keine stabile Beschäftigung finden, in der Höhe von etwa 750.000 anzusiedeln ist.

Ein weiteres Faktum, das die schwierige Lage behinderter Menschen auf dem Arbeitsmarkt deutlich macht, ist die Dauer der Arbeitslosigkeit. Wir bezeichnen alle, die länger als ein Jahr ohne Arbeit sind, als Langzeitarbeitslose – zur Zeit etwa 685.000. Davon sind etwa 32 % behindert bzw. gesundheitlich beeinträchtigt.

Die Zahl der Langzeitarbeitslosen ist seit 1980 auf das über 6fache gestiegen. Mehr als

50 % der schwerbehinderten Arbeitslosen sind Langzeitarbeitslose.

Die Gründe der Arbeitslosigkeit werden überwiegend in der Person der Arbeitslosen gesehen, wobei Alter, mangelnde berufliche Qualifikation, gesundheitliche Beeinträchtigung und Dauer der Arbeitslosigkeit zu der Vermutung Anlaß geben, daß ihre Leistung gemindert ist. Zumal Behinderung in der amtlichen Nomenklatur lange Zeit als „Minderung der Erwerbsfähigkeit" definiert wurde.

Beliebte Gründe für die hohe Zahl arbeitsloser Schwerbehinderter sind auch die sogenannten „einstellungshemmenden Wirkungen" der Schutzrechte des Schwerbehindertengesetzes, vor allem der sogenannte „Kündigungsschutz", den es eigentlich gar nicht gibt. In Wirklichkeit ist der Kündigungsschutz lediglich eine Überlegungsklausel, ob nicht im gleichen Betrieb ein anderer Arbeitsplatz mit staatlicher Hilfe gefunden werden kann, bevor der Kündigung stattgegeben wird. Daß letztlich die Kündigung in den meisten Fällen nicht aufgehalten werden kann, wird dadurch belegt, daß 80 % aller Kündigungen von Schwerbehinderten letztlich vollzogen werden.

Ich finde es bezeichnend, daß die Gründe der Arbeitslosigkeit selten auf Arbeitgeberseite gesucht werden, obwohl meines Erachtens hier die Hauptgründe liegen. Ich möchte den Arbeitgebern vorhalten, daß in vielen Fällen mangelnde Informiertheit, Vorurteile und mangelnde soziale Verantwortung die Beschäftigung behinderter Menschen unnötig erschweren oder unmöglich machen. Das ist ähnlich wie bei den Umweltproblemen: Die Wirtschaft versucht sich von den sozialen Aufgaben der Gesellschaft weitgehend freizuhalten. Unsere Wirtschaftsordnung nennt sich aber soziale Marktwirtschaft, ein Attribut, das die Wirtschaft immer gerne übersieht. Sie hält sich lieber an den „normalen Arbeitnehmer", obwohl bei einigem Nachdenken jedem klar sein müßte, daß das „Normale" nur eine Idee ist und keine Lebenswirklichkeit.

Ich meine, wir müssen der Tatsache ins Auge sehen, daß die Maßnahmen der beruflichen Rehabilitation noch viel zu oft wegen des restriktiven Einstellungsverhaltens der Wirtschaft ihr eigentliches Ziel verfehlen. Wenn wir bedenken, daß 1987 immerhin 81 % der berufsfördernden Bildungsmaßnahmen in überbetrieblichen Einrichtungen durchgeführt wurden – d.h. in Berufsbildungswerken, Berufsförderungswerken, Werkstätten für Behinderte, sonstigen Rehabilitationseinrichtungen oder anderen überbetrieblichen Einrichtungen –, dann müssen wir uns eingestehen, daß in viel zu vielen Fällen der entscheidende Schritt in die Betriebe nicht gelingt.

Es gibt eine traditionelle Lehrmeinung der Wirtschaftswissenschaften, daß sich der Arbeitsmarkt wie alle Märkte in der freien Marktwirtschaft von selbst regelt, daß es keine Arbeitslosen auf lange Dauer gibt. Wir wissen heute, daß das nicht stimmt. Es gibt keine Automatik des Arbeitsmarktes, auch nicht über niedrigere Löhne. Arbeitslosigkeit ist ein gesellschaftliches Problem, das nur mit staatlichen Mitteln gelöst werden kann. Wir brauchen eine aktive Arbeitsmarktpolitik.

Das gilt umso mehr angesichts der Tatsache, daß unsere Gesellschaft überwiegend als „Arbeitsgesellschaft" organisiert ist. Wir leben in erster Linie von den Einkommen, die unsere Arbeit abwirft. Wenn wir keine Arbeit haben, sind wir auf die abgeleiteten Einkommen der Familien und der Sozialleistungsträger angewiesen, die sich nur zu oft im Bereich des Existenzminimums ansiedeln. Arbeit ist also eine Existenzfrage. Und sie ist darüber hinaus in unserer Gesellschaft auch eine Sinnfrage. Es gibt gute Gründe dafür, jedem, der arbeiten möchte und arbeiten kann, eine adäquate Beschäftigung zu bieten. Ich denke, das ist eine kaum zu überschätzende politische Aufgabe.

Die notwendige staatliche Aktivität ist zur Zeit beherrscht von der erstaunlichen Feststellung des Wirtschaftsministers, der Arbeitsmarkt sei „leergefegt“. Was immer das heißen mag – ich sehe darin allenfalls einen weiteren vergeblichen Versuch, Probleme vom Tisch zu reden, nicht aber: sie zu lösen.

Ich kann Ihnen aus Zeitgründen leider keine differenzierte Lösungsperspektive für die Arbeitslosigkeit behinderter Menschen vortragen. Ich will Ihnen jedoch einige Hinweise mit auf den Weg geben, die meines Erachtens für Ihre weiteren Beratungen in den Arbeitsgruppen Gesprächsstoff bieten sollten.

Da ist als erstes die Frage, wie denn die berufliche Rehabilitation wohnortnah in den Betrieb hineingetragen werden kann und welche Rolle dabei die überbetrieblichen Einrichtungen, die Arbeitsämter, die Hauptfürsorgestellen und nicht zuletzt auch die Betriebe spielen. Ein interessanter Modellversuch läuft zur Zeit in Hessen. Ziel ist eine arbeitsplatzbezogene Qualifizierung mit Einstellungsgarantie. Die Bundesanstalt für Arbeit und die Landesbehörden zahlen 100 % Lohnkostenzuschüsse. Ich denke, das ist ein guter Weg.

Auch das Langzeitarbeitslosen-Programm der Bundesregierung ist im Prinzip eine gute Sache. Die Größenordnung ist allerdings völlig unzureichend: 20.000 Beschäftigte mehr pro Jahr – das reicht knapp für den jährlichen Zuwachs an Langzeitarbeitslosen.

Die Kosten eines effizienten Programms dürften ein Vielfaches des laufenden Programms betragen. Dabei ist zu berücksichtigen, daß die Kosten sich längerfristig weitgehend selber tragen würden. Es wird damit gerechnet, daß schon mittelfristig 70 % durch Einsparungen bei den abgeleiteten Einkommen ausgeglichen werden.

Und ein letztes Wort zur sozialen Dimension des Arbeitsmarktes: Die Arbeitgeber beklagten sich über die 6 % Beschäftigungsquote und die 150 DM Ausgleichsabgabe. Andererseits beschäftigen 30 % aller Betriebe keinen einzigen Schwerbehinderten und 40 % beschäftigen weniger Schwerbehinderte als vorgeschrieben. Selbst die öffentlichen Verwaltungen kommen überwiegend ihrer Beschäftigungspflicht nicht nach. Eine überzeugendere Begründung für die fortbestehende Notwendigkeit einer Beschäftigungspflicht kann ich mir nicht vorstellen. Die Pflichtquote ist unverzichtbar, und die Ausgleichsabgabe sollte noch spürbar erhöht werden.

Vielleicht war mein Beitrag für viele eine überraschende Antwort auf das gestellte Thema. Vielleicht habe ich auch einiges sehr verkürzt dargestellt – umso mehr ein Grund, daß darüber auf dieser Tagung noch eingehend diskutiert wird.

Anschrift:

Dr. phil H. Aengenendt
Vorsitzender der Bundesarbeitsgemeinschaft
„Hilfe für Behinderte“ e.V., Büro Bonn
Newtonstraße 5
5300 Bonn 1

Gewachsene und wünschenswerte Strukturen übergreifender und ortsbezogener Rehabilitation

von H. Muschel

Grußwort:

Zunächst darf ich Ihnen herzliche Grüße und die besten Wünsche der Deutschen Rentenversicherungsträger zum Gelingen Ihrer Arbeitstagung überbringen und mich für die Einladung bedanken, auf Ihrer Veranstaltung zu referieren.
Die gesetzliche Rentenversicherung als traditioneller Träger der Rehabilitation im gegliederten System sozialer Leistungen ist natürlich daran interessiert, sich an der Diskussion über wünschenswerte Strukturen übergreifender und ortsbezogener Rehabilitation zu beteiligen.
Deshalb nehme ich sehr gern die Gelegenheit wahr, aus der Sicht der Rentenversicherung Stellung zu nehmen, wenngleich mein heutiges Erscheinen überschattet ist durch den schmerzlichen Ausfall von Herrn Alfred Schmidt, dem alternierenden Vorstandsvorsitzenden des Verbandes Deutscher Rentenversicherungsträger, der ursprünglich dieses Grundsatzreferat halten sollte. Erlauben Sie mir, ihn von dieser Stelle zu grüßen und ihm die besten Genesungswünsche zu übermitteln.
Erwarten Sie von mir allerdings bitte keine authentische Darstellung der „Schmidt'schen Visionen". Dem Geschäftsführer eines großen Rentenversicherungsträgers, der LVA Württemberg, die von sich behaupten kann, häufig prägend und zukunftsorientiert das rehabilitative Gesamtgeschehen beeinflußt zu haben – ich erinnere nur an die schon jahrelange fruchtbare Zusammenarbeit mit dem Internationalen Institut Schloß Reisensburg –, muß es erlaubt sein, im einzelnen andere Schwerpunkte zu setzen. Das gilt sicherlich weniger für die Bestandsaufnahme als für die Aufarbeitung und Bewertung der Kritik am überkommenen System und der bisher entwickelten zukunftsorientierten Reformsätze.

Einleitung

Wie Herr Dr. Gerdes in seinem Referat noch genauer ausführen wird, ist es die wichtigste Aufgabe der Rehabilitation, behinderte Menschen – egal ob körperlich oder seelisch behindert – wieder zu befähigen, ihre Rolle in der Gesellschaft auszufüllen. Dieser in § 1 des Rehabilitationsangleichungsgesetzes (RehaAnglG) ausdrücklich manifestierte Grundsatz will also mehr als die berufliche Wiedereingliederung. Er will vielmehr dem Menschen, der mit bleibenden gesundheitlichen Beeinträchtigungen leben muß, dazu verhelfen, möglichst weitgehend seinen normalen Lebensaufgaben in Familie, Beruf und Gesellschaft nachgehen zu können. Wenn ich dies hier bereits zu Beginn meines Referates so überdeutlich herausstelle, soll darin auch ein Stück Selbstkritik enthalten sein. Wurde nicht in der Vergangenheit allein mit Schlagworten wie „Reha vor Rente" zu kurz gegriffen, weil die sogenannte „soziale Rehabilitation" ein finanziell kaum abgesichertes

Schattendasein im gegliederten Sozialleistungssystem führte? Oder war es nicht erst u.a. der Fachkräftemangel bzw. die sich daraus entwickelnde Diskussion um eine mögliche Verlängerung der Lebensarbeitszeit, die den Blick für die Notwendigkeit einer wie auch immer gearteten geriatrischen Rehabilitation schärfte?

Bei aller Selbstkritik muß allerdings darauf hingewiesen werden, daß gerade aus der Rentenversicherung heraus, und hier eben maßgeblich auch von Herrn Schmidt angeregt, schon vor Jahren begonnen wurde, neue Gedanken zu entwickeln und gute Ansätze aufzugreifen. Ich erinnere an die mit Nachdruck betriebene Qualifizierung der Rehabiliationseinrichtungen. Aktive Rehabilitationsmaßnahmen haben „Opas Badekur" weitgehend verdrängt. Neue, unbestreitbar erfolgreiche Sonderverfahren wurden zum Wohle der Versicherten und maßgeblich beeinflußt von der Rentenversicherung entwikkelt. Hinweisen möchte ich hier nur auf das stationäre Verfahren der Anschlußheilbehandlung (AHB-Verfahren), weiter auf die Entwicklung einzelfallorientierter, sehr flexibler Therapieformen im Suchtentwöhnungsbereich sowie nicht zuletzt auf die gut funktionierende stationäre Krebsnachsorge, um einige Beispiele zu nennen.

Daß hier vielfach von den Rentenversicherungsträgern enge, allein an der Wiederherstellung der Erwerbsfähigkeit orientierte oder beitragsspezifische Kriterien überwunden werden mußten, spricht für unsere Lernfähigkeit, aber auch für die Flexibilität des gegliederten Systems, wenn es darum geht, institutionelle Interessenkonflikte patientenorientiert zu lösen.

Gewachsene Strukturen

Die Rehabilitation hat sich in den fast 100 Jahren, in denen die gesetzliche Rentenversicherung sie betreibt, vielfältig verändert. Stand zunächst die Bekämpfung von Infektionskrankheiten (vor allem TBC) im Vordergrund, so wird das Rehabilitations- und Frühberentungsgeschehen heute mehr von chronischen Krankheiten, z.B. von Erkrankungen des rheumatischen Formenkreises, von Herz-Kreislauf-Erkrankungen und, ständig zunehmend, auch von psychischen und psychosomatischen Krankheiten, bestimmt.

Entgegen dieser grundlegenden Aufgabenänderung hat sich an der Zuständigkeit für Rehabilitationsleistungen aber wenig verändert, sieht man einmal von der Verlagerung der Zuständigkeit für die Behandlung von Tbc-Erkrankungen auf die Krankenkassen ab. Nach wie vor sind unterschiedliche Träger für mehr oder weniger gut abgrenzbare Teilbereiche primär zuständig. Dieser Umstand trägt dem sogenannten gegliederten Sozialleistungssystem Rechnung, welches in der Vergangenheit immer wieder – und anläßlich der Diskussion um das Gesundheitsreformgesetz (GRG) verstärkt – die Kritik herausgefordert hat.

So ist es einerseits sicherlich bestechend, dem Rentenversicherungsträger die Möglichkeit einzuräumen, zur Abwendung von Rentenzahlungen wegen drohender Erwerbs- oder Berufsunfähigkeit rechtzeitig medizinische oder berufliche Rehabilitationsmaßnahmen ergreifen zu können. Andererseits zeigt aber das immer wieder zitierte Beispiel der gesetzlichen Unfallversicherung, daß gewichtige Gründe auch gegen eine zu starre Aufspaltung des kurativen und des rehabilitativen Gesamtgeschehens ins Feld geführt werden können. Dasselbe gilt für die derzeit noch unzureichend vorhandene Kontinuität mit präventiven oder nachsorgenden Maßnahmen.

Bedauerlich ist allerdings, daß dieser Streit immer mehr zum Prinzipienstreit ausartet. Nicht immer scheint dabei der patienten- bzw. einzelfallorientierte Anspruch auf eine möglichst durchgehende, d.h. lückenlose und dennoch hochqualifizierte Therapie- bzw. Re-

habilitationskette alleiniges Motiv zu sein. Zu vordergründig sind häufig finanz- oder bedarfsplanerische Gesichtspunkte. Festzuhalten ist aber auch, daß trotz vielfältiger Diskussion im Vorfeld der Verabschiedung des GRG keine Abkehr vom gegliederten System erfolgt ist. Vielmehr ist dieses ausdrücklich festgeschrieben worden.
Zuvorderst ist nach wie vor die Krankenversicherung für die kurative Versorgung und die Primärprävention zuständig. Die Rentenversicherung hingegen hat als Hauptaufgabe vorrangig den Bereich der stationären Rehabiliationsmaßnahmen abzudecken.
Auch das 1992 in Kraft tretende Rentenreformgesetz (RRG) wird aller Voraussicht nach hieran nichts Wesentliches ändern.
Können wir uns deshalb selbstgefällig zurücklehnen und darauf bauen, daß die Rentenversicherung im Rahmen des gegliederten Systems auch weiterhin unbestrittener Hauptrehabilitationsträger bleibt? Ich meine, ganz im Sinne von Alfred Schmidt: nein! Das GRG hat sowohl inhaltlich als auch organisatorisch deutliche Zeichen gesetzt durch:

- Einrichtung des medizinischen Dienstes bei den Krankenkassen
- Qualifizierung des Angebots an Vorsorge- und Rehabilitationsmöglichkeiten
- deutlich erkennbare Privilegierung ambulanter Therapieformen.

Die Rentenversicherung wird deshalb viel Überzeugungsarbeit leisten müssen, um weiterhin ihre traditionell eher umgekehrt, d.h. stationär, ausgerichtete Rehabilitationsphilosophie zu vertreten.

Nicht sachgerecht wäre m.E. allerdings eine ausschließliche Rechtfertigungsstrategie. Vielmehr wird vieles auch davon abhängen, ob und wie es uns gelingt, zukunftsorientierte Gedanken im Interesse einer optimalen Gesamtversorgung aufzugreifen und in der Rehabilitationspraxis umzusetzen. So darf, um nur einen Punkt aufzugreifen, künftig die traditionelle 28-Tage-Kur kein Dogma mehr sein. Vielmehr müssen indikations- oder einzelfallbezogene flexible Therapieformen in der Rentenversicherung ernsthaft diskutiert und erprobt werden. Hierzu gehört natürlich auch, daß wir als Rentenversicherungsträger uns insgesamt viel offensiver mit der Kritik an dem bestehenden Rehabilitationsgeschehen auseinandersetzen müssen.

Kritikpunkte

Um in diesem Sinne ein Zeichen zu setzen, möchte ich eine aktuelle und derzeit noch offene Auseinandersetzung in den letzten Ausgaben der Zeitschrift „Die Betriebskrankenkasse“ aufgreifen.
Zunächst wurde dort in einem Aufsatz wiederum von Alfred Schmidt die Behandlung chronisch Kranker thematisiert und nach den Konzeptionen der Sozialversicherung gefragt.

Ganz im Sinne meines Themas hat Schmidt die immer wieder erhobene Kritik aufgegriffen, die Rehabilitation durch die Rentenversicherung sei nicht genügend in ein gesamtrehabilitatives, wohnortnahes Verbundsystem einbezogen. Schon einleitend macht er deutlich, daß es für die Beantwortung der Frage, ob die rehabilitative Versorgung stärker in die ambulante oder in die stationäre Versorgung gehört, weniger auf eine juristische Betrachtungsweise ankomme. Vielmehr müssen medizinisch sinnvolle und gesundheitspolitisch vertretbare Positionen ausschlaggebend sein. Mit dieser Einschätzung fordert Schmidt, wie ich meine ganz bewußt, die Phantasie heraus. Er nimmt dabei in Kauf, daß damit wiederholt Überlegungen in Gang gesetzt werden, die der gerade durch das GRG erneut bestärkten Phaseneinteilung zwischen kurativer Medizin einerseits und stationärer oder ambulanter medizinischer Rehabilitation andererseits entgegenlaufen können.

Ich will versuchen, diese interessante und bei weitem noch nicht abgeschlossene Diskussion vorwiegend am Beispiel der Herzinfarktrehabilitation hier weiter zu verfolgen.

Zunächst reagierte Bernhard Badura und entwickelte eine Ideenskizze für die Weiterentwicklung der Herzinfarktrehabilitation. In einer Ist-Beschreibung stellt er zunächst einmal große Mängel bei der Behandlung von Infarktpatienten im Akutkrankenhaus fest. Bezugnehmend auf eine Langzeitstudie verweist er z. B. auf die völlig unzureichende Zahl der Ergometer-Tests, obwohl das Belastungs-EKG als verläßliche und einfache Diagnosemethode mit hoher prognostischer Aussage gilt. 79 % der von ihm befragten Patienten gaben an, daß ein Belastungs-EKG erstmals in der Rehabilitationsklinik durchgeführt worden sei. Völlig zurecht erhebt er auch Kritik an der unzureichend und viel zu spät einsetzenden Frühmobilisierung, der im internationalen Vergleich überlangen Verweildauer sowie der unzureichenden psycho-sozialen Betreuung von Infarktpatienten im Akutkrankenhaus.

Kritisch beurteilt er weiter, daß derzeit nahezu routinemäßig fast alle Herzinfarktpatienten einem stationären AHB-Verfahren zugeführt werden. Er empfindet es andererseits aber als gleichermaßen unbefriedigend, wenn AHB-Verfahren gerade bei Patienten in extrem schlechter körperlicher Verfassung vielfach mit dem Hinweis „nicht rehabilitationsfähig“ abgelehnt werden.
Positiv stellt Badura fest, daß, wie er es nennt, die „Verschickungspraxis“ in eine Rehabilitationsklinik innerhalb von 14 Tagen nach Behandlung im Akutkrankenhaus zwischenzeitlich weitgehend funktioniere.

Im Ergebnis schlägt er zumindest bei der Infarkt-Rehabilitation eine völlige Neustrukturierung der Behandlungskette vor. Insbesondere müsse dem Akutkrankenhaus für das gesamte Rehabilitationsgeschehen eine Schlüsselstellung zukommen.

Damit einhergehen müsse die Verbesserung der diagnostischen Maßnahmen, die Realisierung eines ganzheitlichen und interdisziplinären Rehabilitationskonzepts und die Verkürzung der Verweildauer im Akutkrankenhaus. Ferner müsse die Möglichkeit zur kurzfristigen Überführung des Infarktpatienten in spezielle Rehabilitations-Stationen geschaffen werden; nur eine Minderheit von Risiko- bzw. Problempatienten sollte in geeignete Schwerpunktkliniken eingewiesen werden. Die ambulante Langzeitversorgung, die Entwicklung von psycho-sozialen Beratungs- und Betreuungsangeboten durch die Krankenkassen sowie eine bedarfsgerechte Qualifizierung der beruflichen oder betrieblichen Rehabilitation bedürfe der Intensivierung.
Soviel zu den Vorstellungen Badura’s zur Verbesserung der Versorgungssituation von Herzinfarktpatienten.

Hochinteressant wurde es, als sich daraufhin Max Halhuber, ein Senior unter den Präventivkardiologen und Fachleuten der klinischen Rehabilitation bei Herz-Kreislauf-Erkrankung, in derselben Zeitschrift zu Wort meldete. In seiner Badura weitgehend zustimmenden Stellungnahme betonte er zwar mit aller Deutlichkeit, daß der Akutkranke andere Behandlungsstrukturen brauche als der chronisch Kranke. Deshalb hält er auch ein Rehabilitationsteam im Akutkrankenhaus nach allen bisherigen Erfahrungen für einen „Fremdkörper“.

Hingegen erscheint es ihm wünschenswert und förderungswürdig, wenn jedem Akutkrankenhaus in Wohnortnähe (aber nicht im gleichen Haus!) eigene Reha-Abteilungen zugeordnet wären. Ferner weist er auf das Problem der institutionell verankerten Unterscheidung in Akutversorgung und

Rehabilitation hin, die es wegen manchen negativen Auswirkungen zu überwinden gelte. Er meint, dem Entwurf des GRG's entnehmen zu können, daß sowohl die Akutversorgung als auch die Dauerbetreuung chronisch Kranker in einer Hand garantiert und der Krankenversicherung zugeordnet werden müsse.

Läßt sich, um wieder auf unsere Ausgangsfrage zurückzukommen, aus diesen Beiträgen zur Rehabilitation nach Herzinfarkt überzeugend ableiten, die Rehabilitation sei zu stark zentralisiert und institutionalisiert? Fehlt es an adäquaten ambulanten Angeboten und ist die Verzahnung zwischen medizinischer und beruflicher Rehabilitation unzureichend? Oder sind gar Defizite im psychosozialen Bereich unübersehbar? Hat Halhuber recht, wenn er meint: „Die Trennung in die Akutversorgung durch die Krankenversicherung und die Versorgung chronisch Kranker durch die Rentenversicherung ist geschichtlich bedingt und wird m.E. wegen manchen negativen Auswirkungen überwunden werden"?[1])

Sicherlich ist es nicht voll befriedigend, wenn Halhuber diese Aussage mit der mehr rhetorischen Frage zu begründen versucht: „Ist es nicht gegen die Interessen des Patienten, daß zwei doch in ‚Konkurrenz' liegende Versorgungssysteme sich um den Patienten kümmern?"[1])

Ebenso bedarf auch seine zumindest vordergründig bestehende Aussage, sowohl die Akutversorgung wie die Dauerbehandlung des chronisch Kranken müsse notwendigerweise in einer Hand garantiert werden, der kritischen Nachfrage. Dies auch deshalb, weil hier doch grundsätzlich von der bisherigen Praxis abgewichen werden soll. Erst recht bedarf es einer Prüfung, ob neben vielerlei berechtigter Kritik auch die positiven Erfahrungen mit abgewogen wurden. Schließlich sollten gerade im Gesundheitsbereich Experimente mit Vorsicht genossen werden. Das gilt auch für faszinierende ganzheitliche Rehabilitations-Konzeptionen, deren praktische Durchführbarkeit eher fraglich erscheint.

Darin übereinstimmend, sieht Schmidt die sogenannten großen Lösungen in einer ganz aktuellen Stellungnahme[2]) für die Enquete-Kommission des Deutschen Bundestags zur Strukturreform der Gesetzlichen Krankenversicherung als problematisch an. Er meint damit die Überantwortung des kompletten Rehabilitationsbereichs an einen besonderen Träger oder die ausschließliche Übertragung der Rehabilitation an die Krankenversicherung.

Lassen Sie mich deshalb den Versuch unternehmen, dem eine weniger kostenträgerorientierte, vielmehr vorrangig an den rehabilitativen Interessen der Patienten orientierte Einschätzung gegenüberzustellen.

Die für die Rehabilitation zur Verfügung stehenden Mittel der Rentenversicherungsträger betragen um die drei % des Haushaltsvolumens. Mehr als 90 % der verfügbaren Mittel sind für Renten und hier wiederum zu einem erheblichen Teil für die Finanzierung von Erwerbs- und Berufsunfähigkeitsrenten aufzuwenden. Daher muß uns jedes Mittel recht sein, durch geeignete Maßnahmen die mit der Frühberentungsrate zusammenhängenden Kosten zu verringern, gleichgültig wer diese Maßnahmen erbringt.
Das vielfach unseren Kritikern vorgehaltene Argument, sie würden bei der institutionellen Einordnung der Rehabilitation in die Akutkrankenhäuser vorrangig an einen sozialverträglichen Abbau von Akutbetten denken,

[1]) Beide Zitate aus: Die Betriebskrankenkasse, Essen (mtl.), Heft 9/89, S. 488 ff.

[2]) Stellungnahme zu den Vorschlägen der Enquete-Kommission des Deutschen Bundestags zur Strukturreform der Gesetzlichen Krankenversicherung, erstattet von A. Schmidt, Bonn, August 1989

findet bei uns keine Entsprechung. Lassen Sie mich das am Beispiel der LVA Württemberg deutlich machen: Lediglich ca. 25 % unserer Rehabiliationsmaßnahmen werden in LVA-eigenen Häusern durchgeführt. Auch wenn man berücksichtigt, daß darüber hinaus mit einer Anzahl von besonders qualifizierten Beleghäusern enge vertragliche Beziehungen bestehen, wäre es uns relativ leicht möglich, unser Bettenkontingent einem reduzierten Bedarf anzupassen.
Mit Sicherheit würde uns dies viel leichter fallen als den Städten oder Landkreisen , wie der Streit um den Abbau von ca. 5.000 Akutbetten in Baden-Württemberg im Zusammenhang mit der Anpassung des Krankenhausbedarfsplanes zeigt!

Bei aller Faszination, die solche Vorschläge wie die von Badura und Halhuber ausstrahlen, darf eine patientenorientierte Bewertung Gegebenheiten nicht außer acht lassen, die eine Umsetzung von vorneherein gefährden.

Ein derartiger kritischer Punkt ist , um nur einen herauszugreifen, das mangelnde rehabilitative Bewußtsein vieler Akutkrankenhausärzte.

Ich stimme mit allen Kritikern darin überein, daß die Qualifizierung der Ärzte, ihr Vertrautmachen mit rehabilitativen Denkweisen, der zentrale Ansatzpunkt sein muß. Ob dieses Ziel allerdings allein durch die Anbindung von Reha-Stationen an Akutkrankenhäuser (so Badura) oder durch die Schaffung wohnortnaher Rehabilitationseinrichtungen (so Halhuber) zu erreichen ist, bezweifle ich sehr. Ist doch die ärztliche Ausbildung heute eindeutig kurativ ausgerichtet und orientiert sich nur unzureichend an chronischen Krankheitsbildern. Lassen Sie es mich überspitzt formulieren: Weshalb allein durch die Nähe der Intensivstation zur Rehabilitationsabteilung das rehabilitative Interesse wachsen soll, leuchtet mir nicht ein.
Vielmehr sehe ich umgekehrt die Gefahr, daß die Ärzteschaft noch mehr in gewohnt akutmedizinischer Denkweise verharrt. Wenn ich dies so deutlich herausstelle, dann weiß ich, wovon ich rede. Nicht zuletzt aufgrund der eindeutig kurativen Ausrichtung in der Ausbildung der Mediziner dauert es auch in Rehabilitationskliniken oft Jahre, bis aus gut ausgebildeten Ärzten überzeugte Rehabilitationsmediziner geworden sind.

Meinen Ausführungen können Sie entnehmen, daß ich die hohen Erwartungen an eine Verbesserung der rehabilitativen Gesamtversorgung allein durch eine, wie auch immer geartete, wohnortnahe Anbindung von Rehabilitationsabteilungen an Akutkrankenhäuser für weit überzogen halte.

Solange aber in einer so zentralen Frage nicht umsetzbare Wege aufgezeigt werden, wie z.B. die Infarktrehabilitation künftig verantwortungsbewußter und erfolgreicher von den Krankenhausärzten wahrgenommen werden kann, bleiben solche Forderungen leere Hüllen. Keinesfalls darf vorschnell ein gut eingeführtes Verfahren wie das der Anschlußheilbehandlung mit dem Hinweis auf solche Konzepte diskreditiert werden.

Mit dieser kritischen Würdigung der aktuellen Diskussion um die beste Form der Herzinfarktrehabilitation wollte ich an einem kleinen Ausschnitt des Rehabilitationsgeschehens Grenzen aufzeigen: Es ging mir darum, darzustellen, daß bei konstruktiven Diskussionen immer zwei Komponenten vorhanden sein müssen: Im übertragenen Sinne „Diagnose“ und „Therapie“.

Für die aktuelle Diskussion bedeutet dies, daß neben dem Mängelbericht umsetzbare zukunftsorientierte Konzepte vorgelegt werden müßten, die in einem vertretbaren Zeitraum spürbare Verbesserungen erwarten lassen.

Die diskutierten Ansätze gaben hierauf keine überzeugende Antwort. Bedenklich wird es, wenn solche noch nicht ausdiskutierten Ansatzpunkte interessenbezogen aufgegriffen und als Sachargumente für ganz andere Überlegungen herangezogen werden, z.B. für die sozialverträgliche Umwidmung von Akut- in Rehabilitations-Betten.

Damit will ich zu einer weiteren zentralen Instanz im Gesundheitswesen, dem niedergelassenen Arzt überleiten.
Müßte er nicht stärker in die rehabilitative Versorgung eingebunden, gewissermaßen Garant für eine kontinuierliche Behandlungskette von der Einweisung in die Intensivstation bis zur ambulanten Nachsorge sein?

Badura konstaniert hier zurecht mangelndes rehabilitatives Bewußtsein und begründet dies nicht zuletzt mit der unzureichenden Überweisungspraxis in ambulante Koronargruppen. Abhilfe scheint hier nur mit einer Reform der Aus-, Fort- und Weiterbildung möglich. Vor allem die Kassenärzte müßten besser für die Rehabilitation sensibilisiert werden.
Ein weiterer Schritt könnte die Förderung von Gemeinschaftspraxen mit ensprechender multidisziplinärer Kompetenz sein. Desgleichen sollte vermehrt die bedarfsorientierte Einrichtung ambulanter Therapiezentren unterstützt werden.
Natürlich gehört hierher auch, daß sich die Spezialkliniken der Rentenversicherungsträger für die indikationsspezifische, wohnortnahe Versorgung öffnen. Daß hier „wohnortnah“ nicht zu eng aufgefaßt werden darf, versteht sich in unserem mobilen Zeitalter fast von selbst.

Da es, wie Schmidt richtig formuliert, bei der rehabilitativen Versorgung keinen „Königsweg“ gibt, erscheint mir eine so verstandene Teilregionalisierung sinnvoll. Einmal würde so dem Umstand, daß sich bei der Rentenversicherung bzw. in ihren Kliniken über Jahre hinweg ein rehabilitatives know-how entwikkelt hat, gebührend Rechnung getragen. Ganz selbstverständlich ergäben sich daraus aber auch vielerlei Möglichkeiten, qualifizierend i.S. der Rehabiliation auf die niedergelassene Ärzteschaft einzuwirken. Hier könnten auch Institutionen wie die Sozial- und Arbeitsmedizinische Akademie Baden-Württemberg e.V. vermehrt wichtige Dienste leisten.

Patientenorientiert könnten damit Elemente einer kurortbezogenen stationären mit einer eher wohnortnahen ambulanten Betreuung kombiniert werden. So könnten Patienten, bei denen es aus psychosozialen Gründen indiziert ist, in gewohnter Umgebung, eingebunden in die Familie, sinnvoll rehabilitiert werden. Andererseits könnte im Rahmen von stationären Reha-Maßnahmen Einfluß genommen werden auf viele schädliche Lebens- und Verhaltensweisen, um die Ursachen der meisten chronischen Zivilisationskrankheiten zu bekämpfen.

Nicht verschwiegen werden soll, daß konzeptionell von den Rehabilitationskliniken noch viel geleistet werden muß. Erläutern möchte ich dies am Beispiel der Krankheiten des Skeletts, der Muskeln und des Bindegewebes. Während sich im Herz-Kreislaufbereich sicherlich Gründe finden lassen, weshalb auch im rehabilitativen Prozeß eine Intensivstation u.U. erreichbar sein muß, stellt sich die Situation bei der großen Gruppe der Erkrankungen des Bewegungsapparates anders dar.

Die traditionelle Nutzung und das Vertrauen der Versicherten in ortsgebundene Heilmittel (Moor, Mineral- und Thermalwasser) erleichtern neben den unmittelbaren heilenden Wirkungen den therapeutischen Zugang zum Patienten. Inwieweit dieser positive Ansatz – und ich sage dies bewußt auch selbstkritisch! – in den therapeutischen Konzepten der Rehabilitationskliniken in der Vergangenheit ausreichend genutzt wurde, möchte ich offen lassen.

Bezogen auf die LVA Württemberg kann ich allerdings darauf verweisen, daß, nicht zuletzt auch in Zusammenarbeit mit dem Internationalen Institut Schloß Reisensburg, der Weg bereitet wurde, stationäre Rehabilitationsmaßnahmen zur Umstellung risikobehafteter Verhaltensnoxen sowie zum Auftrainieren von vorhandenen Restfunktionen zu nutzen. Dieser wissenschaftlich begleitete Qualifizierungsprozeß ist derzeit voll im Gange. Selbstverständlich brauchen diese Angebote eine ambulante und wohnortnahe Ergänzung. Das sogenannte „therapeutische Loch" nach Abschluß einer stationären Rehabilitationsphase ist sehr häufig die Ursache für vielfach dem Heilverfahren angelastete Mißerfolge. Das weitere Training der während der Rehabilitationsmaßnahme erlernten Verhaltensweisen hängt entscheidend von wohnortnah vorhandenen Möglichkeiten ab.

Schriftliche Therapievorschläge, Hinweise auf gesundheitsgerechtes Verhalten sowie Vorschläge und ggf. die Verordnung von Nachsorgemaßnahmen mit Verhaltensanweisungen spielen eine wesentliche Rolle. Kenner des Geschehens wissen, daß erste wichtige gemeinsame Schritte der Krankenversicherung und der Rentenversicherung bereits getan wurden. Ich erinnere an die Regelungen zum ambulanten Behindertensport (jetzt Rehabilitationssport) sowie das ambulante Funktionstraining in Rheumatherapiegruppen.
Sicherlich sind hier noch nicht alle Möglichkeiten ausgeschöpft. Ich denke z.B. an Gruppen, die – möglicherweise indikationsübergreifend – ein Schmerzbewältigungstraining anbieten. Daß die Errichtung von Gesundheitszentren der Krankenkassen Chancen eröffnen, will ich ausdrücklich hervorheben.

Das von der Rentenversicherung praktizierte weitgehend wohnortferne Rehabiliationsverfahren hat also, insgesamt gesehen, durchaus seine Vorteile und lediglich die wohnortnahe Vor- und Nachsorge sollte noch besser ausgebaut werden. Solange weder bei den Akutmedizinern noch beim Großteil der niedergelassenen Ärzte rehabilitatives Denken selbstverständlich geworden ist, gibt es, so wage ich zu behaupten, keine überzeugende Alternative zum derzeit praktizierten System. Insbesondere verbietet sich die kritiklose Übertragung der gesamtrehabilitativen Ansätze der Unfallversicherung.

Im Gegensatz zu den dortigen Schadensfällen leiden unsere Rehabilitanden an schleichenden, chronifizierenden Krankheitsprozessen. In der Unfallversicherung hingegen setzt ein klar zu definierendes schädigendes Ereignis die Behandlungskette zwangsläufig in Gang. Außerdem führt die Unfallversicherung ihre medizinische Rehabilitation zum überwiegenden Teil ebenfalls nicht wohnortnah durch.

Zusammenfassung

In Kurzform lassen sich die Vorstellungen der Rentenversicherungsträger zur Qualifizierung der Rehabilitation in zehn Thesen skizzieren:

1. Das gegliederte System hat sich im Grundsatz bewährt. Es läßt eine sinnvolle Aufgabentrennung zu, ohne Prävention, Diagnostik, Therapie und Rehabilitation (medizinische und berufliche) als einheitliches Gesamtkonzept unmöglich zu machen.

2. Allein die Einrichtung von Rehabilitationsstationen in Akutkrankenhäusern oder auch in deren Nähe bringt keine grundlegende Verbesserung der rehabilitativen Gesamtsituation. Es kann dadurch weder die Qualifikation der spezialisierten Teams der Rehabilitationskliniken erreicht noch die (regelmäßig

unverzichtbare) Verhaltensumstellung eingeleitet werden.

3. Der niedergelassenen Ärzteschaft kommt eine Schlüsselrolle in der Rehabilitation zu. Nicht nur die Einleitung der Maßnahmen zählt zu ihren Aufgaben, sondern auch die Motivation vor und die Überwachung der Nachsorge nach Abschluß der stationären Rehabilitationsmaßnahme.
   Dies erfordert eine Verbesserung des patientenorientierten Gedankenaustausches zwischen dem niedergelassenen Arzt, dem Prüfarzt beim Rentenversicherungsträger und dem behandelnden Arzt in der Rehabilitationsklinik. Insbesondere sind auch Anrengungen und Wünsche (z.B. ergänzende diagnostische Abklärungen, gewünschter Rückruf durch Klinikarzt usw.) im Antragsverfahren zu erfragen. Ein wichtiger Wissenstransfer könnte durch eine vermehrte Öffnung der Einrichtungen der Rentenversicherung für den ambulanten/teilstationären Bereich erfolgen.

4. Die Rehabilitationsmedizin darf ihre Besonderheit und ihre Eigenständigkeit nicht ausschließlich mit kurativen Methoden messen. Fliedner/Gerdes benennen zurecht die Entwicklung einer rehabilitationsspezifischen funktionalen Diagnostik als eine zentrale Innovationsmöglichkeit.

5. Unverzichtbar ist die Forderung nach mehr Wissenschaftlichkeit in der Rehabilitationsmedizin. Ansätze hierzu finden wir sowohl beim Verband Deutscher Rentenversicherungsträger wie auch, maßgeblich initiiert von der LVA Württemberg, beim Rehabilitationsmedizinischen Arbeitskreis an der Universität Ulm.

6. Die Rentenversicherung muß ihre Leistungsangebote überdenken. Flexible Therapieformen („Etappen-Heilverfahren") müssen als Alternative zur 4-Wochen-Kur entwickelt werden. Vorhandene, durchaus differenzierte Leistungsangebote (AHB, Sucht, stationäre Krebsnachsorgemaßnahmen usw.) müssen besser dargestellt werden. Darin liegt eine Chance, dem niedergelassenen Arzt die Sinnhaftigkeit stationärer Rehabilitationsmaßnahmen durch die Rentenversicherung zu verdeutlichen. Auch läßt sich so eine Verknüpfung stationärer mit ambulanter Rehabilitation erreichen.

7. Bei den Rentenversicherungsträgern sind die organisatorischen und personellen Voraussetzungen zu schaffen, die es bereits vor und während der stationären Rehabilitationsmaßnahme erlauben, berufliche bzw. behindertengerechte Wiedereingliederungsmöglichkeiten im Sinne des Rehabilitations-Gesamtplanes zu prüfen. Bei der LVA Württemberg steht eine entsprechende innerbetriebliche Umstrukturierung kurz vor ihrem Abschluß.

8. Die Verbesserung der ambulanten Nachbehandlung bei chronischen Erkrankungen ist eine vordringliche Aufgabe zur Sicherung des Rehabilitationserfolges. Pädagogisch gut strukturierte gesundheitserzieherische Konzepte der Rehabilitationskliniken sollten auch den Hausärzten und natürlich den Versicherten Orientierung geben.
   Nachsorgevereinbarungen zum Rehabilitations-, speziell zum Koronarsport sowie zum Rheumafunktionstraining sind gute Ansätze, müssen aber weiterentwickelt werden. Ferner muß die Einbindung der niedergelassenen Ärzteschaft sowie die Kooperation mit Selbsthilfeverbänden (Rheumaliga, Krebsgesellschaften, Verbände der Liga gegen die Suchtgefahren

u. a.), auch zur Qualitätskontrolle, intensiviert werden.

9. Trotz der im Vergleich zur Akutbehandlung ungleich schwierigeren Ausgangslage muß für den rehabilitativen Bereich eine wissenschaftlich zuverlässige Erfolgsbeurteilung erarbeitet werden.
   An dem hierzu notwendigen, aussagekräftigen Informations- und Berichtssystem wird derzeit gearbeitet. Dasselbe gilt für die Entwicklung und Erprobung standardisierter, sorgfältig validierter Meßinstrumente. In Zusammenarbeit mit dem Internationalen Institut Schloß Reisensburg werden derzeit Verfahren überprüft, mit deren Hilfe rechtzeitig prospektive Frührentner identifiziert werden können.

10. Letztendlich müssen mehr als bisher im Rehabilitationsverfahren erkannte pathogene Sozialstrukturen und gesundheitsschädigende Verhaltensmuster an die Gesellschaft zurückgemeldet und in präventive Aktionen umgesetzt werden.

Anschrift:

Dr. jur. H. Muschel
Erster Direktor der
LVA Württemberg
Adalbert-Stifter-Straße 105
7000 Stuttgart 40

Sozialökonomische Rahmenbedingungen der Rehabilitation behinderter Menschen

von A. B. Pfaff

1. Die Rehabilitation behinderter oder von Behinderung bedrohter Menschen ist eine Aufgabe, die sich sowohl aus dem Sozialstaatprinzip wie auch aus verschiedenen gesetzlichen Regelungen ableiten läßt.

   Sowohl in Artikel 20 des Grundgesetzes (GG) wie auch im Rehabilitationsangleichungsgesetz (RehaAnglG), im I. Buch und im V. Buch (Sparte gesetzliche Krankenversicherung) des Sozialgesetzbuches (SGB), in der Reichsversicherungsordnung (RVO) und im Angestelltenversicherungsgesetz – AngVG – (gesetzliche Rentenversicherung und gesetzliche Unfallversicherung), im Arbeitsförderungsgesetz (AFG) und im Bundessozialhilfegesetz (BSHG), um die wichtigsten zu nennen, sind Maßnahmen der Rehabilitation vorgesehen.

2. Behinderung ist nicht ein Zustand, der eindeutig vorhanden oder nicht vorhanden ist. Vielmehr gibt es ein Kontinuum von „gänzlich unbeeinträchtigt" bis „körperlich und/oder geistig schwerst behindert und schwerst pflegebedürftig" mit fließenden Übergängen. Im Zuge des Alterungsprozesses oder von Krankheitsverläufen kann dieses Kontinuum sukzessive durchlaufen werden. Dank guter medizinischer Behandlung und vor allem dank moderner Rehabilitation ist der Prozeß jedoch oft durchaus reversibel.

   Die Zahl der von Behinderung Betroffenen läßt sich (nicht nur) wegen der Uneindeutigkeit der Abgrenzung nur ungenau abschätzen. Als geschätzte Zahl werden die (anerkannten) Schwerbehinderten, die chronisch Kranken und die Erwerbsunfähigen herangezogen, wobei die Gruppen sich überschneiden. Allerdings kann eine behinderte Person mehreren dieser Gruppen angehören oder auch gar keiner. Anerkannte Schwerbehinderte gab es 5,1 Mio. im Jahre 1986, chronisch Kranke (laut Eigeneinschätzung im Mikrozensus) 6,1 Mio, das sind zwei Drittel der Kranken oder fast 10 % der Wohnbevölkerung im Jahr 1982; eine Erwerbsunfähigkeitsrente der gesetzlichen Rentenversicherung bezogen 1,9 Mio., das ist fast ein Fünftel des Rentenbestandes, im Jahre 1989. Dabei ist davon auszugehen, daß besonders unter den ganz jungen und ganz alten Behinderten eine Unterschätzung der Anzahl der Behinderten vorliegt. Bei allen drei Abgrenzungen zeigt sich ein deutliches Ansteigen der Inzidenz der Behinderung mit zunehmendem Alter und mit niedriger sozialer Stellung (Stellung im Beruf: Arbeiter, eventuell niedriges Einkommen, niedriger Bildungsstatus).

3. Rehabilitationsmaßnahmen erhalten in einem Jahr weit weniger Personen als es Behinderte gibt. Im Jahr 1986 wurden für ca. 1,3 Mio. Rehabilitanden eine Mio. Maß-

nahmen der medizinischen, 272 Tsd. der berufsfördernden und 53 Tsd. der sozialen Rehabilitation durchgeführt. Diese waren – intendierterweise – nicht nur für Behinderte erbracht worden, da in gleichem Maße von Behinderung Bedrohte zu den Adressaten dieser Maßnahmen gehören. Medizinische Rehabilitationsmaßnahmen werden in der Tendenz stärker im mittleren bis fortgeschrittenen Alter in Anspruch genommen. Die Maßnahmen werden zum größten Teil von Arbeitern (mehr als ein Drittel der Rehabilitanden), Nichterwerbstätigen (fast ein Drittel der Rehabilitanden) und Angestellten (etwa ein Viertel) in Anspruch genommen.

4. Aus dem Gebot der Humanität einerseits, aber auch aus dem Gebot der wirtschaftlichen und gesellschaftlichen Effizenz und Effektivität sozial- und arbeitsmarktpolitischer Interventionen andererseits ist die Erhaltung, die Abstimmung und der Ausbau von Rehabilitationsmaßnahmen geboten.

   In vielen Fällen ist eine Rehabilitation – berücksichtigt man die Langzeitfolgen und die gesellschaftlichen Kosten in realistischer Weise – nicht nur für den betroffenen Rehabilitanden die bessere Lösung sondern auch für die Gesellschaft billiger als eine „Verwaltung der Behinderung" und eine Verdrängung der Folgelasten auf die Familie – meist die Frauen in der Familie – und auf die Sozialhilfe in der Form von hohen Pflegekosten und einer Verlagerung und Erhöhung der Krankenpflegekosten. In so manchem Fall verhindert eine rechtzeitige, sachgemäße Rehabilitation die zeitliche Ausdehnung der Pflegebedürftigkeit und die Frühverrentung.

   Die medizinischen Behandlungskosten insbesondere bei älteren Personen sind sehr stark gestiegen. Die hohen Kosten der medizinischen Behandlung konzentrieren sich auf vergleichsweise kleine Gruppen von Versicherten.

5. Die genaue Zahl der Pflegebedürftigen ist nicht bekannt, jedoch wird geschätzt, daß in einem erheblichen Anteil (20 %) der privaten Haushalte Personen gepflegt werden. Dieser Anteil wird vor allem – aber nicht nur – aufgrund der zunehmenden Überalterung der Bevölkerung steigen.

   Der Anteil der Erwerbsunfähigkeitsrentner an den Rentenzugängen hat in der Bundesrepublik nach wie vor mit mehr als einem Viertel ein sehr hohes Niveau. Es könnte möglicherweise durch Prävention und rechtzeitige Rehabilitation wieder gesenkt werden.

6. Das Spektrum der Behinderung – und damit der Behinderten – hat sich zum einen vergrössert und zum anderen in seiner Struktur verändert.

   Durch medizinischen Fortschritt konnte die vorzeitige Mortalität reduziert werden. Das bedeutet aber häufig auch ein Leben mit gesundheitlicher Beeinträchtigung und Behinderung, ohne daß eine vollständige oder weitgehende Gesundung zu erzielen wäre. Die Häufigkeit verschiedener akuter Erkrankungen und deren Behandlungserfolge haben sich in den letzten Dekaden gewandelt. Der Rehabilitationsbedarf ist damit gestiegen (z.B. Herzinfarkt, Krebsoperationen).

   Die sozialen und physischen Umweltbedingungen haben zu einem absoluten und relativen Ansteigen chronischer physischer und psychischer Erkrankungen geführt, die sukzessive zu einer Behinderung der Betroffenen führen können. Eine zeitliche Trennung von Kuration und Rehabilitation und medizinischer, beruflicher und sozialer Rehabilitation in diesen Bereichen, wie sie häufig vorgenommen wird, ist oft weder möglich noch sinnvoll (z.B. Rheuma, psychosomatische Erkrankungen).

7. Die Aufwendung gesellschaftlicher Ressourcen für die Rehabilitation Behinderter ist heute nur schwer abschätzbar. Nur etwa DM 14,6 Mrd. der insgesamt DM 251 Mrd. an Gesundheitsausgaben wurden 1986 für Rehabilitation ausgewiesen (stationäre Kur und medizinische Kosten der beruflichen und sozialen Rehabilitation). Die größeren der formal verantwortlichen Institutionen (GKV und GRV) geben – verglichen mit anderen Ausgabekategorien – vergleichsweise wenig spezifisch für Rehabilitationsleistungen ausgewiesene Mittel aus (GKV: DM 1,5 Mrd. von DM 120 Mrd. insgesamt; GRV: DM 4 Mrd. von DM 192 Mrd. im Jahr 1986). Allerdings sind sowohl in Ausgaben für die Behandlung verschiedener Krankheiten wie auch in anderen sozialpolitisch relevanten Ausgaben solche enthalten, die der Rehabilitation dienen. Des weiteren wenden Arbeitgeber, Haushalte, Träger der freien Wohlfahrt wie auch Selbsthilfegruppen und Nachbarschaftshilfen in schwer abschätzbarem Umfang Ressourcen für diesen Zweck auf.

   Tatsache ist jedoch, daß die eingesetzten Ressourcen sicher zum einen nicht ausreichend sind, daß aber vor allem die zur Zeit zur Verfügung gestellten Ressourcen nicht optimal eingesetzt werden. Das eng begrenzte (isolierte) Handeln einzelner Institutionen konnte auch durch das Rehabilitationsangleichungsgesetz noch nicht ausreichend überwunden werden.

   Die Rehabilitation blieb nach wie vor zu sehr segmentiert. Die Situation des Behinderten wird nach wie vor – bedingt durch die primären Aufgabenbereiche der Träger – nicht ganzheitlich gesehen. Gesamtpläne konnten daran nichts ändern. Insofern, als ein Rehabilitationsbedarf häufig gleichzeitig die gesundheitliche, die familiäre wie auch die berufliche Situation interagierend betrifft, kann die isolierte Behandlung jeweils eines Aspekts nur bedingt den Bedürfnissen Rechnung tragen.

8. Eine wesentliche Voraussetzung für die erfolgreiche Rehabilitation Behinderter liegt in der Einstellung der Behinderten selbst und vor allem in der Einstellung der Gesellschaft zur Behinderung insgesamt.

   Die Einstellungen der Bundesbürger – und die daraus resultierenden Maßnahmen – orientieren sich vor allem bei bestimmten Formen der Behinderung in sehr starkem Maße an einer Isolation von Behinderten. Enge, vorwiegend nur ökonomisch geprägte Effizienzkriterien führen ebenfalls zu einer Ausgrenzung Behinderter. Eine erfolgreiche Rehabilitation wird durch diese Segregation häufig unterbunden.

   In besonders starkem Maße ist dies im schulischen Bereich der Fall; dies prägt möglicherweise auch die spätere Einstellung Erwachsener gegenüber Behinderten. Die Tendenzen in manchen Bundesländern deuten dabei eher die Gefahr einer weiteren Verdrängung von Kindern in Sonderschulen an. Auch im Beruf wird eine ausreichende Integration Behinderter aus verschiedenen Gründen nicht erreicht. Sogar in vielen Bereichen des öffentlichen Dienstes werden eher Abgaben geleistet, als den vorgeschriebenen Mindestanteil von einem Sechstel Schwerbehinderter an den Beschäftigten einzustellen. Die soziale Integration insbesondere geistig und körperlich Behinderter wird in vielen sozio-kulturellen Bereichen des täglichen Lebens nicht vorgenommen.

Die Einstellung der Bundesbürger zur Sozialpolitik generell deutet auch nicht darauf hin, daß eine Reduzierung von sozialpolitischen Leistungen wirklich von einer breiten Mehrheit erwünscht wird. Vielmehr sprechen sich einzelne Gruppen in der Tendenz dort für Kürzungen aus, wo sie selbst nicht betroffen sind.

Fazit:

Die Verwirklichung des mit der Rehabilitation verbundenen Ziels der möglichst vollständigen Integration Behinderter in Familie, Beruf und Gesellschaft muß sowohl

- an der Beeinflussung der Einstellung der Menschen generell,
- an der Bereitstellung einer angemessenen Infrastruktur sowie
- an der Reform bestehender Rehabilitationsmaßnahmen im Sinne einer Intensivierung, bereichsübergreifenden Koordinierung und Verzahnung mit der allgemeinen medizinischen und psychiatrischen Behandlung

ansetzen.

Um der Bedrohung durch Behinderung gerecht zu werden, müssen verstärkt primäre und sekundäre Präventionsmaßnahmen eingeführt und teilweise, wo bereits vorhanden, auch nachdrücklicher durchgesetzt bzw. gesichert werden. Dies betrifft sowohl

- den Bereich der medizinischen Vorsorge,
- die Maßnahmen des Arbeitsschutzes zur Verringerung der Unfallgefahr am Arbeitsplatz sowie der Gefahr der Entstehung von Berufskrankheiten,
- die Maßnahmen zur Senkung der Unfallgefahr im Verkehr
- die Reduzierung von schädigenden Umwelteinflüssen sowohl am Arbeitsplatz wie auch generell,
- die Förderung eines gesundheitsbewußteren Verhaltens der Bevölkerung.

Der Grundsatz „Prävention vor Behandlung" kann ausgedehnt werden auf „Prävention vor Behandlung und Rehabilitation" und „Rehabilitation vor Pflege und Verwaltung der Behinderung".

Als eines der reichsten Länder der Welt sollte sich die Bundesrepublik in stärkerem Maße sowohl von der Einstellung der Menschen wie auch von der Verwendung der Ressourcen her eine angemessene Politik der Rehabilitation leisten können. Darüber hinaus kann eine effektive Form der Rehabilitation nicht nur einen Beitrag zu einer humaneren sondern auch zu einer langfristig sparsamer wirtschaftenden Gesellschaft leisten.

Anschrift:

Frau Professor
Dr. rer. pol. A. B. Pfaff
Institut für Volkswirtschaftslehre
der Universität Augsburg und
Internationales Institut für
Empirische Sozialökonomie (INIFES)
Haldeweg 23
8901 Leitershofen

Entwicklung integrierter Angebote zur örtlichen und überörtlichen Rehabilitation bei chronischen Krankheiten: Die Aufgaben der Wissenschaft

von N. Gerdes

Die vielfältigen Aufgaben der Wissenschaft bei der Entwicklung einer umfassenden, langfristigen Rehabilitation für Patienten mit chronischen Krankheiten lassen sich zu zwei großen Komplexen zusammenfassen: zum einen geht es dabei um die Entwicklung einer systematischen Theorie der Rehabilitation bei chronischen Krankheiten, in der die spezifischen Ziele und Aufgaben dieses Bereichs der gesundheitlichen Versorgung herausgearbeitet werden, zum anderen ist von einer entfalteten Rehabilitationsforschung zu erwarten, daß sie Anleitungen zur Weiterentwicklung der bestehenden Praxis liefert. Beide Aufgabenbereiche sollen im folgenden zumindest in ihren Grundzügen erläutert werden.

1. Entwicklung einer systematischen Theorie der Rehabilitation bei chronischen Krankheiten.

Eine systematische Theorie, die den Gegenstandsbereich der Rehabilitation bei chronischen Krankheiten definiert und die spezifischen Ziele und Aufgaben genauer beschreibt, steht gegenwärtig noch nicht zur Verfügung. Besonders problematisch erscheint zur Zeit eine Bestimmung des Verhältnisses zwischen Akutmedizin und Rehabilitation. Ganz zweifellos gibt es hier Überschneidungen auf beiden Seiten: einerseits bilden akutmedizinische Verfahren in Diagnostik und Therapie einen unverzichtbaren Bestandteil der Rehabilition, und andererseits nimmt die akutmedizinische Versorgung im stationären und ambulanten Bereich ganz zwangsläufig auch rehabilitative Aufgaben wahr. Gleichzeitig aber wird man nicht einfach sagen können, Akutmedizin und Rehabilitation seien mehr oder weniger identisch; offensichtlich gibt es in der Rehabilitation spezifische Probleme, die mit den Mitteln der Akutmedizin nicht adäquat angegangen werden können. Eine Theorie der Rehabilitation müßte deshalb u.a. die Frage beantworten können, worin denn nun die Eigenart der Rehabilitation besteht und wie ihr Verhältnis zur Akutmedizin näher beschrieben werden kann.

Natürlich kann es in diesem Vortrag nicht darum gehen, die bislang fehlende Theoriebasis auch nur zu skizzieren. Wohl aber lassen sich einige Eckpunkte markieren, die meines Erachtens bei der Entwicklung einer systematischen Theorie der Rehabilitation berücksichtigt werden müßten.

1.1 Ausgangspunkt: die spezifischen Problemlagen der Patienten mit chronischen Krankheiten.

Eine Theorie der Rehabilitation kann nirgendwo anders ansetzen als bei einer Analyse der Problemlagen, die Patienten mit chronischen Krankheiten aufweisen. Diese Feststellung mag auf den ersten Blick banal erscheinen; sie wird jedoch weniger selbstverständlich, wenn man die nähere Bestimmung hinzufügt, daß eine wissenschaftliche Theorie der Rehabilitation primär nicht von den Interessen der Versicherungsträger oder von den bestehenden Organisationsformen oder von den therapeutischen Möglichkeiten in den Reha-Einrichtungen, sondern eben von den spezifischen Problemen der Patienten ausgehen muß.

Ein Blick auf die am weitesten verbreiteten Reha-Diagnosen zeigt das Spektrum von Krankheiten, die dabei primär zu berücksichtigen sind. Etwa drei Viertel aller Reha-Indikationen können in 3 Gruppen zusammengefaßt werden: Erkrankungen der Bewegungsorgane, kardiovaskuläre Krankheiten und psychische Erkrankungen.

Diagnosen (in %) Diagnosegrundgruppen	Anteil an allen Männer	Frauen
Bewegungsorgane	45,0	45,5
Herz, Kreislauf	19,1	8,5
Psych. Erkrankungen	11,5	16,0
Stoffw., Verdauung	8,4	5,8
Atmungsorgane	5,9	4,8
Maligne Neubildg.	4,7	13,1
	94,6	93,7

(VDR-Statistik Rehabilitation 1988)

Bei allen Unterschieden, die diese Krankheitsbilder im einzelnen aufweisen, gibt es doch einige gemeinsame Merkmale, aus denen sich eine für die Rehabilitation charakteristische Problematik ableiten läßt:

- Die Pathogenese dieser Krankheiten ist nicht genau bekannt; in den meisten Fällen wird von einer „multifaktoriellen Genese“ auszugehen sein, wobei jedoch weder alle Einzelfaktoren noch die Art des Zusammenwirkens der Faktoren ausreichend geklärt ist.
- Einer dieser Einflußfaktoren wird häufig in der „Lebensweise“ gesucht (Risikoverhalten, Streß, chronische Konflikte).
- Eine kausal ansetzende Therapie ist in den meisten Fällen nicht verfügbar; es kann deshalb nicht davon ausgegangen werden, daß eine endgültige Heilung („restitutio ad integrum“) erreicht werden kann.
- In der Regel muß mit Krankheitsverläufen gerechnet werden, die im Laufe der Zeit zu einer Verschlimmerung führen; bei einigen der vorherrschenden Krankheitsbilder (z. B. Erkrankungen des Bewegungsapparates, psychische Erkrankungen) wird die Lebenserwartung dadurch allerdings in der Regel nicht verkürzt.

Als Folge dieser charakteristischen Merkmale der chronischen Krankheiten ergibt sich für die Betroffenen eine Situation, in der sie mit bleibenden Gesundheitsschäden, Schmerzen und vielfältigen Beschwerden leben müssen, die sich im Laufe der Zeit oft weiter verschlimmern. Häufig ergeben sich daraus zunehmende Schwierigkeiten, die Anforderungen des alltäglichen Lebens in Beruf, Familie und Selbstversorgung bewältigen zu können.

Aus dieser Situation lassen sich die zentralen Dimensionen des Bedarfs der Patienten an rehabilitativen Angeboten ableiten: Menschen, die mit einer chronischen Krankheit und ihren Folgen leben müssen, brauchen Unterstützung vor allem in folgenden Bereichen:

- Ausschöpfung der medizinischen Möglichkeiten zur Diagnostik und Therapie der Erkrankung sowie zur Linderung von Schmerzen und Beschwerden;
- verständliche Informationen über die Erkrankung und Einübung krankheitsgerechten Verhaltens;
- Umstellung risikoträchtiger Verhaltensweisen;

- psychosoziale Krankheitsbewältigung;
- „funktionale Adaptation" (Auftrainieren eingeschränkter Funktionen, Kompensation ausgefallener Funktionen, Gebrauch von Hilfsmitteln, berufsbezogene Maßnahmen)
- kontinuierliche, langfristige Unterstützung bei der Umstellung von Verhaltensweisen und bei der Anpassung an progrediente Krankheitsverläufe.

Die Zielsetzung, die sich für die Rehabilitation aus den charakteristischen Problemlagen der Patienten ergibt, kann damit folgendermaßen zusammengefaßt werden:

Die Rehabilitation soll Menschen mit bleibenden gesundheitlichen Beeinträchtigungen dazu verhelfen, möglichst weitgehend und selbständig am normalen Leben in Familie, Beruf und Gesellschaft teilnehmen zu können.

1.2 Die spezifischen Aufgaben der Rehabilitation

Die wichtigsten Aufgaben der Rehabilitation sind in der Abb. 1 stichwortartig zusammengestellt. Die einzelnen Aufgabenbereiche bedürften sicherlich einer ausführlicheren Erläuterung; wir müssen uns hier allerdings auf einige wenige Punkte beschränken.

1.2.1 „Wissenschaftsdefizit"

Wenn man sich fragt, für welche dieser Aufgaben gegenwärtig wissenschaftlich fundiertes Wissen und überprüfte Handlungsanweisungen zur Verfügung stehen, so ergibt sich eine positive Antwort nur für den Bereich, der eng an die Akutmedizin angelehnt ist. Für die ganz spezifischen Aufgaben der Rehabilitation, die im Bereich der Krankheitsbewältigung und der „Funktionsfähigkeit" der Patienten in Beruf und Alltagsleben angesiedelt

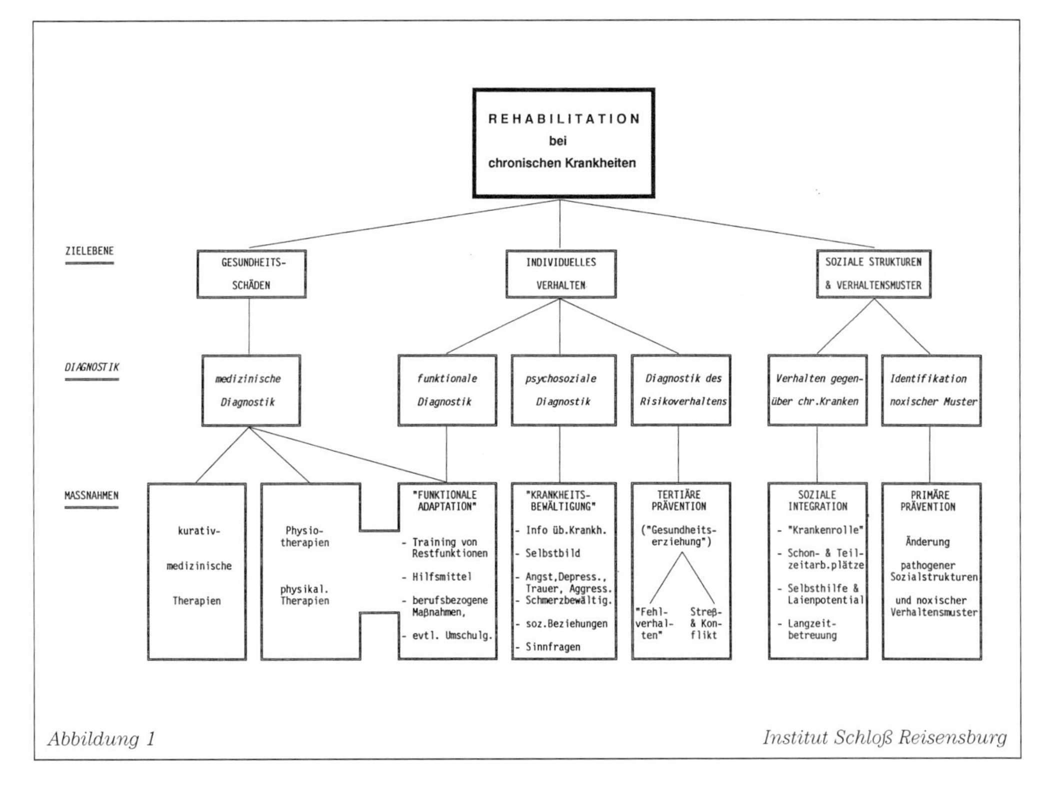

Abbildung 1 *Institut Schloß Reisensburg*

sind, gibt es sowohl in diagnostischer als auch in therapeutischer Hinsicht allenfalls erste Ansätze zu einer wissenschaftlichen Fundierung. Die Frage nach den „Aufgaben der Wissenschaft bei der Entwicklung integrierter Angebote zur Rehabilitation“ müßte also eigentlich damit beantwortet werden, daß sämtliche reha-spezifischen Aufgabenbereiche einer intensivierten Forschung bedürfen, um Maßnahmen und Vorgehensweisen zu entwickeln, die für die Patienten wirklich hilfreich sind.

Als vorrangig ist dabei vor allem die Entwicklung einer standardisierten funktionalen Diagnostik einzuschätzen (differenzierte Beschreibung der Leistungsanforderungen und der Leistungseinschränkungen in Beruf und Alltagsleben).

1.2.2 Notwendigkeit einer integrierten, kontinuierlichen Rehabilitation

Die Folgen chronischer Krankheit wirken sich für die betroffenen Patienten in allen Lebensbereichen aus und erfordern häufig tiefgreifende Veränderungen des alltäglichen Verhaltens (Umstellung von Risikoverhalten, „funktionale Adaptation“ und psychosoziale Krankheitsbewältigung). Für die Aufgabenstellung der Rehabilitation folgt daraus, daß Unterstützungsangebote in möglichst vielen Lebensbereichen der Patienten bereitgehalten werden müssen. Stationäre Reha-Maßnahmen bedürfen daher dringend einer koordinierten Ergänzung durch ambulante Maßnahmen am Wohnort (Hausarzt, betriebsärztlicher Dienst, Selbsthilfegruppen u.ä.). Die progrediente Tendenz vieler Krankheitsbilder erfordert darüber hinaus, daß die Reha-Angebote rechtzeitig einsetzen und in Anpassung an den Krankheitsverlauf kontinuierlich weitergeführt werden. Entsprechende Organisationsmodelle sind bislang erst in Teilbereichen der Rehabilitation realisiert. Zu den dringlichen wissenschaftlichen Aufgaben gehört deshalb die Entwicklung und Erprobung von Modellen, die eine solche integrierte, kontinuierliche Rehabilitation gewährleisten können.

1.2.3 „Risikoverhalten“

Eine weitere Anmerkung betrifft den Bereich des sog. „Risikoverhaltens“. Die großen epidemiologischen Studien der vergangenen Jahre haben bei den meisten der Krankheitsbilder, um die es in der Rehabilitation geht, einen deutlichen Zusammenhang mit langjährig praktizierten Verhaltensweisen und Lebensumständen aufgezeigt. Der Rehabilitation erwächst aus diesem Zusammenhang die Aufgabe, die Patienten zu einer Änderung der risikoträchtigen Verhaltensweisen zu motivieren und anzuleiten. Es kann nämlich ebenfalls als erwiesen gelten, daß bei einer Umstellung auf eine gesundheitsfördernde Lebensweise langfristig gewisse Rückbildungen der Gesundheitsschäden erreicht werden können; auf jeden Fall aber kann eine Progredienz der pathologischen Prozesse in den meisten Fällen durch Verhaltensänderungen gestoppt oder zumindest verlangsamt werden. Dies bedeutet für die Rehabilitation, daß die sog. „tertiäre Prävention“ zu ihren genuinen Aufgaben gehören muß.

Die therapeutischen Mittel, die dazu eingesetzt werden können, beinhalten vor allem Maßnahmen zur Gesundheitserziehung. Daß auch hier eine – bislang fehlende – differenzierte Diagnostik des individuellen Risikoverhaltens eine Voraussetzung dafür wäre, Maßnahmen zur Gesundheitsbildung gezielt einsetzen und in ihrer Wirksamkeit überprüfen zu können, sei hier nur am Rande vermerkt – wenn auch mit allem Nachdruck.

Ebenfalls nur angedeutet werden kann in diesem Zusammenhang, daß der Begriff des „Risikoverhaltens“ (und folglich auch der „Gesundheitserziehung") üblicherweise einer ganz bestimmten Verkürzung unterliegt: Verbreitet wird „Risikoverhalten" mit „Fehlverhalten" gleichgesetzt und mit Verhaltensweisen wie exzessivem Rauchen, Alkohol- und Medikamentenmißbrauch, mangelnder Bewegung und übermäßigem Essen assoziiert. Zweifellos sind diese Verhaltensgewohnheiten gesundheitsschädlich und müssen umgestellt werden.

Über der Konzentration auf diese Formen eines individuell zurechenbaren Fehlverhaltens drohen jedoch andere Formen des Risikoverhaltens aus dem Blick zu geraten. Dazu gehören unter anderem:

- Verbreitete Verhaltensmuster in der Berufswelt (chronischer Streß als Folge von übermäßigem Zeitdruck und struktureller sozialer Konflikte in der Arbeitssituation; übermäßiger Ehrgeiz; „workoholism"; Schichtarbeit; „vitale Erschöpfung" als Resultat langanhaltender psychomentaler Belastungen usw.)
- Chronischer Streß als Folge geschlechtsspezifischer Rollenerwartungen: z. B. Doppelbelastung von Frauen in familiären und beruflichen Rollen; chronische Unterdrückung von Gefühlen in den männlichen Rollenerwartungen;
- Risikoverhalten, das durch das Gesundheitssystem selbst ausgelöst wird („Medikalisierung" des alltäglichen Lebens; Rolle des Patienten als passiver Empfänger medizinischer Behandlung; Betonung der technologischen Aspekte im Umgang mit Krankheiten u. ä.).

Die Gesundheitsbildung müßte auf der Ebene individueller Patienten dazu beitragen, daß Verhaltensweisen zur Streß- und Konfliktbewältigung eingeübt werden, die zumindest eine Reduktion der gesundheitlichen Belastungen ermöglichen.

Gleichzeitig aber wird an dieser Stelle sichtbar, daß der individuelle Patient aufs Ganze gesehen damit überfordert wird, wenn man ihm zumuten wollte, sich als Einzelner gegen gesellschaftliche Strukturen und normierte Verhaltensmuster zu stellen. Damit kommt ein bisher noch kaum wahrgenommener Ansatzpunkt der Rehabilitation in den Blick, nämlich:

1.2.4 „Noxische" soziale Verhaltensmuster

Wenn hier die These vertreten wird, daß es zu den zentralen Aufgaben der Rehabilitation gehören muß, pathogene Sozialstrukturen und gesundheitsschädigende Verhaltensmuster des alltäglichen Lebens in unserer Gesellschaft zu identifizieren und an die Gesellschaft zurückzumelden, so könnte eingewandt werden, hiermit überschreite die Rehabilitation doch wohl ihre Zuständigkeit und Kompetenz, die auf die Behandlung individueller Patienten begrenzt sei.

Es läßt sich jedoch zeigen, daß diese Aufgabenstellung für die Rehabilitationsforschung absolut zwingend ist – auch wenn sie bisher noch kaum in Angriff genommen wird. Wir wissen, daß die chronisch-degenerativen Erkrankungen zu einem beträchtlichen Teil durch das Verhalten der Betroffenen zumindest mitverursacht sind. Die Sozial- und Verhaltenswissenschaften haben uns nun gezeigt, daß das Verhalten der Menschen in allen Bereichen des alltäglichen Lebens nicht einfach in ihrem Belieben liegt, sondern oft sozial vorstrukturierten Mustern des Verhaltens folgt, denen durch mehr oder weniger subtile Mechanismen von Belohnungen und Sanktionen Geltung verschafft wird. Was wir also beim Individuum als Verhaltensweisen zu sehen bekommen, ist in vielen Fällen lediglich das Resultat sozialer Strukturen und normierter Verhaltensmuster, denen sich zahlreiche Individuen nur schwer entziehen können.

Wenn dieser grundlegende Zusammenhang gesehen wird, ist eine bestimmte Schlußfolgerung unausweichlich: Bei der großen Verbreitung verhaltensabhängiger chronischer Krankheiten muß damit gerechnet werden, daß es soziale Strukturen und normierte Verhaltensmuster gibt, die dazu beitragen, daß Menschen Verhaltensweisen annehmen und praktizieren, die auf längere Sicht ihre Gesundheit gravierend schädigen können. Dies hieße also, daß es – durchaus vergleichbar den chemischen Noxen – sozial mitbedingte Verhaltensmuster mit ausgesprochen noxischem Charakter gibt.

Dann aber müßte, ebenso wie im Bereich der physikalischen Umwelt, auch in der sozialen Umwelt versucht werden, die Noxen zu identifizieren und unter Kontrolle zu bringen. Bei dieser Aufgabe kommt dem Rehabilitationsbereich eine Schlüsselfunktion zu – und zwar aus dem einfachen Grunde, weil die gesundheitlichen Auswirkungen der noxischen Verhaltensmuster an keiner anderen Stelle des Gesundheitswesens so massiert und deutlich sichtbar zutagetreten wie im Bereich der Rehabilitation. Deshalb müßte hier versucht werden, aus den individuellen Krankengeschichten jene überindividuellen Einflüsse herauszufiltern, die für die Entstehung und Verbreitung der gesundheitsschädigenden Verhaltensmuster im alltäglichen Leben verantwortlich sind.

Diese Aufgabenstellung zielt letztlich auf eine primäre Prävention der chronisch-degenerativen Erkrankungen ab, und auf diesem schwierigen und sicher nur langfristig anzugehenden Gebiet hätte gerade die Rehabilitationsforschung einen ganz entscheidenden Beitrag zu liefern.

1.3 Entwicklung von „Optimal-Modellen" der Rehabilitation bei chronischen Krankheiten

Aus dem Bedarf der Patienten an geeigneten Reha-Maßnahmen läßt sich das Ablauf-Modell einer optimalen Rehabilitation ableiten, das vor allem die Funktion hat, auf Schwachstellen und Defizite der aktuellen Situation aufmerksam zu machen. Die wichtigsten Stationen eines solchen Modells sehen etwa folgendermaßen aus:

- Personen mit chronischen Erkrankungen:

  stellen Reha-Antrag (auf Empfehlung des Haus- oder Betriebsarztes; evtl. auch auf Anraten des Versicherungsträgers)

- Hausarzt, Vertrauensarzt:

  Vordiagnostik; Stellungnahme zum Reha-Antrag

- Betriebsarzt:

  Informationen über das Belastungsprofil am Arbeitsplatz; arbeitsmedizinische Beurteilung der Leistungsfähigkeit;

- Versicherungsträger:

  objektivierte Entscheidung über Reha-Bedürftigkeit und Reha-Fähigkeit;
  Zuweisung zu einer geeigneten Reha-Einrichtung;

- Reha-Einrichtung:
  - Reha-Diagnostik
  - medizinischer Status und Prognose
  - funktionale Diagnostik (Beruf und alltägliches Leben)
  - psychosoziale Probleme
  - außergewöhnliche Belastungen (z.B. ökonomische Fragen)
- Definition individueller Reha-Ziele (kurz- und mittelfristig)
- Planung der Maßnahmen im stationären und ambulanten Bereich, die aussichtsreich erscheinen, um die Reha-Ziele erreichen zu können:
  - medizinische Maßnahmen

  - Maßnahmen zur Einübung krankheitsgerechten Verhaltens
  - Maßnahmen zur „funktionalen Adaptation“
  - Maßnahmen zur Umstellung risikoträchtiger Verhaltensweisen
  - Unterstützung bei der Bewältigung psychosozialer Probleme

- Durchführung der Maßnahmen unter begleitender Qualitätskontrolle

- Einleitung zusätzlicher Maßnahmen im wohnortnahen Bereich (Empfehlungen an Hausarzt, Betriebsarzt, Sozialstation, „Gesundheitszentrum“, Selbsthilfegruppen u. ä.)

- Erfolgsbewertung am Ende der stationären Maßnahmen: welche der kurzfristigen Ziele konnten erreicht werden, welche nicht (weshalb nicht?) Evtl. Planung und Einleitung weiterer Maßnahmen.

- Nachkontrolle (nach ca. 1 Jahr): wurden die Empfehlungen – z. B. im beruflichen Bereich – tatsächlich durchgeführt? Konnten die mittelfristigen Reha-Ziele erreicht werden? Evtl.: Einleitung weiterer Maßnahmen.

- Rehabilitation am Wohnort:
  Durchführung der ambulanten Maßnahmen; Stabilisierung der während der stationären Rehabilitation eingeübten Verhaltensweisen; ggf. arbeitsplatzbezogene Maßnahmen (Anpassung des Arbeitsplatzes an Behinderungen, Umsetzung, Teilzeitarbeit, Umschulung); Kontrolle des Krankheitsverlaufs; bei Bedarf: Einleitung weiterer Maßnahmen.

Ein solches systematisches Ablaufmodell des Rehabilitationsprozesses kann dazu beitragen, die Punkte zu identifizieren, an denen von bestimmten Personen Entscheidungen über bestimmte Fragen getroffen werden müssen, um bestimmte Handlungen einleiten zu können. An dieser Stelle beginnt die Praxis der Rehabilitation.

2. Anleitung zur Weiterentwicklung der Reha-Praxis

Die Aufgaben der Wissenschaft für die Reha-Praxis sind ganz generell darin zu sehen, daß sie überprüfbare Entscheidungshilfen bereitstellen sollte, die es den verschiedenen Handlungsträgern im Verlauf des Reha-Prozesses ermöglichen, ihre Handlungen nach möglichst rationalen Kriterien zu gestalten.
An einem Beispiel erläutert: ein Arzt in einer Reha-Klinik muß nach der Aufnahmeuntersuchung eines neuen Patienten entscheiden, welche Maßnahmen für diesen Patienten in den kommenden Wochen durchgeführt werden sollen. Soll diese Entscheidung nach möglichst rationalen Kriterien gefällt werden, braucht der Arzt Anhaltspunkte dafür, welche Maßnahmen bei welchen Problemlagen welcher Patienten mit Aussicht auf Erfolg eingesetzt werden können. Natürlich hat ein erfahrener Reha-Arzt hier seine Erfahrungswerte, die ihn in vielen Fällen sicherlich zu einer richtigen Entscheidung führen. In zuverlässiger Weise können solche Anhaltspunkte jedoch nur durch wissenschaftliche Untersuchungen ermittelt werden, in denen die vielfältigen Fehlerquellen, denen subjektive Erfahrungen unterliegen können, systematisch unter Kontrolle gebracht werden.

In der Akutmedizin ist diese Sichtweise längst selbstverständlich: der Wandel von der Erfahrungsmedizin zur wissenschaftlichen Medizin bestand ja genau darin, daß die ärztlichen Handlungen nach wissenschaftlich überprüften Handlungsanweisungen für möglichst genau definierte Probleme – und nicht nach den subjektiven Vorstellungen und Erfahrungen des jeweiligen Arztes – vorgenommen werden. Gemessen an der wissenschaftlichen Fundierung des praktischen Handelns in der Akutmedizin ist die Rehabilitation auf weite Strecken noch auf dem Entwicklungsstand einer Erfahrungsmedizin – jedenfalls im Hinblick auf die reha-spezifischen Aufgaben einer Diagnostik der „Funktionsfähigkeit“ im Beruf und Alltagsleben oder von Maßnahmen zur funktionalen Adaptation, zur Krankheitsbewältigung oder zur tertiären Prävention etc.

Die Aufgaben für die Rehabilitationsforschung werden deshalb in Zukunft vor allem darin liegen, daß für die wichtigsten Handlungsfelder bei definierten Problemlagen wissenschaftlich überprüfte Handlungsanweisungen entwickelt werden, die den am Reha-Prozeß beteiligten Fachleuten Entscheidungshilfen liefern, an denen sie ihre Handlungen orientieren können.

In inhaltlicher Hinsicht ließe sich angesichts dieser Zielsetzung eine Unzahl von krankheitsspezifischen und krankheitsübergreifenden Fragen benennen, die von einer praxisbezogenen Rehabilitationsforschung aufgegriffen werden müßten. iEnige zentrale Fragen, die dabei Vorrang haben dürften, werden im folgenden kurz erläutert:

2.1 Probleme der Auswahl rehabedürftiger Personen und ihrer Zuweisung zu geeigneten Reha-Einrichtungen.

Das Prinzip, nach dem die Auswahl von Patienten zu geeigneten Reha-Maßnahmen erfolgen sollte, ist relativ schnell formuliert; es lautet: „die richtige Person zum richtigen Zeitpunkt in die richtige Reha-Einrichtung!“. Diesen Grundsatz in die Praxis umzusetzen, erweist sich jedoch als ausgesprochen schwierig. Zum einen gibt es offensichtlich eine ganz beträchtliche Anzahl reha-bedürftiger Personen, die keine Reha-Maßnahmen beantragen und folglich auch nicht erhalten, obwohl sie dringend einer solchen Maßnahme bedürften (Problem einer „Unter-Inanspruchnahme“ der Reha-Maßnahmen). Wie die Statistiken des Verbandes Deutscher Rentenversicherungsträger (VDR) ausweisen, haben etwa die Hälfte aller Frührentner in den Jahren vor der Frühberentung überhaupt keine oder jedenfalls keine rechtzeitige Reha-Maßnahme erhalten. Personen, denen aufgrund gesundheitlicher Beeinträchtigungen eine Frühberentung droht, stellen zweifellos die zentrale Zielgruppe der Reha-Maßnahmen dar. Die vorliegenden Daten zeigen also, daß bei der gegenwärtigen Auswahlpraxis ein erheblicher Teil der primären Zielgruppe gar nicht erreicht wird!

Hier müßten wissenschaftlich abgesicherte Verfahren entwickelt und erprobt werden, die es ermöglichen, Personen, die von einer Frühberentung bedroht sind, rechtzeitig (d.h. mehrere Jahre vor der Frühberentung) zu identifizieren und ihnen zu raten, an einer Reha-Maßnahme teilzunehmen. Dies würde bedeuten, daß die Initiative zur Einleitung eines Reha-Verfahrens nicht nur vom Versicherten, sondern auch vom Versicherungsträger ausgehen kann, wenn erkennbar wird, daß ein Versicherter ein erhöhtes Frühberentungsrisiko aufweist. Aus der Epidemiologie sind methodische Verfahren bekannt (z.B. das sog. „zweistufige Screening“), die eingesetzt werden könnten, um „Hochrisikoträger der Frühberentung“ aus den übrigen Arbeitnehmern herauszufiltern. (Ein entsprechendes Modellprojekt wird z.Zt. mit Unterstützung der LVA Württemberg von unserem Institut und von Infratest durchgeführt.)

Aber auch die andere Seite der Auswahlproblematik stellt die Rehabilitationsforschung vor eine schwierige Aufgabe – die Frage nämlich, wie sichergestellt werden kann, daß erstens die Reha-Maßnahmen möglichst nur von solchen Personen in Anspruch genommen werden, die auch tatsächlich reha-bedürftig sind, und daß zweitens die durchgeführten Maßnahmen (nach Form und Aufwand) dem jeweils individuellen Ausmaß an Reha-Bedürftigkeit entsprechen (Problem der „Über-Inanspruchnahme"). Seit vielen Jahren besteht in der Öffentlichkeit der Eindruck, die Reha-Angebote würden zu einem beträchtlichen Teil von Personen in Anspruch genommen, die kaum oder gar nicht krank seien und auch nicht an einer Besserung ihrer Erwerbsfähigkeit, sondern einfach an einem (fast) kostenlosen zusätzlichen Urlaub interessiert seien. Bislang gibt es keinerlei Daten, die eine zuverlässige Einschätzung des tatsächlichen Ausmaßes von Über-Inanspruchnahme der Maßnahmen zuließen. Systematische Expertenbefragungen kommen zu Schätzwerten, die bei etwa 30% aller Reha-Maßnahmen eine Über-Inanspruchnahme vermuten lassen (vgl. Barth, Koch et al.; in: Deutsche Rentenversicherung 8/9 1989). Hier müßten wissenschaftliche Verfahren zur objektiven Messung von Reha-Bedürftigkeit entwickelt werden, die dann in multizentrischen Studien eingesetzt werden könnten, um das tatsächliche Ausmaß von Über-Inanspruchnahme zu ermitteln und ggf. in Zukunft zu verringern.

Die ganze Auswahlproblematik ist deshalb so gravierend, weil sie einen direkten Einfluß auf die Effektivität der Maßnahmen ausübt: wenn es nicht die richtigen (d.h. wirklich reha-bedürftigen) Personen sind, die in die Reha-Verfahren gelangen, kann man sich in den Einrichtungen soviel Mühe geben, wie man will – die gesellschaftliche Effektivität der Maßnahmen wird gering bleiben. Aus diesem Grunde muß die Über-Inanspruchnahme – falls sie denn tatsächlich besteht – abgebaut werden; die dadurch freiwerdenden Kapazitäten müßten dann verstärkt für diejenigen Personen eingesetzt werden, die von Frühberentung bedroht oder in anderer Hinsicht reha-bedürftig sind.

2.2 Überprüfung der Wirksamkeit bei den gegenwärtig eingesetzten Maßnahmen.

Der Vorwurf, die Reha-Maßnahmen seien insgesamt wenig wirksam und rechtfertigten deshalb nicht den Milliardenaufwand, der mit ihnen verbunden ist, begleitet das Reha-Wesen seit vielen Jahren. Zwar gibt es eine ganze Reihe wissenschaftlicher Untersuchungen, in denen Erfolge der Maßnahmen – und zwar oft in durchaus beeindruckendem Ausmaß! – aufgezeigt werden konnten; der Vorwurf fehlender Wirksamkeitsnachweise ist jedoch trotzdem nicht verstummt (vgl. z.B. den Leitartikel von Kanzow und die dadurch ausgelöste Diskussion im Deutschen Ärzteblatt 1987, 1988). Zu diesen Vorwürfen ist zweierlei anzumerken:

a) Es ist unsinnig, für einen ganzen Versorgungsbereich einen pauschalen Wirksamkeitsbeweis zu fordern. Einen solchen generellen Effektivitätsnachweis hat es bisher für die akutmedizinischen Versorgungsbereiche ebenfalls nicht gegeben, und es wird ihn aus methodischen Gründen auch in Zukunft weder hier noch im Bereich der Rehabilitation geben. Die Akutmedizin erreicht ihre wissenschaftliche Legitimation dadurch, daß in vielen kleineren und größeren Studien genau definierte Verfahren zur Lösung genau definierter Probleme untersucht werden. Dieser Weg ist vernünftig und auch für die Rehabilitation der einzig gangbare.
b) Die methodische Kritik, die gegen die bislang vorgelegten Wirksamkeitsnachweise im Reha-Bereich geäußert wurde (mangelhafte Definition der Zielkriterien, zu kurze Beobachtungszeiten, zu geringe Fallzahlen, fehlende Kontrollgruppen etc.) ist in vielen Fällen berechtigt. Da es bislang – von wenigen Ausnahmen abgesehen – keine systematische Rehabilitationsforschung an den Universitäten oder

an den Reha-Klinken gab und da außerdem eine entsprechende wissenschaftliche Kommunikationsstruktur fehlte, ist dies auch nicht weiter verwunderlich. Die Anerkennung für die wissenschaftliche Leistung, die „Einzelkämpfer" an Reha-Kliniken oder bei den Versicherungsträgern oder isolierte Forschungsinstitute erbracht haben, darf allerdings nicht darüber hinwegtäuschen, daß die Effektivität der eingesetzten Maßnahmen künftig detaillierter mit solchen wissenschaftlichen Verfahren geprüft werden muß, die der methodischen Kritik standhalten.

Es sind vor allem zwei methodische Grundprobleme, für die geeignete Lösungen erarbeitet werden müssen: zum einen müssen standardisierte Meßinstrumente entwickelt werden, die die umfassende Zielsetzung der Rehabilitation in differenzierter Weise abbilden. Das spezifische Ziel der Rehabilitation besteht nicht primär darin, einzelne medizinische Parameter zu beeinflussen, sondern darin, die „Funktionsfähigkeit" in Beruf und Alltagsleben wiederherzustellen oder zu erhalten. Letztlich also kann der Erfolg von Reha-Maßnahmen nur daran gemessen werden, ob sie dazu beigetragen haben, eine durch chronische Krankheit eingeschränkte oder erheblich gefährdete „Funktionsfähigkeit" zu erhalten oder wiederherzustellen. Verbesserungen der medizinischen Befunde oder Verringerungen psychosozialer Belastungen stellen in der Rehabilitation zwar ebenfalls wichtige Therapieziele dar; sie sind hier jedoch den Therapiezielen „Erhaltung der Funktionsfähigkeit/Steigerung der Lebenszufriedenheit" untergeordnet. Und dieses reha-spezifische Ziel müßte in meßbare Parameter übersetzt („operationalisiert") werden, um feststellen zu können, ob die Maßnahmen hier zu Verbesserungen geführt haben oder nicht.

Das zweite methodische Grundproblem besteht darin, daß andere Faktoren, die außer den Reha-Maßnahmen auf die Ausprägung der Zielvariablen einwirken (sog. „Störgrößen"), unter Kontrolle gebracht werden müssen, um nachweisen zu können, daß es die Reha-Maßnahmen – und nicht irgendwelche anderen Einflußfaktoren – waren, die beobachtete Veränderungen in den Zielvariablen bewirkt haben. Als gravierendste Störgrößen sind vor allem zu berücksichtigen: der natürliche Krankheitsverlauf und andere medizinische Behandlungen (z.B. durch den Hausarzt). Bei den verbreitetsten Reha-Indikationen, nämlich Arthrosen oder chronischen Kreuzschmerzen beispielsweise folgen auf akute Schübe häufig relativ symptomfreie Intervalle, und ein solches Intervall könnte bei einer zu kurzen Beobachtungszeit leicht als „Erfolg der Rehabilitation" mißverstanden werden. Wird die Beobachtungszeit verlängert, um diesen Fehler zu korrigieren, so entsteht ein neues Problem: die Patienten werden in der Zwischenzeit häufig hausärztliche (oder auch „alternative") Behandlungen erhalten haben, und nun weiß man nicht mehr, welcher Teil der beobachteten Effekte auf die Wirkung der Reha-Maßnahmen oder aber auf die der anderen Behandlungen zurückzuführen ist.

Die einfache Messung von Veränderungen der Zielvariablen nach einer Reha-Maßnahme reicht also nicht aus, um diese Veränderungen ursächlich der Wirkung der Rehabilitation zurechnen zu können, wenn durch die Anlage der Untersuchung nicht sichergestellt wurde, daß andere mögliche Einflußfaktoren kontrolliert worden sind. (In der Regel bedeutet dies, daß die Reha-Gruppe mit einer Kontrollgruppe verglichen werden muß, die ihr in allen relevanten Merkmalen ähnlich ist, jedoch keine Reha-Maßnahme erhalten hat. Ein ausreichendes Potential, aus dem solche Kontrollgruppen gebildet werden könnten, wird es leider auf absehbare Zeit nicht geben). An dieser Stelle sind fast alle der vorliegenden Studien zur Effektivität der Reha-Maßnahmen methodisch angreifbar.

2.3 Analyse besonders problematischer Indikationen und gezielte Weiterentwicklung der eingesetzten Maßnahmen

Wirksamkeitsprüfungen der gegenwärtig durchgeführten Maßnahmen sollten sich nicht zu sehr darauf fixieren, die aktuelle Praxis gegen Vorwürfe von außen zu verteidigen. Es gibt Studienziele, die dem Reha-Wesen weitaus nützlicher sind als der (voraussichtlich sowieso erfolglose) Versuch, die bestehende Praxis zu rechtfertigen. Wirksamkeitsprüfungen sollten vielmehr vor allem eingesetzt werden, um gerade diejenigen Indikationsbereiche, Problemlagen oder Untergruppen von Patienten herauszufinden, bei denen die derzeit eingesetzten Maßnahmen besonders geringe Erfolge erbringen. Dies sind nämlich die Bereiche, in denen gezielt an einer Weiterentwicklung der gegenwärtigen Praxis gearbeitet werden müßte, um die Wirksamkeit der Maßnahmen zu erhöhen.

In Wirksamkeitsprüfungen, die mit diesem Ziel angesetzt werden, müßten dann allerdings sowohl die Problemlagen der Patienten als auch die eingesetzten Maßnahmen differenzierter erfaßt werden, als dies in vielen der vorliegenden Studien geschehen ist. Der Gewinn aus solchen Studien käme zunächst einmal den ärztlichen und sonstigen therapeutischen Fachkräften in den Kliniken zugute: sie erhielten eine zuverlässige Rückmeldung darüber, welchen Patienten sie bei welchen Problemlagen haben helfen können und an welchen Stellen neue Maßnahmen entwickelt und erprobt werden müßten, weil sie hier bislang wenig für die Patienten haben tun können. Wenn dieser Weg in Zukunft konsequenter verfolgt wird, dürfte sich auch das „Rechtfertigungsproblem" der Rehabilitation von selbst erledigen: eine Reha-Praxis, in der mit wissenschaftlichen Methoden kontinuierlich und im Detail an einer Weiterentwicklung der eingesetzten Maßnahmen gearbeitet wird, ist in sich selbst überzeugend und braucht – ebenso wie die Akutmedizin – zu ihrer Rechtfertigung keine pauschalen Wirksamkeitsnachweise.

2.4 Entwicklung und Erprobung von Modellen der Kooperation zwischen stationärer und ambulanter Rehabilitation (Hausärzte, Selbsthilfegruppen und vor allem: betriebsärztliche Dienste)

Es ist bereits mehrfach betont worden, wie wichtig es ist, daß stationäre Reha-Maßnahmen in einen Prozeß kontinuierlicher Rehabilitation am Wohnort eingebunden werden. Diese Notwendigkeit folgt zum einen daraus, daß bei chronischen – und häufig progredienten – Krankheitsverläufen eine kontinuierliche Behandlung erforderlich ist, die bei Bedarf an neue Phasen des Krankheitsverlaufs angepaßt werden muß. Zum anderen erfordert eine langfristige Rehabilitation auf vielen Gebieten (krankheitsgerechtes Verhalten, funktionale Adaptation, Abbau von Risikofaktoren) Verhaltensumstellungen, die erfahrungsgemäß ständiger „Verstärkung" bedürfen, wenn sie sich stabilisieren sollen.

Auf diesem Hintergrund ist die historisch gewachsene Organisation der stationären Rehabilitation in wohnortfernen Kliniken sicherlich nicht optimal. Die Einrichtung regionaler Reha-Zentren, die zu den Haus- und Betriebsärzten oder den Selbsthilfegruppen in der Region laufend Kontakt halten könnten, wäre hier in vieler Hinsicht vorteilhafter als die gegenwärtige Organisationsform, die allerdings aus praktischen Erwägungen in den meisten Fällen wird beibehalten werden müssen.

Umso dringlicher wäre dann jedoch, daß Modelle einer engen Kooperation zwischen stationärer und wohnortnaher ambulanter Rehabilitation entwickelt und erprobt werden, um den Patienten einen kontinuierlichen Reha-Prozeß zu ermöglichen, der unter allen Beteiligten ausreichend abgestimmt ist. Am Beispiel der (bisher kaum realisierten) Zusammenarbeit zwischen Reha-Kliniken und betriebsärztlichen Diensten soll abschließend aufgezeigt werden, welche Möglichkeiten eine solche Kooperation eröffnen könnte.

Da das primäre Ziel der Rehabilitation bei chronischen Krankheiten darin besteht, die „Funktionsfähigkeit im alltäglichen Leben" – und zwar insbesondere die Erwerbsfähigkeit – zu erhalten bzw. wiederherzustellen, gehört das Thema der Leistungsfähigkeit der Versicherten an ihrem Arbeitsplatz zu den schlechthin zentralen Aufgaben der Rehabilitation durch die RV-Träger. Von hier aus wäre es eigentlich selbstverständlich, daß die Reha-Kliniken aufs Engste mit den betriebsärztlichen Diensten und arbeitsmedizinischen Untersuchungsstellen zusammenarbeiten: dies sind schließlich die Stellen, die am besten die Leistungsanforderungen und die gesundheitlichen Belastungen einschätzen können, die mit einem bestimmten Arbeitsplatz verbunden sind und die gleichzeitig beurteilen können, inwieweit bei bestehenden Leistungseinschränkungen Maßnahmen zur Anpassung des Arbeitsplatzes bzw. zur „Umsetzung" auf einen anderen Arbeitsplatz innerbetrieblich überhaupt realisierbar sind. Darüber hinaus haben diese Stellen vermutlich den größten Einfluß auf die Betriebsleitung, wenn es darum geht, erforderliche (und prinzipiell mögliche) Anpassungs- oder Umsetzungsmaßnahmen auch tatsächlich durchzuführen. Und schließlich hätten die betriebsärztlichen Dienste auch die Möglichkeit, Arbeitnehmer, die von Frühberentung bedroht sind, rechtzeitig zu geeigneten Reha-Maßnahmen zu schicken und so zur Lösung des Problems der „Unter-Inanspruchnahme" beizutragen.

Insofern liegt hier ein enormes Potential, das vom Rehabilitationsbereich genutzt werden könnte für eine arbeitsplatzbezogene Diagnostik der Leistungsfähigkeit, für berufsbezogene Maßnahmen zur Erreichung und Sicherung des Rehabilitationserfolges und für eine Verbesserung der Auswahlmechanismen für die Rehabilitation.

Faktisch jedoch werden diese Möglichkeiten gegenwärtig so gut wie überhaupt nicht genutzt. Dies liegt zum einen sicherlich auch daran, daß die betriebsärztlichen Dienste zur Zeit nur in größeren Unternehmen hinreichend ausgebaut sind und daß die Arbeitsmedizin insgesamt noch nicht so weit entwickelt ist, daß sie über ein wirklich differenziertes Instrumentarium verfügte, um die (körperlichen und psycho-mentalen) Leistungsanforderungen zu beschreiben, die mit bestimmten Arbeitsplätzen verbunden sind und um die (körperliche und psycho-mentale) Leistungsfähigkeit zu diagnostizieren, die ein bestimmter Arbeitnehmer erbringen kann. Ein entscheidender Grund für das Fehlen der Kooperation ist aber auch darin zu sehen, daß sich der Rehabilitationsbereich – historisch bedingt – gewissermaßen als „Enklave" entwickelt hat und insgesamt relativ isoliert von den anderen Bereichen des Gesundheitssystems existiert.
Das Modell einer Zusammenarbeit zwischen dem Rehabilitations- und dem arbeitsmedizinischen Bereich könnte in seinen Grundzügen etwa folgendermaßen aussehen:

– Der Betriebsarzt ist darüber informiert (bzw. hat selbst angeregt), daß ein bestimmter Arbeitnehmer eine Reha-Maßnahme erhalten wird und erstellt – so detailliert wie gegenwärtig möglich – eine Beschreibung des betreffenden Arbeitsplatzes und der damit verbundenen Leistungsanforderungen sowie eine arbeitsmedizinische Diagnostik der Leistungsfähigkeit des betreffenden Arbeitnehmers. Dieser arbeitsmedizinischen Bestandsaufnahme fügt er Hinweise auf Bereiche bei, die aus seiner Sicht bei der reha-medizinischen Diagnostik abgeklärt bzw. bei den Maßnahmen besonders berücksichtigt werden sollten.

– In der Reha-Klinik können diese Unterlagen genutzt werden, um eine arbeitsplatzbezogene Diagnostik der Leistungsfähigkeit zu erstellen und die Maßnahmen gezielt auf jene körperlichen, funktionalen und psycho-mentalen Beeinträchtigungen zu lenken, die für die Erhaltung oder Wiederherstellung der Erwerbsfähigkeit dieses Versicherten an diesem Arbeitsplatz besonders problematisch sind. Bei Bedarf können (telefonische) Rückfragen an den Betriebsarzt dazu beitragen, realistische Lösungsvorschläge für arbeits-platzbezogene Maßnahmen im Betrieb zu entwickeln.

– Bei der Entlassung aus der Reha-Klinik sollte der Patient einen speziellen Bericht für den Betriebsarzt mitbekommen, der eine detaillierte reha-medizinische Diagnostik und Beurteilung der Leistungsfähigkeit sowie ggf. Vorschläge für arbeitsplatzbezogene Maßnahmen im Betrieb oder für eine Planung des weiteren Reha-Verlaufs enthält.

– Der Betriebsarzt sollte aus seiner Sicht Stellung nehmen zu diesen Vorschlägen und der Reha-Klinik eine Rückmeldung über den Erfolg der Reha-Maßnahme übermitteln.

An diesem – zugegebenermaßen idealisierten (aber nicht unrealisierbaren) – Modell werden die Defizite der gegenwärtig bestehenden Situation besonders deutlich sichtbar: die Reha-Ärzte, die in der Regel nicht über eine arbeitsmedizinische Ausbildung verfügen, sind bei der Beurteilung der beruflichen Belastung eines Rehabilitanden auf dessen eigene Angaben sowie auf ihr Alltagswissen in bezug auf die verschiedenen Berufstätigkeiten und ihre Erfahrung angewiesen. Bei der Vielzahl der Berufe in einer modernen Gesellschaft und bei der Verschiedenartigkeit der Tätigkeiten, die unter ein und derselben Berufsbezeichnung faktisch ausgeübt werden, dürfte es jedoch in vielen Fällen für den Reha-Arzt nahezu unmöglich sein, sich eine konkrete Vorstellung von dem betreffenden Arbeitsplatz zu machen. Eine Befragung des Rehabilitanden selbst bietet auch nur sehr bedingt eine Lösung: viele – möglicherweise relevante – Umstände seiner Berufsarbeit werden ihm aufgrund jahrelanger Gewöhnung so selbstverständlich erscheinen, daß er sie entweder gar nicht mehr wahrnimmt oder jedenfalls für nicht erwähnenswert hält. Schließlich und vor allem aber ist der Reha-Arzt mit den innerbetrieblichen Gegebenheiten wohl nur in Ausnahmefällen so vertraut, daß er konkrete und realisierbare Vorschläge für arbeitsplatzbezogene Maßnahmen im Betrieb machen könnte.

Aus dieser Analyse der gegenwärtigen Situation folgt, daß der Aufbau einer systematischen Kooperation zwischen Reha-Kliniken und betriebsärztlichen Diensten eine Schlüsselstelle für eine in stärkerem Maße berufs- und arbeitsplatzbezogene Ausrichtung der Rehabilitation darstellt. Da dieser ganze Bereich gegenwärtig noch eine terra incognita darstellt, empfiehlt es sich, zunächst einen Modellversuch durchzuführen, in dem mögliche Formen einer solchen Kooperation entwickelt und erprobt werden.
Es liegt nahe, einen Modellversuch mit dieser Zielsetzung in zwei Phasen aufzubauen: zunächst sollte eine interdisziplinär besetzte Arbeitsgruppe die Inhalte und Formen einer solchen Kooperation untereinander abstimmen und – so weit möglich – standardisieren. In einem zweiten Schritt könnte dann der eigentliche Modellversuch mit einigen

ausgewählten Reha-Kliniken und betriebsärztlichen Diensten begonnen werden.

Eine wissenschaftliche Begleitforschung müßte dafür sorgen, daß im Rahmen einer sog. „Prozeß-Evaluation" die tatsächlich stattgefundenen Interaktionen dokumentiert werden und daß vor allem die zu erwartenden Interaktions- und Kommunikationshindernisse festgehalten und analysiert werden, um Lösungsmöglichkeiten erarbeiten und das Modell verbessern zu können. Darüber hinaus müßten Kriterien für die „Ergebnis-Evaluation" definiert und dokumentiert werden, nach denen sowohl der Aufwand als auch der Nutzen des Modells bewertet werden kann.

Zeigt sich bei der abschließenden Beurteilung des Modellversuchs, daß das Kooperationsmodell in eine praktikable Form gebracht werden kann und daß die Ergebnisse den Aufwand lohnen, könnte das Modell zur verbreiteten Einführung empfohlen werden. Es ist offensichtlich, welchen Gewinn eine solche Kooperation für eine differenzierte, problembezogene Rehabilitation darstellen würde.

3. Abschließende Empfehlung

Eine zusammenfassende Empfehlung kann nach dem Gesagten kurz gefaßt werden: in die gesamte Angebotsstruktur der Rehabilitation muß eine tragende Struktur wissenschaftlicher Forschung eingezogen werden, um die Problemlagen der Patienten mit chronischen Krankheiten differenziert erfassen und überprüfte Maßnahmen zu ihrer Bewältigung bereitstellen zu können. In den letzten Jahren sind hier durchaus ermutigende Ansätze zu beobachten.

Gleichzeitig aber ist nicht zu verkennen, daß die Rehabilitation noch längst nicht den wissenschaftlichen Entwicklungsstand der Akutmedizin erreicht hat und deshalb gerade bei ihren spezifischen Aufgaben vielfach mit zu undifferenzierten Mitteln arbeiten muß, als daß sie dem Bedarf der Patienten nach einer umfassenden, kontinuierlichen Unterstützung bei der Bewältigung chronischer Krankheiten und ihrer Folgen gerecht werden könnte. Dies ist gravierend, weil eben dieses Thema längst das primäre Gesundheitsproblem in unserer Gesellschaft darstellt. Diesem Problem kann nur begegnet werden, wenn künftig eine eigenständige Rehabilitationsforschung aufgebaut wird, die gewährleistet, daß den Menschen, die mit chronischen Krankheiten und ihren Folgen leben müssen, die bestmöglichen Hilfen zur Bewältigung ihrer Situation zur Verfügung gestellt werden können.

Anschrift:

Dr. sc. oec. N. Gerdes
Internationales Institut Schloß Reisensburg
Postfach
8870 Günzburg

Arbeitsgruppe 1:

Örtliche und überörtliche Aspekte der Frühförderung von Säuglingen und Kleinkindern

Leitung: Prof. Dr. med. H.-G. Schlack
Donnerstag, den 9. November 1989

Anforderungen an Quantität und Qualität der institutionellen Angebote der Frühförderung aus der Sicht der Selbsthilfeorganisationen

von Ch. Nachtigäller

1. Vorbemerkung

Wenn ein Vertreter der Bundesarbeitsgemeinschaft Hilfe für Behinderte (BAGH) die Aufgabe übernommen hat, sich zu dieser Thematik zu äußern, so liegt dies sicherlich vor allem darin begründet, daß von den 62 in der BAGH zusammengeschlossenen Behindertenselbsthilfeverbänden sich mehr als 10 der Frühförderung behinderter und von Behinderung bedrohter Kinder als eine ihrer wichtigsten Aufgaben widmen. Unterscheiden sich frühe Hilfen zum Beispiel für autistische, gehörlose oder geistig behinderte Kinder im einzelnen auch durchaus, so können doch gemeinsame Kriterien für Ziele und Organisation der Frühförderung getroffen werden. Die in einem Arbeitskreis in der BAGH aus Betroffenen und anderen Fachleuten der verschiedenen Selbsthilfeorganisationen gefundenen konzeptionellen Aussagen werden deshalb wesentlich zur Grundlage dieser Ausführungen gemacht.

2. Begriff der Frühförderung

Zunächst eine Bemerkung zu dem im vorgegebenen Titel des Referats verwandten Begriff der „rehabilitativen Frühförderung". Weitere in Literatur und Praxis übliche, synonym gebrauchte Begriffe sind „Entwicklungsrehabilitation", „Entwicklungsförderung", „Frühförderung" oder „Frühe Behindertenhilfen". Sicherlich sind Inhalte wichtiger als die sie umfassenden Begriffe. Aber Begriffe können unterschiedliche Richtungen angeben, unterschiedliche Akzente setzen.

Frühförderung kann, im Hinblick auf die Einordnung der Leistungen in das System der sozialen Sicherung, verstanden werden als Teil eines Gesamtkonzeptes von Rehabilitation. Die Verwendung der Begriffe „Rehabilitation" oder „rehabilitativ" im Zusammenhang mit Frühförderung erweckt jedoch allzuleicht die Assoziation einer in Phasen verlaufenden, unter Umständen lebenslang angelegten Rehabilitation, über deren Notwendigkeit in diesem frühen Lebensalter oft noch gar nicht entschieden werden kann. Frühförderung ist viel mehr ein eigenständiger Komplex früh einsetzender Unterstützungs- und Förderungsmaßnahmen von Kindern, deren Inhalte und Ziele ständig überprüft werden müssen und deren Dauer je nach dem Stand der individuellen Entwicklung des Kindes begrenzt sein kann.

Diese eigenständige Gesamtheit kann meines Erachtens am zutreffendsten mit dem seit langem eingeführten Begriff der Frühförderung gekennzeichnet werden. Er soll daher auch nachfolgend verwandt werden.

Von welchem Begriffsinhalt ist nun aber auszugehen?

Frühförderung kann umschrieben werden als das Gesamte an Maßnahmen und Hilfen, die in Interaktion mit dem Kind erbracht werden bzw. stattfinden, um in einem frühzeitigen Stadium der Entwicklung des Kindes drohende oder bestehende Schädigungen zu erkennen, Fähigkeiten des Kindes zu stärken und zu entwickeln und dadurch Behinderungen abzuwenden, zu mildern oder zu beseitigen.

Zu detaillierten begrifflichen Abgrenzungen verweise ich auf die Ausführungen von Otto Speck und Hans-G. Schlack in diesem Kapitel des Tagungsberichtes.

3. Anforderungen an die Quantität der institutionellen Angebote der Frühförderung

Im zweiten Bericht der Bundesregierung über die Lage der Behinderten und die Entwicklung der Rehabilitation aus dem Jahre 1989 (Bundestagsdrucksache 11/4455) heißt es im zweiten Kapitel: „In den letzten Jahren ist nicht nur ein signifikanter Rückgang der absoluten Geburtenzahlen, sondern auch ein relativer Rückgang von behinderten oder von Behinderung bedrohten Kindern an der Gesamtzahl der Neugeborenen zu verzeichnen. Während noch vor 10 Jahren etwa 20 % eines Geburtsjahrgangs im ersten Lebensjahr besonderer diagnostischer Beobachtung im Rahmen von Früherkennungsuntersuchungen bedurften, ist dies heute nur noch bei etwa 15 % der Fall. Maßnahmen der Frühbehandlung und Frühförderung erstrecken sich nach dem vierten Lebensjahr schließlich noch auf etwa 4 % des Altersjahrgangs." Hinsichtlich der institutionellen Angebote der Frühförderung wird ausgeführt, es sei „ein Versorgungsnetz entstanden, das dem Bedarf nach einer individuellen Förderung eines jeden behinderten oder von Behinderung bedrohten Kindes in aller Regel gerecht wird."

Betrachtet man nun hierzu die verschiedenen Darstellungen der Landesregierungen und die Berichte aus der Praxis, so wird rasch deutlich, daß zwar in allen Bundesländern Frühförderangebote bestehen, daß deren Verteilung, Organisationsstruktur und das Leistungsprofil der einzelnen Einrichtungen jedoch sehr unterschiedlich sind. Unterschiede gibt es zum einen hinsichtlich einzelner Bundesländer, zum anderen aber auch generell im Verhältnis zwischen städtischem und ländlichem Raum. Da der ländliche Raum in den Flächenländern im allgemeinen schwächer versorgt ist, sind hier vielfach besondere Kooperationsformen eingerichtet worden, um die Versorgung mit allen, bzw. zumindest den hauptsächlichen, Förderangeboten und Therapieformen sicherzustellen. Die einzelnen Leistungen werden in diesen Gebieten teilweise mobil, teilweise ambulant erbracht; teilweise kommen auch Therapeuten zu Frühförderstellen, zu denen wiederum die Eltern mit ihren Kindern kommen, so daß eine Mischform mobiler mit ambulanter Förderung stattfindet.

In großflächigen ländlichen Räumen entstehen mitunter Defizite der Versorgung, die nur durch eine Verbesserung der Kooperationsformen und durch eine personelle Verstärkung der ambulant zu erreichenden oder mobil tätigen Frühförderteams ausgeglichen werden können.

Noch kann keineswegs von einer zufriedenstellenden flächendeckenden Versorgung die Rede sein. Die Frage nach der Quantität der institutionellen Angebote entpuppt sich darüber hinaus letztlich auch als Frage nach der Konzeption und der Qualität der Frühförderangebote.

4. Anforderungen an die Qualität der institutionellen Angebote der Frühförderung

Gesamtkonzept Frühförderung

Ausgangspunkt der Anforderungen ist der unter 2. dargestellte Begriffsinhalt der Frühförderung. Frühförderung schließt die Bereiche Früherkennung, Frühbehandlung, Früherziehung und umfassende Beratung ein. Früherkennung ist eine notwendige Voraussetzung für wirksame Hilfen. Die verschiedenen Bereiche gehen häufig ineinander über und üben wechselseitige Wirkungen aufeinander aus.

Frühförderung wendet sich an das Kind als Gesamtpersönlichkeit innerhalb seines sozialen Gefüges. Sie umfaßt medizinische, psychologische, pädagogische und soziale Hilfen und Dienste als unverzichtbare Bestandteile eines Gesamtkonzeptes. Dieses fachübergreifende Angebot wendet sich an behinderte und von Behinderung bedrohte Kinder von der Geburt bis zum Übergang in eine andere, dem älter gewordenen Kind angemessene weitere Förderung. Es handelt sich im Regelfall um den Zeitraum bis zur Einschulung; darüber hinausgehende Förderung kann jedoch angezeigt sein. Der Familie bietet sie Stützung und Stabilisierung, Beratung und Anleitung, um Ängste abzubauen, Hilflosigkeit zu überwinden, unangemessenes Verhalten zu vermeiden und die Fähigkeit zur Selbsthilfe zu stärken.

Ziele der Frühförderung

Der Grunddefinition von Frühförderung entsprechend, sollte sie die Fähigkeiten des Kindes stärken und entwickeln, um ihm bestmögliche Chancen für die Entfaltung seiner Persönlichkeit und für die Entwicklung der Fähigkeiten zu selbstbestimmtem Leben und zu gleichberechtigter gesellschaftlicher Teilhabe zu ermöglichen.

Wichtige Förderziele sind z.B. die Förderung von Wahrnehmung, Bewegung, Interaktion, Kommunikation und Sprache, die Vermittlung von Kompensationstechniken, die Entwicklung lebenspraktischer Fähigkeiten, die Unterstützung bei der sozialen Entwicklung. Kinder erleben – je größer sie werden, desto bewußter – ihre speziellen Lebensbedingungen. Sie erleben neben der sicher meist gegebenen besonderen Zuwendung ihrer Bezugspersonen, vor allem der Eltern, den starken Hilfebedarf, das Angewiesensein auf Therapie, evtl. auf Medikamente und stationäre Behandlung und damit eine sehr starke Durchsetzung des täglichen Lebens mit gesundheitserhaltenden, gesundheitsverbessernden, u.U. lebenserhaltenden Maßnahmen. Aus dieser, die gesamten Existenzbedingungen des Kindes prägenden Situation ist die grundsätzliche Forderung nach der Personenbezogenheit – in anderen Zusammenhängen spricht man von Patienten- oder Klientenorientierung – der Förderungs- und Hilfsmaßnahmen oder auch der Rehabilitationsdienstleitungen abzuleiten.

Die Familie soll durch Frühförderung in einer bejahenden Einstellung zu ihrem Kind bestärkt werden. Sie soll darin unterstützt werden, ihren Erziehungsauftrag zu erfüllen und ihrem Kind aus vielfältiger, besonderer Belastung heraus dennoch Geborgenheit und Sicherheit zu vermitteln. Die Eltern sollen Sicherheit in ihrer Elternrolle gewinnen, sie sollen nicht in eine Therapeutenrolle hineingedrängt werden.

Angebote der Frühförderung

Frühförderung als ganzheitliches und interdisziplinäres System von Hilfen umfaßt Diagnostik, Therapie, pädagogische Förderung sowie Beratung, Anleitung und Stützung der Eltern. Die Förderung des Kindes umfaßt also medizinische, pädagogische und psychologische Leistungen. Aber: Differenzierte Diagnostik, Therapie und pädagogische Förderung sind in der praktischen Frühförderarbeit nicht voneinander zu trennen, bedingen sich gegenseitig und sind stets aufeinander in einer spezifisch individuellen Weise bezogen.

Beratung, Anleitung und Stützung der Eltern können dagegen sowohl individuell als auch in Gruppen erfolgen. Besonders wichtig ist ein einfühlsames Gespräch zu Beginn der Frühförderung. Eltern wünschen sich gerade zu Beginn der Frühfördermaßnahmen einen kompetenten Ansprechpartner, der ihnen Informationen, auch persönliche Kontakte zu Selbsthilfegruppen, vermittelt und den Zugang zu den verschiedenen Institutionen erleichtert. In Beratungsgesprächen sollen Information und Beratung über Entwicklungsaussichten des Kindes, Anregung und Anleitung zur speziellen Förderung des Kindes und zu Hilfen bei der Erziehung, Informationen und Beratung über rechtliche Gegebenheiten und finanzielle Hilfen sowie Hilfen zum Kontakt mit dem sozialen Umfeld angeboten werden.

Die Mitarbeiterinnen und Mitarbeiter in der Frühförderung

Die komplexe Aufgabe „Frühförderung" erfordet dementsprechend die Zusammenarbeit eines interdisziplinären Teams von Mitarbeiterinnen und Mitarbeitern aus dem medizinischen, pädagogischen, psychologischen und sozialen Bereich, die für die Arbeit mit behinderten Kindern und ihren Familien, ggf. durch eine Zusatzausbildung, qualifiziert sein müssen. Dazu können Fachkräfte aus folgenden Berufsgruppen gehören: Im medizinischen Bereich Arzt, Kinderarzt oder sonstiger Facharzt (z.B. Neurologe), Krankengymnast, Logopäde, Beschäftigungstherapeut; im pädagogischen Bereich Heilpädagoge, Sozialpädagoge, Diplom-Pädagoge und (Heil-)Erzieher; im psychologischen Bereich der Diplom-Psychologe und im sozialen Bereich die Sozialarbeiter und Sozialpädagogen. Für spezifische Behinderungen benötigte Mitarbeiter sind im Einzelfall zusätzlich bereitzustellen.

Je nach örtlichen Bedürfnissen und Gegebenheiten können neben den hauptamtlichen Mitarbeiterinnen und Mitarbeitern der Frühförderung nebenamtliche (frei praktizierende), oder auch die durch Kooperation mit anderen bestehende Einrichtungen verfügbaren Kräfte, beschäftigt werden.

Die Erkenntnisse, die aus der Praxis geschöpft oder aus Forschungsfortschritten gewonnen werden können, müssen von diesen Teams stets aufmerksam verfolgt werden. Es ist sicherzustellen, daß sämtliche Mitarbeiterinnen und Mitarbeiter in der Frühförderung ausreichende Gelegenheit zur Fort- und Weiterbildung erhalten.

Aus der Teamkonzeption folgt weiter, daß die eigenständige Sachkunde jeder Berufsgruppe durch geeignete Teambesprechungen (konzeptbezogen sowie fallbezogen) respektiert und in die Arbeit integriert wird.

Organisation der Frühförderung

Die Organisation der Frühförderung soll von verschiedenen Kriterien bestimmt sein. Sie soll zunächst als familiennahe Förderung in ambulanter und mobiler Arbeitsweise erfolgen und die Hausfrühförderung einschließen. Die Arbeitsweise in Frühfördereinrichtungen soll dabei behinderungsübergreifend sein, die Einrichtungen sollen bei ihrer Namensgebung „behinderungsneutral" bezeichnet werden.

Die verschiedenen Frühfördereinrichtungen – Frühförderstellen, Sozialpädiatrische Zentren sowie niedergelassene Ärzte im Verbund mit Therapeutenteams – sind prinzipiell gleichrangig. Im Sinne der Bestimmungen des neuen Krankenversicherungsrechts ist darauf zu achten, daß sowohl Frühförderstellen als auch in Teams eingebundene niedergelassene Ärzte die Grundversorgung sicherzustellen haben und damit gegenüber den sozialpädiatrischen Zentren vorrangig zuständig sind.

Ein weiteres Qualitätserfordernis ist die Zusammenarbeit der Fachleute einer Einrichtung untereinander (unter Einbeziehung der Eltern) sowie die Zusammenarbeit mit behinderungsspezifischen externen Fachdiensten, z.B. bei autistisch behinderten oder bei sinnesbehinderten Kindern. In einer Einrichtung sind außerdem erforderlich

- die Erstellung und Fortschreibung eines im Team der Fachleute erstellten und mit den Eltern abgestimmten individuellen Förderplans,
- die Dokumentation der Förderung im Einzelfall,
- die Supervision und Fortbildung der Fachleute, die beteiligt sind.

Finanzierung der Frühförderung

Die Finanzierungsregelung der Frühförderung muß für alle Frühfördereinrichtungen so beschaffen sein, daß dem koordinierten Förderkonzept ein koordiniertes Konzept der Gesamtfinanzierung entspricht. Die Finanzierungsregelung muß außerdem kostendekkend sein, so daß die jeweilige Einrichtung in die Lage versetzt ist, bei wirtschaftlicher Haushaltsführung dauerhaft und unabhängig von freiwilligen Zuwendungen Dritter ihre Aufgaben zu erfüllen. Dabei ist den unterschiedlichen Gegebenheiten in den Einzeleinrichtungen Rechnung zu tragen.

Bis zum Inkrafttreten des Gesundheitsreformgesetzes (GRG) mit seinen Neuregelungen für Sozialpädiatrie und Frühförderung galt folgende Regelung: Die gesetzliche Krankenversicherung war Kostenträger für die medizinischen, d.h. für die ärztlichen und sonstigen medizinisch-therapeutischen (einschließlich der psycho-therapeutischen) Maßnahmen. Die Sozialhilfe war zuständig für die heilpädagogischen einschließlich der psychosozialen Maßnahmen. Die übrigen Kosten waren den Rehabilitationsträgern als Teil der Gesamtkosten im Verhältnis der anderen Kostenbereiche zuzuordnen. Dabei waren die Eigenbeteiligungen der Kultus- und Sozialminister einzelner Bundesländer zu berücksichtigen.

Diese Regelung der Mischfinanzierung war theoretisch einigermaßen eindeutig, in Details jedoch umstritten und warf in der Praxis, vor allem hinsichtlich der von den Trägergruppen gemeinsam zu tragenden Kosten, vielfältige Probleme zu Lasten der Einrichtungen auf.

Mit den Regelungen des § 119 im 5. Buch des Sozialgesetzbuches (SGB V) sollten nach dem Willen des Gesetzgebers Finanzierungsklarheit und -sicherheit wenigstens für eine Einrichtungsart auf dem Gebiet der Frühförderung, die Sozialpädiatrischen Zentren, geschaffen werden. Nach § 119 Abs. 2 SGB V umfaßt – kurz gesagt – die sozialpädiatrische Behandlung sämtliche ärztlichen und nichtärztlichen Leistungen, die erforderlich sind, um eine Krankheit zum frühestmöglichen Zeitpunkt zu erkennen, zu verhindern, zu heilen oder in ihren Auswirkungen zu mildern. Dabei nimmt die Regelung insbesondere Bezug auf die Vorschriften über die medizinischen und ergänzenden Leistungen zur Rehabilitation.

Für die „Behandlung" durch „geeignete Ärzte" oder in „geeigneten Frühförderstellen" ist zwar eine vorrangige Zuständigkeit begründet, eine Finanzierungsregelung wurde aber weder in § 119 SGB V noch an anderer Stelle getroffen. Hier bleibt es also bei den allgemeinen Zuständigkeits- und Leistungsregelungen nach dem SGB V für die gesetzliche Krankenversicherung und nach dem Bundessozialhilfegesetz (BSHG) für die Sozialhilfe. Angesichts des angestrebten Gesamtkonzepts der Frühförderung müßten die für sozialpädiatrische Zentren aufgestellten Regelungen über den Umfang der Leistung jedoch auch Anwendung auf Frühförderstellen finden und zwar, soweit derartige Leistungen dort erbracht werden.

Aus der Sicht der Selbsthilfeverbände kommt es vor allem darauf an, daß die in der Praxis offenbar nach wie vor bestehenden Unklarheiten über Kostenübernahmen und über Leistungen in sozialpädiatrischen Zentren ausgeräumt werden, damit klare Kostenregelungen für Frühförderstellen getroffen werden können.

5. Einige aktuelle Forderungen zum neuen Recht der gesetzlichen Krankenversicherung

(1) Das Konzept ganzheitlicher Frühförderung darf durch die gesetzliche Neuregelung oder deren Auslegung nicht gefährdet werden.
(2) Das interdisziplinäre System früher Hilfen muß ungeschmälert erhalten bleiben.
(3) Um das Ziel wohnortnaher und familiengerechter Frühförderung zu verwirklichen, müssen auch in Zukunft Förderung und Therapie mobil, d. h. am Wohnort des Kindes, sowie in der häuslichen Umgebung als Hausfrühförderung geleistet werden können.
(4) Das Konzept der ortsnahen Grundversorgung durch Frühförderstellen einerseits und der differenzierten Diagnostik, Therapie und Förderung durch sozialpädiatrische Zentren andererseits, muß entsprechend dem in § 119 Abs. 3 SGB V verankterten Grundsatz des Vorranges von Frühförderstellen vor Sozialpädiatrischen Zentren erhalten bleiben.
(5) Die mit der Neuregelung des § 119 SGB V politisch und rechtlich gewollte Vergütung der Gesamtleistung „Frühförderung", die medizinische und nichtmedizinische Leistungen nach dem Gesamtkonzept der Frühförderung als Einheit umfaßt, muß in der Praxis auch tatsächlich umgesetzt werden.
(6) Der mit der Neuregelung beabsichtigten Schaffung von Finanzierungsklarheit und Finanzierungssicherheit für Sozialpädiatrische Zentren entsprechend, sind nunmehr bundeseinheitliche Regelungen auch für die vorrangig zuständigen Frühförderstellen zu schaffen.

Weiterführende Literatur beim Verfasser

Anschrift:

Assessor Ch. Nachtigäller
Bundesarbeitsgemeinschaft
Hilfe für Behinderte e.V. (BAGH)
Kirchfeldstraße 149
4000 Düsseldorf 1

Psychosoziale Hilfen für Familien mit einem chronisch kranken Kind

von F. Petermann und M. Noeker

1. Formen und Auswirkungen einer chronischen Krankheit im Kindesalter

Wir müssen heute davon ausgehen, daß ca. sieben bis zehn Prozent aller Kinder an einer chronischen Krankheit leiden und dieser Tatbestand bedeutet einschneidende psychosoziale Folgen für das Kind und die Familie. Nach einer aktuellen Übersicht von Petermann, Noeker und Bode (1987) läßt sich der Verbreitungsgrad chronischer Krankheiten wie folgt zusammenfassen (vgl. Tab. 1):

Tabelle 1:
Auswahl häufiger chronischer Krankheiten im Kindesalter (aus Petermann et al., 1987, S. 21; Zahlenangaben für die BRD):

Erkrankung	Häufigkeit	Neuerkrankungen pro Jahr
Atemwegserkrankungen	500.000	30.000
Angeborene Herzfehler*)	33.500	4.500
Epilepsie	47.000	3.000
Diabetes mellitus	16.000	1.000
Krebs- und Tumorerkrankungen*)	4.000	1.000
Hypothyreose	6.000	280
Zystische Fibrose	2.350	120

*) verringert durch die Sterblichkeitsrate

Vielfach haben die erheblichen medizinischen Fortschritte in den letzten beiden Jahrzehnten chronisch kranken Kindern erst eine realistische Überlebenschance gegeben (vgl. angeborene Herzfehler, Krebs- und Tumorerkrankungen); jetzt gilt es, die Lebensqualität dieser Kinder zu sichern bzw. zu verbessern.

Sowohl für das chronisch kranke Kind als auch für die Familie lassen sich die psychosozialen Belastungen nach bestimmten Bereichen untergliedern. Für das chronisch kranke Kind wären dies zunächst Alltagsanforderungen, wie sie sich aus speziellen Risiken (bei der Ernährung oder im Sport) ergeben. Schwierigkeiten ergeben sich aus der Trennung des Kindes von den Eltern (z.B. durch Krankenhaus- oder Kuraufenthalte). Ängste, Schmerzen und die Nebenwirkungen der medizinischen Behandlung verdeutlichen dem chronisch kranken Kind häufig, wie stark es beeinträchtigt ist bzw. von medizinischer Hilfe (medizinischen Maßnahmen) abhängig ist. Die Gewißheit, „lebenslänglich krank zu sein", schränkt die psychische Entwicklung des Kindes ein und bestehende Zukunftspläne müssen revidiert oder aufgegeben werden. Im Vergleich zu Gesunden fühlen sich chronisch kranke Kinder minderwertig und hegen oft Selbstzweifel (vgl. Petermann et al., 1987). Viele existentielle Fragen der Kinder, z.B. warum gerade sie diese Krankheit haben und wie sich Verlauf und Prognose letztendlich gestalten, müssen offenbleiben. Schon früh erfahren viele chronisch kranke Kinder die Grenzen ihrer Leistungsfähigkeit und die anderen Kindern meist selten bewußte Endlichkeit ihres Lebens; sie fühlen sich massiv mit Krankheit und Tod konfrontiert.

Die Auswirkungen auf die Familie insgesamt lassen sich ähnlich zusammenfassen. So verengt ein chronisch krankes Kind den Kontakt- und Freizeitbereich der Familie. Zu enge oder zu weite Freiräume äußern sich in übermäßiger Kontrolle oder Verwöhnung des chronisch kranken Kindes, die den Alltag einer Familie belasten können. Die Eltern erleben sich den behandelnden Ärzten und dem Klinikpersonal gegenüber als abhängig und eventuell ohnmächtig, obwohl sie immer wieder von Ärzten aufgefordert werden, Entscheidungen über die medizinische Behandlung selbst zu treffen; in dieser Lage sind viele Eltern desorientiert und sie haben Angst, eine falsche Entscheidung zu treffen. Manche Eltern resignieren auch, da sie den Eindruck haben, nichts ändern zu können. Auf die Zukunft gerichtet, müssen Eltern ihre Erwartungen an das Kind oft einschneidend korrigieren und neue Pläne entwickeln; auch in dieser Phase können Ängste entstehen, wie z.B. die, im Alter allein zu sein.
Die Konfrontation mit der chronischen Krankheit ihres Kindes löst bei vielen Eltern Schuldgefühle aus, gleichgültig, ob es sich um eine angeborene oder erst später erworbene Krankheit handelt. Die persönliche Resignation verstärkt sich immer dann, wenn sie nach Gründen für die Erkrankung ihres Kindes suchen und es nicht begreifen können, daß ihr Kind lebenslang krank sein wird.
Im weiteren wollen wir am Beispiel einer sehr dramatisch verlaufenden chronischen Krankheit, nämlich der Krebs- und Tumorerkrankung im Kindesalter, verdeutlichen, welche professionelle Hilfe in einer solchen Lage möglich ist. Es wird zunächst das Konzept der Familienberatung skizziert und danach anhand des praktischen Vorgehens illustriert. Unser Vorgehen will dabei die Familie mit einem chronisch kranken Kind darin unterstützen, die psychosozialen Folgen der Krankheit besser zu bewältigen. Der Ansatz ist also nicht psychotherapeutisch im engeren Sinne orientiert (vgl. Petermann et al., 1988).

2. Konzept der Familienberatung bei krebskranken Kindern

Die Krebserkrankung eines Kindes übt starke und vielschichtige Einflüsse auf die Familie aus, die das Sozialverhalten der Familienmitglieder untereinander einengen und Probleme im Umgang mit dem krebskranken Kind nach sich ziehen. So muß es seinem Krankheitszustand entsprechend versorgt werden, ohne daß es verwöhnt wird. Die Eltern sollen auf seine besonderen Interessen eingehen, es aber nicht bevorzugen und ihm damit die Verantwortung für eigenes Handeln abnehmen. Oft verstärken Krankenhausaufenthalte die Ängste und Befürchtungen der Eltern. Die meisten Eltern erleben sich dem Verlauf der Krankheit gegenüber als ohnmächtig, wollen aber ihrem Kind durch ein hohes Maß an Zuwendung, Präsenz und Aktivitäten zeigen, daß sie ihm sein Leiden ersparen wollen (vgl. Petermann et al., 1987). Da in allen Phasen der Erkrankung massive Belastungen für die Familie auftreten können, reicht unser Beratungsangebot vom Zeitpunkt der Diagnosestellung bis zur Entlassung des Patienten aus der stationären Behandlung bzw. bis zu seinem Tod.

Das Ziel der Familienberatung besteht darin, die spontanen Versuche der Krankheitsbewältigung einer Familie möglichst genau kennenzulernen und möglichst zuverlässige Indikatoren zu finden, anhand derer man frühzeitig ungünstige Entwicklungen erkennen kann. Die Indikatoren sollen begründen helfen, ob und in welchen Bereichen psychosoziale Unterstützung vonnöten ist. In risikobelasteten Situationen sollen die Indikatoren sich soweit ausdifferenzieren lassen, daß ein fall- und familienbezogener Beratungsplan erstellt werden kann.

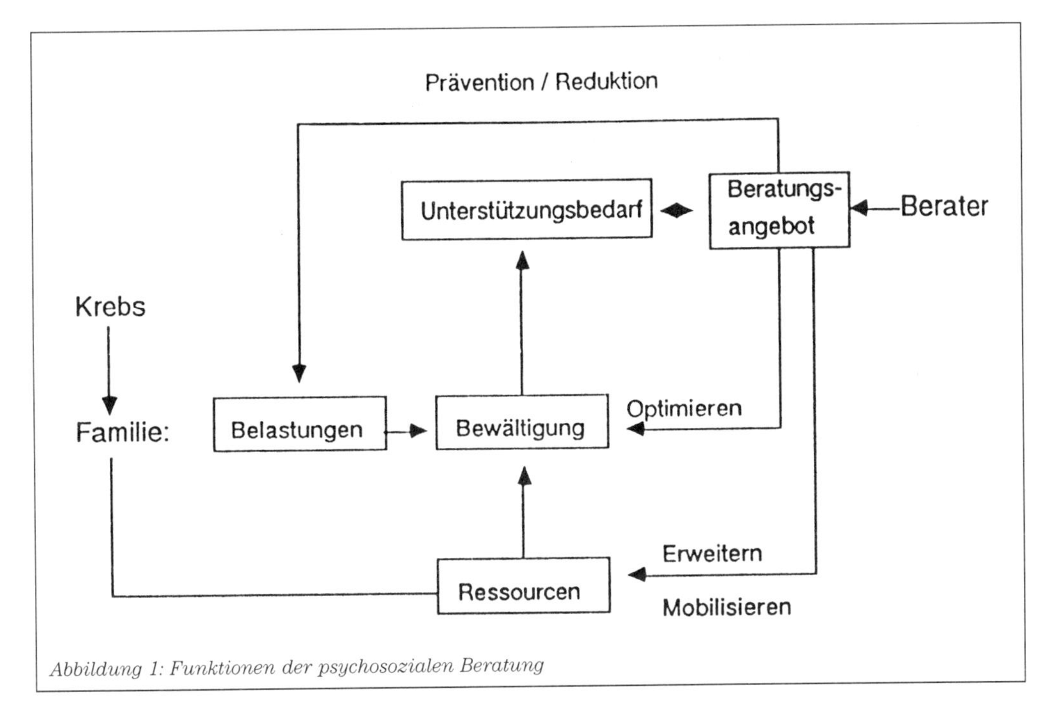

Abbildung 1: Funktionen der psychosozialen Beratung

Die vielfältigen krankheitsinduzierten Belastungen, ungünstige familienstrukturelle Vorbedingungen und erste fehlgeschlagene Bewältigungsversuche schaffen einen Unterstützungsbedarf, der durch ein darauf abgestimmtes Beratungsangebot abgedeckt werden soll (Johnson, 1985). Nach Abbildung 1 ergeben sich drei Ansatzpunkte, den familiären Bewältigungsprozeß durch psychologische Beratung, aber auch durch die Arbeit anderer psychosozialer Berufsgruppen (Sozialarbeiter, Pädagogen) oder Aktivitäten von Elterninitiativen zu unterstützen (vgl. Petermann et al., 1988, S. 46ff):

- Reduktion familiärer Belastungen, d.h. man versucht im Vorfeld (präventiv), bedrohliche Situationen einzugrenzen
- Erweiterung und Aktivierung familiärer Ressourcen und
- Umstrukturierung familiärer Bewältigungsstile (z.B. in der Weise, daß beide Elternteile sich besser miteinander abstimmen).

Das Beratungsangebot basiert auf verhaltenstheoretischen Ergebnissen (vgl. Bandura, 1986), nützt die Befunde der Bewältigungsforschung (Lazarus und Folkman, 1987) und versucht, im Verlauf der einzelnen medizinischen Behandlungsphasen gezielte Hilfen zu unterbreiten (vgl. Christ und Adams, 1984).

3. Praxis der Familienberatung

Die Familiengespräche werden von zwei Mitarbeitern des psychosozialen Dienstes durchgeführt, die fest der Station zugeordnet sind. In der Regel handelt es sich um eine(n) Psychologen(in) und eine(n) Sozialarbeiter(in). Dieses „personalintensive" Vorgehen hat den Vorteil, daß die Komplexität des Kommunikationsgeschehens in Beratungsgesprächen besser erfaßt werden kann. Viele Aufgaben, wie zum Beispiel schweigsame Familienmitglieder zu aktivieren, können nur in diesem Rahmen erfolgversprechend durchgeführt werden.

Die Familiengespräche sind weitgehend strukturiert, da zum Beispiel das Bemühen, alle Familienmitglieder zu beteiligen, klare Eingriffe in den Gesprächsablauf erfordert. Hierzu gehören etwa betontes Hinterfragen, Nachhaken und „Am-Ball-Bleiben" bei Ausweichverhalten. Die von uns vorgeschlagene Beratung möchte die Betroffenen nicht nur durch kritische Situationen begleiten, sondern auch gezielt auf Schwierigkeiten im Umgang mit der Krebserkrankung vorbereiten. Aus diesem Grund sprechen die Berater für die Familie typische und in der Klinik oder in den Familiensitzungen erkennbare Probleme an. Negative Bewältigungsformen der Krebserkrankung, wie beispielsweise Schuldzuweisungen, innerfamiliäre Isolation und Abkapselung, Vermeiden von bedrohlichen Zukunftsvorstellungen oder Verbitterung, werden thematisiert. Unsere Studien differenzieren günstige und problematische Formen der Krankheitsbewältigung und ihre Beeinflußbarkeit durch Familienberatung (vgl. Petermann et al., 1988).

Im nachfolgenden soll das konkrete Vorgehen der Familienberatung im Hinblick auf die folgenden vier Phasen beschrieben werden (vgl. Christ und Adams, 1984):

- Diagnoseeröffnung
- Behandlungsphase
- Remission und
- Rezidiv.

Diagnoseeröffnung

Zu Beginn wird der Familie von seiten des Arztes die psychosoziale Beratung als „normales" Angebot für alle Familien angeboten und so begründet, daß bei dem medizinischen Diagnosegespräch ein Psychologe anwesend ist. Schon zu diesem Zeitpunkt erfolgt eine detaillierte und wahrheitsgemäße Aufklärung der Eltern. Es werden einerseits die Belastungen der langen und nebenwirkungsreichen Intensiv-Therapie beschrieben, andererseits wird eine begründete Hoffnung auf Heilung ausgesprochen. Die Krebserkrankung wird gegenüber der Familie als Herausforderung dargestellt. Um diese Herausforderung bewältigen zu können, wird in diesem Erstgespräch an die „Stärken" (Ressourcen) der Familie appelliert, sofern das krebskranke Kind älter als vier oder fünf Jahre ist, wird es kindgemäß, aber aufrichtig über die Erkrankung informiert.

Behandlungsphase

In diesem Abschnitt müssen aufgrund der schnellen Abfolge von medizinischen Entscheidungen, die die Eltern mitzutragen haben, Informationen über mögliche Nebenwirkungen der Behandlung (insbesondere Chemotherapie) vermittelt werden. Massive Einschnitte im Therapieverlauf, wie Operationen und Amputationen, sollten gezielt vorbereitet und die emotionalen bzw. sozialen Begleitumstände solcher Maßnahmen gelindert werden.
In allen Phasen kristallisieren sich alltägliche Erziehungsprobleme aufgrund der zusätzlichen Belastungen deutlicher heraus. So werden durch Schuldgefühle auf seiten der Eltern Verwöhnungstendenzen verstärkt. Durch die so entstehende Sonderrolle können vermehrt aggressive Verhaltensweisen auftreten und die Therapiemitarbeit kann nachdrücklich verweigert werden. Vielfach tritt jedoch auch ein gegenteiliger Effekt ein, der dazu führt, daß krebskranke Kinder selbst resignieren und unselbständig werden.

Remission

In vielen Fällen können im Behandlungsverlauf erworbene Kernüberzeugungen der Familienmitglieder zur Diskussion gestellt werden; so geht eine pessimistische Haltung allmählich in eine optimistischere über. Vielfach weicht Selbstmitleid einem Stolzgefühl,

die schwierige Lebensphase gut gemeistert zu haben. Die Beratung sollte die Familie ermutigen, möglichst schnell den Alltag zu normalisieren. Wichtig dabei ist, daß das krebskranke Kind schrittweise die typische Krankenrolle aufgibt. Verstärkt können jetzt rehabilitative Maßnahmen im Bereich der Schule bzw. Berufsausbildung eingeleitet werden.
Häufig kann man die Familie schon dadurch stützen, daß man ihr in einer Rückschau auf die Behandlungszeit verdeutlicht, daß und wie die Belastungen bisher bewältigt wurden. Mit der Familie kann man im Gespräch abwägen, welche Schlüsse man aus den bisherigen familiären Beziehungen ziehen kann. Oft ergeben sich aus der Tatsache, wie bislang Mißerfolge bzw. Krisen gemeistert werden, Hinweise auf die zukünftige Entwicklung.

Rezidiv

Unweigerlich verändert sich durch die Mitteilung eines Rezidivs die Therapiemotivation der Familie. Verschiedene Reaktionen sind möglich:

- Flucht in die Rezidivbehandlung, die durch die Hoffnung geprägt ist, durch Aktivität Entwicklungen stoppen zu können;
- vage Hoffnung auf Heilung (mit der Tendenz, passiv abzuwarten);
- Suche nach alternativen Behandlungsweisen;
- Therapie wird als sinnlose Qual empfunden (mit der Tendenz, die Behandlung abzubrechen) und
- Ausweichen gegenüber dem Thema „Tod und Sterben“.

In dieser Phase muß darauf hingewiesen werden, daß die Behandlungsmaßnahmen (nicht etwa die Eltern) versagt haben. Aus onkologischer Sicht liegt das Behandlungsziel oft nicht mehr in der Heilung, sondern lediglich in einer Verlängerung des Lebens oder der Verbesserung der Lebensqualität. Onkologische Therapieziele und die Behandlungsmotive der Familie weichen schnell voneinander ab. Nur in einer Atmosphäre von Offenheit wird es der Familie gelingen, über die Prognose zu sprechen. In diesen Fällen schwindet auch die Angst davor, sich mit dem krebskranken Kind selbst auszusprechen.

4. Motivationsprobleme in der Familienberatung

Nach unserer Erfahrung neigen manche Väter und sehr unsichere jugendliche Krebskranke dazu, das Beratungsangebot abzulehnen. Ist ein Familienmitglied reserviert oder ablehnend, dann ist der Erfolg der Bemühungen in der Regel erheblich beeinträchtigt. Manche Eltern begreifen die Krebserkrankung und ihre Folgen als ein ausschließlich medizinisches Problem und konzentrieren sich ganz auf die onkologische Therapie. Eine solche Blickverengung und die damit verbundenen Motivationsprobleme im Hinblick auf eine psychosoziale Beratung stellen für die Familie einen Selbstschutz dar, der verschiedene Funktionen erfüllt. Er kann die Familie davor bewahren, von zuviel Neuem überflutet zu werden. Vielfach wird auch das eigene Selbstbild geschützt, da manche Familien vermuten, daß sie sich durch die Inanspruchnahme einer psychosozialen Beratung eine mangelnde Lebenstüchtigkeit bescheinigen. Manchmal gewinnt man auch den Eindruck, daß durch die Ablehnung die Familienharmonie geschützt oder die bisher tragfähigen Lebenskonzepte vor Kritik bewahrt werden sollen.

Wir fanden in der Beratungspraxis folgende Aspekte, die eine erhöhte Beratungsbedürftigkeit nahelegen (vgl. Petermann et al., 1987, S. 174):

- finanzielle Probleme,
- geringe wechselseitige Unterstützung,

- Selbstbeschuldigungen,
- problematisches Erziehungsverhalten, wie überbehütendes oder distanziertes Verhalten seitens der Eltern,
- extremes Mißtrauen gegenüber den medizinischen Befunden,
- extremes Abgrenzen gegenüber der Umwelt (z.B. darf die Schule nichts von der Art der Krankheit erfahren),
- Verniedlichung der Krankheit und
- gegenseitige Beschuldigungen der Elternteile.

Besonders negativ wirkt es sich aus, wenn die Eltern die Krankheit vor ihrem Kind und dessen Geschwistern verschweigen wollen.

Führt man sich die Schwierigkeiten von Familien vor Augen, eine psychosoziale Beratung anzunehmen, dann wird man als Berater auch bereit sein, neue, unkonventionelle Wege zu gehen, um eine Gesprächsbereitschaft aufzubauen. Oft gelingt dies durch beiläufige Gespräche im Klinikalltag auf der Station. In vielen Fällen wird die gemeinsame Erfahrung bei der Betreuung des krebserkrankten Kindes benötigt, um der Familie das ehrliche Interesse am Wohl der Familie belegen zu können. Nur durch eine solche Alltagsnähe (und Geduld) wird man das Mißtrauen und die Distanz zwischen Berater und Familie allmählich überwinden können. Über solche Wege gelingt in der Regel die Motivierung der Familie.

Literatur

Bandura, A., Social foundations of thought and action. Englewood Cliffs: Prentice-Hall, 1986

Christ, G. and Adams, M.A., Therapeutic strategies at psychosocial crisis points in the treatment of childhood cancer. In: A.E. Christ and K. Florenhaft (eds.), Childhood cancer. Impact on the familiy. New York: Plenum Press, 1984.

Johnson S.B., The family and the child with chronic illness. In D.C. Turk and R.D. Kerns (eds.), Health, illness and families. New York: Wiley, 1985.

Lazarus, R.S. and Folkman, S., Transactional theory and research on emotions and coping. European Journal of Personality, 1987, 1, 141-170.

Petermann, F., Noeker, M. und Bode, U., Psychologie chronischer Krankheiten im Kindes- und Jugendalter. München: Psychologie-Verlags-Union, 1987.

Petermann, F., Noeker, M., Bochmann, F., Bode, U., Grabisch, B. und Herlan-Criado, H., Beratung von Familien mit krebskranken Kindern: Konzeption und empirische Ergebnisse. Frankfurt: Lang, 1988.

Anschrift:

Prof. Dr. phil. F. Petermann und
Dipl.-Psych. Dr. phil. M. Noeker
Psychologisches Institut der
Universität Bonn
Römerstraße 164
5300 Bonn 1

Elternerfahrungen und Elternwünsche in bezug auf die Beratung, Behandlung und Frühförderung eines behinderten Kindes

von C. Schaudt

Mehr oder weniger „der Reihe nach" möchte ich meine Erfahrungen mit dem medizinischen Personal verschiedener Stellen erzählen, mit dem ich nach der Geburt meines behinderten Sohnes Stefan in Berührung kam. Ich erhoffe mir davon, grundlegende Bedürfnisse von Eltern deutlich machen zu können, die in der Aus-, Fort- und Weiterbildung der Fachleute endlich eine Rolle spielen müßten, um zu verhindern, daß jede Mutter eines behinderten Kindes immer wieder allein und immer wieder von vorn miterleben muß, wie Informations-, Sensibilitäts- und Organisationsmängel mancher „Fachleute" zu schweren Belastungen auf Elternseite führen oder sogar Versäumnisse bei der Behandlung von betroffenen Kindern zur Folge haben.

Schon gleich nach der Geburt hatte ich den Verdacht, daß unser Sohn vielleicht „mongoloid" ist. Seine Augenstellung kam mir seltsam vor. Die Aussage der Hebamme war, daß zwar mein Mann auch schrägstehende Augen habe, sie aber das Kind einem Kinderarzt vorstellen würde, wenn ich es wolle. So wurde ich in ein 5-Bett-Zimmer geschoben. Gleichzeitig war Stefan in die Kinderklinik verlegt worden. Da ich noch nicht aufstehen durfte, war ich für alles, was nun kam, auf die Umgebung dieser Station angewiesen, eine Atmosphäre, in der man sich vertrauensvolle und offene persönliche Gespräche, wie ich sie mir nun wünschte, nur schwer vorstellen konnte. Ich bat die Stationsärztin, meinen Mann anzurufen, er möchte mich ohne den älteren (dreijährigen) Sohn besuchen, da ich gemeinsam mit ihm ein klärendes Gespräch mit dem Kinderarzt führen wolle. Zunächst meinte die Ärztin jedoch, ich solle „die Sache doch erst mal selbst verarbeiten und bis dahin (?) meinem Mann noch nichts sagen". Ich mußte sie erst überzeugen, daß dies unmöglich und es für mich das allerwichtigste sei, jetzt zu erfahren, wie mein Mann den Befund des Pädiaters aufnehmen, ob er zu dem eventuell behinderten Kind stehen würde und inwieweit ich mit seiner Unterstützung rechnen könnte. Erst nach dieser ausführlichen Darlegung eigentlich selbstverständlicher Bedürfnisse wurde meinem Wunsch entsprochen. Für nachmittags wurde mit dem Kinderarzt ein gemeinsamer Gesprächstermin vereinbart.
In der Zwischenzeit kam der Gynäkologe zu mir, der mich auch während der Schwangerschaft behandelt und uns von einer Amniozentese abgeraten hatte. Dieser Professor war der Ansicht gewesen, bei mir sei das Risiko „Fehlgeburt" durch den Eingriff höher als das einer Schädigung des ungeborenen Kindes. Er versuchte mich nun mit den Sätzen zu trösten: Kinder mit Down-Syndrom seien oft noch viel lieber als unbehinderte Kinder und insofern kein zu großes Problem für Eltern, – vor allem aber: ich solle doch abwarten, bis mein Wochenfluß vorüber sei und dann versuchen, ohne Verzug wieder schwanger zu werden. Beide „Tröstungen" empfand ich als verfehlt und in hohem Maße taktlos.

Die Stationsärztin wollte unmittelbar danach ein Gespräch mit jemandem vom sozialen Dienst des Krankenhauses herbeiführen; aber nach alldem war mir nicht danach zumute. Ich wollte für eine kurze Zeit mit niemandem mehr sprechen.

In der folgenden Aussprache mit dem Kinderarzt erfuhren mein Mann und ich, daß mit 40- bis 60%iger Wahrscheinlichkeit bei unserem Kind ein Verdacht auf Trisomie 21 bestehe. Da wir auf dieser Grundlage noch keine konkrete Frage stellen konnten, blieb dies ein kurzes Gespräch. Wichtig war aber, daß ich von meinem Mann die Sicherheit bekam, daß wir das, was immer auch kommen sollte, gemeinsam schaffen würden.

Am Spätnachmittag kam dann nochmals der Gynäkologieprofessor, um sich nach meinem Befinden zu erkundigen. Ich bat ihn, mir zu helfen, Kontakt zu meinem Baby aufnehmen zu können. Es sei für mich so wichtig, es auch mal an mich drücken zu können. Er telefonierte mit der Kinderklinik. Der diensthabende Arzt der Station in der Kinderklinik ließ mitteilen, ihm sei das Risiko zu groß, das Kind auf meine Station bringen zu lassen. Es sei blau angelaufen, habe vielleicht einen schweren Herzfehler und man müsse damit rechnen, daß es die kommende Nacht nicht überlebe. Mit dieser Nachricht und der Beteuerung, ich müsse im Bett bleiben, wurde ich alleingelassen.

Weitere Hilfe in dem Bemühen um Kontaktaufnahme mit dem Kind bekam ich nicht; auf meine Frage an das Pflegepersonal der Entbindungsstation, ob man mich zu meinem Sohn auf die Neugeborenenstation bringen könne, bekam ich nur die knappe Antwort, ich sei dazu noch zu schwach. Dies stand aber im Widerspruch zu den Bekundungen des zuständigen Chefarztes, der aussagte, er hätte mich ohne weiteres auf eigenen Wunsch entlassen, damit ich mich zu Hause besser mit meinem Mann über das hätte austauschen können, was nun zu überlegen war. An eine Verlegung zu meinem Kind, das ich ja eventuell nie mehr würde lebend sehen können, dachte man aber nicht. Anscheinend wurde dieser Wunsch ausschließlich als „mein Problem“ angesehen.

Insgesamt fühlte ich mich – die ersten Stunden nach der Geburt – unverstanden und z. T. unmenschlich behandelt. Aber am anderen Morgen konnte ich endlich mein Kind besuchen. Dort bekam ich allerdings sehr schnell das Gefühl vermittelt, das Personal nicht mit Fragen stören zu dürfen. Die Kinderschwestern konnten stets sehr leicht mit der immer gleichen Antwort ausweichen, sie dürften keine Auskünfte geben, und irgendwie erklärten sich auch alle Ärzte, die ich dort ansprach, für nicht zuständig. Immerhin war klargeworden: Stefan lag – letzten Endes für zehn Tage – allein wegen angeblicher „Trinkschwäche“ noch auf dieser, die elterliche Kontaktaufnahme erschwerenden Station; der Verdacht auf Herzfehler hatte sich nicht bestätigt. Während all dieser Zeit versuchten wir täglich, mit dem zuständigen Stationskinderarzt zu sprechen. Als wir ihn endlich zu einem Gespräch aufsuchen konnten, meinte er (dies als wichtigster Kern der Auskunft), wir sollten doch erst einmal die Diagnose abwarten, dann könne man weiter sehen. Immer mehr ungeklärte Fragen und Sorgen stauten sich bei uns auf und keiner wollte sie uns beantworten. Das galt obwohl auf der Neugeborenenstation ganz offensichtlich die Diagnose längst keine offene Frage mehr war. Wir hörten das Personal von unserem „Mongi“ sprechen und über allerlei Anzeichen (intern) reden, z. B. in Begriffen wie „4-Finger-Furchen der Hände“, „typischer Stiernakken“, „Sandalen-Zehen“ und ähnliches.

Als ich versuchen wollte, Stefan zu stillen, nahm man mir völlig den Mut mit der Aussage: „Solche Kinder kann man nicht stillen –

da fehlt der Saug-Reflex!“ Auch war man der Meinung, es lohne sich nicht, weil im Zuge meiner psychischen Belastung die Milchmenge ohnehin zurückgehen und nicht mehr ausreichen werde. (In Wirklichkeit hatte ich zwar Schwankungen der Muttermilchmengen, konnte aber nach sechs Wochen mein Kind ausschließlich und voll stillen.)

Nach etwa drei Wochen – eine lange Zeit! – war dann die Diagnose da: Trisomie 21. Nun bekamen wir recht schnell Kontakt mit einem Entwicklungsneurologen/Neuropädiater, der uns erstmals etwas genauer über das Behinderungsbild aufklärte, die Erwartungen an die Entwicklung des Kindes und die Möglichkeiten der verschiedenen Therapieformen darlegte. Vor allem: Nach diesem Gespräch hatten wir endlich das Gefühl, daß uns von verschiedenen Seiten Hilfe zustand.

Erst bei diesem Gespräch hörten wir auch, daß unser Sohn schon auf der Neugeborenenstation krankengymnastisch behandelt worden war und daß es um das Erlernen motorischer Fähigkeiten gar nicht so schlecht stand. Der Entwicklungsneurologe machte uns Mut, ohne uns etwas vorzumachen: Er erzählte uns von den Entwicklungsmöglichkeiten unseres Sohnes, anstatt immer nur über seine „Mängel“ zu berichten.

In der Entwicklungsneurologischen Ambulanz der Universitätsklinik Ulm wurden die Ersttermine für die ambulante KG und die heilpädagogische Frühförderung veranlaßt und die entsprechenden Kontakte hergestellt.

Beides, FF und KG, waren auch für mich selbst wichtige Therapiestunden; hier wurden so manche unserer praxisnahen Fragen beantwortet. Dasselbe galt für weitere Termine in der Ulmer Entwicklungsneurologischen Ambulanz, wo immer wieder der Überblick darüber hergestellt wurde, wie Stefan sich weiterentwickelt hatte und in welchen Bereichen noch Möglichkeiten lagen.

Ganz wichtig für uns war, daß wir – über die Krankengymnastin – Kontakt zu einer Familie fanden, die in unserer Nähe wohnt und selbst einen (damals dreijährigen) Buben mit Down-Syndrom hat. Es ist ein gewaltiger Unterschied in der Art des Informations- und Gedankenaustausches zwischen einem medizinischen Gespräch mit Ärzten und dem regen Austausch zwischen gleich-betroffenen Eltern!

Von diesem Ehepaar hörten wir auch, daß es unter Prof. Hellbrügge in München ein Kinderzentrum mit großen Erfahrungen in der Entwicklungsrehabilitation und -diagnostik gebe. Dort wurden wir nach sehr gründlicher (nicht nur rein medizinischer) Untersuchung unseres Kindes auch wirklich ausführlich über die Behinderung und die Entwicklungsaussichten unseres Jungen, einschließlich therapeutischer Hilfen, informiert.

Insgesamt vermisse ich im nachhinein, daß man uns zu Anfang die verschiedenen Beratungsangebote, die es ja gibt und die man wahrnehmen kann, nicht aufzeigte.
Hätte man Stefan die Gaumenplatte nicht erst im Alter von elf Monaten angepaßt, hätte er sie vielleicht akzeptiert und würde sich später beim Spracherwerb nicht so schwer tun. In diesem späten Stadium – kurz darauf kamen schon die ersten Zähnchen – konnte er sich nicht mehr daran gewöhnen. Wir aber wußten ja erst seit der Untersuchung/Beratung in München von dieser Möglichkeit. Ich will damit sagen: Wir hatten schon den Drang, unserem Kind die Behandlungen zukommen zu lassen, die ihm weiterhelfen. Aber es fehlte uns lange Zeit die ausreichend klare Beratung im Detail und so wurde für manche Dinge der richtige Zeitpunkt verpaßt.

Im Vergleich zu den Kliniken in Ulm und München war und ist übrigens der Kontakt mit einer niedergelassenen Kinderärztin, die wir dann fanden, wichtiger und auf die Dauer auch aufschlußreicher. Denn sie ist sehr konkret und praxisorientiert und macht uns – neben dem Beantworten aller unserer Fragen – auch von sich aus auf vieles aufmerksam.

Stefan entwickelte sich recht gut und – vielleicht können Sie das verstehen – unser Bedürfnis nach der Konsultation immer neuer Facharzt-Experten hat sich gründlich gelegt. Anstehende aktuelle Fragen kann ich mit Stefans Kinderärztin abklären. Sie ist für mich eine wichtige Vertrauensperson geworden.

Zusammenfassend will ich sagen: Neben offensichtlich gestörtem Informationsfluß – oder vorhandenen Informationslücken – der Gesundheitsberufe, die sich mit jungen Eltern neugeborener behinderter Kinder als erste befassen, gibt es eine manchmal geradezu unglaubliche Gefühlskälte auf Seiten dieser „Fachleute“, die für Ärzte oder Schwestern eigentlich beschämend sein müßte. Sie begegnet einem immer wieder.

Wir mußten beispielsweise aus Anlaß einer Lungenentzündung in Stefans sechstem Lebensmonat von Stefan des öfteren auch in der Kinderklinik wieder solche negativen Erfahrungen sammeln. Manchmal fühlten wir uns – mit dem Kind – direkt ins menschliche „Abseits“ gestellt. Für unsere besonderen Sorgen (wenn ein behindertes Kind noch zusätzlich ernsthaft krank ist) hatte man kaum Verständnis. Ein Arzt sagte sogar: „Vielleicht ist es besser, wenn er stirbt. Er ist ja schwer behindert“. Daß ein behindertes Kind von Eltern angenommen und geliebt wird, daß sein Tod ein großer Verlust wäre, gehört wohl nicht zu den selbstverständlichen Möglichkeiten in der Gedankenwelt eines solchen Mediziners. Man kann froh sein, das eigene Kind möglichst selten in die ärztliche „Obhut“ geben zu müssen, wenn einem das Bild solcher Krankenhausmitarbeiter vor Augen steht.

Ein anderes, vielleicht typischeres Beispiel ist die Sache mit Stefans „Trinkgewohnheiten“ als Säugling. Es zeigte sich damals eine mir nicht verständliche (und ganz und gar unnötige) Unwilligkeit des Personals der Kinderklinik, auf die Erfahrungen der Eltern mit ihrem Kind einzugehen:

Stefans Verhalten bei der Nahrungsaufnahme war im Stillalter eben anders als das nichtbehinderter Kinder, sowohl was die jeweils getrunkene Menge als auch was den Zeitbedarf des Stillens anbelangte. Hatte ich ihm zu einer bestimmten Uhrzeit die nach Klinikschema gewünschte Menge noch nicht eingeflößt (Wiegekontrolle), wurde er zur Deckung des Flüssigkeitsbedarfs routinemäßig an den Tropf gehängt. Wir beide – Stefan und ich – standen so ständig unter Druck. Schließlich erwarteten wir doch nicht, daß sich das Pflegepersonal die nötige zusätzliche Zeit für unseren Sohn nehmen sollte! Nein, wir selbst waren ja bereit dazu. Aber es paßte eben nicht in das Schema. Man sollte doch annehmen, daß Eltern, die sich von frühmorgens bis spätabends die Zeit nehmen, um ihr Kind auf der Station zu betreuen, auch Akzeptanz finden, wenn sie einigermaßen erfolgreich sind. In unserem Fall aber konnten wir darauf zählen, daß in den wenigen Stunden unserer Abwesenheit Stefan wieder an die intravenöse Flüssigkeitszufuhr gehängt wurde, weil man nicht bereit war, auch nur die kleinste Unterschreitung der Standardmenge an Flüssigkeitsaufnahme zuzulassen.

Aber heute können wir wenigstens eines sagen: Bei jedem neuen Kontakt mit Behandlungspersonen, bei jedem weiteren Krankenhausaufenthalt lernten wir Schritt um Schritt, unsere Wünsche besser, bestimmter und mit Nachdruck zu äußern. Und wir machten die Erfahrung: dann werden sie auch besser berücksichtigt. Aber auf unsichere Eltern einzugehen, gehört offenbar nicht zu den Stärken vieler Gesundheitsberufe!

Ich würde mir nun wünschen, daß zukünftig möglichst allen Eltern behinderter Neugeborener vieles von den Negativ-Erfahrungen erspart bleibt, die wir zu überwinden lernen mußten.

Anschrift:

Frau C. Schaudt
Eschenweg 2
7915 Elchingen 2

Konzeption und Funktion von regionalen Frühförderstellen

von O. Speck

Die Existenz regionaler Frühförderstellen ist eine Realität, deren Sinn heute generell nicht mehr infragegestellt wird. Sie entspricht einer allgemein bestätigten Notwendigkeit unter dem Aspekt der umfassenden und zugleich fachlich differenzierten frühen Hilfe für entwicklungsgefährdete Kinder in ihrer Lebenswelt. Der letztere Aspekt, nämlich Hilfeangebote für das Kind in seiner Lebenswelt, stellte von Anfang an das Leitprinzip für die Einrichtung regionaler Frühförderstellen dar. Nach einer Erhebung des Deutschen Jugendinstituts (1988) gibt es in der Bundesrepublik insgesamt 609 Frühförderstellen mit zusätzlich 43 Außenstellen (Dittrich, 1988).

Bei aller bestätigten Notwendigkeit dieser regionalisierten Dienste mit pädagogisch-psychologischem Schwerpunkt (in Ergänzung zu den „Sozialpädiatrischen Zentren" mit klinisch-ärztlicher Ausrichtung) gibt es eine Reihe von offenen Fragen und auch kritischen Punkten. Sie betreffen aber im wesentlichen die Arbeitsweise dieser Institutionen, nicht ihre Existenzberechtigung. Diese ist inzwischen durch das Gesundheitsreformgesetz § 119 (3) auch rechtlich festgeschrieben. Es heißt darin, daß „die Zentren" – gemeint sind die „Sozialpädiatrischen Zentren" – mit den Frühförderstellen eng zusammenarbeiten sollen. Und die Begründung für diesen Passus, der erst durch eine Revision des ursprünglichen Entwurfs hineingekommen war, lautet, daß diese „bewährten Einrichtungen durch die Sozialpädiatrischen Zentren nicht verdrängt werden sollen".

1. Regionale Frühförderstellen konzentrieren sich professionell auf den pädagogisch-psychologischen Bereich

Dieser Bereich orientiert sich an Aufgabenschwerpunkten eigener Art, freilich im Gesamtbezugsrahmen von Frühförderung. Dieser Dienst entspricht zweifelsfrei nachgewiesenen praktischen Bedürfnissen auf seiten von Eltern und Kindern und er folgt primär sozialwissenschaftlichen Erkenntnissen (Maßgaben), ohne medizinische Gesichtspunkte außer acht zu lassen. Der Beitrag von Pädagogik, Psychologie und Sozialarbeit zur Gesamtaufgabe der Frühförderung ist allgemein unbestritten. Seine Realisierung in regionalen Frühförderstellen verleiht diesen eine Eigenstruktur mit spezifischen Aufgabenstellungen. Sie reichen von der Entwicklungsförderung des Kindes bis in die Alltagslebenswelt der Eltern. Die fachliche Kompetenz und Arbeitsweise dieser Institutionen kann von andersartig strukturierten Institutionen zwar legitim kritisiert, aber nicht determiniert werden. Als Eigensysteme können sie sich – wie andere auch – nur selbst definieren und organisieren. Sie können deshalb nicht daran gemessen werden, was sie z.B. im Vergleich mit Großzentren sozialpädiatrischer Provenienz nicht leisten können. Sie sind eben keine „Minusvarianten" von sozialpädiatrischen Zentren. Eine ihrem speziellen Auftrag gemäß arbeitende Frühförderstelle leistet in sich und für sich ebenso qualifizierte und wichtige Arbeit wie anders organisierte Einrichtungen, die gemäß ihrem speziellen Auftrag handeln. Pädagogische Frühförderung z.B. kann demnach nicht mit ärztlich-klinischer Frühförderung gleichgesetzt oder verglichen werden. Beide bilden vielmehr ein Paar, das zusammenpassen muß.

2. Regionale Frühförderstellen sind keine Alternative zu den „Sozialpädiatrischen Zentren", sondern eher deren Resultante und Ergänzung

Es war von Anfang an ein Mißverständnis, die pädagogischerseits empfohlenen Frühförderstellen als Konkurrenz zu den ärztlicherseits entwikkelten Zentren anzusehen. Nachweislich zielten alle pädagogischen Empfehlungen immer nur auf eine Ergänzung zu den ärztlich-klinischen Diensten ab. Die quantitativ, vor allem personell kleiner ausgelegten Frühförderstellen sind vielmehr ihrer Entstehung nach eine Resultante aus den auf personelle Differenziertheit, d.h. auf größere Einheiten ausgelegten Sozialpädiatrischen Zentren. Da die damit verbundene Personal-Intensität nur rentabel wird, wenn die Zahl der Patienten groß genug ist, war der Zwang entstanden, den Einzugsbereich dieser Zentren zu vergrößern. Je größer aber der Radius des Einzugsgebietes wird, desto familienferner wird ein Zentrum, desto schwerer wird es für Eltern und Kind erreichbar. Um auch diejenigen zu erreichen, die ein weitentferntes Zentrum zumindest nicht regelmäßig aufsuchen können, ergab sich also zwangsläufig die Notwendigkeit, familiennahe Einrichtungen der Frühförderung zu schaffen.

3. Regionale Frühförderstellen arbeiten interdisziplinär.

Die aus der Familiennähe resultierende, personell eher kleine Auslegung der Frühförderstellen hat zwar zur Folge, daß unter den bei ihr angestellten Mitarbeitern nicht alle Fachdisziplinen vertreten sein können, das aber bedeutet nicht, daß die nicht vertretenen Berufe aus dem Blickfeld gerieten oder vernachlässigt würden. Im Gegenteil: Die hierzulande aufgebauten Frühförderstellen sind ihrem Konzept nach auf das Zusammenwirken mit anderen Fachdisziplinen angelegt und angewiesen. Sie haben an dieser Notwendigkeit niemals irgendeinen Zweifel gelassen.

Tatsache ist, daß die Frühförderstellen diese Kooperation im Prinzip überall gesucht haben, z.B. bei den niedergelassenen Kinderärzten, bei frei praktizierenden Krankengymnastinnen oder bei psychologischen Beratungsstellen. Tatsache ist weiterhin, daß in den meisten Fällen auch konstruktive Kontakte zustandegekommen sind (vgl. Untersuchungsbefund der Arbeitsstelle Frühförderung München, 1982).

Wenn dies nicht überall der Fall war, so muß die Schuld nicht nur auf einer Seite gesucht werden. Vielfach sind es technische, z.B. arbeitszeitliche Probleme, die die gegenseitige Ergänzung erschweren. Auf jeden Fall kann die grundsätzliche Ablehnung von Zusammenarbeit im Sinne offener Interdisziplinarität, wie sie da oder dort in Erscheinung treten mag, nur als Ausnahme angesehen werden, die die Regel bestätigt, mag die Ablehnung auch noch so spektakulär ausfallen.

4. Die regionalen Frühförderstellen sehen ihren Arbeitsschwerpunkt in familiennahen Aufgaben

Wenn von Schwerpunkt die Rede ist, so bedeutet dies keine Vernachlässigung anderer

Gesichtspunkte, z.B. der diagnostischen oder der ärztlich-therapeutischen Aufgabenstellungen in bezug auf die individuellen Störungen und Bedürfnisse des einzelnen Kindes. Wir setzen auf die Ergänzung, soweit diese Ergänzung im Sinne § 119 Gesundheitsreformgesetz (GRG) tatsächlich nötig ist. Die Schwerpunktstellung ergibt sich „eo ipso" aus dem regionalisierten Ansatz, d.h. aus den familienbezogenen Bedürfnissen. Es dürfte inzwischen Konsens darüber bestehen, daß Frühförderung nicht allein „am" Kinde als Patienten ansetzt, auch nicht „an" den Eltern als Objekten expertengeleiteter Diagnostik und Therapie, sondern daß auch die Lebenswelt zu beachten ist, in der ein Kind mit seinen normalen kindlichen und seinen speziellen Hilfebedürfnissen aufwächst. Dabei ist Lebenswelt als ein in sich und für sich autonomes System zu sehen, d.h. als ein Lebensbereich, in dem eigene Werte und Normen gelten, die durch die in ihr agierenden Personen und deren Umwelterleben zustandekommen. Eine Familie zu einem therapeutischen Aktionsfeld machen zu wollen, ist demnach zum Scheitern verurteilt.

Der Schwerpunkt Familiennähe bedeutet, daß Eltern und Kind auch zu Hause aufgesucht werden. Regelmäßige Hausbesuche, also der mobile Dienst, gehören zur Standardaufgabe jeder regionalen Frühförderstelle. Im Hausbesuch stekken enorme Chancen für eine adäquate Unterstützung der Eltern und für eine zusätzliche Beobachtung des Kindes. In der damit verbundenen offenen Arbeitssituation aber offenbaren sich zugleich ganz erhebliche Probleme. Ein „home visitor" kann in die ganze Schwere und Komplexität einer Familienproblematik mit einem behinderten Kind hineingezogen, d.h. glatt überfordert werden. Er sieht sich aber zugleich auch genötigt, sich nicht als Therapeut zu gebärden, sondern sich als Mitmensch zu öffnen im Rahmen seiner professionellen Möglichkeiten und Verantwortlichkeiten.

5. Ein wesentliches Strukturelement der Arbeit in regionalen Frühförderstellen ist die Teamarbeit.

Diese Feststellung wird vor allem im Hinblick auf einzeln praktizierende Fachleute der Frühförderung getroffen. Es gibt Anzeichen, daß deren Zahl im Steigen begriffen ist; wir halten diesen momentanen Trend aber doch nur für eine vorübergehende Erscheinung. Letztendlich wird es einem verantwortungsbewußten Fachmann doch bewußt werden oder gemacht werden können, daß Frühförderung als ganzheitlicher und differenzierter Ansatz von Einzelfachleuten allein nicht bewältigt werden kann.

Teamarbeit ist also unverzichtbar. Sie ist die Plattform, auf der sich die Fragen und Antworten der einzelnen Fachleute verschiedener Profession begegnen, wo aus Details ein zusammenhängendes Bild entsteht, wo einer den anderen ergänzt, weil keiner für sich alle Zusammenhänge sehen kann.

Teamarbeit enthält unleugbare Chancen einer komplementären fachlichen Ergänzung und Abklärung, aber auch eine ganze Reihe von Problempunkten. Sie können fachterminologischer, psychologischer, arbeitszeitlicher oder finanzieller Art sein. Prinzipiell einbezogen sollten auch Fachleute sein, die als Freipraktizierende im mehr oder weniger lokkeren Verbund mit einer Frühförderstelle arbeiten.

6. Die Arbeitsweise der Frühförderstellen wird wesentlich mitbestimmt durch deren Finanzierung.

Es sind mehrere Kostenträger beteiligt und zwar unmittelbar öffentliche (Staat und Sozialhilfe) und öffentlich-rechtliche (Krankenkassen), letztere soweit es sich um RVO-Leistungen handelt. Der Vorteil der öffentlichen Kostenträgerschaft liegt in der Finanzierbarkeit aller pädagogisch-therapeutischen Leistungen, soweit ihre fachliche Notwendigkeit nachgewiesen ist und bestätigt werden kann. Uns interessiert hier nicht so sehr die mit der Mischfinanzierung ohne Zweifel verbundene Erschwerung der Abrechnung, sondern die generelle und strukturelle Bedeutung der öffentlichen Kostenträger, die es möglich machen, nicht nur RVO-Leistungen anzubieten. Erst durch die staatlichen Zuschüsse wurde es möglich, auch den pädagogischen Part in die Frühförderung einzubringen.

Man sollte legitimerweise die durch die eigene Finanzierungsgrundlage mitbedingte andere Struktur und Arbeitsweise (mehr Elternarbeit, mobiler Dienst, mehr offene Formen des Arbeitens, Eingehen auf die individuellen speziellen Erziehungsbedürfnisse des Kindes) nicht wertend gegen RVO-Leistungen aufrechnen. Es sollten vielmehr die Vorteile der Mischfinanzierung gesehen, genutzt und ausgebaut werden. Das Entscheidende ist nicht die durch die Kostenträger bedingte Struktur eines Frühförderdienstes – hier Frühförderstellen mit pädagogisch, psychologisch-sozialem Schwerpunkt und dort die Sozialpädiatrischen Zentren mit klinisch-ärztlichem Schwerpunkt – sondern die komplementäre Ergänzung der verschiedenen Möglichkeiten und Erfordernisse im Sinne einer abgestimmten Hilfe für Eltern und ihr entwicklungsgefährdetes Kind.

Schlußfolgerungen für die heutige Praxis

Die hier vorgetragenen Leitthesen implizieren zugleich die Schwierigkeiten, denen sie in der Wirklichkeit begegnen können. Diese können und sollen hier nur angedeutet werden:

a) Die Konzentration auf ein offenes Arbeitsfeld, d.h. das Verzichten-müssen auf professionell festgelegte Schienen und Muster der Arbeitsweise, führt zu professionellen Unsicherheiten. Diese zu meistern hängt nicht so sehr von der beruflichen Vorbildung als von Weiterbildung und von längerer Erfahrung ab. Wir beobachten nach wie vor einen nicht unerheblichen Personalwechsel bei Anfängern in der Arbeit der Frühförderung.

b) Die regionalen Frühförderstellen müssen auch ihre eigenen Grenzen respektieren. Sie sind nicht für alles kompetent, was ihnen an Problemen begegnet. Sie sind weder für Familientherapie zuständig noch für jegliche Formen von Störungen der kindlichen Entwicklung. Sie sind vor allem nahezu machtlos gegenüber Problemen, die ihren Ursprung in schweren sozio-ökonomischen Belastungen der Eltern oder in deutlichen Stigmatisierungen innerhalb der Gesellschaft haben.

c) Es ist gar nicht so einfach, ein Konzept des Zusammenwirkens mit den Eltern zu realisieren, bei dem die eigene Fachkompetenz in einer Weise geltend gemacht wird, daß die Eltern nicht dirigiert und nicht zu Schülern gemacht werden. Das zu leistende Kunststück wird darin bestehen müssen, daß die Fachkompetenz eines Experten wirksam wird, ohne daß er Fachautorität offiziell beansprucht.

d) Die familiären Probleme im Zusammenhang mit der Behinderung eines Kindes können derart gravierend sein und derart Aufmerksamkeit beanspruchen, daß die Entwicklungsförderung des Kindes zu kurz kommt. Auf der anderen Seite ist „Entwicklungshilfe" in einer Weise zu praktizieren, daß das Kind gemäß entwicklungspsychologischer Erkenntnis „Akteur seiner Entwicklung" bleibt. Nicht wir entwickeln die Kinder, sondern sie entwikkeln sich – mit unserer Unterstützung.

Literatur

Dittrich, G.: Allgemeiner Überblick über die Situation der Frühförderung. Gemeinsam Leben Nr. 20, 1988, 3-9, Deutsches Jugendinstitut München

Speck, O. u. M. Thurmair (Hrsg.): Fortschritte der Frühförderung entwicklungsgefährdeter Kinder. München, Basel 1989

Anschrift:

Prof. Dr. phil. O. Speck
Leiter des Instituts für Sonderpädagogik
der Universität München
Geschwister-Scholl-Platz 1
8000 München 22

Formen und Probleme institutioneller Zusammenarbeit in der Frührehabilitation behinderter und von Behinderungen bedrohter Kinder – Erfahrungen mit bestehenden Einrichtungen

von T. Horstmann

Als eine am Geschehen professionell Beteiligte möchte ich meine Erfahrungen mit bestehenden Einrichtungen darstellen. Es sind Erfahrungen, die ich als Leiterin einer Frühfördereinrichtung alltäglich mache. Unsere Einrichtung nimmt eine Mittelstellung zwischen sozialpädiatrischen Zentren und kleinen pädagogischen Frühförderstellen sowie niedergelassenen Therapeuten ein. Sie ist regional stark eingebunden in städtische gemeindenahe Strukturen, hat daneben aber auch einen größeren ländlichen Einzugsbereich.

Meine Erfahrungen mit den Folgen der institutionellen Zusammenarbeit müssen sich nicht mit den Erfahrungen decken, die Mitarbeiter ähnlich strukturierter Förderstellen machen. Das resultiert daher, daß in der Bundesrepublik Deutschland, vor allem auch in Nordrhein-Westfalen, die Vielfalt der Fördersysteme mit allen daraus entstehenden Formen und Problemen der Zusammenarbeit sehr groß ist. In Untersuchungen ist es bislang nur sehr unvollkommen gelungen, diese Vielfalt genau zu erfassen oder mit Strukturen anderer Regionen zu vergleichen. Hier machte es z.B. häufig schon Probleme, den Inhalt: „Frühförderung" definitorisch vergleichbar zu machen.

Die historischen Bedingungen haben in verschiedenen Bundesländern ganz unterschiedliche Strukturen für Frühförderung und für die Formen der institutionellen Zusammenarbeit geprägt.
Der Versuch, diese Untersuchungen durch die Bemühungen um bundeseinheitliche Rahmenempfehlungen zu überwinden, schlug 1985 fehl. Hier zeigte sich, wie stark sich die Unterschiede erweisen, die aus Traditionen resultieren und der Frühförderung eine bestimmte Ausprägung gegeben haben. Eine Ausprägung, die letztlich aus der Praxis erwachsen ist. Bestimmend für die Form der institutionellen Zusammenarbeit ist heute noch weitgehend die Tatsache, daß sich die Entwicklung im Bereich Frühförderung zweigleisig vollzog. Zunächst gab es die vorwiegend medizinisch-therapeutischen Maßnahmen der Erkennung und Behandlung, wenig später entwickelten sich aber die pädagogisch-psychologischen Maßnahmen zur Förderung. Mit dem Anspruch auf ein Primat der medizinischen Tätigkeit war die langjährige Abqualifizierung pädagogisch-psychologischer Inhalte der Frühbehandlung verbunden. Aus diesem Grund entstanden kompensatorische Frühförderstellen, zumeist unabhängig von Kliniken, die sich bedarfsnah und regional strukturierten. Durch die Pläne und Empfehlungen der Bildungskommission, ein flächendeckendes Netz sozial-pädiatrischer Zentren zu errichten, geriet das Prinzip der regionalen Frühförderung in Gefahr; diese Verunsicherung für die Existenz der pädagogisch-psychologischen Frühförderzentren verstärken sich noch

mehr durch die Strukturreform im Gesundheitswesen, die zunächst eine staatliche Zuweisung oder Festschreibung der Frühförder-Inhalte im Blick auf die ärztlichen geführten Zentren zur Folge zu haben schien. (Inzwischen sind diese Bedenken vom Gesetzgeber mindestens teilweise ausgeräumt.)

Während in einigen Bundesländern der Versuch gemacht wurde, ein Rahmenkonzept für ein regional abgestuftes Verbundsystem vertikaler und horizontaler Kooperation der Einrichtungen zu erreichen, die in diesem Aufgabengebiet tätig sind, gibt es in Nordrhein-Westfalen keine vergleichbaren Bemühungen.
Die aus der Praxis erwachsenen Unterschiede der Frühförderung gestalten die Formen der Zusammenarbeit hier besonders vielfältig.

Für die meisten der Einrichtungen gelten – mit einigen Ausnahmen – die allgemeinen Strukturprinzipien der Frühfördereinrichtungen:
- Interdisziplinarität
- Nicht-Spezialisierung auf eine Behinderung
- Regionalisierung

Hieran knüpfen sich bestimmte inhaltliche Forderungen für die Tätigkeit wie:
- Durchführung von Elternarbeit
- Tätigkeit im sozialen Umfeld
- Prophylaxe, d.h. Frühförderung für entwicklungsverzögerte und von Behinderung bedrohte Kinder
- Koordinationstätigkeit und Beratung, einzelfallbezogen.

Da jedoch jede einzelne Frühförderstelle aus der Praxis und den Notwendigkeiten der jeweiligen Region heraus entstanden ist, haben sich unterschiedliche Schwerpunkte bezüglich Organisation und Kooperation mit anderen Zentren gebildet.

Z.B. wurden Morbus-Down-Kinder in den Frühförder-Ambulanzen der Kliniken zunächst nicht betreut, da es sich hier um einen relativ festgelegten Entwicklungsverlauf bei einem bestimmten Syndrom handelte; diese Kinder wurden zur „heilpädagogischen" Betreuuung an pädagogisch-psychologische Frühförderstellen verwiesen. Weiterhin boten, komplementär zu bestimmten neurophysiologischen Behandlungsmethoden, regional arbeitende Frühfördereinrichtungen andere Therapieformen an. Darüberhinaus strukturierten sich die Teams im Gegensatz zu den ärztlich geführten Kräften am Krankenhaus mit einem „Übergewicht" im heilpädagogischen, psychologischen, sozialpädagogischen Bereich. Die Form des mobilen Einsatzes wurde in fast allen Zentren praktiziert. Die privaten Einrichtungen konnten – und können auch heute noch – nur unter „Bettelbedingungen" ihre Existenz erhalten. Sie sind deshalb zu ständigen Anstrengungen im Bereich der Öffentlichkeitsarbeit angehalten.

Die Frühförderstellen gleichen sich weder hinsichtlich Größe (Zahl der behinderten Kinder, Zahl der Mitarbeiter, Zahl der Räume) noch nach dem durchschnittlichen Zeitraum für ihre Frühfördermaßnahmen.

Die 5 Erhebungen zur Situation der Frühförderung, die in Nordrhein-Westfalen von unterschiedlichen Institutionen seit 1984 durchgeführt wurden, geben hier ein deutliches Bild (s. Brackhane, 1989).

So werden in einigen Stellen nicht mehr als 30 Kinder betreut, in anderen mehr als 500. Entsprechend variabel ist die Zahl der Mitarbeiter mit höchstens einer vollbeschäftigten Fachkraft bzw. mehr als 12 Mitarbeitern.

Ein gewisser Prozentsatz von Einrichtungen fördert Kinder nur bis zum Alter von 3 bis 4 Jahren, andere Einrichtungen bis zum Erreichen des Schulalters, wieder andere gar bis zur Adoleszenz.

Diese Tatsachen resultieren aus regionalen Faktoren: Bevölkerungszahl und -dichte, Verkehrslage und -anbindung, Vorhandensein von entsprechend ausgestatteten Sondereinrichtungen im Vorschulbereich; sie sind aber auch abhängig von der Aufgeschlossenheit der Bevölkerung (Unterschied Stadt/Land) und von deren Sozialstruktur.
Hieraus ergibt sich auch die Form der mobilen oder ambulanten Behandlung.

In Wechselwirkung zwischen den Kapazitäten der Frühfördereinrichtung, ihrer Struktur und Organisation erwächst die Form der institutionellen Zusammenarbeit.

Da sind zunächst die Formen der „gemeindenahen" Zusammenarbeit zu nennen, die für eine „echte" Integration eine große Rolle spielen. Die Aktivierung möglicher Kapazitäten in Wohnortnähe ist stets ein Schwerpunkt bei der Rehabilitation für jedes regional arbeitende Zentrum.
So arbeitet unser Zentrum – wenn es um Einzelfallhilfe geht – bezirksnah mit den Kindergärten, dem Sozialamt, dem Gesundheitsamt, dem Schulkindergarten, der Kirchengemeinde, dem Sportverein und der Erziehungsberatung des jeweiligen Kindes eng zusammen.

Darüber hinaus ist ein regional arbeitendes Zentrum ohnehin darauf angewiesen, mit den lokal ansässigen Institutionen und Verbänden ständig zusammenzuarbeiten, um in seiner Tätigkeit effektiv sein zu können. Die einzelfallübergreifende Tätigkeit besteht dann in den regelmäßigen Kontakten mit:

- Sozial-, Jugend- und Gesundheitsbehörde,
- Erziehungsberatung,
- Jugendwohlfahrtsausschuß und Schulamt,
- vorschulischen und schulischen Einrichtungen,
- Verbänden, Arbeitskreisen,
- Krankenkassen,
- Kirchen, Öffentlichkeit und Medien.

Die fachorientierte (institutionalisierte) Zusammenarbeit betrifft aber auch die Zentren und ihre Beziehungen untereinander sowie zu spezifischen Sondereinrichtungen, zu Ärzten und niedergelassenen Therapeuten. Liegen Zentren und Frühförderstellen räumlich so dicht beieinander wie in Köln und sind die Schwerpunkte so unterschiedlich wie hier, könnte man annehmen, daß hier geradezu ideale und effektive Möglichkeiten der Ergänzung und Zusammenarbeit vorliegen. Die Kooperation ist aber in Wahrheit recht unterschiedlich. Aus der Sicht kleinerer Zentren läßt sich vor allem die Zusammenarbeit mit sozial-pädiatrischen Zentren, die Kliniken angegliedert sind, – sei es fallbezogen oder einzelfallübergreifend – häufig nur sehr mühsam herstellen und erhalten. Die Kontakte gehen dabei stärker von den nicht-klinischen Zentren aus als umgekehrt. Im Denken medizinisch orientierter Fachleute ist immer noch die Vorstellung vorherrschend, daß sich alle Bemühungen und Aktivitäten auf die Klinik und ihre sozial-pädiatrische Ambulanz hin konzentrieren, während die kleinen Zentren den Kontakten zu allen internen und „externen" Fachleuten, die an der Therapie beteiligt sind, einen hohen Stellenwert beimessen.
Für bestimmte Teilbereiche bestehen unterdessen zwischen den Zentren Ansätze zur Zusammenarbeit: So unterstützen sich Frühfördereinrichtungen gegenseitig, indem sie sich Fachkräfte stundenweise teilen. Reibungslos läßt sich die Zusammenarbeit nur dann gestalten, wenn die Kompetenzbereiche von vorneherein ganz klar abgesteckt sind (von einer Einrichtung wird die häusliche Förderung übernommen, während die andere die Therapie im Zentrum durchführt) oder dann, wenn für ein Kind die Kooperation einer regionalen Frühfördereinrichtung mit den Fachkräften spezieller „Frühförderstellen für Sinnesgeschädigte" erforderlich wird.

Die institutionelle Zusammenarbeit mehrerer Einrichtungsträger bewährt sich inzwischen auch schon häufig, wenn es um gemeinsame Fortbildungen geht oder wenn kleinere, projektähnliche Aufgaben in Form von Arbeitskreisen durchgeführt werden. Diese Kooperationsstruktur bedarf aber noch des Ausbaus.

Eine systematische Analyse der regional und lokal unterschiedlichen Schwerpunkte der Frühförderstellen würde ergeben, daß unterschiedliche Formen der interdisziplinären Zusammenarbeit sehr wohl möglich sind, solange diese nur in organisierter Form praktiziert werden. Die Voraussetzungen – so Brackhane (1989) in seiner Untersuchung – seien allerdings oft noch schlecht. Er führt als Gründe die ungenügende Information untereinander an, aber auch die berufsständischen Sensibilitäten, falsch verstandene Konkurrenz sowie finanzielle und personelle Engpässe.

Damit wären 4 Hauptgründe für auftretende Probleme bei der institutionellen Zusammenarbeit benannt. Beim Vorliegen eines dieser Gründe – oder beim Zusammenwirken aller – gerät die Frühfördereinrichtung in eine sehr isolierte Position, die die Arbeit schnell ineffektiv werden läßt.

Das Überwinden der berufsständischen Empfindsamkeiten ist zunächst sehr wesentlich. In den letzten 30 Jahren gab es kontinuierlich Bemühungen von allen Seiten, diese Schwierigkeiten durch Festlegen der Kompetenzen, durch gegenseitige Information und durch Akzeptanz in der Tätigkeit zu überwinden; dennoch werden diese Bemühungen noch weiterhin nötig sein, um Störquellen für die Zusammenarbeit auszuschalten.
In diesen Rahmen fallen die Diskussionen über etwaige unterschiedliche Paradigmen für die Frühförderung, die gegenseitig bekannt und ausgesprochen sein müssen, damit eine Zusammenarbeit funktionieren kann.

Auf regionaler Ebene und in der überregionalen Zusammenarbeit, z.B. in konsiliarischer Kooperation mit einem Sozialpädiatrischen Zentrum, wären häufigere Informationen und mehr „organisierte" Kontakte erforderlich.
In vielen Einrichtungen ist der Wunsch nach Kontakt sehr wohl vorhanden; in den meisten Fällen scheitert seine Umsetzung jedoch an finanziellen Gründen. Die Kooperationsversuche meiner Frühförderstelle stehen alle unter dem Druck und der Überlegung, daß die finanziellen Einbußen vertretbar bleiben müssen und in diesem Zusammenhang, daß bei chronischer personeller Unterbesetzung der Ausfall von „Behandlungs- und Förderungseinheiten" auf ein Minimum beschränkt sein muß. Auch in anderen Einrichtungen sind diese Zwänge permanent ein wichtiger Hinderungsgrund.
Dieser Widerspruch zwischen klar erkennbarer Notwendigkeit und den Defiziten in der Realisierung rührt aus der unzureichenden finanziellen Absicherung, die die übliche Mischfinanzierung der Förderstellen in den meisten Fällen darstellt.
Die Probleme in der Praxis der Zusammenarbeit entstehen also auch durch die unterschiedlichen Vorstellungen der verschiedenen Kostenträger über die Notwendigkeiten in einer koordinierten Frühförderung.

Im Rahmen von Leistungen wie Erfassung, Diagnostik, Befunderstellung, Dokumentation und Abstimmung Beteiligter finden sich zudem noch unterschiedliche Auffassungen zwischen Leistungsträger und Leistungserbringer; auch bei den einzelnen Fördermaßnahmen gibt es manchmal Interpretationsschwierigkeiten; noch schwieriger ist schließlich die kostenmäßige Zuordnung von Leistungen wie Fahrten, Sachbearbeitung, Kontakten, koordinierende Tätigkeiten usw., ohne die aber Frühförderung nicht denkbar ist.

Von Begleitforschung im Verbund oder systematisierter Mitarbeiterfortbildung durch gegenseitige Hospitationen, die auch nötig wären, will ich erst gar nicht reden!

Bei einer Finanzierungsgrundlage, die ganz auf einer Einzelfallpauschale ohne institutionsbezogene „Sockelfinanzierung" beruht, werden derlei Probleme in der Zusammenarbeit zwischen den Institutionen geradezu provoziert. Eine Einrichtung kann heute nach Lage der Dinge ihre Existenz nur dann absichern, wenn sie möglichst viele Kinder in die Behandlung aufnimmt. Qualität und Intensität der Behandlung geraten dadurch aber leicht in Gefahr. Deshalb sind leider Kooperationen mit anderen Institutionen auch zeitlich oft nicht vertretbar oder wegen der sich gegenseitig ausschließenden Finanzierhung bei Inanspruchnahme der Einzelfallpauschale gar nicht möglich.

Für die gemeinsamen konzeptionellen Fragen, die überhaupt nur in einer Kooperation entsprechender Arbeitskreise geregelt werden können, die aber auch deshalb dringend erforderlich sind, weil inhaltliche Veränderungen im Vorgehen vor der Übernahme oder Einführung erst einmal evaluiert werden müssen, bleibt gewöhnlich keine Möglichkeit, es sei denn in der Freizeit der Mitarbeiter.

Erst recht auf der Strecke bleibt meist die angemessene „Außendarstellung" der Einrichtungen durch öffentliche Informationsarbeit.

Die Folgen dieser Probleme haben letzten Endes die Eltern und die behinderten Kinder zu tragen:

Sie wissen nichts (oder sie wissen nicht früh genug) von der Arbeit und den Möglichkeiten der Frühförderstellen. Und auch die Koordination im Sinne der „richtigen" Zuweisung des einzelnen Kindes in eine geeignete Förderung ist ja schließlich Aufgabe der Einrichtungen selbst und nicht eine Angelegenheit der Eltern.

Zusammenfassend kann man also sagen: Durch Bürokratie und Ressortdenken entstehen Reibungsverluste, die die Kapazität zur Förderung für die bedürftigen Kinder spürbar einschränken. Und erst bei einer Sicherung der Finanzbasis für die Einrichtungen, die auch leicht „handhabbar" sein muß, wäre es möglich, wertvolle Leistungsreserven regional freizustellen, zu aktivieren und ihrer eigentlichen Aufgabe zugute kommen zu lassen. Auch durch die Tätigkeit institutionalisierter regionaler Arbeitskreise der beteiligten Fachdienste könnte zwischen den unterschiedlichen Berufsgruppen und Institutionen eine befriedigende Zusammenarbeit entstehen, hinderliches berufsständisches Mißtrauen und unproduktives Konkurrenzdenken könnten abgebaut und somit personelle Engpässe – die auf Reibungsverlust und Mehrfacharbeit zurückgehen – überwunden werden.

Literatur

Brackhane, R.: Frühförderung in Nordrhein-Westfalen, Forschungsbericht des Ministeriums für Arbeit, Gesundheit und Sozialordnung NW, Düsseldorf 1989

Anschrift:

Frau Dipl.-Psych. Dipl.-Paed.
Dr. phil. T. Horstmann
Leiterin des Zentrums für
Frühbehandlung und Frühförderung
Köln
Geilenkircher Straße 52
5000 Köln 41

Die Entwicklungsneurologische Ambulanz der Universitäts-Kinderklinik Ulm – Teil des regionalen institutionellen Angebotes zur kindlichen Frührehabilitation

von D. Eckert

Kurz zusammengefaßt möchte ich Ihnen einen Überblick geben über die derzeitige Arbeit der Entwicklungsneurologischen Ambulanz in der hiesigen Universitäts-Kinderklinik.
Es soll dargestellt werden, in welcher Weise die Zusammenarbeit mit therapeutischen Einrichtungen vonstatten geht.

Diese Spezialambulanz umfaßt in ihrem Stellenplan die Tätigkeit eines Arztes bzw. von zwei Ärzten halbtags und fünf Krankengymnastinnen (KG). Die zusätzliche Stelle für eine Logopädin kann leider seit einem Jahr nicht mehr fachgerecht besetzt werden, da die einzige Fachkraft dieser Art im Haus anderweitig dringend benötigt wird.

Von den sechs KG, die sich diese fünf Stellen teilen, haben drei eine Ausbildung in der Vojta-Therapie und einer in der Bobath-Therapie. Zwei KG sind gerade dabei, die Ausbildung in der Motopädie abzuschließen. Drei Mitarbeiter haben sich jetzt notgedrungen in der Mund- und Sprachtherapie weitergebildet, da diese nötige Behandlung, wie schon angedeutet, nicht mehr von einer Logopädin übernommen werden kann.

Seit kurzem wird auch die Behandlung von Kindern mit Kongenitalen Fehlbildungen (CF) nach der Methode der „autogenen Drainage“ von einer Kollegin der KG-Abteilung durchgeführt, da auch diese Therapie bei Bedarf über die Stoffwechselambulanz nicht abgedeckt werden kann.

Die krankengymnastische Abteilung betreut in etwa je zur Hälfte stationäre und ambulante Patienten. Sie leiden vorwiegend an einer Infantilen Zerebralparese (ICP), einem Schiefhals, einer Spina bifida (Sb&H), an Plexusparesen oder anderen peripheren Lähmungen, an den Folgen Kongenitaler Fehlbildungen (CF) oder von Schädel-Hirn-Traumen.

Nebenher werden auch Patienten mit Osteogenesis Imperfecta (OI) therapiert, da die Kinderklinik Ulm auch für diese Erkrankung eine Spezialambulanz führt.

Angeregt von Frau Dr. Schlaud, einer Ulmer niedergelassenen Kinderärztin, wurde die seinerzeit noch so genannte „Spezialambulanz für ICP-Kinder“ 1972 vom damaligen Ministerium für Gesundheit und Arbeit Baden-Württemberg eingerichtet. Zu ihrem Stellenplan gehört auch bis heute die Stelle einer Schreibkraft. Im Rahmen der allgemeinen Einsparungen durch die Universität kann die Arbeit dieser Sekretärin aber heute leider nicht mehr ausschließlich die Korrespondenz und Dokumentation für die heute als Entwicklungsneurologische Ambulanz bezeichnete Einrichtung umfassen. Deshalb vergehen oft etliche Wochen, bis ein diktierter Arztbrief endlich geschrieben werden kann.

Die ambulante ärztliche Untersuchung entwicklungsneurologisch auffälliger Kinder findet in den Räumen der allgemeinen Ambulanz der Kinderklinik statt. Unsere Patienten werden zum überwiegenden Teil von niedergelassenen Ärzten mit spezifischen Fragestellungen überwiesen. Ein anderer Teil wird von uns dann in diese Ambulanz wieder einbestellt, wenn das Kind in der postpartalen Phase auf unserer Intensiv- oder Neugeborenenstation entwicklungsneurologisch auffällig war, es dort schon krankengymnastisch behandelt werden mußte oder eine Behinderung aufgrund einer Kongenitalen Fehlbildung erwarten ließ.

Von einer routinemäßigen entwicklungsneurologischen Nachsorge aller sogenannten Risikokinder durch unsere Ambulanz haben wir nach Rücksprache mit den niedergelassenen Ärzten wieder Abstand genommen.

Entwicklungsneurologisch auffällige Kinder werden dagegen stets von unserer Ambulanz in größeren Abständen immer wieder einbestellt, bis entweder die eingeleiteten Therapien beendet werden können, oder die Kinder dann im Rahmen der Eingliederung in eine Behinderten-Einrichtung dort schulärztlich weiterbetreut werden.

Da jedoch nicht jede Behinderten-Einrichtung in unserem Einzugsbereich eine ärztliche Weiterbetreuung gewährleisten kann, sehen wir auch solche behinderten Kinder in etwa jährlichem Abstand, bis sie der Kinderklinik altersmäßig entwachsen sind.

Neben der Diagnose, dem ausführlichen Gespräch mit den Eltern und der Zuführung der Patienten zu den entsprechenden therapeutischen Einrichtungen sehen wir Ärzte in der Entwicklungsneurologischen Ambulanz unsere Aufgabe auch darin, mit den verschiedenen Stellen in ständigem Kontakt zu bleiben.

So findet einmal wöchentlich mit unserer krankengymnastischen Abteilung ein Austausch über die dort betreuten Kinder statt. Aber auch mit den niedergelassenen KG aus Ulm, Neu-Ulm, Weißenhorn, Laupheim, Leipheim, Heidenheim und Illertissen halten wir schriftlich oder telefonisch Kontakt. Wenn das Einverständnis der Eltern vorliegt, erhalten alle das Kind betreuenden Personen regelmäßig eine Durchschrift der Arztbriefe.

Wir, d. h. Ärzte und KG, treffen uns etwa zweimal pro Jahr mit den verschiedenen Frühförderstellen (FF), um gemeinsam über den Entwicklungsstand, die soziale Situation und den familiären Hintergrund der betreuten Kinder zu sprechen sowie um eine gemeinsame Richtschnur zur Führung des Patienten und seinen Eltern auszuarbeiten.

Da, wie Sie wissen, hier in Ulm Bayern und Baden-Württemberg nur durch die Donau getrennt sind, entsteht für uns eine Zusammenarbeit – bedingt durch die unterschiedlichen Trägerschaften – sowohl mit der FF-Stelle in Ulm (Baden-Württemberg) wie auch mit der der „Lebenshilfe Senden e.V." in Bayern. Dies betrifft die geistig behinderten Kinder oder die davon Bedrohten.

Die Körperbehinderten oder die davon Bedrohten werden frühpädagogisch von der Körperbehindertenschule (Bodelschwingh-Schule) in Ulm betreut, ohne daß hier Rücksicht auf den Wohnort (Bayern oder Baden-Württemberg) genommen werden muß.

Wir treffen uns auch regelmäßig mit dem Körperbehinderten-Kindergarten Heidenheim und dessen FF-Team – hier ist der Träger die Konrad-Biesalski-Stiftung Karlsruhe – und arbeiten auch mit dem Geistigbehinderten-Kindergarten der Lebenshilfe e.V. in Heidenheim zusammen.

Den Kindern aus dem Kreis Biberach empfehlen wir die Kontaktaufnahme mit den beiden dortigen Einrichtungen, auch getrennt nach körperlicher und geistiger Beeinträchtigung, soweit diese trennbar sind.

Eine Hilfestellung für diese Differenzierung gibt uns die Überlegung, welches dieser Handicaps eventuell später vorherrschend sein wird und womöglich zu einer Aufnahme in einem der entsprechenden Kindergärten führen könnte.

Eine enge Zusammenarbeit führen wir mit der Behinderteneinrichtung Berkach bei Ehingen, wo frühpädagogisch die im Kindergartenalter stehenden Körper- wie Geistigbehinderten betreut werden.
Im Schulalter werden dort die Kinder dann getrennt – die körperlich Beeinträchtigten fahren dann täglich in die Bodelschwingh-Schule Ulm.

Die Betreuung unserer sog. „Anfallskinder" wird durch die ausgesprochen enge Zusammenarbeit mit der Neurologischen Abteilung der Universitätsklinik Ulm, geleitet durch Frau Prof. Bechinger, in ungeheurer Weise erleichtert.
Da beide Ambulanzen im selben Haus sind, kann bei diesen Kindern zum selben entwicklungsneurologischen Termin das notwendige EEG abgeleitet werden. Die räumliche Nähe bietet die Möglichkeit auch zu einem kurzfristigen Austausch über die Weiterbehandlung der Kinder. Diese neurologische Ambulanz im Haus der Kinderklinik ist eine Abteilung der hiesigen Neurologie, nicht der Kinderklinik.

An der Ulmer Universitäts-Kinderklinik arbeitet auch ein Diplom-Psychologe, der der Entwicklungsneurologischen Ambulanz in seiner Arbeit eng verbunden ist.
Bevorzugt Kinder im Vorschul- und Schulalter können hier einer differenzierten mentalen Diagnostik unterzogen werden, bei bestimmten Problemstellungen weiterbetreut oder entsprechend an andere psychologische Beratungsstellen von Ulm und seinem Einzugsgebiet vermittelt werden. Unser Psychologe nimmt an allen Gesprächen mit den verschiedenen Frühförderteams teil und berät die KG und die Ärzte der Entwicklungsneurologischen Ambulanz.

Ich möchte darauf hinweisen, daß die Eltern betroffener Kinder selbstverständlich in unserer Ambulanz auch über mögliche finanzielle Erleichterungen informiert werden. Wir geben die Adressen der zuständigen Versorgungs- und Sozialämter mit und sind Ansprechpartner bei Rückfragen.

Die ausgesprochen gute und enge Zusammenarbeit mit allen beteiligten Frühförderstellen Ulms und seiner Umgebung empfinden die Mitarbeiter der Entwicklungsneurologischen Ambulanz als ausgesprochen fruchtbar.

Die unterschiedliche Trägerschaft bedingt für die Eltern die Notwendigkeit, bei der Förderung ihrer Kinder zeitlich und geographisch verschiedene Stellen anlaufen zu müssen. Diese Tatsache wird verständlicherweise häufig von den Eltern als belastend und eigentlich vermeidbar empfunden.

Um eine noch effektivere Betreuung unserer Kinder und deren sowieso schon belasteten Eltern zu gewährleisten, wünschten wir uns räumliche Möglichkeiten, wo diese Kinder krankengymnastisch, frühpädagogisch, mundtherapeutisch, eventuell psychologisch und ärztlich zum selben Termin behandelt und weiter diagnostiziert werden könnten.

Der direkte Kontakt zwischen den betreuenden Personen am Kind selbst würde für uns nicht nur aufwendige organisatorische Probleme entfallen lassen, sondern sicherlich auch so manche Mißverständnisse erst gar nicht aufkommen lassen. Es wäre mit Sicherheit auch für Mutter und Kind eine enorme zeitliche Erleichterung.

Anschrift:

Frau Dr. med. D. Eckert,
Entwicklungsneurologische Ambulanz
der Universitäts-Kinderklinik
Am Safranberg
7900 Ulm

Probleme der Ursachenforschung und der Therapieevaluation in der rehabilitativen Frühförderung

von H. G. Schlack

Entwicklungsstörungen und Behinderungen in den ersten Lebensjahren sind mehrheitlich auf eine Schädigung des zentralen Nervensystems einschließlich der damit verbundenen Sinnesorgane zurückzuführen. Das menschliche Gehirn zeichnet sich durch zahlreiche Besonderheiten aus:

- eine enorme Funktionsvielfalt und Lernfähigkeit,
- eine erhöhte, mit dem Differenzierungsgrad und dem Stoffwechselbedarf zusammenhängende Anfälligkeit für Schadenseinflüsse,
- eine im Vergleich zu anderen Körperorganen sehr verzögerte Funktionsreifung, die in dem hier zur Debatte stehenden Lebensabschnitt noch nicht abgeschlossen ist,
- eine mit der späten Reifung verbundene, von verschiedenen äußeren Faktoren beeinflußbare Entwicklungsdynamik in den ersten Lebensjahren.

Aus diesen Besonderheiten ergeben sich einige Probleme für die praktische und wissenschaftliche Beschäftigung mit Schädigungen des kindlichen Nervensystems, mit den daraus hervorgehenden Behinderungen und der rehabilitativen Frühförderung. Es stellen sich vor allem die folgenden Schwierigkeiten dar:

1. Aus der relativen Unreife und der Entwicklungsdynamik des kindlichen Nervensystems ergeben sich hohe Anforderungen an die Methodik, die Inhalte und die Altersspezifität der Diagnostik. Durch unzureichende und inadäquate Methodik wird die Zuverlässigkeit der Untersuchung und die Objektivität normabweichender Befunde eingeschränkt.
2. Rehabilitative Frühförderung beschäftigt sich mit den Folgen von Schädigungen, die vor, während oder kurz nach der Geburt eingetreten sind. Die in dieser Phase einwirkenden Schäden wirken sich häufig sehr komplex und unspezifisch aus, d. h. aus dem Schädigungsbild ist oft kein zuverlässiger Rückschluß auf die Ursache möglich. Das erschwert die Ursachenforschung, insbesondere dann, wenn differentialdiagnostische Erwägungen für nebensächlich angesehen und aus dem diagnostischen Repertoire ausgegrenzt werden.
3. In der rehabilitativen Frühförderung ist die Auswirkung spezieller therapeutischer Maßnahmen mit anderen Faktoren untrennbar verflochten, nämlich mit der Reifung und Reorganisation des beschädigten Nervensystems und den verschiedenen Umwelteinflüssen. Dadurch wird eine Therapieevaluation, die strengen wissenschaftlichen Kriterien genügt, außerordentlich erschwert.

Diese drei Problembereiche sollen im folgenden erläutert werden.

Problemkreis 1: Die offenen Fragen der Methodik (unterschiedliche paradigmatische Konzepte)

Fragen der Methodik (z.B. über Inhalte und Zielsetzung kinderneurologischer Diagnostik) scheinen auf den ersten Blick eine Sonderform akademischer Rechthaberei zu sein. In Wirklichkeit steht hinter diesen methodischen Fragen das wissenschaftliche Paradigma, d.h. das theoretische Konzept mit seinen letztlich subjektiven Grundannahmen, den Vorstellungen von der menschlichen Entwicklung und den darauf aufbauenden Folgerungen. Davon werden Denken und Handeln in der Praxis weitreichend beeinflußt (Michaelis 1988, Michaelis et al. 1989).
In der deutschen Kinderneurologie spielen drei paradigmatische Konzepte eine Rolle, die in ihrer Terminologie, den Inhalten und der Zielsetzung so unterschiedlich sind, daß die Verständigung auf praktischer und wissenschaftlicher Ebene sehr erschwert ist. Es sind dies (Michaelis 1988, Michaelis et al. 1989):

a) Das deterministisch-reflexologische Konzept, das vor allem von Vojta und seiner Schule vertreten wird. Es geht davon aus, daß Entwicklungsprozesse in linearer Progression verlaufen, immer von der primitiven Reaktion zu komplexen Abläufen und Reflexstrukturen. Entwicklung läuft nach dieser Annahme in strenger zeitlicher und funktioneller Ordnung ab, nach einem hierarchischen Prinzip. Abweichungen davon tragen den Charakter des Pathologischen.

b) Das adaptativ – epigenetische Konzept, welches auf die von Prechtl begründete Entwicklungsneurologie zurückgeht. Es postuliert eine Vielzahl von Wegen, auf denen ein bestimmtes Entwicklungsziel (z.B. das freie Laufen) erreicht werden kann. Der biologische Selektionsvorteil des Menschen ist gerade darin zu sehen, daß er weniger von einem genetischen Programm festgelegt ist, sondern sich mit seinem Nervensystem an verschiedene Umweltbedingungen adaptieren kann. Die Variabilität der Entwicklung wird darin als das Normale und für den Menschen Typische angesehen und die Invariabilität (Schablonenhaftigkeit) als das Pathologische.

c) Das an der Erwachsenenneurologie orientierte Konzept.
Es hat wegen der doch sehr andersartigen Bedingungen des noch unreifen kindlichen Nervensystems und der andersartigen Krankheitsbilder nur eine geringe praktische Bedeutung.

Der Vergleich der beiden erstgenannten Konzepte macht deutlich, welche Auswirkungen die zugrundeliegenden Annahmen auf die Beurteilung eines Kindes und die praktischen Konsequenzen haben. Das drückt sich auch in der Terminologie aus: So könnte der neurologische Befund bei ein und demselben Säugling nach dem ersten Konzept als „Präspastik" und behandlungsbedürftige Form einer cerebralen Bewegungsstörung, nach dem 2. Konzept als lediglich beobachtungsbedürftiges „Durchgangssyndrom" beurteilt werden.

Die weite Verbreitung des ersten, sehr praxisorientierten Konzepts dürfte wesentlich dazu beitragen, daß in der BRD die Diagnose „cerebrale Bewegungsstörung" allzu oft gestellt wird. So wurde z.B. im Jahr 1981 bei den Vorsorgeuntersuchungen diese Diagnose in einer Häufigkeit von 48 auf 1.000 Neugeborene angegeben, das ist über zwanzigmal mehr als die tatsächliche Häufigkeit cerebraler Bewegungsstörungen im internationalen Vergleich (Michaelis 1988).

Problemkreis 2: Epidemiologie und Ursachenforschung

Wenn so große Differenzen, wie eben dargelegt, in der Beurteilung von Kindern mit potentiellen oder definitiven Entwicklungsstörungen bestehen, nimmt es nicht Wunder, daß verläßliche epidemiologische Studien zumindest für die ersten Lebensjahre fehlen. Sie aber wären wichtig für eine realistische Schätzung des Bedarfs an Therapie und Rehabilitation.

Darüber hinaus ist eine Tendenz zu erkennen, die Identifikation entwicklungsgestörter Kinder und die Einleitung therapeutisch-rehabilitativer Maßnahmen als ausschließlichen Zweck der Diagnostik anzusehen und die Ursachenforschung zu vernachlässigen. Allzu leicht wird die neurologische Auffälligkeit eines Säuglings, die sich in diesem Alter in erster Linie in motorischen Phänomenen äußert, als Ausdruck einer cerebralen Bewegungsstörung und diese wiederum als Folge einer perinatalen Schädigung angesehen. So können Krankheiten auf genetischer Grundlage mit Wiederholungsrisiko verkannt werden. Das gilt in besonderem Maße für hypotone Syndrome, die ganz zu Unrecht dem Formenkreis der Cerebralparese zugeordnet werden (Michaelis und Edebol-Tysk, 1987/88). Die Differentialdiagnose als Grundlage der Ursachenforschung ist deshalb eine essentielle Aufgabe der Entwicklungsneurologie (Schlack 1987/88). Es liegt auf der Hand, daß die Ursachenforschung grundlegende Bedeutung für die Prävention hat.

Ausländische epidemiologische Studien zeigen, daß bei den wichtigsten Behinderungsformen (Cerebralparese und geistige Behinderung) pränatale Ursachen im Vordergrund stehen.

Für die geistige Behinderung wird eine Prävalenz von sieben Promille (je zur Hälfte schwere und leichtere Ausprägung, über bzw. unter einem IQ von 50) und hierbei eine pränatale Verursachung in 70 bis 80 % angegeben (McLaren u. Bryson 1987, McQueen et al. 1987; Gustavson et al. 1977, Mackay 1982). Die Häufigkeit von Cerebralparesen wird mit weniger als zwei Promille angegeben (Glenting 1982); zumindest von den tetraplegischen Formen sind über die Hälfte pränatal bedingt (Edebol-Tysk et al. 1989).

Geburtsbedingte Schädigungen sind in der Häufigkeit generell rückläufig. Eine Ausnahme davon bilden lediglich die Kinder mit sehr niedrigem Geburtsgewicht (Frühgeborene und Frühmangelgeborene mit einem Geburtsgewicht unter 1.000 g), bei denen zumindest vorübergehend die Senkung der Morbidität nicht gleich gut gelingt wie die Senkung der Mortalität (Paneth et al. 1981, Hagberg et al. 1982).

Während perinatale Schädigungen durch die Fortschritte der Geburtsmedizin zunehmend vermindert oder verhütet werden können, ist eine vergleichbare Einflußnahme auf pränatale Schäden bisher nicht möglich gewesen. Das führt zu einem relativen Überwiegen vorgeburtlicher Schäden unter dem Bild oft recht schwerer und mehrfacher, d.h. körperlicher und geistiger Behinderungen. Im Zusammenhang mit verlängerter Lebenserwartung steigt dadurch die Zahl der Kinder und Jugendlichen, bei denen der Rehabilitation enge Grenzen gesetzt sind und die neben funktioneller Therapie einer intensiven Pflege und psychosozialen Betreuung bedürfen (Hagberg et al. 1988, Schlach 1988).

Problemkreis 3: Die Evaluation therapeutischer und rehabilitativer Maßnahmen

Behandlungsmaßnahmen in der Rehabilitation behinderter Kinder wirken sich in der Regel langfristig aus, und ihr Effekt ist mit den Auswirkungen anderer Einflußgrößen verflochten, nämlich der Weiterentwicklung des Nervensystems, den nach einer Schädigung ablaufenden Reorganisationsprozessen und den vielfältigen, neben der Therapie einwirkenden Umwelteinflüssen. Man kennt zwar allgemein aus der Deprivationsforschung die Auswirkung stimulierender Umweltfaktoren auf die Gehirnentwicklung (Pechstein 1974); die Beeinflussung der Reorganisation (Reparation) des geschädigten Nervensystems durch spezielle Therapiemaßnahmen ist dagegen weitgehend hypothetisch. Es gibt bisher keine Untersuchung, die mit einem methodisch befriedigenden Ansatz den Effekt einer Therapie von anderen Einflußgrößen abgrenzen und damit die spezifische Wirkung bestimmter Behandlungsmethoden nachweisen könnte.

Die Frage der Spezifität bestimmter Behandlungsmaßnahmen ist auch noch von einem anderen Punkt aus zu beleuchten: Stimmt es wirklich, daß in den ersten Lebensjahren motorische Übungen für motorische Störungen, sprachtherapeutische Übungen für Störungen der Sprache, heilpädagogische Übungen für Störung der geistigen Entwicklung das jeweils spezifische Heilmittel sind? Es gibt durchaus Gründe, diese fast als selbstverständlich angesehene Annahme zu hinterfragen. Palmer et al. (1988) berichteten über Kinder mit spastischer Diplegie, von denen die Hälfte mit „Lernspielen" gefördert wurde. Nach einem Jahr war die letztgenannte Gruppe nicht nur im geistigen Niveau besser, sondern auch – entgegen der Erwartung – in den motorischen Fähigkeiten. Man kann folgern, daß für die Entwicklung bestimmter Fähigkeiten nicht nur deren Training, sondern auch übergeordnete Faktoren, wie Motivation, Initiative und Handlungskompetenz ausschlaggebend sind.

Diese Faktoren hängen wiederum entscheidend von den psychosozialen Bedingungen ab, unter denen das behinderte Kind aufwächst. Über die Auswirkung bestimmter positiver oder negativer Milieubedingungen ist aus der wissenschaftlichen Forschung mehr und Genaueres bekannt als über die langfristige Auswirkung von Therapien (Schlack 1989 a) u. b)). Es ist deshalb notwendig, den kompensatorisch wirksamen Milieufaktoren in der Rehabilitation einen höheren Stellenwert einzuräumen und sie in den Konzepten der Frühförderung praktisch zu berücksichtigen.

Das Problem der Therapieevaluation ist schwierig, erscheint aber nicht völlig unlösbar. Es müßten prospektive Untersuchungen über den Verlauf klar definierter Krankheitsbilder bzw. Behinderungen durchgeführt werden, wobei sowohl therapeutische Maßnahmen als auch die relevanten Milieufaktoren qualitativ und quantitativ zu kontrollieren wären. Mit Hilfe der multivarianten Faktoren-Analyse (MVFA) könnte dann die relative Bedeutung der einzelnen Einflußgrößen eruiert werden. Solche Forschungsprojekte würden allerdings einen sehr großen methodischen, personellen und finanziellen Aufwand voraussetzen.

Zusammenfassung und Ausblick

Die derzeitige Situation in der wissenschaftlichen Fundierung der rehabilitativen Frühförderung von Säuglingen und Kleinkindern läßt sich durch folgende Merkmale bezeichnen:

1. Es besteht kein einheitliches Konzept in der Beurteilung und Behandlung von Säuglingen und Kleinkindern mit zentralnervösen Störungen. Die Komplexität der Materie steht dem Wunsch nach einfachen und generalisierenden Lösungen entgegen. Konkurrierende Konzepte sind derzeit mehr um Abgrenzung als um Synthese bemüht.

2. Das Forschungsinteresse der Hochschulen an diesem Gebiet ist beklagenswert gering, und zwar nicht erst seit gestern (und ohne erkennbare Trendwende!)

3. Das hierdurch entstehende Vakuum wird durch wissenschaftlich unzureichend fun-

dierte Konzepte gefüllt. Sie machen teilweise unseriöse Aussagen und Erfolgsversprechungen (z.B., daß durch eine bestimmte krankengymnastische Methode ein normales Kopfwachstum gewährleistet und die Entwicklung einer Epilepsie verhinderten werden könne).

4. Durch solche Aussagen und Praktiken kann die Kinderrehabilitation als ganzes diskreditiert, ihr Image als angeblich parawissenschaftliches Gebiet verfestigt werden. Das Desinteresse und die Abstinenz der Hochschulen werden dadurch verstärkt. So schließt sich ein Circulus Vitiosus.

Es mag mit der Situation der behinderten Kinder, mit der Not und Erwartungshaltung der Eltern und mit dem Wunsch der Fachleute zu helfen zusammenhängen, daß auf dem Gebiet der rehabilitativen Frühförderung soviel Sendungsbewußtsein, Weltanschauung und Emotionsgeladenheit zu finden ist und weniger Nüchternheit und Wissenschaftlichkeit, als es nötig und möglich wäre. In diesem Sinne besteht Reflexions- und Handlungsbedarf.

Literatur:

Edebol-Tysk, K., Hagberg, B., Hagberg, G.: Epidemiology of spastic tetraplegic cerebral palsy in Sweden. II. Prevalance, birth data and origin. Neuropediatrics 20 (1989), 46-52.

Glenting, P.: Cerebral palsy in Eastern Denmark 1965-1974. Neuropediatrics 13 (1982), 72-76.

Gustavson, K.H., Hagberg, B., Hagberg, G., Sars, K.: Severe mental retardation in a Swedish county. II. Etiology and pathogenetic aspects of children born 1959-1970. Neuropädiatrie 8 (1977), 293-304.

Hagberg, B., Edebol-Tysk, K., Edström, B.: The basic care needs of profoundly mentally retarded children with multiple handicaps. Develop. Med. Child Neurol. 30 (1988), 287-293.

Hagberg, B., Hagberg, G., Olow, I.: Gains and hazard of intensive neonatal care: an analysis from Swedish cerebral palsy epidemiology. Develop. Med. Child Neurol. 24 (1982), 13-19.

Mackay, R.I.: The causes of severe mental handicap. Develop. Med. Child Neurol. 24 (1982), 386-388.

Mc Laren, I., Bryson, S.E.: Review of recent epidemiological studies of mental retardation: Prevalence, associated disorders and etiology. Amer. J. Ment. Retard. 92 (1987), 243-254.

Mc Queen, C.P., Spence, M.W., Garner, J.B., Pereira, L.H., Winsor, E.J.: Prevalence of major mental retardation and associated disabilities in the Canadian maritime provinces. Amer. J. Ment. Defic. 91 (1987) 460-466.

Michaelis, R.: Neurologische Erkrankungen im frühen Kindesalter. Diagnostische Strategien und deren Konsequenzen. Vortrag, Tag. Dt. Ges. Kinderheilk. Mainz, 1988.

Michaelis, R., Edebol-Tysk, K.: Zerebralparesen. Definitionen, Nosologie, Neuorientierung. pädiat. prax. 36 (1987/88), 199-205.

Michaelis, R., Krägeloh-Mann, I., Haas, G.: Beurteilung der motorischen Entwicklung im frühen Kindesalter. In: Karch, D., Michaelis, R., Rennen-Allhoff, B., Schlack, H.G., (Hrsg.) Normale und gestörte Entwicklung. Springer, Heidelberg, 1989.

Paneth, N., Kiely, J.L., Stein, Z., Susser, M.: Cerebral palsy and newborn care. III. Estimated prevalence rates of cerebral palsy under differing rates of mortality and impairment of low-birth-weight infants. Develop. Med. Child Neurol. 23 (1981), 801-807.

Pechstein, J.: Umweltabhängigkeit der frühkindlichen zentralnervösen Entwicklung. Thieme, Stuttgart, 1974.

Schlack, H.G.: Die entwicklungsneurologische Untersuchung im Kleinkindesalter. pädiat. prax. 36 (1987/88), 215-222.

Schlack, H.G.: Ärztliche Aufgaben bei zerebralen Bewegungsstörungen im frühen Kindesalter. Frühförd. interdisz. 7 (1988), 1-5.

Schlack, H.G.: Psychosoziale Einflüsse auf die Entwicklung. In: Karch, D., Michaelis R., Rennen-Allhoff, B., Schlack, H.G. (Hrsg.): Normale und gestörte Entwicklung. Springer, Heidelberg, 1989 a.

Schlack, H.G.: Wie spezifisch wirken „Therapie" und „Milieu" auf die Entwicklung behinderter Kinder? Konsequenzen für die Praxis. In: Karch, D., Michaelis, R., Rennen-Allhoff, B., Schlack, H.G. (Hrsg.): Normale und gestörte Entwicklung. Springer, Heidelberg, 1989 b.

Anschrift:

Prof. Dr. med. H. G. Schlack
Ltd. Arzt des
Kinderneurologischen Zentrums
der Universität Bonn
im „Gustav-Heinemann-Haus“
Waldenburger Ring 46
5300 Bonn-Tannenbusch

Ergebnisse der Arbeitsgruppe 1

von Ch. Nachtigäller und H.-G. Schlack

Arbeitsgruppe 1 beschäftigte sich mit der Frühförderung behinderter Kinder und mit den psychosozialen Hilfen für chronisch kranke Kinder. In beiden Bereichen ergeben sich durch die Entwicklung der Medizin erweiterte Aufgabengebiete. Das professionelle Angebot richtet sich an das Kind und an die gesamte Familie, deren Ressourcen gestärkt werden sollen.

Das System der institutionellen Angebote der Frühförderung besteht aus einander ergänzenden Elementen: Frühförderstellen, niedergelassenen Ärzten in Kooperation mit niedergelassenen Therapeuten und sozialpädiatrischen Zentren. Innerhalb dieses Systems liegt die orts- und familiennahe Grundversorgung bei den Frühförderstellen und niedergelassenen Ärzten; die sozialpädiatrischen Zentren (SPZ) dienen der Ergänzungsversorgung mit einem differenzierten Angebot an Diagnostik und speziellen Behandlungsverfahren.

Es bestand Übereinstimmung, daß Frühförderung nicht defekt-orientiert, sondern an den individuellen Fähigkeiten des Kindes ausgerichtet sein sollte. Ein besonders wichtiger Gesichtspunkt ist die Achtung der Kompetenz der Eltern, die sich von der Kompetenz der Fachleute nicht in der Qualität, sondern nur in der Art unterscheidet. Den Selbsthilfegruppen kommt in diesem Zusammenhang eine eigenständige Aufgabe und eine große Bedeutung in der Frühförderung der elterlichen Kompetenz und in der psychosozialen Unterstützung der Betroffenen zu.

In Analogie zu diesen Anforderungen an die Frühförderung steht die Notwendigkeit der Einrichtung psychosozialer Dienste in allen Kinderkliniken, die chronisch kranke Kinder behandeln.

Die Berichte der Eltern sowie der Fachleute ließen Defizite in folgenden Bereichen erkennen:

- zu starke Ausrichtung an Gedanken und Regeln der kurativen Medizin,
- zu geringe Berücksichtigung psychosozialer Fragestellungen und zu geringe Sensibilität für die existenziellen Probleme der Betroffenen,
- unzureichende Beratung und Information der Betroffenen über vorhandene Förder- und Therapieangebote,
- Beeinträchtigung der Qualität der Frühförderung durch einen zu engen Finanzrahmen; davon sind insbesondere – als essentielle Bestandteile des Gesamtkonzeptes – die Teamarbeit, die mobile Therapie einschließlich der Hausfrühförderung und die Elternberatung betroffen,
- unvertretbar lange Wartelisten wegen einer vielerorts nicht ausreichenden Personalausstattung,
- existenzbedrohende Finanzierungsunsicherheiten auf Grund unklarer neuer Ge-

setzesbestimmungen nach dem Gesundheitsreformgesetz (GRG) bzw. widersprüchlicher Gesetzesauslegung,
– sehr geringes Forschungsinteresse der Hochschulen auf dem Gebiet der Frühförderung und der Rehabilitation chronisch kranker und behinderter Kinder, woraus sich die Gefahr ergibt, daß das Feld von „engagierten", aber wissenschaftlich nicht fundierten Konzepten beherrscht wird.

In der Diskussion der Arbeitsgruppe stellten sich folgende Forderungen als vorrangig heraus:

1. Das Konzept ganzheitlicher, interdisziplinärer Frühförderung muß uneingeschränkt erhalten bleiben. Die mit der Neuregelung des § 119 des 5. Teils des Sozialgesetzbuches (SGB V) politisch und rechtlich gewollte Vergütung der Gesamtleistung „Frühförderung", die medizinische und nichtmedizinische Leistungen nach dem Gesamtkonzept der Frühförderung als Einheit umfaßt, muß in der Praxis auch tatsächlich verwirklicht werden.

2. Der mit der Neuregelung beabsichtigten Schaffung von Finanzierungsklarheit und Finanzierungssicherheit für die SPZ entsprechend, sind bundeseinheitliche Regelungen auch für die nach dem GRG vorrangig zuständigen Frühförderstellen zu schaffen.

3. Die Ausbildung und die Weiterbildung von Ärzten und anderen Fachleuten muß, viel stärker als bisher üblich, auf die Wahrnehmung psychosozialer Aufgaben in der Frühförderung und Rehabilitation ausgerichtet sein. Darüber hinaus sind regelmäßige Mitarbeiterfortbildungen unter Einschluß der Team-Supervision unbedingt vorzusehen.

4. Der Forschung auf dem Gebiet der Frühförderung und der Rehabilitation von Kindern ist ein höherer Stellenwert einzuräumen, einerseits dadurch, daß die Hochschulen die Relevanz dieses Themenkreises entdecken, zum anderen dadurch, daß Rehabilitationseinrichtungen die Mittel und die Unterstützung erhalten, praxis- und anwendungsorientierte Forschung zu betreiben. Besonders wichtige Themen dabei sind Fragen der Epidemiologie, der Ursachenforschung, der Klärung der Bedarfslage und der Therapie-Evaluation.

Anschrift:

Ch. Nachtigäller
Bundesarbeitsgemeinschaft
Hilfe für Behinderte e.V. (BAGH)
Kirchfeldstraße 149
4000 Düsseldorf 1

und

Prof. Dr. med. H.-G. Schlack
Sozialpädiatrisch-kinderneurologisches
Zentrum der Universität Bonn im
Gustav-Heinemann-Haus
Waldenburger Ring 46
5300 Bonn-Tannenbusch

Arbeitsgruppe 2:

Schulische Rehabilitation – Teamaufgabe für Schule, Elternschaft, Kommune und Berufsberatung

Leitung: StR Rektor J. Merkle
Donnerstag, den 9. November 1989

Körperbehinderte an einer allgemeinen Schule – weniger Integration – mehr Sonderbeschulung?

von W. Becher

Nachdem es mich 1949 nach Hessisch Lichtenau verschlagen hatte, legte ich am dortigen Realgymnasium die Reifeprüfung ab, um anschließend Mathematik und Chemie zu studieren mit dem Berufsziel des Gymnasiallehrers. 1969 wurde ich auf eigenen Wunsch an die Freiherr-v.-Stein-Schule in Hessisch Lichtenau versetzt, einer Kleinstadt etwa 20 km von Kassel entfernt. Zu diesem Zeitpunkt hatte die Schule bereits langjährige Erfahrungen mit der Integration von körperbehinderten Schülern. Von Anfang an wurde ich mit besonderen Aufgaben in Verbindung mit Körperbehinderten betraut, ohne mich besonders danach gedrängt zu haben. Heute bin ich stellvertretender Schulleiter und überwiegend mit Verwaltungsaufgaben beschäftigt. Nach wie vor ist mir jedoch die Arbeit mit Körperbehinderten ein Anliegen. Außerdem erteile ich Unterricht in den Fächern Mathematik und Informatik im Umfang von zur Zeit neun Wochenstunden.

Zur Schule: Aus dem ehemaligen Realgymnasium wurde 1970 durch Zusammenfassung mit der örtlichen Haupt- und Realschule eine sog. additive Gesamtschule. Diese umfaßt eine Förderstufe mit den Jahrgängen 5 und 6 sowie im Sekundarbereich I einen Hauptschulzweig, einen Realschulzweig und eine gymnasiale Mittelstufe. Hinzu kommt eine gymnasiale Oberstufe. In der Förderstufe sind die einzelnen Schulformen aufgehoben. Sogenannte Kerngruppen sind heterogen zusammengesetzt, und nur in den Fächern Englisch und Mathematik werden die Schüler bestimmten „Niveaukursen“, die in ihren Leistungsanforderungen den drei Schulformen entsprechen, zugeordnet. Ein Auf- und Abstufen im Verlauf der zweijährigen Dauer ist möglich. Im Anschluß an die Förderstufe werden die Schüler nach erfolgter ausführlicher Beratung und Lenkung, vor allem natürlich nach dem Elternwunsch, den einzelnen Schulzweigen zugewiesen.

In den Jahren 1960, 1970 und 1978 wurde in drei großen Bauabschnitten eine großzügige Schulanlage gebaut, die die Anwesenheit von körperbehinderten Schülern, auch solchen, die auf die Benutzung eines Rollstuhls angewiesen sind, berücksichtigt. So gibt es besonders großzügige Verkehrsflächen, elektrische Außentüren, Fahrstühle, geschoßverbindende Rampen, spezielle behindertengerechte Toiletten, einen Hygiene- und Ruheraum. Die Schülerzahlen sind nach Erreichen eines Höchststandes im Jahre 1979 von knapp 1500 Schülern in den letzten Jahren stark rückläufig. In diesem Schuljahr sind es nur noch 965. In der gleichen Zeit ist der Anteil der körperbehinderten Schüler von 119 im Jahr 1975 auf heute 32 abgesunken. Über diesen überproportionalen Rückgang wird noch zu sprechen sein. Im laufenden Schuljahr unterrichten etwa 90 Lehrkräfte, und zwar zu gleichen Teilen solche mit dem Lehramt an Haupt- und Realschulen und dem Lehramt an Gymnasien. Zwei Kolleginnen sind ausgebildete Sonderschullehrerinnen.

Um die Entwicklung der Schule zur Integrationsschule besser verstehen zu können, erlauben Sie mir noch kurz einige Worte über die Anfänge. 1983 konnten wir ein bedeutsames Jubiläum feiern, nämlich 30 Jahre Integration Körperbehinderter an der Freiherr-v.-Stein-Schule. Der Anfang im Jahre 1954 war so gar nicht das Ergebnis innovativer Überlegungen, die herkömmlichen Bildungsgänge behinderter Kinder und Jugendlicher im Sinne einer stärkeren Integration umzukrempeln. Vielmehr eröffnete der Entschluß, Körperbehinderte in die Schule aufzunehmen, eine weitere Möglichkeit, die Existenz des damals noch privaten Realgymnasiums zu sichern. Diese Schule war erst 1946 durch eine Elterninitiative gegründet worden. Bis dahin gab es in Hessisch Lichtenau keine höhere Schule. Die finanziellen Nöte dieser Privatschule waren erheblich. Das Land Hessen zeigte sich zunächst nicht bereit, die Schule in staatliche Regie zu übernehmen. In dieser Situation bot es sich an, körperbehinderte Kinder und Jugendliche, die in der ebenfalls erst nach dem Krieg in unmittelbarer Nähe entstandenen Orthopädischen Heil- und Lehranstalt langfristig medizinisch betreut und rehabilitiert wurden, in die Schule aufzunehmen. Von der Diakonie als Träger der Anstalt – heute nennt sie sich Lichtenau, Orthopädische Klinik und Rehabilitationszentrum – war man sofort dazu bereit, da man seinerseits nach Wegen suchte, Langzeitpatienten im schulpflichtigen Alter einen Schulbesuch zu ermöglichen. Die Verhandlungen mit der Kultusverwaltung gestalteten sich schwierig, führten aber schließlich doch unter erheblichen Auflagen, was insbesondere die strikte Einhaltung eines gleichen Anspruchsniveaus betraf, zur Zustimmung. Weder personelle, noch räumliche und sächliche Voraussetzungen waren zunächst erfüllt. Keiner der an der Schule unterrichtenden Gymnasiallehrer und -lehrerinnen hatte jemals Kontakt zu Körperbehinderten oder besaß eine Ausbildung als Sonderpädagoge. Eine Verbesserung der Personalsituation durch zusätzliche Stellen war nicht zu erreichen, die Klassen waren groß. Im damaligen Gebäude, einem ehemaligen Amtsgericht aus der Zeit der Jahrhundertwende, fehlten Rampen, Aufzüge, Toiletten für Behinderte. Die Anfänge waren also risikoreich und primitiv. Irgendwelche Arbeitshypothesen gab es nicht, ausgenommen der einen, die körperbehinderten Schüler in den gleichen Fächern und nach den gleichen Lehrplänen wie die nichtbehinderten zu unterrichten. Ein besonderer Bonus wurde nicht gewährt. Vorrangiges Ziel war, neue Schüler zu gewinnen, diese zu einem höheren Schulabschluß zu führen, möglichst zum Abitur, und damit die Voraussetzungen für eine staatliche Anerkennung der Schule zu verbessern. Dies mag heute ernüchternd klingen, bedeutet jedoch keineswegs eine Abwertung. Die 50er Jahre hatten andere Probleme und lassen sich mit unserer Zeit heute nicht vergleichen. Richtungweisend war dieser Schulversuch, der übrigens erst 1971 vom Land Hessen seine offizielle Anerkennung erhielt, allemal. Aber man muß natürlich sehen, daß sich die Schule nur einem begrenzten Personenkreis geöffnet hatte: für das Gymnasium geeignete Schüler ohne Defizite in der sprachlichen und schriftlichen Kommunikationsfähigkeit. Eine Beschränkung, die zum damaligen Zeitpunkt richtig, auf die Dauer aber nicht einzuhalten war. Schon drei Jahre später erfolgte die Ausdehnung des Experiments auf die örtliche Volks- und Realschule.

Die bildungspolitischen Überlegungen und Neuerungen der späten 60er und frühen 70er Jahre konnten allerdings nicht ohne Einfluß auf das Modell in Hessisch Lichtenau bleiben. Zwei Ereignisse brachten den Stein ins Rollen. Zum einen die Zusammenfassung der Lichtenauer Schulen zu einer additiven Gesamtschule im Jahre 1970, zum anderen eine

Begebenheit, die sich anläßlich eines Hearings abspielte, das der Ausschuß für Sonderpädagogik der Bildungskommission des Deutschen Bildungsrates 1971 in Hannover veranstaltete. Auf diesem Hearing wurde ich als Vertreter einer der wenigen Integrationsschulen nach dem know-how der Arbeit in Hessisch Lichtenau befragt. Ich mußte damals eingestehen, daß das tragende pädagogische Konzept lediglich in der völligen Einbeziehung der Körperbehinderten in alle unterrichtlichen und außerunterrichtlichen Veranstaltungen, wie zum Beispiel Arbeitsgemeinschaften, Schulfeste, Wandertage und Studienfahrten, bestehe. Die dadurch bedingten vermehrten sozialen Kontaktmöglichkeiten zu den Nichtbehinderten unterstützten den Prozeß der Rehabilitation in hohem Maße, erzeugten Verhaltensänderungen bei den Nichtbehinderten, kurz sie verbesserten das soziale Klima. Dies sei die gesicherte positive Erfahrung vor Ort. Ich würde die damalige Handlungsgrundlage als Prinzip der Vollintegration bezeichnen.

In den kommenden Jahren setzte nun eine große Aktivität an der Schule ein. Wir versuchten für unsere praktische Arbeit sozusagen einen theoretischen Unterbau zu schaffen. Eine ganze Reihe von Untersuchungen und Veröffentlichungen beschäftigten sich mit der Durchführung und den Ergebnissen des Schulversuchs und gelangten, was vor allen Dingen die personale und soziale Integration betraf, zu durchaus nicht so positiven Ergebnissen, wie wir sie bis dahin gesehen hatten. Tatsächlich waren inzwischen bei unserer Behindertenklientel deutliche Veränderungen eingetreten. Die Anzahl der Körperbehinderten war von Jahr zu Jahr gewachsen, dabei überproportional der Anteil der Schwerbehinderten. Statt der bislang vorherrschenden Behinderungsursachen wie Zustand nach Polio oder Dysmelien, traten verstärkt Querschnittschädigungen einschließlich Spina bidida, spastische Lähmungen (Cerebralparesen), progressive Muskelerkrankungen, rheumatische Erkrankungen sowie Schädel-Hirn-Verletzungen als Folge von Unfällen auf. Ein zunehmender Anteil der Behinderten war auf Rollstühle angewiesen, darunter ein erheblicher Teil auf Elektrorollstühle. Damit einher gingen eine allgemeine Abnahme intellektueller Begabung, Zunahme von Schreib- und Artikulationsbehinderungen sowie Teilleistungsstörungen, wie Temporverlangsamung, Konzentrations- und Gedächtnisschwächen. Vermehrt auftretende Verhaltensstörungen und schwere kosmetische Entstellungen beeinträchtigten nicht nur den Lernerfolg, sondern vor allem auch die Integrationsbemühungen. Isolation statt Integration, personale Vorbehalte statt unvoreingenommenes Verhalten der Nichtbehinderten gegenüber den Behinderten war die Folge. Gleichzeitig erweiterte die in Gang gekommene wissenschaftliche Diskussion auf dem Gebiet der Sonderpädagogik den Begriff der Behinderung. Es erfolgte beinahe eine Schwerpunktverlagerung von der durch körperliche Beeinträchtigungen bedingten Behinderung auf die durch soziale Distanz entstehenden Probleme. Die Schule mußte handeln, umso mehr, als sie sich nach Jahren erfolgreicher Arbeit mit Körperbehinderten mit der Aufgabe der integrativen Beschulung und Erziehung identifizierte. Und sie tat es, gleich auf mehreren Gebieten.

In Zusammenarbeit mit der Elternschaft wurden zunächst einmal dem Kultusministerium Verbesserung der personellen Situation abgerungen, sowohl in Form zusätzlicher Lehrstellen, als auch in Form einer größeren Zahl von „Anrechnungsstunden“. Damit wurden als erste Maßnahme die Klassenfrequenzen derjenigen Klassen, in denen sich Körperbehinderte befanden, herabgesetzt. Denn nur in überschaubaren Klassen ist es dem Lehrer möglich, seine nun wesentlich differenzierter gefaßten Aufgaben zu realisieren, nämlich durch gezielte Hilfen, Lern- und Kommunikationsangebote den Integrationsprozeß in Gang zu bringen. Das bedeutet: Die Behinderten sollen

- ihre Sonderrolle akzeptieren und sich den daraus entstehenden Konflikten stellen, statt ihnen auszuweichen;
- ihre individuellen Leistungsmöglichkeiten erkennen und ausschöpfen;
- von sich aus den Kontakt zur nichtbehinderten Umwelt suchen bzw. vertiefen. Aber auch bei den nichtbehinderten Mitschülern gilt es, entsprechende Lernprozesse zu initiieren. Sie sollen
- ihre Einstellung und Haltung gegenüber Behinderten kritisch überdenken;
- anerkennen, daß Behinderungen das Leben der betroffenen Menschen zwar u.U. erheblich erschweren, aber in keiner Weise eine Minderwertigkeit als Mensch bedeuten;
- die Behinderten in praktischer Solidarität annehmen, statt sie zu isolieren.

Eine ganze Palette von Einzelmaßnahmen wurden ergriffen, um dieser anspruchsvollen Zielsetzung gerecht zu werden:

- zusätzlicher Förderunterricht;
- Hausaufgabenbetreuung;
- Verlängerung der Bearbeitungszeit bei schriftlichen Arbeiten;
- Ersatz schriftlicher Arbeiten durch mündliche Prüfungen;
- didaktische Reduktion bei schriftlichen Aufgaben oder Arbeiten;
- Benutzung elektrischer Schreibmaschinen und Diktiergeräte;
- Einsatz von Tageslichtprojektoren (Schreiben ist auch vom Rollstuhl aus möglich);
- Freistellung von einzelnen Fächern bzw. Ersatzunterrichtsangebote.

Nicht alles war zu diesem Zeitpunkt neu. Einiges wurde auch schon vorher praktiziert. Keineswegs alles hat sich auch bewährt, insbesondere nicht der Einsatz von Diktiergeräten und Tageslichtprojektoren. Weitere Maßnahmen kamen im Laufe der Jahre hinzu, so die Möglichkeit, Schreibhilfe bei schriftlichen Arbeiten und sogar bei Prüfungsarbeiten im Abitur in Anspruch zu nehmen, oder auch die Einrichtungen von parallel zum Klassenunterricht laufenden, zeitlich begrenzten Kursen für Behinderte, insbesondere in den Fächern Mathematik, Englisch, Polytechnik und Sport.

Um das zur eigentlichen Integration führende „soziale Lernen" zu fördern, wurden neben der Vermehrung und Verbesserung der Kontaktmöglichkeiten zwischen Behinderten und Nichtbehinderten – dazu gehörte auch eine Verbesserung der im ländlichen Raum spärlichen Verkehrsmöglichkeiten – innerhalb und außerhalb der Schule weitere Maßnahmen ergriffen bzw. angestrebt:

- Überprüfung der Einstellung Nichtbehinderter gegenüber den Behinderten durch geeignete Verfahren;
- Durchführung von Unterrichtseinheiten, die soziales Lernen zum Gegenstand haben;
- vermehrte Anwendung von Unterrichtsmethoden, die die sozialen Beziehungen vertiefen;
- Aufforderung und praktische Anleitung zur Hilfestellung;
- Organisation von Hausaufgabengemeinschaften;
- Einrichtung von gemischten Spiel- und Neigungsgruppen;
- Beeinflussung örtlicher Vereine und Jugendgruppen mit dem Ziel, in weit größerem Maße Körperbehinderte aufzunehmen und am Vereinsleben zu beteiligen.

Zur Erledigung dieser zusätzlichen Aufgaben wurden in den folgenden Jahren Klassenleiterstunden im Stundenplan vorgesehen. Sie gaben den Klassenleitern die Möglichkeit, bestehende Informationslücken über die Behinderungen zu beheben bzw. auftretende Probleme im Umgang zwischen Behinderten und Nichtbehinderten im Gespräch zu lösen.

Zur Bewältigung eines solchen Programms bedurfte es schon etwas mehr als der Erfahrung und des guten Willens. Zwar wurden in Zusammenarbeit mit dem Rehabilitationszentrum den Lehrern Fortbildungsveranstaltungen angeboten, die wenigstens die medizinischen Kenntnisse über die Behinderungsarten aufbessern sollten und die sensibel machen sollten für die physischen, psychischen und emotionalen Belastungen, denen die Behinderten ausgesetzt sind (dies besonders, wenn sie aus dem beschützenden Elternhaus und in der Regel nach dem Besuch einer Sonderschule in eine große Gesamtschule kommen). Auch der Wechsel in ein Internat schafft eigene Probleme. Da auch nicht alle Lehrer gleichermaßen für die Belange von Körperbehinderten empfänglich sind, wurde der Ruf nach Einstellung von zusätzlichem Fachpersonal immer lauter. Zu dem vom Land Hessen gewährten Stellenzuschlägen wurden also folgende Kräfte gefordert:

– ein Sonderpädagoge
– ein Schulpsychologe
– ein Logopäde
– ein Behindertensportlehrer
– ein pädagogisch-technischer Assistent
– eine zusätzliche Schreibkraft.

Darüber hinaus forderte die Schule, alles immer mit Unterstützung der Elternschaft, eine wissenschaftliche Begleitung des Schulversuchs.

Die vielseitigen Bemühungen hatten schließlich auch Erfolg, allerdings nicht ganz so, wie wir uns das vorgestellt hatten. Im Jahre 1979 stimmte der Hessische Kultusminister der Einrichtung einer Abteilung für Körperbehinderte an der Freiherr-v.-Stein-Schule zu, also einer Art Sonderschule innerhalb einer allgemeinen Schule. Dies hatte bestimmte personelle und rechtliche Konsequenzen. Nun war es möglich, einen Stellenzuschlag rechtlich abzusichern, der sich an der Schüler-Lehrer-Relation der Sonderschule orientierte. Das bedeutete einerseits einen höheren Stellenzuschlag als bisher – dieser war übrigens die ganzen Jahre davor nicht juristisch abgesichert –, andererseits konnten nun ausgebildete Sonderpädagogen eingestellt werden. Weiteres Fachpersonal wurde uns allerdings verwehrt, zumal dafür teilweise auch der sächliche Schulträger hätte aufkommen müssen. Die Stellenzusage wurde ebenfalls nicht eingehalten, der Zuschlag auf vier Stellen praktisch eingefroren. Darüber hinaus verlor die Schule das Recht, körperbehinderte Schüler von sich aus aufzunehmen, da für die Einweisung in eine Sonderschule das Staatliche Schulamt zuständig ist. Immerhin war dies schon ein Schritt in die von uns angestrebte Richtung. Die Sonderpädagogin ist weitgehend vom Unterricht freigestellt und leitet die Abteilung für Körperbehinderte. Sie ist die wichtigste Bezugsperson und Beraterin für Schüler und Lehrer und koordiniert sämtliche Fördermaßnahmen. Relativ selten ist sie als Zweitlehrkraft im Unterricht zugegen, um behinderten Schülern notwendige Hilfen zukommen zu lassen. Offenbar besteht bei Lehrern, aber auch bei den betroffenen Schülern, dazu keine besondere Neigung.

Ein weiteres Problem verschärfte sich im Laufe des Jahres. Während in den Anfängen die Mehrzahl der körperbehinderten Schüler bereits nach dem Besuch der Primarstufe entweder einer Sonderschule oder aber einer allgemeinen Grundschule nach Hessisch Lichtenau kamen, also bereits sehr früh, überwog mit der Zeit der Anteil der sog. „Seiteneinsteiger“. Damit sind Schüler gemeint, die nach zeitweiligem Besuch einer Sonderschule bzw. nach Erreichen eines entsprechenden Abschlusses (oder auch Unfallopfer nach Abbruch ihrer bisherigen Schulausbildung) in die Freiherr-v.-Stein-Schule aufgenommen werden, meist mit dem Ziel, weitergehende Abschlüsse zu erreichen. Die äußerst unterschiedlichen Lernbiographien dieser Schüler mit ihren behinderungsbedingten Lerndefiziten, verlangen von der Schule große Sorgfalt und Flexibilität bei der Ersteinstufung. Das vielfältige Lernangebot einer additiven Gesamtschule kommt der Lösung dieses Problems zwar entgegen. Eine Lücke im schulischen Angebot machte sich aber für diejenigen Schüler bemerkbar, die durch Erreichen des Realschulabschlusses am Ende der Klasse 10 des Realschulzweiges gezwungen waren, die Schule zu verlassen. Theoretisch besteht auch für diese Schüler in Hessen die Möglichkeit, auf die gymnasiale Oberstufe überzuwechseln, doch ist dieser Weg recht dornenreich und nur wenige stehen ihn erfolgreich durch. Ein Mittelding wurde gesucht und in Form eines besonderen Ausbildungsganges, genannt „Doppelqualifikation“, 1979 als Versuch eingerichtet. Er steht nur körperbehinderten Schülern offen. In Zusammenarbeit mit den Beruflichen Schulen im nahe gelegenen Witzenhausen können die teilnehmenden Schüler im Verlauf von drei Jahren die volle berufliche Qualifikation des Bürokaufmanns in Verbindung mit der allgemeinen Fachhochschulreife erwerben. Durch Anhängen eines weiteren Jahres ist sogar der Durchstieg zur allgemeinen Hochschulreife möglich. Doppelte Qualifikation bedeutet wegen einer gewissen Konzentration der Lerninhalte nicht unbedingt doppelte Belastung. Um jedoch die häufig in der Jahrgangsstufe 11 auftretenden Übergangsschwierigkeiten abzumildern und die dadurch verursachten Belastungen zu reduzieren, kann diese, und das ist wohl einmalig in der ganzen Bundesrepublik, auf zwei Jahre ausgedehnt werden. Die sog. Dehnung ist nicht mit Wiederholung gleichzusetzen. Bestimmte Fächer können beim ersten Durchgang abgeschlossen werden, andere werden erst beim zweiten Durchgang begonnen. Die Doppelqualifikation ist in unseren Augen ein attraktiver Ausbildungsgang. Die Chancen für den Eintritt in das Berufsleben bei denjenigen Teilnehmern, die ihn erfolgreich abschließen, sind eindeutig verbessert. Natürlich hat er auch seine Schwachstellen, die man bei der Konstruktion so nicht voraussehen konnte und die dazu geführt haben, daß er doch nicht in dem von uns erwarteten Maße angenommen worden ist. Immerhin haben seit Anlaufen dieser Möglichkeit 20 Schüler daran erfolgreich teilgenommen.

Ich bin nicht ohne Grund so ausführlich auf die vielfältigen Veränderungen seit Beginn der Integrationsbemühungen bis zum heutigen Zeitpunkt eingegangen. Die Entwicklung in Hessisch Lichtenau kann ein Beitrag sein in der zur Zeit kontrovers geführten Diskussion um die „totale Integration aller Behinderten“ in die Regelschule. Wir haben 1953 begonnen, wenn Sie so wollen, mit der reinen Integration und haben uns, ohne daß wir es eigentlich beabsichtigten, durch die Ergreifung von zahlreichen, immer weitergehenden Fördermaßnahmen in Richtung einer „angeschlossenen Sonderschule“ entwickelt. Gleichzeitig, und das ist bemerkenswert, ist die Anzahl der körperbehinderten Schüler an unserer Schule stark rückläufig. Wir müssen uns fragen: Ist der von uns eingeschlagene Weg etwa falsch gewesen? Haben wir das Prinzip der Vollintegration zu schnell aufgegeben und uns Aufgaben der Sonderschule angemaßt? Dies ist uns von ehemaligen Abiturienten der 50er und 60er Jahre in einer Podiumsdiskussion anläßlich der 30-Jahr-Feier vorgeworfen worden. Und bei oberflächlicher Betrachtung könnte man sagen, der Schülerrückgang hat etwas damit zu tun. Dies läßt sich allerdings leicht widerlegen. Für diese Entwicklung gibt es andere Gründe. Die wichtigsten seien kurz aufgeführt:

- der allgemeine Rückgang der Schüler überhaupt;
- eine Bewußtseins- und Einstellungsänderung in der Gesellschaft, Kultusverwaltungen und kommunale Schulträger eingeschlossen; diese haben bewirkt, daß immer mehr sog. unproblematische Körperbehinderte, das sind nicht unbedingt Leichtbehinderte, die Regelschulen am jeweiligen Wohnort besuchen;
- die in der Elternschaft zunehmende Reserve gegenüber einer Internatserziehung
- sowie gewisse Kostendämpfungsmaßnahmen der sozialen Kostenträger, verbunden mit einer ordentlichen Portion von Länderegoismus.

Nicht zuletzt sind in anderen Bundesländern ähnliche Einrichtungen wie in Hessisch Lichtenau entstanden. In diesem Sinne in der Öffentlichkeit zu wirken, ist ja ein erklärtes Ziel unserer Arbeit gewesen. Eine gewisse Bestätigung für die Richtigkeit unserer Arbeit sehen wir auch in der Anzahl der Schüler, die die Schule mit einem höheren Abschluß verlassen haben. Es sind dies seit 1953 etwa 200 Abiturienten und 250 Schüler mit erworbener Mittlerer Reife. Warum die Schule überhaupt nach und nach Schüler mit schwereren Behinderungen aufgenommen hat, hat einerseits schlicht ökonomische Gründe — einmal gebaute Einrichtungen müssen genutzt werden — andererseits aber auch humane, sittliche Gründe. Wenn immer mehr körperbehinderte Schüler entdekken, daß für sie eine weitere Bildungschance besteht und sie die Aufnahme an die Schule wünschen, ist es nur sehr schwer möglich, ihnen das mit dem Hinweis zu verweigern, man könnte ihm mit den bestehenden Mitteln nicht gerecht werden. Natürlich hat es diese Fälle gegeben. Auch haben Schüler nach einer gewissen Zeit die Schule wieder verlassen, um eine Einrichtung (wie z. B. in Neckargemünd) zu besuchen, die, was die Ausbildung angeht, ein wesentlich größeres Spektrum anzubieten haben. Hessisch Lichtenau kann da nicht mithalten. Das ist wieder eine Frage der Wirtschaftlichkeit: Fachpersonal oder gewisse technische Einrichtungen kann man sich eben nur leisten, wenn sie entsprechend in Anspruch genommen werden.

Bleibt zu fragen: Wie ist Hessisch Lichtenau einzuordnen? Die Freiherr-v.-Stein-Schule versteht sich trotz gewisser Veränderungen weiterhin als Integrationsschule. Wir betrachten die Gemeinsamkeit von Behinderten und Nichtbehinderten, um mit den Worten von Prof. Jakob Muth zu sprechen, als Grundrecht demokratischer Lebensauffassung. Ich gehe aber nicht so weit wie manche Vertreter einer allumfassenden radikalen Integration, die beinahe trotzig sagen, der Behinderte sei ein Mensch wie jeder andere. Dies ist er keineswegs. Seine behinderungsbedingten Defizite lediglich als individuelle Eigenart zu bezeichnen, möchte ich verharmlosend nennen. Der Behinderte ist erst einmal ein Mensch und daraus leiten sich bestimmte Grundrechte ab. Er bedarf aber je nach Art und Schwere seiner Behinderung verschiedener Hilfen und Stützungsmaßnahmen, die, wenn sie einen gewissen Umfang überschreiten, nur in einer Sonderbeschulung gesichert werden können. Man muß das nicht immer, etwas polemisch, als „Segregation“ oder „Ausgrenzung“ bezeichnen. Niemand käme auf die Idee, Patienten einer Querschnittabteilung als „ausgegrenzt“ von der allgemeinen Gesundheitsversorgung zu bezeichnen. Die Ökonomie und die damit verbundene bessere medizinische Versorgung lassen es geboten erscheinen, diese Patienten in einer Spezialklinik zu behandeln. Wir verfolgen das Ziel, die Behinderten zu fördern, ihnen abgestuft in den normalen Einrichtungen einen Platz einzuräumen und ihnen so als vollberechtigten Mitgliedern unserer Gesellschaft zu begegnen. Ich möchte dieses Wort „abgestuft“ betonen. Den Behinderten gibt es nicht und damit auch keine Patentrezepte. Jeder Behinderte ist ganz individuell zu fördern, mit genau den Mitteln, die bei seiner Behinderung den größten Erfolg versprechen. Damit schließe ich die Beschulung in einer Sondereinrichtung ausdrücklich ein. Jede einseitige Festlegung entspricht einem gewissen Reglementierungsdrang. Schule bedeutet in der Erziehung eines behinderten Kindes mit Sicherheit viel, aber doch nicht alles. Ein Kind, das eine Sonderschule besucht, ist damit noch nicht zwangsläufig aus der Gesellschaft ausgegrenzt. Doch bleibt auf der anderen Seite unwidersprochen, daß in den letzten 20 Jahren der Bereich der integrativen Erziehung, vor allen Dingen im Vorschul- und Primarbereich, erheblich ausgeweitet worden ist. Und dieser Prozeß ist noch nicht abgeschlossen. Den besten Weg, diese Entwicklung weiter zu fördern, sehe ich persönlich weniger in der Festlegung auf bestimmte Prinzipien als in einem vielfältigen Schulangebot, von der reinen Integrationsschule bis zur spezialisierten Sonderschule. Vielfalt statt „Einfalt". Profil, Qualitätsunterschiede, begrenzter Wettbewerb statt durch Gesetz und Verordnung erzwungene Gleichheit. Allerdings wäre eine engere Kooperation zwischen Integrations- und Sonderschule dringend geboten. Manche Fehlentwicklungen ließen sich so sicherlich vermeiden. Dagegen ist die Aufnahme von sonderpädagogischen Inhalten in die Ausbildungsgänge aller Lehrer m. E. nicht zu realisieren. Diese sind ohnehin schon stark überfrachtet und ertragen dies nicht mehr, zumindest nicht während des Studiums. Eine Fortbildung in späteren Jahren auf freiwilliger Basis sollte dagegen von den Schulverwaltungen zukünftig stärker gefördert werden.

An diese Überlegungen schließt sich zwangsläufig die Frage an, wer entscheidet nun eigentlich, welche Schule das Kind besuchen soll? Auf gar keinen Fall gehört diese für ein Kind so bedeutsame Entscheidung in die ausschließliche Kompetenz der Schulverwaltung und der „Experten". In Zukunft müssen primär die Betroffenen selbst bzw. ihre Eltern das Recht haben, den zukünftigen Schulweg zu bestimmen. Denn Eltern kennen ihre Kinder besser als jeder sonst, eine Selbstverständlichkeit, die aber nicht mehr allgemein als selbstverständlich gilt. Vorgänge, wie sie sich im nordhessischen Bad Sooden-Allendorf um die Einschulung der beiden behinderten Kinder Katharina und Tim ereigneten, sind unerträglich. Zwar sind auch Eltern nicht vor Fehlentscheidungen gefeit, zumal häufig sachfremde, nicht unbedingt am Wohl des Kindes orientierte Beweggründe eine Rolle spielen. Unstreitig besitzen sie jedoch Entscheidungspriorität. Den Fach- und Verwaltungsleuten kommt die Aufgabe einer fundierten Beratung zu. Nicht jeder Elternwunsch kann in Erfüllung gehen, insbesondere dann nicht, wenn dadurch das Recht auf angemessene Beschulung anderer unverhältnismäßig eingeschränkt wird. Ich denke daran, daß Eltern durch Erzeugung von öffentlichem Druck die Durchsetzung ihres Willens durchaus erzwingen können.

Als Vertreter einer Integrationsschule habe ich versucht, im Spannungsfeld gemeinsamer oder getrennter Unterrichtung behinderter Kinder und Jugendlicher Ihnen meinen Standpunkt darzulegen. Ich hoffe, es ist mir gelungen in der Kürze der mir zur Verfügung stehenden Zeit.

Drei Schlagworte mögen die Sache auf den Punkt bringen:
– soviel Integration wie möglich, soviel Sonderbeschulung wie nötig;
– Vielfalt des schulischen Angebotes und Wettbewerb der „Schulmodelle";
– größeres Gewicht des Elternwunsches zur Beschulung ihrer Kinder.

Anschrift:

StDir. W. Becher
stellvertretender Schulleiter
der „Freiherr-v.-Stein-Schule"
Richard-Assmann-Straße 4a
3436 Hessisch Lichtenau

Die Schule für Körperbehinderte in Baden-Württemberg – Ursprung, Entwicklung und Zukunftsperspektiven am Beispiel der Friedrich-von-Bodelschwingh-Schule in Ulm

von J. Merkle

1. Die Friedrich-von-Bodelschwingh-Schule (Schule für Körperbehinderte) in ihrem Aufbau

Unsere staatliche Schule für Körperbehinderte umfaßt als Einzugsgebiet die Stadt Ulm, den Alb-Donau-Kreis, den Kreis Neu-Ulm sowie den wesentlichen Teil des Kreises Günzburg. Sie ist somit eine länderübergreifende Schule, getragen von Baden-Württemberg und Bayern. 136 Schülerinnen und Schüler besuchen die Schule, 38 die ihr vorgeschalteten Sonderschulkindergärten in Ulm und Ehingen.
Die angeschlossene pädagogische Frühförderung betreut durchschnittlich 100 Kinder.

Die Schule ist untergliedert in drei Abteilungen. Die Abteilung I umfaßt körperbehinderte Schüler im Grund- und Hauptschulbereich; analog dazu sind körperbehinderte Schüler mit Lernbehinderungen eingereiht.

In der Abteilung II befinden sich körperbehinderte Kinder und Jugendliche, die zugleich geistig behindert sind.
In der Abteilung III sind schwerst körper- und zugleich schwerst geistigbehinderte Schüler untergebracht.
Diese Abteilungen II und III gliedern sich in Unter-, Mittel-, Ober- und Werkstufe. Auf die Anteile der Schüler in den verschiedenen Abteilungen komme ich noch zu sprechen.

Das Personal umfaßt Sonderschullehrerinnen und -lehrer, Fachlehrerinnen und Fachlehrer für Geistigbehinderte, Erzieherinnen und Erzieher, Fachlehrerinnen und Fachlehrer mit einer Ausbildung als Krankengymnasten und Beschäftigungstherapeuten, Fachlehrer für Sport und Technik, Lehrerinnen im kirchlichen Auftrag, vom Schulträger angestellte Kinderpflegerinnen und Zivildienstleistende sowie Praktikanten.

Die Schüler werden täglich mit Kleinbussen von zuhause abgeholt und zur Schule gebracht. Unterrichtsbeginn ist um 8.30 Uhr, Unterrichtsende um 15.10 Uhr. Als Ganztagsschule bietet unsere Einrichtung in der Mittagszeit ein warmes Essen. (Nachmittags werden die Schüler wieder nach Hause gebracht).

2. Zur Entwicklung der Schule

Es war eine Elterninitiative, die mit ihrem Ulmer/Neu-Ulmer Verein „Förderung spastisch gelähmter und körperbehinderter Kinder“ erreichte, daß am 12. 09. 1968 eine Klasse mit elf Kindern an der damaligen Pestalozzi-Schule, einer Schule für Lernbehinderte, errichtet wurde. Bereits im Oktober 1969 wurde der Stadtverwaltung die Forderung nach einem Behindertenzentrum mit Heim und einer beschützenden Werkstätte vorgetragen. In den Zeitungsausschnitten dieser Pionierjahre wird immer wieder die große finanzielle und ideelle Unterstützung durch die Stadt und durch die Landkreise erwähnt – dies hat auch heute noch Gültigkeit. Die Eltern beklagten damals die ihnen begegnende Voreingenommenheit großer Bevölkerungskreise. Es wäre interessant, darüber nachzudenken, ob sich in den vergangenen 20 Jahren diesbezüglich in unserer Gesellschaft positive Veränderungen den Behinderten gegenüber ergeben haben. Als Anmerkung sei mir der Hinweis erlaubt, daß vor 50 Jahren unweit von Ulm der Euthanasieerlaß über 10.000 Behinderten aus Württemberg den Tod gebracht hat; 1989 werden auch in der Bundesrepublik schon wieder die Thesen des australischen Philosophieprofessors Peter Singer diskutiert …

Nach der Gründung der Körperbehindertenschule wurde, wie überall in Baden-Württemberg, der Therapiebereich mit Krankengymnastik und Beschäftigungstherapie unter ärztlicher Anleitung für diesen Schultyp festgeschrieben. Aufgenommen wurden alle Schüler, die körperbehindert waren, die Schulfähigkeit wurde mit der „Transportfähigkeit zur Schule" beschrieben, das Recht auf Bildung für alle nach dem Grundgesetz somit formal erfüllt.

3. Die Entwicklung der Schüleranteile in den verschiedenen Abteilungen der Schule

Waren es 1980 noch 40 % Grund- und Hauptschüler, so sank deren Zahl bis 1989 auf 22 % ab. Im Bereich der lernbehinderten Schüler blieb der prozentuale Anteil weitgehend gleich. Er sank nur um 2 %. Dabei nahm jedoch die Schwere der Lernbehinderung erheblich zu. Dramatische Entwicklungen zeichneten sich in den letzten Jahren jedoch im Bereich der Abteilungen II und III mit körper- und geistigbehinderten Schülern ab. Ihr Anteil umfaßt – diese Entwicklung ist in allen Körperbehindertenschulen in Baden-Württemberg festzustellen – inzwischen um die 50 %. Besonders hoch kletterte der Anteil bei mehrfach schwerstbehinderten Schülern. Unter durchschnittlich 15 neu aufgenommenen Schülern pro Schuljahr befinden sich inzwischen vier bis fünf Kinder im Intelligenzalter von unter einem Jahr. Eine hohe Zunahme ist diesbezüglich auch bei der Anmeldung zur Frühförderung festzustellen.

4. Die Kooperation mit Schulen und anderen Institutionen in Vergangenheit und Gegenwart

Schon in den ersten Jahren nach der Gründung der Schule für Körperbehinderte in Ulm gehörte es zum Konzept der Schule, die Begegnung zwischen Behinderten und Nichtbehinderten zu fördern. So gab es mit Parallelklassen der benachbarten Grundschule wöchentliche Spielnachmittage; über viele Jahre hinweg waren Behinderte – auch Rollstuhlfahrer – mit Gymnasiasten in einer Volkstanz-Arbeitsgemeinschaft wöchentlich zusammen.
Noch vor neun Jahren gab es durchschnittlich in einer Klasse ein bis zwei Rollstuhlfahrer. Heute sind 70 % unserer Schüler, wenn sie sich außerhalb des Hauses bewegen wollen, auf Rollstühle o.ä. angewiesen.
Stellt man die Schüleranteile in den verschiedenen Abteilungen – wie vorher geschehen – in den Zusammenhang mit sinnvollen Kooperationsmaßnahmen, werden rasch Möglichkeiten und Grenzen deutlich.
Wurde vor zwölf Jahren die Mittlere Reife noch als „Schulfremdenprüfung" an unserer Schule durchgeführt, so ist es inzwischen selbstverständlich geworden, behinderte Schüler bei entsprechender Befähigung in einer baulich geeigneten Realschule oder einer Gymnasiums-Mittelstufe unterzubringen. Ein Gymnasium in Ulm belegt andererseits innerhalb eines Sozialpraktikums Plätze an der Körperbehindertenschule. Behinderte und nichtbehinderte Schüler lernen sich vor ei-

nem Schulwechsel kennen. Dies hat sich als überaus erfolgreiches Konzept erwiesen.
Noch eher sporadisch und zeitlich auf bestimmte Projekte hin orientiert, werden gemeinsame Unterrichtsvorhaben mit Parallelklassen benachbarter Grund- und Hauptschulen durchgeführt. Dazu gehören gemeinsame Musikabende, die Vorführung eines gemeinsam erarbeiteten Theaterstückes, gegenseitige Einladungen zu Klassenfesten, gemeinsame Schullandheimaufenthalte usw.

Im Bereich der beruflichen Schulen hat sich vor allem die Kooperation mit Klassen in kaufmännischen und in hauswirtschaftlichen Ausbildungen bewährt. Die Unterbringung in einem wohnortfernen Berufsbildungswerk oder einer Sonderberufsfachschule kann sich so teilweise erübrigen. Die Unterstützung der beruflichen Ausbildung erfolgt teilweise auf speziell eingerichteten Ausbildungsplätzen, getragen von caritativen Verbänden, z.B. für Entlaßschüler mit progredienten Erkrankungen, wie Muskeldystrophie usw.
In den Werkstätten für Behinderte wurden sowohl anspruchsvolle Arbeitsplätze mit Computerausstattung geschaffen als auch Betreuungsplätze für mehrfach schwerstbehinderte Jugendliche eingerichtet.
In der Freizeitgestaltung für Behinderte hat sich die Zusammenarbeit mit Sportvereinen bestens bewährt. Neben Rollstuhlbasketball kristallisiert sich vor allem das Bogenschießen als gemeinsame Sportart für Behinderte und Nichtbehinderte heraus.
Neben eigenen Freizeitangeboten der Schule findet eine enge Koordinierung dieses Bereiches mit dem in Ulm vorhandenen „Club Körperbehinderter und ihrer Freunde“ statt. Ferienaufenthalte Behinderter gemeinsam mit Nichtbehinderten werden organisiert.
Die notwendige Infrastruktur für die Mobilität Behinderter wurde in der Stadt und teilweise auch im ländlichen Raum des Einzugsgebietes der Schule durch ein individuelles Beförderungssystem geschaffen.

5. Notwendige Entwicklungen und Veränderungen der Schule für Körperbehinderte

Neben den in der Aufgabenstellung der Schule ständig zu berücksichtigenden, sich rasch verändernden Schülerpopulationen wird sich vor allem analog der Frühförderung im nachschulischen Bereich ein Betreuungssystem, das von entlassenen Schülern in Anspruch genommen werden kann, etablieren müssen. Damit könnte beispielsweise die wohnortnahe Berufsausbildung noch stärker in Anspruch genommen werden. Koordination von Ausbildung, Arbeitsplatzsuche, Arbeitsplatzbeschaffung, soziale Betreuung durch individuelle Dienste, die Bereitstellung von Wohngruppen und Wohnungen für Behinderte werden sich als weitere Schwerpunkte im Umfeld schulischer Aufgaben herausbilden.

In der Elternarbeit wird die Förderung von Selbsthilfegruppen, die immer mehr aus den „Klassenpflegeschaften“ der Schule entstehen, ein wichtiges Ziel sein.
Beratungsstellen für Familien und soziale Dienste müssen verstärkt durch die Schule koordiniert werden. Heimplätze zur Kurzzeitunterbringung in familiär schwierigen Situationen sind einzurichten.
Konzepte zur Unterbringung mehrfach schwerstbehinderter Erwachsener sind ebenfalls mit von der Körperbehindertenschule vorzustellen.

Die Schule für Körperbehinderte wird sich in Zukunft zu einer „Angebotsschule“ mit einem ständig expandierenden Anteil an Dienstleistungen entwickeln.

Anschrift:

Studienrat J. Merkle, Rektor der
Friedrich-von-Bodelschwingh-Schule
(Sonderschule für Körperbehinderte)
Böfinger Steige 20
7900 Ulm

Spezifische Förderbedürfnisse schwerstbehinderter Kinder und Jugendlicher

von A. Fröhlich

Vorbemerkung

Der vorgesehene zeitliche Umfang des Referates erlaubt es nicht, alle derzeit diskutierten Aspekte einer separierenden oder integrierenden Förderung auch schwerstbehinderter Schüler zu diskutieren. Für den interessierten Leser sei deshalb auf die ausführlichen Veröffentlichungen von Haupt bzw. Wocken hingewiesen. Im folgenden wird der Verfasser seine auf der Basis 15jähriger praktischer Arbeit erworbene Sicht darstellen, ohne den Anspruch einer allgemeingültigen Wertsetzung damit zu erheben. Vielmehr sollen Denkimpulse gegeben werden, die in einzelnen unterschiedlichen sozialen und organisatorischen Zusammenhängen durchaus unterschiedliche Umsetzung erfahren können. „Monolithische" Aussagen scheinen beim derzeitigen Kenntnisstand wenig angebracht. Schwerste Behinderung stellt sich nach wie vor als ein kaum überschaubarer Komplex unterschiedlicher Schädigungen, Beeinträchtigungen und Komplikationen im Leben eines Menschen dar. Insbesondere schulorganisatorische Zugriffe können nur einen geringen Teil der Lebensproblematik erfassen, einen noch geringeren Teil lösen.

1. Zum Personenkreis

Es scheint angebracht, zu Beginn der Ausführungen den gemeinten Personenkreis näher zu bestimmen. Damit ist keine Definition im Sinne einer Ab- oder Ausgrenzung beabsichtigt, sondern eine Beschränkung auf bestimmbare Problemkomplexe.

Die über lange Zeit verwendeten Analogien zur menschlichen Normalentwicklung und der damit verbundene Bezug auf ein bestimmtes Entwicklungsalter führt immer wieder zu (vermeidbaren) Mißverständnissen. Dieser Ansatz eignet sich wohl eher für eine detaillierte therapeutische Arbeit. Im Kontext der jetzigen, pädagogischen Überlegungen erscheint ein anderer Ansatz der Personenbeschreibung sinnvoll. Wir gehen von den spezifischen Bedürfnissen eines Menschen aus, die unter Umständen durch eine Beeinträchtigung modifiziert oder akzentuiert sind (vgl. Arbeitsgruppe „Reform schulischer Förderung von Kindern mit Beeinträchtigungen", 1989).
Die spezifischen Bedürfnisse schwerstbehinderter Kinder und Jugendlicher könnten etwa so beschrieben werden:

- Sie brauchen viel körperliche Nähe, um direkte Erfahrungen machen zu können.
- Sie brauchen körperliche Nähe, um andere Menschen wahrnehmen zu können.
- Sie brauchen Erwachsene, die ihnen die Umwelt auf einfachste Weise nahebringen können.
- Sie brauchen Erwachsene, die ihnen Fortbewegung ermöglichen.

- Sie brauchen jemanden, der sie auch ohne Sprache versteht und sie zuverlässig pflegt.

Schwerstbehinderte Kinder und Jugendliche leben also mit Bedürfnissen, die auch nichtbehinderte Kinder, Jugendliche und Erwachsene kennen – aber schwerste Behinderung macht in extremer Weise von der Erfüllung dieser Bedürfnisse durch Dritte abhängig. Die Einschränkung der Eigenaktivität durch die Behinderung macht eine Bedürfniserfüllung in Eigeninitiative fast unmöglich.

Unter sogenannten normalen Bedingungen kennen wir ein solches Maß an Abhängigkeit nur beim ganz kleinen Säugling, beim akut Schwerkranken und vielleicht auch beim alten, pflegebedürftigen Menschen. Insbesondere aber für das Kindesalter und die Jugendzeit setzt unsere Alltagserwartung ganz andere Akzente, nämlich solche von zunehmender Unabhängigkeit, Selbständigkeit und fast unbegrenzter Aktivität.

Ich möchte sehr deutlich betonen, daß schwerste Behinderung nicht nur eine Reduzierung „normaler" Aktivitäten bedeutet, sondern für bestimmte Lebensetappen letztlich der Normalerwartung entgegenläuft.

2. Besondere Probleme des Personenkreises

Schwerstbehinderte Kinder und Jugendliche haben in Pädagogik und Therapie in den letzten Jahren vermehrt Aufmerksamkeit auf sich gelenkt. Dies ist zum einen einem vermehrten tatsächlichen Interesse zuzuschreiben, zum anderen aber der quantitativen Zunahme, indem die Einrichtungen der Rehabilitation sich zwangsläufig mehr und schwerer behinderten Menschen gegenüber sahen. Neben „ideologischen" wurden auch pragmatische Ansätze erarbeitet, die in Therapie und Pädagogik Verbreitung gefunden haben.

Das Anwachsen der relativen und absoluten Zahlen schwerstbehinderter Kinder und Jugendlicher wird im wesentlichen durch eine Veränderung der medizinischen Möglichkeiten erklärt. Nach einer Zeit engagierter pädagogischer und therapeutischer Bemühungen um diesen Personenkreis tauchen nun recht stürmisch andere Ansätze auf, die im wesentlichen auf Verhinderung schwerstbehinderten Lebens hinauslaufen. Es ist sicherlich nicht damit getan, diese aufkommenden Strömungen mit moralischer Entrüstung zurückzuweisen – zeigt doch die gynäkologische Praxis, daß sehr viel von diesem Gedankengut bereits (oder schon immer?) Fuß gefaßt hat.

Als eine Arbeitshypothese sei formuliert:

Schwerstbehinderte Kinder und Jugendliche, aber auch Erwachsene treten in immer größerem Maße als Adressaten therapeutischer und pädagogischer Bemühungen auf. Sie stellen in ihrer Existenz sowohl für die betroffenen Familien wie für die professionellen Helfer im Rehabilitationsteam eine existentielle Herausforderung dar, da sie in ihrer persönlichen Lebenssituation und Lebensperspektive fast allen gängigen Erwartungen nicht entsprechen oder sogar widersprechen. Sie entziehen sich einer „Normalisierung", sie werden zeitlebens nicht „unauffällig" und letztlich nicht „integrierbar" in dem Sinne, wie wir es uns für andere Menschen mit Behinderung durchaus vorstellen können.
Schwerste Behinderung bleibt ein „Skandal", d.h. sie erregt immer Anstoß, Verwirrung, Angst, Entsetzen, Ärgernis, aber auch Mitgefühl.

3. Allgemein Förderbedürfnisse

Gasiet (1981) formuliert vier Bedürfnisbereiche, die für jeden Menschen relevant sind (Abb. 1):

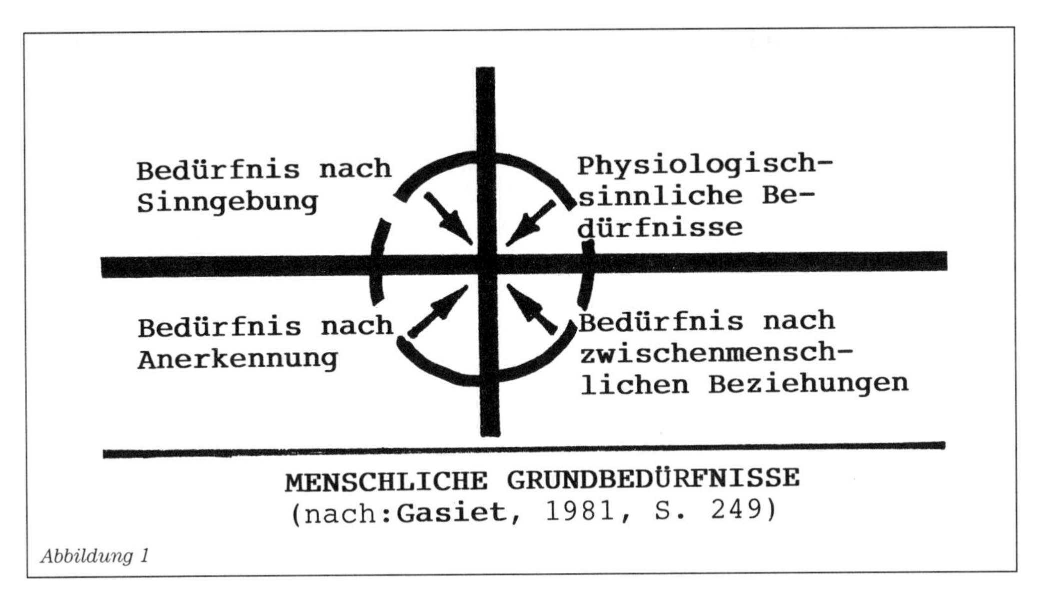

Abbildung 1

Diese Bedürfnisse gelten natürlich auch für Menschen mit schwerster Behinderung gleich welchen Alters. Spezifische Bedürfnisse ergeben sich aus den Besonderheiten der beeinträchtigten Lebensform, die durch Schädigungen unterschiedlicher Art entstanden sind. Zunächst einmal beeindrucken die außerordentlich vielfältigen physiologischen Bedürfnisse, d.h. die Ansprache auf körperliche „Versorgung".

Die Befriedigung der Bedürfnisse nach zwischenmenschlichen Beziehungen wird bei vorliegender schwerster Behinderung gravierend durch kommunikative Probleme eingeschränkt. (Es konnte gezeigt werden, daß schwerste Behinderung gerade im kommunikativen Bereich ihre kompliziertesten und schwerwiegendsten Auswirkungen hat – Fröhlich, 1989). Schwerste Behinderung könnte nachgerade als der radikale Verlust freigewählter zwischenmenschlicher Beziehungen beschrieben werden.

Das Bedürfnis nach Anerkennung ist eng mit Leistungsfähigkeit und Aktivität verknüpft. Im allgemein-gesellschaftlichen Verständnis dürfte die Vorstellung von Anerkennung bei schwerster Behinderung als ein Paradoxon erscheinen.

Das Bedürfnis nach Sinngebung für das eigene Leben, einer Empfindung von Wert und Aufgabe, Ziel und Transzendenz gewinnt mit der Abkehr von rein erziehungswissenschaftlichen Denkweisen neuerdings wieder mehr Raum. Wir wissen nicht, wie eng dieses Bedürfnis mit kognitiven Strukturen verbunden ist. In der Welt der Nichtbehinderten ist die „Sinnfrage" sehr eng mit Sprache, begrifflichem Denken und weltanschaulicher Überzeugung verbunden. Wenn wir annehmen müssen, daß diese Formen des Denkens bei schwerster Behinderung nicht oder kaum ausgeprägt sind, so heißt dies jedoch nicht, daß Sinnerfahrung in einem ganzheitlichen Sinne nicht doch vorstellbar wäre. Wir sehen, leider, in der Betrachtung religiöser Traditionen, daß schwerstbehinderte Menschen auch dort eher zum Objekt christlicher Fürsorge gemacht denn als Subjekt in eigener Verantwortlichkeit respektiert wurden. (Ansätze eines solchen Respektes finden sich in der neuen Veröffentlichung von Kern und Klostermann, auf die an dieser Stelle hingewiesen wird: 1989).

4. Spezifische Bedürfnisse schwerstbehinderter Menschen

Die spezifischen Bedürfnisse schwerstbehinderter Menschen stellen für den Verfasser den Ausgangspunkt in der Diskussion über Lernorte und Lebensräume dar.
Die Befindlichkeit des Individuums, des einzelnen schwerstbehinderten Kindes oder Jugendlichen (dies gilt natürlich auch für Erwachsene) stellt den Ausgangspunkt für jede pädagogische und therapeutische Überlegung dar. Tradierte institutionelle Strukturen können nicht zum Maßstab herangezogen werden. Es kann nicht um eine Anpassung des Individuums an vorhandene Einrichtungen gehen, die ohne ausreichende Kenntnis der Existenzbedingungen dieser Individuen errichtet worden sind.

Grundversorgung und Pflege stellen einen ersten spezifischen Förderbereich dar. Schwerstbehinderte Kinder und Jugendliche benötigen spezialisierte, kenntnisreiche und einfühlsame Versorgung und Pflege. Die „Standard-Pflege" reicht nicht aus, um ein körperliches allgemeines Wohlbefinden herzustellen. Vielleicht müssen wir sogar auf „Wohlbefinden" verzichten und als ein bescheidenes Ziel die Vermeidung von Schmerzen und Unwohlsein formulieren. Versorgung und Pflege beginnt bei einem regelmäßigen und häufigen Windelwechsel, geht über eine sorgfältige Dekubitus-Prophylaxe, zur Mund- und Zahnpflege, zur Versorgung der oftmals ungünstigen Hautverhältnisse, bis hin zu atemunterstützenden Maßnahmen. Dies ist in der Regel nur von Menschen zu leisten, die in diese Arbeit speziell eingewiesen wurden auf der Basis einer vorangegangenen allgemeinen Instruktion über Pflege und Versorgung.

Die Ernährung schwerstbehinderter Kinder und Jugendlicher stellt ein Höchsmaß an Anforderungen an die Betreuer, seien diese Eltern oder professionelle Helfer und Erzieher. Ernährung bedeutet zum einen Nahrungs- und Flüssigkeitszufuhr, um den Stoffwechsel auf einem akzeptablen Niveau zu halten. Es kann als nachgewiesen gelten (Trogisch, 1988), daß die Ernährungssituation schwerstbehinderter Kinder und Jugendlicher fast immer eine Mangelsituation ist. Die Technik der Nahrungszufuhr ist außerordentlich schwierig, in der Regel werden hinsichtlich des Körpergewichtes und Alters bei weitem zu geringe Mengen verabreicht. Dies gilt insbesondere für die Flüssigkeitszufuhr, die sich häufig auf einem zu niedrigen Niveau einpendelt. Spezifische Fertigkeiten beim Füttern werden meist in den Ausbildungen nicht vermittelt. Es schleichen sich unzulängliche, unter der Hand weitergegebene Techniken ein (vgl. Wettstein, 1989; Brander, 1989).

Ernährung bedeutet darüber hinaus einen äußerst sensiblen Interaktionsprozeß, der ganz eng an die vitale Befindlichkeit geknüpft ist. Essen und Trinken bedeutet für den nichtbehinderten Menschen häufig Lust und Freude, tiefe Befriedigung und eine nicht nur körperliche Sättigung. Ekel und Abscheu stellen sich leicht ein, wenn Essen und Trinken in ungewöhnlicher oder unangenehmer Art aufgetischt und verabreicht werden. Die Sensibilität ist hier groß wie in kaum einem anderen Bereich. Die völlige Abhängigkeit vom Betreuer bei der Nahrungsaufnahme stellt daher eine wesentliche Beeinträchtigung des Lebensgefühles dar. Es bedarf großen Einfühlungsvermögens, Zeit und Geduld, um das Füttern zum „Essen" werden zu lassen.

Lagerung und Bewegung stellen für schwerstbehinderte Menschen ebenfalls ein gravierendes Problemfeld dar. Der nichtbehinderte Mensch verändert im Sekundenrhythmus seine Position, sei es im Stehen, Gehen oder auch Sitzen. Nur unter unnatürlichen Zwangsmaßnahmen wird Bewegung weitestgehend eingestellt („Strammstehen"). Der nichtbehinderte Körper ist in der Lage, sich unterschiedlichen räumlichen Situationen und Anforderungen anzupassen und dennoch ein Mindestmaß an eigenaktiver Positionsfindung und Bewegung beizubehalten. Schwerste Behinderung wirkt sich so aus, daß diese Aktivitäten radikal eingeschränkt sind. Der Körper ist nicht in der Lage, seine Position im Raum gezielt und koordiniert zu verändern. Bewegungen finden häufig unwillkürlich und nicht-koordiniert statt, sie sind in vielen Situationen kontraproduktiv, d.h. sie führen keineswegs zum möglicherweise angestrebten Ziel. Insofern ist die Positionierung im Raum, die Fortbewegung und die Veränderung der Körperhaltung und Lage ein wesentliches Aufgabengebiet der begleitenden Betreuer. Es geht hierbei nicht nur um spezifische therapeutische Angebote, sondern um eine Hilfe zur Umsetzung eines natürlichen Bewegungsbedürfnisses. Konkret heiß dies, daß außerordentlich viel Körperkontakt, Zur-Verfügung-stellen-des-eigenen-Körpers, notwendig wird, um schwerstbehinderten Menschen etwas von der eigenaktiven Lageveränderung zu ermöglichen. Lageveränderungen bieten aber auch neue Perspektiven für die Aneignung der Umwelt, sei dies visuell, auditiv oder taktil. Lageveränderung und Bewegung bieten neue Perspektiven in der Wahrnehmung, das Fehlen von Bewegung reduziert die eigenaktive Wahrnehmungsmöglichkeiten drastisch. Es kommt zu einer sensorischen Deprivation, in deren Folge zu Isolation und Autismen. Bewegung vermittelt Erfahrung, vermittelt im wörtlichen wie im übertragenen Sinne Kontakte und macht so erst die Interaktion von Individuum und Umwelt möglich. Hier liegen entscheidende Gefahren für Menschen mit schwerster Behinderung, deren Bewegungsfähigkeit, gezielte Koordination und Aktivität massiv eingeschränkt sind.

Damit wird deutlich, daß Lagerung und Bewegung nicht nur unter therapeutischem Aspekt gesehen werden können, sondern daß dies täglich und stündlich notwendige Aktivitäten sind, um den betreffenden Menschen überhaupt „bei sich" (und bei anderen) halten zu können.

Spezielle therapeutische Angebote müssen bei Kindern und Jugendlichen mit schwerster Behinderung ganzheitlich integriert werden. Ein additives Angebot unterschiedlicher therapeutischer Förderung übersteigt die Integrationsfähigkeit (im Sinne Jean Ayres). Es kann nicht hingenommen werden, daß bestimmte notwendige therapeutische Angebote auf einzelne Tage der Woche außerhalb des gewohnten Lebens- und Lernraumes beschränkt bleiben. Der selbständige Transfer in die Alltagssituation kann einem Menschen mit so dramatischen Beeinträchtigungen seiner Persönlichkeit nicht gelingen.

5. Forderungen zur spezifischen Förderung

Aus dem bisher Aufgeführten lassen sich weitere Forderungen ableiten, die Voraussetzung für eine gute Förderung schwerstbehinderter Menschen sind:

- Individuelle Kommunikation muß personell und zeitlich möglich sein, um die unmittelbare körpernahe Ansprache zu gewährleisten, um Sicherheit zu spenden und einen direkten Bezug aufzubauen. Kommunikation in der Gruppe bzw. Kommunikation lediglich mit der Gruppe, ohne den hochindividualisierten Bezug, ist für viele schwerstbehinderte Menschen zu „fern". Diese individualisierte Kommunikation darf nicht nur in einem gelegentlichen Vorübergehen, Streicheln oder einem freundlichen Wort bestehen, sie muß vielmehr mit einer gewissen Ausschließlichkeit über längere Zeit immer wiederkehrend entstehen.
- Ruhe und Rückzug aus den Gruppenaktivitäten müssen möglich sein, dies nicht

nur in Form eines „Abschaltens“, sondern auch eines räumlichen Rückzugs. Beginnende Aufmerksamkeit in Richtung auf das Gruppengeschehen fordert außerordentlich viel Kraft und Energie von einem schwerstbehinderten Menschen. Häufig ist eine solche Teilnahme nur über wenige Minuten, vielleicht auch einmal bis zu einer Stunde möglich. Danach machen sich Zeichen der Erschöpfung bemerkbar, die respektiert werden müssen. Rückzug und ausdrückliche Ruhe sollen erlebbar werden.

- Lernraum und -material müssen den Wahrnehmungs- und Aktivitätsmöglichkeiten des schwerstbehinderten Menschen angepaßt sein. Eine bloße Partizipation an den Aktivitäten anderer kann nicht als sinnvoll erachtet werden. Dies gilt sowohl im Hinblick auf nichtbehinderte Kinder, wie auch auf weniger schwerbehinderte Mitschüler/-bewohner. So muß der Lernraum übersichtlich, klar strukturiert und kontrastreich sein, ebenso das Material eindeutig fühlbar, handhabbar und vom Effekt her ganz auf das Individuum ausgerichtet. Dabei sind natürlich auch Alltagserfahrungen notwendig, aber in einer so gut strukturierten Form, daß sie mit den jeweiligen Wahrnehmungsmöglichkeiten aufgenommen werden können.

- Dyadische Aktivitäten zwischen Bezugspersonen und schwerstbehinderten Kindern/Jugendlichen müssen ebenfalls möglich sein. Lernen und Erleben in der Gruppe ist für schwerstbehinderte Kinder und Jugendliche nämlich nicht die Hauptform wechselseitigen Austauschs. Sie bleiben über lange Zeit auf die unmittelbare Beziehung angewiesen, die in einer gewissen Ausschließlichkeit sich ganz den individuellen Bedürfnissen und Möglichkeiten widmen. Hierbei sind alle spezifischen, bislang erarbeiteten Förderaktivitäten einzubeziehen, die allerdings hochindividualisiert sind und nur gelegentlich als Gruppenaktivität gestaltet werden können. Für solche dyadische Aktivitäten ist wiederum Raum, Zeit und Personal vorzusehen, will man eine bedürfnisorientierte Förderung verwirklichen.

6. Störungen der individuellen Entwicklungsmöglichkeiten

An dieser Stelle sei lediglich in Kürze darauf hingewiesen, daß im elementären Entwicklungsbereich Störungen meist sehr dramatische Konsequenzen haben. Menschen, die ihre Bedürfnisse nicht selbst artikulieren, geschweige denn selbst befriedigen können, sind auf die einfühlsame Zusammenarbeit mit anderen angewiesen. Wenn aus organisatorischen, zeitlichen oder personellen Gründen ein schwerstbehindertes Kind „zu kurz kommt“, so zeigen sich dem aufmerksamen Beobachter relativ schnell Signale des Verhaltens, die auf Entwicklungsgefährdungen schließen lassen:

- Rückzug auf die unmittelbare Körpersphäre, d.h. das schwerstbehinderte Kind beschäftigt sich ausschließlich mit sich und dem eigenen Körper und nimmt kaum mehr Anteil an den unmittelbaren Geschehnissen um sich herum. Autistische Verhaltensmuster werden deutlich.

- Wiederholung sicherheitsspendender Verhaltensweisen, d.h. das Kind versucht sich zu stabilisieren, indem es bestimmte beherrschbare Bewegungsabfolgen immer wieder durchspielt (Sterotypien). Damit ist ein Hinweis gegeben, daß die Umweltangebote zu verwirrend sind und/ oder die eigentlichen Bedürfnisse nicht befriedigen.

- Verweigerung lebenserhaltender und lebenserleichternder Verhaltensweisen, d.h. insbesondere Nahrungsverweigerung, Reduzierung der Flüssigkeitsaufnahme.

- Reduzierung kommunikativer Verhaltensweisen, d.h. u.a. Verminderung von Lautäußerungen, „Erstarrung" der Mimik, Gleichgültigkeit gegenüber bekannten und vertrauten Personen.
- Somatisierungen, d.h. negativ zu bewertende körperliche Reaktionen, die ihrerseits ungünstige körperliche Veränderungen nach sich ziehen:
  - Muskeltonusveränderung, in der Regel eine Erhöhung des gesamten Muskeltonus insbesondere auch im Rumpf- und Bauchbereich
  - Änderung der Atemfrequenz und des Atemrhythmus, d.h. Verflachung, Arhythmien, Hyperventilation, Schnappatmung, kurzfristige Atemstillstände
  - Verdauung, insbesondere gehäuftes Erbrechen und langfristiges Stuhlverhalten
  - Magenbeschwerden bis hin zu nachweislichen Magengeschwüren
  - Kreislaufstörungen, Durchblutungsstörungen, Kollapsneigung.

Faßt man diese Erscheinungen zusammen, so ergeben sich recht eindeutige Hinweise auf eine insgesamt depressive Symptomatik, die „in sich" verstärkend wirkt. Es handelt sich um einen generalisierten Rückzug, eine weitere Abkapselung mit körperlichen Auswirkungen, die sich ihrerseits auf das Gesamtbefinden „deprimierend" auswirken. Solche Prozesse sind nur mit einer streßfreien, intensiven Zuwendung aufzuhalten oder zu durchbrechen. Sie tauchen meistens dann auf, wenn es zuvor nicht gelungen ist, die tatsächlichen individuellen Bedürfnisse eines Menschen herauszufinden und ihm die notwendigen Befriedigungsmöglichkeiten anzubieten.

Solche depressiven Zustände sind nach Einschätzung des Verfassers bei schwerstbehinderten Menschen wesentlich häufiger als bisher angenommen. Neuere Veröffentlichungen von Gaedt (z. B. 1987) weisen ebenfalls darauf hin, daß psychosomatische und psychische Erkrankungen bei Menschen mit schwerer geistiger Behinderung häufiger sind, als dies bisher „hinter" den kognitiven und körperlichen Beeinträchtigungen gesehen wurde.

7. Optimale Lernorte

Unter Lernort sei der Raum verstanden, in dem neue Lernerfahrungen gesammelt werden, wo sie aber auch unmittelbar in Anwendung kommen können. Lernorte sind nicht nur „organisatorische" Räume, sondern im Leben eines schwerstbehinderten Menschen, ebenso wie bei Nichtbehinderten, sind unterschiedliche Lernorte zu unterschiedlichen Lebenszeiten besonders bedeutsam. Für schwerstbehinderte Menschen können wir eine Abfolge von Lernorten wie folgt annehmen (Abb. 2):

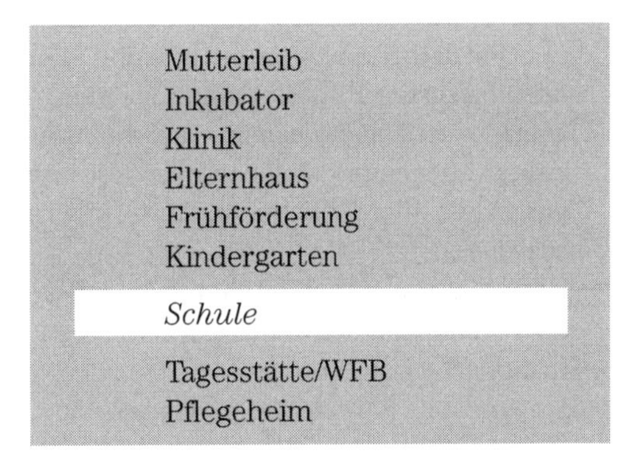

Die Schule ist dabei der wohl am stärksten „vorstrukturierte" Lernort mit den ausgeprägtesten Traditionen. Allerdings stellt er – gesehen auf die gesamte Lebenszeit – nur eine vorübergehende Epoche dar, die durch die anschließenden Lern- und Lebensorte zeitlich weit übertroffen wird. Die bisher gemachten Ausführungen gelten im Prinzip für alle Lernorte, wobei sich natürlich die jeweiligen Bedürfnisse an der altersmäßigen und entwicklungsmäßigen Situation der schwerstbehinderten Menschen zu orientieren haben.

Der Lernort Schule mit seinen spezifischen Organisationsformen orientiert sich auch für Schwerstbehinderte, sei es in integrierter oder in separierter Form, weitestgehend an den tradierten Schulformen. Dies bedeutet im einzelnen, daß Förderung geplant, zeitlich strukturiert und auf unterschiedliche Fachleute verteilt erfolgt. Die Erreichung von Zielen, seien sie gruppenbezogen oder personenbezogen, steht im Vordergrund des Lernens. Hierbei haben sich unterschiedliche Möglichkeiten entwickelt, die je nach Ausgangssituation verschieden geprägt sind.

Wir beobachten in unterschiedlichen Bundesländern bzw. auch in anderen europäischen Ländern etwa folgende Ansätze:

– Es erfolgt eine stundenweise Förderung durch Fachpersonal, während das Kind/der Jugendliche ansonsten in einer eher unspezifischen Pflegesituation verweilt.
– „Leih-Lehrer" aus speziellen Schulen werden in Pflegeeinrichtungen delegiert und versuchen dort, individuelle Förderung zu realisieren.
– Es erfolgt Hausunterricht mit einigen Wochenstunden in der Familie des schwerstbehinderten Kindes.
– Es wird ein partizipierender Klassenunterricht angeboten, d.h. das schwerstbehinderte Kind besucht den Gruppenunterricht anderer Kinder, seien sie behindert oder auch nicht-behindert, die Einbindung erfolgt jeweils aktuell nach den Klassenmöglichkeiten.
– Spezielle Schwerstbehinderten-Klassen versuchen sich sowohl individuell wie entwicklungsgruppenbezogen der Förderung zu widmen und
– schwerstbehinderte Kinder nehmen am allgemeinen Unterricht teil, wobei ihnen eine Einzelperson („Stützlehrer") zugeordnet ist.

Diese bislang praktizierten Möglichkeiten sind in unterschiedlichen Systemen realisierbar. Beobachtet man die Ausformungen von Skandinavien über Mitteleuropa bis nach Südeuropa, so zeigt sich, daß folgende Gesichtspunkte letztlich die Entscheidung beeinflussen: Der materielle Aufwand, der personelle Aufwand, die Fragen des Transportes, allgemein-pädagogische Konzeptionen für das Schulwesen, allgemeine therapeutisch-medizinsiche Konzeptionen zur „Behandlung" von Behinderung und letztlich der sog. „politische Wille", der seinerseits wieder unterschiedliche Quellen hat.

Nach Beobachtung des Verfassers kann in allen Formen eine qualifizierte Förderung geleistet werden; es kann in allen Formen ein Lebensraum für schwerstbehinderte Kinder innerhalb des Lernorts Schule gestaltet werden, wenn die vorher ausführlich dargestellten Grundbedürfnisse schwerstbehinderter Kinder ernstgenommen werden. Primär ist das Engagement zur Befriedigung dieser Bedürfnisse, sekundär die tatsächliche Organisationsform. Allerdings stößt diese „Freiheit der Organisation" da an Grenzen, wo insbesondere die personellen Mittel zu knapp bemessen sind. (Dies wurde aber bereits ausführlich dadurch begründet, daß der unmittelbare Bezug zu einer konstanten und vertrauten Bezugsperson wesentlicher Bestandteil einer jeden Förderung schwerstbehinderter Kinder ist).

Die spezifische Qualifikation dieser Bezugspersonen im Hinblick auf die Sonderbedürfnisse bei vorliegender schwerster Beeinträchtigung wäre ein eigenes Referat wert.

Hier zeigen sich noch schwerwiegende Mängel in der Erstausbildung wie auch in den Möglichkeiten einer berufsbegleitenden Fort- und Weiterbildung. Obwohl nicht wenige Einrichtungen bereits von 30 % und mehr schwerstbehinderten Kindern besucht werden, gibt es dennoch keine spezifische Ausbildung für Pädagogen/Therapeuten mit dem Schwerpunkt „schwerste Behinderung". Jede Generation von Therapeuten und Erziehern muß ihre eigenen Erfahrungen sammeln, Traditionen sind nur wenig ausgeprägt – und dies geht nicht selten zu Lasten der betroffenen behinderten Kinder und ihrer Familien.

8. Zusammenfassung

Schwerstbehinderte Kinder und Jugendliche besuchen in immer größerer Zahl Einrichtungen der Behindertenhilfe. Die Förderung schwerstbehinderter Kinder wird auch von integrativen Kindergärten und Schulen als wesentliche Aufgabe angesehen. Angesichts der extremen Entwicklungsbeeinträchtigungen, der dramatischen Kommunikationseinschränkung, stehen jedoch viele Laien und Fachleute vor fast unüberwindlichen Schranken, wenn es um die gezielte Entwicklungsförderung solcher Kinder und Jugendlicher geht. Die Strukturen der vorhandenen Einrichtungen sind kaum oder nur z. T. auf die besonderen Bedürfnisse dieser Kinder- bzw. Schülergruppe eingerichtet. Die Förderung dieses Personenkreises kann nicht nach vorgegebenen gesellschaftlichen Normen erfolgen, sondern sie muß sich individualisiert an den besonderen Bedürfnissen jedes einzelnen Kindes hinsichtlich seiner körperlichen, seiner seelischen und seiner kognitiven Möglichkeiten orientieren. Erst die Sicherstellung dieser Bedürfnisbefriedigung individueller Art macht eine institutionalisierte Förderung sinnvoll. Über die Lernorte, die dies am meisten begünstigen, kann derzeit noch kein abschließendes Urteil gefällt werden.

Literatur:

Brander, U.: Logopädische Techniken und ihre Einsatzmöglichkeiten beim CP-Kind; in: Fröhlich, A. (Hrsg.). Kommunikation und Sprache körperbehinderter Kinder, Dortmund 1989

Dietrich, M., Chr. Koch u. a.: Behinderte im Untericht der Grundschule – Bericht über die Integration behinderter Schüler in der Klasse 1 A der „Grundschule am Wasser" in Bremen-Grohn. Wis. Mat. 3/88 Wiss. Inst. f. Schulpraxis, Bremen, 1988

Freie und Hansestadt Hamburg (Hrsg.): Referentenentwurf: Die Situation behinderter Kinder in der Grundschule (Skript), Hamburg 1989

Fröhlich, A.: Ganzheitliche Kommunikationsförderung für Menschen mit schwerer geistiger Behinderung; in: Fröhlich, A. (Hrsg). Lernmöglichkeiten, Heidelberg 1989

Fröhlich, A.: Erfahrungen mit der Beschulung Schwerstbehinderter; in: Der Senator für Schulwesen, Berufsausbildung und Sport, Berlin (Hrsg.). Sonderpädagogik heute – Bewährtes und Neues, Berlin 1989

Gaedt, Chr. (Hrsg.): Psychotherapie bei geistig Behinderten, (2. Neuerkeröder Forum), Neuerkerode 1987

Gasiet, S.: Menschliche Bedürfnisse, Frankfurt/New York, 1981

Haupt, U.: Die schulische Integration von Behinderten; in: Handbuch der Sonderpädagoik, Bd. 1: Bleidick, U. (Hrsg.). Theorie der Behindertenpädagogik, Berlin 1987

Kern, H., B. Klostermann: Zugangswege zu Menschen – Aspekte humanistischer Arbeit mit Behinderten, Würzburg 1989

Kultusministerium Rheinland-Pfalz (Hrsg.): Arbeitsgruppe „Reform schulischer Förderung von Kindern mit Beeinträchtigungen", Mainz 1989

Trogisch, J.: Ärztliche Aufgaben bei der Rehabilitation geistig Schwerstbehinderter; in: Fröhlich, A. (Hrsg.). Die Förderung Schwerstbehinderter, Luzern 1988, 2. Aufl.

Wettstein, A.: Grundlagen einer logopädischen Behandlung cerebral bewegungsgestörter Kinder; in: Fröhlich, A. (Hrsg.). Kommunikation und Sprache körperbehinderter Kinder, Dortmund 1989

Wocken, H. u. G. Autor: Integrationsklassen in Hamburg. Erfahrungen, Untersuchungen, Anregungen, Soms 1987

Anschrift:

Prof. Dr. phil. Dipl.-Paed. A. Fröhlich
Pädagogische Hochschule Heidelberg
Keplerstraße 98
6900 Heidelberg 1

Erfahrungen mit dem Besuch einer Integrationsschule aus der Sicht von Eltern mit einem behinderten Kind

von P. Pietsch

Familiensituation

Ich bin Vater eines 10- und eines 9jährigen Buben, die beide von Geburt an „resthörig" bzw. hochgradig schwerhörig sind. Beide besuchen zur Zeit die 4. Klasse der Grundschule; Florian (10) in der Modellklasse der Montessorischulen der Aktion Sonnenschein am Kinderzentrum München, Markus (9) in der Regelgrundschule am Wohnort. Ich selbst wurde in den Gesamtelternbeirat der Montessorischulen gewählt und bin im übrigen an der Sozialpädiatrischen Klinik des Kinderzentrums als Arzt tätig.

Schon sehr frühzeitig stand für meine Frau und mich fest, daß wir alles daransetzen wollten, daß unsere Kinder, falls möglich, gemeinsam mit hörenden Kindern heranwachsen können. Uns wurde bald klar, daß nur eine frühzeitige, intensive Lautsprach-Erziehung mit Ausnutzung jeglicher Hörreste diesen Weg eröffnen könnte. Die dafür notwendige Anleitung erhielten wir jahrelang von Frau Schmid-Giovannini in der Schweiz, mit der wir auch heute noch in Kontakt stehen. Die intensive (und doch kindgerecht spielerische) therapeutische Arbeit leistete v.a. meine Frau, die dafür ihren Beruf aufgab.

Diagnose und frühe Therapie

Die Hörschädigung von Florian wurde im Alter von 1¼ Jahren erkannt, die von Markus bereits mit 3 Monaten, beide hatten ca. 3 Monate später ihre Hörgeräte bekommen. Der Beginn der akustischen Anregung lag somit bei Markus noch deutlich vor dem 8. Monat, also innerhalb der sensitiven Phase der Sinnesentwicklung bzw. Hirnreifung, in der durch intensive Stimulierung die für die bestehende Hörschädigung maximal mögliche Funktionsfähigkeit erreicht werden kann.

Die intensive Therapie in der Schweiz begann für Florian erst im Alter von ca. 2½, für Markus schon mit 1¼ Jahren. Bis zum Schulalter hatte Florian eine befriedigende, Markus eine sehr gute Sprachkompetenz und Sprachverständlichkeit erreicht. Zusätzliche Behinderungen scheinen bei beiden Kindern nicht vorzuliegen. Die gute Sprachkompetenz ermöglichte es beiden Kindern schon früh, normale Kontakte mit den Altersgenossen in der Nachbarschaft und im Kindergarten aufzunehmen. Auch wurde dadurch eine weitgehend normale Entwicklung der intellektuellen Fähigkeiten beider Kinder möglich.

Beschulung

Neben den therapeutischen Bemühungen informierten wir uns über die für eine Integrationspraxis hörgeschädigter Kinder in Regelschulen vorliegende Erfahrungen durch Literaturstudium und die Teilnahme an Kongressen und anderen Fortbildungsveranstaltungen (z.B. Seminar „Pädagogische Hilfen für hörgeschädigte Kinder an Regelschulen", Prof. A. Löwe, Heidelberg). Die zum großen Teil sehr ermutigenden Berichte ließen es uns bei dem erreichten Sprachentwicklungsstand der Kinder vertretbar und möglich erscheinen, Markus in die Regelschule, Florian zumindest in die Modellklasse der Montessorischule einzuschulen.

In enger Zusammenarbeit mit den Lehrern der beiden Buben gelang es an beiden Schulen, die auf Grund der Hörstörung notwendigen Rahmenbedingungen (Sitzplatzwahl, Gebrauch einer FM-Anlage, leichte Modifikation der Unterrichtsgestaltung) für eine erfolgversprechende Beschulung zu schaffen sowie im Schulalltag dennoch auftretende Schwierigkeiten zu lösen. In beiden Schulen wurden wir Eltern als „Experten" nicht nur für Fragen der Hörbehinderung sondern auch für die integrative Beschulung hörgeschädigter Kinder akzeptiert. U.a. sollten diese Aufgaben jedoch von einem ambulanten Dienst der Sonderschulen übernommen werden, wie es z.B. im Saarland mit gutem Erfolg geschieht. Auch in Bayern besteht solch ein Dienst, jedoch sind dessen zeitliche und personelle Kapazitäten viel zu gering.

Erfreulicherweise wurden auch in unserer örtlichen Regelschule recht kleine Klassen (24 Schüler) gebildet. Den dem Integrationsversuch gegenüber sehr positiv eingestellten Klassenlehrerinnen war es so möglich, sich bei der Unterrichtsgestaltung auch auf die speziellen Bedürfnisse eines hörgeschädigten Kindes einzustellen.

Die Montessorischule des Kinderzentrums München

Grundgedanke der Montessorischulen des Kinderzentrums ist die gemeinsame Erziehung und Bildung verschiedenartig behinderter und nichtbehinderter Kinder. Eng verwoben sind in einem ansprechenden Gebäude derzeit drei verschiedene Schultypen untergebracht. Insgesamt besuchen 540 Kinder die zusammen 37 sogenannten a-, b- und c-Klassen (nach amtlicher Nomenklatur Geistigbehinderten- (8 Schüler/Klasse), Lernbehinderten- (12 Schüler/Klasse) und Modellklassen (20 Schüler/Klasse, davon jeweils 5 behinderte Schüler). Jährlich können aus Kapazitätsgründen nur 60 Kinder neu in die Schulen eingeschult werden (bei weitaus größerer Zahl an Meldungen).

Als Hauptgrund für die Anmeldung an diese Schulen geben die Eltern meist die differenzierte, schülerzentrierte Unterrichtsgestaltung nach der Montessori-Pädagogik an, die hier erstmals auch für den Unterricht bei behinderten Kindern angewandt wurde und wird. Wie sich immer wieder zeigt, bieten die Unterrichtsorganisation (z.B. Freiarbeit) und das Montessorimaterial selbst für sogenannte geistig behinderte Kinder große Lern- und Lehrhilfen. In ganz besonderem Maße ermöglicht es die Lehr- und Lernsituation der Freiarbeit, auch verschiedenartig behinderte Kinder in den Modellklassen gemeinsam zu unterrichten und dabei den spezifischen Bedürfnissen verschiedener Behinderungsarten gerecht zu werden.

Das Prinzip der Integration gilt jedoch nicht nur für die behinderten Kinder in den Modellklassen, sondern bleibt durch die Unterbringung der Klassen in enger Nachbarschaft auch für die a- und b-Klassen bestehen. Durch den gemeinsamen Schulbesuch behinderter und nichtbehinderter Kinder wird nicht nur die soziale Diskriminierung der behinderten Kinder in Sondereinrichtungen vermieden. Auch erhalten nichtbehinderte wie behinderte Schüler im alltäglichen Erleben und gegenseitigen Sich-Unterstützen eine Gelegenheit zu sozialen Lernprozessen, die in einer leistungsorientierten Regelschule kaum zu finden ist.

Schlußfolgerungen

Das Selbstverständnis einer humanen demokratischen Gesellschaft muß beinhalten, daß auch Behinderte, die schwächsten Glieder der Gesellschaft, als vollberechtigter Teil der Gesellschaft angesehen und in ihrer Besonderheit anerkannt werden. Diese soziale Zielvorstellung ist eigentlich nur durch eine integrative Erziehung und damit auch Beschulung nichtbehinderter und behinderter Kinder ohne komplizierte Umwege zu erreichen.

Der Wunsch vieler Eltern behinderter Kinder, diese „integriert zu erziehen", die Einsicht vieler Pädagogen, Wissenschaftler und auch Politiker, daß die integrative Erziehung viele Vorteile bietet, muß als politischer Wille aufgegriffen werden. Die darauf basierende Schaffung rechtlicher Voraussetzungen (wie z.B. im Saarland 1986 geschehen) kann und muß dabei auf die praktischen Erfahrungen bestehender Integrationsmodelle (z.B. Saarland, Hessisch-Lichtenau, Soest, Montessorischulen des Kinderzentrums München etc.) zurückgreifen und zielgleiche wie zieldifferente Unterrichtung der behinderten Kinder ermöglichen.

Gleichzeitig sind die Maßnahmen, die die Entstehung einer Behinderung verhindern können (Vorsorgeuntersuchungen, Frühdiagnostik, Frühtherapie), zu verstärken. Wie wir auch am Beispiel unserer beiden Kinder tagtäglich erleben, sind dadurch die negativen Auswirkungen einer aufgetretenen Behinderung (oft sogar die Behinderung selbst) deutlich abzuschwächen.

(Auf die speziellen Erfordernisse und Forderungen zur Frühdiagnostik im ersten Lebenshalbjahr, die Therapie mit sofortiger Hörgeräteanpassung, Frühtherapie über Elternanleitung, intensiver Hörerziehung – unisensorischer Ansatz –, konsequent lautsprachlicher Therapie und der Integration hörbehinderter Kinder in Regelschulen mit den Voraussetzungen auf Seiten des Kindes u. der Schule, z.B. technische Hilfen, pädagogische Hilfen, kann ich in diesem Rahmen nicht genauer eingehen.)

Anschrift:

Dr. med. P. Pietsch
Josef-von-Hirsch-Straße 57
8033 Planegg

Hilfsmittel für die Berufsvorbereitung an den Schulen für Lernbehinderte

von F. Rumpler

Ansprüche an die Berufsvorbereitung Lernbehinderter

In einem zur Zeit diskutierten, noch nicht veröffentlichten Thesenpapier aus dem Haus des Bundesministeriums für Arbeit und Sozialordnung (BMA), Bonn, kann man sehr gut ablesen, welche Ansprüche heute an die Berufsvorbereitung Lernbehinderter gestellt werden müssen:

„Realistische Strategien zur beruflichen Eingliederung Lernbehinderter setzen voraus, daß schon vor Ende der Schulzeit abgeklärt wird,
- welche Stufe der Qualifizierung dem einzelnen Lernbehinderten bei bestmöglicher Förderung erreichbar ist und
- wie die dazu benötigte Förderung ‚organisiert' werden kann.

Diese Abklärung kann sinnvoll nur in der Weise erfolgen, daß
- die differenzierten Kenntnisse und Einschätzungen der Lehrer, die den Lernbehinderten kennen, über seine individuellen Leistungs-, aber auch Entwicklungsmöglichkeiten und
- die Kenntnisse der Berufsberatung für Behinderte des Arbeitsamtes über ... Realitäten des Arbeitslebens und ... bestehende Fördermöglichkeiten verbunden und in einem individuell ‚passenden' Eingliederungsvorschlag umgesetzt werden" (Hervorhebung des Autors).

Um dem nachzukommen, ist es unerläßlich, daß die Schule für Lernbehinderte ein Instrumentarium entwickelt, das hilft, ein weitgehend objektives Bild des einzelnen Schülers unter berufsrelevanten Aspekten zu zeichnen.

Ein solches Begutachtungs-Instrumentarium ist natürlich, einmal geschaffen, nicht auf Dauer als starres Schema brauchbar, sondern es muß immer wieder auch Ausgangsmaterial für Weiterentwicklungen sein. Zum Beispiel ist eine permanente Rückkoppelung zu Handwerk und Industrie – und zwar hinsichtlich der jeweils aktuellen Anforderungsprofile für Ausbildungs- und Berufsbereiche mit den hierfür notwendigen (und durchführbaren) Anpassungsmöglichkeiten – unerläßlich.

Die Entwicklung solcher brauchbarer Instrumentarien hat der Verband Deutscher Sonderpädagogen – Fachverband für Behindertenpädagogik e.V. (vds) schon seit Jahren gefordert.

Eine Umsetzungsmöglichkeit der Ansprüche an die Berufsvorbereitung

Die detaillierten Erfordernisse einer Begutachtung von Fertigkeiten und berufsrelevanten Eigenschaften bzw. Fähigkeiten, wie sie in den beiden nachfolgend dokumentierten

Befundbögen dargestellt sind, werfen natürlich ein Licht auf die unterrichtlichen Notwendigkeiten, die einer solchen Befundung vorausgehen müssen.

Eine Umsetzung der jahrelangen vds-Forderungen kann in den Jahrgangsstufen 7 – 9 der Lernbehindertenschulen über einen entweder fächerübergreifend angelegten oder in der Stundentafel explizit mit eigenen Unterrichtseinheiten ausgewiesenen

Berufswahlvorbereitenden Förderunterricht (BwFU)

erfolgen. Der Schüler soll hier befähigt werden, beruflichen Anforderungen allgemeiner Art zu entsprechen und verschiedene Berufsfelder unter Eignungs- und Neigungsgesichtspunkten kennenzulernen.

Im einzelnen soll ihm der Erwerb der folgenden Befähigungen offenstehen:
– er verbessert seine handwerklich-motorischen Fertigkeiten
– er erlangt persönliche und soziale Handlungssicherheit
– er gewinnt wichtige Informationen über das Arbeits- und Berufsleben und vermag diese auszuwerten
– er entwickelt eine möglichst realistische Selbsteinschätzung und lernt, diese Erkenntnisse über die eigene Person bei der Berufswahl zu berücksichtigen
– er erprobt sich in beruflichen Arbeitssituationen verschiedener Bereiche

(nach: Institut für Sondererziehung und Behindertenpädagogik – ISB – der Universität München, 1989).

Einordnung der Befund-Erhebung im Prozeß der Hinführung zu Ausbildung und Beruf

Die im BwFU gewonnenen, kontinuierlichen und „diagnosegeleiteten“ Beobachtungen in den vier Förderbereichen
– körperlicher
– handwerklich-motorischer
– intellektuell-kognitiver und
– sozialer

Fähigkeiten werden am Ende der 8. Klasse und in der Mitte der 9. Klasse zu Gutachten zusammengefaßt und bilden eine wesentliche Grundlage für
– die Einzelberatung durch den Berufsberater des Arbeitsamtes
– die Feststellung einer eventuellen Sonderberufsschulbedürftigkeit und
– die Abschätzung des erforderlichen Maßes an ausbildungsbegleitenden Hilfen.

Die gutachtlichen Anhaltspunkte, die zusammenzutragen sind, müssen also geeignet sein,
– die voraussichtlich erreichbare Stufe der Qualifizierung abzuschätzen
– den geeigneten beruflichen Bereich für die weitere Ausbildung auszuwählen und
– begründete Vorschläge zur Frage „Betriebliche Ausbildung oder Berufsbildungswerk?“ zu machen.

Zwei Beispiele von Befundbögen mit Bezug zur Berufsvorbereitung:

A. Vorbemerkungen

Im Freistaat Bayern wird ab dem Schuljahr 1990/91 ein Lehrplan für den BwFU an Sonderschulen eingeführt (der Autor bzw. der vds sind Interessenten bei der Beschaffung des Originaltextes gerne behilflich). Er entspricht in seinem Aufbau relativ genau den Lern- und Übungsinhalten, die erforderlich sind, um später eine fundierte Befundung und Begutachtung nach den darzustellenden Kategorien zu ermöglichen.

Als Teil 1 der Stellungnahme der Schule gemäß § 18 Abs. 2 der Sondervolksschulordnung des Freistaates Bayern (SVSO) wird nachfolgend das Erfassungsinstrument

Befundbogen und Gutachten
dokumentiert. Es handelt sich um eine umfassende Erhebung mit Bezug zu allen 4 vorgenannten Förderbereichen, ergänzt um eine in Klartext abzufassende Gesamtbeurteilung.

Wegen des etwas anderen Aufbaues möchte ich ergänzend für den Förderbereich „körperliche Leistung" ein weiteres Erhebungsinstrument zum Vergleich danebenstellen, den

Befundbogen ‚körperliche Leistungsfähigkeit'
der darüberhinaus – ergänzend zu den Grunddaten und funktionellen Fertigkeiten – die generellen Tendenzen des Gemütszustandes mit zum Bild körperlicher Leistungsfähigkeit zählt.

B. Erhebungsinstrumente zur Beurteilung des Standes der individuellen Berufsvorbereitung

1. Befundbogen und Gutachten im Rahmen der Stellungnahme der Schule nach § 18 Abs. 2 SVSO

1.1. Hinweise zur Handhabung des ‚Befundbogens ...'

Ein differenziertes Eingehen auf einzelne Leistungs- und Verhaltensmerkmale eines Jugendlichen, wie es im „Befundbogen ..." unternommen wird, ist nur dann sinnvoll und liefert nur dann beratungsdienliche Erkenntnisse, wenn sichergestellt werden kann, daß sich die (ggf.) unterschiedlichen Gutachter weitgehend der gleichen Kriterien bedienen. Zur Erreichung des Ziels größtmöglicher Objektivität sollen folgende weitere Regeln beachtet werden:

a) Überall dort, wo die Skalierungen „a b c d e" vorkommen, ohne begrifflich näher erläutert zu sein, haben sie die Bedeutung a = deutlich überdurchschnittlich, b = etwas überdurchschnittlich, c = durchschnittlich, d = etwas unterdurchschnittlich und e = deutlich unterdurchschnittlich. Überall dort, wo keine Bezugsgruppe zur Orientierung angegeben wird, ist vom allgemeinen Niveau der jeweiligen Schulart auszugehen. Liegt die tatsächlich gezeigte Leistung zwischen zwei Kategorien, so ist grundsätzlich diejenige zu wählen, deren Anforderungen noch voll erfüllt sind; es wird also quasi „abgerundet". (Gegebenenfalls kann auf solche Items durch begleitenden Text verwiesen werden.)

b) Verhaltens- bzw. Beobachtungsbereiche, zu denen keine ausreichenden Erkenntnisse vorliegen, müssen bei der Begutachtung offengelassen werden. Keinesfalls darf in Fällen, wo ausreichende Erkenntnisse nicht vorliegen, die Mittelskalierung „c" gewählt werden, da dies die inhaltliche Bedeutung der entsprechenden Kategorie verfälscht und evtl. den Gesamtmaßstab verzerren kann.

c) Es wäre für die subjektive Sicherheit der Gutachter hilfreich, wenn sie die Möglichkeit hätten, den eigenen Maßstab von Zeit zu Zeit zu kontrollieren.

Im Bereich der Sonderschule für Lernbehinderte ist dies wie folgt möglich:
Nachdem die ganze Klasse begutachtet ist, muß der Durchschnitt der Bewertungen in jeder Kategorie – per definitionem – etwa bei „c" liegen. (Dies gilt allerdings nicht, wenn aufgrund sehr kleiner Klassengrößen 10 auf den „übergeordneten" Niveau-Maßstab mehrerer Abschlußklassen der Sonderschule für Lernbehinderte zurückgegriffen wurde). Man prüft, indem die Skalen „a" bis „e" mit 1 bis 5 gleichgesetzt werden und der arithmetische Mittelwert jeder Kategorie ermittelt wird. Liegt dieser über 2,5 und unter 3,5, so ist der Beurteilungsmaßstab offensichtlich richtig. Ergeben sich dagegen Mittelwerte

2,5 bzw. 3,5, so deutet dies auf einen systematischen Effekt der „Milde“ bzw. der „Strenge“ hin.

d) Den vorgegebenen Kategorien soll ausschließlich der vorgegebene Inhalt zugrunde gelegt werden. Notwendig erscheinende differenzierende Aussagen können im abschließenden Wortgutachten eingebracht werden und dürfen nicht durch „Umdeutung“ einzelner Kategorien erfolgen. (Siehe hierzu das erste der nachstehenden – mehrseitigen – Faksimile.)

2. Befundbogen „körperliche Leistungsfähigkeit“

Es handelt sich erkennbar um eine Fortentwicklung des 1. Teils des Befundbogens nach § 18 Abs. 2 SVSO (siehe das zweite der nachstehenden – mehrseitigen – Faksimile); die Anmerkungen unter Ziffer B.1.1. (siehe oben) gelten entsprechend.

Literatur beim Verfasser

(Personendaten-Satz)

SCHULISCHE VORBEREITUNG AUF AUS-BILDUNG UND BERUF

STELLUNGNAHME DER SCHULE NACH § 18 ABS. 2 SONDERVOLKSSCHULORDNUNG

TEIL 1: BEFUNDBOGEN UND GUTACHTEN

I. Körperliche Leistungsfähigkeit

1. allgemeine Angaben:

Größe: .... Gewicht: ....

Fehlzeiten: gering - normal - leicht erhöht - häufig

häufig wiederkehrende spezielle Erkrankungen ja - nein
(nur beantworten bei häufigen Fehlzeiten) ....

2. Beobachtungen aus dem berufsbezogenen Körpertraining:

2.1 Kraft (beobachtbar beim Heben und Tragen)

- weniger als 5 kg Tragen, 10 kg Heben
- bis 5 kg Tragen, bis 10 kg Heben
- bis 13 kg Tragen, bis 25 kg Heben
- bis 25 kg Tragen, bis 50 kg Heben
- mehr

2.2 Motorik (beobachtbar bei allen praktischen Arbeiten)

2.2.1 Feinmotorik (Hand- und Fingergeschick, zu beobachten z.B. beim Basteln, Modellbauen etc.)

Schnelligkeit a b c d e

Genauigkeit a b c d e

2.2.2 Grobmotorik (Heben, Tragen, Schubkarren, Leitern, Gerüste, Laufen...)

Schnelligkeit a b c d e

Koordination a b c d e

II. Kenntnisse und Fertigkeiten

II.1 theoretisch/schulische Kenntnisse

(hier gehen besonders Beobachtungen aus den Lernbereichen berufsbezogenes Sprachhandeln und Rechnen sowie Kreativität ein).

1.1 Lesen

1.1.1 Vorlesen

(es ist die Kategorie zu markieren, deren Bedingungen noch voll erfüllt sind)

a liest auch mit Fremdworten stark durchsetzte Texte wie gesprochenes Wort
b liest normale Gebrauchstexte flüssig
c liest Gebrauchstexte gut verständlich mit gelegentlichen Stockungen
d stockt auch bei einfachen Texten häufig
e liest eher buchstabierend

1.1.2 Sinnerfassung

(siehe auch 'berufsweltbezogenes Sprachhandeln' z.B. Lesen von Gebrauchsanweisungen und Bedienungsanleitungen)

Es ist die Kategorie zu markieren, deren Beschreibung noch voll erfüllt ist.

a erfaßt den Sinn auch bei schwierigen Texten mit abstraktem Inhalt (z.B. Reflexionen über Begriffe aus dem Bereich der Philosophie oder Ehtik)
b erfaßt den Sinn bei anspruchsvollen Sachtexten (z.B. detallierte Beschreibung weltwirtschaftlicher Zusammenhänge)
c erfaßt den Sinn bei normalen Sachtexten voll (z.B. Zeitungsmeldung einer seriösen Tageszeitung)
d erfaßt den Sinn bei sehr einfach strukturierten Sachtexten (z.B. Zeitungsmeldung der Boulevard-Presse)
e erfaßt nur kurze Einzelinformationen voll (z.B. Hinweisschilder)

1.2 mündlicher Ausdruck

a akzentfreies Hochdeutsch
b Hochdeutsch - leicht mundartlich eingefärbt
c Hochdeutsch - stark mundartlich durchsetzt
d spricht Dialekt - für Fremde verständlich
e spricht Dialekt - nur für Einheimische verständlich

Wortschatz a b c d e (Bezug: Altersgruppe)

Deutlichkeit der Aussprache a b c d e

Besonderheiten (Sprachfehler etc.): ....

1.3 Rechtschreibung

a auch bei Fremdworten recht sicher
b deutscher Gebrauchswortschatz im allgemeinen fehlerfrei
c häufige und gebräuchliche Worte im allgemeinen fehlerfrei
d erheblich fehlerhaft, aber Sinn in der Regel klar erkennbar
e Sinn oft unverständlich

Abschreiben
- a einwandfrei
- c mit Fehlern, aber brauchbar
- e meist unbrauchbar (Auslassungen, sinnentstellende Fehler)

schriftl. Ausdruck
- a gewandt (mit Nuancierungen in der Formulierung)
- c kann verständlich machen, was er/sie meint
- e das Gemeinte bleibt in der Regel auch bei einfachen Sachverhalten unklar

1.4 Rechnen

1.4.1 schriftliches Rechnen mit natürlichen Zahlen
(alle Angaben für beliebig großen Zahlenraum)

1.4.1.1 Addition:
- a sicher bei mehreren Summanden und gehäuften Schwierigkeiten (Zehnerübergänge, verschiedenstellige Zahlen etc.)
- b sicher bei schwierigen Additionen mit zwei Summanden
- c gelegentliche Fehler (bis 20 %) bei schwierigen Additionen
- d erhebliche Fehler (bis 60 %) bei normal schweren Aufgaben
- e nur zufällige Ergebnisse - beherrscht Rechentechnik nicht

1.4.1.2 Subtraktion:
- a sicher bei mehreren Subtrahenden und gehäuften Schwierigkeiten (Zehnerübergänge, verschiedenstellige Zahlen etc.)
- b sicher bei schwierigen Subtraktionen mit zwei Subtrahenden
- c gelegentliche Fehler (bis 20 %) bei schwierigen Subtraktionen
- d erhebliche Fehler (bis 60 %) bei normal schweren Aufgaben
- e nur zufällige Ergebnisse - beherrscht Rechentechnik nicht

1.4.1.3 Multiplikation:
- a sicher
- b gelegentliche Fehler (bis 20 %) bei mittlerer Schwierigkeit
- c erhebliche Fehler bei mittlerer Schwierigkeit (bis 60 %)
- d verwertbares Ergebnis nur bei elementaren Multiplikationen (Zehnerzahlen, einstellige Multiplikatoren)
- e nur zufällige Ergebnisse - beherrscht Rechentechnik nicht

1.4.1.4 Division:
- a sicher
- b gelegentliche Fehler (bis 20 %) bei mittlerer Schwierigkeit
- c erhebliche Fehler bei mittlerer Schwierigkeit (bis 60 %)
- d verwertbares Ergebnis nur bei elementaren Divisionen (Zehnerzahlen, einstellige Divisoren)
- e nur zufällige Ergebnisse - beherrscht Rechentechnik nicht

1.4.2 Kopfrechnen

1.4.2.1 - Addition

a sicher bei großen Zahlen > 100
b sicher im Zahlenraum bis ...... (>20)
c mit gelegentlichen Fehlern im Zahlenraum bis ....
d mit erheblichen Fehlern im Zahlenraum bis ....
e nur zufällige Ergebnisse im Zahlenraum bis 20 (beherrscht Rechentechnik nicht)

1.4.2.2 - Subtraktion

a sicher bei großen Zahlen > 100
b sicher im Zahlenraum bis ...... (>20)
c mit gelegentlichen Fehlern im Zahlenraum bis ....
d mit erheblichen Fehlern im Zahlenraum bis ....
e zur zufällige Ergebnisse im Zahlenraum bis 20 (beherrscht Rechentechnik nicht)

1.4.2.3 - Multiplikation

a sicher bei großen Zahlen > 100
b sicher im Zahlenraum bis ...... (>20)
c mit gelegentlichen Fehlern im Zahlenraum bis ....
d mit erheblichen Fehlern im Zahlenraum bis ....
e nur zufällige Ergebnisse im Zahlenraum bis 20 (beherrscht Rechentechnik nicht)

1.4.2.4 - Division

a sicher bei großen Zahlen > 100
b sicher im Zahlenraum bis ..... (>20)
c mit gelegentlichen Fehlern im Zahlenraum bis ....
d mit erheblichen Fehlern im Zahlenraum bis ....
e nur zufällige Ergebnisse im Zahlenraum bis 20 (beherrscht Rechentechnik nicht)

1.4.3 Beherrschung von Rechentechniken

1.4.3.1 Bruchrechnung a b c d e
1.4.3.2 Dezimalbrüche a b c d e
1.4.3.3 Prozentrechnung a b c d e
1.4.3.4 Dreisatzrechnung a b c d e

1.4.4 Umgang mit Taschenrechner

Rechenleistung ist mit Taschenrechner

a deutlich besser
b im wesentlichen gleich
c eher schlechter

II.2 Praktische Kenntnisse und Fertigkeiten
(hier gehen besonders Beobachtungen aus den Lernbereichen 'Messen ...', 'Arbeitstechniken', 'technische Darstellung', 'Arbeitssicherheit' etc. ein)

2.1 Umrechnung von Maßeinheiten

2.1.1	Langenmaße	a	b	c	d	e	(a = sicher bei bel. Umrechnungen
2.1.2	Flächenmaße	a	b	c	d	e	b = gel. Fehler b.bel. Umrechn.
2.1.3	Raummaße	a	b	c	d	e	c = sicher b. Umr.in nächste Einheit
2.1.4	Gewichte	a	b	c	d	e	d = unsicher b. "
							e = beherrscht Operationen nicht)

2.2 Praktische Anwendung von Meßgeräten und Meßvorschriften

2.2.1	Längen	a	b	c	d	e
2.2.2	Flächen/Raum	a	b	c	d	e
2.2.3	Wiegen	a	b	c	d	e

3. Kenntnis von Werkzeugen und Bearbeitungstechniken
(Maßstab: durchgenommener Lehrstoff - Nichtzutreffende Berufsbereiche streichen)

3.1 Werkzeuge

3.1.1 Bereich Technisches Werken - Holz
a die meisten
b die wichtigen
e wenige - keine

- Metall
a die meisten
c die wichtigen
e wenige - keine

- ......
a die meisten
c die wichtigen
e wenige - keine

3.1.2 Bereich Textil
a die meisten
c die wichtigen
e wenige - keine

3.1.3 Bereich Hauswirtschaft
a die meisten
c die wichtigen
e wenige - keine

3.2 Bearbeitungstechniken

3.2.1 Bereich Technisches Werken

- Holz
  - a die meisten
  - c die wichtigen
  - e wenige - keine
- Metall
  - a die meisten
  - c die wichtigen
  - e wenige - keine
- ......
  - a die meisten
  - c die wichtigen
  - e wenige - keine

3.2.2 Bereich Textil

a die meisten
c die wichtigen
e wenige - keine

3.2.3 Bereich Hauswirtschaft

a die meisten
c die wichtigen
e wenige - keine

4. Geschicklichkeit

a im Umgang mit Werkzeugen und Werkstoffen ausgesprochen anstellig und geschickt
c bewältigt bei Anleitung einfachere handwerkliche Aufgaben
e auch bei Anleitung bleiben die praktisch/handwerklichen Arbeitsergebnisse kaum verwertbar

III. Lernfähigkeit
(hier gehen auch Beobachtungen aus dem Lernbereich Kreativität ein)

1. Verständnis für Zusammenhänge (Bezugsniveau: Hauptschulabschluß)

a erfaßt eigenständig auch komplexe/abstrakte Zusammenhänge
b erfaßt komplexe/abstrakte Zusammenhänge nach Erklärung
c erfaßt einfache Zusammenhänge (wenn - dann) sofort
d benötigt zum Erfassen einfacher (wenn - dann) Zusammenhänge häufiger Erklärungen
e kann einfache Zusammenhänge auch nach Erklärung nicht immer sicher auffassen

vermuteter Begabungsschwerpunkt (subjektives Lehrerurteil) im

- sprachlichen Bereich
- Umgang mit Zahlen
- praktisch handwerklichen Bereich

2. Auffassungsgeschwindigkeit

a b c d e

3. Umsetzen von Handlungsanweisungen

a b c d e

4. Verständnis für Probleme

4.1 technischer Art a b c d e

4.2 lebenspraktischer Art a b c d e

4.3 meistbeobachtete Problemlösungsstrategie

- 'Ignorieren'
- 'Vermeiden'
- 'Delegieren' ('mach Du das für mich')
- aktiv lösen

5. Merkfähigkeit (Bezugsgruppe SOL Abschlußklasse)

5.1 Kurzzeitgedächtnis a b c d e

5.2 Langzeitgedächtnis a b c d e

6. Konzentrationsfähigkeit

a auch bei langdauernder (>1 Std) gleichförmiger Belastung kaum ablenkbar
b bei gleichförmiger Belastung mehr als 30 min voll konzentriert
c bei abwechslungsreicher Tätigkeit bis 20 min voll konzentriert
d läßt nach einiger Zeit (>10 min) in der Aufmerksamkeit deutlich nach
e kann auch kurzzeitig nur schwer bei der Sache bleiben

besser konzentrationsfähig bei - praktisch/handwerklichen Arbeiten
- Schreibtischarbeit

IV. Arbeitsverhalten
(hier kommen vor allem Beobachtungen aus den Lernbereichen 'Arbeitstechniken', 'Messen', 'Raumvorstellung' in Betracht)

1. Selbständigkeit

a erkennt selbst Handlungsbedarf und erledigt ganze Aufgabenbereiche selbständig
b erledigt fest umrissene Aufgabenfelder völlig selbständig
c erledigt übertragene Aufgaben mit gelegentlicher Unterstützung selbständig
d kann einfache Aufgaben mit gelegentlichen Hilfen selbständig lösen
e bedarf fast ständiger Hilfe bei der Aufgabenerledigung

2. Arbeitstempo a b c d e

3. Sorgfalt (hier auch Lernbereich Arbeitssicherheit berücksichtigen)

a b c d e

4. Ausdauer/Frustrationstoleranz

a b c d e

5. Motivation im schulischen (nicht handwerklichen) Bereich (Nichtzutreffendes streichen)

- ehrgeizig, leistungsmotiviert, einsatzfreudig
- angepaßt, selektiv interessiert, motivierbar
- teilnahmslos, passiv, träge, lustlos, schwer aktivierbar
- ablehnend, stört den Unterricht (absichtlich), fehlt oft

V. Sozialverhalten
(siehe Lernbereich 'Kontaktsicherheit')

1. Rolle in der Gleichaltrigengruppe (Nichtzutreffendes streichen)

- ständige/häufige/gelegentliche Führerrolle
- Spezialist für .... (z.B. Gestaltung von Feiern etc.)
- unauffälliger Mitläufer (eher koopertaiv/eher passiv)
- Außenseiter/Einzelgänger

2. gegenüber Lehrern/Vorgesetzten/'Autoritäten'
(Nichtzutreffendes streichen)

- überangepaßt, duckmäuserisch, servil
- ängstlich, zurückhaltend, ausweichend
- unauffällig, unbefangen, offen, kooperativ
- aggressiv, renitent, kritisch, unkooperativ

3. bei Konflikten
(Nichtzutreffendes streichen)

- kann Kritik annehmen, zeigt Einsicht bei eigenen Fehlern, reagiert sachlich/vermittelnd
- bemüht sich um Verständnis für andere, kann sich in die Position anderer hineinversetzen
- rechtfertigt sich ständig, sucht Schuld bei anderen
- reagiert unangemessen (aggressiv/depressiv/sozialer Rückzug)

VI. Selbsteinschätzung in Relation zur tatsächlichen Leistungsfähigkeit

1. schulisch theoretische Fähigkeiten

a überschätzt sich erheblich
b überschätzt sich etwas
c schätzt sich richtig ein
d unterschätzt sich etwas
e unterschätzt sich erheblich

Befundbogen: Körperliche Leistungsfähigkeit

für den/die Schüler/in (Name, Vorname): Geburtsdatum:

Vorbemerkung: Überall dort, wo die 'Skalierungen' **a b c d e** vorkommen, ohne begrifflich näher erläutert zu sein, haben sie folgende Bedeutung:

a = deutlich überdurchschnittlich **b** = etwas überdurchschnittlich **c** = durchschnittlich **d** = etwas unterdurchschnittlich **e** = deutlich unterdurchschnittlich

Überall dort, wo keine Bezugsgruppe ausdrücklich angegeben ist, ist vom Niveau der jeweiligen Schulart auszugehen.

Liegt die tatsächlich gezeigte Leistung zwischen zwei Kategorien, so ist diejenige zu wählen, deren Anforderungen noch voll erfüllt sind. Es ist also quasi, abgerundet! (Gegebenenfalls kann auf solche Fälle durch begleitenden Text verwiesen werden).

---

1. Allgemeine Angaben:

Größe: ______________ cm Gewicht: ___________ kg

Fehlzeiten: ☐ gering ☐ normal ☐ leicht erhöht ☐ häufig

Häufig wiederkehrende spezielle Erkrankungen (nur beantworten bei häufigen Fehlzeiten)?

☐ nein ☐ ja; wenn ja, welche? ______________________________

2. Welche Krankheiten (in welcher Häufigkeit) hat der/die Schüler/in bereits gehabt? (z. B. allergische Reaktionen, Sinnesbeeinträchtigungen, orthopädische Beeinträchtigungen, Stoffwechselstörungen)

____

____

3. Wird regelmäßige sportliche Betätigung betrieben? Welche?

____

____

4. Lassen sich Ermüdungserscheinungen erkennen?

____

____

5. **Beobachtungen** zum Faktor "Körperliche Fähigkeiten" aus dem Berufswahlvorbereitenden Förderunterricht

5.1 Kraft (beobachtbar beim Tragen und Heben):

Tragen: ☐ weniger als 5 kg ☐ bis 13 kg ☐ bis 25 kg

☐ mehr als 25 kg: ___________ kg

Heben: ☐ weniger als 10 kg ☐ bis 25 kg ☐ bis 50 kg

☐ mehr als 50 kg: ___________ kg

5.2 Motorik (beobachtbar bei allen praktischen Arbeiten)

5.2.1 Feinmotorik (Hand- und Fingergeschick - zu beachten z. B. beim Basteln, Modellbauen etc.)

Schnelligkeit: ☐ a ☐ b ☐ c ☐ d ☐ e

Genauigkeit: ☐ a ☐ b ☐ c ☐ d ☐ e

5.2.2 Grobmotorik (Heben, Tragen, Schubkarren, Leitern, Laufen ...)

Schnelligkeit: ☐ a ☐ b ☐ c ☐ d ☐ e

Koordination: ☐ a ☐ b ☐ c ☐ d ☐ e

VII. Angaben zur Behinderung

1. Lernbehinderung ja / evtl. / nein

2. medizinische Diagnose ....

MdE ja / nein / beantragt / unbekannt .... %

3. sonstige körperl. Einschränkungen
(z.B. Brille, Hörgerät, Stützapparat etc.)

....

VIII. WORTGUTACHTEN

(Ergänzende Beobachtungen und zusammenfassende Beurteilung)

....

....

....

....

....

....

....

....

5.3 Gemütszustand:

- 0 traurig
- 0 ängstlich
- 0 teilnahmslos
- 0 mißmutig
- 0 aufbrausend
- 0 unbeherrscht
- 0 Ich-bezogen
- 0 kritiklos
- 0 unrealistisch
- 0 verschlagen
- 0 unaufrichtig
- 0 urteilslos
- 0 träumerisch
- 0 schwärmerisch

Anschrift:

F. Rumpler
Vorsitzender des vds – Fachverband
für Behindertenpädagogik
Herschel-Platz 1
8500 Nürnberg 70

Berufsorientierung und Berufsberatung für behinderte Schülerinnen und Schüler

von H.-G. Tobies-Weimper

1. Einleitung

Schule und Berufsberatung für Behinderte arbeiten bei der Hinführung der Schüler zum Berufsleben eng zusammen.
Im Folgenden möchte ich einen kurzen Überblick geben, an welcher Stelle und mit welchen Mitteln die Behindertenberatung diese Entwicklung begleitet und unterstützt.
Nachstehende Punkte sollen dabei angesprochen werden:
- die Berufswahl
- der gesetztliche Auftrag der Berufsberatung
- Berufsorientierung an Sonderschulen
- Beratung für Behinderte
- das System der beruflichen Rehabilitation.

2. Berufswahl

Mit Erreichen der vorletzten Schulklasse werden Schüler und Schülerinnen zunehmend stärker mit dem Problem Berufswahl konfrontiert.
Was wird nun unter Berufswahl verstanden? Es handelt sich hier um einen Prozeß, in dem sich eine Person unter Abwägung der von ihr erkannten persönlichen Voraussetzungen und der ihr bekannten Berufsanforderungen zu einer Berufsentscheidung durchringt.
In diesem Prozeß werden vielfältig Informationen und Hilfestellungen benötigt. Besonders trifft dies für Behinderte zu, die sich aufgrund ihrer persönlichen Situation mit speziellen Schwierigkeiten bei dieser Wahl auseinandersetzen müssen. In dieser Situation dienen dabei in erster Linie Familie, Schule und Berufsberatung als Ansprechpartner.

Die Berufsberatung möchte mit ihrem Angebot von Orientierung und Beratung dazu beitragen, daß eine überlegte und bewußte Entscheidung getroffen wird.

3. Berufsorientierung und -beratung als gesetzlicher Auftrag

Das Arbeitsförderungsgesetz (AFG) erläutert in seinem 3. Unterabschnitt die Begriffe Berufsberatung und Berufsorientierung.

Berufsberatung im Sinne des AFG ist die Erteilung von Rat und Auskunft in Fragen der Berufswahl an Jugendliche und Erwachsene. Neben den persönlichen Voraussetzungen (Eignung, Neigung, Vorbildung) sollen dabei die Lage und Entwicklung des Arbeitsmarktes und der Wandel der Berufsbilder angemessen berücksichtigt werden (§ 25 und § 26 AFG).

Berufsorientierung soll über alle Fragen der Berufswahl, über die Berufe, deren Anforderungen und Aussichten, über Wege und Förderung der beruflichen Bildung sowie über jede beruflich bedeutsame Entwicklung umfassend informieren (§ 31 AFG). Diese grundsätzlichen Ausführungen gelten für jede Person, somit natürlich auch für Behinderte.

4. Berufsorientierung an Sonderschulen

In Absprache mit dem Kultusministerium von Baden-Württemberg führt die Berufsberatung unseres Bundeslandes im Rahmen der Orientierung in Berufsfeldern zwei Schulbesprechungen durch. Außerdem werden an den Schulen Elternabende und zusätzliche Informationsveranstaltungen angeboten.
Mögliche Ziele dieser Veranstaltung sind,

- die Möglichkeiten der Berufsberatung für Behinderte kennenzulernen,
- die bei der Berufswahl wichtigen persönlichen Voraussetzungen und beruflichen Anforderungen kennenzulernen,
- Berufsmöglichkeiten und besondere Förderungsmaßnahmen kennenzulernen,
- das betriebliche und schulische Ausbildungsangebot kennenzulernen,
- besondere Ausbildungswege kennenzulernen und schließlich,
- Förderungsmöglichkeiten der Berufsberatung kennenzulernen.

Um diese Ziele weitmöglichst zu erreichen, wird den Schülern ein speziell vorbereiteter Unterricht angeboten, der durch zusätzliche Medien, wie z.B. das Arbeitsheft „Auf dem Wege zum Beruf" unterstützt wird.
Die Orientierungsveranstaltungen lösen bei Schülern und Eltern sehr häufig den Wunsch nach einer persönlichen beruflichen Beratung aus.

5. Beratung für Behinderte

Als mögliche Formen bieten sich Einzel- und die Gruppenberatungen an, die sowohl in der Schule, als auch im Arbeitsamt durchgeführt werden können. Aufgrund der besonderen persönlichen Problemlage wird bei Behinderten aber überwiegend die Form der Einzelberatung gewählt.
Das Hauptziel der Beratung ist die Hilfestellung zur selbstverantwortlichen Entscheidung. Dabei müssen aber die individuellen Möglichkeiten des Ratsuchenden und die Wünsche der Eltern entsprechende Berücksichtigung finden.
Inhalte des Beratungsgesprächs sind z.B. persönliche Kenntnisse, Fähigkeiten und Interessen, die eigene Werthaltung gegenüber bestimmten Berufsfeldern und Berufen, die finanzielle Förderung von besonderen Ausbildungsgängen sowie Möglichkeiten vorhandener Sonderausbildungsgänge, Ausbildungsinhalte und nicht zuletzt Information über Einrichtungen der beruflichen Rehabilitation.

6. Berufliche Rehabilitation

Für Behinderte bestehen neben den üblichen Ausbildungsangeboten besondere Hilfs- und Unterstützungsmöglichkeiten durch die Behindertenberatung.
Dieses Angebot ist in der Abbildung dargestellt und soll nun kurz erläutert werden.
Um zu einem guten Ergebnis zu kommen, bezieht die Berufsberatung Informationen von weiteren Beteiligten, wie z. B. Schule oder Bildungsberatung mit in ihre Gespräche ein. Außerdem besteht die Möglichkeit, fachtechnische Dienste des Arbeitsamtes einzuschalten, um z. B. die gesundheitliche oder intellektuelle Leistungsfähigkeit genauer abklären zu lassen.
Unter Berücksichtigung dieser zusätzlichen Informationen wird dann mit dem Ratsuchenden der Weg abgesprochen, der eingeschlagen werden sollte. Dies kann als ersten Schritt bedeuten, daß eine Berufsfindung durchgeführt wird, wenn noch keinerlei feste Vorstellungen über berufliche Möglichkeiten bestehen oder dann, wenn es nicht sicher ist, ob die Vorstellungen auch realisiert werden können.

Als zweiter Schritt könnte eine Berufsvorbereitung durchgeführt werden, die den Jugendlichen soweit fördert, daß er im An-

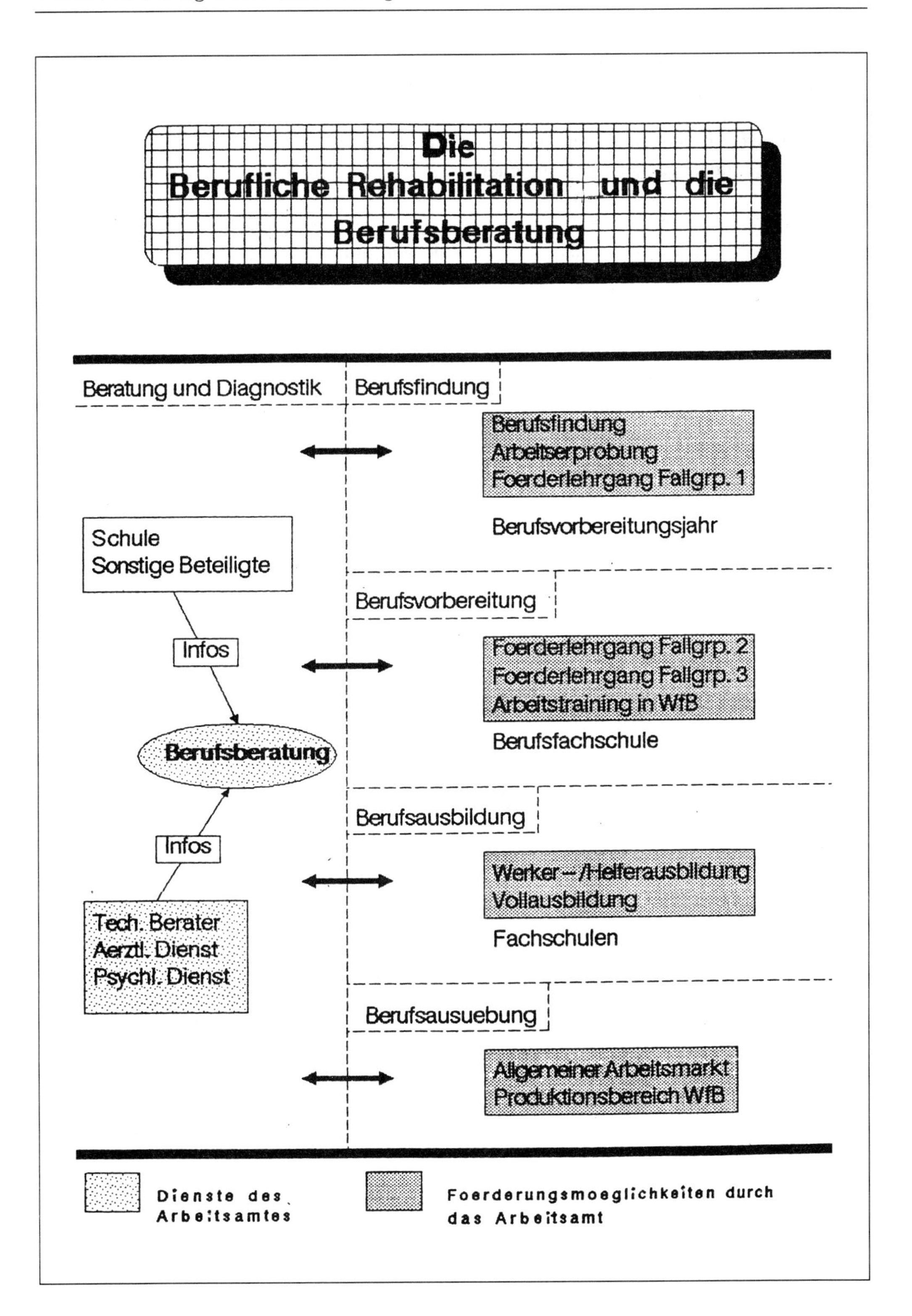
Die
Berufliche Rehabilitation und die
Berufsberatung
Beratung und Diagnostik
Berufsfindung
Berufsfindung
Arbeitserprobung
Foerderlehrgang Fallgrp. 1
Berufsvorbereitungsjahr
Schule
Sonstige Beteiligte
Berufsvorbereitung
Infos
Foerderlehrgang Fallgrp. 2
Foerderlehrgang Fallgrp. 3
Arbeitstraining in WfB
Berufsberatung
Berufsfachschule
Berufsausbildung
Infos
Werker –/Helferausbildung
Vollausbildung
Tech. Berater
Aerztl. Dienst
Psychl. Dienst
Fachschulen
Berufsausuebung
Allgemeiner Arbeitsmarkt
Produktionsbereich WfB
Dienste des Arbeitsamtes
Foerderungsmoeglichkeiten durch das Arbeitsamt

schluß an die Maßnahme eine Ausbildung aufnehmen kann.
Als dritte Möglichkeit kommt eine Ausbildung in Frage. Hierbei muß man entsprechend der Leistungsfähigkeit des Ratsuchenden unterscheiden, ob nur eine Werker- oder Helferausbildung in Frage kommt, oder ob eine Vollausbildung realisierbar ist.
Als letzter Schritt bei ausgebildeten Ratsuchenden oder bei solchen, die eine Ausbildung nicht anstreben, steht dann die Berufsausübung an, bei dem die Berufsberatung nur mittelbar helfen kann, nämlich dadurch, daß sie den Klienten mit der Arbeitsvermittlung in Kontakt bringt, die ihm dann ihre Förderungsmöglichkeiten zur Verfügung stellen kann.
Berufsfindung, Berufsvorbereitung und Berufsausbildung kann in speziellen Rehabilitationseinrichtungen durchgeführt werden, zu denen die Berufsberatung den Kontakt hergestellt und deren Kosten durch die Arbeitsverwaltung getragen werden.

7. Schluß

Ich hoffe, die gemachten Ausführungen haben Ihnen einen groben Überblick verschafft, welche Aufgaben die Berufsberatung an der Nahtstelle „schulische Rehabilitation/berufliche Rehabilitation" übernimmt und welche Angebote sie in diesem Bereich unterbreiten kann.

Anschrift:

H.-G. Tobies-Weimper
Berufsberater für Behinderte
Arbeitsamt Ulm
Postfach 1045
7900 Ulm 1

Ergebnisse der Arbeitsgruppe 2

von J. Merkle und W. Becher

Trotz der großen Themenvielfalt ist die Arbeitsgruppe in der Diskussion mit sachlich vorgetragenen und gleichberechtigt ausgetauschten Argumenten zu recht klaren Ergebnissen gelangt. Dies gilt insbesondere für das Spannungsfeld Sonderschule/Integration an der Allgemeinschule.

Zunächst ist die Integration normal begabter körperbehinderter Kinder in das Regelschulwesen längst nicht mehr strittig. In der Praxis schreitet daher auch die Hereinnahme solcher Schülerinnen und Schüler an den Allgemeinschulen fort, wogegen sich die Körperbehindertenschulen mehr und mehr zu „Sonderschulen für Mehrfachbehinderte mit Körperbehinderungen“ entwickeln sowie gleichzeitig die Kooperation mit Allgemeinschulen suchen (Übergänge und Durchlässigkeit). Hier will die Praxis der gegebenen Ordnung des öffentlichen Schulwesens vorangehen, schafft dies aber oftmals nicht im gewünschten Maße, weil die Hemmnisse aus Schulverwaltung und Lehrerbildung noch immer zu groß sind (s.u.). Die integrative Beschulung Körperbehinderter erfordert mehr flankierende Maßnahmen, u.U. auch solche, die „Teilsegregation“ beinhalten.

Für Behinderte mit besonders großer Förderbedürftigkeit wird dagegen heute das Sonderschulwesen nicht mehr grundsätzlich in Frage gestellt werden können. Für notwendig wird aber hier die ergänzende Erschließung neuer Wege gehalten: z.B. Kooperation zwischen Sonder- und Allgemeinschulen, aber auch die Ausdehnung der sogenannten „zieldifferenzierten“ Integration auch auf geistig behinderte Kinder (wobei diese Forderung von einer Minderheit der Teilnehmer nicht mitgetragen werden kann).

Übereinstimmend drücken die Teilnehmer aber ihre Sorge aus, daß durch die medizinischen Fortschritte in der pränatalen Frühdiagnostik und die immer wieder zu beobachteten Versuche bestimmter Kreise, die „vorgeburtliche Selektion“ (getarnt als genetisch motivierte, „freie“ Entscheidung werdender Eltern) gesellschaftlich hoffähig zu machen, eine Zeit kommen könnte, in der wieder zwischen lebenswertem und „lebensunwertem“ Leben unterschieden werden darf. Dann aber würden sich bereits geborene und (dennoch) hinzukommende Behinderte mit großem Förderbedarf als eine Art „Restgröße“ darstellen, was gravierende Folgen u.a. für die Bereitschaft der Gesellschaft zur Sicherung ihrer schulischen Rehabilitationschancen haben müßte. Es wird für dringend notwendig gehalten, der unseligen neuen Diskussion Einhalt zu gebieten und laut und deutlich den Standpunkt zu vertreten, daß behinderte Menschen ein Bestandteil unserer Gesellschaft sind und sein sollen.

In Pädagogik und Bildung sind – vor dem Hintergrund eines ethisch verantwortbaren

Menschenbildes (s. o.) – noch zahlreiche Probleme zur Sicherung der schulischen Rehabilitationschancen Behinderter zu lösen. Gefordert sind aber stets weniger schematische, als vielmehr personenbezogene, individuell gangbare Lösungen, wie an der Schwerstbehindertenförderung schlüssig aufgezeigt wurde. Hierfür bedarf es institutionell, organisatorisch, lehrerbildungsmäßig und laufbahnrechtlich etc. einer großen Flexibilität und Gestaltungsfreiheit. Benötigt werden nicht etwa „noch genauere Festlegungen", sondern mehr (abgesicherte) Handlungsspielräume für Pädagogen, Eltern und begleitende Therapeuten. Diese sind, mit gutem Willen der Beteiligten, durchaus im gegenwärtigen Schulsystem erschließbar.

Es fehlt dagegen vielerorts an Hilfen für das Schulsystem aus dem Wissenschaftsbereich. Bedarf besteht vor allem im Bereich Praxisbegleitung/Supervision und Langzeitevaluierung vermittelter Qualifikation/Lerninhalte mit Bezug zur beruflichen Ausbildung und Integration Behinderter.

Aus einer Vielzahl von Forderungen und Anregungen, die die Diskussion erbrachte, können 6 Hauptanliegen herausgearbeitet werden:

1. Durch Ergänzung/Änderung der Ausbildungsordnung aller Lehrer soll eine Sensibilisierung für die Probleme der Behinderten erreicht werden.
2. Eine spätere Weiter- und Fortbildung der Lehrer soll gewährleistet und gefördert werden.
3. Die Beteiligung der Eltern am Prozeß schulischer Rehabilitation ist in weit höherem Maß als bisher zu aktivieren.
4. Die Nachbetreuung Behinderter nach Abschluß ihrer Schulbildung und ihrer Ausbildung ist zu stärken (und zu institutionalisieren).
5. Dem Forschungsbedarf im Schulwesen und an den Schnittstellen zum Berufsleben mit Bezug zu behinderten Kindern und Jugendlichen ist nicht nur im Hochschulbereich, sondern auch in Form praxisbegleitender wissenschaftlicher Unterstützung, zu entsprechen.
6. Die Zusammenarbeit der verschiedenen, mit Behinderten befaßten Berufsgruppen ist (mit Schwerpunkt im ortsnahen Bereich) dringend zu vertiefen.

Anschrift:

StR J. Merkle
Rektor der Bodelschwingh-Schule
Böfinger Steige 20
7900 Ulm-Böfingen

und

StDir W. Becher
stellvertretender Leiter der
Freiherr-vom-Stein-Schule
Postfach
3436 Hessisch-Lichtenau

Arbeitsgruppe 3:

Betriebliche und überbetriebliche berufliche Rehabilitation – Zusammenspiel und/oder Ergänzung?

Leitung: Dipl.-Soz.-Arb. H.-J. Albrecht, Geschäftsführer
Donnerstag, den 9. November 1989

Einführung in die Thematik der Arbeitsgruppe 3

von H.-J. Albrecht

Wir haben uns heute vorgenommen, im Rahmen des Gesamtprogrammes dieses Kongresses mit dem Thema

Zusammenwirken und wissenschaftliche Begleitung örtlicher und überörtlicher Rehabilitationsangebote

das Unterthema

Betriebliche und außerbetriebliche berufliche Rehabilitation – Zusammenwirken und/oder Ergänzung? –

abzuhandeln.

Das Programmkomitee hat den einzelnen Arbeitsgruppen dazu Themenschwerpunkte vorgegeben.

Herr Dr. Schian, Herr Kronauer und ich haben versucht, daraus ein Konzept zu entwickeln, das den Bedürfnissen der beruflichen Rehabilitation und den uns erteilten Vorgaben entspricht.
Es war uns klar, daß wir die Ablaufplanung teilen müssen. So werden wir heute vormittag über den Personenkreis der Behinderten sprechen, bei dem die Behinderung vor dem Erwerbsleben eingetreten ist. Heute nachmittag dann über den Personenkreis, bei dem die Behinderung während des Erwerbslebens eingetreten ist.
Je acht Beiträge vormittags und nachmittags stellen sicherlich hohe Anforderungen an Ihre Aufmerksamkeit, aber wir hoffen, daß jeder Beitrag für Sie interessant sein wird.

Die Hälfte der uns zur Verfügung stehenden Zeit wollen wir für die Diskussion und Zusammenfassung unserer Ergebnisse nutzen.

Zur Einführung möchte ich hier noch einige Zahlen und Gedanken zum Thema vortragen:

Ich glaube, wenn wir auch – wie eben gezeigt – über zukünftige Reha-Strukturen nachdenken sollen, kommen wir an Aussagen der 1987-89 durchgeführten Arbeitsmarktstudie der PROGNOS AG in Zusammenarbeit mit dem Institut für Arbeitsmarkt- und Berufsforschung der Bundesanstalt für Arbeit (PROGNOS/IAB-Studie), unter dem Titel „Die Zukunft der Arbeitslandschaft. Zum Arbeitskräftebedarf nach Umfang und Tätigkeiten bis zum Jahr 2000", nicht vorbei.

1. Mit dem zukünftigen Wandel der Tätigkeitsstruktur dürfte insgesamt eine am formalen Abschluß orientierte Höherqualifizierung der Erwerbstätigen verbunden sein. Die mittlere Projektionsvariante der PROGNOS/IAB-Studie geht von folgendem aus:

   – Der Anteil der Arbeitsplätze für betrieblich ausgebildete Fachkräfte dürfte von rund 53 % in 1982 auf rund 59 bis 60 % im Jahr 2000 ansteigen. Der Bedarf bis zum Jahr 2000 würde sich um rund 1,3 bis 1,7 Mio. Personen erhöhen.

- Der Anteil der Arbeitsplätze für Absolventen der Fach-, Techniker- und Meisterschulen dürfte etwa auf dem derzeitigen Niveau von rund 7 % bleiben.
- Der Anteil der Arbeitsplätze für Hoch- und Fachhochschulabsolventen dürfte sich von 8,5 % in 1982 auf rund 14 bis 15 % im Jahr 2000 erhöhen. Dies bedeutet im Vergleich zu 1982 einen zusätzlichen Bedarf von rund 1,3 bis 1,6 Mio. Hochschulabsolventen.
- Der Anteil der Arbeitsplätze für Erwerbstätige ohne Ausbildungsabschluß dürfte von rund 32 % in 1982 auf rund 20 % in 2000 sinken. Dies würde einen Rückgang um etwa 3,2 Mio. bedeuten.

Daraus wurden u.a. die Folgerungen gezogen:

a) Für Absolventen der beruflichen Ausbildung dürften sich die Beschäftigungsaussichten generell zunehmend verbessern.

b) Für alle Jugendliche, die ohne einen Ausbildungsschluß bleiben, werden sich auch langfristig die Beschäftigungsaussichten ungünstig darstellen, und ich glaube ergänzen zu können, für behinderte junge Menschen am ungünstigsten.

2. Unsere hochtechnologisierte Gesellschaft stellt an die Ausbildung auch höhere Anforderungen. Die Notwendigkeit der Anpassung an neue Technologien vollzieht sich dabei immer schneller. Wir erleben das ja z.Zt. an den neugeordneten Berufen mit den dort verlangten Schlüsselqualifikationen.

3. Die Zahl der ratsuchenden Behinderten, die sich an die Berufsberatung wenden, hat trotz der demographisch gegenläufigen Entwicklung auch 1988 zugenommen. Es wird auch zukünftig ein hoher Bedarf an beruflicher Ausbildung für Behinderte bestehen. Es werden sich sicherlich Grenzen verschieben. Handwerk und Industriebetriebe werden Behinderte, die sie bisher nicht ausgebildet haben, im gewissen Rahmen aufnehmen. Berufsbildungswerke und Berufsförderungswerke werden sich sicherlich verstärkt mit dem Personenkreis der Mehrfachbehinderten und der psychisch Behinderten beschäftigen müssen. Hierzu noch einige Zahlen, die die derzeitige Situation darstellen:

Situation im Erstausbildungsbereich nach den Ergebnissen der Berufsberatungsstatistik der Bundesanstalt für Arbeit im Oktober 1989

Rehabilitanden in Berufsausbildung
1984 = 37850 stetig steigend bis
1988 auf 42134 Rehabilitanden

Davon:

Betriebliche Ausbildung	25047 = 59,5 %
Berufsbildungswerke	9404 = 22,3 %
sonstige Rehabilitationseinr.	2132 = 5,1 %
sonstige überbetriebl. Einr.	4889 = 11,6 %
Sonstiges, nicht näher bezeichnet	662 = 1,5 %
Gesamt:	42134 = 100 %

Im Bereich der Erstausbildung werden also heute schon fast 60 % der jungen Menschen im Betrieb ausgebildet und nur ca. 22 % in Berufsbildungswerken.
Es ist daher wohl sehr wichtig, daß wir uns auch gerade mit diesen zwei Gruppen in unserer Sitzung befassen.

Situation im Bereich der beruflichen Umschulung

Bei der Umschulung Behinderter sieht das Verhältnis dagegen anders aus. Hier werden die Umschulungsmaßnahmen durchgeführt

von den Betrieben	7300 = 21,8 %
von sonstigen Bildungseinr.	13200 = 39,8 %
von Berufsförderungswerken	12800 = 38,4 %
Gesamt ca.	33300 = 100 %

Ich hoffe, daß diese wenigen Zahlen doch dazu beitragen werden, unser Tagungsthema besser zu verstehen und bitte nun den ersten Referenten um seinen Beitrag. Das Wort hat nun Herr Finkl.

Anschrift:

Dipl.-Soz.Arb. H.-J. Albrecht
Geschäftsführer des
Annedore-Leber-Berufsbildungswerkes
Berlin
Paster-Behrens-Straße 88
1000 Berlin 47

Betriebliche Ausbildungszentren für industrielle Berufe als Lernorte der integrierten beruflichen Rehabilitation junger Behinderter

von H. Mahrin und R. Finkl

Möglichkeiten und Methoden

Die Möglichkeiten der behindertengerechten Gestaltung von Lern- und Ausbildungsplätzen sind vielfältig und werden in der industriellen Ausbildung in der Regel auch ausgeschöpft. An wenigen Beispielen möchte ich die Spielräume dafür verdeutlichen.

Zunächst zur Ergonomie: Mit viel Phantasie und ebensoviel Erfolg werden Arbeitsmittel, Werkstoffe, Unterlagen usw. so angeordnet, daß jeweils optimale Zugänglichkeit und Nutzbarkeit gewährleistet sind. Dies erfolgt hier im übrigen nicht anders als bei der Umgestaltung von Arbeitsplätzen im Zuge der Einführung von Zeitvorgabemethoden, und es liegen nützliche Erfahrungen damit vor. Selbstverständlich werden auch im Rahmen der bestehenden Möglichkeiten besondere Ausstattungen installiert, die fehlende oder unzureichende Körperfunktionen ersetzen oder ergänzen. Als Beispiele nenne ich besondere Beleuchtungen, Sitzhilfen an Steh-Arbeitsplätzen, Austausch oder zusätzliche Anbringung von akustischen und optischen Signalmeldern sowie verschiedenartige Vorrichtungen, die spezielle manuelle Tätigkeiten erleichtern helfen. Desgleichen können besondere Schutz- und Sicherheitsvorrichtungen installiert werden, wenn sich Gefahren dadurch wirklich abwenden lassen und Arbeitsprozesse und Arbeitsergebnisse nicht so stark beeinträchtigt werden, daß die gesteckten Lernziele nicht mehr erreicht werden können. Diese Möglichkeiten kommen auch behinderten Auszubildenden mit zugute.

Im wesentlichen werden durch die beschriebenen Maßnahmen im Rahmen der industriellen Ausbildung körperbehinderte Jugendliche gefördert. Die stark zunehmende Orientierung der Produktion auf neue Fertigungsmethoden mit massivem Einsatz von Computern bietet erfreulicherweise für die Betroffenen neue Chancen auch im gewerblich-technischen Bereich. Allerdings sind hier immer höhere kognitive Leistungen gefordert, was die industrielle Ausbildung und die anschließende berufliche Eingliederung von Menschen mit Lernstörungen und geistigen Beeinträchtigungen immer schwieriger werden läßt. Beachtliche Möglichkeiten für die Anpassung der Arbeitswelt und des betrieblichen Ausbildungsbereiches zugunsten von behinderten Menschen liegen vermutlich noch in der organisatorischen Arbeitsplatzumgestaltung, der Einführung von Gruppenarbeitsplätzen und in der Arbeitszeitregelung. Das Arbeiten und Lernen miteinander an derartigen Plätzen birgt auch für die nichtbehinderten Gruppenmitglieder Möglichkeiten zur Entwicklung sozialer Kompetenzen.

Betriebliche Fördermaßnahmen werden meist ohne erheblichen Aufwand durch angemessenen Einsatz methodischer Vielfalt in die Tat umgesetzt. Projekt- und handlungsorientiertes Lernen kann genausowenig wie eine streng lehrgangsorientierte Unterweisung ausschließlich nach der klassischen Vier-Stufen-Methode durchgeführt werden. Dasselbe gilt für die Sozialformen des Unterrichts, die sich sowohl in der Sitzordnung als auch in der Unterscheidung von Einzel-, Partner- oder Gruppenarbeiten niederschlagen. Die Auswahl der jeweils methodisch günstigsten Form erfordert viel Geschick und hängt vor allem nicht nur von den Lerninhalten, sondern in gleichem Maße von der Lerngruppe ab. Und damit besteht unter diesem Gesichtspunkt ebenfalls eine erfolgversprechende Möglichkeit, auf individuelle Randbedingungen, die sich auch – jedoch keinesfalls ausschließlich – in Form von Behinderungen darstellen können, einzugehen.

Bei der Vermittlung von Fertigkeiten ergeben sich Fördermaßnahmen insbesondere durch den Einsatz besonderer technischer Einrichtungen, aber auch durch das Setzen inhaltlicher Schwerpunkte innerhalb der gegebenen Richtlinien und mit Hilfe einer didaktischen Reduktion, die durchaus nicht alle Mitglieder der Lerngruppe in gleicher Weise betreffen muß.

Bei der Wissensvermittlung gilt das eben gesagte analog. Hier spielt darüber hinaus der gezielte und spezifische Einsatz verschiedener Lernmedien eine bedeutsame Rolle. Im Rahmen der neuentwickelten integrativen Ausbildungskonzeption der AEG-Aktiengesellschaft ist, bei erkanntem Bedarf, individueller Zusatz- und Förderunterricht für jeden Auszubildenden vorgesehen, also auch für Behinderte. Sondermaßnahmen für die Gesamtgruppe behinderter Auszubildender, die hier ja auch einen diskriminierenden Charakter haben könnten, gibt es nicht. Niemand erhält einen solchen theoretischen Zusatzunterricht, weil er behindert ist, sondern deshalb, weil bei ihm an bestimmten Stellen unterdurchschnittliche Leistungen festgestellt wurden.

Die Ausbildung in betrieblichen Aus- und Weiterbildungszentren für industrielle Berufe läßt einerseits genügend Spielraum zum Lösen spezifischer Probleme der Betroffenen und bietet andererseits den Vorteil der Nähe zu den betrieblichen Abteilungen und möglichen späteren Arbeitsplätzen. Der ständige Kontakt dieser Zentren zu den Betrieben läßt eine gezielte Auswahl der in Frage kommenden Ausbildunsberufen zu, so daß bereits im Vorfeld die Überwindung der zweiten Schwelle – von der Ausbildung zur Berufstätigkeit – erleichtert wird. Zur im Einzelfall angemessenen Entscheidung, welche Berufswahl für welchen Jugendlichen die zweckmäßigste ist (unter Berücksichtigung aller Randbedingungen) wäre verstärkte Hilfe durch externe Experten angeraten, zumal diese Entscheidung folgenschwerer ist, als es die Details der Gestaltung eines Ausbildungsplatzes sind.

Die Nähe zu den Betrieben hilft auch beim Abbau von Berührungsängsten bei allen Beteiligten und beim Aufbau wertvoller persönlicher Kontakte. Sonderregelungen und -bedingungen jeder Art für Behinderte werden in den betrieblichen Abteilungen, in denen die zweite Phase der Ausbildung überwiegend abläuft, auf ein Mindestmaß beschränkt – gleichermaßen im Interesse der Behinderten und des Betriebes.

Die Ausbildungsbereitschaft der Betriebe ist in der Regel immer dann gegeben, wenn eine Regelausbildung möglich scheint, und damit verbunden die Überwindung der ersten und zweiten Schwelle zur beruflichen Eingliederung mit großer Wahrscheinlichkeit zu schaffen ist. Damit ist sichergestellt, daß der formale Ausbildungsabschluß unmittelbar auch zur Arbeitsplatzfindung hilfreich beiträgt. Angestrebt wird von seiten der ausbildenden Betriebe stets eine berufliche Tätigkeit im eigenen Hause, die zumindest von den Berufsanfängern meist auch aufgenommen wird.

Die vorhandenen betrieblichen Sozialeinrichtungen werden von Behinderten wie von Nicht-Behinderten mit gleicher Berechtigung gemeinsam genutzt. Spezielle Sozialeinrichtungen existieren kaum. Die medizinische Betreuung erfolgt durch den betriebsärztlichen Dienst. Die soziale Betreuung bis hin etwa zur Drogenberatung erfolgt im Rahmen des normalen betrieblichen Angebots. Die Betriebsleitungen sorgen in Zusammenarbeit mit den entsprechenden Gremien (Behinderten-Obleute, Betriebsrat usw.) dafür, daß dieses Angebot auch auf die besonderen Belange von Behinderten zugeschnitten wird.

Probleme und Grenzen

An die Ausbildung von behinderten Jugendlichen in Industriebetrieben sind einige Voraussetzungen geknüpft. An die erste Stelle ist die Notwendigkeit zu setzen, daß die Bedingungen des dualen Systems beruflicher Bildung erfüllt sein müssen mit allen damit verbundenen Konsequenzen von der selbständigen körperlichen Versorgung über die Überwindung der entstehenden Wege bis zur Eingliederung in Regelklassen der Berufsschule.

Von der fachinhaltlichen Seite her werden im Zusammenhang mit der Neuordnung von Berufen gangbare Wege gefunden werden müssen, die eine Integration von Behinderten in diesen zukunftsträchtigen Ausbildungsgängen zulassen und fördern. Hier sind im Moment besonders die industriellen Elektro- und Metallberufe zu nennen, die sich in der Phase des Strukturwandels befinden. Da sich hier vieles in den Betrieben im Umbruch befindet, wären heutige, auch tendenzielle Aussagen hierzu nicht ganz seriös. Es werden sich aber durch die neuen Inhalte aus dem Bereich zum Beispiel der neuen Technologien auch zahlreiche Probleme besonders bei lernschwachen Jugendlichen auftun. Andererseits werden die Betonung selbständiger Arbeitsweisen und die Orientierung auf praxisnahes Handeln auch neue Chancen bringen. Die integrative Ausbildungskonzeption (IAK) der AEG-Aktiengesellschaft, die neben modernen fachlichen Inhalten besonders auf die Vermittlung von Schlüsselqualifikationen ausgerichtet ist, kann hier vielleicht einen Weg weisen.

Gleichberechtigtes Arbeiten – und das muß keineswegs das Verrichten identischer Tätigkeiten bedeuten – muß erreichbar sein auch unter der Prämisse, daß die Betriebe in der Regel nicht über sonder- oder heilpädagogisch geschultes Ausbildungspersonal verfügen. Dann ist die Ausbildung in gemeinsamen Gruppen, die ausschließlich angestrebt wird, für alle Beteiligten fruchtbar. Denn die Betriebe haben auch ihrer Verantwortung gegenüber den nichtbehinderten Auszubildenden Rechnung zu tragen.

Probleme treten während der Ausbildung durch mitunter häufigen Wechsel von Fachräumen und Ansprechpartnern auf, der durch die verschiedenartigen Lerninhalte nicht zu vermeiden ist. Die spätere Wahl eines möglichen Arbeitsplatzes ist insofern heikel, als sich die Anforderungen bei der Mehrzahl aller industriellen Arbeitsplätze heute in schnellen Zyklen ändern. Körperliche oder geistige Leistungseinschränkungen erfordern dagegen relativ stabile Arbeitsplatzanforderungen. Sind diese gegeben, so werden häufig Leistungen erbracht, die durchaus auch betriebswirtschaftlicher Bewertung standhalten.

Ergebnisse

Soweit die vorgenannten Möglichkeiten, Methoden, Probleme und Grenzen im Vorfeld der Ausbildung behinderter Jugendlicher realistisch eingeschätzt und abgewogen werden konnten, gibt es nichts über negative Erfahrungen zu berichten. Diese Einschätzung ist jedoch selten einfach und niemand macht sie sich leicht. Ohne fachkundige Beratung von außen ist sie häufig unmöglich. Fehlende materielle, personelle oder pädagogische Möglichkeiten, um den Lern- oder Arbeitsplatz behindertengerecht optimal zu gestalten, sind leichter zu verkraften als eine anfangs getroffene unzweckmäßige Berufswahl, die nur mühsam und kaum ohne Folgen revidiert werden kann.

Zusammenarbeit

Die Zusammenarbeit zwischen industriellen Ausbildungszentren und Berufsbildungswerken stellt sich in Berlin auch aufgrund der örtlichen Gegebenheiten recht günstig dar. Sie funktioniert auf direktem Wege vor allem in zweierlei Hinsicht:

Die Betriebe zeigen große Bereitschaft zum Angebot von Praktikumsplätzen für Behinderte aus Berufsbildungswerken. Gelegentlich können damit auch Optionen auf eine spätere Beschäftigung verbunden sein, immer aber entstehen daraus Kontakte und Erfahrungen in einem nicht-isolierten Wirkungskreis, die für die Zukunft vorteilhaft sind. Im Rahmen der oben beschriebenen Grenzen sind auch individuell angelegte Praktika möglich.

Im Gegenzug ist hier in Berlin immer dann, wenn es doch zu Schwierigkeiten bei der Ausbildung im Betrieb kommt, die nicht vorhergesehen wurden, die Hilfestellung durch die Rehabilitationseinrichtung gegeben. Sie kann sich erstrecken auf persönliche Beratungsgespräche, sie kann aber auch bis zur Übertragung des Ausbildungsverhältnisses auf das Berufsbildungswerk (im Einvernehmen mit allen Beteiligten) führen, wenn die Situation es erfordert. Viele Problemlösungen, die dazwischen anzusiedeln sind, wie etwa ein nachträglicher Wechsel des Ausbildungsberufes, erfolgen nach entsprechenden Absprachen und können hier nicht im Einzelnen aufgeführt werden.

Eine weitere Form der Zusammenarbeit besteht darin, daß Lehrer und Ausbilder, die vorwiegend Behinderte unterrichten, sich selbst in fachlicher Hinsicht in den Industriebetrieben weiterbilden können. Die Formen derartiger Maßnahmen, wie Seminare, Voll- oder Teilzeitpraktika in Ausbildungs- oder Produktionsabteilungen, gelegentliche oder regelmäßige Besuche mit Behinderten-Gruppen usw., sind vielfältig und werden phantasievoll den Wünschen und Notwendigkeiten angepaßt.

Anschrift:

H. Mahrin und OIng. R. Finkl
AEG Aus- und Weiterbildungszentrum Berlin
Sickinger Straße 71
1000 Berlin 21

Die Ausbildung Behinderter in Berufsbildungswerken und ihr Platz in der beruflichen Rehabilitation

von H.-J. Albrecht

Wenn man die Wege zur beruflichen Ersteingliederung Behinderter in die Arbeitswelt nach den derzeitigen Möglichkeiten darstellt, kann man das durchaus in der Form einer Gliederkette erklären. Oberstes Glied ist hierbei die Ausbildung Behinderter im Betrieb oder im Handwerk. Als zweites Kettenglied kann man die überbetriebliche (industrielle) Ausbildung sehen. Das unterste Glied der Kette im Rahmen einer Ausbildung Behinderter nach dem Berufsbildungsgesetz (BBiG) sind z.Zt. die Berufsbildungswerke (Werkstätten für Behinderte betreiben zwar auch berufliche Bildung, jedoch nicht im Sinne des Berufsbildungsgesetzes).

Allerdings fehlt in dieser Gliederkette, wie aus dem Beitrag von Herrn Zelfel hervorgeht, ein Glied, und zwar das für den Personenkreis mit umfangreichen Lernbehinderungen, für den eine Vollausbildung zu schwierig erscheint, die Werkstatt für Behinderte jedoch keine geeignete Eingliederungsperspektive bietet. Betrachten wir aber nun die Berufsbildungswerke mit ihrer spezifischen Aufgabenstellung.

Möglichkeiten und Methoden

Warum überhaupt Ausbildung und Rehabilitationsmaßnahmen in Berufsbildungswerken?

Meiner Ansicht nach ist das Besondere an den Berufsbildungswerken, daß alle für eine ganzheitliche Rehabilitation benötigten Fachkräfte in einer Einrichtung arbeiten, und zwar nach einem auf den Rehabilitanden individuell abgestimmten, gemeinsamen Konzept. So sind in der Regel Ausbildungsgruppe und Berufsschulklasse identisch, wodurch eine enge curriculare Abstimmung erreicht wird. Für einen großen Teil der Rehabilitanden eines Berufsbildungswerkes ist gerade diese curriculare Abstimmung notwendige Voraussetzung zum Erreichen des Ausbildungsabschlusses.

Ausbilder, Lehrer, Sozialarbeiter und Erzieher, Psychologen und Ärzte erarbeiten und praktizieren ein gemeinsames, berufsgruppenübergreifendes Vorgehen. Ob man das zur Erreichung dieses Zieles angewandte Instrument nun „Pädagogische Einheit“ oder „Fallbesprechung“ oder anders nennt, ist dabei von untergeordneter Bedeutung.

Alle Mitarbeiter eines Berufsbildungswerkes haben umfangreiche Fortbildungsmaßnahmen durchlaufen, um mit den besonderen Problemen Behinderter umgehen zu können. Die technische Ausstattung ist behindertengerecht und auf dem neuesten Stand. Technische und pädagogische Hilfsmittel sind vorhanden und werden, individuell auf die Behinderung abgestimmt, angewandt.

Viele Hilfestellungen können abgesprochen und im Hause praktiziert werden. Ob es sich hierbei um Einzelförderung oder Kleinstgruppenarbeit, um individuelle Krankengymnastik oder sozialen Beistand bei belastenden Problemen handelt, ist von Rehabilitand zu Rehabilitand unterschiedlich.

Ein großer Vorteil ist auch die Durchführung unterschiedlicher Vorfördermaßnahmen in den Berufsbildungswerken, wobei sich gerade für den Personenkreis der Lernbehinderten der einjährige Förderungslehrgang zur Erreichung der Ausbildungs- und Berufsreife anbietet und bei Körper- oder Mehrfachbehinderten daneben auch vierwöchige Arbeitserprobungsmaßnahmen oder dreimonatige Berufsfindungsmaßnahmen.

Um Nachteile der doch immer etwas „beschützenden“ Rehabilitation im Berufsbildungswerk auszugleichen, haben die Berufsbildungswerke zwischenzeitlich umfangreiche Kooperationsformen mit Betrieben und Verwaltungen eingeführt, so daß man sagen kann: Vier- bis achtwöchige Betriebspraktika sind heute für die Rehabilitanden üblich.

Probleme

Wie alle Berufsbildungswerke feststellen, nehmen die Gruppen der Mehrfachbehinderten, der psychisch Behinderten, der Verhaltensauffälligen und der stark Teilleistungsschwachen, die für eine Ausbildung im Berufsbildungswerk vorgeschlagen werden, zu. Die Anforderungen in vielen neugeordneten Berufen sind dagegen gestiegen (manche sagen auch: anders geworden), erfordern also z.B. die Vermittlung von Schlüsselqualifikationen. Für eine hochtechnisierte Gesellschaft wie die unsrige ist dies wohl unabdingbar, für viele Behinderte jedoch eine zusätzliche Erschwernis, die Berufsausbildung überhaupt abschließen zu können.
Auch die oftmals notwendige gemeinsame Ausbildung von Rehabilitanden in anerkannten Ausbildungsberufen bzw. nach § 48 BBiG oder § 42b der Handwerksordnung (HwO) bringt z.B. im Metallbereich immer größere Schwierigkeiten. Hier beträgt die Ausbildungsdauer der „25er Berufe“[1]) dreieinhalb Jahre, der „48er Berufe“ drei Jahre. In den „25er Berufen“ wird die Vermittlung der sog. Schlüsselqualifikationen mit einem pädagogisch völlig anderen Ansatz als bei der Ausbildung nach § 48 verlangt.

Da die Durchlässigkeit, z.B. von der Sonderregelung in Richtung eines anerkannten Regelberufs, für Berufsbildungswerke eine hohe Priorität hat, wirken sich die vorgenannten Schwierigkeiten negativ auf Übergangsmöglichkeiten aus. Es sollte nicht dazu kommen, daß je nach Personenkreis Berufsbildungswerke nur noch auf Berufe nach § 25 oder nach § 48 BBiG bzw. § 42b HwO spezialisiert sind! Jede Durchlässigkeit wäre dann Illusion.

Es ist mein Wunsch, daß uns die Forschung hier hilft und umsetzbare Hinweise liefert. Obwohl, wie ich gleich ausführen werde, die Ergebnisse der Vermittlung in Arbeit nach den neuesten Umfragen sehr ermutigend sind, wäre für einen Teil der Abgänger aus Berufsbildungswerken eine mit dem Wissen der Fachkräfte der Berufsbildungswerke sich anschließende Nachbetreuung zur Erlangung eines Arbeitsplatzes sehr wichtig.

Grenzen

Grenzen der Ausbildung Behinderter in Berufsbildungswerken bilden z.Zt. die unzureichenden Möglichkeiten des BBiG. So wird in den 1976 verabschiedeten „Grundsätzen der Berufsbildungswerke“, die zusammen mit dem Bundesminister für Arbeit und Sozialordnung und der Bundesanstalt für Arbeit erarbeitet wurden, zum Personenkreis der Menschen, die außerbetriebliche Ausbildung benötigen, u.a. ausgeführt:

[1]) Ausbildungsgänge nach § 25 BBiG

„Berufsbildungswerke dienen der erstmaligen Berufsausbildung vornehmlich jugendlicher Behinderter, die ... besonderer ... Hilfen bedürfen und damit zu einem Ausbildungsabschluß nach dem Berufsbildungsgesetz und dadurch zur Eingliederung auf dem allgemeinen Arbeitsmarkt befähigt werden".

Und an anderer Stelle:
„Berufsbildungswerke sind auch nicht für Behinderte bestimmt, die wegen der Schwere ihrer Behinderung für eine geordnete Berufsausbildung nicht geeignet sind".

Nun werden die Abschlußprüfungen unserer Rehabilitanden von den zuständigen Prüfungsausschüssen abgenommen, die auch bestimmen, welche z.B. zeitliche Verlängerungen oder technischen Hilfen während der Prüfungen gewährt werden dürfen. Es wird also keine Hausprüfung durchgeführt. Inhaltliche Abstriche am Ausbildungsrahmenplan gibt es nicht.
Das bedeutet, daß wir auch keine beruflichen Teilqualifizierungen durchführen können oder nicht die Möglichkeit haben, nur Teile einer Ausbildung zu vermitteln.

Ergebnisse

Seit 1984 führt die Bundesarbeitsgemeinschaft der Berufsbildungswerke regelmäßig Befragungen bei den Mitgliedseinrichtungen zum sogenannten „Berufs-Fächer" und zur Auslastung durch; seit 1988 auch Nachbefragungen der Abgänger aus den Berufsbildungswerken, um deren berufliche Eingliederung zu ermitteln.

Berufsbildungswerke bieten demnach heute etwa 100 Berufe nach § 25 BBiG bzw. HwO und 60 Berufe nach den Sonderregelungen für Behinderte, § 48 BBiG bzw. § 42b HwO an. Innerhalb dieser Palette von 160 Berufen, die von Berufsbildungswerken angeboten werden, vollziehen sich 70 % aller bundesweiten Ausbildungsverhältnisse, das sind derzeit etwa 1,2 Mio. laufende Ausbildungen. Von daher kann man sagen, daß der „Berufs-Fächer" der Berufsbildungswerke dem Qualifikationsbedarf weitestmöglich entspricht.

Die bereitgestellten 10.000 Ausbildungsplätze in Berufsbildungswerken sind für
- überwiegend Lernbehinderte zu 62,5 %
- überwiegend Sinnesbehinderte zu 9,2 %
- überwiegend Körperbehinderte zu 28,3 %

bestimmt.

Berufsausbildungen wurden durchgeführt
- zu ca. 64 % nach anerkannten Ausbildungsregelungen
- zu ca. 36 % nach Sonderregelungen.

Das bedeutet, daß auch Lern- und Mehrfachbehinderte in hohem Maße in Regelausbildungen ausgebildet werden.

Seit 1984 liegt die Auslastung der Berufsbildungswerke zum Befragungsstichtag (1. Oktober eines Jahres) gleichbleibend bei 102 bis 103 %.

Die Abbrecherquoten in Berufsbildungswerken liegen bei 15 bis max. 20 % im Jahr, wenn man die Aufnahmen und Abgänge innerhalb eines Jahres vergleicht.

Die erstmals 1988 durchgeführte Nachbefragung der Abgänger mit abgeschlossenen und bestandenen Ausbildungsabschlußprüfungen brachte folgendes Ergebnis:
- 73 % standen in Arbeit
- 10,5 % standen dem Arbeitsmarkt nicht zur Verfügung (Bundeswehr, Weiterbildung, Hausfrau, Krankheitsgründe)
- 16,5 % waren arbeitslos

Die Stellung der Berufsbildungswerke in der beruflichen Rehabilitation Behinderter muß daher wie folgt bewertet werden:
- Sie sind konzeptionell auf besonders schwierige Ausbildungsprobleme ausgelegt,

- sie haben niedrigere Zugangsvoraussetzungen als die überbetrieblichen industriellen Ausbildungszentren und die betrieblichen Ausbildungsgänge,
- sie haben ihre Kooperation mit Betrieben inzwischen beträchtlich ausgebaut,
- sie halten an einem überwiegenden Anteil von Vollausbildungen nach den § 25 BBiG und HwO fest,
- sie verteidigen, wenn auch unter Schwierigkeiten, die „innere" Durchlässigkeit (von Ausbildungen nach Sonderregelungen in Richtung Vollausbildung) und ihre Abschlüsse sind als gleichwertig anerkannt,
- sie streben (so gut es geht) eine Nachbetreuung der Ausbildungsabgänge zur Erlangung eines Arbeitsplatzes an,
- ihre Ausbildungspalette ist erstaunlich groß, die Auslastung garantiert,
- die Vermittlungserfolge ihrer Abgänger sind ermutigend
- und die Abbrecherquoten sind bei einem Satz von unter 20 % im Durchschnitt noch zu vertreten.

Damit ist die „Daseinsberechtigung" des Netzes der Berufsbildungswerke als gegeben anzusehen. Ihre Entwicklungsmöglichkeiten sind weitgehend gesichert, auch wenn mit dem Wunsch nach einer Öffnung in Richtung „TTeilqualifikationen" oder nach besserer wissenschaftlicher Begleitung der Ausbildungspraxis in einigen Bereichen ihre Zukunft noch offen ist.

Anschrift:

Dipl.-SozPaed. H.-J. Albrecht
Geschäftsführer des
Annedore-Leber-
Berufsbildungswerkes Berlin
Paster-Behrens-Straße 88
1000 Berlin 47

Betriebliche und außerbetriebliche berufliche Rehabilitation – Zusammenspiel und/oder Ergänzung?

Sechs Thesen aus der Sicht der Bundesanstalt für Arbeit

von W. Gedon

These 1:

„Der Personenkreis der jugendlichen Behinderten ist nach Art oder Schwere der Behinderung, schulischer Vorbildung und persönlichen Erwartungen an die Arbeitswelt sehr unterschiedlich. Der Anteil der Mehrfachbehinderten und der psychisch Behinderten nimmt deutlich zu. Nur durch eine frühzeitig einsetzende Information und berufliche Orientierung durch Schule und Berufsberatung kann der Behinderte seine Berufsmöglichkeiten und Realisierungschancen ausreichend kennenlernen und individuell einschätzen. Eine umfassende berufliche Eignungsabklärung ist Voraussetzung für den Erfolg der beruflichen Rehabilitation."

Vor der Frage der Ergänzung oder Verschränkung von betrieblicher und außerbetrieblicher beruflicher Rehabilitation steht die Frage nach den Behinderten, die ihre Ausbildung an einem der beiden Lernorte erfahren. Ich konzentriere mich dabei auf die jüngeren und noch berufsunerfahrenen Behinderten.

Wer sind diese jüngeren Behinderten? Von welcher Art und Schwere ist ihre Behinderung? Wir wissen: Den Behinderten im Sinne einer gleichen Beeinträchtigung gibt es nicht. Jeder Behinderte ist ein Individuum mit seinen Besonderheiten. Ist er körperlich behindert? Oder geistig? Oder psychisch? Sind seine Funktionseinschränkungen zurückzuführen auf mehrfache Beeinträchtigungen, z.B. ist er zugleich körperbehindert und verhaltensgestört?

Wie ist seine Schulbildung? Aus welchem sozialen Umfeld kommt er? Und wie prägt, fördert oder belastet dieses soziale Umfeld sein Verhalten, seine Leistungsmotivation, seine Lernbereitschaft? Welche Erwartungen hat der junge und behinderte Mitbürger an die Berufs- und Arbeitswelt?

Diese Fragen stehen am Anfang der Berufswahl. Von ihrer Beantwortung hängt ein wesentlicher Teil des späteren beruflichen Erfolges und der Eingliederung in das Beschäftigungssystem ab. Deshalb muß am Anfang die gezielte Hinführung zur Berufswelt stehen. Sie wird erreicht durch berufskundliche Information und Orientierung, durch die Auseinandersetzung mit dem Gesamtkomplex Arbeit und durch die konkrete Information am Ausbildungs- und Arbeitsplatz.

Für Behinderte ist eine eingehende Klärung der beruflichen Eignung ein besonders wichtiger Schritt auf dem Weg zum Erfolg. Über 100.000 Auszubildende brechen alljährlich die Berufsausbildung ab. Die Behinderten sind an dieser Zahl überproportional beteiligt. Eine bessere Eignungsabklärung könnte die Abbrecherquote deutlich verringern.

These 2:

„Die Situation am Ausbildungsstellenmarkt hat sich in den letzten Jahren wesentlich verändert. Damit sind auch die betrieblichen Ausbildungschancen für Behinderte deutlich besser geworden. Die Wirtschaft muß alle Möglichkeiten für eine qualifizierte Berufsausbildung Behinderter, auch der weniger leistungsfähigen, nutzen."

Die demographische Entwicklung der letzten Jahre setze ich als bekannt voraus. Zwischenzeitlich ist am Ausbildungsstellenmarkt aus der „Berufsnot" der Jugend, aus dem Mangel an Ausbildungsplätzen, ein Bewerbermarkt geworden.

Am 30. September dieses Jahres standen nach der Statistik der Berufsberatung bundesweit 18.000 noch nicht untergekommene Bewerber um Ausbildungsstellen insgesamt 84.600 unbesetzte Ausbildungsstellen gegenüber. In einigen Regionen und insbesondere in zahlreichen Ausbildungsberufen des Produktions- und Fertigungsbereiches wurden händeringend Auszubildende gesucht.

Die veränderte Situation am Ausbildungsstellenmarkt muß eine Chance werden, um mehr betriebliche Ausbildungsplätze für Behinderte zu gewinnen. Wir alle sind aufgerufen, gezielt und verstärkt an die Einstellungsbereitschaft der Ausbildungsbetriebe zu appellieren. Ziel muß sein, daß auch für Leistungsschwächere und für Behinderte mit schulischen und sozialen Defiziten der betriebliche Weg zur beruflichen Qualifikation erschlossen wird. Denn: Behinderte sind Mitbürger mit Leistungseinschränkung, die mehrheitlich als voll-leistungsfähige Fachkräfte eingesetzt werden können, wenn sie nur behinderungsgerecht richtig ausgebildet werden.

Die verstärkte Ausbildungsbereitschaft darf dabei nicht nur unter dem Gesichtspunkt stehen, daß Behinderte in Zeiten schwacher Schulentlaßjahrgänge eine willkommene „Qualifikationsreserve" sind. Das ist nur ein ergänzender Aspekt! In erster Linie geht es darum, den Behinderten jene Chance einzuräumen, die eine humane Gesellschaft für alle Bürger vorhalten muß. Nur so wird Integration erreicht und Ausgrenzung vermieden.

These 3:

„Benötigte Fachkräfte werden nur durch Ausbildung gewonnen, wobei im dualen System der Berufsbildung der Betrieb primärer Lernort ist. Er vermittelt die Normalität der späteren Berufsausübung und bietet Möglichkeiten zur anschließenden Übernahme in ein Arbeitsverhältnis. Ist infolge Art oder Schwere der Behinderung eine Ausbildung im Betrieb nicht möglich, müssen entsprechende Bildungsmaßnahmen in außerbetrieblichen Einrichtungen, insbesondere in Berufsbildungswerken (BBW), durchgeführt werden. Defizite in der Leistungsfähigkeit sind durch zusätzliche, stützende Hilfen abzubauen. Grundlage für die praktische und theoretische Ausbildung bilden die Ausbildungsordnungen der anerkannten Ausbildungsberufe (einschließlich der Berufe nach § 48 BBiG/§ 42b HwO[1]) und die schulischen Rahmenlehrpläne."

Trotz hoher Arbeitslosigkeit – am 31. 10. 1989 gab es 1.873.000 Arbeitslose – besteht in vielen Berufen Mangel an Fachkräften. Diese auszubilden ist ureigenste Aufgabe der Wirtschaft selbst. Ausbilden müssen in erster Linie die Betriebe, die die Fachkräfte benötigen. Sie müssen eine umfassende berufliche Ausbildung sicherstellen, erforderlichenfalls in Zusammenarbeit mit Einrichtungen außerhalb der Ausbildungsstätte.

Der Betrieb bildet in besonderer Weise praxisnah, anforderungsgerecht und unter

[1]) BBiG = Berufsbildungsgesetz; HwO = Handwerksordnung

arbeitsmarktbezogenen Gesichtspunkten aus. Er bietet in der Regel auch die Möglichkeit für eine Übernahme und Weiterbeschäftigung im erlernten Beruf.

Die Mehrzahl der Ausbildungsverhältnisse für Behinderte – etwa 60 % – werden in den Betrieben durchgeführt. Dabei erfolgt die Ausbildung zu 90 % in anerkannten Ausbildungsberufen nach § 25 BBiG bzw. § 25 HwO und zu 10 % nach besonderen Ausbildungsregelungen für Behinderte gemäß § 48 BBiG bzw. § 42b HwO.

Nur soweit Art oder Schwere der Behinderung oder die Sicherung des beruflichen Rehabilitationserfolges die besonderen Hilfen einer Rehabilitationseinrichtung erforderlich machen, kann nach § 56 Abs. 3a des Arbeitsförderungsgesetzes (AFG) die beruflichen Bildungsmaßnahme z.B. in einem Berufsbildungswerk durchgeführt werden. Für diesen Personenkreis sind Rehabilitationseinrichtungen notwendig und auch in Zukunft unverzichtbar. Derzeit werden etwa 23 % der jungen Behinderten in Berufsbildungswerken ausgebildet. 63 % erhalten eine Ausbildung in einem anerkannten Ausbildungsberuf, 37 % in einem Beruf mit besonderen Regelungen für Behinderte.

Am Ende der Berufsausbildung steht der Übergang in den Arbeitsmarkt. Alle Ausbildungsziele und insbesondere auch die Berufspädagogik müssen darauf ausgerichtet sein. Bestehen als Folge der individuellen Funktionsbeeinträchtigungen, was gerade bei Behinderten oft der Fall ist, Defizite in der Leistungsfähigkeit und Auffassungsgabe, sind diese durch ergänzende ausbildungsbegleitende Hilfen im möglichen Umfange abzubauen.

These 4:

„Das Ziel beruflicher Rehabilitation erfordert eine enge Zusammenarbeit der außerbetrieblichen Einrichtungen mit der Wirtschaft. Nur so können Anforderungen der Arbeitswelt auch bei außerbetrieblichen Bildungsmaßnahmen praxisnah berücksichtigt werden. Die Zusammenarbeit muß auf der Ebene der Ausbildenden und der Auszubildenden erfolgen. Gemeinsamer Erfahrungsaustausch, gegenseitige Praktika und Kooperationen bei einzelnen Ausbildungsabschnitten können die gegenseitige Qualifizierung fördern. Es liegen vielfältige Erfahrungen vor, die neue Perspektiven für eine Kooperation bieten.“

Die Ausbildung im Betrieb erfolgt in der Regel ausreichend praxisgerecht. Das BBiG sieht in § 22 Abs. 2 vor, daß Betriebe, die die erforderlichen Kenntnisse und Fertigkeiten nicht in vollem Umfange vermitteln können, Teile der Ausbildung durch Ausbildungsmaßnahmen außerhalb der Ausbildungsstätte beheben können. Solche Ausbildungsmaßnahmen sind nach § 4 BBiG zwingend bereits in die Vertragsniederschriften aufzunehmen. Gedacht ist hier insbesondere an Blockunterweisung in überbetrieblichen Einrichtungen z.B. in denen der Kammern und Innungen.

Die praxisgerechte Ausbildung bereitet gewisse Probleme in den Einrichtungen der beruflichen Rehabilitation. Zwar wird, z.B. in den BBW, auch nach den geltenden Ausbildungsordnungen ausgebildet. Aber es fehlen hier in der Ausbildung immer wieder realistische Teilaspekte der tatsächlichen betrieblichen Anforderungen einschließlich bestimmter Arbeitsabläufe, – insbesondere aber auch des sozialen und arbeitsplatzbedingten Umfeldes.

Der zweifellos hohe Qualitätsstandard der Ausbildung in Rehabilitationseinrichtungen kann und muß deshalb, soweit erforderlich oder wünschenswert, durch einen stärkeren Praxisbezug ergänzt werden. Dazu können unterschiedliche Maßnahmen beitragen – und ich darf hier einige Beispiele nennen:

- Betriebspraktika für Auszubildende, wie sie heute schon in 93 % aller Ausbildungsverhältnisse in den BBW stattfinden
- 76 % der Auszubildenden, so ein Bericht der Bundesarbeitsgemeinschaft der Berufsbildungswerke (BAG BBW), besuchen in Gruppen mit ihren Ausbildern einschlägige Betriebe, um die Praxis zu erleben
- in den meisten BBW werden Ausbilder-Praktika in Betrieben zur eigenen Fortbildung und Wissensaktualisierung durchgeführt
- in fast allen BBW sind Ausbilder Mitglieder in Prüfungsausschüssen der Kammern, kennen also die realistischen Prüfungsanforderungen und haben somit den Leistungsvergleich mit Auszubildenden aus den Betrieben
- in über 80 % der BBW finden Abschlußprüfungen für die Auszubildenden der BBW gemeinsam mit anderen Auszubildenden in den Werkstätten und Unterrichtsräumen des BBW statt.

Das nenne ich sinnvolle Kooperation, denn sie trägt zur besseren Praxiskenntnis und damit zu einer Qualifizierung der beruflichen Rehabilitation bei. Diese Kooperation gilt es sinnvoll und angemessen auszubauen.

These 5:

„Im Rehabilitationsverlauf gibt es zahlreiche Schnittstellen und Übergänge. Eine optimale Verschränkung betrieblicher und außerbetrieblicher Maßnahmen, aber auch die Verbesserung der Zusammenarbeit mit der Berufsschule und mit den rehabilitationsbegleitenden Fachdiensten kann die berufliche Eingliederung der Behinderten wesentlich erleichtern.“

Bei den Maßnahmen der beruflichen Rehabilitation gibt es viele Schnittstellen zu weiteren Ausbildungsabschnitten, z. B. nach einzelnen Phasen der Ausbildung oder nach Zwischenprüfungen. Gerade die Neuordnungen der Elektro- und Metallberufe bauen auf „abgerundeten“ Einzelabschnitten auf. Dabei müssen die Übergänge von einer Parallelität der Bildungsinhalte in Theorie und Praxis begleitet sein.

Hier gilt es Übereinstimmung herzustellen, einen ungleichen Wissens- und Fertigkeitsstand auszugleichen und Teillücken individuell zu schliessen. Die Kooperation mit entsprechenden Ausbildungsbetrieben und mit der Berufsschule kann Hilfe und Anregungen für den Behinderten bieten.

In den BBW stehen Fachdienste – beispielsweise Psychologen und Ärzte, Sozialarbeiter und Erzieher zur Verfügung, wenn der einzelne Behinderte persönliche Hilfe und Stützung braucht. Es muß stärker und besser als bisher danach gestrebt werden, daß der geballte Sachverstand der Fachdienste in einer fallangemessenen Teamarbeit Betreuung und Hilfe leistet. Das wäre ein zusätzlicher Beitrag z. B. zur Verringerung der Abbrecherquote.

Auch die Fachdienste sollen über berufspraktische Kenntnisse und Erfahrungen aus der Arbeitswelt verfügen. Ein Beitrag dazu wäre eine enge Zusammenarbeit mit den Ausbildern und mit den Lehrkräften der Berufsschule. Ein „Ghetto-Dasein“ einzelner Fachdienste darf es nicht geben. Nur in der Kooperation liegt der Schlüssel für eine komplexe Hilfe.

These 6:

„Für neue Formen integrativer beruflicher Rehabilitation in einer noch engeren Kooperation von Rehabilitationsträger, Betrieb und außerberieblicher Einrichtung besteht ein erheblicher Forschungs- und Erprobungsbedarf, der gemeinsam abzuklären ist.“

Die Summe der positiven – und auch der weniger positiven – Erfahrungen bei der Ausbildung junger Behinderter ist groß. Die Probleme wachsen mit den Veränderungen im Bildungswesen in der technischen Entwicklung und in der Einstellung der Gesellschaft zu grundlegenden Fragen. Mit dem Problem wächst der Zwang oder das Gebot zu Innovationen.
Wir brauchen keinen neuen Aktionismus. Was heute gefragt ist, das sind neue und zukunftsträchtige Ideen. Wir brauchen Untersuchungen über erforderliche Anpassungen und Weiterentwicklungen in der Berufsausbildung junger Behinderter. Wenn heute im Bereich des Bildungswesens, z. B. im Hauptausschuß des Bundesinstituts für Berufsbildung, über eine Weiterentwicklung des dualen Ausbildungssystems nachgedacht wird, dann muß auch – ohne zeitlichen Verzug – über eine Weiterentwicklung der beruflichen Rehabilitation nachgedacht werden.

Dabei ist der gesetzlich vorgegebene Förderungsrahmen zwar Maßstab für unser aktuelles Tun. Aber er kann und darf nicht die Fachleute und die Betroffenen davon abhalten, über Verbesserungen nachzudenken und zu diskutieren, Vorschläge zu formulieren und für eine positive Diskussion vorzutragen. Ich will an dieser Stelle bewußt keine konkreten Beispiele nennen. Die bringt die Diskussion sicher von ganz allein.
Aber eines möchte ich sagen: Es sollten mehr und noch gezielter Inhalte und Verfahren erforscht und erprobt werden, die die Qualität beruflicher Ausbildung Behinderter verbessern helfen. Vor allem solche, die zugleich ihre Eingliederung am Arbeitsmarkt erleichtern und ihre Beschäftigung auch in einem der Ausbildung nachfolgenden Zeitraum sichern.

Anschrift:

LtdVerwDir W. Gedon
Bundesanstalt für Arbeit,
Referat IIa3
Regensburger Straße 104
8500 Nürnberg 30

Überbetriebliche Ausbildung und betriebliche Eingliederung – die „Schnittstellenproblematik“ aus der Sicht eines Schwerbehinderten

von Th. Neumann

Mein Name ist Thorsten Neumann. Ich bin 24 Jahre alt und ledig. In den Vorankündigungen zu dieser Tagung wurde ich als Betriebsratsmitglied vorgestellt. Dem ist nicht so. Ich bin bei der Firma Mannesmann-Seiffert GmbH Rohrleitungsbau, Berlin, als Technischer Angestellter beschäftigt. Mein jetziges Aufgabengebiet ist es, die „technische EDV“ zu betreuen, das heißt, Computer auszusuchen, zu bestellen und diese für den Anwender betriebsbereit zu machen. Außerdem gehört zu meinen Aufgaben die Programmierung von Berechnungsprogrammen in „PASCAL“ und Datenbankanwendung (D-Base) sowie in Clipper-Programmen. Die Erledigung kleinerer Reparaturen an Computern führe ich ebenfalls durch. Auch die Kontakte zu Computerfirmen muß ich aufbauen und pflegen. Ab Januar 1990 verwalte ich zwei CAD-Workstations. In meiner Gruppe sind mir zwei Mitarbeiter unterstellt.

Ich bin der Einladung zu dieser Tagung gerne gefolgt, um Ihnen meinen beruflichen Weg bis zum heutigen Tag darzustellen und da, wo es Schwierigkeiten gab, diese aufzuzeigen. Ich möchte damit auch den verantwortlichen Stellen Hinweise geben, vielleicht die eine oder andere meiner Erfahrungen bei ihrer Arbeit künftig zu berücksichtigen.

Die Vorgeschichte

1981 habe ich die neunte Klasse der Hauptschule ohne Abschluß verlassen, um Geld zu verdienen. Mit einem, wie ich zugeben muß, sehr schlechten Abgangszeugnis.

Ich begann am 30. 9. 1981 eine Malerlehre. 14 Tage später, ich fuhr gerade mit meinem Moped, wollte ich einer Frau ausweichen, die zwischen parkenden Autos hervorkam, und stürzte. Ergebnis bzw. Diagnose: Motorisch komplette Paraplegie, sensible Ausfälle durch einen Bruch des elften Brustwirbelsegments (BWK 11-Fraktur). Weitere Details des Arztberichts möchte ich Ihnen ersparen.

Was empfindet ein Sechzehnjähriger, der langsam erkennt, daß er ein Leben lang an den Rollstuhl gefesselt sein wird? Der Mut zum Leben muß ganz langsam wiedergefunden werden. Man ist labil, unsicher, ohne großen Antrieb. Gut, das Leben geht weiter. Und sicher half mir meine optimistische Lebenseinstellung.

Am 30. 7. 1982 wurde ich aus dem Krankenhaus entlassen. Ich hatte schon im Krankenhaus eine Rehabilitationsberatung. Was bleibt schon für einen Querschnittgelähmten – eine „Büroausbildung“. Die Berufsberaterin für Behinderte, die mich betreute, meldete mich zum 1. 9. 1983 zur Ausbildung als Bürokaufmann im Annelore-Leber-Berufsbildungswerk Berlin an. Nun hatte ich damals ausgesprochene Schwierigkeiten, mich überhaupt schriftlich zu artikulieren. Ich wußte auch: Zur Motivation brauchte ich sichtbare Arbeitsergebnisse. Aber ehe gar keine Ausbildung möglich wäre, wollte ich wenigstens das probieren.

Die Ausbildung

Wie ich weiß, hat das Aufnahmeteam des Berufsbildungswerkes, an dem auch ein Berufsberater für Behinderte teilnimmt, mich nochmals eingehend und auch aufgrund des mit mir geführten Aufnahmegesprächs über meine beruflichen Aussichten als Bürokaufmann beraten und beschlossen, mich mit Zustimmung des Berufsberaters im Elektrobereich als Nachrichtengerätemechaniker auszubilden.

Ich denke heute noch manchmal darüber nach, was aus mir geworden wäre, wenn dieser „Glücksumstand" nicht eingetreten wäre. Möglicherweise hätte ich in einer kaufmännischen Ausbildung, die meinen Neigungen nicht entsprach, bald Schiffbruch erlitten. Aber auch nachdem mir ein mehr technisches Ausbildunsfeld eröffnet worden war, hatte ich – wie ich glaube – zu Anfang meiner Zeit im Berufsbildungswerk mehr mit meinen eigenen Problemen zu tun als mich auf die Ausbildung zu konzentrieren. Hier halfen mir die Geduld der Mitarbeiter des Berufsbildungswerkes, die begleitenden Dienste der Einrichtung, der Stütz- und Förderunterricht, die Krankengymnastik und auch die Reittherapie sehr.

Ob mich bei einer Ausbildung in einem Unternehmen ein solcher Betrieb mit meinem damaligen Leistungsstand behalten hätte, muß ich, realistisch gesehen, als sehr unwahrscheinlich einschätzen. Ich bedurfte dringend der Möglichkeiten eines Berufsbildungswerkes. Selbst dort ließ das Ergebnis meiner Zwischenprüfung als Nachrichtengerätemechaniker noch sehr zu wünschen übrig.

Die Prüfung als Nachrichtengerätemechaniker schloß ich dann schließlich doch mit der Note drei ab. Ebenso die sich anschließende Ausbildung zum Informationselektroniker.

Die berufliche Eingliederung

Noch während der letzten Ausbildungswoche teilte mir mein Ausbilder mit, daß eine Firma einen Mitarbeiter suche, der auch behindert sein könne. Kenntnisse in der Computertechnik seien Voraussetzung. Er habe mich für diese Stelle vorgeschlagen, da ich mich auch privat für die EDV interessiere.

Die Firma Mannesmann-Seiffert hatte dann aber bei meiner Einstellung noch sehr viele Schwierigkeiten mit den zuständigen Behörden. Wenn sich eine Firma bereit erklärt, einen „Schwerstbehinderten" einzustellen, sollte das im Sinne aller Beteiligten eigentlich schnell und unbürokratisch geschehen. Dem war leider nicht so. Der Firma wurden Auflagen erteilt, die einen Arbeitgeber schon verärgern können, so daß es zu verstehen wäre, wenn er in Zukunft derart schwere „Fälle" nicht mehr einstellen würde.

Die bei mir auftretenden Probleme sahen so aus:

Den Vorraum der Toilette konnte ich ohne Schwierigkeiten erreichen. Beim Fahren durch den Türrahmen blieben noch ca. zehn cm Platz. Aber eine Tür für Rollstuhlfahrer muß nun einmal 80 cm breit sein und unsere Tür war nur 71 cm breit. Ob der Arbeitsaufwand (Wand aufstemmen, neuen Türrahmen einbauen und die Wände wieder verputzen und streichen) und die Kosten die fehlenden neun cm wert waren, sei dahingestellt. Aber ohne diesen Umbau wären keine Kosten übernommen worden... Unsere Eingangstür mußte mit einem elektrischen Türöffner versehen werden, eine Vorrichtung, die von mir praktisch nie benutzt wird, da mir das Öffnen der Tür keine Probleme bereitet.

Um in das Bürohaus zu kommen, muß eine Treppe mit sieben Stufen überwunden werden. Wir beantragten im Dezember 1986 eine Kleinhebebühne, da ich im März 1987 bei Mannesmann-Seiffert beginnen wollte. Eigentlich hätten dem Kostenträger drei Monate reichen müssen, um zu prüfen, ob es angebracht wäre, eine Hebebühne aufzustellen. Eine Rampe kam nicht in Frage, weil diese wegen des limitierten Steigungswinkels bei weitem zu lang geworden wäre. Die Gebäude- und Grundstücksituation ließ dies nicht zu.

Als ich im März anfing, war noch keine Hebebühne zu sehen. Als ich beim Arbeitsamt nachfragte, sagte man mir, es würde „noch etwas dauern". Erst im Juni 1987 war die Genehmigung des Arbeitsamtes für die Hebebühne da. Drei Monate konnte ich also das Haus nicht selbständig verlassen. Ich mußte mich am Tage mindestens viermal über die Treppe tragen lassen.

Als ich dann die Kostenübernahme für ein Auto beantragte, sagte man mir, ich bräuchte kein Auto, da mich ein Behindertenfahrdienst zur Arbeit bringen und auch wieder abholen würde. Da aber auch bekannt ist, daß gerade in Berlin die Behindertenfahrdienste sich sehr oft verspäten, hätte ich damit auf Dauer mein Arbeitsverhältnis aufs Spiel gesetzt. Außerdem sollte ich ja Kontakte zu Computerfirmen aufbauen und pflegen. Ohne Auto wäre dies nicht möglich gewesen. Darüber hinaus bin ich für die Firma auch im Bundesgebiet unterwegs, und dorthin stets mit dem Taxi zu fahren, wäre natürlich nicht vertretbar gewesen!

Auch meine Anerkennung auf zwei Schwerbehinderten-Pflichtplätze nach dem SchwBG gestaltete sich schwierig, da die Firma nicht alle vorgeschriebenen Formulare eingereicht hatte. Sie mußte erst bestätigen, daß andernfalls mein Arbeitsplatz gefährdet sei: Ein für mich äußerst belastender Umstand.

Zusammenfassung

Behinderte können, wenn man vor allen Dingen ihre Neigungen bei der Berufswahl mit berücksichtigt – auch in der Industrie, wie ich glaube – ihren Mann stehen. Ich möchte anhand meiner eigenen Erfahrungen alle Verantwortlichen bitten: Nehmen Sie weiterhin junge Leute auch dann zu qualifizierten Ausbildungen auf, wenn sie von ihren vorangegangenen schulischen Leistungen her als „Grenzfälle" anzusehen sind und das Risiko des Scheiterns der Ausbildung besteht! Oft braucht die Entwicklung eines jungen Menschen ihre Zeit. Stellen Sie kleinere und mittlere Betriebe nicht vor zu schwierige bürokratische Hindernisse bei der Arbeitsplatzgestaltung!

Aus meiner Sicht wurden alle nicht so wichtigen Dinge schnell erledigt. Wichtige Dinge dagegen wurden oft unzulässig lange verzögert oder mußten regelrecht erkämpft werden.

Anschrift:

Th. Neumann
Technischer Angestellter der Fa. Mannesmann-Seiffert GmbH Rohrleitungsbau
Reinhardt-Platz 11
1000 Berlin 42

Die berufliche Rehabilitation von Jugendlichen mit umfangreichen Lernbehinderungen – eine Lücke im Konzept der beruflichen Rehabilitation?

von R. Zelfel

1. Vorbemerkung

Bei betroffenen Eltern, Sonderpädagogen und Fachleuten stoßen die Mängel in der beruflichen Rehabilitation Lernbehinderter zunehmend auf massive Kritik. Sie begründet sich darin, daß für einen großen Teil der z. Zt. 167.000 Schüler an den Schulen für Lernbehinderte in der Bundesrepublik keine umfassenden und erfolgreichen Anstrengungen erkennbar sind, dauerhafte und den Beeinträchtigungen angepaßte Arbeitsmöglichkeiten zu erschließen. Die umfänglichen Bemühungen von Eltern, Sonderpädagogen und verschiedensten sozialen Institutionen zur sozialen Integration Lernbehinderter werden dadurch in Frage gestellt, daß die Perspektive der persönlichen Lebensgestaltung der Betroffenen durch Dauerarbeitslosigkeit oder unsichere und wenig qualifizierte Berufstätigkeit geprägt ist.

Eine Auswertung der wenigen existierenden Längsschnittuntersuchungen (Saterdag/ Stegmann 1980, Stegman 1985) ergibt, daß etwa 23 % der ehemaligen Absolventen der Schule für Lernbehinderte im 5. Jahr nach Schulentlassung arbeitslos sind und weitere 17 % der Gruppe mit problematischer beruflicher Sozialisation zuzurechnen sind. Zusammengerechnet muß festgestellt werden, daß für etwa 40 % der ehemaligen Sonderschüler an den Schulen für Lernbehinderte der Prozeß der beruflichen Rehabilitation erfolglos oder nicht befriedigend abläuft.

2. Spezifizierung der Gruppe

Innerhalb der Gruppe der Lernbehinderten hat es schon immer Unterschiede in bezug auf die Chancen der beruflichen Eingliederung gegeben. So sind vor allem weibliche Jugendliche durch weitaus geringere Ausbildung- und Arbeitsmöglichkeiten betroffen. Aber auch innerhalb der gesamten Gruppe der Lernbehinderten setzt das Berufsbildungsgesetz (BBiG) mit seiner starren Regelung eine Grenze zwischen ausbildungsfähigen (§ 25 bzw. § 48 BBiG) und nicht ausbildungsfähigen Jugendlichen.

Die Tatsache, daß bei einem bedeutenden Teil der lernbehinderten Jugendlichen die Behinderung umfangreich oder auch mit Mehrfachbehinderungen verbunden ist, wurde bei der Diskussion um die Berufseingliederung Lernbehinderter im letzten Jahrzehnt sträflich vernachlässigt.

Maßnahmen und Hilfen, wie etwa Berufsbildungswerke, Benachteiligtenprogramm der Bundesregierung oder Ausbildungszuschüsse, haben sich in der Regel daran orientiert, möglichst viele Lernbehinderte zu anerkannten Ausbildungsabschlüssen im Sinne des BBiG zu führen. Diese von der Konzeption her richtige Zielsetzung vernachlässigt allerdings die große Gruppe derer, die auf Grund ihrer Behinderung nicht oder mittelfristig noch nicht in der Lage sind, dieses Ziel zu erreichen und auch die, die eine begonnene Berufsausbildung abgebrochen haben.

Im Jahr 1980 erreichte die Zahl der Schüler an Schulen für Lernbehinderte mit ca. 280.000 ihren Höchststand. Inzwischen hat sich die Zahl auf etwa 165.000 eingependelt, wobei abzusehen ist, daß diese Zahl etwa konstant bleibt. Die nähere Betrachtung der Zahlen hat unmittelbar Auswirkungen auf Zielsetzungen der beruflichen Rehabilitation. Während 1980 der Anteil der Jugendlichen, deren Lerndefizite durch sonderpädagogische Förderung so kompensiert werden konnte, daß sie erfolgreich eine Ausbildung im Sinne des BBiG absolvieren konnten, relativ hoch war, ist dieser Anteil heute um ein Drittel zusammengeschmolzen. Die Schülerschaft ist zwar zahlenmäßig geringer geworden, sie hat sich aber qualitativ so verändert, daß es sich heute zumeist um Kinder und Jugendliche mit ausgeprägten Lernbehinderungen handelt.

Aus den jetzt bestehenden Eingangsklassen der Sonderschulen läßt sich für die berufliche Rehabilitation der Schluß ableiten, daß ein bedeutender und überwiegender Teil der Schulabgänger aufgrund der stärkeren Behinderungen nicht in der Lage sein wird, erfolgreich eine Ausbildung im Sinne des BBiG – auch nicht nach den derzeitigen Regelungen des § 48 – zu absolvieren.

Dieser zahlenmäßig großen Gruppe – auch als „Grauzonenjugendliche" bezeichnet – sind Angebote der beruflichen Rehabilitation, wie etwa der Berufsbildungswerke oder auch des Benachteiligtenprogrammes, aufgrund der Bindung an die Vorschriften des BBiG verschlossen.

3. Die derzeitigen Angebote der Berufseingliederung

Für die beschriebene Gruppe – Jugendliche mit umfangreichen Lernbehinderungen –, die aufgrund ihrer Behinderung nicht in der Lage sind, eine Berufsausbildung im Sinne des BBiG erfolgreich zu absolvieren, sind die derzeitigen Angebote einer beruflichen Rehabilitation unzureichend. Vorhandene Angebote bleiben oftmals ohne eine zielgerichtete berufspädagogische oder rehabilitative Konzeption.

In der Regel durchlaufen diese Jugendlichen einen „Lehrgang zur Verbesserung der Eingliederungsmöglichkeiten" (heute als „Förderlehrgang" bezeichnet). Oftmals ist diesem Lehrgang eine Teilnahme an einer Maßnahme für nicht berufsreife Jugendliche vor- oder nachgeschaltet. Keine dieser Maßnahmen mündet jedoch gezielt in eine Form der Berufstätigkeit. Hier ist es in der Regel den Zufällen des örtlichen Arbeitsmarktes und dem Engagement von Eltern, Lehrern und ehrenamtlichen Mitarbeitern in Ortsvereinen zur Förderung Lernbehinderter überlassen, ob die Eingliederung (auf einem angelernten oder ungelernten Arbeitsplatz) gelingt.

Die Statistik der Bundesanstalt für Arbeit weist zum Ende des Jahres 1987 einen Bestand von 82.476 Rehabilitanden unter dem Merkmal Lernbehinderung aus, wovon 81.336 (98,6 %) unter 25 Jahre alt sind. An Neuzugängen für die Rehabilitation verzeichnet sie 30.128, davon 29.704 (98,8 %) unter 25 Jahre (Sonderheft zu ANBA 1, 10/1988).

Eine nähere Aufschlüsselung der Jugendlichen, die keine Ausbildung begannen, kann der Veröffentlichung I/36 der ANBA 4/1987 entnommen werden. Demnach mündeten von den Neuzugängen unter den lernbehinderten Rehabilitanden (24.373), die keine Berufsausbildung begannen (etwa 12.000, d. i. 50 %), 4762 (20 %) in Lehrgänge zur Verbesserung der beruflichen Eingliederungsmöglichkeiten, 4852 (20 %) in Förderlehrgänge (in der damaligen Form „F1") und 1476 (6 %) in das Eingangsverfahren bzw. in die Arbeitserprobung der Werkstätten für Behinderte (WfB).

Berücksichtigt man nur die Rehabilitanden, die nicht auf eine Berufsausbildung hingeführt werden, so verdoppeln sich etwa die Prozentsätze wie folgt: 40 % Lehrgang zur Verbesserung der beruflichen Eingliederungsmöglichkeiten, 40 % Förderlehrgang, 12 % Werkstatt für Behinderte.

4. Konzeptionelle Mängel der Rehabilitation von Jugendlichen mit umfangreichen Lernbehinderungen

Stellt man die obengenannten Zahlen denen aus den eingangs genannten Längsschnittuntersuchungen der Arbeitslosigkeit unter ehemaligen Sonderschülern gegenüber, kann der Schluß gezogen werden, daß die derzeitigen Maßnahmen der Bundesanstalt für Arbeit offensichtlich nicht zu einer dauerhaften beruflichen Eingliederung auf dem allgemeinen Arbeitsmarkt führen.

Nicht ausgewiesen, aber noch hinzuzuzählen, sind die Jugendlichen unter den ehemaligen Sonderschülern, die eine Ausbildung abbrechen (etwa 12,3 %) sowie die, die nicht mehr in der Statistik erscheinen, da sie sich nicht beim Arbeitsamt melden, oder, wie viele weibliche Jugendliche, unbezahlte Tätigkeiten im eigenen oder im Familienhaushalt aufnehmen. Ebenfalls zu berücksichtigen sind solche Jugendliche, die zwar eine Berufsausbildung absolviert haben, in diesem Beruf jedoch keine Anstellung finden können. Als Beispiele seien hier Bäcker oder Frisösen genannt.

Der Mangel im Konzept der beruflichen Rehabilitationsbemühungen um nicht ausbildungsfähige lernbehinderte Jugendliche liegt darin, daß die Rehabilitanden weder für eine gezielte Berufstätigkeit qualifiziert werden können, noch eine Chance zu längerer Arbeitserfahrung erhalten, sondern am Ende der „rehabilitativen“ Maßnahmen dem Arbeitsmarkt als ungelernte Arbeitskräfte ohne Beschäftigung zur Verfügung stehen.

Die Problematik dieses Arbeitsmarktes für un- und angelernte Arbeitskräfte, nämlich wenige und unsichere Stellen, keine Zukunftsaussichten und eine für eigenständige Lebensführung oftmals nicht ausreichende Entlohnung (vgl. Hiller, 1987), ist öffentlich hinlänglich bekannt.

Es sei ausdrücklich darauf verwiesen, daß Werkstätten für Behinderte meist keine geeignete Alternative darstellen, da sie konzeptionell für wesentlich schwerwiegendere Behinderungsbilder geschaffen worden sind, und daß selbst für diesen Personenkreis das heutige Platzangebot bei weitem nicht ausreicht. Ein Werkstattplatz kann nur im besonderen Einzelfall eine geeignete berufliche Rehabilitation für Lernbehinderte darstellen.

5. Probleme der Dauer und Testierung der Maßnahmen zur Berufeingliederung

Neben den aufgeführten Problemen der Berufseingliederung von Jugendlichen mit erheblichen Lernbehinderungen sollen noch Aspekte der Dauer und der Testierung aufgeführt werden.

Lernbehinderten aus der genannten Personengruppe stehen bekanntlich keine Rehabilitationsmaßnahmen von drei- bis vierjähriger Dauer in Berufsbildungswerken offen, da das Ziel eines Abschlusses in einem anerkannten Ausbildungsberuf nicht erreichbar ist. Als „Rehabilitationsmaße“ nehmen sie an dem „Lehrgang zur Verbesserung der beruflichen Eingliederungsmöglichkeiten“ teil, der bisher in der Regel ein Jahr dauerte.

Diese Tatsache bedeutet eine Benachteiligung gegenüber anderen Rehabilitanden, denen man eine Dauer von bis zu fünf Jahren einräumt. Ein solches Vorgehen ist zudem widersinnig, denn die, die schwieriger und langsamer lernen, benötigen mehr Zeit als die nicht derartig Behinderten. Faktisch wird durch das derzeitige System der beruflichen Rehabilitation Lernbehinderter festgeschrieben, daß je umfangreicher die Ausprägung einer Lernbehinderung, desto kürzer die Zeit ist, die der beruflichen Rehabilitationsmaßnahme zugestanden wird.

Ein weiteres Problem stellt die Testierung von erworbenen Fähigkeiten und Kenntnissen dar, die ein Rehabilitand in einem Lehrgang erwirbt. Während ein Auszubildender seinen Abschluß vorweisen kann, hat der Rehabilitand nach Abschluß des Lehrgangs kein qualifiziertes Testat, das gegenüber Arbeitgebern Aussagekraft besitzt und die Vermittlungschancen verbessert. Ein solches Testat wäre ebenfalls für die Betroffenen wünschenswert, die eine Berufsausbildung nicht mit einer erfolgreichen Abschlußprüfung beenden konnten.

6. Thesen zur beruflichen Rehabilitation von Jugendlichen mit umfangreichen Lernbehinderungen

Zusammenfassend möchte ich folgende fünf Thesen vorstellen:

1. These

Die soziale Integration und Rehabilitation lernbehinderter und lernbeeinträchtigter Jugendlicher setzt eine befriedigende Berufseingliederung voraus. Eine gewünschte Integration Lernbehinderter und Lernbeeinträchtigter bleibt unerfüllbar, wenn keine ausreichenden Arbeits- und Ausbildungschancen geschaffen werden.

2. These

Es gibt zur Zeit kein umfassendes Rehabilitationskonzept, das die unterschiedlichen Ausprägungen dieser Behinderung berücksichtigt. Stattdessen wird pragmatisch in die Begriffe „ausbildungsfähig im Sinne des BBiG“ und „nicht-ausbildungsfähig“ unterschieden, was entscheidende Bedeutung für den Zugang zu Rehabilitationsmaßnahmen hat.

3. These

Je umfassender die Lernbehinderungen eines Jugendlichen ausgeprägt sind, um so weniger Zeit steht ihm derzeit für den beruflichen Qualifikations- und Rehabilitationsprozeß zur Verfügung.

4. These

Eine Verbesserung der Situation auf dem Ausbildungsstellenmarkt oder eine Entspannung bei den allgemeinen Arbeitslosenzahlen wird für einen großen Teil der heutigen Sonderschüler keine Verbesserung bringen. Bereits jetzt sind etwa ein Drittel dieser ehemaligen Schüler langfristig arbeitslos, da die Anforderungen an eine qualifizierte Berufsausbildung im Sinne des BBiG für viele zu hoch sind.

5. These

Die Werkstatt für Behinderte ist keine geeignete Stelle zur beruflichen Eingliederung von Menschen mit umfangreichen Lernbehinderungen.

Literatur:

Bundesanstalt für Arbeit, Übersicht I/36 – Eintritt von Rehabilitanden in berufsfördernde Bildungsmaßnahmen im Bereich der Berufsberatung nach Art der Behinderung, Landesarbeitsamtbezirken und Art der Bildungsmaßnahme. Berichtszeitraum 1. 10. 85 bis 30. 9. 86 in ANBA Nr. 4/87. Nürnberg 1987

Bundesanstalt für Arbeit, Zugänge von Rehabilitanden nach Art der Behinderung und Alter. 1987. Sonderheft Berufliche Rehabilitation. Anlage zu ANBA Nr. 10/1988, Nürnberg 1988

Hiller, G.-G., Arbeit und Beruf – für benachteiligte und behinderte Jugendliche. (Überarbeitete Fassung). Langenau-Ulm 1989

Kanter, G. O., Jugendliche in der „Grauzone" zwischen Berufsbildungsgesetz (BBiG) und Werkstatt für Behinderte (WfB). Eine neue Gruppe beruflicher „Misfits". Manuskript des Referates auf der Fachtagung von LERNEN, FÖRDERN – Bundesverband zur Förderung Lernbehinderter, Lindlar 1988

LERNEN, FÖRDERN – Zeitschrift des Bundesverbandes zur Förderung Lernbehinderter e.V. – Nr. 5/88. Thema: „Selbständig Leben". Hierin Zelfel, R. C.: Kommentar, – und Bargmann, S., Kieffer, J. und N.N., Vier authentische Erlebnisberichte zur Berufseingliederung, Köln 1988

Saterdag, H./Stegmann, H., Ausbildungs- und Berufswege von lernbehinderten Jugendlichen, in: Baier, H./Klein, G. (Hg.): Spektrum der Lernbehindertenpädagogik, Donauwörth 1984

Scharff, G., Maßnahmen und Hilfen zur Verbesserung der Ausbildungs- und Beschäftigungssituation behinderter (lernschwacher) Jugendlicher, in: Mitteilungen 4/88, hrsg. vom Verband Deutscher Sonderschulen/Landesverband NRW

Stegmann, H.,Kraft, H., Ausbildungs- und Berufswege von 23- und 24jährigen. Methode und ausgewählte Ergebnisse der Wiederholungserhebung Ende 1980. in: MittAB [2]) 2/1987

Zelfel, R. C., Unsere Kinder auf dem Weg in die Berufswelt. Eine kritische Bestandsaufnahme, in: LERNEN, FÖRDERN Nr. 5/89, Köln 1989

Anschrift:

Dipl.-Psych. R. C. Zelfel
Bundesgeschäftsführer
LERNEN, FÖRDERN –
Bundesverband zur Förderung
Lernbehinderter e.V.
Rolandstraße 61
5000 Köln 1

Anmerkungen:

[1]) Amtliche Nachrichten der Bundesanstalt für Arbeit, Nürnberg; Kohlhammer, Stuttgart und Mainz

[2]) Mitteilungen aus der Arbeitsmarkt- und Berufsforschung, hrsg. von der Bundesanstalt für Arbeit, Nürnberg; Kohlhammer, Stuttgart und Mainz

Möglichkeiten und Notwendigkeiten der Kooperation zwischen der Wirtschaft und den Rehabilitationseinrichtungen der Berufsbildung

von W. Friedrich

(1) Die Eingliederung von behinderten Jugendlichen in Gesellschaft und Beruf ist ein Ziel, das nur erreicht werden kann, wenn die Behinderten umfassend beruflich qualifiziert sind. Soweit in Betrieben und Verwaltungen die notwendigen Voraussetzungen gegeben sind, um behinderte Jugendliche auszubilden, sollte die Ausbildung aus Gründen der Praxisnähe dort erfolgen. Im Auftrag des Bundesministers für Arbeit und Sozialordnung hat daher der Verfasser in den Jahren 1986/87 die Frage untersucht, wie das betriebliche Angebot an Ausbildungsplätzen für behinderte Jugendliche sowohl in quantitativer als auch in qualitativer Hinsicht verbessert werden kann[1]). Bei dem hier vorliegenden Beitrag handelt es sich um eine Kurzfassung des Untersuchungsberichtes zu diesem Forschungsprojekt.

(2) Grundsätzlich ist zu berücksichtigen, daß die Vorteile einer betrieblichen Ausbildung zwar dem größten Teil der behinderten Jugendlichen zugute kommen können, jedoch eine nicht unbeträchtliche Zahl von Behinderten einer besonderen beruflichen, medizinischen, schulischen und sozialpädagogischen Betreuung bedarf, die nur in speziell dafür eingerichteten Rehabilitationseinrichtungen gewährleistet ist.

(3) Betriebe und Verwaltungen sind die wichtigsten Träger der beruflichen Ausbildung von behinderten Jugendlichen. Im Untersuchungszeitraum befanden sich rd. 32.000 behinderte Jugendliche in einer betrieblichen Ausbildung, in den Rehabilitationseinrichtungen wurden rd. 9.500 behinderte Jugendliche beruflich qualifiziert. Bei den betrieblich ausgebildeten Behinderten handelt es sich zu 60 % um „Lernbehinderte" (ca. 19.000) und zu 40 % um Körper- bzw. Sinnesbehinderte (ca. 13.000). Ca. zwei Drittel dieser Ausbildungsverhältnisse werden durch die Arbeitsämter als Rehabilitationsmaßnahme gefördert (Abb. 1).

(4) In über 90 % der Fälle erfolgt die betriebliche Ausbildung behinderter Jugendlicher in anerkannten Ausbildungsberufen, der Anteil der Jugendlichen, die in Ausbildungsgängen nach §§ 48 des Berufsbildungsgesetzes bzw. 42 b der Handwerksordnung ausgebildet werden, beträgt nur 8,9 %. D.h. aber auch, daß die Behinderten in der Regel in der Berufsschule nicht gesondert unterrichtet werden, was insbesondere bei den Lernbehinderten erhebliche Ausbildungsprobleme mit sich bringt (Abb. 2).

(5) Die Ausbildung von behinderten Jugendlichen konzentriert sich auf einige wenige Ausbildungsberufe; rund 55 % aller Behinderten werden in nur 15 Berufen qualifiziert, bei allen Auszubildenen beträgt diese Quote

[1]) Friedrich, Werner: Organisationsmodelle für die betriebliche Rehabilitation, Schriftenreihe Sozialforschung, Bd. 150, herausgegeben vom Bundesministerium für Arbeit und Sozialordnung, Bonn 1987.

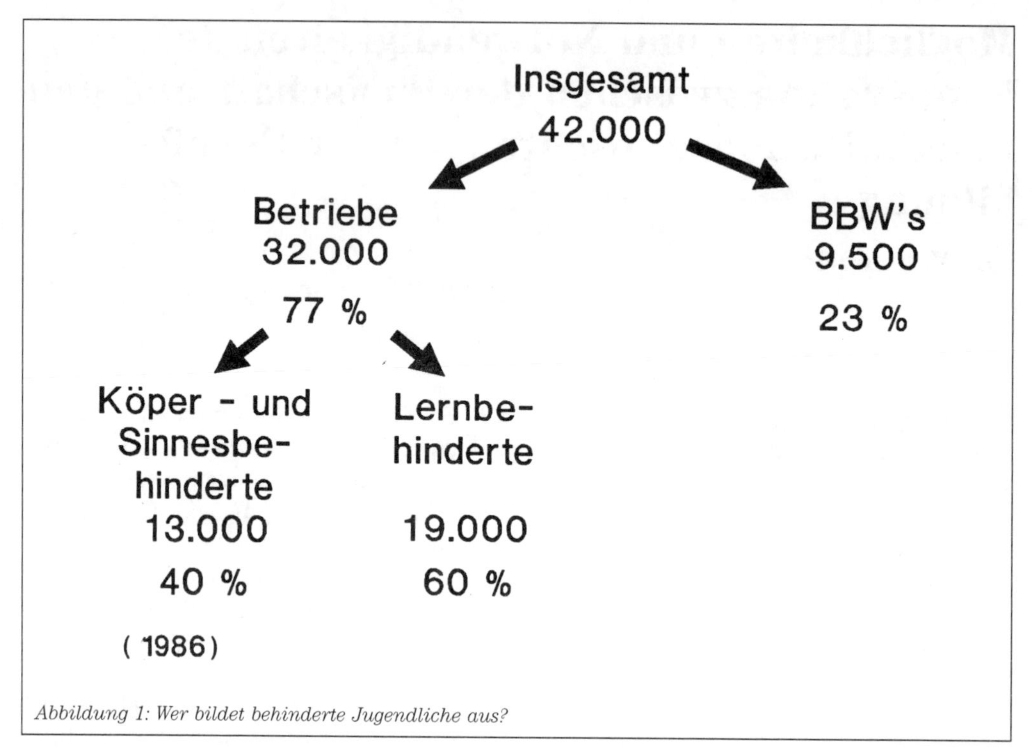

Abbildung 1: Wer bildet behinderte Jugendliche aus?

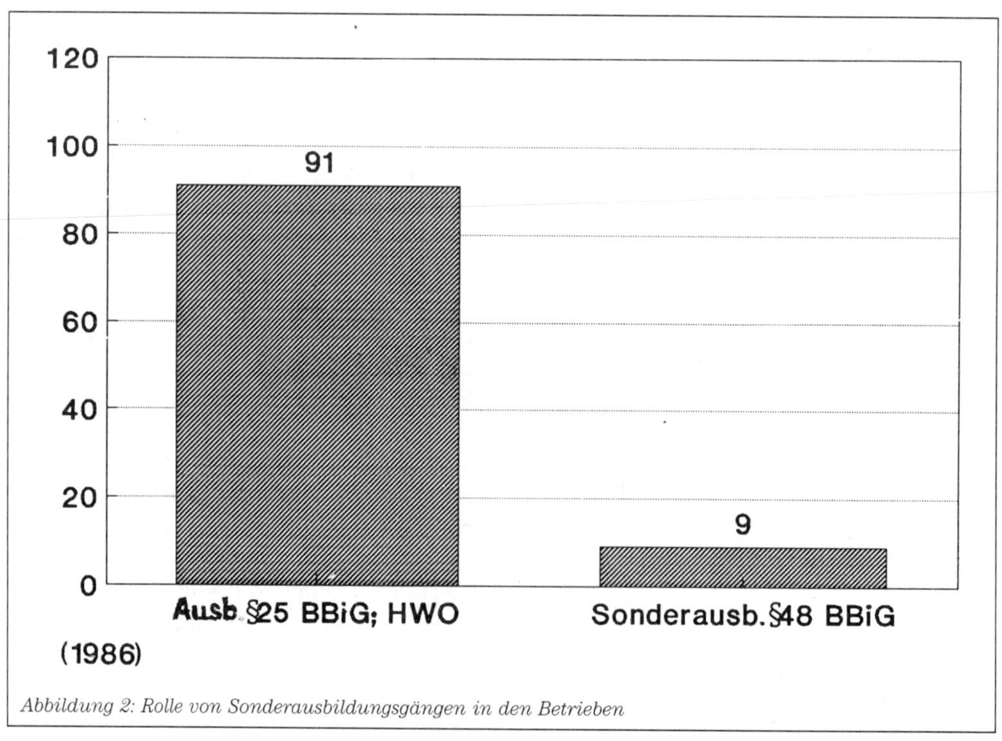

Abbildung 2: Rolle von Sonderausbildungsgängen in den Betrieben

„nur" 45 %. Besonders ausgeprägt ist diese Konzentration bei der Gruppe von Lernbehinderten; hier werden drei Viertel aller Jugendlichen in nur 15 (von insgesamt 451) Berufen ausgebildet.

Die fünf wichtigsten Ausbildungsberufe bei Körper- bzw. Sinnesbehinderten und Lernbehinderten sind:

Körperbehinderte	*in %*
Industriekaufmann	*12*
Versicherungskaufmann	*9*
Technischer Zeichner	*8*
Bürogehilfe	*6*
Bankkaufmann	*6*

Lernbehinderte	*in %*
Maler/Lackierer	14
Bäcker	10
Metzger/Fleischer	6
Tischler/Schreiner	6
Friseur	6

(6) Ausschlaggebend für die betriebliche Ausbildung von behinderten Jugendlichen sind in erster Linie die Beratungs- und Vermittlungsaktivitäten der Arbeitsämter und die persönlichen Kontakte der Behinderten bzw. von deren Eltern zum Ausbildungsbetrieb. Auf diese beiden Kategorien entfielen jeweils 4/10 aller Firmenmeldungen. Die Bedeutung finanzieller Hilfen für auszubildende Betriebe wird demgegenüber vielfach unterschätzt. Diese können zwar dazu beitragen, die mit der Ausbildung von Behinderten in der Regel verbundenen zusätzlichen Belastungen und Kosten abzufangen, ausschlaggebend waren diese Mittel allerdings nur bei knapp jedem 8. Betrieb.

(7) Betriebe, die die Ausbildung behinderter Jugendlicher aufgegeben haben, begründen dies in erster Linie damit, daß sich keine Bewerber gemeldet hätten. Es ist jedoch davon auszugehen, daß hier nicht in erster Linie ein Versagen der Arbeitsämter vorliegt, sondern daß die Betriebe vielfach um die Vermittlung solcher Behinderter nachgesucht haben, deren Behinderung vergleichsweise gering ist, d.h. Bewerber eines Behinderungsgrades, der den Ausbildungserfolg und den betrieblichen Arbeitseinsatz nur unwesentlich tangiert. Bei Lernbehinderten gaben darüberhinaus noch 40 % der Betriebe zu Protokoll, daß die mangelnde berufliche Leistungsfähigkeit dieser Gruppe ein Grund für die Nicht-Ausbildung von Behinderten gewesen sei. Im Gegensatz zur Ausbildung von Körper- bzw. Sinnesbehinderten, bei denen nur 4 % der Betriebe eine unzureichende finanzielle Unterstützung als Aufgabegrund nannten, spielt dieser Aspekt allerdings bei der Ausbildung von Lernbehinderten eine mitentscheidende Rolle (23 % der Betriebe).

(8) Die überwiegende Mehrheit aller Ausbildungsbetriebe hat sich bisher noch nicht mit der Ausbildung behinderter Jugendlicher befaßt. Begründet wird dies vor allem damit, daß „das betriebliche Berufsangebot für Behinderte nicht geeignet ist" (57 % dieser Betriebe). Da sich die Betriebe, die keine Behinderten ausbilden, in ihren wesentlichen Strukturmerkmalen, d.h. in erster Linie im Hinblick auf die angebotenen Ausbildungsberufe, nicht entscheidend von den Betrieben unterscheiden, die behinderte Jugendliche beschäftigen, muß an der Stichhaltigkeit dieser Begründung gezweifelt werden. Der eigentliche Grund für die Nichtberücksichtigung von Behinderten bei der Vergabe von Lehrstellen ist darin zu sehen, daß sich die Betriebe mit dieser Frage noch nicht auseinandergesetzt haben bzw. über die grundlegenden Zusammenhänge zwischen Behinderung und beruflicher Leistungsfähigkeit nicht informiert sind.

(9) Zwischen den Betrieben und den Berufsbildungswerken besteht bei der Berufsausbildung behinderter Jugendlicher eine weitge-

hend sinnvolle Aufgabenteilung. D.h. die Betriebe konzentrieren sich bei der Ausbildung Behinderter auf solche Jugendliche, bei denen die in den Betrieben in aller Regel zur Verfügung stehenden materiellen und immateriellen Mittel ausreichen, um den Ausbildungserfolg zu gewährleisten. Gründe, die für diese Einschätzung sprechen, sind:

Bei der Ausbildung von Körper- bzw. Sinnesbehinderten:

- Die Tatsache, daß 86 % der Betriebe keine Unterschiede beim Prüfungserfolg zwischen Körper- bzw. Sinnesbehinderten und Nichtbehinderten festgestellt haben; nur bei 1 % ist die Durchfallquote bisher höher gewesen.

- Der Befund, daß bei der Ausbildung von Körperbehinderten nur in 30 % der Fälle besondere Schwierigkeiten auftraten, die darüber hinaus in den meisten Fällen durch technisch-ergonomische Maßnahmen bzw. durch Umbauten zu lösen waren.

- Der Umstand, daß der Anteil der Körper- bzw. Sinnesbehinderten an allen körperbehinderten (i.w.S.) Lehrlingen, die aufgrund der Schwere ihrer Behinderung überdurchschnittlicher Betreuungs-, Unterweisungs- und Sachaufwendungen bedürfen, nur etwa 15 bis 20 % beträgt.

Bei Lernbehinderten:

Weniger reibungslos verläuft dagegen die Ausbildung von Lernbehinderten.

- So sind hier nach Angaben der Betriebe die Abbrecherquote (9 %) und die Durchfallquote (26 %) höher und auch die Prüfungsleistungen schlechter (54 %) als bei der Ausbildung von Nichtbehinderten. Nur 17 % der Betriebe sahen keinen Unterschied beim Prüfungserfolg zwischen Lernbehinderten und den anderen Auszubildenden.

- Weiterhin ist festzuhalten, daß bei rd. 70 % der lernbehinderten Lehrlinge erhebliche Ausbildungsprobleme aufgetreten sind, die bei rund der Hälfte der Betriebe gezielte Maßnahmen erfordert haben. Diese Probleme konzentrierten sich im wesentlichen auf den theoretischen Bereich – Schreib- und Rechenschwäche – und sind in erster Linie darauf zurückzuführen, daß diese Jugendlichen überwiegend in anerkannten Ausbildungsberufen ausgebildet werden und im Berufsschulunterricht vielfach keine weitergehende Berücksichtigung der besonderen Belange dieser Personengruppe erfolgt.

Diese nach Einschätzung der Betriebe in erster Linie durch die schulische Situation begründeten Schwierigkeiten beruhen in den meisten Fällen auf den oftmals problematischen sozialen Verhältnissen, aus denen diese Jugendlichen kommen. Aus diesem Grunde sollten hier neben schulischen bzw. außerschulischen Stütz- auch sozialpädagogische Betreuungsmaßnahmen angeboten werden (Abb. 3).

(10) Die Kosten der Berufsausbildung behinderter Jugendlicher in Betrieben sind, wie bereits erwähnt, insgesamt gesehen von nachrangiger Bedeutung. So mußten bisher weniger als 10 % der Betriebe größere bauliche Veränderungen vornehmen oder höherwertige technische Arbeitshilfen anschaffen. Darüber hinaus werden diese Aufwendungen in der Regel auch von Arbeitsämtern oder den Hauptfürsorgestellen problemlos finanziert; außer einer Verstärkung der Beratungsaktivitäten – auch über die bestehenden finanziellen Unterstützungsmöglichkeiten – besteht hier kein weiterer Handlungsbedarf.

Betriebe einen höheren Zeitaufwand bei der Unterweisung. Die Vorstellungen der Ausbil-

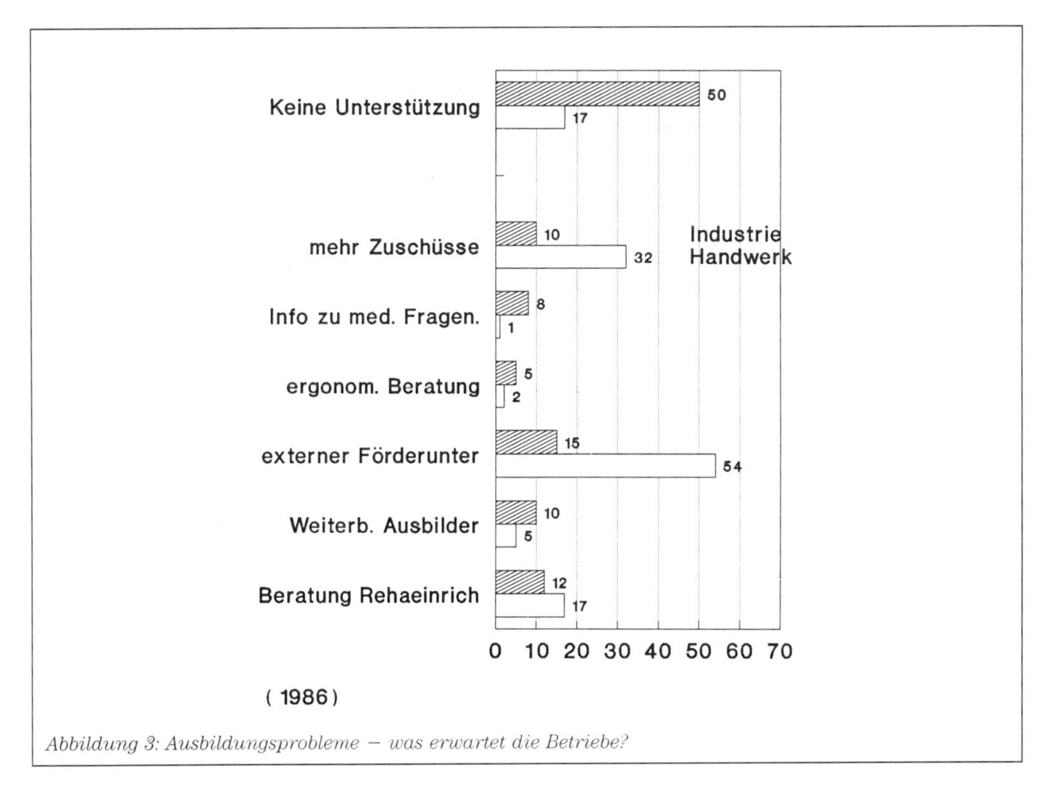

Abbildung 3: Ausbildungsprobleme – was erwartet die Betriebe?

dungsbetriebe über den hierbei erforderlichen Unterstützungsbetrag halten sich jedoch im Rahmen. Im Durchschnitt wird hier ein Betrag von rd. 510,– DM im Monat als angemessen angesehen. Dies entsprach etwa den durchschnittlichen Ausbildungsvergütungen aller Lehrlinge im Untersuchungszeitraum.

(11) Betriebsräte und Schwerbehindertenvertrauensleute spielen im Zusammenhang mit der Ausbildung behinderter Jugendlicher – von Ausnahmefällen abgesehen – keine nennenswerte Rolle.

Die geringe Aktivität der Schwerbehindertenvertrauensleute kann u.a. darauf zurückgeführt werden, daß

- über die Hälfte der in Betrieben ausgebildeten behinderten Jugendlichen Lernbehinderte sind (ca. 60 %). Da in der Regel diese Jugendlichen nicht als Schwerbehinderte anerkannt sind, ist eine rechtliche Zuständigkeit des Vertrauensmannes in der Mehrzahl der Fälle nicht gegeben.
- Etwa 60 % der Betriebe verstoßen darüber hinaus jedoch auch gegen ihre Verpflichtung, den Vertrauensmann über die Bewerbung eines Schwerbehinderten zu informieren. Hinzu kommt noch, daß viele Jugendliche bei ihrer Bewerbung die Behinderungen verschweigen.

Eine verstärkte Einbeziehung der Schwerbehindertenvertrauensleute – aber auch der Betriebsräte – in den Prozeß der Schaffung zusätzlicher Ausbildungsplätze für behinderte Jugendliche könnte dadurch erreicht werden, daß diese verstärkt über die hier möglichen finanziellen und sachlichen Hilfen informiert werden. Gleichzeitig sollten z. B. Lehrer die Jugendlichen oder deren Eltern darauf hinweisen, daß parallel zu der Bewerbung an die Betriebsleitung auch eine Anfrage an den Schwerbehindertenvertrauensmann gerichtet werden kann.

(12) Der betrieblichen Ausbildung von behinderten Jugendlichen sollten möglichst berufsvorbereitende Maßnahmen vorangestellt werden; dies trifft insbesondere für Lernbehinderte zu. Als Kriterien, die bei der Organisation solcher Maßnahmen beachtet werden sollten, sind im wesentlichen zu nennen:

- Es muß ein ausreichendes Angebot an sozialpädagogischen Betreuungsmaßnahmen bestehen, dies ist über die Dauer des Förderungslehrganges hinaus aufrechtzuerhalten.

- Die Struktur des Lehrpersonals sollte sich durch hohe Anteile von Sonderpädagogen bzw. Lehrkräften mit entsprechenden Zusatzqualifikationen auszeichnen.

- Die Gruppen sollten eine Teilnehmerzahl von 20 auf keinen Fall überschreiten, 11 bis 15 Teilnehmer können als Optimum angesehen werden.

- Die Jugendlichen sollten ganztägig betreut werden, dies erfordert die Verfügbarkeit von entsprechenden Infrastruktur- und Freizeiteinrichtungen. Eine Internatsunterbringung ist nur in Ausnahmefällen anzustreben, da die Jugendlichen später im Rahmen der betrieblichen Ausbildung auch im Elternhaus leben werden.

- Die Maßnahme sollte sich in Phasen gliedern: Motivations- und Berufsfindungsphase.
- Der Maßnahmeträger sollte ein hohes Kooperationsniveau zum örtlichen Arbeitsamt und den örtlichen Betrieben aufweisen. Der Förderlehrgang ist durch Betriebspraktika zu ergänzen.
- Betriebspraktika und Kooperation mit der Arbeitsverwaltung sind die Grundlage für einen frühzeitigen Beginn der Vermittlungsbemühungen in einem Ausbildungsbetrieb. Der Vermittlungsprozeß – geeigneter Betrieb, geeigneter Beruf – kann als entscheidend für den Ausbildungserfolg angesehen werden.
- Die Vermittlung von Motivation und Selbstvertrauen hat in erster Linie über praktisches Tun und die Ausnutzung der motorischen Fähigkeiten der Jugendlichen zu erfolgen.
- Bei außerschulischen Trägern ist eine intensive Kooperation mit der Berufsschule erforderlich. Eine Unterweisung in gemischten „Jungarbeiterklassen“ ist auf jeden Fall zu vermeiden.

(13) Bei der Berufsausbildung behinderter Jugendlicher wird z. Zt. von den Betrieben auf eine Kooperation mit außenstehenden Institutionen weitgehend verzichtet. Anzumerken ist jedoch auch, daß ein entsprechendes Angebot externer Träger vielfach gar nicht existiert. Die Zusammenarbeit konzentriert sich daher in der Regel auf ausbildungsbegründete Maßnahmen (Arbeitsamt, örtliche Behinderteninitiativen; Abb. 4).

Zu nennen sind bei der Ausbildung von Lernbehinderten insbesondere folgende Kooperationsbeziehungen:
- Ein Viertel der Betriebe arbeitet mit der Berufsschule zusammen.
- Rund ein Zehntel der Unternehmen kooperiert mit der Kammer oder Innung in besonderer Weise.
- Mit Rehabilitationseinrichtungen haben nur 2 % der Betriebe näheren Kontakt.
- Etwa die Hälfte der Betriebe (47 %) verzichtet dagegen gänzlich auf die Zusammenarbeit mit anderen Stellen.

Diese Werte unterscheiden sich nicht wesentlich von denen der Betriebe, die Körper- bzw. Sinnesbehinderte ausbilden. Im einzelnen ist hier von Interesse, daß

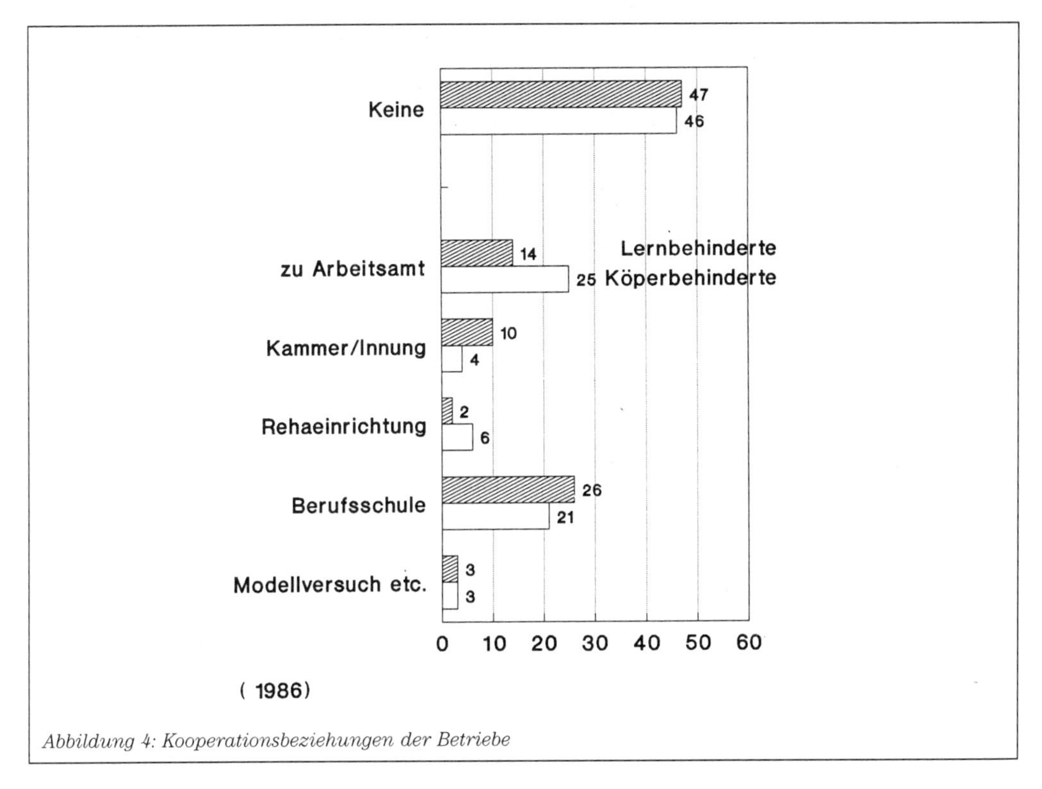

Abbildung 4: Kooperationsbeziehungen der Betriebe

- 21 % der Betriebe mit der Berufsschule kooperieren,
- immerhin 6 % der befragten Unternehmen Kontakte zu Rehabilitationseinrichtungen haben,
- aber nur 4 % mit der Kammer oder Innung zusammenarbeiten.

(14) Organisationsmodelle für die betriebliche Rehabilitation behinderter Jugendlicher, die dazu beitragen sollen, das Angebot an Ausbildungsplätzen qualitativ und quantitativ zu verbessern, sollten im wesentlichen dezentral aufgebaut sein. D.h., die Koordinierungs- und Steuerungsaufgaben sollten an vor Ort tätige Initiativen/Institutionen delegiert werden. Darüber hinaus sind auch die Berufsbildungswerke in diese Bestrebungen einzubeziehen. Je nach regionaler Situation müssen diese Organisationsmodelle jedoch unterschiedlich ausgestattet sein. Folgende Faktoren sind hier zu berücksichtigen:

- Räumliche Nähe zu einem Berufsbildungswerk: Ist ein BBW am Ort oder in erreichbarer Nähe vorhanden, können viele der bei der Ausbildung behinderter Jugendlicher erforderlichen Maßnahmen hier erbracht werden.
- Struktur der örtlichen Wirtschaft: Bilden in einer Region überwiegend Großbetriebe – die über ein ausdifferenziertes Sozial- und Bildungswesen verfügen – aus, ist der Bedarf an außerbetrieblich zu organisierenden Maßnahmen geringer als wenn hauptsächlich Klein- und Mittelbetriebe behinderte Lehrlinge beschäftigen.
- Bereits bestehende Organisationsformen: In solchen Gebieten, wo sich bereits örtliche Initiativen zur Förderung der Behindertenausbildung gebildet haben, kann auf vorhandene Strukturen aufgebaut werden; wenn derartige Organisationen nicht existieren, muß zunächst der erforderliche Rahmen geschaffen werden.

- Kapazitäten und Angebote der örtlichen Berufsschulen: Hier ist z.B. von Relevanz, ob Sonderklassen gebildet werden können oder ob der Jugendliche im „normalen" Klassenverband unterrichtet wird. Ist das letztere der Fall, wird der Bedarf an Stützmaßnahmen ansteigen.

(15) Das in der Bundesrepublik Deutschland bestehende System von Berufsbildungswerken bzw. vergleichbaren Rehabilitationseinrichtungen wird zwar dem quantitativen Bedarf gerecht, es ist jedoch nicht so engmaschig angelegt, daß die Mehrzahl der in den Betrieben ausgebildeten Behinderten diese mit einem vertretbaren Zeitaufwand erreichen bzw. die Sozialpädagogen des BBW die Betriebe in angemessener Frist aufsuchen könnten. Daraus ergibt sich für die Organisation der betrieblichen Rehabilitation behinderter Jugendlicher, daß

- die verantwortliche Ausbildungsstätte in der Regel der Betrieb zu sein hat und
- aus dem gleichen Grund auch eine permanente internatsmäßige Unterbringung der Jugendlichen nicht möglich sein wird.

Ein auf regionaler Ebene zu organisierendes Modell der betrieblichen Rehabilitation behinderter Jugendlicher erfordert ein hohes Kooperationsniveau der an diesem Prozeß beteiligten Institutionen. Die Sicherung dieser Kooperationsaufgaben ist ein zentraler Bestandteil der (zu gründenden) örtlichen „Behinderteninitiativen". Institutionen, die hierbei zusammenarbeiten sollten, sind u.a.: Betriebe, Kammern, abgebende Schulen, (aufnehmende) Berufsschulen, Träger berufsvorbereitender Maßnahmen, BBW, Arbeitsamt, Hauptfürsorgestelle, Stadtverwaltung, Schulamt, Behindertenorganisation, Kirchen, Gewerkschaften.

(16) Zentrale Maßnahmen, die bei der Konzeption und Durchführung von Modellversuchen für die betriebliche Rehabilitation erforderlich sind, sind im wesentlichen:

(a) Durchführung berufsvorbereitender Fördermaßnahmen (soweit erforderlich).

(b) Sozialpädagogische Betreuung der behinderten Jugendlichen; diese sollte bereits in der Förderungsphase beginnen und evtl. über das Ende der Ausbildungszeit hinausreichen.

(c) Organisation von Maßnahmen zur Beseitigung schulischer Defizite und zur Prüfungsvorbereitung.

(d) Einbeziehung der bereits in der Ausbildung befindlichen Jugendlichen in die sozialpädagogische Betreuung und den Förderunterricht.

(e) Einbeziehung von Ausbildungsberatern; diese sollten u.a. die Lehrer von abgebenden Schulen und die Schüler im Rahmen des Faches Arbeitslehre über das Ausbildungsplatzangebot in der Region informieren. Eine weitere Aufgabe besteht in der Beratung, falls während der Ausbildung Probleme auftreten (Ausbildungsbetrieb, Lehrling, Eltern etc.).

(f) Organisation von Weiterbildungsseminaren für Ausbildungsberater, Berufsberater, „Lehrlingswarte", Sozialpädagogen und Berufsschullehrer.

(g) Prognose des zukünftigen Bedarfs an Ausbildungsplätzen für behinderte Jugendliche, differenziert nach Behinderungsarten und evtl. geeigneten Ausbildungsberufen – auf Basis von Auskünften der abgebenden Schulen.

(h) Einbindung der Berufsbildungswerke: Diese Einbindung soll in zweierlei Form geschehen, einmal durch eine direkte Beteiligung an der örtlichen Initiative, wenn ein BBW in der Nähe besteht, und zum anderen generell durch die Erarbeitung von Schulungs-Seminarunterlagen und die Organisation und Durchführung von Weiterbildungsveranstaltungen.

(i) In den Fällen, in denen ein Berufsbildungswerk erreichbar ist, sollten folgende der bereits o.g. Aufgaben durch die BBW's erbracht werden:
- Durchführung von berufsvorbereitenden Förderlehrgängen
- sozialpädagogische Betreuung
- Organisation von Maßnahmen zur Beseitigung schulisch-theoretischer Defizite

(k) Weiterhin sollte als zentraler Bestandteil der Mitwirkung des BBW's die Unterrichtung der behinderten Lehrlinge – soweit der Unterricht für den jeweiligen Ausbildungsberuf erteilt werden kann und eine gesonderte Unterrichtung erforderlich ist – in der Sonderberufsschule des Berufsbildungswerkes erfolgen.

Anschrift:

Dr. rer. pol. W. Friedrich
WSF Wirtschafts- und Sozialforschung
Kampstraße 18
5014 Kerpen/Rheinld.

Fünf Thesen (mit Erläuterungen) zu Möglichkeiten, Methoden, Problemen, Grenzen und Ergebnissen der beruflichen Rehabilitation von Menschen, deren Behinderung während ihres Erwerbslebens eintrat

von R. Eggerer

In aller Kürze möchte ich das umfangreiche Thema in fünf begründeten Thesen anschneiden, weil ich glaube, daß im Kreise so wohlinformierter Tagungsteilnehmer vor allem die Aussprache Klarheit bringt und die allzu detaillierte Erläuterung ohnehin bekannter Zusammenhänge verzichtbar ist.

These 1: Die Wahl des Lernortes

„Behinderte, die begleitende Hilfen in nennenswertem Umfang benötigen, können in Betrieben nur dann ausgebildet werden, wenn diese vergleichbare Strukturen wie in Berufsförderungswerken (BFW) aufweisen."

Begründung:
So verständlich der Wunsch ist, bei Menschen, die erst im Erwachsenenalter eine schwere Behinderung erworben haben, die notwendige Umschulung ohne „Sonderstrukturen" durchführen zu wollen, muß man doch sehen, daß es in Klein- und Mittelbetrieben für sie schon von vornherein keine bedarfsgerechten Ausbildungs- und Begleitstrukturen gibt. Dies trifft sogar auf zahlreiche größere Firmen zu. Außerdem würde betriebliche Umschulung im Rahmen der beruflichen Rehabilitation nach dem „dualen System" auch behindertengerechte Rahmenbedingungen und die erforderlichen Infrastrukturen in der örtlich zuständigen Berufsschule erfordern. Ab einem bestimmten Schweregrad der Behinderung ist die Durchführung einer Zweitausbildung im Rahmen eines BFW daher die einzig gangbare Lösung in einer Vielzahl von Fällen.

These 2: Die Notwendigkeit der Fort- und Weiterbildung

„Zu sichern ist allerdings, daß Mitarbeiter von Betrieben, die im BFW ihre Zweitausbildung erhalten haben, schwerpunktmäßig innerbetrieblich fort- und weitergebildet werden. Die Fort- und Weiterbildung am Arbeitsplatz nimmt an Bedeutung immer mehr zu."

Begründung:
Aufbauend auf vorhandenem Grundwissen, in der Metallverarbeitung z.B. mit dem Weiterbildungsziel „CNC-Tätigkeit", im Technischen Zeichnerberuf z. B. mit dem Weiterbildungsziel „CAD-Arbeitsplatz", oder beim Industriekaufmann z.B. mit dem Ziel der Beherrschung moderner Textverarbeitungssysteme, wird in einer Vielzahl von Berufen die laufende arbeitsbegleitende Qualifizierung zu einer Bedingung für die dauerhafte Sicherung der Eingliederung. Zudem werden so Aufstiegsmöglichkeiten genutzt. Dies gilt aber nicht nur, wenn als Grundlage qualifiziertes Grundwissen bereits vorhanden ist; nicht ausgeschlossen werden darf auch die Qualifizierung von Mitarbeitern mit wenig oder gar keinem Grundwissen. Dies gilt etwa für Hilfskräfte im Fertigungsbereich, denen innerbetrieblich erst das Grundwissen

selbst vermittelt wird. Als Beispiele seien genannt Fertigkeiten im Zeichnungslesen, Grundkenntnisse der Werkstoffverarbeitung (etwa im Metallbereich) oder das Erkennen einfacher Produktionsabläufe. Der Grundsatz, die ohnehin bereits qualifizierten müßten auch bevorzugt (oder gar ausschließlich) fort- und weitergebildet werden, stimmt längst nicht mehr generell. Bei einem Mitarbeiter muß grundsätzlich der Wille und die Bereitschaft vorhanden sein, sich Neuem zuzuwenden. Nur das ist das Entscheidende.

These 3: Arbeitsteilung und Kooperation bei Umschulung, Fort- und Weiterbildung

„Die Tatsache, daß Betriebe – mit Ausnahme weniger Großbetriebe – in ihrer Ausbildungsstruktur und generellen Zielsetzungen nur begrenzt auf behinderungsbedingte Erfordernisse eingehen können, und die Tatsache, daß im BFW diese Voraussetzungen zwar gegeben sind, sie dafür aber Defizite bei der ‚betriebspraktischen Ausrichtung‘ haben, rechtfertigt auch im Bereich der Umschulungsausbildungen, nicht nur bei Fort- und Weiterbildungsprogrammen, neue Anstrengungen zur Schaffung von Kooperationsformen."

Begründung:
Generell sind BFW eher in der Lage, realitätsgerecht betriebliche Praxis zur vermitteln als umgekehrt Betriebe Rehabilitationsstrukturen realisieren können. Dies führt in der Regel dazu, daß bei schwerwiegenden Behinderungen als Umschulungsort das BFW gewählt wird und es nur bei der Organisation betrieblicher Fort- und Weiterbildungsmaßnahmen fallbezogen zu engeren Kooperationsformen BFW/Betrieb kommt. Betriebe sind in der Regel ökonomisch ausgerichtet und nur mit großem organisatorischen und personellen Aufwand kann man im Einzelfall eine Kooperation zwischen Rehabilitationseinrichtung und Betrieb verwirklichen, die schon bei der Vermittlung von Grundfertigkeiten während der Umschulung beide Ausbildungsstrukturen sinnvoll verbindet. Dis heißt jedoch nicht, daß solche Anstrengungen im Einzelfall nicht sinnvoll wären. Es muß dabei aber zu einer tragfähigen Lastenverteilung und zu einer für den Behinderten auch praktikablen Organisation der Zusammenarbeit kommen.

These 4: Technischer Fortschritt und Entwicklung der Anforderungsprofile

„Die Neuordnung der Ausbildungsberufe aufgrund des technischen Fortschritts in der Arbeitswelt wirkt sich in der Regel auch auf das Anforderungsprofil an den konkreten Arbeitsplätzen aus; die Nachqualifizierung von Mitarbeitern, auch von ehemaligen BFW-Absolventen, wird unausweichlich."

Begründung:
Der Einzug von Mikroprozessoren im Fertigungsbereich und der Textverarbeitung in kaufmännischen und verwaltenden Berufsgruppen bringt immer höhere geistige Beanspruchung von Mitarbeitern mit sich. Wenn es zur Neuordnung von Ausbildungsberufen kommt, wie es derzeit auf den Sektoren Metallverarbeitung und Elektrotechnik der Fall ist, muß davon ausgegangen werden, daß auch die betrieblichen Anforderungsprofile bereits umgeschulter Arbeitskräfte einen „Veränderungsschub" durchlaufen haben und daher ein Bedarf an Ergänzung der ursprünglichen beruflichen Qualifikation entstanden ist. Im Interesse der anhaltenden beruflichen Eingliederung ihrer Absolventen müssen die Rehabilitationseinrichtungen spätestens jetzt mit konkreten Angeboten an die Betriebe herantreten, um entsprechend in die betriebliche Fort- und Weiterbildung hineinwirken zu können. Denn die Neuordnung von Ausbildungsordnungen ist keineswegs behindertenfeindlich, sondern sie eröff-

net Wege zu Arbeitserleichterungen und neuen Tätigkeitsfeldern, in denen sich Behinderungen weniger auswirken als in der ursprünglichen Tätigkeit. Dies gilt auch und vor allem für Schwerbehinderte. Allerdings dürften Behinderte, die schwächer begabt sind, hier erhebliche Anschluß-Schwierigkeiten haben (was übrigens auch für schwächer begabte Nichtbehinderte gilt). Auf Betriebsebene ist daher ein großer Bedarf an den speziellen Erfahrungen und Kenntnissen anzunehmen, wie sie bei den Fachleuten im BFW vorhanden sind.

These 5: Die Schaffung spezieller Ausbildungsordnungen

„Gegensteuerung bei Gefahren für schwächer Begabte aufgrund des technologischen Wandels ist eine besondere Aufgabe auch des BFW; die Höherqualifizierung von Berufsausbildern hat für schwächer begabte Behinderte Nachteile, denen nicht allein mit Angeboten der betrieblichen oder überbetrieblichen Fort- und Weiterbildung begegnet werden kann, sondern die auch den Übergang zu angepaßten Ausbildungsordnungen nötig machen."

Begründung:
Der Gefahr, daß die technologisch bedingte Aufwertung und Höherqualifizierung einiger Berufsbilder in der Angebotspalette der BFW die Chancen schwächer begabter Behinderter für Ausbildungsabschlüsse und Arbeitsverträge mindern, muß von den zuständigen Stellen auch durch den Erlaß entsprechender Ausbildungsordnungen entgegengetreten werden. Die Umsetzung solcher Vorschriften im Sinne des § 48 Berufsbildungsgesetz (BBiG) bietet in Absprache zwischen den BFW und den Industriebetrieben verschiedene Möglichkeiten zur Bereitstellung/Bewahrung eines Bestandes an betrieblichen Einsatzfeldern, die auch von schwächer begabten Behinderten erreicht und auf Dauer ausgefüllt werden können.

Anschrift:

Direktor R. Eggerer
Berufsförderungswerk Wildbad
Paulinenstraße 132
7547 Wildbad/Schwarzwald

Sind unsere beruflichen Rehabilitationsbemühungen noch zeitgemäß?

von W. Hirrlinger

Die Situation bei den arbeitslosen Schwerbehinderten ist nach wie vor unbefriedigend. Rund 70 % dieser arbeitslosen Schwerbehinderten sind älter als 45 Jahre. 53 % sind ohne Berufsabschluß. 52 % sind zwölf Monate und länger arbeitslos.

Nach den Schätzungen von PROGNOS sinkt der Anteil der Arbeitstätigkeiten, bei denen keine Berufsausbildung notwendig ist, bis zum Jahr 2000 fast um die Hälfte, während Zahl und Anteil der Arbeitsplätze mit qualifizierten Anforderungen deutlich steigen. Die Deutsche Gesellschaft für Informatik schätzt bereits für die neunziger Jahre, daß etwa 70 % der Beschäftigten informationstechnische Qualifikationen benötigen werden. Ohne eine Qualifikationsoffensive wachsen Risiken wie z.B. das der dramatischen Arbeitsplatzverluste, der Spaltung des Arbeitsmarktes und damit einer dauerhaften Verschlechterung der Arbeitsmarkt- und Lebenslage für den großen Personenkreis von Menschen in unserer Bevölkerung, die weniger leistungsfähig sind, überdimensional. Behinderte werden besonders davon betroffen sein.

Neue Technologien führen außerdem zu neuen Organisations- und Arbeitsstrukturen, die ein verändertes Anforderungsprofil an Mitarbeiter zur Folge haben werden, das nicht alle Behinderten erfüllen können. Dies bedeutet: Neue Technologien schaffen nicht nur neue Arbeitsplätze, sie vernichten auch Arbeitsplätze, und zwar vermutlich gerade in Bereichen, die behinderten und leistungsmäßig eingeschränkten Arbeitnehmern bisher in nennenswerter Zahl offenstanden. Damit sind nicht nur die arbeitslosen Schwerbehinderten angesprochen, sondern auch solche, die heute noch einen Arbeitsplatz haben.

Das heißt: Wir brauchen neue rehabilitationspolitische Maßnahmen, wenn wir den Anforderungen der Zukunft gerecht werden wollen. Es müssen – berufsspezifisch – rehabilitative Präventiv- und Nachsorgemaßnahmen getroffen werden, damit beruflich und gesellschaftlich bereits eingegliederte Behinderte ihren sozialen Status aufgrund steigender Arbeitsplatzanforderungen nicht verlieren. Dabei können wir nicht übersehen, daß die berufsstrukturelle Entwicklung und die Veränderung der Qualifikationsanforderungen in den einzelnen Berufen auch für Behinderte neue Bedingungen schaffen. Diese Entwicklung betrifft die beiden großen Gruppen von Behinderten in unterschiedlichem Maße: Die Körperbehinderten und die Hör- und Sehbehinderten dürften von den neuen Techniken eher begünstigt sein, während Lernbehinderte und Behinderte mit psychischen Erkrankungen eher benachteiligt sein werden.

Dies alles bedeutet:

1. Wir müssen prüfen, ob unser heutiges Rehabilitationsprogramm noch völlig zeitge-

mäß ist und eine ausreichende Basis dafür gibt, daß bei entsprechender Fort- und Weiterbildung den beruflichen Anforderungen der Zukunft Rechnung getragen wird.

2. Es steht fest, daß das Gebiet der Fort- und Weiterbildung völlig unterentwickelt ist. Hier müssen neue Wege erschlossen werden. Wir können es uns nicht leisten, mit Beendigung der Erstausbildung oder Erstumschulung Schluß zu machen und die betroffenen Behinderten dann ihrem Schicksal zu überlassen. Es müssen Überlegungen angestellt werden, wo man die Fort- und Weiterbildung ansiedeln will. Ich könnte mir vorstellen, daß bestimmte Berufsförderungswerke den Auftrag erhalten, entsprechende Einrichtungen anzugliedern bzw. vorhandene Erstumschulungsstätten in Fort- und Weiterbildungsstätten umzufunktionieren. Vor allem aber wird es darum gehen, Fort- und Weiterbildungsprogramme zu entwickeln, die praktisches Wissen vermitteln. Dies wird in zwei Richtungen geschehen müssen: Einmal in Richtung höheren Qualifikationsniveaus, um den Arbeitsplatz zu erhalten oder zu „verbessern", andererseits aber auch in die Richtung einer Ergänzung der Qualifizierung, um zumindest eine berufliche Teilintegration sicherzustellen.

   Ebenso wird das große Gebiet der Telekommunikation und der Heimcomputerarbeit sehr viel stärker in die Programme einzubauen sein, als dies bisher der Fall ist. Wir befinden uns hier erst am Anfang einer sicher sehr ausbaufähigen und für Behinderte möglicherweise besonders interessanten Entwicklung. Dabei muß insbesondere auch der Ausgleich von Einschränkungen der Arbeitsfähigkeit Behinderter infolge Konzentrationsschwäche mit Hilfe von Computertechnologien einbezogen werden. Modelle in diesem Bereich sollten auch durch die Hauptfürsorgestellen besonders gefördert werden.

3. Wenn eine Strukturanalyse der Bundesanstalt für Arbeit feststellt, daß die bisherigen Vermittlungshemmnisse, wie Alter, geringe berufliche Qualifikation, Dauer der Arbeitslosigkeit, behinderungsbedingte Einschränkung der Leistungsfähigkeit usw., weiterhin im Vordergrund stehen, wobei die Kombination einzelner Hemmnisse in der Regel eine Erhöhung der Probleme bei der Vermittlung bedeutet, dann wird sichtbar, daß die bisherigen Maßnahmen nicht ausreichen. Ich kann mich auch des Eindrucks nicht erwehren, daß in den Zahlen der arbeitslosen Schwerbehinderten ein nicht geringer Teil enthalten ist, der nicht mehr auf dem allgemeinen Arbeitsmarkt eingesetzt werden kann, aber auch nicht in eine Werkstatt für Behinderte gehört.

   Was in der Bundesrepublik fehlt, ist eine Einrichtung, die als Zwischenglied zwischen allgemeinem Arbeitsmarkt und Werkstatt für Behinderte funktioniert. Natürlich ist es sicher schwierig, ein solches Zwischenglied organisatorisch zustande zu bringen. Trotzdem sollten wir eine solche Überlegung anstellen. Dabei bin ich mir sehr wohl bewußt, daß diese Beschäftigungsmöglichkeiten zunächst einmal einen erheblichen Aufwand erforderlich machen werden und daß darüber hinaus ihre Ansiedlung auch nicht einfach zu lösen ist. Andererseits müssen wir davon ausgehen, daß diese betroffenen Personengruppen nicht ausgegrenzt werden dürfen. Gegenwärtig ist dies der Fall. Ich befürchte zudem, daß diese Gruppe in der Zukunft eher noch wachsen wird.

4. Probleme sehe ich nach wie vor bei der Beschäftigung Schwerbehinderter durch

die öffentlichen Arbeitgeber. Wir wissen, daß die Beschäftigung Schwerbehinderter in den einzelnen Bundesländern und in deren oberen Landesbehörden sehr unterschiedlich ist. Die bisherigen Anstrengungen sind zu gering. Die Überlegungen der Landesregierung in Schleswig-Holstein, die Ausgleichsabgabe nicht aus dem allgemeinen Steuertopf zu zahlen, sondern die in einzelnen Ressorts zur Verfügung stehenden Personalmittel um die Ausgleichsabgabe zu kürzen, halte ich für interessant. Dies sollte unterstützt werden. Dabei kann man für den Bereich des Kultusministeriums und des Innenministeriums gegebenenfalls Zwischenlösungen finden. Aber es würde dann in jedem Lande sichtbar, wo tatsächlich die Schwachstellen bei der Erfüllung der Beschäftigungspflicht liegen.

Zusammenfassend darf ich feststellen:

a) Ohne nachhaltige Qualifizierungsmaßnahmen wird die Zahl der arbeitslosen Schwerbehinderten, vor allem der langzeitarbeitslosen Schwerbehinderten, nicht nachhaltig verringert werden können. Dies muß aber sowohl aus menschlichen wie auch aus volkswirtschaftlichen Gründen unser Ziel sein.

b) Verbesserung der Qualifizierung durch Fort- und Weiterbildungsmaßnahmnen ist ein dringendes Gebot der Stunde, wenn wir erreichen wollen, daß ein möglichst großer Prozentsatz von heute eingegliederten Behinderten im Arbeitsprozeß eingegliedert bleiben soll.

c) Eine nicht geringe Zahl von arbeitslosen Schwerbehinderten wird auf dem allgemeinen Arbeitsmarkt nicht mehr eingliederungsfähig sein. Hier müßte eine Zwischenlösung zwischen dem allgemeinen Arbeitsmarkt und der Werkstatt für Behinderte geschaffen werden.

d) Für neue Qualifikationen müssen neue Programme geschaffen, ausprobiert und dann umgesetzt werden. Hier könnte man sich denken, daß sehr viel mehr Forschung, auch interdisziplinärer Art, betrieben werden muß. Neben dem Ausbau der Rehabilitationswissenschaft wird es aber auch notwendig sein, daß sich die Betriebe noch mehr öffnen, um durch neue und engere Zusammenarbeit mit den Rehabilitationseinrichtungen neue Wege im Ausbildungs- und Forschungsbereich zu erschließen.

e) Die Hauptfürsorgestellen sollten Modelle fördern, um das große Gebiet der Telekommunikation und der Heimcomputerarbeit sehr viel stärker in Programme der Arbeitsplatzanpassung einzubauen, als dies bisher der Fall ist. Ähnliches gilt auch im Ausbildungsbereich für die Träger der beruflichen Qualifizierung.

Nur wenn wir dies alles umsetzen, kann zustande gebracht werden, was im „Wegweiser für Ärzte zur Rehabilitation Behinderter" steht:
„Beruf und Arbeit bieten nicht nur die Grundlagen der wirtschaftlichen Existenz, sie prägen weithin das Persönlichkeitsbild, beeinflussen das Familienleben und bestimmen das Ansehen des Patienten sowie seinen Platz in der Gesellschaft."[1])

Dazu aber sollten wir alle beitragen!

---

[1]) Bundesarbeitsgemeinschaft für Rehabilitation – BAR – (Hrsg.); Die Rehabilitation Behinderter – Wegweiser für Ärzte, Deutscher Ärzte-Verlag, Köln 1984, S. 17

Anschrift:

W. Hirrlinger
Landesminister a. D.
Präsidiumsmitglied des Verbandes der Kriegs- und Wehrdienstopfer, Behinderten und Sozialrentner e.V. (VdK Deutschland)
Wilflingshauser Str. 129
7300 Esslingen 1

Der Beitrag der Forschung und Dokumentation zur beruflichen Rehabilitation

von J. Elias

Ich möchte meine Ausführungen mit einem leider noch typischen Negativbeispiel beginnen, wie es in einem Kleinbetrieb vorgekommen ist. Paul M. hat eine Ausbildung durchlaufen, er ist gelernter Schlosser. Im Laufe seines Berufslebens trat ein Wirbelsäulenschaden auf, aufgrund dessen er seine bisherige Arbeit nicht mehr ausführen konnte. Er mußte bei seiner früheren Arbeit schwere Teile heben. Nach Eintritt der Behinderung sah der Betrieb keine Möglichkeit mehr, ihn an diesem Arbeitsplatz weiterzubeschäftigen und setzte ihn zum Reinigen der Verkehrswege ein.

Es ist die Frage zu stellen, warum dieser Mann, der einer sehr gesuchten Facharbeitergruppe angehört, an einem nicht adäquaten Arbeitsplatz eingesetzt wird. Offensichtlich fehlen hier Informationen über Alternativen sowohl in der Abteilung als auch in der Betriebsleitung. Es fehlen entsprechende Kenntnisse über Möglichkeiten einer angemessenen Beschäftigung und eventuell einzusetzender technischer Hilfen, die einen fähigkeitsentsprechenden Einsatz von Paul M. auffinden helfen würden. Außerdem fehlen dem Arbeitgeber wohl Informationen über externe Institutionen, die in solchen Fällen Unterstüzung leisten.

Welche Hilfen werden nun von seiten der Forschung und Dokumentation geboten, um einen solchen Verlauf zu verhindern? Informationen über ähnliche Fragestellungen, über Ansprechpartner, über Lösungen und Fallbeispiele, die praktische Hilfestellungen geben können, bieten z.B. folgende Projekte:

- Beim Institut der Deutschen Wirtschaft in Köln läuft derzeit ein Projekt „Datenbankgestütztes Informationssystem zur Integration Behinderter". Dieses Projekt wird gefördert mit Mitteln des Bundesministeriums für Arbeit und Sozialordnung. Es werden hier Informationen aller Art, z.B. über Institutionen, technische Hilfsmittel, aber auch über Verfahren und Vorgehensweisen zur Integration Behinderter zusammengestellt und aufbereitet. Darüber hinaus werden Lösungen und Fallbeispiele dokumentiert, so daß mit der Zeit ein differenzierter Zugriff auf vielfältige Informationen zur Verfügung stehen wird.

- Beim Senator für Arbeit in Bremen wird derzeit ein Projekt durchgeführt mit dem Titel „Arbeitsplatzgestaltung für Behinderte". Dieses Projekt wird gefördert mit Mitteln des Bundesforschungsministeriums (BMFT). Das Projekt beschäftigt sich damit, die Arbeitsweise und die Möglichkeiten der Hauptfürsorgestellen zu dokumentieren bzw. zu verbessern und dokumentiert an Hand von Fallbeispielen, auf welche Art und Weise in Betrieben bei konkreten Fällen Lösungen zur Integration Behinderter erarbeitet werden können. Dieses Projekt hat u.a. zum Ziel, zukünftig eine Ausbildungsgrundlage für Mitarbeiter in Hauptfürsorgestellen, Schwerbehindertenvertrauensleute und Betriebsräte zu erstellen.

- Zum Thema „Arbeitsplatzgestaltung für Behinderte und Leistungsgewandelte" wurde im Auftrage der Bundesanstalt für Arbeitsschutz in Dortmund eine Seminarkonzeption erstellt. Dieses Projekt wurde durchgeführt von Dr. Elias. Die Seminarkonzeption umfaßt mehrere Bausteine, die sich umfassend mit dem Thema auseinandersetzen. Zum Beispiel sind enthalten: Zahlen, Daten und Fakten zur Situation Behinderter im Erwerbsleben; finanzielle Hilfen zur Integration Behinderter; Ergonomie als Grundlage der Arbeitsplatzgestaltung für Behinderte und Leistungsgewandelte; Wege und Möglichkeiten der Arbeitsplatzfindung; Beispiele zur Arbeitsplatzgestaltung sowie Beispiele zur Qualifizierung Behinderter. Außerdem sind verschiedene Fallbeispiele und Wirtschaftlichkeitsbetrachtungen zum Einsatz Behinderter aufgeführt und dargelegt.

Eine weitere Gruppe von Forschungsprojekten hat das Auffinden eines geeigneten Arbeitsplatzes und die ergonomische Arbeitsplatzgestaltung zum Forschungsschwerpunkt:

- Die Bayerischen Motorenwerke AG (BMW), München, in Zusammenarbeit mit dem Arbeitswissenschaftlichen Forschungsinstitut der TU Berlin (AWFI), haben folgendes Projekt bearbeitet: „Integration überwiegend körperlich Behinderter in einem Industriebetrieb." Dieses Projekt wurde ebenfalls gefördert mit den Mitteln des BMFT und ist ein zwar abgeschlossenes Projekt, das aber innerbetrieblich weitergeführt wird. Ein wichtiges Ergebnis dieses Projektes ist die Anforderungs- und Belastbarkeitsanalyse (ABA), in der von seiten des Arbeitsmediziners, des Ergonomen/Arbeitsgestalters und von seiten der betrieblichen Abteilung ein Anforderungs- bzw. Fähigkeitsprofil Behinderter und Leistungsgewandelter erstellt wird. Diese Profile dienen dem Auffinden des geeigneten Arbeitsbereiches für den Mitarbeiter.

- Von der ERTOMIS-Stiftung in Wuppertal wurden ebenfalls Anforderungs- und Fähigkeitsprofile entwickelt, die eine Hilfe für die Eingliederung Behinderter darstellen. Arbeitsmediziner, Arbeitspsychologen und Techniker stellen ein Fähigkeitsprofil des Behinderten auf, von seiten der Arbeitsgestaltung oder des Betriebes werden Anforderungsprofile angefertigt. Mit Hilfe des Profilvergleiches kann ein geeigneter Arbeitsplatz (mit möglichst wenig Anpassungsbedarf) für den Behinderten gefunden werden. Das Verfahren stellt auch eine wichtige Entscheidungshilfe dar.

- Prof. Wieland, Universität Dortmund, entwickelte im Rahmen des Projektes „Arbeitsplätze für Behinderte – Technische Arbeitshilfen" ebenfalls einen Fragebogen, der grundsätzliche Hinweise zur ergonomischen Gestaltung und zum Auffinden eines geeigneten Arbeitsplatzes für Behinderte gibt sowie praktische Anregungen zur ergonomischen Gestaltung enthält. Dieser Fragebogen wird hauptsächlich bei den Hauptfürsorgestellen verwendet.

Informationen über das Auffinden technischer Arbeitshilfen finden sich in verschiedenen Projekten, von denen stellvertretend folgende genannt seien: Der Dortmunder Arbeitswissenschaftler Prof. Wieland hat im Projekt „Arbeitsplätze für Behinderte – Technische Arbeitshilfen", das gefördert wurde mit Mitteln des Bundesministerium für Arbeit und Sozialordnung, auch einen Katalog technischer Arbeitshilfen zusammengestellt, der aufgrund einer entsprechenden Systematik das relativ leichte Auffinden geeigneter Arbeitshilfen ermöglicht. Dieses System und der Katalog haben weite Verbreitung im Bundesgebiet gefunden.

- Ein weiteres Projekt in diesem Zusammenhang ist die Dokumentation der Hilfen für Behinderte, das bei der Universität in Zusammenarbeit mit der Hauptfürsorgestelle in Hamburg derzeit durchgeführt wird. Dieses Projekt beinhaltet zusätzlich zur Dokumentation, wie sie ähnlich bei Prof. Wieland zu finden ist, eine Rückkoppelung der Benutzer, die bereits mit solchen Hilfsmitteln arbeiten, so daß eine subjektive Bewertung (zusätzlich zur reinen Beschreibung des Gerätes) vorliegt. Diese Dokumentation erfolgt datenbankgestützt auf einem Rechner.

- Hilfen für Behinderte im Arbeitsleben wurden ebenfalls in einem Projekt der Fachhochschule Darmstadt dokumentiert. Auch diese Dokumentation erfolgt rechnergestützt, beschäftigt sich wie auch die eben genannte Dokumentation der Universität Hamburg, neben den Arbeitsmitteln auch mit Hilfsmitteln des privaten und Pflegebereichs.

Die eben genannten drei Projekte, die Informationen über das Auffinden technischer Arbeitshilfen liefern, stehen stellvertretend für eine Reihe weiterer Aktivitäten auf diesem Gebiet und stellen derzeit die aktuellsten, relevantesten Forschungsdokumentationen vor.

Weitere Informationen und Projekte, die der beruflichen Integration und adäquaten Beschäftigung Behinderter dienlich sind:

- „Interessenvertretung für Behinderte und gesundheitlich Beeinträchtigte“. Dieses Projekt wird durchgeführt von der IG Metall, Frankfurt, und dem Institut für Sozialforschung (ISO) in Saarbrücken. Dieses Projekt wird gefördert mit Mitteln des BMFT. Es handelt sich hierbei um die Erarbeitung von Lehrunterlagen für die Schulung von Vertrauensleuten und Betriebsräten zum Thema der Integration behinderter und gesundheitlich beeinträchtigter Beschäftigter im Betrieb.

- Das folgende Projekt ist erst im Frühjahr dieses Jahres angelaufen: Es handelt sich um ein Projekt des Institutes für Arbeitswissenschaft an der Technischen Hochschule in Darmstadt, das in Zusammenarbeit mit dem Berufsbildungswerk Mosbach durchgeführt wird. Titel: „Verbesserung des Arbeitseinsatzes sowie der beruflichen Förderung für mehrfachbehinderte Jugendliche“. Dieses Projekt wird ebenfalls gefördert mit Mitteln des BMFT. Angestrebt wird dabei eine Längsschnittstudie, in der die Voraussetzungen und Bedingungen festgestellt werden sollen, um auch die Chancen der erfolgreichen Integration mehrfachbehinderter Jugendlicher zu festigen und zu sichern.

- Darüber hinaus ist zu nennen: Ein Merkmalkatalog, der erarbeitet wird vom Arbeitsmedizinischen Zentrum Siegerland e.V., Siegen, in Zusammenarbeit mit der Stiftung ERTOMIS (Wuppertal), wobei Prof. Wieland und Prof. Weinmann hier kooperieren. Es handelt sich hierbei um ein noch laufendes Projekt, das mit Mitteln des Bundesministeriums für Arbeit und Sozialordnung (BMA) gefördert wird. Ziel dieses Projektes ist es, aus den vorhandenen Merkmalskatalogen, die Eignungen oder Fähigkeiten Behinderter beschreiben, einen Gesamtkatalog mit geeigneten Merkmalen zu verschiedenen Problemkategorien zusammenzustellen.

– Abschließend ist das Programm „HELIOS" der EG-Kommission zu nennen, das europaweit versucht, rechnergestützt Informationen aus allen Lebensbereichen mit dem Ziel der Integration Behinderter zusammenzutragen und zur Verfügung zu stellen.

Nachdem einige Forschungsergebnisse, Forschungsdokumentationen und noch laufende Forschungsvorhaben dargestellt sind, möchte ich auf bestehende Defizite hinweisen, die im Bereich der betrieblichen Praxis bestehen und für die entsprechende Hilfen und Lösungen erst noch gefunden werden müssen.

1. Es fehlen meines Erachtens konkrete Aussagen darüber, wie Vorurteile und „Gegenargumente" bezüglich einer Einstellung von Behinderten entkräftet werden können. Weiterhin fehlen bei Fach-Verbänden und bei den Interessengruppen der Behinderten Strategien, wie man Argumente für den Einsatz Behinderter gezielt einsetzen kann, d.h. es fehlen Strategien zur Beseitigung von Hemmschwellen für die Einstellung Behinderter in Industriebetrieben.

2. Ein weiteres Defizit besteht in fehlenden Analysen über die Wirtschaftlichkeit des Einsatzes Behinderter in Betrieben. Es werden bisher keine wissenschaftlich begründeten Aussagen aufgezeigt, die sich mit der Leistungsfähigkeit und der Leistungsbereitschaft Behinderter unter betriebswirtschaftlichen Gesichtspunkten auseinandersetzen, die Aussagen treffen über Fehlzeiten von Behinderten und sonstigen Leistungsgewandelten. Darüber hinaus ist noch sehr viel Aufklärungsarbeit zu leisten, damit die finanziellen Hilfen, die von Institutionen geboten werden, zur Integration Behinderter in Klein- und Mittelbetrieben auch tatsächlich beansprucht und eingesetzt werden. Sie würden dann in Unternehmerkreisen schnell bekannt.

3. Empfehlungen zu Fragen der Arbeitsgestaltung und -organisation in Zusammenhang mit dem Einsatz Behinderter sind meines Erachtens bisher zu wenig aufgegriffen worden. Hierunter verstehe ich u.a. die Publikation von Fallbeispielen, wie man mit geringem Aufwand und mittels ergonomischer Gestaltung einen adäquaten Arbeitsplatz für Menschen mit bestimmten Behinderungen schaffen kann. Außerdem fehlen Aussagen darüber, welche organisatorischen Voraussetzungen gegeben sein sollten, um Behinderte integrieren zu können (z.B. Kontakte der Personalabteilung in Richtung Arbeitsamt und Hauptfürsorgestelle).

4. Es fehlen Empfehlungen zur gruppenbezogenen Kooperation und Führung. Das bedeutet, daß bislang noch zu selten Hinweise gegeben werden auf das Verhalten bei der Zusammenarbeit mit Behinderten. Es müssen also auch bei Vorgesetzten und Kollegen Vorurteile über die Behandlung, den Kontakt und das Umgehen mit Behinderten abgebaut werden.

5. Zum Gesamtkomplex Rehabilitation ist zu sagen, daß auch Trendaussagen der Wissenschaft erfolgen müßten über zukünftige Qualifikationsanforderungen in den Betrieben, damit von Seiten der Berufsbildungs- und Berufsförderungswerke auch entsprechende Ausbildungsmaßnahmen ergriffen und durchgeführt werden können.

Abschließend ist festzustellen, daß die wesentlichen Hemmnisse der Integration Behinderter im Betrieb in erster Linie Informationsprobleme beinhalten. Es bestehen relativ wenige Kontakte der Betriebe zu den Institutionen der Berufsbildung und auch zur Forschung. Der Kontakt zwischen Betrieb und Berufsförderungswerk/Berufsbildungswerk muß verstärkt und möglichst

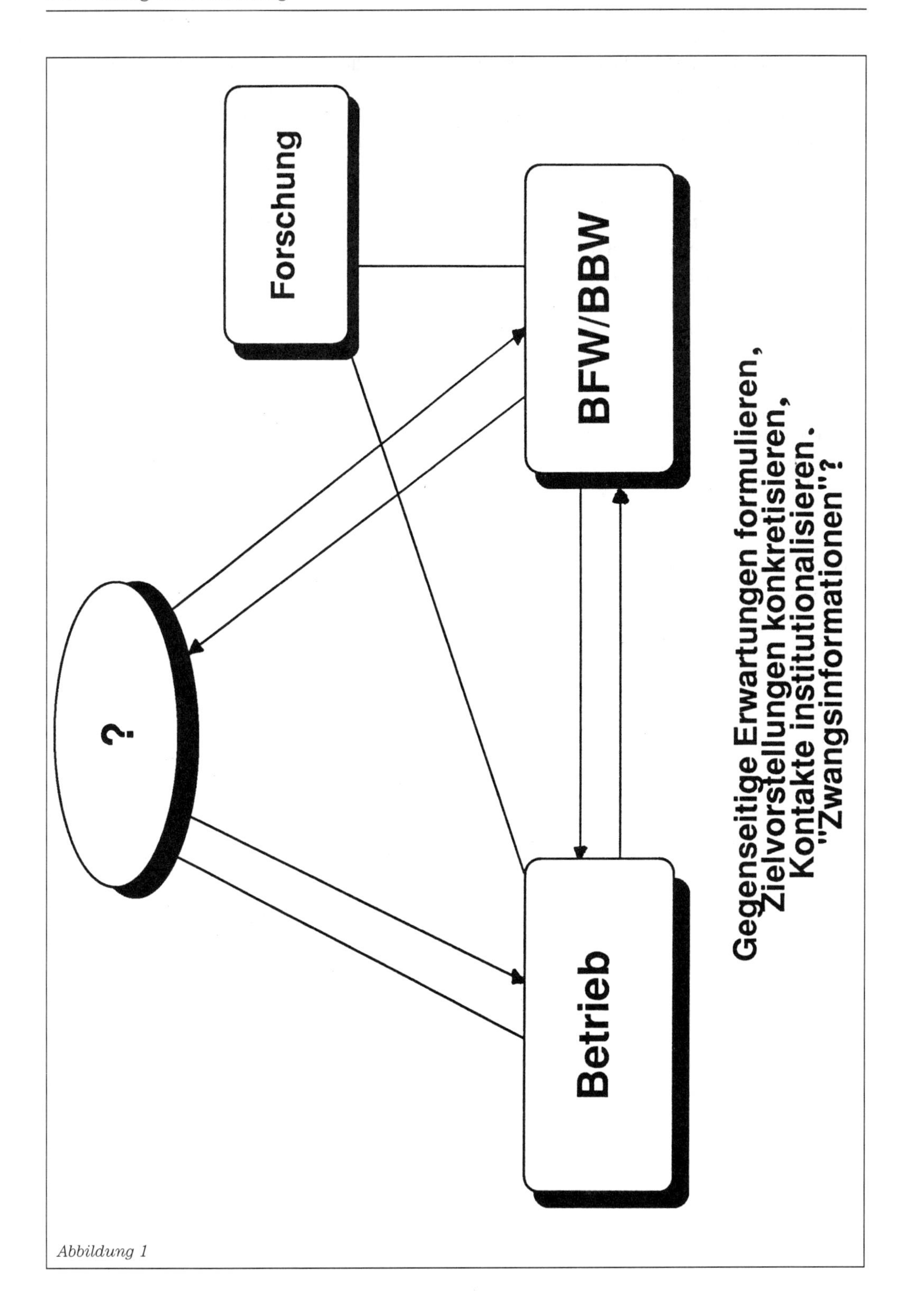
Forschung
BFW/BBW
?
Betrieb
Gegenseitige Erwartungen formulieren,
Zielvorstellungen konkretisieren,
Kontakte institutionalisieren.
"Zwangsinformationen"?

Abbildung 1

auch institutionalisiert werden. Dieses kann über eine „round-table-Gesprächsrunde" geschehen oder über entsprechende regelmäßige Informationsmittel. Der Kontakt der Forschung zu den Betrieben und den Berufsbildungs- und -förderungswerken sollte auch deshalb intensiviert werden, um den Bedarf und die Anforderungen und Probleme der Betriebe besser zu dokumentieren und damit Hilfestellungen zur Integration von Rehabilitanden aus den überbetrieblichen Einrichtungen der beruflichen Rehabilitation zu bieten. Wie die Abbildung 1 darstellt, sollte der Informationsfluß dahingehend verbessert werden, daß die Betriebe, Berufsförderungswerke und sonstigen Institutionen in erster Linie ihre gegenseitigen Erwartungen aneinander formulieren, daß Zielvorstellungen von Betrieben, Bildungsinstitutionen und Berufsförderungswerken konkretisiert werden, um eine bessere Abstimmung zu ermöglichen. Solche Kontakte sollten aber institutionalisiert werden, in welcher Form auch immer. Dargestellt ist diese Koordinationsfunktion in Abb. 1 durch ein Fragezeichen. Unter Umständen ist zu überlegen, ob nicht über eine solche Koordinationsstelle Informationen zwangsläufig und automatisch an die Betriebe weitergegeben werden, um auf diese Weise die Erwartungshaltungen und Zielvorstellungen der beteiligten Gruppen gegenseitig systematisch bekannt zu machen.

Anschrift:

Dr.-Ing. J. Elias
T.O.P.-Beratungszentrum,
Brinkstraße 20
5948 Schmallenberg/Lenne;
im Auftrag der Forschungsgemeinschaft
Arbeitsmedizinisches Zentrum
Siegerland/
ERTOMIS-Stiftung
Marktstraße 4
5900 Siegen 21

Ergebnisse der Arbeitsgruppe 3

von D. Kronauer und R. Hallerbach

A. Vorbemerkung

Ausgangspunkte der Diskussion in der Arbeitsgruppe waren

1. Veränderungen am Arbeitsmarkt mit Auswirkung auf Behinderte, u.a. durch

   - den technologischen Wandel
   - die hieraus resultierende Veränderung der Berufsbilder
   - die verringerte Aufnahmefähigkeit der Wirtschaft für einfacher Qualifizierte
   - die verkürzte Innovationszeit bei wachsendem Qualitätsanspruch

2. Veränderungen in den Anforderungen an die Behinderten selbst, z.B. bezüglich

   - schulischer (Vor-)Bildung
   - Ausbildung
   - Umschulung
   - Fort- und Weiterbildung.

3. Steigende Anforderungen an ausbildende (fort-/weiterbildende) Betriebe und Rehabilitationseinrichtungen, dort insbesondere an

   - Lehrer und Fachlehrer
   - Ausbilder
   - Fachkräfte begleitender therapeutischer Dienste
   - Sozialpädagogen.

B. Zum derzeitigen Stand der beruflichen Rehabilitation

In der Erstausbildung ist seit 1984 eine ständig steigende Zahl von Rehabilitanden zu verzeichnen. 1988 wurden bereits insgesamt 42.134 Rehabilitanden registriert. Davon befanden/befinden sich 59,5 % in betrieblicher Ausbildung, 22,3 % in Berufsbildungswerken und 18,2 % in sonstigen überbetrieblichen Einrichtungen.
Bei der Umschulung Behinderter werden derzeit 33.300 Rehabilitanden verzeichnet, davon 21,8 % in Betrieben, 38,4 % in Berufsförderungswerken und 39,8 % in sonstigen Bildungseinrichtungen*).

Die Beschäftigungssituation der Behinderten ist gekennzeichnet von

- 123.000 arbeitslosen Schwerbehinderten, das sind 13 % der erwerbsfähigen anerkannten Schwerbehinderten.
- Blickt man auf die Betriebe, so zeigt sich, daß 70 % aller Betriebe unterhalb der gesetztlichen Beschäftigungspflicht-Quote bleiben und 30 % der beschäftigungspflichtigen Betriebe überhaupt keine Schwerbehinderten eingestellt haben.

Diese Zahlen stehen in krassem Widerspruch zu der derzeit leicht sinkenden allgemeinen Arbeitslosigkeit, die um 7,5 % schwankt.

---

*) Die Problemsicht der Werkstätten für Behinderte mußte aus zeitlichen Gründen weitgehend ausgeklammert bleiben.

Dazu kommt der vom Schwerbehindertengesetz nicht erfaßte Personenkreis, z. B. der der umfangreich Lernbehinderten, der psychisch Kranken und einiger weiterer Behinderungsbilder auf der Basis chronisch-fortschreitender Erkrankungen.

Als eine Art grobe Lückenanalyse werden zum Ist-Zustand folgende Fehlanzeigen konstatiert:
- In vielen Betrieben werden gravierende Beratungsdefizite gesehen (vor allem fehlt es an ärztlicher sozialmedizinischer Begleitung)
- Lücken gibt es bei den wohnortnahen, begleitenden Diensten
- Es fehlt an raschen, unbürokratischen Problemlösungen vor Ort
- Notwendig ist endlich die Einsicht, daß der schwächer begabte Behinderte mindestens die gleiche Zeit zur beruflichen Bildung zur Verfügung haben muß wie der Nichtbehinderte
- Konsequenzen sind zu ziehen aus der Einsicht, daß von den Lernbehinderten die Werkstatt für Behinderte als angemessener Arbeitsort nicht angenommen/akzeptiert wird
- Es bestehen große Informationsdefizite bei Arbeitgebern über die beruflichen Möglichkeiten Behinderter
- Die berufliche Eingliederung wird durch zögerliche Haltung der Arbeitgeberseite gehemmt, welche durch rechtliche Vorschriften mitbedingt ist
- Den Arbeitgebern fehlen noch weitgehend Konzeptionen zum beruflichen Einsatz von Behinderten
- Die berufsbildenden Bemühungen der Betriebe erfassen nicht den Personenkreis der schwächeren Behinderten, sondern erhöhen eher die Chancen der am wenigsten beeinträchtigten Behinderten noch zusätzlich
- Die Schwerbehindertenvertreter der Betriebe sind aufgrund fehlender Rechtsgrundlagen („Schwerbehindertengesetz ist nur ein Good-Will-Gesetz") dabei überfordert, die Belange Behinderter betrieblich durchzusetzen
- Ihnen fehlt auch die Kooperation mit den anderen betrieblichen Diensten, wie z.B. Betriebsrat, Betriebsarzt, Ergonomie, Firmensozialdienst, und mit den externen Fachdiensten
- Obwohl die Leistungsträger der beruflichen Rehabilitation die Möglichkeit haben, durchgängig die nötigen Angebote zu machen, fehlt es – so meinen auch die Betroffenen – an einer ausreichenden Flexibilität dieser Angebotspalette, um sie an heutige betriebliche Gegebenheiten anpassen zu können.

C. Bedeutung der Erkenntnisse zum derzeitigen Stand für die Identifizierung wünschenswerter neuer Rehabilitationsstrukturen mit Hilfe der Forschung

Ausgangspunkt für alle Rehabilitationsbemühungen muß der (Förder-)Bedarf der Behinderten sein. Für die berufliche Rehabilitation bedeutet dies zunächst, daß Erkenntnisse über bessere Strukturen und Angebote nur von einer Forschung gefunden werden können, die dort stattfindet, wo sich die Behinderten befinden: an Arbeitsplätzen/Ausbildungsplätzen in Betrieben und Rehabilitationseinrichtungen. Dennoch hält die Arbeitsgruppe eine universitäre Verankerung der Forschungsvorhaben zur beruflichen Rehabilitation für sinnvoll. Beides ist meist ohne weiteres vereinbar, sobald die finanzielle Absicherung vorhanden ist.

Die Forschung muß folgende Aufgaben übernehmen/begleiten:
- Analyse des Arbeitsmarktes und Abschätzung der zukünftigen Entwicklung der Ausbildungsberufe für Behinderte (quantitativ, qualifikatorisch)

- Innerbetriebliche Analysen derzeitiger und zukünftiger (konkreter) Arbeitsanforderungen; Möglichkeiten/Grenzen der Nutzung ergonomischer Systeme für den Abgleich „Anforderungen/Fähigkeiten" (Anforderungs- und Fähigkeitsprofile)
- Entwicklung behinderungsbildbezogener pädagogischer Didaktiken zur beruflichen Förderung Behinderter
- Wissenschaftliche Praxisbegleitung und wissenschaftliche Unterstützung der Kooperation Betriebe/Rehabilitationsträger/ berufliche Rehabilitationseinrichtungen
- Entwicklung tragfähiger Konzepte zur „alltagstauglichen" Aus-, Fort- und Weiterbildung aller rehabilitativen Fachdienste (einschließlich deren „Institutionalisierung" und Formalisierung durch Zertifikate, anerkannte Zusatzqualifikationen usw.)

Zur Umsetzung der so gewonnenen Erkenntnisse

Der Erfolg der beruflichen Rehabilitation hängt heute zunehmend davon ab, ob es erreicht werden kann, die entwickelbaren Fähigkeiten des Behinderten (positives Leistungsbild) in eine Form zu bringen, die den Anforderungen der für ihn erreichbaren Arbeitsstelle möglichst konkret und weitgehend entspricht. Die entsprechenden Hilfsmittel zur

a) Durchführung eines vergleichenden Assessments von Fähigkeiten und Anforderungen und
b) „technischen/ergonomischen Überbrükkung" eines dennoch verbliebenen Anpassungsbedarfs durch die Modifikation konkreter Arbeitsplätze

werden derzeit – oft getrennt, selten koordiniert – sowohl in Betrieben und überbetrieblichen Ausbildungsstätten als auch im Forschungsbereich entwickelt, bearbeitet und erprobt. Eine Abstimmung dieser Bemühungen aufeinander wäre ein erster konkreter Entwicklungsschritt auf dem Wege zu optimaleren Strukturen der beruflichen Rehabilitation.

Neben den Hilfen aus dem Wissenschaftsbereich sind aber vielfach auch die Fachdienste personell zu verstärken, denn oft ist deren Personaldecke zu kurz, um bereits als richtig erkannte neue Wege zu gehen bzw. Vorschläge, die aus Forschungsergebnissen abgeleitet werden können, auch praktisch umzusetzen.

D. Forderungen der Arbeitsgruppe

Aus der Vielzahl der Lösungsvorschläge können folgende zentrale Forderungen als Diskussionsergebnis vorgestellt werden:

- Es muß ein angepaßtes System berufsvorbereitender und beruflicher Bildung für diejenigen Behinderten geschaffen werden, die im jetzigen Rehabilitationsprogramm nicht oder nur peripher erfaßt sind. Mit entsprechenden Angeboten abzudecken ist also jene „berühmte Grauzone" zwischen den Werkstätten für Behinderte (Arbeitstrainingsbereich) und den umfassenden Angeboten der Berufsbildungswerke (Vollausbildungen und Ausbildungen nach § 48 BBiG/HwO).

- Die Beratung Behinderter beim Wechsel von der Schule in die Ausbildung und von der Ausbildung ins Berufsleben muß frühestmöglich und intensiv zum Einsatz kommen.

- Sicherzustellen ist der Einsatz von Rehabilitationsfachkräften zur Nachbetreuung von Rehabilitanden im Berufsleben nach Abschluß beruflicher Rehabilitationsmaßnahmen, in Ergänzung zum Arbeitsvermittler.

- Parallel wird für eine Vielzahl solcher Rehabilitanden die berufliche Eingliederung nur gesichert werden können, wenn mit Hilfe wohnortnaher Ressourcen (örtliche Fachdienste, Selbsthilfegruppen) eine gewisse soziale Begleitung gewährleistet ist.

- Weiter müssen betriebliche Bildungssysteme entstehen, die allen Arbeitnehmern – nicht nur den Behinderten – beim Erhalt der Lernfähigkeit auf Dauer und beim flexiblen Reagieren auf sich wandelnde Berufsanforderungen helfen.

Und schließlich:

- Der Transfer von Fachkenntnissen – jeweils mit rehabilitations- bzw. arbeits-/berufsfachlichem Schwerpunkt – muß zwischen den Rehabilitationseinrichtungen und den Betrieben auf breiter Front in Gang gebracht sowie systematisiert und (regional) institutionalisiert werden.

E. Schlußbemerkungen

Bei der Umsetzung solcher Forderungen genügt die modellhafte finanzielle Förderung befristeter „Zwischenlösungen" nicht mehr. Die Ergebnisse, die bislang aus solchen Modellen gewonnen wurden, sind längst gesichert und ausgewertet. Sie deuten durchweg in die Richtung, endgültige und langfristig sichere Lösungen für die o.g. Defizite anzustreben.

Klar ist jedoch, daß grundsätzliche und für alle der betroffenen Personenkreise einheitliche Lösungen nicht gefunden werden können: Integration ist dann erreicht, wenn der einzelne Behinderte sich langfristig im Arbeitsleben bewähren kann. Die Wege dazu können verschieden sein. Aber diese verschiedenen Wege bedürfen dennoch langfristiger Absicherung, um das Ziel auf breiter Basis zu erreichen.

Anschrift:

Dipl.-Ing. D. Kronauer
Forschungsgemeinschaft
Arbeitsmedizinisches Zentrum
Siegerland/
„Ertomis"-Stiftung
Marktstraße 4
5900 Siegen 1

und

Ausbildungsleiter R. Hallerbach
Berufsbildungswerk Volmarstein
Am Gründwald 10-12
5804 Wetter/Ruhr 2

Arbeitsgruppe 4:

Rehabilitation bei Schäden des Stütz- und Bewegungsapparates – übergreifende Aufgaben klinischer und außerklinischer Teams

Leitung: Prof. Dr. med. E. Jacobi
Donnerstag, den 9. November 1989

Grundsätze und Zuweisungswege zu medizinischen Rehabilitationsmaßnahmen der gesetzlichen Krankenversicherung – Eine kurze Übersicht im Zeichen des Gesundheits-Reformgesetzes (GRG)

von R. Sing

Meine Ausführungen gliedern sich in vier Abschnitte: Zunächst möchte ich die allgemeinen Grundsätze darstellen, nach denen Krankenkassen der gesetzlichen Krankenversicherung (GKV) präventiv und rehabilitativ tätig werden und darauf hinweisen, welche Neuerungen sich aus dem Gesundheits-Reformgesetz (GRG) dabei ergeben haben. Als zweites möchte ich die medizinischen Voraussetzungen der Rehabilitationsmaßnahmen vorstellen, die in Trägerschaft der GKV durchgeführt werden. Ich werde dann drittens diese speziellen Rehabilitationsmaßnahmen näher charakterisieren, um dann schließlich viertens auf die von den Krankenkassen angebotenen Zuweisungswege zu medizinischen Rehabilitationsmaßnahmen einzugehen.

Allgemeine Grundsätze

Mit Inkrafttreten des GRG wurden zwei Grundsätze im Recht der gesetzlichen Krankenversicherung in verstärkter Weise verankert, die zwar auch bisher schon „Stand der Erkenntnis" waren, jedoch erst jetzt die entsprechenden Aktionsmöglichkeiten und Handlungsinstrumente erhalten haben, die die Krankenversicherung für ihre konsequente Umsetzung benötigt:

1. „Prävention geht der Akutbehandlung vor" und
2. „Rehabilitation geht der pflegerischen Versorgung vor".

Beim ersten Grundsatz handelt es sich natürlich nicht um eine Wertungsänderung zur bisherigen Praxis in dem Sinne, daß eine stärkere Zuwendung der GKV an rehabilitative und präventive Aufgaben einen entsprechend restriktiven Umgang mit Ansprüchen der Versicherten auf Behandlung und Krankenhilfe zur Folge haben soll. Hier geht es also nicht um eine technokratische „Umverteilungsabsicht" bei den Ausgaben, gemeint ist vielmehr, daß im Einzelfall erkennbare Gesundheitsrisiken, möglichst vor dem Stadium der „manifesten Erkrankung" mit seinem unabweisbaren Akutbehandlungsbedarf, vorbeugend angegangen werden sollen (Primärprävention), und daß des weiteren bei erlittenen Gesundheitsschäden einem Rezidiv, einer Verschlimmerung bzw. allen vermeidbaren Krankheitsfolgen mit geeigneter prophylaktischer Behandlung und der nötigen Nachsorge zu begegnen ist (Sekundärprävention). Damit verstärkte der Gesetzgeber erheblich die Möglichkeiten der GKV, rechtzeitig (in frühen Abschnitten der Krankheitsentwicklung) gegenzusteuern. Den zweiten Grundsatz betreffend, hatte der Gesetzgeber in erster Linie ebenfalls keine „Neuverteilung" der gesundheitlich-sozialen Ausgaben „Behandlungskosten" und „Pflegeaufwendungen" im Sinn – obwohl er sicher hofft, mit Hilfe des GRG auch die letztgenannten Kosten längerfristig auf einem „tragbaren Niveau“ halten zu können. Hier geht es also im Blick auf den Einzelfall primär darum, daß der pflegerischen Versorgung auf Dauer in jedem aussichtsreichen Fall ein Verfahren der „Rehabilitation zur Abwendung von Pflegebedürftigkeit“ vorangehen soll. Daraus entstehen der GKV Aufgaben, die – beispielsweise im Bereich der geriatrischen Rehabilitation – die verstärkte Mitwirkung der Krankenkassen und ihrer Verbände auch bei der Ausgestaltung der Angebotsstrukturen – und zwar nicht nur bei stationären Einrichtungen – begründen.

Leistungsvoraussetzungen und Leistungsregeln

In welcher Weise beschreibt nun das GRG – über entsprechende Änderungen im fünften Teil des Sozialgesetzbuches (SGB V) – die Leistungen, die aus den genannten Grundsätzen folgen?

Versicherte haben Anspruch auf Leistungen
- zur Förderung der Gesundheit (§ 20)
- zur Verhütung von Krankheiten (§§ 21 bis 24)
- zur Früherkennung von Erkrankungen (§§ 25 und 26)
- zur Krankenbehandlung (§§ 27 bis 52)
- bei Schwerpflegebedürftigkeit (§§ 53 bis 57).

Konsequent zugeordnet zu all diesen Regelungen ist das Wirtschaftlichkeitsgebot, das der Gesetzgeber mit der Formulierung des § 12 SGB V stärker hervorgehoben hat: Die Leistungen müssen ausreichend, zweckmäßig und wirtschaftlich sein. Sie dürfen das Maß des Notwendigen nicht überschreiten. Leistungen, die nicht notwendig oder unwirtschaftlich sind, können Versicherte nicht beanspruchen, dürfen Leistungserbringer nicht durchführen und die Krankenkassen nicht bewilligen.

Abgesehen von dieser sinnvollen Einschränkung ist die Palette der Handlungsmöglichkeiten sehr groß. Neben der Krankenbehandlung, die nach § 27 SGB V ärztliche und zahnärztliche Behandlung einschließlich der Versorgung mit Zahnersatz, mit Arznei-, Verband-, Heil- und Hilfsmitteln, Kostenübernahme für Krankenpflege und Haushaltshilfe Kranker, Krankenhausbehandlung sowie medizinische und ergänzende Leistungen zur Rehabilitation inclusive Belastungserprobung und Arbeitstherapie umfassen kann, sind speziell im Bereich der Rehabilitation Leistungen der Krankenversicherung immer dann zu erbringen,

- wenn einer drohenden Behinderung vorgebeugt
- wenn eine Behinderung beseitigt oder gebessert
- wenn die Verschlimmerung einer Behinderung verhütet oder
- wenn Pflegebedürftigkeit vermieden oder gemindert

werden kann. Rechtsgrundlage für dieses breite Spektrum medizinischer Handlungsvoraussetzungen der GKV ist § 11 Abs. 2 SGB V.

Medizinische Vorsorgeleistungen kommen in Betracht, um

- eine Schwäche der Gesundheit, die in absehbarer Zeit voraussichtlich zu einer Krankheit führen würde, zu beseitigen,
- einer Gefährdung der gesundheitlichen Entwicklung eines Kindes entgegenzuwirken oder
- Pflegebedürftigkeit zu vermeiden.

Die Krankenbehandlung dient dazu,

- Krankheiten zu erkennen,
- Krankheiten zu heilen,
- eine Krankheitsverschlimmerung zu verhüten oder
- Krankheitsbeschwerden zu lindern.

Wichtig in diesem Zusammenhang ist, daß hier keinerlei zeitliche Trennung („Phasentrennung") von Behandlung und Rehabilitation vorgenommen ist. Die Rehabilitation im engeren Sinne – als (Wieder-)Befähigung dazu, das eigene Leben trotz eingetretener gesundheitlicher Schäden weitestgehend selbst meistern zu können (im Gegensatz zur primär auf Heilung/Beseitigung des Gesundheitsschadens gerichteten Behandlung) – kann so, gewissermaßen verschränkt mit der Akuttherapie, „von der ersten Stunde an" erfolgen. Ein Beispiel ist etwa die besonders anspruchsvolle und personalintensive „aktivierende Pflege" sofort im Anschluß an eine Operation.

Spezielle Rehabilitationsmaßnahmen und Qualitätssicherung der Rehabilitation

Betrachten wir zunächst einmal die ambulante Rehabilitation, wie sie in § 40 Abs. 1 SGB V näher geregelt ist. Sie setzt sich aus einem Leistungskatalog zusammen, den man zusammengefaßt so darstellen kann:

- ärztliche Behandlung (z.B. durch einen „Badearzt", der über physikalisch-medizinische Therapiemöglichkeiten verfügt)
- andere ambulante Therapieleistungen auf ärztliche Verordnung (Krankengymnastik, Massage usw.)
- Arzneien
- Heilmittel und Hilfsmittel sonstiger Art
- Zuschuß für weitere Kosten, die im Zusammenhang mit einer ambulanten Rehabilitationskur stehen (je nach Satzung der Krankenkasse, höchstens aber jeweils DM 15,– täglich).

In § 40 Abs. 2 SGB V ist die stationäre Rehabilitationskur geregelt. Dazu gehören:

- ärztliche (und ärztlich verordnete) Leistungen im Rahmen stationärer Behandlung
- Arzneien
- Heil- und Hilfsmittel sonstiger Art
- Unterkunft und Verpflegung (volle Kostenübernahme minus DM 10,– Eigenanteil pro Tag, soweit der Versicherte bereits sein 18. Lebensjahr vollendet hat)
- Übernahme aller Fahrtkosten zum und vom Kurort über DM 20,–
- bei Rehabilitationsmaßnahmen in Einrichtungen des Müttergenesungswerks sind je nach Satzung der Krankenkasse Kurzuschüsse bis hin zur vollen Kostenübernahme möglich.

Für den Bereich der Rehabilitationsmaßnahmen in Trägerschaft der GKV gelten aus Gründen der Wirtschaftlichkeit und Qualitätssicherung eine Reihe von besonderen Voraussetzungen (vor allem zu § 40 Abs. 2 SGB V):

- Eine stationäre Kur soll die Dauer von vier Wochen nicht überschreiten
- Stationäre Wiederholungsmaßnahmen/Folgemaßnahmen können in der Regel erst nach Ablauf von drei Jahren stattfinden (Ausnahmen sind möglich!)
- Ggf. ist der Medizinische Dienst der Krankenkassen (MDK) vor den Rehabilitationsmaßnahmen gutachtlich vorzuschalten (Ausnahmeregelungen der Spitzenverbände der Krankenkassen
- An Kurkliniken für stationäre Rehabilitationsmaßnahmen müssen besondere Qualitätsanforderungen gestellt werden (§ 111 in Verbindung mit § 107 SGB V).

Eben habe ich den MDK als ein „Instrument" erwähnt, dem das GRG großen Wert beimißt. Bei Ausfüllung seiner Begutachtungsaufgaben bleiben vor allem dort Ermessensspielräume der Krankenkassen, wo es um die Bewilligung bestimmter Krankheitsfolgen-

Behandlungen, die Hilfsmittelversorgung, die Gewährung ambulanter Dialyse usw. geht; bei Rehabilitationsmaßnahmen obliegt dem MDK in erster Linie deren Planung. Im Falle der Wiedereingliederung bei Teil-Arbeitsunfähigkeit oder bei Beurteilung begründeter Zweifel an der Arbeitsunfähigkeit Versicherter ist er ebenso gefragt wie bei der Einschätzung des Heilerfolges von Rehabilitationsmaßnahmen. Zu seinen Aufgaben zählen aber auch die Beurteilung von Schwerpflegebedürftigkeit (und der daraus folgenden Leistungen nach § 53ff. SGB V) sowie Entscheidungen über die Zulässigkeit von Behandlungen außerhalb des Geltungsbereiches des hiesigen Krankenversicherungsrechtes sowie zur Gewährung notwendiger häuslicher Krankenpflegeleistungen über die Dauer von vier Wochen hinaus.

Selbstverständlich kommen dem MDK im „Innenverhältnis“ noch weitere Pflichten zu, so u.a. die Beratung der Krankenkasse(n) und ihrer Verbände bei Vertrags- und Pflegesatzverhandlungen, bei der Nachprüfung strittiger Fragen in den entsprechenden Vertragsausschüssen, Mitarbeit bei der Entwicklung von Kriterien/Strategien zur Qualitätssicherung in den Rehabilitationskliniken und -diensten sowie bei allen sonstigen Fragen der gesundheitlichen Versorgung der Versicherten.

Damit sind wir beim Themenkreis der Versorgungsverträge zwischen den Krankenkassen und den medizinischen Einrichtungen der Rehabilitation angelangt. Hier geht es um Kriterien darüber, welcher Kliniken sich die GKV zur stationären Rehabilitation ihrer Versicherten bedient.

Zunächst ist nach § 111 Abs. 3 SGB V ein Bestandschutz für Vorsorge-/Rehabilitationseinrichtungen, die bis zum Inkrafttreten des GRG Rehabilitationsleistungen für GKV-Krankenkassen erbracht haben, vorgesehen. Mit diesen Einrichtungen gilt ein Versorgungsvertrag in dem Umfang der für den Zeitraum von 1986 bis 1988 erbrachten Leistungen als abgeschlossen. Der Bestandschutz greift jedoch nur für medizinische Einrichtungen, gegenüber denen bis zum 30.06.1989 keine gegenteilige Erklärung eines GKV-Kassenverbandes abgegeben wurde.

Anforderungen an neu zu treffende Versorgungsvereinbarungen ab 1. 7. 1989 sind zum einen in der Form qualitativer Voraussetzungen formuliert, wie sie in den Einrichtungen erfüllt sein müssen, nämlich

- ständige ärztliche Verantwortung
- Vorhaltung besonders geschulten Personals
- planvolles therapeutisches Vorgehen (ärztlicher Behandlungsplan)
- Anwendung anerkannter Heilmittel (gemeint ist dabei auch Krankengymnastik u.ä.) und schließlich
- interne Unterbringung und Verpflegung der Rehabilitanden.

Dabei müssen dem Abschluß solcher Neuverträge aber auch Prüfungen der Bedarfsnotwendigkeit und der Wirtschaftlichkeit vorangehen.

Bei ihrem Vorgehen handeln die einzelnen GKV-Verbände gemeinsam und gemeinschaftlich: Jede zwischen einem GKV-Kassenverband und einer Einrichtung geltende Versorgungsvereinbarung kann auch Geltung zwischen einem anderen Kassenverband und der betreffenden Einrichtung erlangen. Versorgungsverträge bedürfen grundsätzlich der Schriftform.

Solche Verträge sind grundsätzlich auf das Inland, den gesetzlichen Geltungsbereich, begrenzt. Ausnahmen gibt es nur, wenn die erforderliche (ausreichende und wirtschaftliche) Behandlung im Inland nicht/nicht rechtzeitig möglich ist oder wenn zwischenstaatliches Recht greift.

Es ist noch anzumerken, daß im Bereich der stationären Rehabilitation die Träger der GKV nur subsidiär leistungspflichtig sind. Stationäre Rehabilitationsmaßnahmen werden vorrangig durch die Träger der Rentenversicherung durchgeführt.

Zurückkehrend zur ambulanten Ebene, wollen wir nun noch kurz einige weitere Rehabilitationsleistungen betrachten.
Der Rehabilitationssport (früher: Behindertensport) ist voll in die Reformüberlegungen des Gesetzgebers integriert worden. Die Gesamtvereinbarung zwischen den Sozialleistungsträgern über den ambulanten Behindertensport gilt weiter. Die in dieser Arbeitsgruppe zentrale „Widmung" des Rehabilitationssports betrifft hier das ständige Funktionstraining der Rheumakranken, das in Gruppen erfolgt und – so sieht es das SGB V als Bedingung vor – laufend ärztlich betreut ist. (Ähnliches gilt bei anderen Behinderungsarten/Erkrankungsgruppen, z.B. im Koronarsport infarktgefährdeter oder infarktrekonvaleszenter Patienten. Siehe dazu § 43 SGB V.)

In § 42 SGB V verankert ist die Belastungserprobung, die zur Ermittlung der körperlichen bzw. geistig-seelischen Leistungsbreite, der sozialen Anpassungsfähigkeit und der Belastbarkeit im Arbeitsleben auf Dauer dient. Sie kann durchgeführt werden entweder stationär im Rahmen einer Rehabilitationsbehandlung oder ambulant im Rahmen eines fortbestehenden Arbeitsverhältnisses. Hier aber ist die gesetzliche Krankenversicherung erst nachrangig zuständig.

Im selben Paragraphen wird auf die Arbeitstherapie verwiesen. Sie dient dem Zweck der Verbesserung der Arbeitsbelastbarkeit, der Erhaltung und weiteren Entwicklung von Fähigkeiten/Fertigkeiten zur beruflichen Wiedereingliederung und stellt auf die beiden „Erfolgsebenen" Arbeitsqualität und Arbeitsquantität – letztere im Idealfall bis hin zum vollen Arbeitstag – ab. Die Zuständigkeit der GKV ist hier ebenfalls nachrangig zu der anderer Rehabilitationsträger.

Zugänge und Zuweisungswege zur medizinischen Rehabilitation in der GKV

Natürlich haben alle Leistungsträger der Rehabilitation gleichermaßen dafür zu sorgen, daß jeder Patient die ihm zustehenden Leistungen in ausreichendem Maß, in guter Qualität, umfassend und schnell erhält, daß die erforderlichen sozialen Dienste und gesundheitlichen Einrichtungen rechtzeitig und ausreichend zur Verfügung stehen, und – last but not least – daß der Zugang zu diesen Leistungen möglichst einfach gestaltet ist (Grundsätze des § 17 SGB I).

Es gibt zwischen den Trägern Vereinbarungen allgemeiner Art, z.B. über das Beratungswesen, und es gibt auch (worum uns mancher im Ausland beneidet) eine Art „eingebauter Leistungskonkurrenz" im geteilten Sozialleistungssystem, die auf Belebung und Niveauanpassung bei den Leistungen hinwirkt, aber auch schon den Informationsaufwand für die Versicherten positiv stimuliert.

Information und Beratung sind die Schlüsselworte, wenn einmal nicht die Frage nach dem Leistungsumfang, sondern die nach der Zugänglichkeit der Leistungen im Vordergrund steht. Am Beispiel der Allgemeinen Ortskrankenkassen (AOK) will ich hier einmal aufzeigen, wie bestimmte Mitarbeitergruppen mit ihren jeweils eigenen Aufgabenstellungen den Anspruch einlösen, den § 17 SGB I allen Sozialleistungsträgern vorgibt.

Die Gesundheitsberater haben ihren Schwerpunkt im präventiven Informations- und Aufklärungsbereich. Information und Förderung der „Gesundheitsbildung" geschieht aber nicht nur durch Veranstaltungsangebote, sondern auch durch Schriften, deren Publikation die Krankenkassen sehr ernst nehmen.

Zwar bestimmt u.a. § 73 Abs. 2 Nr. 5 SGBV in Verbindung mit § 368 s der Reichsversicherungsordnung (RVO), daß die konkrete Einleitung eines Rehabilitationsverfahrens Sache des behandelnden Arztes ist. Dennoch gibt es ohne Zweifel auch eine Beratungsaufgabe der GKV und anderer Sozialleistungsträger, die über die reine Gesundheitsbildung hinausgeht, und zwar sowohl zur Unterstützung behandelnder Ärzte als auch dem Versicherten gegenüber. Die Rehabilitationsberater der Krankenkassen sollen in diesem Sinne Helfer bei der Planung von Rehabilitationsverfahren sein und arbeiten deshalb eng zusammen mit allen Dienststellen und Partnern des Rehabilitationsgeschehens. Sie unterstützen direkt die Arbeit der Selbsthilfegruppen Behinderter und chronisch Kranker. Ihre Stärke dabei sind die Spezialkenntnisse des gesamten, auch des trägerübergreifenden Rehabilitationsrechtes (einschließlich dessen der Renten- und Arbeitslosenversicherung), was sie in die Lage versetzt, zu den Möglichkeiten, die sich im Einzelfall bieten, fundierte Hinweise zu geben.

Die Rehabilitationsberater der GKV eignen sich Kenntnisse der verschiedenen Behinderungsarten an – insbesondere betreffend die jeweils besonderen Rehabilitationsbedürfnisse und -schwierigkeiten – und sollen mit der Zeit zu umfassenden Informationspartnern auch im Hinblick auf die regionalen ambulanten Dienste und die überregional verfügbaren stationären Rehabilitationseinrichtungen werden. Mit anderen Worten: durch ihre Hilfe soll den Versicherten und ihren Ärzten der Zugang zur „Angebotsseite" der Rehabilitation mit ihren charakteristischen Merkmalen „informatorisch" eröffnet sein.

Damit sind die Rehabilitationsberater prädestiniert, zur umfassenden Beratung wesentliche Beiträge zu leisten, die Rechtzeitigkeit der Einleitung von Rehabilitationsverfahren vorzubereiten und eine zügige Durchführung und Koordinierung eingeschlagener Rehabilitationswege dort garantieren zu helfen, wo mehrere Rehabilitationsträger beteiligt sind. Mit den Rehabilitationsberatern der GKV kann so die Vorstellung vom „Reha-Gesamtplan", die die Träger seit 1½ Jahrzehnten verfolgen, mehr und mehr praktische Alltagswirklichkeit werden.

Weiter verfügen die Ortskrankenkassen über eigene soziale Dienste, die in der Regel mit Diplom-Sozialpädagogen besetzt sind. Ihr Tätigkeitsfeld ist vor allem (im Außendienst) das „Wegräumen von Hindernissen" im unmittelbaren Lebensumfeld der Patienten, die ihrer Rehabilitation entgegenstehen können. Vorschläge zur Einleitung eines genau auf die persönliche Lage des Einzelnen zugeschnittenen Rehabilitationsverfahrens werden hier gleichzeitig mit der Hilfestellung bei sozialen Problemen, soweit diese Auswirkungen auf die Erkrankung haben, erarbeitet. Diese im eigentlichen Sinne rehabilitativen und oftmals auch präventiven Aufgaben der Sozialdienste der GKV dienen vor allem zur Förderung der Motivation der Patienten und geschehen ebenfalls unter ständigem Kontakt zu örtlich vorhandenen Selbsthilfegruppen.

Schon erwähnt habe ich den Medizinischen Dienst der GKV-Kassen (MDK) und die Vielzahl seiner Aufgaben. Man muß sich darüber klar sein, daß er jedoch nicht routinemäßig und „im Normalfall" eines jeden Informationsgespräches zum Einsatz kommt, sondern erst eingeschaltet wird, wenn Fragen, Probleme oder Zweifel auftauchen, die weder vom Reha-Beratungs- noch vom sozialen Dienst der Krankenkasse gelöst werden können, oder wenn tatsächlich z.B. eine Rehabilitationsmaßnahme folgen soll. Gerade für den Bereich der Vorsorge- und Rehabilitationsmaßnahmen wurde von den Spitzenverbänden der Krankenkassen ein Ausnahmekatalog erstellt, um eine globale bzw. schematische Einschaltung des MDK zu vermeiden. Vielmehr soll eine Begutachtung nur dann erfolgen, wenn wegen der Schwere der Krankheit oder Behinderung der Versorgungsbedarf des Versicherten noch unklar ist oder gravierende Zweifel an der Notwendigkeit der beantragten Leistungen bestehen. Der MDK hat also eine Begutachtungsaufgabe im Einzelfall, der Krankenkasse und dem GKV-Verband gegenüber hat er zusätzlich eine allgemeine Beratungsaufgabe mehr „konzeptioneller Art“ und schließlich ist er drittens – aus seiner arbeits- und sozialmedizinischen Sicht heraus – auch diejenige Instanz, die fundierte Anregungen zur Einleitung beruflicher Rehabilitationsmaßnahmen geben kann und damit ein Stück weit Garant der erstrebten „Nahtlosigkeit des Rehabilitationsverfahrens“ sein soll.

Es sind also letztlich kompetente Mitarbeiter und engagierte Personen, die den „leichten Zugang“ und die „störungsfreie Zuweisung“ zu Rehabilitationsmaßnahmen der GKV sicherstellen müssen. Damit ist jedoch nicht in Abrede gestellt, daß auch die sozialrechtliche und zuständigkeitliche (verfahrenstechnische) Vereinfachung des Rehabilitationssektors und die sinnvolle Strukturierung der institutionellen Angebote (stationär wie auch ambulant) noch weitere Tätigkeitsfelder für die Verbesserung der Zugänge zur Rehabilitation im Einzelfall wären, – allerdings sicher unter voller Erhaltung unseres gegliederten Sozialleistungssystems, das sich – wie ich bereits sagte, sehr bewährt hat. Aber dies ist ebensowenig mein heutiges Thema wie die sicher nicht zu bestreitenden Schwachstellen im ärztlichen Wissen vor Ort, deren Beseitigung eine erhebliche Verbesserung der Zuweisung derjenigen Patienten zu Rehabilitationsmaßnahmen und Vorsorgebehandlungen mit sich bringen würde, die solcher Hilfen bedürfen, sie aber bislang noch nicht erhalten.

Anschrift:

Dir. R. Sing
Geschäftsführer des AOK-Landesverbandes Baden-Württemberg
Postfach 102954
7000 Stuttgart 1

Bewegung und Sport bei Rheumakranken in Fitness-Studios am Wohnort[1])

von J. Froboese

1. Einführung

Neben einer Optimierung der stationären Heilbehandlung gewinnen Maßnahmen mit überdauernden Verbesserungen immer mehr an Bedeutung. Ziel ist es, insbesondere die Lebensqualität des einzelnen Patienten zu erhöhen. Die Bundesregierung fordert deshalb in ihrem „Rheumabericht" vom 8. 12. 1987 neben den konservativen Behandlungsmethoden eine ambulante Langzeitbetreuung im Sinne von Rheuma-Therapiegruppen. Die Aufgaben dieser Gruppen sollen in einem gezielten Funktionstraining zur Erhaltung, Verbesserung oder Wiederherstellung der Bewegungs-, Stütz- und Haltefunktion in den von der Krankheit betroffenen Bereichen des Bewegungsapparates bestehen. Zusätzlich soll die Aufnahme wichtiger psychosozialer Kontakte gefördert werden. Speziell in diesem genannten Bereich haben sich Bewegung und Sport als geeignete Maßnahmen bewährt. Bisher machten insbesondere die Sportvereine und von der Rheuma-Liga organisierte Sportgruppen ein Angebot für die Rheumakranken, wobei inhaltlich gymnastische Übungen und Spielformen im Vordergrund standen. In letzter Zeit bemühen sich vermehrt auch kommerzielle Fitness-Studios um diese Klientel, wobei besonders die individuelle Organisation des Sportangebotes im Vordergrund steht. In der vorliegenden Studie soll nun versucht werden, die Möglichkeiten eines modernen Fitness-Studios für die Bedürfnisse von Rheumatikern zu überprüfen.

2. Methode und Probanden

In Zusammenarbeit mit dem Landesverband Nordrhein-Westfalen der Rheuma-Liga organisierten wir an zwei Tagen in der Woche ein Sportprogramm in einem „Lady-Fitness"-Studio. Derartige Studios zeichnen sich durch eine angenehme Atmosphäre aus, wobei der Einrichtung eine besondere Bedeutung zufällt. Das Studio stand uns außerhalb der regulären Öffnungszeiten zu Verfügung, so daß die Organisation der Sportstunden keinerlei Probleme aufwarf.

Für das Programm meldeten sich anfänglich 64 Teilnehmer, jedoch verringerte sich im Laufe des sechsmonatigen Projektes die Anzahl auf 41 Teilnehmer, die zu allen drei Testzeitpunkten anwesend waren, 46 % der Probanden hatten nach eigenen Angaben eine chronische Polyarthritis, bei 49 % lag ein degenerativer Rheumatismus vor und bei 5 % fanden sich andere Formen rheumatischer Erkrankung. 37 % der Teilnehmer des Programms waren Frauen mit einem Durchschnittsalter von 58:1 Jahren, wohingegen sich nur vier Männer mit einem durchschnittlichen Alter von 66:7 Jahren meldeten. Die

[1]) Eine Studie aus dem Institut für Rehabilitation und Behindertensport der Deutschen Sporthochschule Köln; Leiter: Prof. Dr. P. van der Schoot

jüngste Teilnehmerin war 39, und die älteste Teilnehmerin 81 Jahre alt.
Von den 23 vorzeitig ausgeschiedenen Probanden gaben 14 gesundheitliche Gründe („die rheumatische Erkrankung betreffend") an. Dabei führten jedoch nur vier Teilnehmer die Inhalte des Programms als Ursache an. Vier Teilnehmer fanden den zeitlichen Aufwand zu hoch, und der Rest gab persönliche Belange als Grund für das vorzeitige Ausscheiden an.

Die Untersuchungsmethoden zur Bewertung der Effektivität des Übungsprogrammes setzen sich aus drei verschiedenen Elementen zusammen:

- Measurement of Patient Outcome (MOPO)
- Sport-Fragebogen
- sportmotorischer Test.

Bei dem Fragebogen „Measurement of Patient Outcome", der zur Messung der körperlichen Beeinträchtigung und der psychosozialen Konsequenzen (bei rheumatoider Arthritis) eingesetzt wird, handelt es sich um die deutsche Version (Jäckel et al. 1985) einer von Meenan et al. (1982) entwickelten Skala. Mit diesem Meßinstrument lassen sich therapiebedingte Änderungen der Befindlichkeit von Patienten mit chronischer Polyarthritis dokumentieren. Die Teilnehmer beantworteten den MOPO-Fragebogen nach vier Monaten (Zeitpunkt 1) und zum Ende des Programms nach sechs Monaten (Zeitpunkt 2).

Mit dem Sportfragebogen sollte vorrangig der Stellenwert des Sports dargestellt werden. Die nicht standardisierten Fragebögen wurden zu Beginn und am Ende der Studie von den Probanden bearbeitet.

Der sportmotorische Test bestand aus einem STEP-Test (Steigerung von 25 Watt pro Belastungsstufe für jeweils drei Minuten) zur Bestimmung der Ausdauerleistungsfähigkeit der Teilnehmer. Darüber hinaus wurde die Handkraft (Handgrip-Test „MARTIN"-VIGORIMETER) sowie die Kraftausdauer der Bauchmuskulatur erhoben. Die Testaufgabe zur Bestimmung der Kraftausdauer wurde variabel in Abhängigkeit vom Schadensbild erhoben, so daß sich individuelle Unterschiede in der Übungsausführung ergaben.

Die Inhalte des Übungs- und Trainingsprogramms setzten sich für eine Einheit in etwa wie folgt zusammen:

10–12 min. Aufwärmung
15–20 min. Gymnastik
25–30 min. Training an den Geräten
5–10 min. Entspannung/Dehnung.

Das Üben an den Fitness-Geräten machte den Hauptteil der Stunde aus. Der Benutzung der Geräte ging zu Beginn eine genaue Einweisung und Erklärung voraus, woran sich die Entwicklung eines individuell abgestimmten Trainingsprogramms anschloß. Besonderes Augenmerk wurde auf die Übungsausführung sowie auf die korrekte Ausgangsstellung für Übungen im Sitzen, Liegen und Stehen gelegt. Außerdem mußte eine „gelenkschützende" Übungsauswahl garantiert sein. Die Belastung wurde so festgelegt, daß pro Gerät mindestens zwei Serien mit jeweils acht bis zwölf Wiederholungen ohne Probleme durchgeführt werden konnten.

3. Ergebnisse

a) Measurement of Patient Outcome (MOPO)

Die Auswertung der MOPOs erbrachten in den körperlichen Dimensionen (s. Abb. 1.) der Befindlichkeit (Mobilität, körperliche Aktivität, Geschicklichkeit, Aktivität im Haushalt, Aktivität im täglichen Leben) keinerlei statistisch nachweisbare Veränderungen.

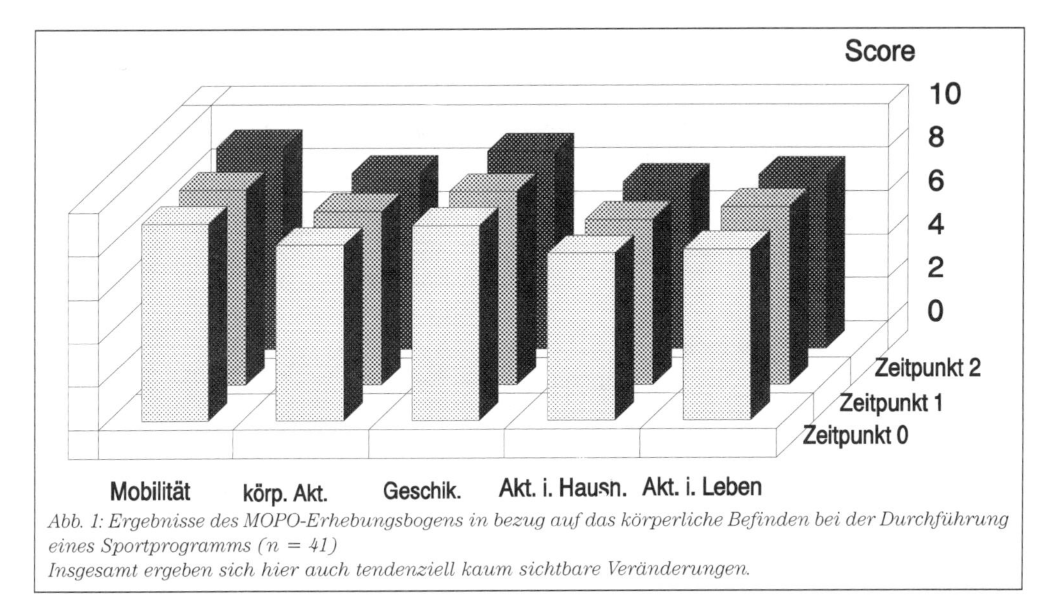

Abb. 1: Ergebnisse des MOPO-Erhebungsbogens in bezug auf das körperliche Befinden bei der Durchführung eines Sportprogramms (n = 41)
Insgesamt ergeben sich hier auch tendenziell kaum sichtbare Veränderungen.

Statistisch signifikante Ergebnisse sind jedoch nachweisbar im Bereich der psychosozialen Befindlichkeit (s. Abb. 2.), wobei die „Depressivität" und „Ängstlichkeit" herausragen (p 0,01). Der Mittelwert der Depressivität sank von 2,45 auf 2,07 nach vier Monaten und auf 1,89 nach sechs Monaten, was einer durchschnittlichen Verbesserung von 22,9 % entspricht.

Die Ängstlichkeit verringerte sich im Mittel von 3,78 zu Beginn der Studie auf 3,09 und schließlich auf 3,01 am Ende des Sportprogramms.

Auch die Schmerzintensität nahm subjektiv zu Beginn recht deutlich ab, wobei jedoch kein statistischer Nachweis erbracht werden konnte (p 0,05).

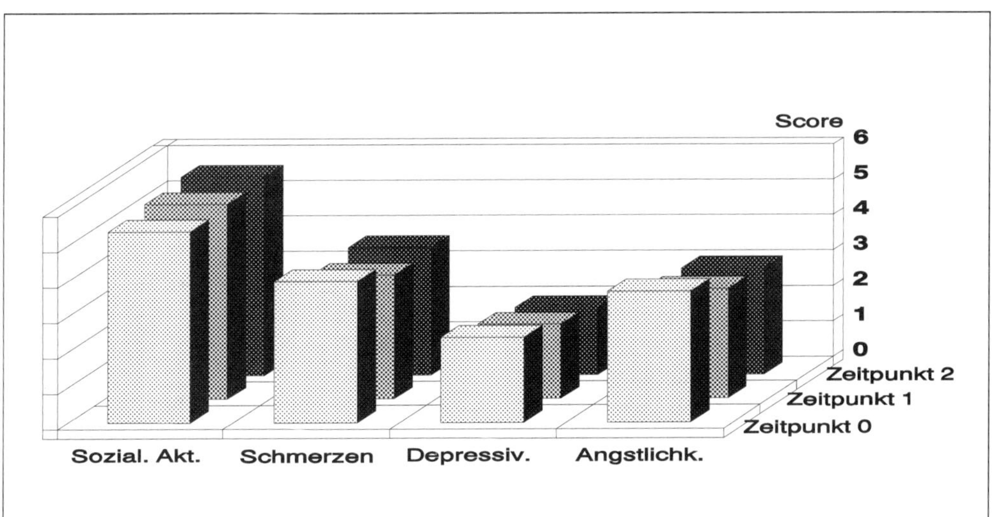

Abb. 2: Ergebnisse des MOPO-Erhebungsbogens in bezug auf das psychosoziale Befinden bei der Durchführung eines Sportprogramms (n = 41)

b) Sport-Fragebogen

Bezüglich der Organisationsform sportlicher Betätigung gaben 59 % der Befragten an, allein Sport treiben zu wollen. 22 % gehen lieber mit der Familie und 15 % mit Freunden einer sportlichen Betätigung nach.

Von den Befragten waren
39 % in Gruppen der Rheuma-Liga
34 % in allgemeinen Sportvereinen
und niemand in Behindertensportgruppen aktiv.

Parallel zum durchgeführten Sportprogramm übten die Teilnehmer noch folgende Sportarten aus:

Radfahren . . . . 62 %
Schwimmen/Wassergymnastik . . . 57 %
Wandern/Bergwandern . . . . . . 46 %
Gymnastik/Turnen . . . . 43 %
Tanzen . . . . 16 %
Tischtennis . . . . 5 %
Rudern . . . . 2 %
andere Sportarten . . . . 5 %

Insgesamt standen für das Sporttreiben gesundheitliche Aspekte im Vordergrund (39 %), 29 % bevorzugten den Spaß und die Freude als Motiv, 18 % sahen den Sport als Ausgleich zu Beruf/Hausarbeit. 14 % der Teilnehmer erhofften sich über den Sport eine Verbesserung der sozialen Kontakte. Inhaltlich wurde diesbezüglich insbesondere das Fitness-Training an den Trainingsgeräten von 27 % der Teilnehmer hervorgehoben. 24 % maßen der Gymnastik mit Geräten, und 21 % der Gymnastik ohne Geräte besondere Bedeutung zu. Die immer auch angebotenen „kleinen Spiele", und die Maßnahmen zur Entspannung wurden nur von jeweils 14 % der Befragten als wichtiger Inhalt des Sportprogramms bezeichnet.

Nach eigenen Angaben der Teilnehmer hinsichtlich ihrer körperlichen Befindlichkeit nach Beendigung des Trainingsprogramms ergab sich folgendes Bild:

Die körperliche Befindlichkeit hat sich demnach

wesentlich gebessert . . . . . . 18 %
gebessert . . . . 51 %
nicht gebessert . . . . 29 %
verschlechtert . . . . 2 %.

Somit bewerteten 69 % der Teilnehmer das Programm als positiv und nur zwei % als negativ, wohingegen es bei ca. 29 % ohne Einfluß auf die körperliche Befindlichkeit blieb.

Im einzelnen wurden die positiven Effekte wie folgt beurteilt (Mehrfachnennungen waren möglich):

- ich wurde beweglicher . . . . 68 %
- ich wurde belastbarer . . . . . 61 %
- ich konnte neue Kontakte knüpfen 56 %
- ich habe neue Ideen für eigene sportliche Aktivitäten erhalten . 32 %
- ich wurde wieder fit . . . . . 27 %.

c) Sportmotorischer Test

Der durchgeführte STEP-Test erbrachte bei den Belastungsstufen von 50 und 75 Watt eine hochsignifikante (p 0,001) Reduzierung der Pulswerte. In den höheren Belastungsstufen (bis 150 Watt) war eine ähnliche Tendenz zu erkennen, jedoch war diese statistisch nicht nachweisbar (p 0,05). Hochsignifikante Veränderungen waren in diesem Zusammenhang bei den Erholungswerten nach einer, drei und fünf Minuten nach Belastungsende jeweils nachzuweisen (p 0,001).

Eine Verbesserung der Handkraft konnte mit im Durchschnitt 4,8 % ebenfalls statistisch (p 0,05) nachgewiesen werden.

Ebenso ergab sich eine Zunahme der maximalen Wiederholungszahl zur Bestimmung der Kraftausdauer der Bauchmuskulatur, wobei jeweils individuelle Übungen vorgegeben werden, und somit ein Mittelwertsvergleich entfällt.

4. Diskussion

Die Ergebnisse der Untersuchungen geben Ausschluß über die Möglichkeiten eines Übungs- und Trainingsangebots. Der Einfluß des Sports auf die körperliche und psychosoziale Befindlichkeit stand dabei im Vordergrund des Interesses. Fast alle Teilnehmer (98 %) erhofften sich durch das Programm eine „Besserung des körperlichen Befindens". Betrachtet man diesbezüglich die Ergebnisse des MOPOs und der Sportfragebögen, so läßt sich folgendes feststellen:

Im Bereich der körperlichen Dimensionen (Mobilität, körperliche Geschicklichkeit, Aktivität im täglichen Leben) werden vom MOPO keine signifikanten Veränderungen angezeigt. In diesem Zusammenhang sei aber noch einmal auf die Spezifität des MOPOs hingewiesen, die in dieser Version auf das Krankheitsbild der chronischen Polyarthritis ausgerichtet ist. Bei der Betrachtung der für den funktionellen Bereich aufgeführten Fragen („Können Sie mit Messer und Gabel essen? – Können Sie ein Telefon benutzen?") wird deutlich, daß erst schwere körperliche Behinderungen von diesem Raster erfaßt werden. Da eine derartige starke Beeinträchtigung bei der überwiegenden Mehrheit der Teilnehmer nicht vorlag, konnten mit diesen Parametern die Verbesserungen des physischen Zustandes nur bedingt erfaßt werden. Positive Veränderungen bezüglich einer körperbezogenen Befindlichkeitsänderung dokumentieren schon eher die Ergebnisse der Sportfragebögen.

Ein Großteil der Probanden bezeichnete seine körperliche Verfassung subjektiv als verbessert (Erhöhung der Beweglichkeit/Belastbarkeit, Zunahme der Fitness). Insgesamt bemerkten 28 (= 68 %) Teilnehmer eine Besserung des körperlichen Befindens.

Dies wird im wesentlichen auch durch die Verbesserungen im sportmotorischen Test (erhöhte Ausdauerleistungsfähigkeit, erhöhte Handkraft, verbesserte Kraftausdauer) bestätigt, so daß man eine relativ hohe Korrelation der subjektiven und objektiven Veränderungen erwarten kann.
Um letztlich jedoch größere Effekte erzielen zu können, wäre eine Zunahme der Übungsfrequenz (hier: ein- bis zweimal pro Woche) notwendig, wie dies unter anderem von Kohlrausch (1976) und Heydenhauss (1983) gefordert wird. Sie empfehlen sogar eine tägliche Übungseinheit für Rheumatiker. Darüber hinaus wäre auch eine Kombination mit eigenen, individuellen Aktivitäten im Sinne eines Heimprogrammes möglich. Dies würde auch Einfluß nehmen auf die Eigenverantwortlichkeit des Rheumatikers und unterstützt seine positive Auseinandersetzung mit der Krankheit.

Neben den rein körperlichen Einschränkungen wirkt sich die rheumatische Erkrankung auch auf das psychosoziale Befinden aus. Der Betroffene ist nahezu ständig mit einem chronischen und in seiner Stärke häufig schwankenden Schmerzgeschehen konfrontiert, was sich letztlich auf alle Bereiche des täglichen Lebens und auf die Persönlichkeitsentwicklung auswirken kann. Ziel einer umfassenden Behandlung sollte deshalb auch sein, die Ängstlichkeit und Niedergeschlagenheit sowie die Neigung, sich sozial zurückzuziehen, in Grenzen zu halten bzw. zu reduzieren.
Die Teilnahme an einem Projekt in einem Fitness-Studio erbrachte nach vier Monaten eine subjektive Reduktion der Schmerzintensität, die sich statistisch aber nicht bestätigen ließ. Dies könnte durch psychische Faktoren bedingt sein, die eine Ablenkung der Aufmerksamkeit von der Schmerzfixierung auf

andere interessante Tätigkeiten nach sich ziehen können.

Die Aufmerksamkeit der Teilnehmer wurde zumindest zu Beginn durch die neue sportliche Umgebung und ein ansprechendes Umfeld abgelenkt. Erst durch eine Veralltäglichung der Übungsformen tauchten die Schmerzen zum Ende der Studie wieder vermehrt im Aufmerksamkeitshorizont des Bewußtseins auf.

Die soziale Komponente und der Einfluß der Umwelt können in diesem Zusammenhang ebenfalls suggestiv wirken, sind aber vor allem hinsichtlich der psychosozialen Befindlichkeit von Bedeutung. Die zentrale Aufgabe einer Befindlichkeitsverbesserung umfaßte die Reduktion von Ängstlichkeit und Depressivität. In diesen Bereichen wurden signifikante Verbesserungen ermittelt, die sich aus der Mitgliedschaft in der Sportgruppe, dem Kontakt zu ebenfalls Betroffenen und aus der Bestätigung des „Noch-Leisten-Könnens" ableiten lassen. Insbesondere das Gefühl der Leistungsfähigkeit kann in der Auseinandersetzung mit Fitness-Geräten relativ leicht und schnell vermittelt werden, da eine individuelle Abstimmung und Dosierung der Belastung recht exakt vorgenommen werden kann.
Neben der sportlichen Betätigung geht es um den emotionalen Austausch und das offene Gespräch mit Gleichgesinnten, aber vor allem auch um die Kontinuität einer derartigen Einrichtung. Hier wird eine Art Krankheitsbewältigung realisiert, die Kraft gibt für die Auseinandersetzung mit der eigenen Krankheit (vgl. Jordan 1982). Allerdings stand zu Beginn der Studie bei der Frage, warum die Teilnehmer überhaupt sportlich aktiv sind, eine „Verbesserung der sozialen Kontakte" eher im Hintergrund. Dennoch bewerteten 23 (= 56 %) Teilnehmer nach sechs Monaten das Zusammentreffen mit anderen Leuten als wichtige Erfahrung. Fitness-Studios bieten diesbezüglich, auch wenn die Übungen allein durchgeführt werden, zahlreiche Möglichkeiten der Kontaktaufnahme. Sei es an der Bar, in den Ruheräumen oder auch in den Pausen zwischen den Übungen, Gespräche können hier recht zwanglos geführt werden.

5. Schlußfolgerungen

Fitness-Studios bieten auf der Wohnortebene eine Vielzahl an Möglichkeiten, seinen individuellen Bedürfnissen im Sport nachgehen zu können. Insbesondere die Atmosphäre in den Studios lenkt zum Teil von der eigentlichen Leistungsintention ab, führt hin zu einem freudvollen Aktiv-Sein. Auch für Patienten mit rheumatischen Erkrankungen ist unter fachlicher Anleitung und unter Berücksichtigung krankheitsspezifischer Besonderheiten der Weg in ein solches Studio nicht verschlossen. Insbesondere in bezug auf die psychosoziale Befindlichkeit läßt sich anhand der hier gewonnenen Ergebnisse ein kontinuierlicher Studiobesuch auch für diese Gruppe empfehlen.

Literatur

Deutscher Bundestag: Rheumabericht der Bundesregierung über die erzielten Ergebnisse zur Rheumabekämpfung. Drucksache 11/1479 vom 8. 12. 1987, 1-19

Fricke, R.: Warum Bewegungstherapie? Mobil 5, 1981, 30-34

Heydenhauss, A.-L.: Eigenübungen für Rheumakranke. Krankengymnastik 35, 1983, 629-644

Jäckel, W., R. Cziske, E. Jacobi: Messung der körperlichen Beeinträchtigung und der psychosozialen Konsequenzen bei rheumatoider Arthritis. Akt. Rheumatol. 10, 1987, 43-52

Jordan, J.: Seelische Faktoren bei entzündlich rheumatischen Erkrankungen. Mobil 6, 1982, 6-12

Kohlrausch, W.: Gymnastik gegen Rheuma. Mobil 2, 1976, 14-16

Meenan, R.F., M. Gertmann, J.H. Mason, R. Dunaif: The arthritis impact measurement scales. Arthritis and Rheumatism 25, 1982, 1048-1053

Anschrift:

Dr. Sportwiss. Ingo Froboese
Deutsche Sporthochschule Köln
Inst. für Rehabilitation und Behinderten-
sport
Carl-Diem-Weg 1-10
5000 Köln 41

Ergotherapie bei Erkrankungen des Stütz- und Bewegungsapparates

von M. Strote

Der Gedanke, mit Arbeit (Ergon = altgriechisch: Werk, Arbeit) Leiden zu heilen oder sie zumindest erträglicher zu machen, taucht in der europäischen Geschichte ansatzweise schon im Altertum und der Antike auf.
Die Idee war, geisteskranke Menschen durch Spiele, Sport, Singen und Arbeit von ihren „trüben Gedanken" abzulenken. So prägte der römische Arzt Galen im 2. Jahrhundert nach Christi den Satz: „Arbeit ist die beste Medizin, die uns die Natur gegeben hat."
Der Gedanke „Therapie durch Arbeit" taucht in der frühen Literatur nur im Zusammenhang mit Geisteskrankheit auf, entstammt also ursprünglich der Psychiatrie.

Die somatisch-funktionelle Beschäftigungstherapie (BT) hat sich nach dem ersten Weltkrieg in den USA entwickelt und kam dann über die skandinavischen und angelsächsischen Länder zu uns. Sie entstand aus der Notwendigkeit heraus, Kriegsverletzte zu versorgen.

In der Bundesrepublik hat sie allerdings erst nach dem zweiten Weltkrieg Anerkennung gefunden.

Den Anstoß dazu gaben Mitglieder des britischen Roten Kreuzes. Im Landeskrankenhaus Bad Pyrmont, wo seinerzeit ca. 2000 Kriegsverletzte untergebracht waren, richteten sie eine BT-Abteilung ein und betrieben den Aufbau einer Ausbildungsstätte für Beschäftigungstherapeuten.

Die erste staatlich anerkannte Lehranstalt für Beschäftigungs- und Arbeitstherapie (BT/AT) wurde 1953 am Anna-Stift in Hannover eröffnet.

Die Einsatzgebiete und Aufgabenbereiche der ET sind inzwischen vielfältiger geworden – aus den Anfängen übriggeblieben ist in der Bundesrepublik aber leider die noch heute offizielle, leicht mißverständliche Berufsbezeichnung „Beschäftigungs- und Arbeitstherapie", die im Sprachgebrauch immer häufiger zum Begriff „Ergotherapie" zusammengezogen wird.

Die Reichsversicherungsordnung (RVO) definiert Beschäftigungs- und Arbeitstherapie als eine „vom Arzt verordnete und überwachte Heilmethode auf medizinisch-rehabilitativem Sektor".

Die Ziele der ET bei Patienten mit Erkrankungen des Stütz- und Bewegungsapparates lassen sich in drei große Gruppen gliedern:

a) medizinische Rehabilitation
zur Erhaltung und Wiederherstellung der funktionellen Leistungsfähigkeit des Bewegungsapparates, mit dem Ziel, dem Patienten ein von fremder Hilfe weitgehend unabhängiges Leben zu ermöglichen

b) soziale Rehabilitation

c) berufliche Rehabilitation

Eine strikte Trennung der Bereiche ist aber weder sinnvoll noch wünschenswert. Je nach Art der Institution müssen jedoch Schwerpunkte gesetzt werden, z.B. in der Aufgabenstellung für:

- Akutkrankenhäuser
- Unfallkliniken
- Rehabilitationszentren
- Sonderschulen und -kindergärten
- geriatrische Einrichtungen und für
- (niedergelassene) Praxistätigkeit.

Wird ein Patient mit funktionellen Erkrankungen des Stütz- und Bewegungsapparates zur ET überwiesen, so muß sich die/der Therapeut/in zunächst einen Überblick über den Verlauf und den derzeitigen Stand der Erkrankung verschaffen.
Neben dem Studium der Krankenakte ist eine eigene, detaillierte Befundaufnahme Voraussetzung für die Behandlung.
Aus der Vielzahl der zur Verfügung stehenden handwerklichen Techniken, funktionellen Übungsgeräten, Materialien und Medien sucht die Therapeutin – möglichst gemeinsam mit dem Patienten – eine adäquate Technik aus, bei deren Durchführung die Behandlungsziele, resultierend aus der Befunderhebung und der abgeschätzten Prognose, verfolgt werden. Wichtig bei der Auswahl ist in erster Linie der funktionelle Aspekt, aber auch die Berücksichtigung der Interessen des Patienten, um seine Motivation für die Maßnahme zu wecken und zu erhalten.

Bei bereits vorhandenen, irreversiblen Funktionseinschränkungen liegt der Behandlungsschwerpunkt darauf, den Patienten weitgehend von fremder Hilfe unabhängig zu machen, um ihm eine relativ selbständige Lebensführung zu ermöglichen. Es geht hier also um die „Activities of Daily Living" (ADL). Dazu muß durch einen umfassenden Selbsthilfe- und ggf. Haushaltstest herausgefunden werden, wo, warum und wie schwer welche Einschränkungen in der Selbstversorgung vorliegen.

Die Konsequenz dieses Tests ist ein individuelles Selbsthilfetraining, wobei die derzeitige psychische und soziale Situation des Patienten berücksichtigt werden muß. Ihm wird gezeigt, wie er die ihm verbliebenen Möglichkeiten am besten nutzt (funktionsverbesserndes und kompensatorisches Training).
So wird z.B. mit dem Hemiplegie-Patienten die Technik des An- und Ausziehens in spasmushemmenden Ausgangspositionen oder das Zuschnüren der Schuhe mit einer Hand geübt.

Häufig ist der Einsatz von Hilfsmitteln erforderlich, das bedeutet, daß versucht wird, eingeschränkte Funktionen mit Hilfe von industriell gefertigten oder selbst hergestellten Utensilien zu kompensieren, z.B. bei Einschränkungen in der Schulter ein Kamm mit verlängertem Griff, eine adaptierte Rückenbürste u.ä.

Bei Hausfrauen (und Hausmännern) sollte ein praktisches Training von alltäglichen Aufgaben im Haushalt durchgeführt werden. Dazu stehen vielen ET-Abteilungen in den Rehabilitationseinrichtungen spezielle Übungsküchen oder -wohnungen zur Verfügung.

Ein weiteres Aufgabengebiet der ET im motorisch-funktionellen Bereich stellt die Schienenversorgung (Orthetik) dar.
Nach Anordnung des Arztes werden aus diversen, meist thermoplastischen, Materialien individuell angepaßte Lagerungs-, Übungs-, Funktions- und Quengelschienen gefertigt.
Der Vorteil gegenüber handelsüblichen Orthesen liegt in der schnellen und individuellen Anpassung, der engen Zusammenarbeit im Team und der Möglichkeit der Korrektur entsprechend dem Behandlungsverlauf.

Bei verschiedenen Krankheitsbildern ergeben sich für die ET noch eine Reihe spezieller Aufgaben, so z.B.:

- Nach Amputation mit/ohne Prothesenversorgung: Stumpfabhärtung, Training all-

täglicher, aber auch berufsbezogener Bewegungs- und Arbeitsabläufe.
- Der Patient im Rollstuhl muß nicht nur die Fortbewegung damit erlernen (sowohl im häuslichen Bereich als auch in der Öffentlichkeit), sondern auch vom Rollstuhl aus möglichst viele Dinge selbst zu tun. Wir üben mit ihm den Transfer und die Selbstversorgung vom Rollstuhl aus. Bei notwendigen Veränderungen bezüglich der Einrichtung zu Hause und am Arbeitsplatz wirkt die ET beratend mit.
- Die Vermittlung und das Training gelenkschützender Maßnahmen ist bei Patienten mit chronischer Polyarthritis eine wichtige Aufgabe. Ziel ist, Achsabweichungen und Fehlstellungen durch ökonomischen Einsatz des Körpers möglichst zu verhindern oder zumindest deren Entstehung hinauszuzögern.

Fallbeispiel

Eine 56jährige Patientin wird in stationäre rheumatologische Behandlung aufgenommen.

Diagnose:
chronische Polyarthritis seit ca. acht Jahren (Steinbrocker-Stadium III-IV).

Einweisungsgründe:
- Schmerzen rechtes Handgelenk
- Schmerzen linkes Knie
- Schmerzen und Beugekontraktur rechtes Kniegelenk

Neben Krankengymnastik und diversen physikalischen Anwendungen wird auch ET verordnet:
- Selbsthilfetest/Haushaltstest
- Gelenkschutzinformation und -training.

Zunächst erhebt die ET einen Befund, der sich aufgliedert in die Bereiche
- Gelenkschutz
- Schmerzbefund
- Selbsthilfetest/Haushaltstest
- psychische und soziale Situation.

Die für die ET-Behandlung wichtigsten Ergebnisse sind folgende:
- Die Beweglichkeit aller Extremitätengelenke ist mehr oder weniger stark eingeschränkt;
- besonders die schmerzhafte Bewegungseinschränkung des subluxierten, nach radial abweichenden rechten Handgelenkes behindert die Patientin bei der persönlichen Hygiene und der Haushaltsführung. Auch die Fortbewegung im Rollstuhl ist sehr mühsam.
  Da sie alleine lebt, belastet sie die Einschränkung bei der Selbstversorgung sehr. Mit den Schmerzen könne sie notfalls leben, sie könne die momentane Hilflosigkeit jedoch schwer ertragen, meint die Patientin dazu.
- Da sie erstmalig in rheumatologischer Behandlung ist, hat sie keinerlei Kenntnisse von gelenkschützenden Maßnahmen.

- Wegen der Bewegungseinschränkung im linken Hüft- und Kniegelenk und einer Beugekontraktur im rechten Kniegelenk kann sie sich weder die Füße waschen noch Strümpfe anziehen, ist nahezu gehunfähig und derzeit auf den Rollstuhl angewiesen.

Dem behandelnden Arzt teilt die ET mit, daß das Hauptproblem bei der Selbstversorgung das rechte Handgelenk ist, woraufhin die Patientin konsiliarisch dem Handchirurgen vorgestellt wird.
Da klinisch und röntgenologisch ausgedehnte Destruktionen im Handgelenksbereich vorliegen, wird dringend zu einer Arthrodese geraten.
Die Aufgabe der ET ist es nun, präoperativ eine Schiene zur Ruhigstellung des Handgelenkes anzufertigen.

Die Patientin trägt die Schiene bei ihren täglichen Verrichtungen und bei einer handwerklichen Arbeit in der ET.
Durch einige Veränderungen der Schiene bezüglich der Handgelenksstellung wird die, für die Patientin günstigste, Arthrodeseneinstellung herausgefunden.
Zudem erlebt sie, daß sie auch ohne Handgelenksbeweglichkeit gut zurecht kommt, zumal die Schmerzen durch die Ruhigstellung in der Orthese schon stark nachgelassen haben.

Postoperativ kommt die Patientin wieder in die ET, um den praktischen Gebraucht der „neuen Hand" im täglichen Leben zu üben. Zusätzlich wird, ergänzend zur krankengymnastischen Übungsbehandlung, eine adäquate handwerkliche Technik zum dosierten Training der Fingerbeweglichkeit und Handkraft eingesetzt, wobei die Aspekte des Gelenkschutzes berücksichtigt werden.
Hierbei konnte sie für sich kleine Erfolgserlebnisse verbuchen und fand nebenbei auch ein neues Hobby für zu Hause. Die (teilweise) Arbeit in der Gruppe machte ihr den sehr langen Krankenhausaufenthalt etwas erträglicher.
Die Patientin ist sehr kontaktfreudig, war zu Hause jedoch durch ihre Gehbehinderung ziemlich isoliert. Wir machten sie auf die Rheumaliga aufmerksam und sie nahm noch während des Krankenhausaufenthaltes Kontakt zur Ortsgruppe auf.

Ein Teil der postoperativen Behandlung könnte auch ambulant durchgeführt werden. Den Entlassungszeitpunkt setzen in diesem Fall der behandelnde Rheumatologe und Handchirurg in Absprache mit der ET fest. Vorher müßte jedoch die häusliche Versorgung (Putzhilfe, evtl. vorübergehende Hilfe bei der Körperpflege) gesichert sein.

Ein nochmaliger, aktueller Selbsthilfetest gäbe Aufschluß über Art und Umfang der notwendigen Hilfe. Mit diesen Informationen wendet sich die Mitarbeiterin des Krankenhaussozialdienstes an die für die Patientin zuständige Sozialstation.
Auch könnte ein Hausbesuch notwendig sein, um Lösungsmöglichkeiten für konkrete Probleme vor Ort zu finden.

Anschrift:

Frau M. Strote
Ergotherapie-Abt. im
Sankt Barbara-Hospital Duisburg
Postfach 11 01 15
4100 Duisburg 11

Medizinische Rehabilitation bei Leiden des Stütz- und Bewegungsapparates im Urteil der Patienten – Befragungsergebnisse aus Spanien[1])

von A. Hidalgo de Caviedes y Goertz

1. Einführung

Für diese Arbeitsgruppe sind neben komplizierten und sehr schweren Behinderungen am Stütz- und Bewegungsapparat sicherlich auch solche Schadensbilder interessant, die den weit überwiegenden Anteil der Rehabilitanden betreffen. Das sind Arbeits-, Verkehrs-, Freizeit- und Sportverletzungen mit Brüchen und Weichteilschäden, Bänder- und Sehnenproblemen, das sind aber auch Arthrosen und rheumatische Prozesse im meist höheren Patientenalter sowie allerlei degenerative Wirbelsäulensyndrome.

Konzeptionell sollte man den Rehabilitationsprozeß natürlich nicht unterteilen, wie ich es hier tun muß, um mich auf die medizinischen Aspekte konzentrieren zu können. Die medizinische, die soziale und die berufliche Rehabilitation sollten immer ein Ganzes bilden; von vornherein sollte für jeden Patienten ein Gesamtprogramm erstellt werden. Während der krankengymnastischen, der ärztlichen, der Beschäftigungs- und der physikalischen Therapie (um nur einige zu nennen), muß ein umfassendes Ziel für den und mit dem Patienten angestrebt werden, das seiner gesamten Persönlichkeit, seiner Umgebung und Familie, seiner Stellung in der Gesellschaft und im Berufsleben gerecht werden soll. Dagegen müssen die verschiedenen einzelnen Phasen der Rehabilitationsbehandlung sehr wohl auch getrennt betrachtet und geplant werden. Es können viele solcher Phasen notwendig werden; im Extremfall vom Akutkrankenbett bis zur vollen Wiedereingliederung in Familie, Gesellschaft und Arbeitsprozeß. Dabei sollte es sich um ein zwar schematisches, weitmöglichst standardisiertes, aber doch flexibles Programm handeln, das den Bedürfnissen des Patienten bei aller Vereinheitlichung des Vorgehens dennoch ausreichend angepaßt werden kann. Dazu ist ein komplettes Rehabilitationsteam, das gut zusammenarbeitet, notwendig. Im Mittelpunkt sollte aber nicht dessen verfügbare Palette von Behandlungsmöglichkeiten, sondern immer der Patient stehen. Leider werden jedoch die Meinungen und Empfindungen der Patienten oft zu wenig gehört und berücksichtigt.

Deshalb hat unser Institut an der Universität Alcála de Henares in Madrid, gemeinsam mit Prof. Róbles Gomez (Erste Madrider Universität) und mit Prof. Mólina von der Universität Valladolid, eine zugleich in vielen verschiedenen Einrichtungen und mit Patienten, die in diesen Einrichtungen behandelt werden oder wurden, stattfindende, anonyme Umfrage an 3.000 Rehabilitanden durchgeführt, deren Ergebnisse (es wurden nur die persönlichen Angaben der Patienten berücksichtigt) ich nun vorstellen möchte. Zumeist, aber nicht

[1]) Es werden hier nur 6 der vorgelegten 40 Tabellen wiedergegeben

immer, lagen vollstationär durchgeführte Rehabilitationsmaßnahmen zugrunde. Einige Patienten – besonders Patientinnen – wohnten während der Rehabilitation zuhause und kamen zur ambulanten Behandlung in die Rehabilitationseinrichtungen. Unter den Rehabilitanden gab es sowohl Kassen- als auch Privatpatienten. Bei manchen dauerte die stationäre/ambulante Rehabilitation an, bei anderen war sie bereits abgeschlossen.

2. Die Rehabilitationspatienten

a) Allgemeine Angaben

Bei Männern kamen Knochenschäden und -verletzungen öfter vor als bei Frauen, und zwar besonders zwischen dem 18. und 40. Lebensjahr. Frauen kamen öfter wegen rheumatischer Erkrankungen in die Behandlung; die meisten von ihnen waren über 60 Jahre alt (nur bei 3,7 % der rheumatologischen Fälle wurde die Behandlung vor dem 25. Lebensjahr durchgeführt).

Am häufigsten waren die Verletzungen der unteren Extremitäten. Fast gleichauf damit folgten die Wirbelsäulenerkrankungen und die Schäden an den oberen Extremitäten. Bei Männern und Frauen traten Schäden an den Extremitäten gleich oft auf, während bei den Frauen die Wirbelsäulenschäden deutlich häufiger waren.

Verletzungen der Beine sind offenbar besonders vor dem 25. Lebensjahr häufig, dagegen die der Arme zwischen dem 26. und 40. Lebensjahr. Wirbelsäulenschäden kommen nach dem 60. Lebensjahr öfter vor, wobei sicher auch die Osteoporose eine wichtige Rolle spielt.

Unter den Erkrankungen und Verletzungen im Wirbelsäulenbereich war die Halswirbelsäule am häufigsten betroffen; diese Lokalisation kam besonders bei Frauen gehäuft vor. Dagegen waren Verletzungen und Erkrankungen der Brust- und Lendenwirbelsäule bei Männern im Arbeitsalter häufiger zu finden.

b) Ursachen der Leiden

In 40,3 % der Fälle wurde von Patienten die Arbeit als Ursache des Leidens angegeben, und zwar öfter bei Männern als bei Frauen. Es ist nicht ganz auszuschließen, daß auch Frauen in Wirklichkeit häufiger als angegeben durch die im engeren Sinne „arbeitsbedingten" Unfälle, Fehlhaltungen und -belastungen behandlungsbedürftig werden und ihre Angaben daher nur die überkommene Definition dessen widerspiegeln, was im Allgemeinsprachgebrauch als „Arbeit" bezeichnet wird und was nicht so genannt wird. Unfälle und Erkrankungen anderen Ursprungs kamen nach dem Geschlecht der Betroffenen etwa gleich oft vor.

Erkrankungen nicht-traumatischen Ursprungs kamen insgesamt bei Frauen häufiger vor, besonders bei weiblichen Personen über 60 Jahren.

Sportverletzungen kamen bei Männern dreimal so oft vor, und zwar erwartungsgemäß am häufigsten vor dem 25. Lebensjahr.

Bei über der Hälfte der Knochenbrüche handelte es sich um Arbeitsunfälle, 17,4 % waren Weichteil-, meist Sportverletzungen. Und fast jeder dritte Patient, der an Rheuma leidet, bringt diese Krankheit ursächlich mit einer anderen (Vor-) Erkrankung in Verbindung. Die Anfälligkeit für orthopädische Erkrankungen/Verletzungen mit Bezug auf die einzelnen Berufe konnte wegen der beruflichen Vielfalt nicht ermittelt werden. Die Patienten aus dem Gewerbebereich waren hauptsächlich in der Bau- und Metallindustrie, in der Landwirtschaft sowie im Elektro- und Reinigungsgewerbe tätig.

Auch die Sportarten, die zur Verletzung führten, waren sehr verschieden. Fußball, Handball, Radrennen und Pferdesport sowie die Leichtathletik wurden am häufigsten genannt. Ich könnte mir denken, daß in anderen Ländern die dort regional üblichen und weit verbreiteten Sportarten – hier in Süddeutschland vielleicht der Skisport – jeweils die dominierende Rolle spielen würden.

Zwei Drittel aller als berufsbedingt eingeschätzten Leiden kamen bei Handwerks- und anderen gewerblichen Berufen sowie in der Landwirtschaft vor, dagegen ereigneten sich 25 % aller Sportunfälle bei Patienten der Kategorie „Studenten, Arbeitslose, Rentner". Die nicht-traumatischen Leiden betrafen zu 28 % Hausfrauen.

c) Arbeitsbeeinträchtigungen

Insgesamt spielten Einschränkungen in der Arbeitsfähigkeit eine größere Rolle als Beeinträchtigungen von Bewegungsfähigkeit und Selbständigkeit im sonstigen täglichen Leben (waschen, essen, Körperpflege, ankleiden und allgemeine Mobilität).

Hinweise zum Schweregrad der Erkrankungen und Schäden bei der Gesamtheit der Befragten liefert die Aussage, daß nur bei 5,5 % der Patienten die Selbständigkeit im täglichen Leben ganz verlorengegangen war, aber bei immerhin 60 % von ihnen Arbeitsunfähigkeit vorlag. Allerdings war insgesamt ein Drittel der Patienten spürbar beeinträchtigt in den Aktivitäten des täglichen Lebens, während nur acht % der Befragten ohne Einschränkung arbeiten konnten.

Aufgeschlüsselt nach Erkrankungsgruppen war die Alltagsselbständigkeit durch rheumatische Erkrankungen am häufigsten in spürbarem Umfang gestört, während im Berufsleben es eher die Frakturen und Bänder-Sehnen-Verletzungen waren, die den Patienten am häufigsten und störendsten hinderlich waren.

Starke Beeinträchtigungen betrafen besonders den Patientenkreis über 60 Jahre, und die Symptome, die sich am stärksten störend auswirkten, waren dabei der Schmerz (bei über einem Drittel der Kranken) und Beweglichkeitseinbußen durch Stillstellung von Körperregionen aufgrund der Behandlung (bei über einem Viertel).

Entzündungen als solche behindern offensichtlich die Patienten praktisch nur in Verbindung mit einem – oder beiden – der obengenannten Symptome. Bei Frakturen behindert am stärksten natürlich die Ruhigstellung von Gelenken, Extremitäten o.ä., während bei Bänder- und Sehnenverletzungen sowie bei rheumatischen Prozessen und Arthrosen stets der Schmerz die Hauptursache des Leidens ist.

Die Behandlung dauerte bei Frauen länger als bei Männern; insgesamt nahm die Behandlungsdauer dabei selbstverständlich mit dem Patienten-Alter zu.

Ein operativer Eingriff war bei einem runden Drittel der Befragten erforderlich gewesen, vermehrt bei Männern als bei Frauen. Jüngere Leute, bei denen bessere Operationsergebnisse zu erwarten gewesen waren, waren auch öfter operiert worden (bei 63 % der unter 25 Jahre alten Patienten war vor der Rehabilitation ein Eingriff erfolgt.

Bei Knochenverletzten ging in mehr als der Hälfte der Fälle eine Operation voraus; auch ein Drittel der Bänder- und Sehnenverletzungen war chirurgisch vorbehandelt. Erstaunlicherweise hatten aber nur etwa neun % der rheumatologischen Patienten vor der Rehabilitationsbehandlung eine Operation erfahren. Hier handelt es sich um eine Prozentzahl, die wohl in den kommenden Dekaden noch stark zunehmen wird.

3. Die Rehabilitationsbehandlung

a) Art und Dauer der Behandlung

Nur in wenigen Fällen verlängerte sich die Dauer der medizinischen Rehabilitation auf mehr als sechs Monate. Die weitaus meisten Kuren dauerten etwa 30 Tage und ein Drittel der Therapieverfahren konnte zwischen dem 30. und dem 90. Behandlungstag abgeschlossen werden.

Am zeitaufwendigsten waren Behandlungen der unteren Extremitäten; fast genauso häufig waren überlange Behandlungen bei Wirbelsäulenschäden. Nach Geschlechtern dauerte die Rehabilitation bei den Frauen länger. Teilt man die Wirbelsäulensyndrome nach Sublokalisationen auf, so dauerten die Halswirbelsäulensyndrome am längsten und die Lendenwirbelsäulensyndrome am kürzesten.

Unter Berücksichtigung der Diagnosen erforderten Knochen-Skelettschädigungen die längste Behandlungszeit; allerdings wurden dabei nicht die Rezidive rheumatischer Erkrankungen an den Gelenken mitgezählt.

Nur etwa 30 % der Patienten nahmen während der Behandlungszeit regelmäßig Medikamente ein. Am häufigsten vertreten waren die Präparatgruppen Analgetika, Muskelrelaxantien, Schlafmittel, Kalzitonin und auch (immer noch) Vitamin B. Ein Großteil der Medikamente wurde von Frauen über 60 eingenommen.

Knochenbrüche mußten zumeist zwischen ein und drei Monate lang ruhiggestellt werden; die längsten Stillstellungszeiten waren aber bei den Sehnenverletzungen nötig. Auffallend ist, daß bei rheumatischen Leiden nicht öfter geschient wurde. Affektationen der Extremitäten wurden naturgemäß häufiger als Wirbelsäulensyndrome ruhiggestellt. Nur bei schweren Lendenwirbelsäulensyndromen kam es offenbar vor, daß über einen Monat lang komplett ruhiggestellt wurde. Merkwürdigerweise, so erbrachte die Untersuchung, wurden auch Brüche der Wirbel viel zu selten mit Stillstellung behandelt. Es könnte allerdings sein, daß insbesondere Halswirbelbrüche ohne neurologische Ausfälle in vielen Fällen erst nach dem späteren Auftreten einer Arthrose überhaupt in Rehabilitationsbehandlung kamen und sich dies auf den niedrigen Anteil von Stillstellungen speziell im Wirbelsäulenbereich auswirkte.

b) Urteile der Patienten zu ihrer Rehabilitation

Fast 60 % der Patienten waren aufgrund verspürter Besserung ihrer Leiden mit der Behandlung zufrieden. Eine subjektiv als wesentlich empfundene Besserung kam häufiger bei Männern vor, weil sich die Frauen wahrscheinlich nicht konsequent vor Belastungen schützen konnten, d.h. während der ambulanten Therapie oder unmittelbar nach der Rehabilitation weiterhin unvermindert ihre Hausarbeit verrichteten. Bei jungen Leuten war insgesamt die Einschätzung der Behandlungsergebnisse besser (Tab. 1 und 2).

Fast zwei Drittel der Patienten wußten nicht mehr anzugeben, wie lange sie gebraucht hatten, bis sie die alltäglichen Funktionen nach der Rehabilitation wiedererlangten. Bei 17 % konnten sie innerhalb eines Monats und bei einem Drittel innerhalb eines Halbjahres wiedererlangt werden. Die Zeiten bis zur Wiederaufnahme der Arbeit waren nur um ein weniges länger (Tab. 3).

Bezüglich der Prognose rechnete ein Drittel der Patienten mit vollständiger Wiederherstellung. Etwa 20 % erwarteten keine spürbare Besserung. Fast ein Viertel – darunter besonders Frauen – kannte seine Prognose nicht. Vollkommene Heilung erwarteten besonders die Jungen; mit zunehmendem Alter nahm die Erwartung einer völligen gesundheitlichen Wiederherstellung ab (Tab. 4).

Gehäuft war bei älteren Patienten eine anhaltende Rehabilitationsbehandlung, mit oder ohne Pausen, erforderlich (in mehr als der Hälfte der Fälle).

Bezüglich der Art des Gesundheitsschadens war die Prognose bei Knochen- und Bänderverletzungen am günstigsten.

4. Urteile zur Qualität des Rehabilitationszentrums

a) Wartezeiten

Die meisten Rehabilitationsbehandlungen begannen in den ersten drei Monaten nach der Verletzung oder Erkrankung. In zwei Drittel der Fälle begann auch die Behandlung innerhalb der ersten drei Monate nach der Anmeldung in einem Rehabilitationszentrum. Die langen Wartezeiten waren meist verursacht durch

- die große Zahl von Rehabilitationspatienten
- die bürokratischen Schwierigkeiten beim Einweisungs- und Kostenübernahmeverfahren sowie
- die Diagnose (besonders bei Arthrosen und anderen chronischen Leiden, die keine dringende Behandlung erforderten, wurden die Patienten offenbar nur mit Verzögerung aufgenommen).

Bei Patienten, die längere Zeit warten mußten, handelte es sich meistens um Erstbehandlungen in einem Rehabilitationszentrum. In über einem Viertel der Fälle mußten aber auch Patienten auf ihre Wiederbehandlung warten.

b) Therapeutische Zuwendung und Ausstattung in den Rehabilitationeinrichtungen

Insgesamt war die Beurteilung der Rehabilitationszentren durch die Teilnehmer an medizinischen Rehabilitationsmaßnahmen ausgesprochen positiv. 66 % der Patienten hielten sogar die Zuwendung der Behandler für sehr gut. Allerdings ergab sich eine noch positivere Einschätzung bei Rehabilitanden, die Privatpatienten waren oder in Privatkliniken behandelt wurden. Vielleicht ein Hinweis darauf, daß Menschen, die an den Kosten ihrer Behandlung direkter beteiligt sind, das Gefühl haben, sich etwas Notwendiges und Hochwertiges zu leisten, das sie sich gönnen und zu dem sie durchweg hochmotiviert sind? (Tab. 6)

Einrichtung und apparative Ausstattung der Rehabilitationskliniken fanden 87 % der Patienten gut. Auch in diesem Fall wurden aber die privaten Einrichtungen für besser gehalten.

Die Dauer der einzelnen Behandlungen wurde als zufriedenstellend beurteilt; auch hier hatten Privatpatienten das Gefühl, ihnen werde bei den Einzelanwendungen mehr Zeit gewidmet. Dagegen war die Meinung über die Qualifikation des die Behandlungseinheit leitenden Facharztes in den staatlichen Rehabilitationseinrichtungen günstiger als über die von leitenden Fachärzten in Privatkliniken; wahrscheinlich sind in den letzteren eben auch die Erwartungen an den Chefarzt höher.

5. Zusammenfassung

So viele subjektive Angaben bei einem großen Patientenkollektiv verschiedenster Einrichtungen zu erheben, ist eine durchaus lohnende Arbeit, liefert sie doch wichtige Anhaltspunkte, die für die Behandler und Organisatoren medizinischer Rehabilitationsleistungen orientierend sein können. Für sie ist es zunächst wichtig zu wissen, ob und wieweit die Patienten mit dem Umfeld und dem Fortgang ihrer medizinischen Rehabilitation zufrieden sind. Die vorgestellte Untersuchung erbringt hier ein ermutigendes, im ganzen positives Bild. Die Untersucher der drei genannten Universitätsinstitute für Rehabilitationsmedizin, neben dem Referenten die Professoren Róbles Gomez und Mólina, möchten daran eine Untersuchung anschließen, die demnächst bei einem Kollektiv von aus der Behandlung entlassenen Patienten die mittelfristigen und längerfristigen gesundheitlichen Folgen von Rehabilitationsbehandlungen und deren Beurteilung durch die Betroffenen erhebt.

Weiter enthält die vorliegende Auswertung eine ganze Reihe von Anhaltspunkten für die Verbesserung des Rehabilitationsverfahrens oder einzelner Teile davon (prognosebezogene Patientenaufklärung, Nahtlosigkeit der Rehabilitationsphasen, bessere Ausrichtung auf Erwerbsbefähigung und Vermeidung von Selbständigkeitsverlusten im täglichen Leben, um nur einige zu nennen). Insgesamt ist erstaunlich, wie unzureichend die Patienten über Gründe, Folgen und Ziele ihrer Rehabilitation informiert sind (Tab. 5). Wahrscheinlich ist das in Deutschland besser.

Natürlich fällt bei der Einschätzung des Wertes der Untersuchung auch auf, daß subjektive Daten zur beruflichen Rehabilitation, zur Eingliederung und zur „Bewährung" nach der Wiedererlangung eines Platzes im Arbeitsleben fehlen. Würde hier noch eine Anschluß-Erhebung unternommen, so ergäbe sich natürlich ein weit aussagekräftigeres Gesamtbild.

Für mich war im Hinblick auf die Zusammensetzung der befragten Patienten interessant, daß sich hier die „Teilung" der Rehabilitanden in zwei große Gruppen bestätigte, die völlig unterschiedliche Rehabilitationsvoraussetzungen mitbringen, jedoch in den einzelnen Einrichtungen stets beide vorhanden sind: Bei den Patienten mit Problemen des Stütz- und Bewegungsapparates litten die meisten an Knochen- und Weichteilverletzungen bzw. -erkrankungen, deren Prognose insgesamt gut und deren Rehabilitation im Durchschnitt relativ kurz war; dagegen war beim chronisch kranken Patientenkreis, insbesondere bei den Rheumatikern, sehr oft eine anhaltende, schwierige Behandlung – mit oder ohne Pausen dazwischen – erforderlich, und es mußten oft sehr viel bescheidenere Behandlungsergebnisse akzeptiert werden. Es ist gut, daß wir nun eine Reihe besonderer Erfordernisse und die genauere Zusammensetzung dieser beiden Hauptpatientengruppen etwas besser kennen und uns bei unserer Arbeit darauf einstellen können.

Anschrift:

Profesór Titular
A. Hidalgo de Caviedes y Goertz, M.D.
Centro Rehabilitácion Medical
Universidad Alcála de Henares
Pena Santa 18
E-28034 Madrid/Spanien

Tabelle 1

IST DURCH DIE REHABILITATIONSBEHANDLUNG EINE BESSERUNG EINGETRETEN?

	insgesamt in %	Geschlecht Mann	Frau	Altersgruppen bis 25	26-40	41-60	über 60
weitgehende Besserung	26,9	28,2	25,0	48,1	28,3	24,2	13,3
deutliche Besserung	31,8	34,2	28,6	25,9	37,7	28,6	36,7
geringe Besserung	23,4	23,1	23,8	14,8	20,8	25,3	30,0
keine Besserung	5,5	6,0	4,8	3,7	5,7	5,5	6,7
keine Angaben	12,4	8,5	19,9	7,4	7,5	16,5	13,3

Tabelle 2

SIND SIE MIT DER REHABILITATIONSBEHANDLUNG ZUFRIEDEN? (NACH ALTER UND GESCHLECHT)

	insgesamt in %	Geschlecht Mann	Frau	Altersgruppen bis 25	26-40	41-60	über 60
sehr zufrieden	46,3	53,0	36,9	44,4	54,7	50,5	20,0
ziemlich zufrieden	41,8	36,8	48,8	51,9	39,6	35,2	56,7
nicht sehr zufrieden	8,5	6,8	10,7	3,7	1,9	9,9	20,0
unzufrieden	2,0	2,6	1,2	–,–	1,9	2,2	3,3
keine Angaben	1,5	0,9	2,4	–,–	1,9	2,2	–,–

Tabelle 3

ZEITSPANNE ZWISCHEN ENTLASSUNG AUS DER REHABILITATIONSBEHANDLUNG UND WIEDERAUFNAHME IHRER ÜBLICHEN TÄTIGKEIT

	insgesamt in %	wegen welcher Leiden? Knochenverletzungen/-schäden	Sehnen- u. Bänderverletzungen/-schäden	Rheumatische Prozesse	andere
1 Monat oder weniger	16,9	16,0	17,4	19,4	–,–
1 – 3 Monate	13,9	13,6	10,9	17,9	–,–
3 – 6 Monate	6,0	2,5	2,2	13,4	–,–
über 6 Monate	2,0	1,2	2,2	1,5	14,3
unbekannt/wird nicht mehr erinnert	61,2	66,7	67,4	47,8	85,6

Tabelle 4

KENNEN SIE DIE PROGNOSE IHRES LEIDENS? (NACH ALTER UND GESCHLECHT)

	insgesamt in %	Geschlecht Mann	Frau	Altersgruppen bis 25	26-40	41-60	über 60
vollkommene Heilung	36,3	44,4	25,0	59,3	49,1	28,6	16,7
partielle Heilung	19,4	19,7	19,0	22,2	20,8	20,9	10,0
Heilung, aber unter fortdauernder Behandlung bzw. mit weitgehend verbleibender Beeinträchtigung	20,9	9,4	36,9	7,4	3,8	24,2	53,3
unbekannte Prognose	23,4	26,5	19,0	11,1	26,4	26,4	20,0

Tabelle 5

KENNEN SIE DIE PROGNOSE IHRES LEIDENS? (NACH ERKRANKUNGSGRUPPEN)

	insgesamt in %	Knochenverletzungen/ -schäden	wegen welcher Leiden? Sehnen- u. Bänderschäden	Rheumatischer Prozeß	andere
vollkommene Heilung	36,3	56,8	54,3	1,5	14,3
partielle Heilung	19,4	13,6	21,7	22,4	42,9
Heilung, aber unter fortdauernder Behandlung bzw. mit weitgehend verbleibender Beeinträchtigung	20,9	2,5	2,2	55,2	28,6
unbekannte Prognose	23,4	27,2	21,7	20,9	14,3

Tabelle 6

SIND SIE MIT DER REHABILITATIONSBEHANDLUNG ZUFRIEDEN? (NACH VERSICHERTENGRUPPEN)

	insgesamt in %	Kassenbehandlung	Privatbehandlung
sehr zufrieden	46,3	21,8	71,0
zufrieden	41,8	59,4	24,0
nicht sehr zufrieden	8,5	13,9	3,0
unzufrieden	2,0	3,0	1,0
keine Angabe	1,5	2,0	1,0

Die Rolle von Wissenschaft und Praxis am Beispiel der „Mobilen Rheumahilfe Hannover“

von B. Elkeles, S. Mattussek und H.-H. Raspe

Seit 1984 fördert das Bundesministerium für Forschung und Technologie fünf Modelle zur wohnortnahen Versorgung von Rheumakranken, genauer gesagt, von erwachsenen Patienten, die an einer chronischen Polyarthritis leiden (1). Daß man dabei die chronische Polyarthritis auswählte, hat mehrere Gründe: Ohnehin wollte man sich auf die Gruppe der epidemiologisch zwar im Vergleich zu degenerativen und weichteilrheumatischen Prozessen weniger häufigen, gleichwohl aber schwereren entzündlich-rheumatischen Erkrankungen konzentrieren. In dieser Gruppe ist nun die chronische Polyarthritis wieder die epidemiologisch häufigste, subjektiv eingreifendste und ökonomisch folgenschwerste. Derzeit leiden nach Studien unserer Arbeitsgruppe ca. 0,6 % der Erwachsenen daran. Jährlich kommt auf 2000 Einwohner eine Neuerkrankung (7).

Die geförderten Modelle haben eine sehr unterschiedliche Struktur und Ausrichtung. Das Charakteristikum der Mobilen Rheumahilfe Hannover (MRH) ist die Integration in ein universitäres Rheumazentrum (Abteilung für Rheumatologie der Medizinischen Hochschule Hannover, MHH) und die Ansiedlung im großstädtischen Bereich. Die Gruppe hatte ihre Arbeit bereits im Oktober 1982 aufgenommen.
Ziel des Projektes war es, die in der BRD unbefriedigende rheumatologische Versorgungssituation zu verbessern. Anders als in anderen Ländern, z. B. den Niederlanden und Großbritannien, fehlt hier eine flächendeckende, wohnortnahe, komprehensive Betreuung für Rheumakranke weitgehend. Die fachrheumatologische Versorgung ist weitgehend Spezialkliniken und mehr oder weniger spazialisierten Krankenhausabteilungen vorbehalten. Den ambulanten Sektor decken niedergelassene Ärzte ab, von denen nur wenige eine rheumatologische Weiterbildung haben. In Hannover, einer Großstadt mit circa 500.000 Einwohnern, ist bisher kein einziger Internist mit der Zusatzbezeichnung „Rheumatologie“ als Kassenarzt niedergelassen.

Das Konzept der Mobilen Rheumahilfe

In dieser Situation schienen uns mehrere wichtige Voraussetzungen nicht hinreichend garantiert: Zum einen die Kontinuität der Versorgung, die sich wie beschrieben zwischen stationären, wohnortfernen Behandlungsphasen in Spezialabteilungen und der langfristigen hausärztlichen Betreuung am Wohnort aufteilt. Damit ist zumindest nicht in allen Krankheitsphasen die Verfügbarkeit rheumatologischen Spezialwissens garantiert. Darüber hinaus ist die Kooperation verschiedener Berufsgruppen mit unterschiedlichem Therapieangebot nicht gewährleistet. Dies widerspricht den Versorgungserfordernissen bei einer in der Art der chronischen Polyarthritis eingreifenden und zu Schmerz,

Behinderung und Gestaltveränderung führenden Erkrankung. Die Versorgung muß sich von vornherein auf eine multifokale Problematik einstellen (5).

Aus derartigen Vorüberlegungen ließen sich – nun positiv formuliert – folgende Forderungen für eine zeitgemäße rheumatologische Versorgung definieren, die sich in der Struktur der MRH wiederfinden lassen (Tab. 1):

1) Die Versorgung sollte wohnortnah und ambulant sein. Nur so läßt sich eine kontinuierliche Betreuung erreichen. Daher hat die MRH als Zielgruppe alle an chronischer Polyarthritis Erkrankten (cPA-Kranken) aus dem Stadtgebiet von Hannover, die die Ambulanz normalerweise problemlos erreichen können. Falls doch eine stationäre Behandlung notwendig wird, steht auch diese am Wohnort zur Verfügung: Im internistischen Bereich auf der internistisch-rheumatologischen Schwerpunktstation der MHH, im operativen Bereich in der orthopädischen Klinik der MHH im „Annastift“, wo mittlerweile eine interdisziplinäre rheumatologische Schwerpunktstation etabliert wurde, oder in der handchirurgischen Abteilung im Oststadtkrankenhaus. Die verschiedenen Behandlungszentren sind räumlich nur wenige Kilometer voneinander entfernt.

2) Im Gesundheitssystem der BRD kann eine ambulante Versorgung in Spezialzentren nur in Kooperation und Arbeitsteilung mit niedergelassenen Ärzten erfolgen. Für die praktische Arbeit bedeutet dies, daß Patienten nur mittels kassenärztlicher Überweisung in die MRH kommen können. Sie ist Teil der Sprechstunde für Rheumakranke der Abteilung für Rheumatologie der MHH. Deren Leiter ist durch die kassenärztliche Vereinigung Niedersachsen zur Mitbehandlung erwachsener cPA-Kranker ermächtigt. Insofern ist die MRH ein ärztlich koordiniertes Modell, in deren Team anderen Berufsgruppen jedoch eine wichtige Rolle zukommt.

   Die Kooperation muß freilich beidseitig sein: Die weitere Betreuung erfolgt durch den Hausarzt, der durch die MRH mittels eines Arztbriefes und beigefügter Informationsblätter, z. B. zur Überwachung medikamentöser Therapien, informiert wird. Je nach Krankheitsverlauf sollte sich der Kranke nach erneuter Überweisung durch den Hausarzt in Abständen, die zwischen einigen Wochen und Monaten variieren können, wieder vorstellen.

3) Die Versorgung muß rheumatologisch sachverständig sein. Dazu verfügt die MRH über ein interdisziplinäres Team. Es besteht aus mehreren Ärzten, einer Arzthelferin, einer Krankenschwester, einem Ergotherapeuten und einer Diplom-Psychologin. Assoziiert arbeiten eine Sozialarbeiterin und zeitweise ein Psychosomatiker im Team mit. Nicht alle an der Behandlung cPA-Kranker beteiligten Berufsgruppen/Spezialisten sind also direkt in das Team integriert. Die MRH vermittelt jedoch die Kontakte mit ihnen. So besteht auf dem ärztlichen Sektor eine gemeinsame Sprechstunde mit den Orthopäden und Handchirurgen. Andere Gebietsärzte sind in der MHH über das Konsiliararztsystem erreichbar.

   Der wichtigste Bereich der Krankengymnastik wird z. T. durch die Abteilung für physikalische Medizin und Rehabilitation der MHH abgedeckt, z. T. durch niedergelassene Krankengymnasten, mit denen die MRH über ein Rückmeldesystem kooperiert. Mit den Sozialstationen im Stadtgebiet besteht ebenfalls ein enger Kontakt bei der Versorgung pflegebedürftiger cPA-Kranker, Kontaktperson ist vor allem die Krankenschwester, die die Sozialstation in der Pflege cPA-Kranker berät und selbst in begrenztem Maße Hausbesuche durchführt.

Daneben wurden auch besonders enge Beziehungen zum Bereich der Laien- und Selbsthilfe aufgebaut. Die MRH war Initiatorin für mehrere Gesprächsgruppen von Rheumakranken, die sich mittlerweile in eigener Regie organisieren. Sie arbeitet eng mit der örtlichen Arbeitsgemeinschaft der Deutschen Rheumaliga zusammen.

4) Die Versorgung soll krankheitsbegleitend sein, d.h. dem Kranken kontinuierlich über die Dauer seines Krankseins zur Verfügung stehen. Dies sollte bei einer Erkrankung, die im Durchschnitt dem Kranken für zwanzig Jahre vom Krankheitsbeginn an Probleme macht, eine fast selbstverständliche Forderung sein. Während dieser Zeit können evtl. rasch wechselnde Probleme im Vordergrund stehen, auf die in der Betreuung geantwortet werden muß.

5) Dies kann am besten gewährleistet werden durch ein interdisziplinäres Team, das verschiedene Therapieangebote bereitstellt bzw. vermittelt. Dabei gehört es zu den Behandlungsgrundsätzen, daß nicht der Patient sich die ihm besonders zusagenden Therapieelemente aussucht. Stattdessen werden ihm im Rahmen eines Gesamtbehandlungsplanes die zum jeweiligen Zeitpunkt indizierten Therapiemaßnahmen vorgeschlagen bzw. verordnet.

6) Die Tätigkeiten der einzelnen Teammitglieder müssen wieder zusammengeführt werden. Dies ist durch den Begriff der Komprehensivität ausgedrückt. Organisatorisch findet dieser Anspruch in wöchentlichen Teambesprechungen seinen Ausdruck, in denen der Gesamttherapieplan für Problempatienten vom Team gemeinsam entwickelt wird.

Der Zugang der MRH ist damit fast durchgehend ein individualtherapeutischer, Gruppentherapieangebote spielen (noch) eine untergeordnete Rolle. Gelenkschutzseminare, wie sie von den Modellergotherapeuten ausgearbeitet wurden, werden evtl. in Zukunft das Angebot ergänzen (4), ähnlich steht es mit Angeboten zur Schmerzbewältigung. Anders sieht es mit „Patientenseminaren“ für cPA-Kranke aus. Nach Erarbeitung eines Curriculums fanden bisher vier Seminare für jeweils acht bis zehn Patienten statt, an denen sich unter Leitung der Psychologin mehrere Teammitglieder beteiligten. Sie scheinen uns ein wichtiger Therapiebaustein, der im Prinzip jedem cPA-Kranken in einer möglichst frühen Krankheitsphase zukommen sollte. Die Seminare verfolgten das Ziel, durch die Vermittlung kognitiver Inhalte, praktischer Ratschläge und Übungen, aber auch das Erleben emotionaler Spannungen die Patienten umfassend über ihre Erkrankung zu informieren (3). Eine solche Krankheitsaufklärung ist gerade für chronisch Kranke von eminenter Wichtigkeit (2). Sie soll die Kranken zum selbstverantwortlichen Umgang mit ihrer Erkrankung und den zu Verfügung stehenden Institutionen des Gesundheitswesens befähigen und trägt darüber hinaus dem Patientenrecht auf Information und Aufklärung Rechnung.

Ergebnisse der Arbeit nach zwei Jahren

Es bleibt nun zu fragen, wie es mit der Effektivität des Modells steht. Schauen wir uns zuerst an, ob die MRH die Zielgruppe der erwachsenen cPA-Kranken aus Hannover wirklich erreicht. Wie wir aus einer epidemiologischen Parallelstudie wissen, suchen über 90 % von ihnen einen Arzt auf. Insofern schien der Zugangsweg über die kassenärztliche Überweisung erfolgversprechend.

In der Tat ist der Bekanntheitsgrad im Laufe der Jahre gewachsen. Eine zunehmende Zahl niedergelassener Ärzte hat der MRH in den vergangenen Jahren Patienten überwiesen: Knapp 70 % der Allgemeinärzte, 79 % der Internisten, 88 % der Orthopäden waren es bis Ende 1989. Damit erreichte die MRH eine zunehmende Zahl von cPA-Kranken aus Hannover: 1984 waren es 147 Kranke, 1989 dann mit 292 in etwa die doppelte Zahl. Bezieht man dies auf die mit Hilfe unserer epidemiologischen Studie relativ gut schätzbare Gesamtzahl der cPA-Kranken in der Stadt, so zeigt sich jedoch, daß die MRH bestenfalls 15 % der cPA-Prävalenz erreicht. Ähnlich sieht es für die innerhalb der letzten zwölf Monate frisch Erkrankten aus, die als besonders betreuungsbedürftige Risikogruppe gelten müssen: Auch hier konnte die MRH 1989 mit 30 Inzidenzfällen lediglich 15 % der auf 214 Fälle geschätzten Zahl der Neuerkrankungen erreichen. Diese Zahlen erscheinen niedrig. Unter den erreichten Patienten sind allerdings die besonderen Risikogruppen: Neben den frisch Erkrankten sind ältere Patienten und Frauen stark repräsentiert. Dennoch ist die „epidemiologische Effektivität" der MRH zweifellos nicht übermäßig hoch. Es ist bis heute nicht mit Sicherheit zu sagen, weshalb ein Teil der Kollegen der MRH überhaupt keine Patienten zuweist. Doch auch die Kollegen, die Patienten überweisen, treffen darunter eine Auswahl. Aus den Vergleichsdaten der mehrfach erwähnten epidemiologischen Studie können wir schließen, daß objektivierbare somatische Daten, d. h. eine erhebliche Zahl schmerzhaft geschwollener Gelenke, eine hohe Blutkörperchensenkungsgeschwindigkeit und ein positiver Rheumafaktor offenbar der Hauptgrund für eine Zuweisung sind.

Die genannten Patientenzahlen sollten übrigens nicht täuschen. Sie geben keinesfalls die Gesamtzahl der Konsultationen wieder. Denn die MRH betreut aus unterschiedlichen Gründen nicht nur Kranke aus Hannover. Immerhin ließ sich der Anteil der Hannoverschen Patienten kontinuierlich steigern. Darüber hinaus sind gerade unter den Neuzuweisungen viele Patienten mit anderen rheumatischen Leiden, die der MRH als Teil der universitären Sprechstunde für Rheumakranke wegen differentialdiagnostischer Probleme zugewiesen werden.

Die Betreuungssituation von Kranken, die sie nicht direkt erreicht, versucht die MRH durch eine Vielzahl von Maßnahmen indirekt zu verbessern, indem sie sich z.B. in der Fortbildung von Ärzten und Angehörigen anderer Gesundheitsberufe engagiert. Freilich sollte man sich über die erreichbaren Effekte bei einer epidemiologisch seltenen Erkrankung keine zu großen Illusionen machen: Niedergelassene Allgemeinärzte und Internisten betreuen in ihrer Praxis meist nicht mehr als acht Patienten mit einer entzündlich-rheumatischen Erkrankung. Diese Zahl reicht für eine ausreichende subjektive Erfahrungsbildung kaum aus.

Wie steht es nun bei der Zielgruppe mit der Vermittlung der Betreuungsangebote? Von ihrem Anspruch einer komprehensiven Betreuung her sollten neben der somatischen Seite auch psychosoziale Therapieelemente eine Rolle spielen. Eine Auswertung der Daten zeigt hier jedoch erhebliche Differenzen (Tab. 2). Infolge der Organisationsstruktur der MRH, die ihre Patienten wie erwähnt durch die kassenärztliche Überweisung zugewiesen erhält, werden alle Kranken ohne Ausnahme von einem der Ärzte sowie der in der Ambulanz tätigen Arzthelferin bzw. Krankenschwester gesehen. Somatische Therapien sind somit breit vertreten – so erhielten bis zu 90 % der cPA-Kranken innerhalb der Erhebungszeit von zwei Jahren eine sogenannte medikamentöse Basistherapie. In dieser Beziehung erreicht die MRH sicher zeitgemäße Standards einer rheumatologischen Betreuung. Auch Krankengymnastik und Ergotherapie sind recht häufig vermittelt bzw. durch Teammitglieder durchgeführt worden. Hierin unterscheidet sich die MRH signifikant von der weiter unten beschriebenen Vergleichsgruppe. Anders sieht es im psychosozialen Bereich aus mit (nur?) 14 % Sozialarbeit und zehn % Psychotherapie.

Die sich aus diesen Zahlen offensichtlich ergebenden Diskrepanzen zwischen Anspruch und Wirklichkeit stehen sicher damit in Zusammenhang, daß die MRH, wie mehrfach erwähnt, ein ärztlich koordiniertes Modell ist. So hängt es von der ärztlichen Indikationsstellung ab, mit welchem Teammitglied ein Patient Kontakt bekommt. Daneben gibt es ökonomische Grenzen, die verhindern, daß jeder Patient im psychosozialen Bereich beraten wird, zumal Psychosomatiker, Psychologin und Sozialarbeiterin nur ehrenamtlich ins Team integriert waren bzw. primär andere Aufgaben zu erfüllten hatten und für die Betreuung nur begrenzt zur Verfügung standen. Diese Situation wird auch weiterhin dazu führen, daß pschosoziale Probleme in Einzelfällen übersehen und nicht immer ausreichend beantwortet werden.

Wir haben genauere Kenntnisse über die Effekte der MRH durch zwei zeitlich parallel laufende Vergleichsstudien: Zum einen vergleichen wir unsere Ergebnisse mit denen bei Probanden der mehrfach erwähnten epidemiologischen Studien (7,8), zum anderen mit cPA-Kranken der traditionellen, also nicht wohnortnahen, nicht interdisziplinär-komprehensiv ausgerichteten rheumatologischen Ambulanz. Der Vergleich soll hier auf diese letzte Gruppe beschränkt bleiben. Als wichtigstes Ergebnis läßt sich festhalten, daß sich somatische Daten – Schwellungen und BSG – bei den MRH-Patienten innerhalb zweier Jahre (Meßzeitpunkte T0 bis T2) statistisch signifikant gebessert haben. Auch die Depressivität (Becks Depressions-Inventar) und die Gesamtverfassung besserten sich (Tab. 3). Abgesehen von letzteren Parametern wurden ähliche Effekte freilich auch in der allerdings nach Alter, Geschlecht, Krankheitsdauer und -aktivität anders zusammengesetzten Vergleichsgruppe erzielt (Tab. 4). Die Funktionskapazität (Funktionsfragebogen Hannover) und die Schmerzangabe blieben dagegen unbeeinflußt. Unsere Erwartung, daß sich die im Vergleich zur Rheuma-Ambulanz-Gruppe deutlich intensivere rheumatologische Betreuung mit häufigeren Kontakten zum Rheumatologen (Tab. 5) und anderen Teammitgliedern (Tab. 2) in den Meßgrößen stärker positiv auswirken würde und daß auch Schmerz und Behinderung positiv beeinflußt werden könnten, wurde also partiell enttäuscht. Zur Interpretation muß die schlechtere Ausgangssituation unserer Patienten in Betracht gezogen werden. Daneben kann es bei einer über die Jahre progredient-ungünstig verlaufenden Erkrankung wie der cPA schon als Erfolg verbucht werden, wenn sich keiner der Parameter verschlechtert hat.

Ausgehend von den bisherigen Erfahrungen wird die MRH sich als universitäres Rheumazentrum in Zukunft noch mehr auf eine konsiliarische Mitbehandlung konzentrieren, wobei ein Teil der komprehensiven Betreuung wieder an die Hausärzte zurückgegeben werden muß. Hierzu wäre die Bildung rheumatologischer Schwerpunktpraxen wünschenswert. Das besondere Augenmerk der MRH wird auf den prognostisch und diagnostisch besonders wichtigen Frühfällen mit einer Anamnesedauer unterhalb eines Jahres liegen. Die MRH bietet daher seit einiger Zeit eine Früherkennungs- und zusätzlich eine Notfallsprechstunde an. Auch in der Initiierung und Koordination von gruppentherapeutischen Angeboten über die Deutsche

Rheumaliga, die Volkshochschule etc. wird das Team weiter aktiv sein. Zur Verbesserung von „Lebensqualität", psychosozialen Variablen etc. wird auch die Durchführung von kurzfristigen, intensiven Interventionen im Bereich von Schmerzbewältigungs-, Gelenkschutz- und Patientenseminaren weiter ausgebaut werden müssen. So soll auch in Zukunft wohnortnah die Betreuung cPA-Kranker verbessert und die dafür notwendige Versorgungsstruktur erforscht werden.

Literatur:

1) Der Bundesminister für Forschung und Technologie (Hrsg.): Wohnortnahe Versorgung von Rheumakranken. Ein Modellverbund stellt sich vor. Bonn 1988.

2) Mattussek, S.: Aufklärungs- und Informationsprogramme für Rheumapatienten. In: H.P. Rehfisch, H.D. Basler, H. Seemann (Hrsg.): Psychologische Schmerzbehandlung bei Rheuma. Berlin, Springer (1989), 38-53.

3) Langer, H.E.: Krankheitsaufklärung bei chronischer Polyarthritis. Medizin Mensch Gesundheit 12 (1987), 299-307.

4) Mellenthin-Seemann, U., F. Steier, A. Schulz, H.G. Biester: Gelenkschutzunterweisung bei Patienten mit chronischer Polyarthritis für Ergotherapeuten. Berlin, Springe 1988.

5) Raspe, H.H.: Chronische Polyarthritis: Komprehensive Versorgung. Therapiewoche 35 (1985), 2232-2236.

6) Raspe, H.H., S. Mattussek, F. Hartmann: Die Mobile Rheumahilfe Hannover. Abschlußbericht 1984-1988, Hannover (Manuskr. 1989.

7) Wasmus, A.: Epidemiologie und Versorgung der rheumatoiden Arthritis im Stadtgebiet von Hannover: erste Ergebnisse. In: Krasemann E.O. et al. (Hrsg.): Sozialmedizin Schwerpunkte: Rheuma und Krebs, Berlin, Springer 1987, 35-44.

8) Wasmus, A., P. Kindel, H.H. Raspe: Epidemiologie der Behandlung bei an chronischer Polyarthritis Erkrankten in Hannover. 2 Rheumatol 48 (1989), 236-242.

Anschrift:

Frau Dr. med. B. Elkeles
Frau S. Mattussek und
Prof. Dr. med. H.-H. Raspe
Medizinische Hochschule Hannover,
Abt. Rheumatologie
Postfach 61 01 80
3000 Hannover 61

Tabelle 1: *Anforderungen an eine zeitgemäße rheumatologische Versorgung:*

ZUGLEICH
- wohnortnah ambulant
- arbeitsteilig kooperativ
- rheumatologisch sachverständig
- krankheitsbegleitend
- interdisziplinär
- komprehensiv

Tabelle 2: *Ärztliche und komplementäre Behandlungsmaßnahmen zwischen T0 und T2 (mind. eine Einnahme bzw. ein Kontakt)*

	MRH (n=84)		RA (n=95)
rheumatol. Diagnostik und Beratung	100 %	–	100 %
– NSAR	96 %	–	95 %
– Steroide	45 %	–	36 %
– Basistherapie	90 %	–	86 %
Ergotherapie	71 %	***	32 %
Sozialarbeit	14 %	**	1 %
Psychologie	10 %	–	8 %
Hausbesuche	12 %	**	0 %
Gruppen	14 %	***	0 %
Krankengymnastik	94 %	***	76 %
physikalische Therapie	73 %	–	65 %
Krankenhausaufenthalte	35 %	–	26 %
Operationen	24 %	–	16 %
Kuraufenthalte	33 %	–	39 %

Signifikanzniveaus der Gruppenunterschiede (Chiquadrat-Teste):
*** p < = .001 ** ü < = .01 * p < = .05 – n.s.

Für die Untersuchung der Modelleffekte wurden sechs Wirksamkeitsvariablen ausgewählt: Zahl der geschwollenen Gelenke, Blutsenkungsgeschwindigkeit (BSG), Schmerzintensität, Funktionskapazität, Depressivität (Beck Depressions-Inventar) und Gesamte Verfassung.

Tabelle 3: *Die Entwicklung von sechs ausgewählten Zielkriterien von T0 nach T2 in der Interventions- und Kontrollgruppe (Mittelwerte)*

	MRH (n=84)			RA (n=95)		
	T0		T2	T0		T2
Gelenkschwellungen	10	***	5	7	***	3
BSG	44	***	28	30	***	20
Schmerzintensität	5.3	–	5.2	5.1	–	4.5
Funktionskapazität	69	–	70	78	–	81
Depressivität	6.7	**	5.7	3.9	–	3.8
Gesamte Verfassung	4.1	***	5.1	4.8	–	5.2

Signifikanzniveaus der Veränderungen von T0 nach T2 innerhalb der Gruppen (t-Teste) für abhängige Stichproben):
*** p < = .001 ** p < = .01 * p < = .05 – n.s.

Tabelle 4: *Matching-Variablen der Interventions- und Kontrollgruppenpatienten zum Meßzeitpunkt T0 (Mittelwerte)*

	MRH (n=121)		RA (n=141)
Geschlecht weiblich	83 %	–	77 %
Alter (Jahre)	58.6	***	51.5
Anamnesedauer (Jahre)	7.4	–	5.3
ARA-Kriterien (n)	5.2	*	4.9

Signifikanzniveaus der Gruppenunterschiede (t-Teste):
*** p < = .001 ** p < = .01 * p < = .05 – n.s.

Tabelle 5: *Ärztliche und nicht-ärztliche Kontakte der Interventions- und Kontrollgruppenpatienten in der MHH zwischen T0 und T2*

	MRH (n=84)		RA (n=95)
rheumatologische Kontakte zwischen T0 und T2			
Mittelwert	8.1	***	5.3
Median	7.0	***	5.0
nicht-ärztliche Kontakte zwischen T0 und T2			
Mittelwert	4.4	***	0.4
Median	2.0	***	0.0

Signifikanzniveau der Gruppenunterschiede
(t-Test für Mittelwerte; Mediantest für Mediane): *** p = .001

Probleme der stationären und außerstationären Rehabilitation aus der Sicht der Rheuma-Liga

von E. Maier

Um Sie auf die bestehenden Probleme in der Rehabilitation Rheumakranker hinzuweisen, möchte ich einzelne Stationen meines Lebens mit der Krankheit aufzeigen. Vielleicht macht diese Mischung aus Erleben und verallgemeinerten Forderungen das Thema ein wenig lebendiger.
Es war 1966, als ich morgens unverhofft Schmerzen in einer Zehe hatte, die außerdem dick angeschwollen und rot war. Im Laufe des Vormittages vergingen die Schmerzen und ich vergaß das Ganze, bis ich am nächsten Morgen wieder daran erinnert wurde. Nachdem die mir vom Hausarzt verabreichten Spritzen wenig Linderung brachten, suchte ich auf Empfehlung Bekannter einen Orthopäden auf. Ich denke, dieser Arzt hatte damals zumindest erkannt, um welche Krankheitsgruppe, nämlich die der entzündlichen rheumatischen Leiden, es sich bei meinen Beschwerden handelte. Er überwies mich zum Internisten. Zwei Jahre lang wurde ich von diesem behandelt, ohne daß eine genaue Diagnose feststand. Erst dann wurde ich an die damals in München schon bestehende Rheuma-Ambulanz der Medizinischen Universitätsklinik verwiesen, wo auch gleich anhand der Labor-Befunde – und vielleicht auch aufgrund meiner schon lange bestehenden Schuppenflechte der Haut die Diagnose einer „entzündlichen Arthritis mit Psoriasis" gestellt wurde. Nur war ich mir noch nicht darüber klar, daß ich damit an einer kombinierten chronischen Erkrankung litt.

Nach meinen Erfahrungen aus der Arbeit in der Rheuma-Liga dauert es auch heute noch bei vielen Rheumakranken bei weitem zu lange, bis sie zu einer gesicherten Diagnose gelangen. Ob es daran liegt, daß die behandelnden Ärzte überfordert sind und diese Überforderung nicht erkennen, oder ob sie nicht wissen, wohin sie ihre Patienten zur Diagnoseabklärung verweisen können, vermag ich nicht zu beurteilen. Tatsache ist, daß es einfach viel zu wenig niedergelassene Rheumatologen und Rheumafachkliniken mit Ambulanz gibt, die diese Aufgabe bedarfsdekkend übernehmen könnten.

Nachdem bei mir die Diagnose feststand, beantragte ich auf dringendes Anraten meines behandelnden Arztes, des Internisten, zu dem ich nach der Vorstellung in der Rheuma-Ambulanz zurückgekehrt war, ein Heilverfahren der Rentenversicherung in einer Rheuma-Klinik; ich war zu diesem Zeitpunkt berufstätig.

Dieses erste Heilverfahren wurde auf sieben Wochen ausgedehnt, weil ich – ohne daß ich um mein Einverständnis gefragt worden wäre – versuchsweise mit Zytostatika behandelt wurde.

Die positive Auswirkung dieser Klinikbehandlung war eine allgemeine Kräftigung, die medikamentöse Therapie aber hatte keine Besserung der Symptome bewirkt. Eines wurde mir allerdings während dieser Zeit auf recht drastische Weise klargemacht: Wenn ich bis dahin immer noch fest glaubte, daß ich die Beschwerden und diese Krankheit wieder loswürde, dann hat meine damalige Zimmernachbarin, 30jährig und seit sechs Jahren an chronischer Polyarthritis erkrankt, mit ihrer lapidaren Aussage „Das! Das wirst Du nie mehr los!“ mir doch die Augen für die Realität geöffnet.

Was ich in dieser Fachklinik nicht gelernt habe, war welche Krankheitsprozesse mit welchen Folgen sich hinter der Bezeichnung Psoriasis-Arthritis verbergen können, und welche physikalischen Behandlungsmöglichkeiten neben der gelegentlichen Krankengymnastik und der Massage zur Vermeidung der Folgebeschwerden möglich sind.
Es gab keine Ergotherapieabteilung, in der ich über Gelenkschutzprinzipien und Hilfsmittel aufgeklärt worden wäre und es wurde mir auch kein krankengymnastisches Programm für das tägliche Üben zuhause vermittelt. Ich habe auch nicht die Möglichkeit erhalten, die Hilfe eines Psychologen beim Bewältigen von Schmerzen und der Aussage „Das! Das wirst Du nie mehr los!“ in Anspruch zu nehmen.
Zur Behandlung und zum Umgang mit Medikamenten wurde mir lediglich gesagt, daß ich nach der Einnahme von Zytostatika zwei Jahre lang kein Kind erwarten dürfte. Ich war damals erst 24 Jahre alt.
Die Aussage meines behandelnden Hausarztes zur medikamentösen Therapie in der Klinik („die haben ja mit Kanonen auf Spatzen geschossen!“) bewirkte bei mir zunächst einen Vertrauensverlust in alle ärztliche Behandlung, während sich meine Probleme, vor allem in einigen Gelenken, gleichzeitig verstärkten.

Ich kam im Verlauf der folgenden sieben Jahre noch zweimal in diese Fachklinik. Das dritte Heilverfahren wurde abgebrochen und ich wurde als „nicht kurfähig“ nach Hause gebracht. Ich bin nicht hierhergekommen um anzuklagen, aber wenn ich heute daran denke, in welch schwierige Situation ich damals durch ärztliche Fehleinschätzung bei der medikamentösen Behandlung (verursacht durch mangelnde Erfahrung) gebracht wurde, bestärkt das mein Engagement beim Vertreten der Rheuma-Liga-Forschung nach kompetenter fachärztlicher Behandlung in solchen Kureinrichtungen.

Ich wurde also nach Hause geschickt mit der Empfehlung, Synovektomien an beiden Hüften durchführen zu lassen. Ein Monat nach der ersten Operation hatte ich bereits wieder starke Entzündungen im operierten Gelenk. Diese Operation in einem Akutkrankenhaus hatte mir also nichts gebracht außer zusätzlichem Leid.

Wie ich müssen viele Rheumakranke erleben, daß die durchgeführten Operationen oft keinen oder nicht den gewünschten Fortschritt bringen. Dabei können sachgerecht durchgeführte Operationen in der Rheumatologie sehr, sehr hilfreich sein. Damit jedoch rechtzeitig die richtigen Operationen gemacht und die Patienten vor der Operation auch umfassend beraten werden, ist eine enge Zusammenarbeit zwischen der operativen Orthopädie und guten Rheuma-Fachkliniken dringend erforderlich. Sie werden sicher verstehen, daß wir in der Rheuma-Liga in unserem Konzept der „Regionalen Rheumazentren“ fordern, daß neben der erfahrenen internistischen ärztlichen Versorgung die Rheuma-Orthopädie wenn möglich sogar an diese Fachkliniken angebunden sein muß.

Nachdem ich (nach der erwähnten Operation) vier Wochen im Bett gelegen hatte, wurden mir, am Vortag meiner Entlassung, zwei Gehstützen in die Hände gedrückt. Man beschränkte sich darauf, mich zu ermuntern, daß ich mit diesen Krücken doch ganz gut gehen könne. Weder wurden mir krankengymnastische Übungen für zuhause beigebracht noch erhielt ich Krankengymnastik verordnet. Das hatte u.a. zur Folge, daß ich von den beiden Gehstützen in den Jahren danach auch nie mehr richtig loskam.

An diese Operation schloß sich in beruflicher Hinsicht eine lange Krankheitsphase an, die mit der Erwerbsunfähigkeitsberentung ihr Ende fand. Ich denke heute, daß dieser für mich sehr schmerzliche und folgenschwere Einschnitt hätte erleichtert werden können, wenn die von der Rheuma-Liga neuerdings geforderte Teilrente bei krankheitsbedingt reduzierter Leistungsfähigkeit mir damals bereits, vielleicht noch einige Jahre lang, die Möglichkeit einer Teilzeitarbeit geboten hätte. Vielen Rheumakranken kann aber schon mit einer Arbeitsplatzanpassung oder mit einer Umschulung der jahrelange Verbleib im Berufsleben gesichert werden.

Rückblickend weiß ich, daß ich erst in den ersten Jahren nach meiner Berentung medizinisch nach dem „Stand der Wissenschaft“ versorgt wurde, denn ich war wieder bei der Rheuma-Ambulanz an der Universitätsklinik gelandet, da ich nun die nötige Zeit hatte, die ein Patient dort allein fürs Warten aufbringen muß!

Auf eine stationäre Behandlung wagte ich zu dieser Zeit nicht mehr zu hoffen, da ich bis dahin nur Heilverfahren über den Rentenversicherungsträger kennengelernt hatte, die unbefriedigend verlaufen waren. Auch dachte ich, daß den Erwerbsunfähigen der Weg der stationären Rehabilitation verschlossen sei. Erst als meine Beschwerden, insbesondere in den Hüften, unerträglich wurden, erfuhr ich vom Arzt der Rheuma-Ambulanz, daß es auch die Möglichkeit der stationären Einweisung in eine Fachklinik zu Lasten der Krankenkasse gibt. Dazu mußte ich mich allerdings an eine andere Fachklinik wenden, der natürlich keinerlei Unterlagen über frühere Befunde oder Behandlungen vorlagen.

So wird heute durch die Kostenaufteilung zwischen Rentenversicherung und Krankenkasse die Kontinuität der Behandlung oft unterbrochen.
Es dauerte in meinem Fall gar nicht so sehr lange, nämlich höchstens drei Wochen, bis ich schließlich in der Rheuma-Klinik aufgenommen wurde. In dieser Klinik wurde ich nun aber durch erfahrene Krankengymnasten behandelt und lernte erstmals die Möglichkeiten der Ergotherapie kennen. Der dort erneut eingeleitete medikamentöse „Basistherapieversuch“ mußte allerdings während des stationären Aufenthaltes aufgegeben werden. Mit den Folgen, die ähnlich wie bei einer Vergiftung waren, war ich in den Wochen, die der Entlassung nach Hause folgten, völlig alleingelassen. An dieser Stelle möchte ich deshalb die Rheuma-Liga-Forderung nach Öffnung der Fachkliniken für den regionalen Ambulanzdienst lautstark unterstreichen. Wir Patienten müssen die Möglichkeit haben, vor oder nach stationären Aufenthalten weiter ambulante Beratung in der Klinik in Anspruch zu nehmen.

Nach dem Einsatz von künstlichen Hüftgelenken begann für mich – ein wenig scherzhaft übertrieben – ein neues Leben, das ich u.a. auch dazu nutzte, mich in der Rheuma-Liga zu engagieren. Hier habe ich all das erfahren und gelernt, was ich selbst als chronisch Rheumakranke für die ständige Behandlung meiner Krankheit tun kann und muß. Ich bin eingebunden in die Behandlungskette – wie sie von der Rheuma-Liga gefordert wird – nämlich die Betreuung durch den Hausarzt, der seine Praxis in meinem Fall schräg über die Straße hat, die Behandlung durch den niedergelassenen Rheumatologen in nicht zu weiter Entfernung und – für den Notfall – die Aufnahme in eine Rheuma-Fachklinik in ca. 70 km Entfernung.

Diese Fachklinik enspricht in ihrer Einrichtung ziemlich genau den Anforderungen des „Konzepts für Regionale Rheuma-Zentren" der Rheuma-Liga und ermöglicht mir darüber hinaus die erfolgreiche Behandlung meiner Psoriasis. Bis ich diese Klinik gefunden hatte, konnte ich viele Jahre lang meine ausgedehnte Schuppenflechte, die auf ambulante Behandlung nicht reagiert, nicht zum Verschwinden bringen, da es in keiner anderen mir bekannten Rheuma-Klinik eine Zusammenarbeit zwischen Rheumatologen und Dermatologen gibt.[1])

Dies waren – zugegebenermaßen oft eher negative – Stationen meiner Krankheitsgeschichte, die ich Ihnen vorgetragen habe, um leichter ihr Verständnis für unsere Rheuma-Liga-Forderungen zu finden.

Meine persönliche Situation war trotz aller aufgezeigten Schwierigkeiten doch dadurch erleichtert, daß ich in einer Großstadt mit einer Universitäts-Rheuma-Ambulanz lebe, wo auch das Angebot an medizinischen Hilfsberufen reichlich ist. Um wieviel schwieriger der Rheumakranke draußen in der ländlichen Region es hat, der oft weder einen niedergelassenen Rheumatologen noch eine Fachklinik mit Ambulanz, noch einen erfahrenen Krankengymnasten in Wohnortnähe findet, brauche ich nicht zu erklären.

Damit die Situation für uns Rheumakranke überall im Land besser wird, möchte ich unsere Forderungen kurz zusammenfassen:

Wir brauchen zur Ergänzung der Behandlung durch den Hausarzt niedergelassene Rheumatologen in Wohnortnähe. Daneben benötigen wir wohnortnah in der Rheumatologie geschulte, erfahrene Krankengymnasten für die Durchführung der Einzelgymnastik, wo diese notwendig ist, aber auch für die Anleitung der von der Rheuma-Liga organisierten Gruppengymnastikangebote.

Hier haben die ambulanten Rheumagruppen, die eine Lücke in der ambulanten Rehabilitation schließen, immer noch große, z. T. sogar unüberwindliche Schwierigkeiten, wenn es darum geht, Warmwasserbecken und Gymnastikräume in Krankenhäusern und anderen Einrichtungen mitbenutzen zu dürfen.

Leider gibt es in vielen Regionen noch überhaupt keine niedergelassenen Ergotherapeuten, geschweige denn solche, die für die Arbeit mit Rheumakranken eine zusätzliche Schulung absolviert haben!

Für das Eingreifen in besonders schwierigen Situationen brauchen wir des weiteren mehr qualifizierte Rheuma-Fachkliniken, die die Kriterien des Konzepts der Rheuma-Liga für „Regionale Rheuma-Zentren" erfüllen. In diesen internistisch-rheumatologischen Kliniken mit Ambulanz müssen Abteilungen für Krankengymnastik, physikalische Therapie, Ergotherapie inclusive der Möglichkeit der Schienenversorgung, bestehen. Notwendig ist die enge Zusammenarbeit mit einer operativ-orthopädischen Klinik sowie mit anderen medizinischen Fachgebieten, wie z.B. Haut- und Augenheilkunde, Urologie usw.

Wie ich schon anklingen ließ, ist schließlich eine psychologische Betreuung nicht nur wünschenswert, sondern unbedingt zu fordern. Da rheumatische Krankheiten immer auch Auswirkungen im sozialen Umfeld haben, ist last not least die Einrichtung einer Sozialberatung notwendig.

Noch eine klarstellende Anmerkung: Es reicht keinesfalls aus, eine Chefarztstelle mit einem Rheumatologen zu besetzen, um aus leerstehenden Betten in einem Krankenhaus eine Rheumaklinik zu machen. Und gerade

[1]) Inzwischen ist diese Aussage überholt; auch die Rheumaklinik Oberammergau und andere Häuser dieser Art haben inzwischen dermatologische Behandlungsmöglichkeiten.

die qualifizierten Rheuma-Fachkliniken müssen aber auch die Zeit des stationären Aufenthalts der Patienten nutzen, um diese zu schulen für den Umgang und das Leben mit ihrer Krankheit. Das bedeutet das Anlernen oder Antrainieren von häuslichen Gymnastikprogrammen ebenso wie das Erklären der Prinzipien des Gelenkschutzes und die Anleitung zum sinnvollen und rechtzeitigen Gebrauch von Hilfsmitteln sowie zur regelmäßigen Verwendung von Arbeits- oder Lagerungsschienen. Das bedeutet auch die umfassende Aufklärung über Art und die Folgenschwere der Erkrankung, den Umgang mit Medikamenten und Ernährungsgrundsätzen, und das heißt weiter, auch soziale und psychologische Hilfestellungen anzubieten.

Denn alle Patientenschulung kann nur fruchten, wenn dem chronisch Kranken und seinen Angehörigen geholfen wird, die Situation, die sich möglicherweise trotz aller Bemühungen verschlechtert, immer wieder neu anzunehmen. Dies ist, für mich persönlich, wie auch sicher für die meisten anderen chronisch Rheumakranken, die größte Herausforderung bei meinem Leben mit dieser Krankheit.

In dem Projekt der Arbeitsgemeinschaft München der Rheuma-Liga „Häusliche Betreuung immobiler Rheumakranker" haben wir die Erfahrung gemacht, daß manche Rheumakranke u.a. auch deshalb in diese schwierige Situation gekommen sind, weil sie – aus welchen Gründen auch immer – die gebotenen Möglichkeiten der Rehabilitation nicht kannten oder wahrnahmen. Was nützten uns die besten Rehabilitationsangebote stationär oder ambulant, wenn die betroffenen Menschen sie nicht annehmen, weil sie in ihren Ängsten gefangen bleiben und sich in ihrer Verzweiflung über die eigene Behinderung selbst isolieren?

Anschrift:

Frau E. Meier
Bundesvorstandsmitglied der
Deutschen Rheuma-Liga e.V.
Ravensburger Ring 69
8000 München 60

Rolle der Selbsthilfegruppen in der Rehabilitation bei Schäden des Stütz- und Bewegungsapparates am Beispiel muskelkranker Patienten

von R. Rüdel

Selbsthilfegruppen haben in den letzten Jahrzehnten für die Betreuung und Versorgung von Patienten mit seltenen Erkrankungen eine besonders große Bedeutung gewonnen. Für Patienten mit neuromuskulären Erkrankungen haben sich in der Bundesrepublik eine ganze Reihe von solchen Selbsthilfegruppen gebildet, die sich zum Teil auf nur eine ganz spezielle Erkrankung konzentrieren, zum Teil nur lokal die Versorgung der Patienten zum Ziel haben. In den folgenden Ausführungen möchte ich mich auf die Deutsche Gesellschaft zur Bekämpfung der Muskelkrankheiten (DGBM) konzentrieren; sie ist die älteste Vereinigung auf diesem Gebiet, kümmert sich um alle neuromuskulären Erkrankungen (deren Zahl nach einer groben Einteilung bei etwa 40 liegt) und hat Vertretungen im gesamten Bundesgebiet einschließlich West-Berlin.

Die DGBM wurde im Herbst 1965 nach dem Vorbild der American Muscular Dystrophy Association von vier Ärzten, einem Geschäftsmann und einem Patientenelternpaar gegründet; 1990 feiert sie also ihr 25jähriges Jubiläum.

Die erste Satzung meldete nur medizinische Belange an: Forschung und Therapiemaßnahmen auf dem Gebiet der Muskeldystrophien sollten gefördert werden. Inzwischen wurden die Vereinsziele mehrfach erweitert, zuletzt in § 2 der derzeit gültigen Satzung vom 2. Juli 1984:

Der Verein hat die Aufgabe, die Muskelkrankheiten zu erforschen und zu bekämpfen. Zu diesen Aufgaben gehören insbesondere

1. Aufklärung der Öffentlichkeit, der Patienten und deren Angehörigen über die Muskelerkrankungen, sowie die Erfassung der in Deutschland lebenden Patienten.
2. Intensivierung und Koordinierung der klinischen Forschung und Grundlagenforschung bei diesen Leiden zur Verbesserung der therapeutischen Möglichkeiten und Unterstützung dafür geeigneter Einrichtungen.
3. Beratung der Mitglieder und mögliche Hilfen in allen Bereichen der Rehabilitation: Familie, Schule, Beruf und Eingliederung in die Gesellschaft.

Der Verein arbeitet dabei mit Verbänden gleicher oder ähnlicher Zielsetzung zusammen. Der Verein fördert ausschließlich und unmittelbar gemeinnützige Zwecke.

Die Satzungserweiterung betrifft im wesentlichen zwei Dinge: Die DGBM betrachtet sich nun für alle 40 neuromuskulären Grundkrankheiten als zuständig; waren früher die meisten Mitglieder Eltern von Jungen mit Duchenne-Muskeldystrophie, so überwiegen jetzt in der Mitgliederschaft die erwachsenen Patienten mit allen bekannten neuromuskulären Krankheiten. Zur Forschungsförderung kamen Öffentlichkeitsarbeit und soziale

Selbsthilfe als gleich wichtige Vereinsziele hinzu.

Die Doppelfunktion der DGBM

Die DGBM hat den jetzigen Zielen entsprechend eine Doppelfunktion. Sie ist der größte Muskelkranken-Selbsthilfeverband der Bundesrepublik Deutschland, mit über 4000 Mitgliedern. Den einzelnen Krankheitsgruppen entsprechend, wurden innerhalb des Vereins ständige „Kreise", z.B. für Patienten mit Myasthenie, amyotrophische Lateral-Sklerose (ALS), Glieder-Gürtel-Dystrophie, Neurale Muskelatrophie usw., eingerichtet. Die Leiter dieser Kreise organisieren bei Mitgliederversammlungen eigene Treffen mit spezifischer ärztlicher Beratung. Für Patienten mit Duchenne-Muskeldystrophie und Spinaler Muskeldystrophie gibt es spezielle Rundbriefe.

Mit ihrem Wissenschaftlichen Beirat von über 150 Mitgliedern ist die DGBM zudem die fächerübergreifende Organisation für alle Ärzte und Wissenschaftler in Deutschland, die sich um die richtige Funktion der Skelettmuskulatur kümmern. Dies sind insbesondere Neurologen, Pädiater und Neuropathologen, aber auch Internisten, Orthopäden, Sportmediziner, Genetiker, Anästhesisten und bei Behörden tätige Ärzte sowie Physiologen, Biochemiker, Biophysiker und Biologen.

Die Selbsthilfearbeit für die Muskelkranken

Den Bereich der Selbsthilfe nehmen die „Kontaktpersonen" wahr, meist ausgebildete Betroffene oder deren nahe Angehörige. Die wichtigste Aufgabe der ehrenamtlich tätigen Kontaktpersonen ist, dort weiterzuhelfen, wo die Möglichkeiten des Arztes aufhören, also

- Familien, die soeben die schwere Nachricht über das Neuauftreten einer Muskelkrankheit in ihrer Mitte erfahren haben, aufzufangen,
- Betroffene und deren Angehörige im Verlauf der Krankheit in ihren spezifischen Nöten zu betreuen,
- wichtige Informationen über den Umgang mit Krankenkassen, Ämtern und Behörden zu liefern,
- die Betroffenen möglichst früh über später nötige bauliche Erfordernisse und Hilfsmittel zu beraten, und vor allem
- den betroffenen Muskelpatienten das Gefühl zu vermitteln, daß sie nicht allein sind.

Alle zwei Jahre veranstaltet die DGBM Fortbildungstagungen für die Kontaktpersonen. Es gibt derzeit rund 150 solcher Kontaktstellen in der Bundesrepublik und West-Berlin.

Ärzte an größeren Kliniken arbeiten mit den Kontaktstellen in ihrem Umfeld zusammen: Diese Selbsthilfearbeit erleichtert dem Arzt in Praxis und Klinik seine Arbeit außerordentlich, da er seine Patienten in diesen so wichtigen Punkten gut versorgt weiß.

Die Landesgruppe der DGBM

Die Mitglieder der DGBM sind in Landesgruppen organisiert, die in allen Bundesländern und West-Berlin vertreten sind. Ein ehrenamtlich tätiger Landesgruppenleiter führt jeweils die Geschäfte, ein Schatzmeister verwaltet die Gelder der Landesgruppe. Jährlich findet ein Landestreffen für alle Mitglieder der Landesgruppe statt. Diese Versammlung wählt alle vier Jahre den Landesgruppenleiter. Mindestens einmal jährlich findet zusätzlich ein Treffen der Kontaktpersonen auf Ebene der Landesgruppe statt.

Die Bundesgeschäftsstelle

In der Geschäftsstelle in Freiburg/Brsg. sind ein Bundesgeschäftsführer und zwei Verwaltungsangestellte hauptamtlich tätig. Die Geschäftsstelle leistet bundesweit die Verwaltung für den Verein und führt die laufenden Geschäfte. Sie gibt auch das Vereinsorgan „Muskelreport" heraus, das vierteljährlich Mitglieder und Freunde über den Stand der Erforschung der neuromuskulären Erkrankungen informiert und wichtige Neuigkeiten für die Muskelpatienten bringt.

Die Sozialberatungsstellen

Bei der Geschäftsstelle arbeitet auch eine hauptamtlich beschäftigte Diplomsozialarbeiterin, welche für den süddeutschen Raum telefonisch und schriftlich Anfragen von Muskelpatienten und deren Angehörigen beantwortet. Dabei muß auch oft Seelsorge betrieben werden. In schwierigen Fällen werden Hausbesuche gemacht. Der Bedarf an sozialer und psychologischer Beratung hat in den letzten Jahren bedeutend zugenommen. Seit 1987 gibt es deshalb in Baunatal bei Kassel eine zweite DGBM-Sozialberatungsstelle, die den norddeutschen Raum und West-Berlin betreut.

Der Wissenschaftliche Beirat

In dieses wichtige Vereinsorgan beruft der Vereinsvorstand Ärzte und Forscher, die auf den Gebieten von Nerv und Muskel sowie deren Erkrankungen, tätig sind. Mitglieder des Beirates stehen zur Beantwortung schwieriger Fachfragen und als Referenten bei Mitgliedertreffen auf allen Ebenen, insbesondere bei Fortbildungstagungen für die Kontaktpersonen, zur Verfügung. Mit Hilfe ihres Wissenschaftlichen Beirats organisiert die DGBM auch Fortbildungstagungen für Ärzte. Der Wissenschaftliche Beirat wählt alle zwei Jahre aus seinen Reihen einen Vorsitzenden, dessen Hauptaufgabe es ist, eine wissenschaftliche Fachtagung auszurichten. Von ursprünglich kleinen Symposien haben sich diese DGBM-Tagungen inzwischen zu mehrtägigen Kongressen mit internationalen Workshops entwickelt. Der 10. Kongreß wird vom 19. – 21. September 1991 vom derzeitigen Beiratsvorsitzenden, Prof. Dr. Dieter Pongratz, in München veranstaltet.

Forschungsinitiativen

Den Satzungsauftrag der Forschungsförderung erfüllt die DGBM durch diskrete finanzielle Unterstützung von Forschungsprojekten. Knapp eine Million Mark wurden so in den vergangenen zehn Jahren für Sachmittel an deutsche Muskelforscher ausgegeben. Die Mittel dafür kommen aus Mitgliedsbeiträgen und Spenden. Es werden bevorzugt kleinere Projekte im unkomplizierten Verfahren gefördert, auch in Deutschland abgehaltene Symposien sowie Reisen von Ärzten und Wissenschaftlern zum Zwecke der Fortbildung. Personalmittel werden nicht vergeben, es sei denn für Stipendiaten aus dem Ausland. Ebensowenig wird die Anschaffung von Geräten unterstützt, die ausschließlich für Diagnostik und Therapie bestimmt sind. Bei der Mittelvergabe greift der Vorstand auf Gutachten aus dem Kreis des Wissenschaftlichen Beirats zurück.
Eine wichtige Aufgabe sieht die DGBM in der Verbesserung der europäischen Kommunikation auf dem Gebiet der neuromuskulären Erkrankungen zwischen den Betroffenen wie auch zwischen den Muskelforschern. Die DGBM ist daher Mitbegründerin und engagiertes Mitglied der European Alliance of Muscular Dystrophy Associations (EAMDA).

Zur Verhinderung unkoordinierter Therapieversuche oder überflüssiger Parallelen bei der Erforschung von Pathomechanismen von neuromuskulären Krankheiten wurde 1988 unter Beteiligung der DGBM in Paris ein European Neuromuscular Centre for the Co-ordination of Medical and Scientific Affairs (ENMC) gegründet. Die DGBM unterstützt die deutschen Ärzte und Forscher auf dem Gebiet der neuromuskulären Erkrankungen bei der Koordination ihrer Projekte beim ENMC. Projekte auf europäischer Ebene werden dann unter Umständen finanziell unterstützt.

Der weltweiten Kommunikation zwischen Muskelforschern dient der VIIth International Congress on Neuromuscular Diseases, den die Research Group on Neuromuscular Diseases der World Federation of Neurology für 1990 nach München vergeben hat. Die DGBM ist Träger dieses Kongresses und die Organisatoren rekrutieren sich aus ihrem Wissenschaftlichen Beirat.

Zur Anerkennung wichtiger einschlägiger Forschungsergebnisse und um den wissenschaftlichen Nachwuchs anzuspornen, sich auf dem schwierigen Gebiet der Erforschung der neuromuskulären Erkrankungen zu betätigen, vergibt die DGBM folgende wissenschaftlichen Preise:

1. Den Duchenne-Erb-Preis in Höhe von DM 20.000,– für hervorragende Leistungen auf dem Gebiet der Erforschung und Therapie der neuromuskulären Erkrankungen.
   Der Preis wird in unregelmäßigen Abständen aufgrund eines Vorstandsbeschlusses vergeben und kann auch geteilt werden.

2. Je einen Dystrophie-Atrophie- und Myastheniepreis in Höhe von DM 5.000,– für wissenschaftliche Leistungen auf den Gebieten der drei Krankheiten.
   Die Preise werden nach genügend hohem Spendenaufkommen aus den Reihen der Mitglieder zur Bewerbung ausgeschrieben.

Der Vorstand

Die DGBM wird geleitet von einem maximal neunköpfigen, auf jeweils drei Jahre gewählten ehrenamtlichen Vorstand, der sich derzeit folgendermaßen zusammensetzt:

- Prof. Dr. Reinhard Rüdel, 1. Vorsitzender
- Dr. Marianne Hammerschmidt, 2. Vorsitzende
- Sigismund Freiherr v. Elverfeldt, Schatzmeister
- Inka Conze
- Prof. Dr. Erich Kuhn
- Rudolf Lang
- Kurt-Helge Paulus
- Prof. Dr. Klaus Schimrigk
- Gregor Schwarz

Anschriften:

Deutsche Gesellschaft zur Bekämpfung der Muskelkrankheiten e.V.
Bundesgeschäftsstelle:
Hohenzollernstraße 11
7800 Freiburg im Breisgau
Tel. (0761) 277932 und 278024
Bundesgeschäftsführer:
Dipl.-Kaufm. Paul W. Schniewind

Sozialberatungsstelle Süd der DGBM
Hohenzollernstraße 11
7800 Freiburg im Breisgau
Tel. (0761) 277932 und 278024
Leiterin: Diplom-Sozialarbeiterin
Antje Faatz

Sozialberatungsstelle Nord der DGBM
Amselweg 9
3507 Baunatal 2
Tel. (0651) 494041
Leiterin: Diplom-Sozialarbeiterin Anne Kreiling

Spendenkonten:

Deutsche Bank Freiburg Nr. 2151751 (BLZ 68070030)
Postgiroamt München Nr. 2001-800 (BLZ 70010080)

Prof. Dr. rer. nat. R. Rüdel
Abt. für Allgemeine Physiologie
der Universität Ulm
Albert-Einstein-Allee 11
7900 Ulm 1

Die „Outcome-Forschung“ in der Rehabilitationsmedizin des Stütz- und Bewegungsapparates am Beispiel der Rheumatologie

von Th. Schochat

In dem folgenden Vortrag soll es darum gehen, die Möglichkeiten der Beurteilung von Rehabilitationsmaßnahmen bei Erkrankungen des Stütz- und Bewegungsapparates darzulegen.

Für die Rehabilitation ist das Erfassen von zuverlässigen und validen Daten zu den Ergebnissen erforderlich, zudem muß das eingesetzte Instrumentarium die Beeinträchtigungen des Patienten in einem für ihn selbst relevanten Wertesystem messen, d.h. es müssen Indikatoren gemessen werden, die den durch die Erkrankung bedingten Zustand des Patienten erfassen, also die sogenannten Outcome-Indikatoren.

Reine Prozeßindikatoren haben für das Wohlbefinden des Patienten meist keine wesentliche Bedeutung, wie z.B. die BSG-Beschleunigung oder Röntgenbefunde. Für ihn sind vielmehr die Outcome-Parameter von unmittelbarer Bedeutung, also z.B., ob er Schmerzen hat oder inwiefern er im täglichen Leben beeinträchtigt ist.

Zur Erfassung der Outcome-Parameter, wie z.B. Aktivität im täglichen Leben, Depressivität oder Schmerz, ist man auf die Angaben des Patienten angewiesen. Dazu gibt es grundsätzlich die Möglichkeit eines Interviews oder die Möglichkeit, die Daten mit einem Fragebogen zu erheben. Ein standardisierter Fragebogen hat den großen Vorteil, Ergebnisse in einer Form zu liefern, die die einfachere statistische Bearbeitung ermöglichen, zudem können Fragebogenerhebungen mit relativ geringem personellen und finanziellen Einsatz als Langzeituntersuchungen durchgeführt werden.

Für rheumatische Erkrankungen wurden in den letzten Jahren insbesondere in den Vereinigten Staaten von Amerika Instrumente entwickelt, die meist anhand von Fragebögen die für die Patienten relevanten Outcome-Kriterien messen.

Analog zur Definition der WHO, die Gesundheit als körperliches, geistiges und soziales Wohlbefinden definiert, erfassen diese Instrumente nicht nur die körperliche Beeinträchtigung und die Schmerzen, sondern auch die bei rheumatischen Erkrankungen recht häufigen psychischen und sozialen Auswirkungen. Zur umfassenden Beurteilung „messen“ diese Instrumente also neben den körperlichen Funktionen auch die psychosozialen Dimensionen der Gesundheit.

Wie in vergleichenden Studien gezeigt werden konnte, zeichnen sich von diesen verschiedenen Meßinstrumenten die „Arthritis Impact Measurement Scales“ dadurch aus, daß diese Skalen alle wesentlichen Dimensionen des Gesundheitszustandes messen.

In der Rheumaklinik Bad Wurzach wurden daher diese Skalen als geeignetstes Meßinstrument auf die Verhältnisse in Deutschland adaptiert, aus dieser modifizierten Version entstanden so die MOPO[1])-Skalen.

Die MOPO-Skalen, ein Fragebogen, für den der Patient etwa 10-15 Minuten zum Ausfüllen benötigt, enthalten insgesamt 67 Items und messen den Gesundheitszustand des Patienten in neun Dimensionen:

1. Mobilität
2. körperliche Aktivität
3. Geschicklichkeit
4. Aktivität im Haushalt
5. soziale Aktivität
6. Aktivität im täglichen Leben
7. Schmerz
8. Depressivität
9. Ängstlichkeit

Aus diesen neun Skalen kann ein Summen-Score als Maß des „globalen“ Gesundheitszustandes berechnet werden.

An ein solches Meßinstrument sind bestimmte Anforderungen zu stellen. Die Testgüte läßt sich anhand der Objektivität, Reliabilität und Validität beurteilen.

Die Objektivität ist bei einem Fragebogen wie den MOPO-Skalen gegeben, da der Patient die Fragen selbst beantwortet, die Datenerhebung also vom Untersucher unabhängig ist.

Die Reliabilität, also der Grad der Genauigkeit, mit der ein Merkmal geprüft wird, und die Validität, also die Genauigkeit, mit der der Test das einzelne Merkmal tatsächlich „mißt“, das er zu messen vorgibt, konnte an der Rheumaklinik Bad Wurzach in verschiedenen Studien wiederholt als ausreichend hoch aufgezeigt werden.

[1]) Measurement of Patient Outcome

Die Antwort auf die Frage nach der Sensitivität beantwortet sich anhand des folgenden Beispiels.

Als ein Beispiel für die Anwendung der MOPO-Skalen möchte ich von den Ergebnissen einer Langzeituntersuchung an der Rheumaklinik Bad Wurzach berichten.

Untersucht wurden über einen Zeitraum von 18 Monaten 53 Patienten mit einer Rheumatoiden Arthritis, hierunter befanden sich 37 Frauen und 16 Männer, das Durchschnittsalter betrug 57,3 Jahre und die Dauer, mit der die Symptome bestanden, betrug 9,2 Jahre.

In der Skala Mobilität konnte bei der Entlassung aus der stationären Rehabilitation eine Verbesserung gezeigt werden, die nach einem Monat noch signifikant nachzuweisen war, nicht mehr jedoch in den Folgeuntersuchungen.

In der Skala körperliche Aktivität, Geschicklichkeit, Aktivität im Haushalt und Aktivität im täglichen Leben finden sich vergleichbare Ergebnisse.

In der Skala soziale Aktivität finden sich keine signifikanten Änderungen.

In der Skala Schmerz konnte bei der Entlassung eine Verringerung gefunden werden, die auch nach sechs Monaten noch als signifikant nachweisbar war.

In den psychischen Skalen Depressivität und Ängstlichkeit konnte ebenfalls eine Verbesserung gezeigt werden; auch nach sechs Monaten waren Depressivität und Ängstlichkeit noch als signifikant geringer nachweisbar. In allen Subskalen konnte aber nach einem Jahr keine signifikante Verbesserung mehr nachgewiesen werden.

Zusammenfassend kann man also sagen, daß nach einer vier- bis sechswöchigen stationären Rehabilitation ein signifikanter Anstieg in den physischen Fähigkeiten und eine Abnahme von Schmerz, Depressivität und Ängstlichkeit erreicht werden konnte. Die Abnahme von Schmerz, Depressivität und Ängstlichkeit zeigt sich in den Folgemonaten dabei als das stabilste Faktum. Nach einem Jahr konnte allerdings in keiner Subskala mehr eine Verbesserung nachgewiesen werden.

Bei einer chronischen Erkrankung wie der Rheumatoiden Arthritis, die durch einen progredienten Verlauf gekennzeichnet ist und für die es keine kausale Therapie gibt, die die Progression für eine längere Zeit stoppen könnte, kann das Erhalten des status quo für einen gewissen Zeitraum durchaus als ein Erfolg angesehen werden.

Insgesamt steht mit dem MOPO ein Instrumentarium zur Verfügung, das den Einfluß der Rehabilitationsmaßnahmen mehrdimensional und zuverlässig messen kann. Es wurde bereits bei mehreren tausend Patienten eingesetzt.

In Zukunft sollten insbesondere kontrollierte Studien in der Rehabilitation geplant und durchgeführt werden, um die bestehenden Rehabilitationsprogramme weiter zu verbessern.

Anschrift:

Dr. med. Th. Schochat
Rheumaklinik Bad Wurzach
Karl-Wilhelm-Heck-Straße 6
7954 Bad Wurzach

Ergebnisse der Arbeitsgruppe 4

von E. Jacobi

Der Bericht faßt die Schwerpunktaussagen der Redebeiträge zusammen und gibt kurz die Hauptthemen des abschließenden Round-Table-Gesprächs wieder.

Gegenstand der Verhandlungen ist vor allem die medizinische Rehabilitation im engeren Sinne (stationär, ambulant). Fragen der beruflichen und sozialen Eingliederung werden berührt,

- wenn Schnittstellen mit dem medizinischen Rehabilitationsverfahren betracht werden,

- wenn aus weiterführenden gesellschaftlichen Aspekten grundsätzliche Probleme für den medizinischen Teil der Rehabilitation erwachsen, und

- wenn medizinische Ergebnisse der Behandlung nur im Kontext beruflicher oder sozialer Fakten richtig eingeschätzt werden können.

Nur wegen der engen Zeitvorgaben der Arbeitsgruppe bleibt es im Bezug auf das wichtige „Umfeld" der Rehabilitationsmedizin bei schlaglichtartigen Blicken; das für die medizinische Rehabilitation verantwortliche Team darf natürlich in der Praxis berufliche und soziale Bedingungen oder Ziele nie außer acht lassen.

2. Die einführenden Referate

a) die Therapiepalette der umfassenden medizinischen Rehabilitation

In seiner Einführung legt Prof. Dr. W. Puhl, dar, welche Leistungen im einzelnen zur medizinischen Rehabilitation gehören und welche Besonderheiten bei Schäden am Stütz- und Bewegungsapparat beachtet werden müssen. Es handelt sich um chronisch Kranke, die auf ein Netz von Angeboten mit „Bausteinen" auf stationärer und ambulanter Ebene angewiesen sind, und die lebensbegleitend eine umfassende Versorgung benötigen, welche in bestimmten Krankheitsphasen möglichst intensiv durchgeführt werden, in anderen dagegen möglichst wenig ins Alltagsleben eingreifen soll. Sowohl medikamentöse als auch andere Therapien, wie Krankengymnastik, Rehabilitationssport, physikalische Therapie, Balneotherapie und psychosomatische Betreuung, müssen dabei als gleichberechtigt angesehen werden. Einige neuere Teile dieser Therapiepalette – u. a. die CPM-Methode (Continued Passive Motion) – werden dabei näher erläutert. Zudem nehmen die Hilfsmittelanpassung und der Gelenkschutz, zusammen mit der ständigen Abschätzung verbliebener Adaptations-Chancen und Kompensationsmöglichkeiten des Körpers, heute immer breiteren Raum ein. Schließlich kann auch die operative Therapie hinzutreten – allerdings nur in geeigneten Fällen und nur dann, wenn ihre nahtlose Einbindung in ein intensives und aussichtsreiches Gesamtkonzept der Rehabilitation gewährleistet ist.

b) Die Rentenversicherung und die Rehabilitationsmedizin

Direktor J. Schneider von der Landesversicherungsanstalt Württemberg erläutert in einem Hauptreferat dieses historisch gewachsene Verhältnis, weil die Deutsche Rentenversicherung in hohem Maß Träger des medizinischen Rehabilitationsgeschehens ist. Rechtsgrundlagen, Maßnahmen und Leistungen der Rentenversicherung werden nicht nur beschrieben, sondern im Kontext mit den Interessen der Versicherten – seien diese nun zahlende Sozialversicherungspflichtige, Rentner oder Rehabilitanden – dargestellt. Ziel ist entweder der Erhalt oder die Wiederherstellung der beruflichen Eingliederung Erwerbstätiger, wobei schon das „Minimalziel“ der Verzögerung einer Erwerbsunfähigkeitsberentung hohe finanzielle Bedeutung für die Versichertengemeinschaft haben kann. Wird einem Versicherten z.B. 5 Jahre vor Erreichen der Altersgrenze Erwerbsunfähigkeitsrente bewilligt, so liegen im Durchschnitt die Mehrkosten bei rund 90.000,– DM. Demgegenüber kostet ein umfangreiches (mehrwöchiges) stationäres Rehabilitationsverfahren, das immerhin die Chance auf Erhalt der Erwerbsfähigkeit für einige Monate, wenn nicht mehrere Jahre, beinhaltet, durchschnittlich etwa 6.000,– DM. Gerade auch bei Rheumakranken, die hier im Mittelpunkt der Beratungen stehen, müssen deshalb die Fälle, in denen Wiederholungsmaßnahmen stationärer Rehabilitation durchaus angezeigt sind, auch wenn sie ausnahmsweise unterhalb des Intervalls von drei Jahren nötig werden, sorgfältig im Auge behalten werden. Denn im Grunde liegt – menschlich wie wirtschaftlich betrachtet – ein Erfolg bereits vor, wenn die Wahrscheinlichkeit der Frühberentung um 6,8 Prozentpunkte mit Hilfe der Rehabilitationsmaßnahme gesenkt werden konnte. Dies entspräche der Verlängerung der Erwerbstätigkeit (und der Reduzierung der Rentenbezugszeit) um 4 Monate, und es bringt schließlich den Betroffenen für diese Zeit einen gesundheitlichen Gewinn bzw. macht es ihnen leichter, mit ihrer Behinderung zu leben.

Allein bei der LVA Württemberg wurden 1988 knapp 44.500 Anträge auf Rehabilitation bewilligt; 54 % davon betrafen Erkrankungen/Behinderungen des Stütz- und Bewegungsapparates. Im selben Jahr gab die LVA 277 Mio. DM für Rehabilitationsleistungen aus, davon dienten gut 131 Mio. DM Patienten mit der „Sammeldiagnose“ Rheuma. Nach Ausführung des Referenten hat sich zweifellos die bisherige Arbeit der Rentenversicherer in diesem Bereich bewährt, bedarf aber weiterhin eines genaueren Zuschnitts auf diejenigen Gruppen von erwerbsgefährdeten Versicherten, die bislang die Rehabilitationsmöglichkeiten unterdurchschnittlich nutzen. Auch genauere und systematische Nachweise der Effizienz von Rehabilitationsmaßnahmen sind nötig. Menschen, die körperlich, geistig oder seelisch behindert, von Behinderungen bedroht oder mit chronischen Erkrankungen behaftet sind, sollen jedenfalls – trotz aller Wirtschaftlichkeitsbemühungen auf Seiten der Sozialversicherung – weiterhin das ungeschmälerte Recht auf Hilfe zur Abwendung und Besserung von Behinderungen, zur Verhütung und Linderung ihrer Folgen und zur Sicherung bzw. Erlangung eines angemessenen Platzes in der sozialen Gemeinschaft, besonders im Arbeitsleben, haben.

c) Zuweisung von Patienten zur ambulanten (und stationären) Rehabilitation nach dem Gesundheitsreformgesetz (GRG)

Dieses Referat von Direktor R. Sing vom Baden-Württembergischen Landesverband der

Allgemeinen Ortskrankenkassen (AOK) stellt auf den mit der Gesundheitsreform geänderten, präventiv-rehabilitativ „verstärkten" Leistungskatalog der gesetzlichen Krankenversicherung ab. Neben dieser Verbesserung des Handlungsradius zugunsten der Rehabilitation und der vorbeugenden Gesundheitshilfe hat auch eine zumindest bei Vorliegen versicherungsrechtlicher Voraussetzungen wirkungsvolle Verbesserung der Rechte Pflegebedürftiger stattgefunden, die vielleicht wegen des Entlastungseffektes für pflegende Familienangehörige Behinderter – indirekt – auch einen präventiven Wert besitzen. Bei rentenversicherten Rehabilitanden bleibt der Vorrang der Rentenversicherung weiter erhalten, aber im gesamten übrigen Zuständigkeitsbereich, vor allem hinsichtlich ortsnah verfügbarer ambulanter Rehabilitationsleistungen, hat der Betroffene es heute nicht mehr mit Kann-, sondern fast durchweg mit Muß-Leistungen der Krankenkassen zu tun. Die Zwecke, die Rehabilitationsansprüche an die Krankenkasse begründen, sind nicht nur erhalten geblieben (Vorbeugung, Erkennung, Vermeidung, Heilung, Linderung von Beschwerden mit Krankheits-/Behinderungscharakter usw.), sondern erweitert worden (Vermeidung, Verringerung, Verzögerung von Pflegebedürftigkeit). Der Referent begründet die verstärkte Notwendigkeit der Zusammenarbeit aller Kostenträger, und zwar nicht nur im Beratungsbereich, sondern zunehmend auch im Bereich der Leistungsplanung und -evaluierung, und gibt der Hoffnung Ausdruck, daß der hier schon begonnene Weg zum Wohle der Betroffenen wie der Erbringer von Rehabilitationsleistungen weiter beschritten werde. Im Referat wird immer wieder darauf abgehoben, daß Kriterien wie Wirtschaftlichkeit, Zweckmäßigkeit, Wirksamkeit von gesundheitlichen Diensten auch im Bereich der Rehabilitation durchaus angestrebt werden können, ohne daß es durch diese Ansprüche der Gemeinschaft Krankenversicherter automatisch zu Nachteilen für betroffene Kranke und Behinderte kommen muß. Die gesamte gesetzliche Krankenversicherung bemüht sich weiterhin darum, den Zugang von Betroffenen zur medizinischen Rehabilitation besser zu ebnen: Er muß klar erkennbar, mit möglichst geringen Hürden und Wartezeiten versehen sowie vom „Rehabilitationsbedarf" des einzelnen Patienten her möglichst zielgenau sein. Tatsache sei jedoch, daß die Krankenkassen dies nur mit Hilfe der Institutionen und Fachkräfte erreichen können, die Rehabilitationsleistungen verordnen, anbahnen und erbringen. Und hier fehle es z. T. leider noch an ausreichenden Kenntnissen und funktionierenden Kooperationsformen.

3. Referate zur Analyse des „institutionellen Angebots" der Rehabilitation

a) Krankengymnastik, Bewegungstherapie und Rehabilitationssport

Naturgemäß spielen in der Rehabilitation von Menschen mit Schäden des Muskel- und Skelettbereiches Trainingsmaßnahmen für die Stütz- und Bewegungsorgane eine große Rolle. Dr. I. Froboese aus dem Rehabilitationsinstitut der Deutschen Sporthochschule Köln sieht bei Patienten mit solchen Verletzungen und Erkrankungen den „Dreischritt" der Krankengymnastik (Einzel- und Kleingruppenanwendung), der Bewegungstherapie in größeren Gruppen und des Rehabilitationssports auf Wohnortebene als notwendige Abfolge dieses Trainingsprozesses an. Dabei begleitet die KG den Betroffenen von der Akutklinik in die stationäre Rehabilitation, in der dann andere Bewegungstherapien hinzutreten, während der Rehabilitationssport, in der Reha-Klinik begonnen und angebahnt, bis in das Alltagsleben des Patienten hinein reicht und zum festen Bestandteil der „lebensbegleitenden" Rehabilitation im Alltag werden kann – wenn der Patient hierzu bereit und motiviert ist. Da hiervon viel abhängt, ist es kein Wunder, daß attraktive Gestaltung der Arbeit in ambulanten Rheumasportgruppen und ggf. auch die Suche nach neuen „Orten" für diesen Sport immer wichtiger werden. Geselligkeit und psychosozial entlastende Rahmenbedingungen gehören dazu ebenso wie Versuche, allgemeine gesellschaftliche „Trends" im Breitensport, z.B. die Freude an fröhlicher Sportbekleidung, populärer Musikbegleitung oder ansprechendem äußeren Rahmen (z.B. im modernen Fitness-Center), aufzugreifen.

Forschungsergebnisse mit Bezug auf das wohnortnahe Bewegungstraining Rheumakranker, das der Eindämmung von Funktionsverlusten dient, zeigen, daß 60 % der Patienten auch solche „modernisierten" Gruppenangebote nicht annehmen, sondern ihr Bewegungstraining allein oder in allgemeinen Sportverbänden und Gruppen weiter verfolgen möchten. Der verbleibende, zum Rehabilitationssport gut motivierte Personenkreis wurde am Beispiel einer Kölner Probandengruppe näher betrachtet. Es zeigte sich, daß anhand des MOPO-Erhebungsbogens (Measurement of Patient Outcome) zwar kaum körperliche Veränderungen (objektive Funktionsverbesserungen), jedoch signifikante Besserungen der Schmerzbeeinträchtigung und Steigerungen von Allgemeinbefinden und sozialer Aktivität der Teilnehmer festzustellen waren. Die geringen physischen Effekte werden z.T. mit dem Testsystem selbst erklärt, das weniger auf leichter Behinderte abstellt (die unter den Probanden gut vertreten waren), sondern mehr auf mittlere bis starke funktionelle Beeinträchtigungen zugeschnitten ist.

b) Ergotherapie

Frau M. Strote berichtet über Ziele und Vorgehensweisen der Ergotherapie und kommt vor allem auf deren „lebenspraktische" Orientierung zu sprechen. Im Überblick werden Möglichkeiten, aber auch Grenzen angedeutet. Vorrangig wird die Unabhängigkeit des Patienten von der Hilfe Dritter im Alltag angestrebt, und gerade deshalb bedarf die Ergotherapie, um erfolgreich zu sein, einer sehr großen Wirklichkeitsnähe, die nur erreicht werden kann, wenn die „außerklinischen" Bedingungen mit einbezogen und die Übungen in der häuslichen Umgebung – fachlich begleitet – weitergeführt werden können. Eine effektive Ergotherapie im Rehabilitationsbereich braucht also ein stationäres wie auch ein ambulantes „Bein".

c) Die Rehabilitation aus Patientensicht – eine empirische Studie

Prof. A. Hidalgo de Caviedes aus Madrid stellt Ergebnisse von Befragungen an 3.000 spanischen Rehabilitanden vor, deren Erkrankungen und Behinderungen die ganze Bandbreite der Schäden des Stütz- und Bewegungsapparates abdecken – von der Sehnen-Sportverletzung bis zur chronischen Polyarthritis. Zwar können die epidemiologischen Daten, die er vorstellt, schon wegen des unterschiedlichen Sozialversicherungssystems nicht ohne weiteres übertragen werden, aber zahlreiche Befragungsaspekte geben Hinweis auf die „Beschaffenheit" der wichtigsten Rehabilitandengruppen und auf die Art und Weise, wie Rehabilitation von ihnen erlebt, eingeschätzt und bewertet wird. Der Autor bringt auch Daten, die die Prognoseeinschätzung der Patienten im Gegensatz zur ärztlichen Prognose, das Informationsgefälle zwischen Behandler und Patienten, die Ruhigstellung von Gelenken nach Verletzungen und Erkrankungen, die direkten Übergänge aus der Rehabilitation in den Berufsalltag von Hausfrauen und Erwerbstätigen – und vieles andere mehr – in einem neuen Licht erscheinen lassen, was auch hierzulande neuen Diskussionsbedarf aufdecken dürfte. Klar wird: Es gibt nicht den orthopädischen Rehabilitationspatienten – es handelt sich vielmehr um zahlreiche Gruppen mit ganz unterschiedlichen Ausgangslagen, Bedürfnissen und Eingliederungsaussichten. Die Notwendigkeit für die sorgfältige, auch subjektive, Erfassung und Dokumentation in der Rehabilitation wird dadurch um so deutlicher.

d) Neue Formen des Rehabilitationsangebotes zwischen Klinik und Wohnort

Frau Dr. B. Elkeles und ihre Mitautoren aus dem Zentrum für Rheumatologie der Medizinischen Hochschule Hannover stellen ihr Modell der „Mobilen Rheuma-Hilfe Hannover" (MRH) vor. Die Notwendigkeit solcher Modelle wird durch überzeugende epidemiologische Daten begründet. Noch können aber im dortigen Einzugsgebiet erst 20 % der polyarthritischen Patienten, für die das „nötige Zwischenstück zwischen der Akutmedizin und der stationären Rehabilitation sowie zwischen dieser und der hausärztlichen Betreuung" geeignet wäre, erreicht werden. Als Ergebnis der Begleitforschung des Modells dürfte allerdings kein Zweifel daran aufkommen, daß die dort Behandelten im Vergleich zur Kontrollgruppe außerordentlich effektiv betreut sind. Denn die Autoren können insbesondere an Hand der Gelenkschwellungen und der Entzündungsparameter nachweisen, daß die Krankheitsaktivitäten bei ihren Patienten objektiv und signifikant zurückgingen, wobei aus ökonomischem Blickwinkel schon mittelfristig die – mit Hilfe der Mobilen Rheuma-Hilfe sichergestellte – „komprehensive" Versorgung von Rheumatikern auch auf Kostenträgerseite für lohnend angesehen werden muß.

4. Die Aufgaben der Selbsthilfeorganisationen

a) Die Rheuma-Liga

Als Vertreterin dieses schon sehr lange bestehenden Selbsthilfeverbandes Betroffener berichtet Frau E. Meier zunächst aus ihrer eigenen Krankengeschichte, die auch eine Geschichte der Informationslücken, geweckten Illusionen, Versorgungsengpässe, diagnostischen Fehlanzeigen und therapeutischen Irrwege ist. Glücklicherweise kann man davon ausgehen, daß sich, auch bei noch so viel persönlichem Pech, inzwischen diese Geschichte so wohl nicht mehr wiederholen würde. Das ist unter anderem auch dem Engagement der Rheuma-Liga mitzuverdanken, deren im Medizinbetrieb weitgehend gut angenommene Unterstützungsangebote und deren konstruktive Verbesseungsvorschläge zur Rehabilitation bei Polyarthritis oft aus teils bitteren Erfahrungen Betroffener erwachsen sind. Noch sind einige Forderungen der Rheuma-Liga unerfüllt, z. B. die Erweiterung der Möglichkeiten zur Teilzeit-Rente, die Schließung verbliebener Lücken in der vor- und nachstationären Versorgung einiger Regionen und die Verbesserung der ambulanten medizinischen Betreuung, die nur mit einer deutlichen Steigerung der Zahl niedergelassener Rheumatologen und einschlägig erfahrener Krankengymnasten (sowie Ergotherapeuten) zu erreichen sein wird. Die Rolle, die die örtlichen Gruppen der Rheuma-Liga für Betroffene als sozial stützendes „Milieu" spielen, wird ebenfalls herausgestellt.

b) Die Selbsthilfegruppe Muskelerkrankter

Dagegen ist die Liga zur Bekämpfung der Muskelkrankheiten, deren Vorsitzender Prof. R. Rüdel zugleich als Lehrstuhlinhaber „Physiologie" die Universität Ulm in der Arbeitsgruppe mitrepräsentiert, ein Verband mit sehr weit gestecktem Aufgabenfeld. Denn neben den „klassischen" Zielen von Selbsthilfeorganisationen und neben der Aktivität zur Interessenvertretung einer Patientengruppe im sozialen und politischen Raum, bildet diese Liga zugleich ein fachliches Forum der Forscher, die sich mit Muskelfunktionsstörungen befassen. Daneben wird auch – mit gegebenen Mitteln – regelrecht Forschungsförderung betrieben, teils durch Bezuschussung von Vorhaben, teils durch die Ausschreibung dotierter Preise für einschlägige Arbeiten. Dies liegt nicht zuletzt an dem ungeheuren Forschungsaufwand, der im Bereich der muskulären Behinderungen noch zu bewältigen ist. Der Autor schätzt die Zahl der Muskelerkrankungen mit Rehabilitationsbedarf – von den rapide fortschreitenden Formen mit frühzeitiger Todesprognose über die Langzeiterkrankungen bis zu den weniger malignen Schädigungen – in der Bundesrepublik Deutschland auf derzeit 20.000 bis 40.000, wobei die Ungenauigkeit selbst schon zeigt, wie viel diagnostische (und erst recht therapeutische) Unsicherheit noch herrscht. Eine weitere Besonderheit ist der schon auf ärztlicher Seite notwendig polydisziplinäre Ansatz, der die Zusammenarbeit von Neurologen, Pädiatern, Orthopäden und Internisten, im Forschungsbereich zusätzlich von Genetikern und Physiologen, voraussetzt. Ziel der Liga ist neben der unmittelbaren Hilfestellung für Betroffene auch eine verstärkte Öffentlichkeitsarbeit, die mit den genannten Aufgaben des Wissensaustausches, der Verbandzusammenarbeit und der Fortbildung beteiligter Fachkräfte Hand in Hand geht.

5. Die Rolle von Wissenschaft und Forschung

a) Wünsche an den Wissenschaftsbetrieb

Vorstellungen zum Beitrag von Forschung und Wissenschaft für die Rehabilitation bei Menschen mit Schäden am Stütz- und Bewegungsapparat durchziehen die Mehrzahl der Referate und auch die Diskussion als „roter Faden". Während die im stationären Bereich Tätigen in erster Linie – neben der besseren wissenschaftlichen Fundierung ihrer eigenen Aus-, Fort- und Weiterbildung – auf den Forschunbsbedarf hinweisen, der sich bei der Abstimmung von Therapieverfahren auf bestimmte Patientenmerkmale, bei der Organisation und besseren Einbindung von Leistungen der Rehabilitationsmedizin ins Gesundheitswesen sowie bei der Beurteilung von Therapieergebnissen (Outcome) ergibt, steht für die Kostenträger die Frage der Effektivität (wirksame Hilfe bei wirtschaftlichem Mitteleinsatz) im Zentrum des Interesses. Die wohnortnahen – nachsorgenden oder komplementären – Gesundheits- und Begleitdienste erhoffen sich aus dem Forschungsbereich vor allem Anleitungen zu vernünftiger Supervision und die Verbesserung von Kommunikationsstrukturen zwischen den Beteiligten der Rehabilitation sowie Systematisierung des Informationsflusses entlang der Rehabilitationskette. Bei den Selbsthilfegruppen stehen selbstverständlich, als Voraussetzungen für die Kooperation Betroffener mit den Fachberufen, die Nahtlosigkeit und bedarfsdeckende Gestaltung der Rehabilitationsangebote einschließlich deren besserer Anpassung an individuelle Patientenbedürfnisse ganz oben an, wenn von Hoffnungen auf die Wissenschaft die Rede ist. Der einzelne chronisch Kranke schließlich – zumal bei Erkrankungsbeginn – hegt oftmals hohe Erwartungen an die Forschung, die sich zumeist auf die Ermittlung von Krankheitsursachen und auf „die vollständige Heilung" richten, welche von der Medizin – schon gar von der Rehabilitationsforschung – nicht kurzfristig erfüllt werden können.

b) Ein Beitrag aus der rehabilitationsmedizinischen Outcome-Forschung

Dr. Th. Schochat aus der Rheumaklinik Bad Wurzach stellt eine Untersuchung anhand des MOPO-Fragebogens vor, der die Skalen (allgemeine) Mobilität/körperliche Aktivität, Geschicklichkeit, Handlungsfähigkeit im Haushalt, im sonstigen täglichen Leben, soziale Aktivität, Schmerz, Depressivität und Ängstlichkeit beinhaltet. Vor Darlegung der

Ergebnisse nimmt er Stellung zu den verwendeten Meßkriterien Reliabilität, Objektivität, Validität und Sensitivität. Die 18-Monate-Follow-Up-Studie an Patienten mit rheumatoider Arthritis konnte mit diesem Instrumentarium eindrucksvoll den Therapieeffekt einer absolvierten stationären Rehabilitationsmaßnahme belegen. Interessant für den Rheumatologen (und die Kostenträger) ist, daß deutliche positive Therapieeffekte für die Dauer von 6 Monaten anhielten, jedoch nach Ablauf eines Jahres nicht mehr einwandfrei nachgewiesen werden konnten. Wenn man bedenkt, daß es sich bei den Untersuchten um Menschen mit chronisch progredientem Leiden handelt und ins Kalkül zieht, was im Referat Schneider unter Ziffer 2. b) ausgesagt ist, so sind sowohl die objektivierbare Besserung für 6 Monate als auch die Verzögerung der Erkrankungsprogredienz um 1 Jahr als eindeutige Therapieerfolge anzusehen, und zwar für den Kranken wie für die soziale Gemeinschaft.

6. Die Schlußdiskussion

Natürlich hat ein solches Gespräch aller Referenten – mit Austausch zwischen Podium und Auditorium – vor allem den Zweck, zunächst einmal den Ist- und Sollzustand der klinischen und außerklinischen Rehabilitation miteinander zu vergleichen und festzustellen,

- was erforderlich und machbar ist, um den festgestellten Abstand zu überbrücken, aber auch
- wo die Ressourcen zu suchen sind, die diese Anstrengung möglich machen.

Der Vergleich selbst macht einvernehmlich sichtbar, daß die großen Lücken weder im rechtlichen Instrumentarium noch im stationären Rehabilitationsbereich, sondern in der ambulanten Versorgung einerseits und zweitens bei der örtlichen „Ansiedlung" von ausreichendem Fachwissen über chronische Krankheiten und die Rehabilitation allgemein, speziell aber über das weite Feld „Rheuma", liegen. Daraus ergibt sich

- für die Mangelabhilfe eine Schwerpunktsetzung auf die Aus-, Fort- und Weiterbildung von Fachkräften, vor allem von solchen mit niedergelassenem Status, sowie die Notwendigkeit weiterer angewandter Forschung mit Bezug auf optimale Formen der Versorgung;
- für die Ingangsetzung dieser Entwicklung eine Notwendigkeit auf Seiten der Gesellschaft, die dazu erforderlichen Mittel – vor allem Schulungskosten und Forschungsplanstellen – auch beizusteuern. Letzteres geht nicht nur die Sozialversicherungsträger an, sondern auch die Universitäten, andere Bildungs- und Forschungsinstitutionen sowie letztlich alle qualifizierten Dienste und Einrichtungen der Rehabilitation: Sie müssen zur Zusammenarbeit bereit sein und von ihrer Sachkenntnis auch gegenseitig Gebrauch machen – in der täglichen Arbeit wie im sozialen Raum, wo zusätzliche Ressourcen mobilisiert werden müssen.

Anschrift:

Prof. Dr. med. E. Jacobi
Chefarzt der Rheumaklinik
7954 Bad Wurzach

Arbeitsgruppe 5:

Zusammenarbeit bei der Rehabilitation Schädel-Hirn-Verletzter in Klinik, Wohnbereich, Schul- und Berufswelt

Leitung: ÄDir Dr. med. H. H. Janzik
Donnerstag, den 9. November 1989

Die Frührehabilitation bei Schädel-Hirn-Verletzungen

von W. Gobiet

Die Erfahrung hat gezeigt, daß nach schweren traumatischen Hirnfunktionsstörungen in der Regel der vorherige Zustand ohne spezielle Nachbehandlung nicht wieder erreicht werden kann.

Es ist ein aufwendiger medizinischer und therapeutischer Einsatz notwendig, um die Möglichkeit der Besserung oder gar der Ausheilung bestehender psychopathologischer, neurologischer und körperlicher Störungen herbeizuführen.

Die Maßnahmen müssen zu einem frühestmöglichen Zeitpunkt nach dem Ereignis einsetzen, um Erfolg für den Betroffenen zu bringen.

Das Ziel der neurotraumatologischen Rehabilitation ist sowohl die Selbständigkeit in den Dingen der Lebenspraxis als auch die soziale, schulische bzw. berufliche Wiedereingliederung. Das Konzept der Frührehabilitation beinhaltet, daß schon in der Akutklinik Maßnahmen der Rehabilitation eingeleitet werden. Weiterhin muß der Patient so früh wie möglich in eine entsprechend ausgerichtete Nachsorgeklinik verlegt werden.

Hierin liegt ein grundlegender Unterschied zu der bisher durchgeführten neurologischen Rehabilitation, welche normalerweise erst in einer späteren Krankheitsphase beginnt.

Es wird in der herkömmlichen Behandlung verlangt, daß der Patient wach und orientiert ist, sich selbst versorgen kann und eine ausreichende Motivation besteht (siehe Aufnahmevoraussetzungen für das sogenannte AHB-Verfahren).

Hingegen bietet der Patient im Bereich der Frührehabilitation noch ein schweres Krankheitsbild mit ausgeprägten psychopathologischen, neurologischen und körperlichen Ausfällen sowie Hilflosigkeit in vielen Dingen des täglichen Lebens.

In der Akutklinik werden normalerweise die medizinischen Erfordernisse im Mittelpunkt der Bemühungen stehen. Hier geht es darum, lebenserhaltende Maßnahmen durchzuführen und durch operative Eingriffe unmittelbare Bedrohungen des Patienten abzuwehren.

Die rehabilitative Behandlung ist deswegen in der Akutklinik sowohl vom zeitlichen Ausmaß als auch von der Möglichkeit der Spezialisierung der einzelnen Behandler beschränkt.

Einmal sollen die Liegezeiten so kurz wie möglich gehalten werden. Zum anderen müssen die Stellenpläne auf die Erfordernisse der Akutversorgung ausgelegt werden und lassen deswegen wenig Raum für die Notwendigkeit einer Rehabilitation in der frühen Phase.

Dennoch können und müssen schon einige grundlegende frührehabilitative Maßnahmen im Rahmen der Akutklinik durchgeführt werden. Dazu gehört die allgemeine Aktivierung durch häufige Ansprache, das Training der Belastbarkeit durch Sitzen auf der Bettkante und im Rollstuhl sowie Übungen zur Körperpflege, ferner ständige Anleitung zur Orientierung im Krankenzimmer und in der Klinik.

Im Bereich der Krankengymnastik kommt es während der Akuttherapiephase darauf an, die oft erhöhten spastischen Reaktionen der Muskulatur (mit pathologischen Bewegungsmustern) durch entsprechend gezielte Therapie abzubauen und die freie Gelenksbeweglichkeit zu sichern.

Werden die beschriebenen Maßnahmen in der Akutklinik konsequent und intensiv genug durchgeführt, so bilden sie eine wesentliche Grundlage für die weitere Behandlung in der Nachsorgeklinik.

Frührehabilitation in der Nachsorgeklinik

So früh wie möglich muß sich dann die Verlegung in eine Nachsorgeklinik zur Weiterführung der beschriebenen frührehabilitativen Maßnahmen anschließen, um die Therapie optimal gestalten zu können.
Der Patient bietet zu diesem Zeitpunkt noch ein ausgeprägtes Krankheitsbild mit abklingendem Mittelhirnsyndrom, pathologischem Reflexverhalten, er ist versorgt mit Trachealkanüle, Magensonde, Blasenkatheter, hat Kontrakturen in den einzelnen Gelenken oder leidet noch an teils belastungsstabilen, teils nicht belastungsstabilen Frakturen in unterschiedlichen Abheilungsstadien.

Der Patient befindet sich entweder noch im sogenannten apallischen Syndrom mit fehlenden auditiven, visuellen, taktilen Kontakten oder er zeigt schon Zeichen der beginnenden Remissionsphase. Hier sind erstmalige, wenn auch nur kurzzeitige Kontakte auf auditive, visuelle oder taktile Reize zu beobachten.

Wegen des ausgeprägten Krankheitsbildes muß die medizinische Vollversorgung dieser Patienten gewährleistet sein. Dies bedeutet: Vorhandensein einer Intensiv- bzw. einer Überwachungsstation mit dem notwendigen neurotraumatologisch und intensivmedizinisch erfahrenen ärztlichen und pflegerischen Personal, die entsprechende technische Ausrüstung inclusive Labor, Neuroradiologie sowie die Möglichkeiten konsiliarischer Untersuchungen in den Fächern Unfallchirurgie, Augen-, HNO- und Innere Medizin sowie Neurochirurgie (Abb. 1).

Medizinische Behandlung:

Intensivmedizinisch
Labor
Neuroradiologie
Konsil

Abbildung 1: Grundlagen der Frührehabilitation in einer Nachsorgeklinik

Das Therapiekonzept umfaßt eine enge Verknüpfung von körperlichen, geistigen und intensivmedizinischen Maßnahmen.

Aus diesem Grunde kommt auf das Pflegepersonal neben den normalen Maßnahmen der Grund- und Behandlungspflege auch eine wesentliche therapeutische Aufgabe zu.

Hier sind es die aktivierenden Maßnahmen, wie Ansprache, um Reaktionen hervorzurufen, Training der Nahrungsaufnahme und Lebenspraxis sowie Mobilisierung und Steigerung der Belastbarkeit durch Sitzen im Rollstuhl und Fortbewegen in der Klinik, hinzu kommen Sprachanbahnung und Verhaltenstraining.

Unter den speziellen therapeutischen Maßnahmen ist es Aufgabe der Krankengymnastik, den Abbau des oft massiven pathologischen Reflexmusters durchzuführen. Hilfreich sind hier redressierende Maßnahmen wie Schienen, Innenschuhe oder zirkuläre Gipse, Medikamente und gezielte Eisbehandlungen (Kriotherapie).

Neben der Anbahnung der physiologischen Stell- und Haltungsreflexe ist die Anbahnung der Willkürmotorik in den oberen und unteren Extremitäten äußerst wichtig. Die frühe selbständige Fortbewegung innerhalb der Klinik fördert normalerweise die Orientierung und die Belastbarkeit sowie das Konzentrationsvermögen, so daß ein positiver Effekt auf die psychopathologische Situation des Patienten erreicht wird.

Im Bereich der Ergotherapie werden ebenfalls funktionelle Übungen zum Aufbau der gestörten Motorik im Bereich der oberen Extremitäten sowie des Rumpfes durchgeführt.

Ähnlich wie in der Krankengymnastik muß auch hier das Ziel sein, die paretisch geführte Führungshand frühzeitig zum Einsatz zu bringen. Ein Umschulen auf die nicht-paretische Seite sollte nur in Ausnahmefällen erfolgen.
Der unkontrollierte und frühzeitige Einsatz der gesunden Hand führt dazu, daß in vielen Fällen die paretische Seite auch in ihrer künftigen Entwicklung „unterdrückt" wird.

Weiterhin werden im Bereich der Ergotherapie Übungen zur Stärkung der Wahrnehmung, der Konzentration, der körperlichen und geistigen Belastbarkeit und zum Training der alltäglichen Lebenspraxis durchgeführt (Abb. 2).

Ein wesentliches Moment nimmt die neuropädagogische Frühförderung ein.

Therapeutische Maßnahmen (A):

Allgemein Aktivierend

Ansprache – Nahrungsaufnahme
Belastbarkeit – Körperpflege

Krankengymnastik

Stellreflexe – Kontrakturen
Paresen – Koordination
Fortbewegung

Ergotherapie

Motorik
Lebenspraktisch
Wahrnehmung
Hirnleistung

Abbildung 2: Die notwendigen therapeutischen Maßnahmen müssen das gesamte Spektrum der intellektuellen, kognitiven sowie neurologischen Störungen abdecken

Der Therapieansatz besteht darin, daß z.B. durch Rückgriff auf prätraumatisch vorhandenes schulisches Wissen ein Wiedererlangen der gestörten intellektuellen und kognitiven Fähigkeiten erreicht werden soll.

Zunächst werden durch den Therapeuten die noch vorhandenen geistigen und körperlichen Funktionen diagnostiziert. So wird etwa versucht, durch Kombination von taktilen, akustischen und optischen Reizen „Antworten" des Patienten hervorzurufen. Diese werden in der Regel zunächst noch ungezielt sein, gehen im Laufe der Behandlung dann jedoch in gezielte und reproduzierbare einfache Handlungsabläufe wie zum Beispiel „Drücken der Hand" oder „Schließen der Augen" über.
Über das Erkennen von Farben und Formen soll dann die Einordnung von Zahlen und

Buchstaben erreicht werden. Das Erlesen eines Wortes oder das Durchrechnen einer Aufgabe ist bereits eine komplexere Leistung, die schon allein an die visuelle Wahrnehmung eine beträchtliche Anforderung stellt.

In dieser Phase machen sich besonders Wahrnehmungsdefizite und Sehleistungsstörungen bemerkbar wie zum Beispiel Gesichtsfeldausfälle, Doppelbilder, Nystagmus, Verschwommensehen oder Störungen des Fixationsvermögens.

Im weiteren Aufbau des neuropädagogischen Übungsprogrammes kommt es dann zur Durchführung kleiner Rechnungen und zu schriftsprachlicher Äußerung (Abb. 3).

Bei allen diesen Maßnahmen muß ebenfalls die Funktion des paretisch oder koordinativ gestörten Führungsarmes berücksichtigt werden. Häufig kann dies erst durch Versorgung mit entsprechenden Schreibhilfen erreicht werden.

Wenn die Sprechfähigkeit nicht gänzlich gestört ist, sollten jetzt die ersten Sprachansätze durch Wortformungen erfolgen.

Die neuropädagogische Therapie hat in der Frühphase für den Patienten verschiedene Vorteile:

Es handelt sich bei schädel-hirn-verletzten Patienten im wesentlichen um jüngere Unfallverletzte (Durchschnittsalter 23 Jahre), welche entweder noch in der Schule, in der Lehre oder in einer frühen Phase des Erwerbslebens stehen. Hier ist es unumgänglich, frühzeitig die schulischen Belange wiederaufzunehmen und in das Therapiekonzept einzubauen, um später den nahtlosen Übergang in die weitere Ausbildung zu ermöglichen.

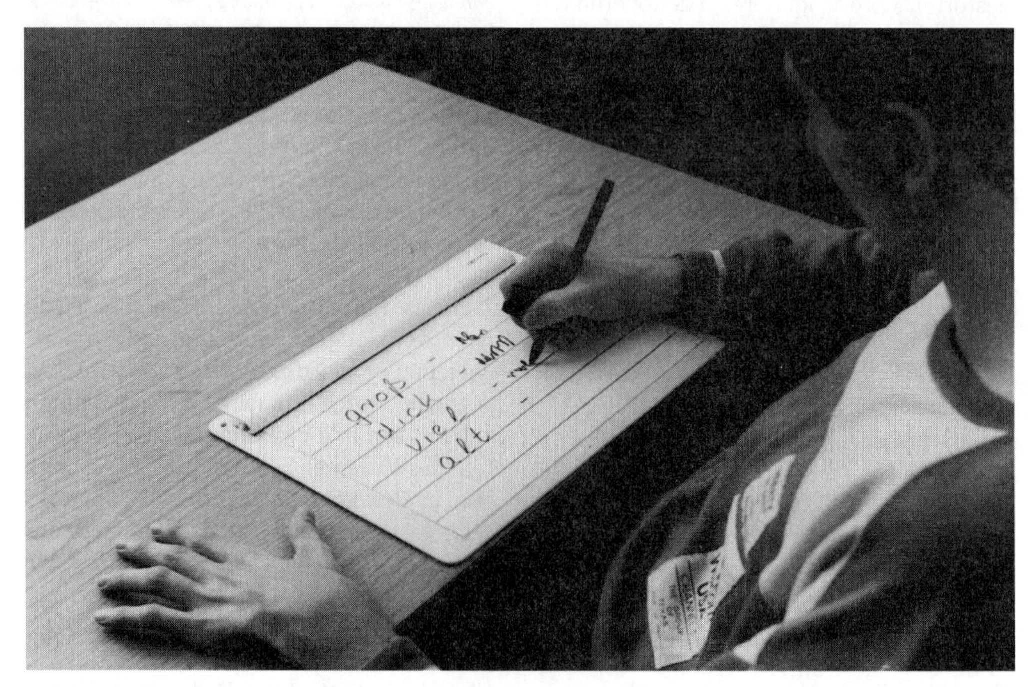

Abbildung 3: Frühzeitige Schreibübungen mit entsprechenden Schreibhilfen verbessern die kognitiven Störungen und fördern die Entwicklung von Fein- und Grobmotorik in der paretischen Hand

Weiterhin ist es beim Einsatz von pädagogischer Therapie möglich, laufend und sicher den aktuellen Leistungsstand des Patienten unter Berücksichtigung des prätraumatischen Zustandes zu beurteilen. Erfahrungsgemäß bietet gerade die Arbeit in den Bereichen Deutsch und Mathematik eine erhebliche Motivation des in seiner Hirnleistung schwer eingeschränkten Patienten.

Allerdings ist zu sagen, daß die Inhalte der pädagogischen Therapie auf die Bedürfnisse und das Schadensbild des Patienten adaptiert werden müssen, so daß schulische Abläufe wie Lehrpläne nicht ohne große Veränderungen übernommen werden können.

Wie die Erfahrung gezeigt hat, bietet die beschriebene neuropädagogische Therapie weiterhin gute Ansätze zur gleichzeitigen Behandlung der bestehenden kognitiven Ausfälle wie zur Frühförderung von Aufmerksamkeit, Umstellungsfähigkeit sowie Belastbarkeit (Abb. 4).

Therapeutische Maßnahmen (B)

Pädagogische Frühförderung

Aufgreifen vorhandener Reaktionen (Auditiv, visuell, taktil)

Wahrnehmung
(Form, Farbe, Zahl, Buchstabe)

Sprache Verhalten
Konzentration Orientierung
Merkfähigkeit Funktional

Abbildung 4: Die neuropädagogische Frühförderung ist ein wesentliches Moment in der Frührehabilitation verletzter Patienten.
Durch Rückgriff auf Altwissen wird mit pädagogischen Mitteln ein gezielter Aufbau der kognitiven und intellektuellen Störungen erreicht.

Mit großem Erfolg kann auch die computergestützte Therapie in der Frührehabilitation hirnverletzter Patienten eingesetzt werden. Voraussetzung hierfür ist eine behindertengerechte Tastatur sowie eine entsprechend ausreichende und kontrastreiche Buchstabengröße auf dem Bildschirm (Abb. 5).

Entsprechend den oben beschriebenen neuropädagogischen Therapieansätzen werden anfangs einfache Rechenaufgaben und Einzeldarstellungen mit großer Schrift aus dem 10er-Bereich vorgegeben und dann steigernd zu Additions-, Subtraktions-, Multiplikations- und Divisionsaufgaben im höheren Zahlenbereich ausgeweitet. Über das Wiedererlangen der Grundrechenarten kommt es dann zu zusammengesetzten Aufgaben mit unterschiedlichen Schwierigkeitsgraden und zu einfachen Textaufgaben.
Im Bereich Deutsch werden Ergänzungen fehlender Buchstaben, Wortfindungsübungen, Ergänzen fehlender Wörter und Sätze bis zum Erfassen kurzer Sätze geübt.

Die Erfahrung hat gezeigt, daß auch intellektuell, kognitiv sowie körperlich schwerst eingeschränkte Patienten in der Lage sind, mit Hilfe des Computers entsprechende Aufgaben zu bewältigen. In vielen Fällen konnten wir feststellen, daß der extrem körperlich behinderte Patient eigentlich nur mit Hilfe des Computers in der Lage war, in dieser frühen Phase aktiv an seiner Therapie teilzunehmen.[1]).

Die Technik des Computers, verbunden mit erwachsenengerechter Darstellung, motiviert in den meisten Fällen sehr stark. Aller-

[1]) Für die Unterstützung eines größer angelegten Projektes zur Erprobung des Computereinsatzes in der neurotraumatologischen Frührehabilitation dankt die Neurologische Klinik Hessisch Oldendorf dem Kuratorium zur Förderung von Menschen mit Schäden am Zentralnervensystem (Kuratorium ZNS), dessen Präsidentin Frau Hannelore Kohl ist.

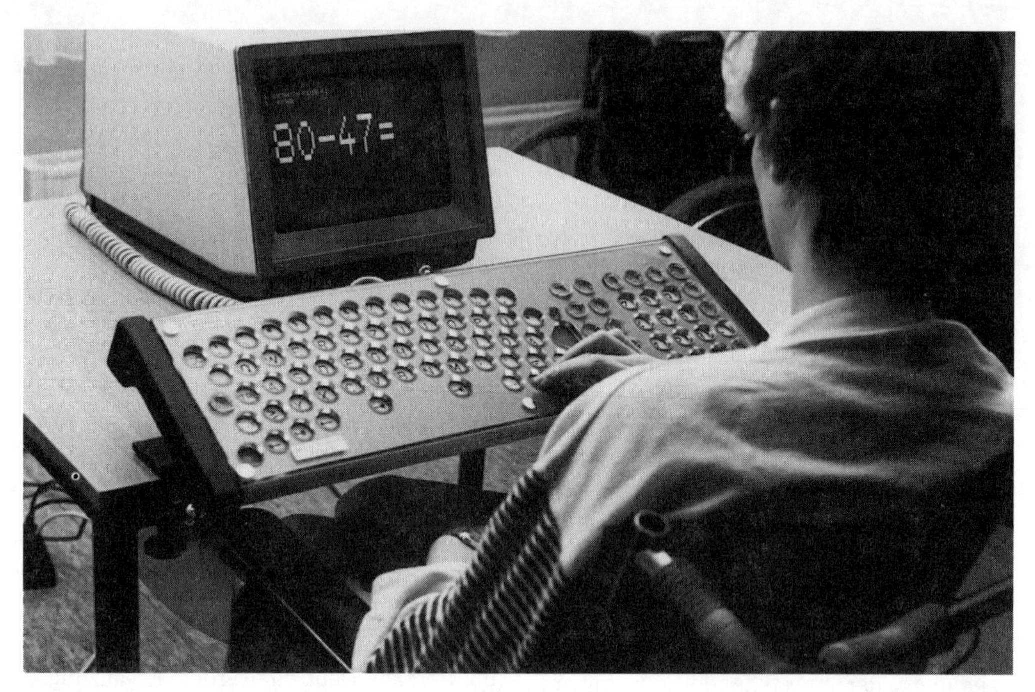

Abbildung 5: Unterstützend kommt die computergestützte Therapie zur Darstellung. Mit Hilfe einer behindertengerechten Tastatur können auch bei schwerst bewegungsgestörten Patienten gezielte therapeutische Maßnahmen durchgeführt werden.

dings ist zu sagen, daß im Sinne eines Medienwechsels Aufgaben am Computer und Wahrnehmungsübungen, Greif- und Schwungübungen sowie schriftliche Übungen innerhalb einer Stunde oder eines Therapietages sinnvoll miteinander abwechseln sollten.

Die Therapieinhalte der pädagogischen Frühförderung werden im Stundentakt in Gruppen mit etwa drei Patienten durchgeführt. Somit hat der Therapeut Gelegenheit, während Phasen verminderter Vigilanz mit einem anderen Patienten so lange zu arbeiten, bis sich die Vigilanz des erstbehandelten Patienten gebessert hat.

Durch die Arbeit in kleinen Gruppen erfolgt auch ein Verhaltens- und Kommunikationstraining.

So früh wie möglich sollten sich gezielte sprachtherapeutische Maßnahmen mit Atemtraining, Förderung von Mund- und Zungenmotorik, Aufbau von Sprachverständnis und Wiedergabe anschließen mit dem Ziel, die freie Kommunikation des Patienten zu erreichen.

Die beschriebenen Therapien müssen eng koordiniert werden mit den medizinischen und pflegerischen Erfordernissen.

Der Verlauf einer solchen Frührehabilitation ist oft sehr mühevoll. Es gehört ein großes Fachwissen, aber auch eine entsprechende Hingabe und Geduld aller Beteiligten dazu, um von den anfangs bestehenden (nur minimalen) Antworten des Patienten auf äußere Reize durch immerwährendes Training schließlich zum Schreiben, Lesen, Sprechen, zur Fortbewegung und zur Selbstversorgung zu kommen.

Allerdings muß auch gesagt werden, daß es für alle Beteiligten ein oft befriedigendes und beglückendes Erlebnis ist, wenn nach Wochen oder sogar Monaten der intensiven Therapie dann die erwarteten Erfolge zu beobachten sind.

Es ist davon auszugehen, daß bei schwerstgeschädigten Patienten, welche nach ihrem Unfall eine Bewußtlosigkeit von zwei bis vier Wochen erlitten haben, die beschriebenen Maßnahmen der Frührehabilitation zwischen einem halben und einem Jahr andauern.

Oft erleben die Therapeuten, aber auch die Angehörigen, Einbrüche in der geistigen, körperlichen oder seelischen Verfassung des Patienten, die dann in gemeinsamen Bemühungen wieder aufgehoben werden müssen.

Der enge Kontakt mit den Angehörigen ist unumgänglich, um sie einmal effektiv in das Rehabilitationsgeschehen einzuschalten, zum anderen, um ihnen die schwere Zeit ertragen zu helfen.

Regelmäßige Wochenendbeurlaubungen fördern die Bindung an die angestammte, gewohnte Umgebung, die Freunde und Bekannten.

Allerdings muß bei Patienten, die ihren stationären Aufenthalt nicht unterbrechen (können), in der Klinik die Therapie über das Wochenende sowie über Feiertage lückenlos fortgeführt werden, um nicht den Erfolg der ganzen Woche in Frage zu stellen.

Wenn es mit all den beschriebenen Maßnahmen gelingt, den Patienten so weit zu bringen, daß er sich selbst versorgen kann, voll wach und orientiert sowie motiviert ist, die Therapie weiter fortzusetzen, ist die Phase der Frührehabilitation beendet.

Da zu diesem Zeitpunkt mit Sicherheit noch psychopathologische und neurologische Ausfälle bestehen, müssen sich jetzt noch Maßnahmen der weiterführenden Rehabilitation anschließen, welche dann gezielt auf berufliche und schulische Belange ausgerichtet sind.

Die Erfahrung hat gezeigt, daß bei schwerst schädelhirnverletzten Patienten, welche nicht der beschriebenen Frührehabilitation zugeführt wurden, die Ergebnisse in bezug auf den sozialen, schulischen und beruflichen Eingliederungserfolg auch auf Dauer oft erheblich schlechter sind als mit den beschriebenen Maßnahmen.

So gelang es bei rund 80 % aller schwerst schädelhirnverletzten Patienten der Neurologischen Klinik Hessisch Oldendorf, welche nahtlos aus den Akutkliniken dorthin verlegt wurden, sie in einen Zustand der Selbstversorgung, des weitgehend normalen Verhaltens und damit zumindest der häuslichen Integration zu bringen.

In der Literatur werden ohne diese Maßnahmen Raten von nur 30 bis 40 % angegeben.

Es ist daher zu fordern, daß nach schweren Schädel-Hirn-Verletzungen die frühzeitige Einweisung in ein entsprechend personell und organisatorisch ausgerüstetes neurologisches Zentrum der Frührehabilitation erfolgt. Ein geeigneter Ort für diese wichtige Therapie sind die neurologischen Nachsorgekrankenhäuser.

Auch die schwerste traumatische Hirnschädigung ist heute keine aussichtslose Situation mehr.
Allerdings ist eine enge Zusammenarbeit der Kostenträger sowie der Akut- und Nachsorgeklinik notwendig, um die Kette der Rehabilitation und Nachsorge lückenlos zu schließen.

Anschrift:

Ärztlicher Direktor
Dr. med. W. Gobiet
Neurologische Klinik des
Bundes Deutscher Hirnbeschädigter
(BDH)
Postfach 280
3253 Hessisch Oldendorf

Krankengymnastik bei Schädel-Hirn-Verletzten

von N. M. Busin

Schädel-Hirn-Verletzte als große, nicht sehr homogene Gruppe von Patienten zeigen zahlreiche Unterschiede in Bezug auf physische wie psychische Befunde. Der Krankengymnast muß alle möglichen Kombinationen dabei mit in Betracht ziehen und daraus das therapeutische Ziel entwickeln, angepaßt an die individuellen Symptome und Voraussetzungen.

Wie für jede andere Störung, die eine krankengymnastische Rehabilitation notwendig macht, ist auch hier eine kontinuierliche Befunderhebung grundlegend, um realistische Ziele zu stecken und ihre Behandlung mit Hilfe verschiedener Behandlungsmethoden diesen immer wieder anzupassen. Der Befund des Patienten besteht aus einem subjektiven und einem objektiven Teil.

Subjektive Informationen kann man durch Befragung des Patienten sowie der Angehörigen erhalten. Wenn die Situation des Patienten eine direkte Befragung nicht zuläßt, wird die Rolle der Familie besonders wichtig: Die Anamnese über geistige und körperliche Aktivitäten vor und nach der Verletzung wird im Hinblick auf die Therapie berücksichtigt.

Die objektive Befunderhebung basiert auf einer sorgfältigen Analyse der Symptome. Der generelle Muskeltonus, ebenso wie der Tonus einzelner Körper-Segmente, die Möglichkeiten selektiver Bewegungen, Stabilität und Mobilität in verschiedenen Positionen, auch der Gleichgewichtsreaktionen, die Oberflächen- und Tiefensensibilität, Reaktionen auf Schmerz-Stimulation, Kontrakturen oder eventuelle Decubiti (Druckgeschwüre) werden in diesem Status beachtet. Der Einfluß der verschiedenen, sich zeigenden Kombinationen auf funktionelle Aktivitäten wird dabei abgeschätzt. Der mögliche Einsatz von Medikamenten, ebenso wie von Hilfsmitteln, sollte bekannt sein und im Hinblick auf die geplante Therapie erwogen werden.
Eine gute Befunderhebung ist der Schlüssel für eine realistische therapeutische Zielsetzung, sowohl kurzfristig als auch über einen längeren Zeitraum.

Das ideale Ziel wäre in allen Fällen, einen normalen Muskeltonus zu erreichen. Dieser ermöglicht dann selektive Bewegungen und ein Maximum an funktioneller Freiheit. Verbesserung von Kontrakturen, Wiederherstellung von Sensibilität und Heilung eventuell vorhandener Decubiti sind ebenso wichtig.

Objektive Befunde können natürlich die letztendlichen prognostischen Erwartungen begrenzen. Jedoch sollte man bedenken, daß die Möglichkeiten der Rehabilitation eines jeden Patienten mit individueller Pathologie große Unterschiede zuläßt. Daher ist eine ständige Anpassung unserer festgesetzten Ziele notwendig. Die Bedürfnisse jedes Patienten sind ebenso wichtig: ein junger, geistig aktiver Patient wird sich nicht mit den selben Aktivitäten zufriedengeben, die einen achtzigjährigen, pensionierten Patienten im täglichen Leben durchaus zufriedenstellen können.

Die Auswahl der Behandlungsmethoden, die man benutzt, um die angestrebten Ziele zu erreichen, folgt keinen starren Regeln. Die wachsende Zahl von Methoden, die heute in der Krankengymnastik verfügbar sind, kann verwirren. Der Krankengymnast sollte daher nicht nur in der Lage sein, die wirkungsvollste Behandlungsmethode zu wählen, sondern diese auch mit anderen Methoden und Maßnahmen zu kombinieren. Ein Patient kann zum Beispiel nicht in der Lage sein, durch Facilitation nach Bobath sitzen zu lernen, wenn er durch eine steife Wirbelsäule blokkiert ist. In einem solchen Fall kann durch manuelle Therapie die Wirbelsäule mobilisiert werden, um die Bobath-Methode effektvoller zu machen.
Stabilität und Mobilität, ebenso wie die Kombination von beiden, werden in verschiedenen Stellungen durch alle Behandlungsmethoden (Bobath, PNF, Votja, Johnstone, Rood, und so weiter) stimuliert. Aktive und passive Bewegungen, physikalische Stimulation (Eis, Bürste, „tapping", und so weiter), Approximation von Gelenken, Schienen, Stehbrett oder Stehpult, werden bei diesen Methoden verschieden kombiniert. Hilfsmittel werden ausprobiert und eventuell bestellt und angepaßt, ebenso Rollstühle, um den mit den oben erwähnten Mitteln angestrebten Fortschritt zu unterstützen.

Die langen Zeiträume neurologischer Rehabilitation machen eine enge Beziehung zwischen Patient und Therapeut notwendig. Der Therapeut muß trotzdem eine objektive Betrachtungsweise behalten, um eine optimale Behandlung durchzuführen.

Die Motivation des Patienten sollte besonders in Hinsicht auf die mögliche Wiederherstellung der Alltagsfunktionen gefördert werden. Persönliche Zufriedenheit über die erreichten Fortschritte im täglichen Routine-Programm ist genau so wichtig. Man sollte, beispielsweise, jedem Patienten genug Zeit und Möglichkeiten lassen, um Aktivitäten auch allein auszuführen, die er in der Therapie gelernt hat. Nur dadurch kann man dem Patienten verdeutlichen, daß er Fortschritte gemacht hat und daß er diese Fortschritte in Zukunft für sich selber einsetzen kann, nicht, um den Therapeuten zufriedenzustellen.

Familiäre Beteiligung ist ein anderer wichtiger Bestandteil während der Therapie. Familienmitglieder können den Patienten sowohl physisch als auch psychisch unterstützen, indem sie das Programm vervollständigen, das der Therapeut durchführt. Sie werden angeleitet, Übungen und Bewegungsübergänge zu unterstützen.

Die familiäre Kooperation mit dem behandelnden Therapeuten wird durch Hausbesuche intensiviert, wobei versucht wird, die bestmöglichen Voraussetzungen für den Patienten zu Hause zu schaffen. Die Anwesenheit des Ergotherapeuten bei diesen Hausbesuchen ist allerdings ebenso notwendig.

Wenn eine Situation erreicht ist, in der keine weiteren großen Fortschritte erwartet werden können, ist die Aufgabe der Krankengymnastik darum nicht weniger wichtig. Das Erhalten der erreichten Ziele und die Vorbeugung von Komplikationen fordern ständige Therapie. Regelmäßig weiterführende Krankengymnastik oder kurze Perioden ihrer Wiederaufnahme sind dafür wichtig und sollten während der folgenden Jahre durchgehalten werden.

Zusammenfassend ist zu sagen, daß die Komplexität des Krankheitsbildes jedes Schädel-Hirn-Trauma-Patienten einen genau angefertigten Plan notwendig macht. Der Erfolg ist abhängig von der optimalen Zusammenarbeit zwischen Krankengymnasten, anderen Therapeuten des Teams sowie Patienten und Familienangehörigen. Jede dieser Personen ist unentbehrlich, um die Bedingungen mitzugestalten, die für optimale körperliche und geistige Wiederherstellung ausschlaggebend sein können.

Anschrift:

Frau N. M. Busin
Krankengymnastin
Neurologisches Rehabilitationszentrum
„Godeshöhe"
Waldstraße 2–10
5300 Bonn 2

Ergotherapie in der neurologischen Rehabilitation

von K. Bubbe

Zu berichten ist hier über folgende Elemente der ergotherapeutischen Tätigkeit:

- Befundaufnahme und Verlaufskontrolle
- Standardmethoden und Behandlungsschwerpunkte
- Kommunikation und technische Hilfen
- Team- und Angehörigenarbeit
- Selbsthilfe-, Stadt- und Haushaltstraining
- Entlassung und Anbahnung der ambulanten Therapie

In der stationären neurologischen Rehabilitation betreuen und behandeln wir Patienten in der Phase zwischen der Verlegung von der Intensivstation und der Entlassung nach Hause oder in eine die Rehabilitation fortführende Institution.

Wenn unsere Arbeit beginnt, kann das Befinden und Verhalten des Patienten noch erheblich beeinträchtigt sein. Die Arbeit mit dem Schädel-Hirn-Verletzten muß zum frühstmöglichen Zeitpunkt beginnen. Als Voraussetzung sollte er jedoch zumindest ein elementares Bewußtsein und die Fähigkeit zum passiven Erleben besitzen. Es darf kein neurologisches Endstadium erreicht sein; die Therapie muß also eine Chance haben.

Grundlage für eine sinnvolle und erfolgreiche Behandlung sind sehr viel Geduld und ausreichend Zeit. Diese beiden Faktoren stehen be sonders im Vordergrund, bis ein Kontakt hergestellt ist, indem das erste schwache Signal vom Patienten zurückkommt.

Schädel-Hirn-Traumatiker haben ihren eigenen Rhythmus. Sie sind nicht Tag für Tag zur gleichen Zeit im selben Maße aufnahme- und leistungsfähig. Ihre Schlaf- und Wachphasen sind weniger von der Tageszeit als von den neuropsychischen Belastungsmomenten abhängig. Wir würden uns daher noch mehr Flexibilität bezüglich der Behandlungstermine wünschen, was leider aus organisatorischen Gründen sehr schwierig ist.

Der erste Eindruck, den der Patient vom Therapeuten und dessen Arbeit bekommt, ist oft ausschlaggebend für seine Einstellung zur Therapie und für die gesamte Entwicklung. Wir Ergotherapeuten nehmen uns für diesen Erstkontakt Zeit und lassen ihm die entsprechende Bedeutung zukommen. Dem vorausgehend holen wir uns Informationen beim behandelnden Arzt, dem Pflegepersonal und den Angehörigen, welche uns wichtige Angaben über prämorbide Vorlieben und Ängste des Patienten machen können.

Zunächst wird eine Befundaufnahme erstellt, wobei alle Sinneskanäle, vor allem auch die senso-motorischen Qualitäten einbezogen werden. Die soziale Situation und die prämorbiden Fähigkeiten des Patienten werden berücksichtigt.

Zur weiteren Verlaufsbeobachtung gehören koordinierte Verhaltensbeobachtungen und eine tagebuchähnliche Dokumentation. Sie werden durch visuelle Medien ergänzt, um später (auch dem Patienten selbst) eine eindrucksvolle Demonstration seiner Entwicklung zu ermöglichen.

Von entscheidender Bedeutung sind die Möglichkeiten der Kommunikation mit dem Patienten. Das Suchen und Finden eines gemeinsamen Niveaus ist Grundlage für alle weiteren Behandlungsschritte und deren Erfolg. Wir setzen dort an, wo wir Selbstheilungstendenzen des Patienten entdecken. Zeigt dieser eventuell Autostimulationen, nutzen wir sie, um über diesen Reiz einen Kontakt herzustellen.

Man muß also sehr genau beobachten und dem Patienten viel Zeit lassen, um zu reagieren. Wir verwenden einfache Reize, die allenfalls in Stärke und Dauer variieren. Dem Patienten geben wir so eine gewisse Sicherheit, denn durch ständiges Aufnehmen und Zurückgeben fühlt er sich verstanden und das Wiedererkennen ist bereits ein erster Lernerfolg.

Dem eigenen Bedürfnis nach Abwechslung dürfen wir nicht voreilig nachgeben, sondern wir lassen den Patienten das Tempo bestimmen.

Durch häufigen Hand- und Hautkontakt werden soziale Erfahrungen möglich. Wir reden mit dem Patienten langsam und in kurzen, eindeutigen Sätzen. Auf keinen Fall sprechen wir zu laut oder lassen den ganzen Tag das Radio an, denn hirnverletzte Menschen sind sehr geräuschempfindlich. Die Fähigkeit zu hören, bleibt oft als letzte Sinnesleistung erhalten. Diese Tatsache sollte auch bei Gesprächen über den Patienten in dessen Anwesenheit immer berücksichtigt werden.

Der Patient befühlt mit unserer Hilfe seinen eigenen Körper, die Kanülen und Schläuche sowie andere Fremdkörper in seiner nächsten Umgebung. Er „begreift“ sein Umfeld. Nach dem Motto „Hand formt Hirn“ werden zunächst die einfachsten und grundlegendsten Erfahrungen vermittelt. Später schließen sich speziellere Übungen an, wobei wir, falls vom Patienten nichts anderes vorgegeben, keine Entwicklungsstufe überspringen.

Sobald wie möglich werden die Bewegungen nicht mehr geleitet, sondern über den taktil-kinästhetischen Kanal (Affolter) lediglich provoziert, denn nur aktive Planung kann letztlich zu sinnvollen Handlungen führen.

In dieser Behandlungsphase sind die Phantasie und Aufmerksamkeit des Therapeuten besonders gefordert. Es gilt, keine Möglichkeit auszulassen, um den Patienten zu erreichen und kein Zeichen, das er gibt, zu übersehen. Ein Zurückgleiten muß verhindert werden!

So früh wie möglich beginnen wir mit der Mund- und Eßtherapie. Sie hilft, den Patienten von der Sonde zu entwöhnen und soll verhindern, daß er auf Grund seiner gestörten Mimik mißverstanden wird. Trotz umfassender Rehabilitationsmaßnahmen werden Behinderungen der Gesichts-, speziell der Mundpartie häufig vernachlässigt.
Meine Kollegin, Frau Budde, wird dieses Thema noch eingehend behandeln.

Technische Hilfen zur Kommunikation bieten wir nur an, wenn eine sprachliche Weiterentwicklung unwahrscheinlich ist. Es besteht zumindest die Gefahr, daß alternative Möglichkeiten vernachlässigt werden und der Antrieb, sich zu verbalisieren, gebremst wird.

Die ersten Geräte sind meist optische und akustische Signalgeber, welche dem Patienten Willensäußerungen ermöglichen. Voraussetzung für eine umfangreiche Versorgung, insbesondere bei hohem Kostenaufwand, sind das Interesse des Patienten und seine Eignung für den sinnvollen Umgang mit dem Gerät.

Der vermehrte Einsatz von Computern in allen Lebensbereichen läßt die Arbeit mit diesem Hilfsmittel immer natürlicher und unkomplizierter werden. Ein Problem besteht inzwischen (neben der zu sichernden Kostenübernahme) darin, aus der Vielzahl der Produkte das geeignete auszuwählen. Der Patient sollte weder unter- noch überversorgt sein. Um das zu gewährleisten, erproben unsere Patienten an hauseigenen Geräten, welche Ansprüche sie an ein eigenes System stellen würden.
Viele Kostenträger lehnen diese Art von Hilfen mit der Begründung ab, sie seien nicht „lebensnotwendig". Bleibt die Frage, wie man „Leben" definiert. Wir meinen, daß die computergestützte Kommunikation mit anderen Menschen und die durch ein Umweltkontrollsystem gewährleistete Selbständigkeit als existenzielle Bestandteile des Daseins anerkannt werden müssen.

Sie sind eigentlich als Prothesen zu bezeichnen, da sie verlorengegangene Funktionen ersetzen und unabhängiger von fremder Hilfe machen.

Falls das Schädel-Hirn-Trauma Blindheit oder eine starke Sehbehinderung zur Folge hat, gehen wir auf dieses zusätzliche Handicap ein, indem wir ein gezieltes lebenspraktisches Training und eine Tastschulung durchführen. Durch Sensibilisierung der Restsinne und das Aufzeigen von Kompensationsmöglichkeiten soll eine größtmögliche Selbständigkeit erreicht werden. Da die Blindheit meist von anderen hirnorganischen Defekten begleitet wird, ist ein konventionelles Mobilitätstraining oft nicht möglich. Unser Ziel ist die Anwendung verschiedener Ordnungsschemata und der adäquate Einsatz von Orientierungshilfen.

Eine gute Zusammenarbeit aller Fachbereiche sichert die lückenlose Behandlung des Patienten. Ständiger Austausch und koordinierte Verhaltensbeobachtungen werden durch regelmäßig stattfindende Teamsitzungen gewährleistet. Stationsbezogenes Arbeiten ermöglichst uns einen umfassenden Informationsaustausch mit dem Pflegepersonal.

Zumeist aus den Reihen der Jugendlichen gehen hin und wieder sogenannte „Lieblingspatienten" hervor. Bei oft monatelangem Aufenthalt ist dies vielleicht eine natürliche Entwicklung. Aber dieser Umstand birgt Gefahren, deren man sich bewußt sein sollte und die beim gemeinsamen Konzept berücksichtigt werden müssen. In keinem Fall darf es zu Konkurrenzverhalten oder einseitigen Zugeständnissen kommen.

Eine transparente Arbeitsweise und die Weitergabe von Informationen sind daher unerläßlich. Aus diesem Grund finden von seiten der Ärzte Therapievisiten statt, bei denen sie sich ein Bild vom derzeitigen Behandlungsstand und den Fortschritten des Patienten machen können. Arzt und Therapeut tauschen sich über die gemeinsamen Patienten aus und prüfen das Konzept.

Unter diesem Aspekt werden auch die Angehörigen in die Therapie einbezogen. Sie können die Grundstimmung des Patienten oft entscheidend beeinflussen. Sie liefern uns wichtige Informationen über sein Leben vor dem Ereignis, denn sie kennen seine Interessen und Gewohnheiten. Angehörige haben einen starken emotionalen Einfluß und sprechen den Patienten in besonderer Weise an. Wir sollten diese Möglichkeit vor allem in der Frühphase berücksichtigen. Dennoch kann es auch zu einer weniger günstigen Entwicklung kommen. Sind Familienmitglieder enttäuscht oder unzufrieden, weil vielleicht die Hoffnung auf völlige Wiederherstellung unerfüllt bleibt, spürt es auch der Patient. Oder sie können mit der Verweigerungshaltung und der Aggression des Patienten nicht umgehen, obwohl diese therapeutisch betrachtet, mitunter einen positiven Entwicklungsschritt darstellen. Wir versuchen, durch klärende Gespräche Verständnis zu wekken und zeigen im praktischen Umgang wie Alternativen aussehen.

Das Selbsthilfetraining und die Hilfsmittelversorgung sollen dem Patienten auch nach der Entlassung einen größtmöglichen Freiraum sichern und die Familie entlasten.

Wir arbeiten mit dem Pflegepersonal nach einem gemeinsamen Konzept, wenn wir zum Selbsthilfetraining auf Station gehen. Der Patient lernt Tricks und Hilfsmittel kennen, die ihm das An- und Auskleiden und die körperliche Hygiene erleichtern. Mit Hilfe einer Bewertungsskala, welche Teilbereiche des Barthel-Index enthält, werden Fortschritte im Bereich der Selbständigkeit gemeinsam beobachtet und festgehalten. Seine Benutzung macht den Verlauf überschaubar und sichert ein einheitliches Vorgehen.

Der Patient wird so früh wie möglich nicht mehr nur versorgt, sondern übernimmt eigene Aufgaben, bei denen er allenfalls noch Anleitung findet. „Satt und sauber" ist als Pflegeziel nicht mehr ausreichend. Orientierungshilfen und stützende Maßnahmen müssen von allen Beteiligten im gleichen Umfang und in derselben Qualität angeboten werden.

Mit dem Ziel, so weit wie möglich unabhängig von fremder Hilfe zu machen, werden auch Stadt- und Haushaltstraining durchgeführt. Soll der Patient das Erlernte auch zu Hause umsetzen und weiterentwickeln, muß er entsprechend günstige Bedingungen vorfinden. Das ist ausschlaggebend für seine medizinische-soziale Rehabilitation. Aus diesem Grund ist der Hausbesuch fester Bestandteil unseres Konzeptes. Krankengymnast und Ergotherapeut, eventuell auch Sozialarbeiter, begleiten den Patienten nach Hause. Dort können neben der Familie auch Vertreter von Hilfsorganisationen oder vom Kostenträger anwesend sein. Angehörige werden im Gebrauch von technischen Hilfen angeleitet und alle Situationen werden vor Ort vom Patienten erprobt. Zu diesem Zweck können hauseigene Hilfsmittel mitgenommen und an Ort und Stelle eingesetzt werden. Mit der Entlassung stellt sich die Frage nach der Anbahnung der weiteren ambulanten therapeutischen Versorgung. Es sollte gewährleistet sein, daß der erreichte Standard gehalten und die weitere Entwicklung des Patienten unterstützt werden. Außerdem müssen Hilfsmittel und Handschienen von Zeit zu Zeit mitunter neu adaptiert werden. Aus diesen Gründen empfehlen wir häufig die ambulante Therapie und stellen den Kontakt zu niedergelassenen Ergotherapeuten her.
Mit dem Einverständnis des Patienten wird ein ausführlicher Abschlußbericht weitergeleitet, damit die niedergelassenen Kollegen dort ansetzen können, wo die stationäre Therapie beendet wurde.

Anschrift:

Frau K. Bubbe
leitende Ergotherapeutin,
Neurologisches Rehabilitationszentrum
„Godeshöhe"
Waldstraße 2–10
5300 Bonn 2

Zusammenarbeit bei der Rehabilitation Schädel-Hirn-Verletzter zwischen Klinik, Wohnbereich, Schul- und Berufswelt

von M. Budde

Das Referat von Frau Bubbe hat einen Einblick in die vielfältigen ergotherapeutischen Aufgaben bei der klinischen Arbeit mit Schädel-Hirn-Verletzten gegeben. Durch die meisten Therapieverfahren sollen die Grundlagen zu einem selbständigen Leben geschaffen werden. Bei der häuslichen Rehabilitation stehen die Therapieverfahren oft eher im Hintergrund. Ich werde daher in meinem Vortrag weniger auf Behandlungstechniken eingehen. An einem Patienten-Beispiel möchte ich ihnen die Faktoren aufzeigen, die die häusliche Rehabilitation sowie ihre Einordnung zwischen Klinik einerseits und Schul- und Berufsbereich andererseits bestimmen. Denn es geht hier um „Zusammenarbeit".

Frau I. (Mitte Vierzig, verheiratet, 2 schulpflichtige Kinder) wird nach vielen Monaten aus der Klinik entlassen. Sie ist rechtsseitig gelähmt und teilweise auf den Rollstuhl angewiesen. In der Klinik hat sie gelernt, sich selbständig anzuziehen, kleinere Mahlzeiten zuzubereiten, mit dem Rollstuhl umzugehen und einige Schritte frei zu gehen. Sie gilt trotz ihrer Restlähmung als weitgehend selbständig.
Wenige Tage nach der Entlassung beginne ich mit meiner Therapie. Beim ersten Kontakt versuche ich, gemeinsam mit Frau I. und ihren Angehörigen, eine Liste der bestehenden Probleme aufzustellen. Welche Schwierigkeiten dabei für den einzelnen im Vordergrund stehen, ist bezeichnend.

Frau I. versteht z.B. nicht, daß sie in der Klinik fast selbständig war und zu Hause immer wieder die Hilfe ihrer Kinder in Anspruch nehmen muß. Herrn I. stört die veränderte Persönlichkeit seiner Frau. Sie war vor dem Unfall unternehmungslustig und fröhlich. Selten wurde ihr etwas zu viel. Jetzt kapselt sie sich ab, ist einsilbig, schnell überfordert und kann ihren Tagesablauf nicht planen. Den Kindern ist es unangenehm, mit der Mutter gemeinsam zu essen, da sie manchmal sabbert.

Ich bin über die Liste nicht verwundert. Schädel-Hirn-Verletzte sind in ihrer Flexibilität eingeschränkt. Frau I. hat nur in der Klinik Selbsthilfetraining erhalten. Ihre Therapeutin konnte nicht, wie Frau Bubbe, zu Hause ein Küchentraining durchführen und Hilfsmittel erproben. Frau I. hat somit nicht gelernt, ihre Fähigkeiten in den häuslichen Bereich zu übertragen.

Daß Frau I. ihren Tagesablauf nicht planen kann, ist nach den langen Monaten in der Klinik auch kein Wunder. In der ganzen Zeit wurde ihr durch vorgegebene Stundenpläne und durch den Klinikalltag eine Planung abgenommen. Wenn man es genau nimmt, waren Eigeninitiative und Selbstbestimmung dort sogar eher unerwünscht. Sie muß nun langsam wieder lernen, ihre Zeit einzuteilen. Durch ihre veränderten Lebensbedingungen (die meisten Dinge müssen jetzt vom Rollstuhl aus erledigt werden) wird die Planung

noch erschwert, ihr Zeitbedarf steigt. Daß Frau I. sich abkapselt, beruht nicht auf mangelnder Eigeninitiative oder Flexibilität, wie sich im Verlauf unseres Gespräches herausstellt. Sie hat an den Reaktionen ihrer Umgebung gespürt, daß mit ihrem Gesichtsausdruck etwas nicht stimmt. Außerdem hat sie im Zusammenleben mit ihrer Familie bemerkt, daß sie nicht mehr so gepflegt wie zuvor essen kann. In der Klinik waren viele, die sabberten, da fiel sie nicht aus dem Rahmen ihrer Umgebung.
Inhalt der zweiten Therapiestunde ist es dann, mit Frau I. Schwerpunkte für die Behandlung zu setzen. Einige Probleme unserer Liste können durch wenige Handgriffe (z. B. umstellen der Möbel) oder Änderung der Tagesplanung gelöst werden. Da das Gesicht eine wichtige „Kommunikationsmöglichkeit" ist, steht bei Frau I. die Mund-/Eßtherapie im Vordergrund der Behandlung.

Ich habe einige Bilder mitgebracht, auf denen zwei Kolleginnen Teile der Behandlungstechnik demonstrieren.
Auf dem ersten Bild sehen sie, wie meine Kollegin mit ihrem Finger in den Mund der „Patientin" fährt. Sie hält den Kopf dabei in einem sicheren Griff in leichter Rotation. Ein Beißreflex wird dadurch vermieden. Der Daumen am Kiefergelenk gibt zusätzlich eine Rückmeldung darüber, ob dennoch ein Reflex ausgelöst wurde. Der Finger, der sich im Mund befindet, soll einerseits die Sensibilität trainieren und zum anderen Auskunft über die Muskelspannung in der Wangenmuskulatur geben.

Die Sensibilität im Mund von Frau I. war vermindert. Damit sie überhaupt spürte, daß sie etwas im Mund hatte, mußte sie große Bissen zu sich nehmen.

Das nächste Bild zeigt, wie der Tonus einer verspannten Wangenmuskulatur herabgesetzt wird. Die elektrische Zahnbürste wird mit der Rückseite auf die Wange gelegt. Die gleichmäßige Vibration der Bürste wirkt dabei tonusregulierend (kurze „Tabs" setzen dagegen den Tonus herauf!).
Das letzte Bild zeigt, wie ein Patient mit Joghurt gefüttert wird. Für viele Patienten nach Halbseitenlähmung ist das Essen von Joghurt besonders schwierig. Die weiche Masse gibt wenig Rückmeldungen. Sie spüren daher nicht, ob sie noch etwas im Mund haben oder nicht.
Gezielte Übungen der mimischen Muskulatur unterstützen die Eßtherapie, obwohl auch ohne diese Übungen meist schon eine Verbesserung der Mimik beobachtet werden kann.

Im Unterschied zur klinischen Rehabilitation beziehe ich die Angehörigen von Frau I. aktiv in die Therapieplanung mit ein. Nur so ist gewährleistet, daß die „Hausaufgaben" täglich durchgeführt werden. Tägliches Training kann und soll nicht durch einen Therapeuten erfolgen! Selbstständigkeit hat etwas mit Selbstverantwortung zu tun. In dem Moment, wo Frau I. die Verantwortung für sich selbst an andere abgibt, werden sich Fortschritte kaum noch einstellen.

Die wichtigste Aufgabe des niedergelassenen Ergotherapeuten liegt in meinen Augen daher nicht in der Erlangung neuer Muskelfunktionen. Es ist mehr meine Aufgabe, den in der Klinik erreichten Selbsthilfestand in den Alltag zu übertragen und zu stabilisieren. Des weiteren muß ich neu aufkommende Probleme rechtzeitig erkennen und mit dem Patienten nach Lösungsmöglichkeiten suchen.
Zusammenarbeit heißt für mich, die ganze Familie zu begleiten, und mit ihnen Schwierigkeiten des Zusammenlebens zu besprechen. Immer wieder müssen die Folgen der Schädel-Hirn-Verletzung erklärt werden. Wenn man nämlich die Gründe für ein Verhalten kennt, kann man leichter damit umgehen. Zusammenarbeit bedeutet aber auch, daß die Kollegen in der Klinik mich über den Patien-

ten und seine Entlassung frühzeitig informieren, um eine optimale Rehabilitation zu gewährleisten. Die Information muß neben Verhaltensauffälligkeiten Angaben über gelieferte und bestellte Hilfsmittel beinhalten, damit die Versorgung mit und der Gebrauch der Hilfsmittel überprüft bzw. trainiert werden können.

Nun ist in dem von mir gewählten Beispiel die Patientin von Beruf „Hausfrau". Würde sie einem gewerblichen Beruf in Wirtschaft oder Verwaltung nachgehen, so müßten sich für die Ergotherapeutin weitere Aufgaben im Anschluß an das Haushaltstraining ergeben. Ähnliches würde gelten, wenn der Patient ein Jugendlicher ist, der nach der Medizinischen Rehabilitationsphase in die Schule zurückkehrt.

Bei Unfallpatienten wird die „Brückenfunktion" der niedergelassenen Ergotherapeutin meist dadurch wesentlich erleichtert, daß ein Mitarbeiter des Fachdienstes der gesetzlichen Unfallversicherung wichtige Eingliederungsaufgaben (Kontakte mit Schule und Arbeitgeber, Mithilfe bei der Klärung von Anpassungs- und Hilfsmittelfragen in Schule und Beruf) übernimmt. Im Einzelfall können weitere Partner beteiligt sein (Mitarbeiter mit „nachgehenden" Aufgaben aus der Rehabilitationseinrichtung, Helfer der Hauptfürsorgestellen, Fachleute des Technischen Dienstes der Arbeitsämter). Hier ist die weiterbehandelnde, niedergelassene Ergotherapeutin als Partnerin für den „fallbezogenen" Erfahrungsaustausch im Bedarfsfall gefragt.

Das Vorgehen ist prinzipiell ähnlich wie beim Haushalts- und Wohnbereichstraining: Bestandsaufnahme der Gegebenheiten sowohl in Schule und Arbeitsbereich als auch bei den für Schüler/Berufstätige nötigen Selbstversorgungs-, Schul- und Berufswegen. Erstellung einer Liste, in der Schwierigkeiten, die im einzelnen überwunden werden müssen, aufgeführt sind. Klärung von Anpassungsmöglichkeiten bei den genannten Gegebenheiten; Empfehlung, Anpassung und Gebrauchstraining bei Hilfsmitteln; schließlich Konzipierung und Durchführung von Therapie- und Selbsthilfetrainingsmaßnahmen entweder speziell funktionsverbessernder oder – falls dies nicht möglich ist – kompensatorischer Art. Wieviel Zusammenarbeit hier nötig ist – und mit welchen Partnern – liegt auf der Hand.

Anschrift:

Frau M. Budde
niedergelassene Ergotherapeutin
Westliche Straße 34
7530 Pforzheim

Die Behandlung neuropsychologischer Störungen im Rahmen der Rehabilitation Schädel-Hirn-Verletzter

von W. Hartje

Die neuropsychologischen Folgen von Schädel-Hirn-Traumen sind vielfältig. Sie betreffen in unterschiedlicher Ausprägung und Kombination die Funktionen Wahrnehmung, Aufmerksamkeit, Antrieb, Gedächtnis, räumliche Orientierung, Intelligenz und Problemlösungen, planvolles Handeln, Sprache und Emotionalität. Störungen dieser Leistungen können relativ isoliert, z.B. als Aphasie oder Hemineglect, oder in Kombination bis hin zu diffusen Allgemeinbeeinträchtigungen auftreten.

Für die Patienten führen diese Störungen zu Behinderungen in der Lebensführung, der Schul- oder Berufsausbildung, zu Einschränkungen der Selbständigkeit und zu Verunsicherungen ihrer sozialen Einbettung.

Die neuropsychologischen Funktionsbeeinträchtigungen müssen in ihrer Bedeutung für die Lebensführung der Patienten gesehen werden. Eine abstrakte, isolierte Betrachtung (und ein dementsprechend abstrakter Behandlungsversuch) gehen am entscheidenden Problem vorbei.

Bei der Diagnostik wie bei der Behandlung muß vor einer Unterschätzung der Bedeutung „geringfügiger" Funktionsstörungen gewarnt werden. Gerade leichte Behinderungen im Bereich der geistigen und seelischen Funktionen können zu erheblichen Problemen in der sozialen und beruflichen Wiedereingliederung der Patienten führen, da sie von den Mitmenschen nicht ohne weiteres als Behinderung wahrgenommen werden können und so zu falschen Bewertungen des Verhaltens und der Leistungsschwächen der Betroffenen führen können („Simulant", „Rentenneurotiker", „Hypochonder" etc.).

Das Ziel der neuropsychologischen Behandlung ist die Verbesserung der Leistungsfähigkeit und die Wiederherstellung einer ausreichenden emotionalen Stabilität, die Wiederaufnahme der Berufstätigkeit bzw. die Fortsetzung der Ausbildung, das Wiedererlangen der Selbständigkeit bzw. die Verminderung der Abhängigkeit und die Vermeidung sozialer Isolierung. Aus dieser Zielsetzung ergibt sich zwangsläufig, daß die neuropsychologische Behandlung Teil der Gesamtbemühung um die Rehabilitation der Patienten ist, gemeinsam mit Physio-, Ergo-, Psychotherapie sowie sozialer Betreuung.
Voraussetzung der Behandlungsplanung ist eine differenzierte diagnostische Erfassung von Funktionsstörungen, aber auch von Funktionsstärken in den oben genannten Bereichen. Hierzu liegen ausreichende psychometrische Testverfahren vor, denen im Vergleich zu nicht standardisierten Untersuchungsverfahren, jedenfalls soweit es die Leistungsdiagnostik betrifft, der Vorzug gegeben werden sollte. Testverfahren mit psychometrischen Qualitäten eignen sich

auch besser zur Kontrolle der Behandlungseffekte in Verlaufsuntersuchungen.
Die vorwiegend angewandten Methoden der neuropsychologischen Therapie beziehen sich auf einzelne Leistungssektoren und verfolgen drei Strategien: die Restitution, Reorganisation und/oder Kompensation von gestörten Funktionen. Nach der Restitutionsstrategie werden die beeinträchtigten Funktionen direkt geübt, d.h. bei Verlangsamung wird Reaktionsschnelligkeit, Wahrnehmungs- oder Auffassungsschnelligkeit geübt, bei Aufmerksamkeitsstörungen werden Vigilanz, selektive und geteilte Aufmerksamkeit sowie die Aktivierung der Aufmerksamkeit (Alertness) geübt. Bei Behandlungen nach der Reorganisationsstrategie wird eine Umstrukturierung der Funktionen angestrebt. So wird z.B. bei Störungen der sprachlichen Lern- und Merkfähigkeit versucht, die Leistung durch gezielte Aktivierung visueller, nonverbaler Assoziationen zu verbessern (Imagery-Technique). Andere Beispiele sind die melodische Intonationstherapie bei aphasischen Sprachstörungen oder das Umstellen auf ein Kommunikationssystem mit artifiziellen visuellen Symbolen. Diesen Ansätzen liegt die Annahme zu Grunde, daß durch die entsprechenden Übungen eine zumindest teilweise Reorganisation der neuronalen Substrate von Funktionen bewirkt werden kann, z.B. eine stärkere Einbeziehung des Verarbeitungssystems der rechten Hemisphäre des Gehirns. n vielen Fällen wird sich an die Behandlung nach diesen beiden Prinzipien das Bemühen anschließen müssen, die nicht wiederherstellbaren Funktionen durch kompensatorische externe Hilfsmittel zu unterstützen oder zu ersetzen. Dies gilt z.B. für Patienten mit globaler Amnesie, bei denen sich der Einsatz elektronischer Erinnerungshilfen mit akustischen Hinweissignalen und visueller Anzeige der zu erinnernden Fakten oder auszuführenden Handlungen bewährt hat.

In den letzten Jahren sind unterschiedliche Tendenzen der neuropsychologischen Behandlung deutlich geworden. Während auf der einen Seite das Bestreben steht, in Verbindung mit noch differenzierterer Diagnostik die Spezifität der Funktionsübungen zu erhöhen, wird auf der anderen Seite versucht, der Behandlung eine größere Alltagsnähe und Alltagsrelevanz zu verleihen. So stehen z.B. dem Training spezifischer Aufmerksamkeitsaspekte oder sehr differenzierter Komponenten der Raumwahrnehmung Arbeitsplatz-Übungen, kombinierte sprachliche und nichtsprachliche Kommunikationsübungen sowie die Erarbeitung von Bewältigungsstrategien im Alltag gegenüber.

Hinzu kommt das erhöhte Bewußtsein für die an sich immer schon bekannte Tatsache, daß Rehabilitation ohne wirkliche Einbeziehung der Patienten und ihrer Bezugspersonen, ohne Förderung der Selbstwahrnehmung der Patienten und ohne psychosoziale Betreuung sowohl während der stationären Behandlung als auch insbesondere anschließend (ambulant), wenig erfolgversprechend ist. Auch neuropsychologische Behandlung geschieht nicht am, sondern mit dem Patienten.

Es besteht keinerlei Grund anzunehmen, daß sich diese Ansätze gegenseitig ausschließen würden. Ihre Verknüpfung und Abstimmung aufeinander ist vielmehr wünschenswert. Dies setzt natürlich eine enge Kooperation der verschiedenen Therapeuten voraus.

Die zunehmende Verwendung von Computern erleichtert die Gestaltung und flexible Handhabung von Funktionsübungen. Viele Übungen wären ohne den Einsatz von Computern sicher kaum realisierbar. Die Verwendung von Computern kann auch (in der Zeit der Bildschirmarbeitsplätze) die Alltagsnähe und die Alltagsrelevanz der Übungen steigern. Computergestützte Übungen dürfen jedoch sicher nicht als etwas an sich therapeutisch Besonderes betrachtet werden. Sie sollten auch keinesfalls dazu verleiten, die Patienten mit sich und dem Computer „allein zu lassen".

Die Weiterentwicklung der neuropsychologischen Behandlung muß, wie in allen anderen Disziplinen, ein ständiges Hinterfragen und Überprüfen des eigenen Tuns implizieren. Dies dient der Verbesserung der Effizienz der Bemühungen (nicht der Selbstrechtfertigung, wie manchmal befürchtet oder gefordert). In diesem Zusammenhang sei abschließend darauf hingewiesen, daß Rehabilitation, gleich welcher Art, sich nicht von der Forschung abgrenzen darf, wenn man nicht auf eine Weiterentwicklung verzichten will. Und diese Forschung kann eigentlich nur dort sinnvoll ausgeführt werden, wo Rehabilitation betrieben wird; eine lockere Kooperation mit Universitäten ohne eigenen Einsatz von Mitteln erscheint hier nicht ausreichend.

Literatur beim Verfasser.

Anschrift:

Dipl.-Psych. Prof. Dr. phil. W. Hartje
Lehr- und Forschungsbereich Neuropsychologie
an der Neurologischen Klinik der
Rheinisch-Westfälischen
Technischen Hochschule Aachen
Pauwelsstraße 1
5100 Aachen 1

Psychotherapie und Soziotherapie bei Schädel-Hirn-Verletzten

von I. Lulei-Janzik und R. Klotz

Einleitung

Seit Juni 1984 existiert in unserer Klinik eine Station, auf der neurotraumatisch geschädigte Patienten mit psychischen Schwierigkeiten nach einem umfassenden psychotherapeutischen Konzept behandelt werden.

Die psychischen Störungen bestanden entweder prämorbid oder sind reaktiv nach einem Krankheitsereignis aufgetreten, nachfolgend durch die Umweltbedingungen verstärkt worden und befinden sich meist in einem „verfestigten Zustand", der dem Patienten eine Einsicht in die psychische Bedingtheit oder Mitbedingtheit seiner Situation und seines Befindens unmöglich macht, so daß er aus eigenen Kräften keine Änderung herbeiführen kann, wodurch eine Wiedereingliederung in den Beruf und in die soziale Umwelt verhindert wird.

Die psychischen Auffälligkeiten bestehen in neurotischer Fehlentwicklung, psychosomatischen Störungen, reaktiven Störungen, psychiatrischen Störungen, sexuellen Störungen, Störungen des Eßverhaltens, Störungen der Partnerbeziehung, antisozialem Verhalten bzw. in der Abhängigkeit von Alkohol, Drogen oder Tabletten. Zumeist müssen mehrere dieser Problembereiche gleichzeitig behandelt werden.

Insgesamt wurden bisher 530 Patienten auf der Psychotherapie-Station betreut, darunter 175 Patienten mit vorausgegangenen Schädelhirntraumen.

Das therapeutische Programm, das Einzel- und Gruppentherapie, Bewegungstherapie, Rollenspiele, Gedächtnisübungsgruppen und neuropsychologische Funktionstrainingsgruppen umfaßt, bietet einen festen, strukturierten Rahmen, der es den Patienten ermöglicht, auf unterschiedlichen Ebenen Erfahrungen mit dem eigenen Verhalten und Beziehungen zu anderen zu sammeln, die dann wiederum therapeutisch nutzbar gemacht werden können. Ziel ist der Aufbau von innerer Stabilität, von Selbstbewußtsein und Eigenverantwortung.

Nach Abschluß der Maßnahme steht unseren Patienten, aber auch allen anderen Patienten im Hause, eine 14tägig stattfindende abendliche Therapiegruppe zur Verfügung, in der aktuelle Probleme beim Übergang vom Rehabilitationszentrum in den normalen Alltag besprochen werden können.

Ein zweiter therapeutischer Schwerpunkt liegt in dem Versuch, das gesamte soziale Umfeld, sowohl innerhalb der Klinik als auch außerhalb, mit in den therapeutischen Prozeß einzubeziehen, um zum einen unerwünschte Einflüsse zu verhindern, zum anderen innerhalb dieses Umfelds bestehende Probleme mitzubearbeiten (Abb. 1).

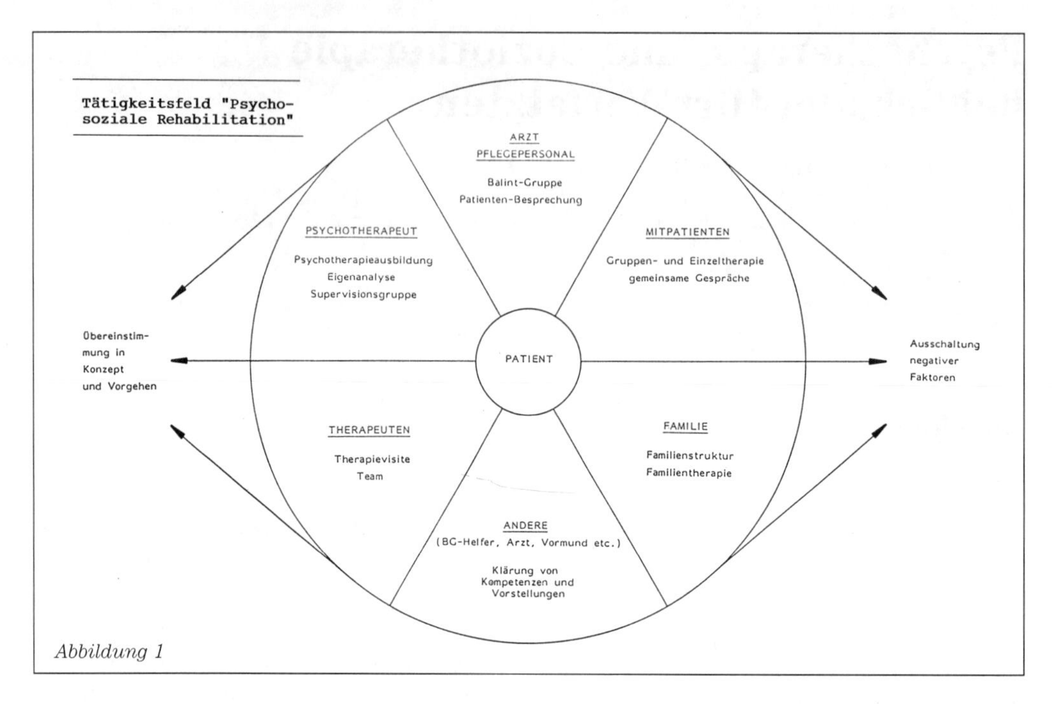

Abbildung 1

Die Patienten werden von drei Psychologen betreut, die jeweils über eine oder zwei abgeschlossene Therapieausbildungen (mit Eigenanalyse) verfügen. Für diese Psychologen findet einmal wöchentlich eine hausinterne Supervisionsgruppe statt.

Das Pflegepersonal und der Stationsarzt nehmen an regelmäßigen Balint-Gruppen teil, zudem findet gemeinsam mit den Psychologen zweimal wöchentlich eine ausführliche Patientenbesprechung statt, bei der Therapiekonzepte und das konkrete Vorgehen ausführlich erklärt und besprochen werden.

Fest der Station zugeordnet sind eine Ergotherapeutin, eine Krankengymnastin, ein Rehabilitationsberater und jeweils ein Vertreter aus den verschiedenen berufsbezogenen Bereichen. Das ganze therapeutische Team trifft sich regelmäßig bei den Teambesprechungen, die mit dem Patienten stattfinden und die den Verlauf des Aufenthaltes und die Abschlußempfehlung wesentlich mitbestimmen. Außerdem findet einmal wöchentlich eine Therapievisite statt, bei der der Stationsarzt mit einem der Psychologen die Patienten in den verschiedenen Berufsbereichen aufsucht, um Schwierigkeiten und Probleme gleich vor Ort besprechen zu können.

Die Übereinstimmung aller beteiligten Personen innerhalb der Klinik in bezug auf Therapiekonzept, Ziele und konkrete Vorgehensweisen ist eine unabdingbare Voraussetzung für das Gelingen der Rehabilitation bei diesen schwierigen Patienten. Sie ist trotz aller Bemühungen nicht in allen Fällen zu erreichen, was zu Abbrüchen der Maßnahmen oder Entlassung von Patienten aus diszplinarischen Gründen führen kann.

Der Umgang mit den vielfältigen und äußerst unterschiedlichen psychischen Störungen unserer Patienten erfordert von allen Therapeuten ein hohes Maß an beruflicher Kompetenz, Flexibilität, Einfühlungsvermögen und Belastbarkeit. Jeder einzelne muß sich selbst und sein Verhalten immer wieder hinterfragen und zur Diskussion stellen, zu Verhaltensänderungen bereit sein.

Ebenso wichtig wie eine kongruente Vorgehensweise des therapeutischen Personals in der Klinik ist die Einbeziehung weiterer wichtiger Bezugspersonen innerhalb und außerhalb der Klinik in den therapeutischen Prozeß.

Oft kommt es zu Konflikten, aber auch zu engen Beziehungen mit Mitpatienten, die den Rehabilitationsverlauf erschweren und manchmal behindern. Diese Beziehungen müssen in der Einzel- und Gruppentherapie mitbearbeitet werden, vereinzelt werden auch klärende Gespräche mit den Beteiligten gemeinsam geführt.

Eine besonders wichtige Rolle spielen die Familienangehörigen; ohne deren Übereinstimmung in bezug auf die Rehabilitationsziele, ist eine Rehabilitation nahezu unmöglich. Wir beziehen daher bei fast allen unseren Patienten die Familienangehörigen mit ein, es findet zumindest ein Gespräch statt, bei dem die Familienstruktur geklärt wird, die Rolle, die der Patient in diesem Familiensystem spielt, und in dem die Vorstellungen der ganzen Familie für die Zukunft deutlich gemacht werden. Falls nötig (und falls die Motivation vorhanden ist), wird eine Familientherapie während des gesamten Rehabilitationsverlaufes, in einzelnen Fällen auch danach, durchgeführt.

Wichtig sind nach unseren Erfahrungen auch weitere Personen außerhalb der Klinik, wie z. B. Berufshelfer, Ärzte und Psychotherapeuten. Falls sich hier Konflikte und Diskrepanzen in den Vorstellungen über den Rehabilitationsverlauf zeigen, werden auch diese Personen zu gemeinsamen Gesprächen gebeten, um Konpetenzen und Vorstellungen abzuklären.

Am Wochenende übernehmen die Psychologen einen Rufbereitschaftsdienst, um bei akuten Krisen intervenieren zu können, aber auch um die Möglichkeit zu nutzen, Familienangehörige auf informellem Wege kennenzulernen und erste Gesprächskontakte zu knüpfen.

Fast alle Patienten auf der Psychotherapiestation werden auch im berufsbezogenen Bereich erprobt und überprüft, wobei eine berufliche Wiedereingliederung dieser Patienten nur mit Hilfe einer Persönlichkeitsveränderung bzw. Aufarbeitung bestehender Problematiken und aktueller Schwierigkeiten stattfinden kann. Daher ist es wichtig, nach erfolgreicher Erprobung in unserem Haus eine externe Erprobung durchzuführen, um Schwierigkeiten, die sich im normalen beruflichen Alltag ergeben, noch während des stationären Aufenthaltes mitbearbeiten zu können.
Durch unsere Arbeit, die die Patienten praktisch rund um die Uhr und auf allen Ebenen erfaßte, war es möglich, auch als aussichtslos geltende Rehabilitationsfälle beruflich und sozial wieder einzugliedern.

Wichtig wäre eine übergangsweise psychotherapeutische Weiterbetreuung am Heimatort, was wir für Patienten aus der näheren Umgebung durch Weiterführung der Einzeltherapie, der ambulanten Gruppe und der Familientherapie durchzuführen versuchen, wobei unsere Kapazitäten begrenzt sind und für Patienten aus weiteren Entfernungen eine Teilnahme nicht möglich ist.

Tabelle 1 zeigt die wichtigsten Symptome der Patienten mit Schädelhirntrauma (SHT) und auf der Psychotherapiestation insgesamt (B6 gesamt).

Spezielle Probleme bei der Psychotherapie mit Schädelhirntraumatikern

1. Eine besondere Schwierigkeit liegt in der Kombination mehrerer Störungen z. B. von

Tabelle 1

Symptome	SHT	B6
Konzentrations- und Gedächtnisstörungen	65,3	67,1
Denkstörungen	22,5	25,0
Psychoreaktive Veränderungen	53,0	56,7
Depressive Stimmung	34,7	50,0
Gehobene Stimmung	10,2	9,1
Dysphorische Stimmung	10,2	4,9
Affektstörungen (eingeengt)	38,8	35,4
Neurosen	43,1	52,1
Schizophrener Formenkreis	6,1	4,2
Orientierungsstörungen	2,0	7,3
Kritikminderung/Motivationsmangel	38,8	20,7
Psychomotorisch verlangsamt	42,9	47,0

hirnorganischem Psychosyndrom mit einer starken Kopfschmerzsymptomatik, Kritikminderung, dysphorische oder gehobene Stimmung und neurotische Fehlentwicklung. Es ist dann schon bei der Eingangsdiagnostik schwierig zu differenzieren, inwieweit hirnorganische Störungen die gefundenen Einschränkungen bedingen oder inwieweit sie durch psychische Faktoren entstanden sind oder „unterhalten" werden. Bei jeder Belastung kann die Kopfschmerzsymptomatik in den Vordergrund treten; darüber hinausgehende hirnorganische Defizite oder psychische Störungen werden nicht gesehen, Therapiewünsche richten sich oft ausschließlich auf die Behandlung der Kopfschmerzen, eine Arbeitserprobung kann, zumeist nach kurzer Zeit, an mangelnder Belastbarkeit scheitern. Erst durch genaue Beobachtung im Rahmen unserer engmaschigen Betreuung und sofortige Rückmeldung aus anderen therapeutischen Bereichen kann hier im Laufe des Aufenthaltes auch für den Patienten Klarheit geschaffen werden und entsprechende Veränderungsstrategien und Verhaltensmöglichkeiten können mitentwickelt werden.

2. Gerade bei jüngeren Patienten ist das Schädelhirntrauma häufig ein Ereignis, das dazu führt, daß der Patient wieder in sein Elternhaus zurückkehrt, die Kinderrolle wieder einnimmt, in seinem gesamten Verhalten regrediert und seine Bedürfnisse gänzlich auf Versorgung und Schonung ausrichtet. In diesen Fällen ist es unerläßlich, die Familie mit einzubeziehen, da nur über eine Veränderung des gesamten Familiensystems eine Verhaltensänderung bei Patienten erreicht werden kann.

3. Eine weitere Gruppe von Patienten mit Schädelhirntraumen neigt dazu, vorhandene hirnorganisch bedingte Defizite zu negieren, erlebte Leistungseinschränkungen oder Leistungsversagen auf psychische Faktoren oder Umweltbedingungen zu schieben, womit eine realistische Zielsetzung im beruflichen und sozialen Bereich erschwert oder verhindert wird.

4. Bei anderen Gruppen von Patienten nach Schädelhirntrauma liegt der gegenteilige Mechanismus vor; Störungen im Leistungsverhalten, die auf Schwierigkeiten

im persönlichen Bereich beruhen, werden hirnorganischen Faktoren zugeschrieben, die eigene Beteiligung und damit auch Veränderungsmöglichkeiten werden verleugnet oder nicht wahrgenommen.

Trotz all dieser Schwierigkeiten, die bis zum Zeitpunkt der Aufnahme häufig über Jahre hinweg eine berufliche Wiedereingliederung verhindert hatten und die zumeist schon mehrere Rehabilitationsversuche zum Scheitern gebracht haben, konnten wir aufgrund der äußerst personal- und zeitaufwendigen Bemühungen auf unserer Psychotherapiestation die meisten Patienten beruflich und sozial rehabilitieren.

Soziotherapie

Im Verlauf unserer therapeutischen Arbeit fiel uns auf, daß eine Gruppe von Patienten durch den normalen Ablauf im Rehabilitationszentrum überfordert ist und therapeutische Ziele häufig nicht erreicht werden konnten, wobei oft der Aufenthalt vorzeitig abgebrochen wurde. Diese Patienten leiden an schweren neuropsychologischen Störungen, massiven Gedächtnisstörungen, Orientierungsstörungen, aber auch an psychiatrischen Störungen in Form von psychotischen Erkrankungen oder an Persönlichkeitsveränderungen in Form von Aggressivität, oder sie leiden an einer Regression auf eine Stufe rein oraler Bedürfnisbefriedigung. Zumeist liegt eine Kombination dieser Störungen vor. Die körperliche Behinderung steht meist im Hintergrund. Da ein Umgang mit diesen Patienten eine Betreuung rund um die Uhr erfordert, die Patienten größtenteils nicht in der Lage oder auch nicht motiviert sind, selbständig zu den einzelnen Therapien zu gehen, weil der Sinn der einzelnen Therapien oft auch nicht eingesehen oder akzeptiert wird, und oft die einfachsten alltäglichen Verrichtungen nicht ausgeführt werden können, kamen wir zu der Überlegung, eine sozialtherapeutische Station einzurichten. Die sozialtherapeutische Station sollte die Funktion einer Wohngemeinschaft, einer Arbeitstherapie und eines sozialen Übungsfeldes haben. Alle Abläufe eines „normalen Lebens“ sollten auf dieser Station ausprobiert werden können, und es sollten ständig Möglichkeiten der Diagnostik und der Therapie (in möglichst kleinen Trainingseinheiten) gewährleistet sein. Unser wichtigstes Ziel aber war der „Gruppeneffekt“, das soziale Training und die Rückführung zu normalen Verhaltensweisen im Gegensatz zu denen, die im Krankenhaus oder in der Psychiatrie bzw. auch in einem stark neurotischen Familiensystem „gefordert“ sind.

Diese Ziele konnten wir erfüllen durch die Unterbringung der Patienten auf unserer Psychotherapiestation unter Einbindung in eine Übungswohnung, die man sich als kleine Tagesklinik vorstellen könnte.

Mit der Arbeit in dieser Übungswohnung haben wir vor ca. einem Jahr begonnen, und es werden ständig fünf bis sieben Patienten von einer speziell dafür ausgebildeten Krankenschwester, einem Zivildienstleistenden und zwei Psychologen begleitet.

Tagesablauf in der Übungswohnung

Diese Patienten der Psychotherapiestation sind in einem besonderen Abschnitt der Station in Doppelzimmern untergebracht, der vom Stationszimmer aus gut überblickt werden kann. Die Patienten müssen um acht Uhr, nachdem sie ihre persönliche Hygiene erledigt haben, Medikamente geholt, medizinische Anforderungen befolgt und ihr Zimmer aufgeräumt bzw. das Bett gemacht haben, in einem gepflegten Zustand in der Übungswohnung erscheinen. Für die Einhaltung dieser Vorbedingungen sorgt das Pflegepersonal der Station, das auch die erfolgreichen Hilfeleistungen gibt. Um acht Uhr beginnen dann dort die Frühstücksvorbereitungen, bei der jeder eine bestimmte Aufgabe zu erfüllen hat. Diese Aufgaben bestehen aus Brötchen besorgen, Tisch decken, was für jeden unterschiedlich gut möglich ist und wobei er evtl. auch einer Unterstützung des anderen bedarf.

Dann erfolgt das gemeinsame Frühstück bis neun Uhr einschließlich wegräumen, abwaschen und aufräumen. Beim Frühstück werden bestimmte Tätigkeiten trainiert, z.B. bei apraktischen Patienten, sich selbst ein Brötchen zu schmieren, oder es werden auch Themen vom Wochenende oder vom letzten Abend besprochen, es werden Namen geübt, Aufmerksamkeit und Kontaktherstellung trainiert.

Um neun Uhr beginnt die erste Trainingseinheit im kognitiven Bereich. Diese Trainingseinheit bezieht sich auf Orientierungsübungen, auf Merkfähigkeit und Konzentration, Wahrnehmung und Aufmerksamkeit, es wird das logische Denken geschult; Reflektieren und Diskutieren stehen auf dem Programm. Arbeitsmaterialien sind Zeitung, Radio, Fernsehen, Videoaufnahmen und alle anderen zweckdienlichen Hilfsmittel. Dabei kann eine Aufgabe für alle gegeben werden, z.B. Inhaltsangabe eines Zeitungsartikels oder auch individuelle Aufgaben, die erst im Zusammenspiel einen Sinn geben, z.B. Planung eines Ausflugs in ein Museum.

Zwischen zehn und elf Uhr findet dann in den Räumen der Ergotherapie unter Anleitung einer Ergotherapeutin die Arbeitstherapie statt. Bei dieser Arbeitstherapie wird auch besonderer Wert darauf gelegt, daß in der Gruppe gearbeitet wird, weil gelernt werden soll, daß Zusammenarbeit erforderlich ist, daß Rücksicht auf den anderen genommen wird, daß evtl. Hilfestellung untereinander gegeben wird. Ein anderes Ziel ist, sich während des Zeitraums von einer Stunde auf eine feste Aufgabe zu konzentrieren und diese Aufgabe möglichst sorgfältig durchzuführen. Das Ziel dieser Arbeitstherapie ist das Erreichen einer Arbeitsbefähigung zumindest auf dem Niveau der Behindertenwerkstatt.

Zu den Arbeiten gehören Ausschneiden, Zusammenkleben, Einsortieren, Fotokopieren, Zusammenheften, Beschriften, Nummerieren, Sortieren, hauswirtschaftliche Arbeiten, z.B. in Form des Auseinandertrennens von Kleidungsstücken, des Zerschneidens, des Zusammenfügens. Die Arbeit jedes einzelnen Patienten wird gemeinsam in der Gruppe bewertet, nach verschiedenen Kriterien, wie Pünktlichkeit, Sorgfalt, Zusammenarbeit mit anderen usw.; sind alle Punkte erfüllt, erhält jeder Patient farbige Klämmerchen, die er sich anstecken kann, und die dann in entsprechende Belohnungen umgewandelt werden.

Geplant sind ein Stück Biogarten und ein Gewächshaus, in denen Patienten Gemüse und Obst für den Gebrauch in der Übungswohnung selbst erzeugen.

Nach der Arbeitstherapie wird an drei Tagen in der Woche das Mittagessen zubereitet (nur an drei Tagen, da diese Zubereitung des Mittagessens mit Absprachen untereinander einen erheblichen Aufwand darstellt). Außerdem müssen die Essen sorgfältig zusammengestellt werden, da die meisten Patienten übergewichtig sind oder die Gewohnheit haben, wahllos Essen in sich hineinzustopfen. Sie verfügen insgesamt über wenig Körperbewußtsein und haben meist keine positiven Empfindungen ihrem Körper gegenüber. Wie schon erwähnt, steht häufig die orale Bedürfnisbefriedigung durch Süßigkeiten oder Zigaretten an erster Stelle, auf eine bewußte Ernährung wird kein Wert gelegt. An zwei Tagen in der Woche essen dann alle Patienten zusammen in der Kantine, wofür auch Absprachen notwendig sind, da die Tabletts und Eßwaren besorgt und wieder abgeräumt werden müssen, und das nicht für jeden in gleicher Weise möglich ist.

Nach dem Essen findet eine kurze Mittagspause statt, danach werden bis 15 Uhr die speziellen Therapien für jeden einzelnen durchgeführt, wie z.B. Krankengymnastik, physikalische Therapie und spezielle Trainings.

In der Zeit von 14 bis 15 Uhr sind die Patienten der Übungswohnung im neuropsychologischen Funktionstraining zusammengefaßt und üben dort Orientierung, Konzentration, Merkfähigkeit, Belastbarkeit, Ausdauer, Aufmerksamkeit und Reaktionsfähigkeit noch einmal konzentriert und unter Einbeziehung von Geräten und Computern. Die Anforderungen sind dort natürlich von unterschiedlichen Schwierigkeitsgraden. Belohnt werden das Durchhalten, das pünktliche Erscheinen und das Ergebnis, bewertet nach Menge und Sorgfalt.

In der Zeit von 15 bis 16.30 Uhr (an zwei Tagen in der Woche auch länger) finden dann je nach Tag verschiedene Aktivitäten statt. Am Montag fährt die ganze Gruppe nach Bad Godesberg mit dem Bus zum Einkaufen, wobei auch das Einkaufen selber und die Orientierung in der Stadt geübt werden. Überblick, logische Denkvorgänge, das Auswählen und die Beurteilung von Einkaufsgegenständen werden erprobt und geschult.

Am Dienstagnachmittag von 15 bis 16.30 Uhr nehmen alle Patienten an einer Rollenspielgruppe teil, in der die einfachsten sozialen Tätigkeiten trainiert, immer wieder auf Video angesehen und erneut trainiert werden, wobei auch ein Teil der Diagnostik stattfindet. Es werden Videoaufnahmen gemacht und den Patienten wieder vorgeführt, so daß sie mit ihrem eigenen Verhalten, mit ihren Stärken und Defiziten konfrontiert sind. Dieses Medium ist auch wichtig, um die soziale Wahrnehmung wieder in den Vordergrund zu rükken, da diese Patienten es nicht mehr gewohnt sind, andere Leute genau zu beobachten und zu beachten. Sie richten ihr Verhalten in der Regel nur nach ihren eigenen „inneren" (und vor allem primären) Bedürfnissen aus, weniger danach, wie die Umwelt darauf reagiert und welche Konsequenzen dies haben kann. Das kann in solchen Rollenspielgruppen geändert werden. Im Anschluß an die Rollenspielgruppe findet dienstags um 20 Uhr ein geselliges Beisammensein mit Spielen und anderen sozialen Aktivitäten statt.

Am Mittwochnachmittag ist der „große Hausputz", d.h. die ganze Wohnung wird auf Vordermann gebracht, wobei jeder entweder bestimmte Aufgaben übernimmt oder die zu reinigenden Zimmer zugeteilt werden.

Am Donnerstag findet eine Gesprächsgruppe statt, in der allgemein interessierende Themen erörtert werden. Wenn mit einem bestimmten Patienten spezielle Probleme anliegen, werden diese in der Gruppe zur Diskussion gestellt und jeder kann seine Ideen dazu einbringen. Diese Gruppenarbeit ist meist nicht sehr flüssig und nur selten lebhaft. In der Regel beteiligen sich nur zwei oder drei Patienten; die anderen ziehen sich völlig zurück und der Therapeut muß sehr viel Eigeninitiative einbringen, um ein Gespräch zustandezubringen.

Am Freitagnachmittag wird der Mahlzeitenplan für die folgende Woche erstellt, ebenso die Einkaufsliste, die die Patienten dann am darauffolgenden Montag mitnehmen, um danach einkaufen zu gehen. Dabei spielen auch erzieherische Dinge eine Rolle, indem z.B. die Ernährung bewußter gestaltet wird, und für jeden individuell ein Ernährungsplan zusammengestellt wird.

Abbildung 2 und 3 zeigen exemplarisch zwei Tagesabläufe im Überblick, wobei nochmals darauf hinzuweisen ist, daß jede Tätigkeit in der Übungswohnung ein Training der unterschiedlichsten kognitiven und praktischen Bereiche darstellt.

Im Verlaufe der Arbeit in der Übungswohnung stellte sich sehr schnell heraus, daß Schwierigkeiten letztendlich meist nicht von den Patienten selbst, sondern von den Angehörigen, Partnern und Familien herrührten. So haben wir uns entschlossen, auf jeden Fall

Abb. 2 und 3: Auszüge aus dem "Wochenkalender" (Patienten-Curriculum für die Übungswohnung)

Abb. 1: M O N T A G

$8.^{00}-8.^{30}$ Uhr	**Frühstück. Fragen: Tag? Datum? Termine?**
$8.^{30}-9.^{00}$ Uhr	**Visite (Patienten beaufsichtigen Treppe)**
$9.^{00}-9.^{30}$ Uhr	**abräumen, spülen, abtrocknen, Geschirr u.ä. wegstellen**
$10.^{00}-11.^{00}$ Uhr	**Arbeitstherapie**
parallel $10.^{00}-10.^{30}$ Uhr	**Gespräch d. Teams der Übungswohnung oder Angehörigen-Termine**
$10.^{30}-11.^{00}$ Uhr	**Anrufe, Eintragungen, Vorbereitungen**
$11.^{00}-12.^{30}$ Uhr	**Essensvorbereitung; kochen, essen, abräumen, spülen...**
$13.^{00}-15.^{00}$ Uhr	**Neuropsychologisches Funktionstraining** (Orientierungsgruppen, Kleingruppen, Einzeltraining)
parallel $13.^{00}-13.45$ Uhr	**Pflegepersonal - Übergabebesprechung**
15.15-ca. $17.^{00}$ Uhr	**Stadtgang / Einkauf; meist zu Fuß**
ab $17.^{00}$ Uhr	**Lebensmittel einräumen, Tisch für den nächsten Tag decken, Blumen gießen...**

Abb. 2: D I E N S T A G

$8.^{00}-8.^{30}$ Uhr	**Frühstück usw.** (wie oben)
$8.^{30}-9.^{00}$ Uhr	**Küchendienst**
$9.^{00}-10.^{00}$ Uhr	**Zeitung kaufen, Artikel aussuchen, lesen; mündlich oder schriftlich wiedergeben lassen. Bei unterschiedlichen Patienten: Ballspiele, Schreibübungen**
$10.^{00}-11.^{00}$ Uhr	**Arbeitstherapie**
parallel $10.^{00}-11.^{00}$ Uhr	**Vorbereitungen, Gespräch des Teams der Übungswohnung**
$11.^{00}-12.^{00}$ Uhr	**Spaziergang**
$12.^{00}-12.45$ Uhr	**Mittagessen**
$12.45-13.^{00}$ Uhr	**Dienstbesprechung Reha-Team**
$13.^{00}-14.^{30}$ Uhr	**Balint-Gruppe** für die Teams der Übungswohnung und der Psychotherapie-Station
$15.^{00}-16.^{00}$ Uhr	**Rollenspiel; Video-Feedback**
$16.^{00}-20.^{00}$ Uhr	**Freizeitbeschäftigungen, Spiele, Kino etc.** mit den Zivildienstleistenden

die Angehörigen von Anfang an mit einzubeziehen, sie zu Gesprächen zu bitten, was häufig auf großen Widerstand stößt, um abzuklären, wie sich die Angehörigen die weitere Zukunft des Patienten vorstellen, ob sie gewillt sind, ihn zu sich nach Hause zu nehmen, ob an eine Heimunterbringung gedacht ist, oder ob sonstige Möglichkeiten vorgesehen sind. Unsere Erfahrungen sind, daß primär wenig Offenheit innerhalb der Familiensysteme herrscht, daß der Patient oft als unmündiges Kind behandelt wird, Pläne für die Zukunft ohne sein Wissen und hinter seinem Rücken getroffen werden, in der direkten Konfrontation mit den Patienten Schwierigkeiten und Probleme nicht angesprochen werden, sondern höchstens zu späteren Zeitpunkten (in Telefongesprächen oder Briefen) den Therapeuten mitgeteilt werden. Dies bedeutet, daß der Patient in unrealistischen Hoffnungen gefangen bleibt, sich also auf realistische Ziele und eine adäquate weitere Lebensplanung nicht einlassen kann.

Daher ist es oft nötig, vorübergehend eine Distanz zwischen den Patienten und seinen Familienangehörigen zu schaffen, zumeist in Form von Einschränkungen der Besuchsmöglichkeiten oder gar in Form des strikten Besuchsverbots, was jedoch nicht selten von den Familienangehörigen trotz anfänglicher Zustimmung unterlaufen wird und zum Scheitern der Therapiemaßnahmen führen kann.

Das Ziel für alle diese Patienten ist eine möglichst weitgehende soziale Autonomie, die sie befähigt, innerhalb ihrer Familien zu leben, ohne daß weitere Familienmitglieder „darüber krank werden". Eine Autonomie, die sie in die Lage versetzt, in einer Wohngemeinschaft statt in einer psychiatrischen Klinik zu leben, die ihnen eine Arbeit in einer Behindertenwerkstatt und in Einzelfällen sogar die Rückkehr an einen nicht allzu anspruchsvollen bisherigen Arbeitsplatz ermöglicht.

Die Patienten sind in der Regel mehrere Monate in die Übungswohnung integriert, da bei der Schwere der vorliegenden Störungen nur sehr langsame Fortschritte zu erwarten sind. Wir beenden den Aufenthalt jedoch sehr schnell, wenn deutlich wird, daß beim Patienten keinerlei Veränderungsbereitschaft oder -fähigkeit vorliegt, und sie durch das Familiensystem in ihren diesbezüglichen Verhaltensweisen noch unterstützt werden.

Wir haben größte Schwierigkeiten, für Patienten, die die Fähigkeiten, in einer Wohngemeinschaft zu leben, erworben haben, geeignete Wohn- und Lebensmöglichkeiten für die Zeit nach Entlassung zu finden. Einrichtungen für psychiatrisch Kranke lehnen unsere Patienten wegen der hirnorganischen Verursachung ihrer Störungen oft ab, erklären sich als nicht zuständig. In Einrichtungen für körperlich Behinderte sind unsere Patienten aber oft fehl am Platze, da sie körperlich zumeist nicht (oder nur wenig) beeinträchtigt sind. Mit allen Patienten, bei denen eine Unterbringung ansteht, werden die in Frage kommenden Institutionen besucht, ein „Probewohnen" über mehrere Tage wird veranlaßt und dann wird eine gemeinsame Entscheidung getroffen. Bisher mußten nur wenige unserer Patienten in einer psychiatrischen Klinik untergebracht werden, alle anderen konnten zu ihren Familien oder in ihre eigene Wohnung zurückkehren, oder sie wurden in einer therapeutischen Wohngemeinschaft aufgenommen. Die Schwierigkeiten für die letztgenannte Lösung sind jedoch schon jetzt groß, und sie nehmen eher noch zu.

Sobald sich der Zustand unserer Patienten soweit verbessert, daß Selbständigkeit in den täglichen Dingen, ein annähernd adäquates Kontaktverhalten und eine ausreichende Arbeitsmotivation vorhanden sind, werden sie aus der Übungswohnung entlassen und in den normalen Stationsablauf mit intensiver Arbeitserprobung und -belastung eingegliedert.

Schlußbemerkungen

Wir sind der Überzeugung, daß wir sowohl mit unserer Psychotherapiestation als auch mit der Übungswohnung, in der die therapeutischen Konzepte ständig noch weiter entwickelt werden, einen wichtigen Beitrag leisten zur „Humanisierung der Lebenssituation" und zur „Gewährleistung von Selbstregulation und Selbstverwirklichung im Lebenskontext", was unser Globalziel für jeden Patienten darstellt.

Anschrift:

Leitende Dipl.-Psych.
Frau I. Lulei-Janzik und
Dipl.-Psych. Frau R. Klotz
Neurologisches Rehabilitationszentrum
„Godeshöhe"
Waldstraße 2-10
5300 Bonn 2

Zur Behandlung von Störungen des Sozialverhaltens bei Rehabilitanden nach schweren Schädel-Hirn-Verletzungen

von P. L. Hoenderdaal

Ich möchte heute das Problem der Verhaltensstörungen aus meiner Praxis als Rehabilitationsärztin beleuchten. Die Ankündigung meines Beitrags im Programm bezieht sich auf „schwere Schädel-Hirnverletzungen". Ich selbst weiß nie, was mit dem Wort „schwer" eigentlich gemeint ist. Es gibt Menschen, die meinen, „schwer" sei gleichzusetzen mit „Rollstuhlabhängigkeit", andere denken, es sei gleichzusetzen mit „weitgehendem Schwachsinn". Ich werde jedenfalls im folgenden über Hirnverletzte sprechen, die sich in ihrem Verhalten dermaßen verändert haben, daß sie im Bereich der sozialen Kontaktfähigkeit große Probleme haben.

Kontaktfähigkeit heißt, daß man nicht nur allein und selbständig leben kann sondern auch im Stande ist, mit anderen zusammenzusein und auf das Verhalten anderer Menschen angemessen zu reagieren.

Man braucht also vielschichtige soziale Fähigkeiten. Diese Fähigkeiten, die jeder Mensch von Kindheit an erlernt hat, sind oft nach einer Hirnverletzung nicht mehr vorhanden. Man kann sie genauso verlieren, wie man die Fähigkeit zum Gehen verlieren kann. Es ist daher sehr wichtig in der Rehabilitation Hirnverletzter, auch eine sorgfältige Diagnostik des Verhaltens durchzuführen, weil eben auch Einbußen der Verhaltensmöglichkeiten ein schweres Handicap verursachen können. Es gibt dabei Verhaltensstörungen, die sehr häufig sind. Vielfach hört man von den Beschwerden der Familien Betroffener, daß der Patient egozentrisch geworden ist, daß er nicht mehr auf die anderen achtet und nur auf die Befriedigung eigener Bedürfnisse aus ist. Am Anfang wird dies oft von der Familie noch nicht als Problem empfunden; der Patient ist krank, und er hat „ein Recht darauf", der zentrale Punkt in den Gedanken der anderen Menschen zu sein. Aber man ist erstaunt, wenn dieses Verhalten nach mehreren Monaten immer noch anhält und der Patient offensichtlich nur an sich selbst interessiert ist.

Zur Behandlung von Unfallfolgen gehört die Therapie, um das Gehen wieder zu erlernen; das sieht jeder Mensch ein. Angehörige von Hirntraumatikern müssen sich aber erst an den Gedanken gewöhnen, daß die Therapie zur Wiedererlangung des Sozialverhaltens genau so selbstverständlich ist wie das Training für den Stütz- und Bewegungsapparat.

In unserer Abteilung für die Rehabilitation Hirnverletzter verwenden wir zur „vergleichenden Aufklärung" von Defiziten eine Observationsliste, in der sehr viele Aspekte des menschlichen Verhaltens aufgelistet sind. In dieser Liste gibt es fünf Kapitel: Haltung und Bewegung, alltägliche Aktivitäten (ADL), Kommunikation, kognitive Fähigkeiten und soziales Verhalten. Jedes Kapitel hat mehrere Unterpunkte, die alle im täglichen Leben der Klinik beobachtet werden, und die für die Beurteilung des verbliebenen Umfanges der Selbständigkeit wichtig sind. Bezugsgröße

sind die Umfeldanforderungen. So wird z.B. nicht gefragt, auf welche Weise ein Patient sich bewegt (mehr oder weniger spastisch) sondern, ob er einen Rollstuhl braucht oder nicht. Bei den kognitiven Fähigkeiten ist es z.B. eine wichtige Frage, ob ein Patient sich an seine Verabredungen hält. Ob er dazu Hilfsmittel (z.B. eine Agenda) verwendet, ist nicht wichtig. Das soziale Verhalten ist freilich in einer Klinik nicht so einfach zu beobachten. Am Anfang der Rehabilitationsbehandlung wird vom Betreuungspersonal nicht viel gefragt: Der Pfleger begleitet den Patienten den ganzen Tag, und abends besucht die Familie den Patienten. Trotzdem müssen die Teammitglieder so bald wie möglich beginnen, das soziale Verhalten zu beobachten. Darum gibt es in der Liste Punkte wie: Reaktion auf Kritik, Umgang mit Vorwürfen bei Verfehlungen, Initiative in der Freizeit, Fähigkeiten zur Zusammenarbeit, zur Problemlösung usw.
Natürlich gibt es daneben auch standardisierte neuropsychologische Tests, welche die kognitiven Fähigkeiten verdeutlichen, und auch diese Tests brauchen wir zur Diagnostik der Verhaltensstörungen.

Wird eine Verhaltensstörung durch mehrere Teammitglieder erkannt und durch Tests „objektiviert“, so kann man zielsicher das Problem „inventarisieren“. Man muß dabei registrieren, wie schlimm das Problem ist, wie oft es auftritt, wie lange es schon andauert und wie der Patient auf die Einflüsse der Umgebung reagiert, wenn solche Verhaltensstörungen zu Konflikten im Zusammenleben führen. Im „Abgleich“ mit der Observationsliste wird zunächst deutlich, daß ein Patient nicht adäquat reagiert, daß er etwas falsch macht. Weitere Registration zeigt z.B., daß der Patient sehr reizbar beim Waschen und Ankleiden und auch in der Ergotherapie ist. Bei der Logopädie und Kognitivtherapie ist es nicht so schlimm. In der Physiotherapie und am Abend, wenn der Patient nicht mehr mit „Aufgaben“ konfrontiert wird, gibt es überhaupt keine Probleme. Es wird registriert, wann und bei welcher Gelegenheit er schimpft und – wenn möglich – sich entzieht. Es wird etwa erhoben, daß der Patient nicht motorisch agressiv ist, sondern nur „verbal“ usw. Am Montag treten seine Probleme öfter auf als am Mittwoch, usf. Mit diesen u.ä. Informationen über emotionale Störungsmuster und den Kenntnissen über die kognitiven Beschränkungen ist es möglich, das Problem so weit zu analysieren, daß eine Behandlung angefangen werden kann. Eine Analyse kann beispielsweise so aussehen:

- Der Patient hat vor allem große emotionale Schwierigkeiten in der Konfrontation mit seinen eigenen Beschränkungen.
- Weil er auch kognitive Störungen hat, ist er nicht imstande, mit kognitiven Regulierungsversuchen seine emotionale Fehl-Reaktion einzudämmen.
- Am Wochenende und zu Hause gibt es nur geringe Konfrontation mit eigenen Beeinträchtigungen, er braucht da ja nichts zu leisten. Am Montag ist die Konfrontation des Patienten mit seinen Beschränkungen deshalb besonders schwerwiegend. Am Mittwoch ist er schon wieder besser daran gewöhnt, daß er in so einfachen Sachen wie Waschen und Ankleiden Fehler macht.
- In der Physiotherapie hat er solche Probleme nicht. Warum nicht, obwohl er auch dort mit eigenen Beschränkungen konfrontiert wird? Nun, die meisten Patienten wissen ganz genau, welche motorischen Beschränkungen sie haben, aber die kognitiven Beschränkungen sind ihnen selbst längst nicht so offenbar. Meistens ist ja nicht die Bewegungsunfähigkeit Ursache des Verhaltensproblems, sondern die kognitive Unfähigkeit, die Probleme mit der „Selbst-Organisation“, mit den Kenntnissen über die Reihenfolge von Abläufen, mit dem Behalten erhaltener Aufträge usw. In der Physiotherapie braucht

man natürlich auch kognitive Fähigkeiten, aber die Aufträge sind meistens nicht so komplex wie beispielsweise in der Ergotherapie.

In der Rehabilitation Hirnverletzter gibt es oft Verhaltensstörungen, die, wie zum Beispiel Reizbarkeit und Agressivität, als ein Ausdruck der Machtlosigkeit eines Patienten verstanden werden müssen. Maßnahmen, um das Verhalten zu beeinflussen, sind darauf ausgerichtet, diese Machtlosigkeit zu minimieren. Dazu muß jedes Teammitglied genau wissen, welche Beschränkungen der Patient hat und was von ihm verlangt werden kann. Als Regel gilt: Fordere viel, aber nie zu viel! Auch muß man darauf achten, daß die „Aufträge" so struktuert sind, daß der Patient möglichst nicht in Verwirrung gerät, weil die Aufgabe zu komplex ist. Unserer Einsicht und Erfahrung nach kann man viele Verhaltensstörungen vermeiden, wenn man am Anfang der Behandlung darauf achtet, daß die Anforderungen an den Patienten nicht zu schwierig sind. Wenn solch eine Behandlung mit langsam steigernden Anforderungen konsequent durchgeführt wird, ist es aber möglich, daß ein anderes Problem auftaucht: Wenn nie sehr viel erwartet bzw. abgefragt wird, kann der Patient nicht erfahren, welche Grenzen der Leistungsfähigkeit ihm seit seinem Unfall gesetzt sind. Er kann seine eigenen Beschränkungen nicht erkennen lernen. Daraus kann die Verhaltensstörung entstehen, daß der Patient meint, alles wie vorher machen zu können und nicht glaubt, daß er wesentliche kognitive Einschränkungen durch seine Hirnverletzung erlitten hat. Dazu benötigt man wieder eine kognitiv ausgerichtete Therapie. Nicht nur, um die kognitiven Fähigkeiten zu verbessern, sondern auch, um dem Patienten seine Grenzen erkenntlich zu machen.

Es ist sehr wichtig, so schnell wie möglich zu erkennen, wie eine Verhaltensstörung entstehen kann. Wenn man am Anfang ruhig abwartet, wie ein Patient sich spontan entwickelt, können Verhaltensstörungen so sehr „festsitzen", daß man nur noch mit größter Mühe und umfangreicher Verhaltenstherapie seine Störungen ein wenig abschwächen kann. Für solche schon sehr fest „eingefahrenen" Verhaltensstörungen gibt es in England eine Spezialklinik, das „Kemsley Unit". Ob es in Deutschland eine ähnliche Einrichtung für die Therapie derartiger Behinderungen gibt, ist mir nicht bekannt. Holland hat nur eine Kinderpsychiatrische Klinik, in der man eine nach der Kemsley-Methode zusammengestellte Behandlung, aber nur für Menschen bis zu 18 Jahren, durchführen kann. In unserer Klinik haben wir dagegen für eine umfangreiche Verhaltenstherapie keine guten Bedingungen. Wenn aber die Störungen noch nicht sehr vertieft sind, haben wir dennoch die Möglichkeit, eine „kleinere" Verhaltenstherapie aussichtsreich durchzuführen. Wie wichtig es ist, Verhaltensstörungen so schnell wie möglich zu analysieren, möchte ich Ihnen an dem Krankenbericht des Patienten Brian, der erst mehr als ein Jahr nach seinem Unfall in unsere Klinik kam, illustrieren:

Brian, ein Junge im Hauptschulalter, hatte 1986 einen Unfall mit seinem Fahrrad. Nach einer langen Periode der Bewußtlosigkeit und einem längeren Krankenhausaufenthalt (Intensiv-, später Unfallstation) wurde er in eine Rehabilitationsklinik in der Nähe seines Wohnortes entlassen. Er hatte damals, dem Krankenblatt zufolge, eine Hemiplegie links, eine Dysarthrie, schlechte Merkfähigkeit und eine sehr schwache Konzentration. Am Anfang hat sich sein Zustand unter der Rehabilitationsbehandlung gut gebessert. Ohne Hilfe konnte der Patient nach 3 Monaten essen, trinken, sich waschen, Rollstuhl fahren und Karten spielen. Beim Ankleiden benötigte er etwas Hilfe. Auch Stehen und Gehen waren ohne Hilfe nicht möglich, vor allem, da er sehr viel Angst vor dem Hinfallen hatte. Nach einigen Monaten wurden aber manifeste Verhaltensstörungen während der Therapie und in den Abteilungen des Zentrums bei ihm registriert. Am Wochenende, zu Hause, gab es keine Probleme. Die Verhaltensstörungen zeigten sich vor allem in unerwartetem Herumschlagen mit seiner rechten Hand. Weil die Teammitglieder keine Ahnung hatten, warum er agressiv wurde, haben sie fast alle Angst vor dem Patienten bekommen. Er bekam dadurch weniger Therapie und durfte auch nicht mehr in die Schule der Einrichtung gehen. Es gab nur noch wenige Pfleger, die mit ihm fertig wurden. Da er zu Hause keine Probleme hatte, wurde schließlich seine Entlassung vorbereitet, obwohl jeder das Gefühl hatte, er sei noch nicht entlaßreif. Kurz vor seiner Entlassung schlug aber der Patient erstmals seine Mutter. Sie bekam so viel Angst, daß sie meinte, er könne nun doch nicht nach Hause kommen. Man wußte nicht mehr, wie es weitergehen sollte. In dieser Lage wurde ich angerufen und gefragt, ob wir sein Verhalten so weit „ändern könnten", damit er zu Hause leben könne. Nach einer Wartezeit kam er, vierzehn Monate nach seinem Unfall, in unsere Abteilung, zunächst zur Beobachtung.

In der Exploration war auffallend:

- Er hatte keine Ahnung, welchen Einschränkungen er unterworfen war und was sie längerfristig bedeuten. Er wollte gerne wieder Fußball spielen, und er wünschte sich, Fliesenleger zu werden.
- Der Patient (und die Eltern) rechneten nicht mit verbleibenden kognitiven Beschränkungen. Man redete unrealistisch über die Schule, die angestrebte Lehre u. ä.
- Er hatte sehr viel Angst vor allem, was nicht zu seiner täglichen Routine gehörte. Alles Neue wurde abgelehnt.
- Obwohl er sein Gleichgewicht gut halten konnte, wollte er nicht ohne Hilfe Dritter stehen oder gehen.
- Nur sehr geringe Leistungen auf den Gebieten der Einsicht, der Merkfähigkeit, der Aufgabenlösung und des Tempos der Auffassung zeigte der Patient bei neuropsychologischen Tests. Er war extrem verlangsamt.
- Er hatte wenig Kontakt mit anderen Patienten, und am liebsten saß er am Tisch und spielte mit sich selbst Karten.
- Die Kontakte mit den Pflegern waren sehr wechselhaft. Er konnte sehr lieb sein, so lange nichts von ihm gefordert wurde. Aber schnell kehrten seine aggressiven Reaktionen wieder, wenn er unsicher war oder sich ihm etwas Unerwartetes darstellte. Er konnte auch ohne Anlaß zuschlagen, unerwartet und ohne Vorwarnung.

  Man mußte stets aufpassen, nicht in die Nähe seiner rechten Hand zu kommen.

Eine Analyse der Verhaltensstörungen war vor diesem Hintergrund nicht so einfach zu erstellen. Aus verschiedenen Gründen glaubten wir, daß diese auch nicht nur psychologisch zu erklären seien.

Die Literatur sagt uns, daß Irritationen des Gehirns sich nicht nur durch epileptische Manifestationen („Grand Mal" oder „Absence") sondern auch durch unerwartete agressive Äußerungen ausdrücken können.
Irritative Störungen sind aber bei einer konventionellen EEG-Aufzeichnung oder auch bei einem 24-Std.-EEG nicht immer zu finden. Jedenfalls hat man die Erfahrung gemacht, daß die unerwartete Agressivität oft mit Antiepileptika zu beeinflussen ist. Meistens wird denn Carbamezapin angewandt.

Zwei unterschiedliche Faktoren, so ergab sich bei der Analyse, wirkten bei Brians Verhaltensstörungen zusammen. Der eine Faktor ist psychologisch zu erklären und den anderen (unerwartete Agressivität) haben wir als irritativ gedeutet. Eine versuchsweise begonnene Behandlung mit Carbamezapin machte den Patienten etwas ruhiger. Gleichzeitig versuchten wir, die Angst- und die Machtlosigkeitsgefühle zu vermindern, um ihm zu zeigen, welche positiven Möglichkeiten er hat – und weiterentwickeln kann. Seine kognitiven Beschränkungen, mit denen er selbst nicht rechnete, waren eine der Ursachen seiner Verhaltensstörung. Es war sehr schwierig, ihn nicht zu überfordern, da er sehr große Angst vor allen ungewöhnlichen Aktivitäten hatte. Die Physiotherapie war am leichtesten für ihn, da der Wille, das Laufen neu zu erlernen, letztlich doch stärker war als die Angst. Dort hat er auch gelernt, sich ohne Angst zu bewegen und die immer neuen, kleinen Erfolgserlebnisse haben ihm viel Spaß gemacht. Es war schade, daß die Eltern zunächst nicht imstande waren, ihr Verhalten an die sehr geringen kognitiven Fähigkeiten Brians anzupassen. Für sie war er fast erwachsen und sie haben ihn ungewollt kognitiv überfordert. Erst nach einigen Gesprächen waren sie aber mit unserer Beurteilung einverstanden, daß Brian wahrscheinlich, eingegliedert in eine beschützte Arbeitssituation (z.B. Werkstatt für Behinderte mit Ausrichtung auf geistige Behinderungen), in der er nicht überfordert werden würde, glücklicher wäre.

In dieser Geschichte sind mehrere Aspekte der Behandlung von Verhaltensstörungen zu finden:

- Es handelt sich um ursprünglich traumatisch bedingte Ausfälle, die aber oft erst später auffällig werden.
- Irritationen des Gehirns können durch pharmakologisch-medizinische Behandlung (z.B. Carbamezapin) beeinflußt werden.
- Je früher Verhaltensstörungen erkannt und behandelt werden, deso besser.
- Das Verhalten ist selbst bei verzögertem Therapiebeginn oft noch positiv zu ändern, wenn man Ängste erfolgreich bekämpfen kann.
- Die Umgebung und der Patient müssen sehr gut die betreffenenden kognitiven Störungen kennenlernen. Die Umgebung muß darauf achten, daß der Patient nicht überfordert wird.
- Der geeignete Ort für die längerfristige Eingliederung ist – nach dem Gesichtspunkt der angemessenen Anforderungen – sorgfältig auszuwählen, damit sich Verhaltensstörungen nicht bilden und „festsetzen"; überhöhte Zukunftserwartungen des Patienten und seiner Angehörigen sind behutsam abzubauen.

Gute Diagnostik der kognitiven Störungen ist die notwendige Bedingung für eine erfolgreiche Rehabilitationsbehandlung emotionaler und verhaltensmäßiger Störungen. Die Teammitglieder müssen die psychologischen Theorien kennen und sie in ihr Fachgebiet integrieren. Das heißt, daß hirnverletzte Patienten am besten in einer Spezial-Abteilung behandelt werden sollten. Sollten trotzdem Verhaltensstörungen auftreten, so muß man sie sehr sorgfältig analysieren: Wie oft, unter welchen Umständen treten sie auf und wie ernsthaft sind diese Störungen? Nur mit einer guten Analyse kann man dann über die richtige Behandlung der Störungen entscheiden. Und bei der Behandlung selbst ist schließlich der wesentliche Schlüssel zum Erfolg, daß man die Selbsteinschätzung des Patienten, seine Lebensbedingungen und die gestellten Anforderungen – neben der medizinischen Behandlung, der Verhaltens-, Ergo- und Physiotherapie (die auch nötig sind) – in einer Weise ausgestalten muß, die Überforderungen möglichst gar nicht entstehen läßt. Nur so kann nämlich sichergestellt werden, daß ständige Frustration über die Einschränkung von eigenen Fähigkeiten, die dem Patienten seinerseits oft gar nicht bewußt ist, zu neuen Verhaltensstörungen führt, ein vorhandenes, sozial unangemessenes Verhalten verstärkt oder verschlimmert, und es schließlich zur Ablehnung des Patienten in seinem Umfeld

– d.h. zum Scheitern seiner Rehabilitation
– kommt.

Anschrift:

Frau Dr. med. P. L. Hoenderdaal
Leitende Ärztin
Lucas-Stichting voor Revlidatie
Postbus 88
NL-6438 AB Hoensbroek/Niederlande

Sozialrechtliche Aspekte der Rehabilitation nach Schädel-Hirn-Trauma

von C. Segin

Nachdem Herr Dr. Janzik kurz einige medizinische Aspekte des Schädel-Hirn-Traumas angesprochen hat, ist es nun meine Aufgabe, in knapper Form die entsprechenden sozialrechtlichen Zusammenhänge aufzuzeigen. Ich tue dies als Vertreterin der gesetzlichen Krankenversicherung. Dieser Zweig der sozialen Sicherung ist für die medizinische Rehabilitation zuständig. Allerdings gibt es dabei auch gewisse Berührungspunkte zur gesetzlichen Rentenversicherung, auf die ich später noch kurz eingehen werde.

Die medizinische Rehabilitation Schädel-Hirn-Verletzter erfordert – wie bei vielen anderen Behinderungsbildern auch – ein umfassendes Therapie- und Betreuungsangebot. Dazu gehören neben der ärztlichen Behandlung die psychologische Diagnostik und Therapie und als funktionell ausgerichtete Behandlungsformen die Krankengymnastik, die Physiotherapie, die Logopädie und die Ergotherapie. Alle diese Therapiearten werden sowohl stationär, im Akutkrankenhaus oder in der Reha-Einrichtung, als auch ambulant sichergestellt. Im ambulanten Bereich gibt es – das will ich gar nicht verschweigen – z.T. noch gewisse Versorgungsengpässe. Bei Schädel-Hirn-Verletzten im Kindesalter werden zusätzlich häufig noch heilpädagogische Maßnahmen erforderlich. Außerdem kommen bei Jugendlichen und Erwachsenen mit Schädel-Hirn-Verletzungen als weitere Leistungen Arbeitstherapie und Belastungserprobung in Betracht. Selbstverständlich gehört auch zum Ausgleich verbliebener Funktionsdefizite eine individuelle und behinderungsgerechte Hilfsmittelversorgung. Alle diese Maßnahmen sind aus leistungsrechtlicher Sicht unstrittig.

Kritischer wird es jedoch bei den psychosozialen Betreuungsleistungen, die m.E. heute bei fast jeder Behinderung eine wichtige Rolle spielen. Der hier bisher gegebene Handlungsspielraum der Krankenversicherungsträger ist durch das Gesundheits-Reformgesetz nun nahezu beseitigt, zumindest aber in Frage gestellt worden. In den Gesetzesbegründungen zu den durch GRG geänderten §§ 11 und 43 des Fünften Teils des Sozialgesetzbuches (SGB V) wird ausdrücklich darauf hingewiesen, daß psychosoziale Maßnahmen und Hilfen nicht zum Leistungskatalog der gesetzlichen Krankenversicherung gehören, da sie über deren gesetzlich festgelegte Zuständigkeit für medizinische Leistungen hinausgehen.

Zu den typischen Rehabilitationsmaßnahmen der Krankenversicherung gehören darüber hinaus neben den flankierenden Leistungen, wie häusliche Krankenpflege und Haushaltshilfe, der Behindertensport – seit Inkrafttreten des GRG umbenannt in Rehabilitationssport – und die sogenannte stufenweise Wiedereingliederung. Beide Maßnahmen kommen nach Abschluß der stationären Rehabilitationsphase in Betracht. Bei der stufenweisen Wiedereingliederung handelt es sich um eine medizinische Maßnahme, die nach abgeschlossener Behandlung der betrieblichen Wiedereingliederung dienen soll. Bei diesem Verfahren wird der Versicherte bzw. Patient durch langsame, aber kontinuierliche Steigerung der täglichen Arbeitszeit schrittweise an die Belastungen seines alten Arbeitsplatzes herangeführt. Auf diese Weise kann er die Grenze seiner Belastbarkeit entsprechend dem Stand seiner wieder erreichten körperlichen und geistigen Leistungsfähigkeit allmählich steigern. Die stufenweise Wiedereingliederung wird inzwischen seit über zehn Jahren von vielen Krankenkassen praktiziert. Seit dem 1. Januar 1989 ist diese Maßnahme nun auch gesetzlich veranktert (§ 74 SGB V).

Der gerade aufgezeigte Maßnahmenkatalog setzt im Prinzip eine positive oder zumindest optimistische Ausgangslage für den Rehabilitationsverlauf voraus. Daneben wird es jedoch immer wieder einmal auch so schwere Behinderungen geben – und zwar gerade im Bereich der Schädel-Hirn-Verletzungen –, bei denen aus medizinischer Sicht so gut wie „nichts mehr zu machen" ist. Diese Patienten sind häufig so hilflos, daß sie „für die gewöhnlichen und regelmäßig wiederkehrenden Verrichtungen im Ablauf des täglichen Lebens auf Dauer in sehr hohem Maße der Hilfe bedürfen". Sie sind – wie gerade definiert bzw. zitiert – schwer pflegebedürftig. Bis Ende letzten Jahres fehlte es an rechtlich offiziell abgesicherten Leistungen für diese Versicherten, die bis dahin als Pflegefälle bezeichnet und in der Regel der sozialhilferechtlichen Betreuung zugewiesen wurden. Zum 1. 1.1989 hat der Gesetzgeber jedoch einen ersten Schritt getan und mit dem GRG (§ 56 SGB V) die sogenannte „Urlaubspflege" eingeführt. Das bedeutet: Lebt der schwer pflegebedürftige Versicherte zu Hause oder in seiner Familie und ist seine Pflegeperson in Urlaub oder anderweitig verhindert, hat er Anspruch auf eine Ersatzpflege zu Hause – oder falls dies nicht sichergestellt werden kann – im Rahmen der Nachbarschaftshilfe bzw. in einem Pflegeheim. Diese Leistung wird für längstens 4 Wochen je Kalenderjahr zur Verfügung gestellt. Die entstandenen Aufwendungen werden von der Krankenkasse bis zu einem Höchstbetrag von 1800,– DM übernommen. Ab 1. 1. 1991 soll die „Urlaubspflege" um sogenannte häusliche Pflegehilfen mit täglichen Pflegeeinsätzen erweitert werden, damit Pflegebedürftige nach Möglichkeit zu Hause oder im Familienverbund verbleiben können, d.h. stationäre Pflege vermieden wird. Anstelle der häuslichen Pflege kann der schwer pflegebedürftige Versicherte jedoch ab 1. 1. 1991 auch einen Geldbetrag in Höhe von 400,– DM je Monat erhalten, wenn er die Pflege durch eine Pflegeperson in geeigneter Weise in ausreichenem Umfang selbst sicherstellt. Alle diese Leistungen sind jedoch an sehr konkrete und enge Voraussetzungen – wie z.B. Vorversicherungszeiten – gebunden.

Als letzte krankenkassenspezifische Neuerung seit Inkrafttreten des GRG ist anzuführen, daß die Krankenkassen nur noch in solchen Rehabilitationseinrichtungen stationäre Behandlung mit Unterkunft und Verpflegung erbringen dürfen, mit denen sie einen sogenannten Versorgungsvertrag geschlossen haben. Diese Einrichtungen müssen fachlich-medizinisch unter ständiger ärztlicher Verantwortung stehen und zusätzlich mit besonders geschultem Personal ausgestattet sein.

In der Praxis ist davon auszugehen, daß die bisher nach § 184 a RVO anerkannten und belegten Rehabilitationseinrichtungen heute als sogenannte Vertragseinrichtungen im Sinne des § 40 Abs. 2 SGB V in Anspruch genommen werden. Sofern die Krankenkassen bis zum 30. 6. 1989 im Verhältnis zu den einzelnen Einrichtungen keine Kündigung ausgesprochen haben, erhalten diese Einrichtungen einen sogenannten Bestandschutz.

Mit meinen bisherigen Ausführungen habe ich die wichtigsten Leistungen beschrieben, die von den Krankenkassen im Rahmen der medizinischen Rehabilitation übernommen werden. Dies ist der Fall bei Kindern, die eine Schädel-Hirn-Verletzung erlitten haben und auch bei Erwachsenen, wenn sie keinen vorrangigen Anspruch gegenüber der Rentenversicherung haben. Der Anspruch gegenüber den Rentenversicherungsträgern ist immer dann primär gegeben, wenn mit den beantragten Rehabilitationsmaßnahmen die Erwerbsfähigkeit wiederhergestellt werden kann. Ist diese Eingangsbedingung erfüllt und hat der Versicherte entsprechende Vorversicherungszeiten zurückgelegt, erfolgt eine ebenfalls umfassende medizinische Versorgung, die mit den Leistungen der Krankenversicherung – jedenfalls im stationären Bereich – vergleichbar ist. Die Rentenversicherung kann darüber hinaus unter bestimmten Bedingungen zusätzlich Träger von berufsfördernden Rehabilitationsmaßnahmen sein. Andernfalls ergibt sich hierfür die Zuständigkeit der Arbeitsverwaltung. Zu den berufsfördernden Leistungen der Rentenversicherungsträger oder der Arbeitsämter gehören z.B. Hilfen zur Erhaltung und Erlangung eines Arbeitsplatzes, Berufsfindung und Arbeitserprobung, Berufsvorbereitung einschließlich der wegen einer Behinderung erforderlichen Grundausbildung, des weiteren berufliche Anpassung, Fortbildung, Ausbildung und Umschulung sowie sonstige Hilfen der Arbeits- und Berufsförderung (§ 1237a RVO).

Darüber hinaus erhalten selbstverständlich Kinder, die Schädel-Hirn-Verletzungen erlitten haben sowohl vorschulische als auch schulische Maßnahmen und Hilfen entweder durch die Rentenversicherung bzw. die Arbeitsämter oder durch die Sozialhilfeträger bzw. Schulträger. Hier gibt es zahlreiche einzelfallbezogene Abgrenzungen, über die wir vielleicht von den Referenten des heutigen Nachmittags noch etwas hören werden.

Anschrift:

Frau C. Segin
Bundesverband der Betriebskrankenkassen
Kronprinzenstraße 6–10
4300 Essen 1

Zusammenarbeit in der Rehabilitation Schädel-Hirn-Verletzter am Beispiel des Übergangs in die schulische und berufliche Wiedereingliederung

von W. Blumenthal

Die Rehabilitation von Menschen mit schweren erworbenen Hirnschäden gilt mit Recht als besonders komplexe und nur interdisziplinär zu lösende Aufgabe.

Im Übergang vom ersten, vorwiegend medizinisch geprägten Teil des kontinuierlichen Rehabiliationsprozesses zur stärker schulisch oder beruflich geprägten Phase gilt das in besonderem Maß.

Schon bei dem sogenannten positiven und negativen Leistungsbild, der sorgfältigen Einschätzung der augenblicklichen Fähigkeiten und Einschränkungen, reicht das allein mit ärztlichen Verfahrensweisen gewonnene Urteil nicht aus. Gleiches Gewicht haben die Ergebnisse anderer Disziplinen im Rehabilitationsteam, besonders die klinisch-psychologische Untersuchung der intellektuellen Fähigkeiten, der Lernvoraussetzungen und bestimmter Persönlichkeitsstrukturen; bei Kindern ergänzend auch die sorgfältige pädagogische Beurteilung.

Nach einer schweren Hirnverletzung ist das individuelle Fähigkeitsprofil auf lange Zeit bekanntlich nicht statisch, vielmehr ändern sich die Schadensfolgen und die persönlichen Wege der Kompensation in einem langen Prozeß; besonders bei jungen Menschen kommen häufig (und zunehmend ausgeprägt) aktive Störungen des Verhaltens und der Persönlichkeitsentwicklung hinzu.

Fähigkeiten und Entwicklungsmöglichkeiten Hirnverletzter lassen sich daher nur in einem interdisziplinären diagnostischen Prozeß verläßlich einschätzen.

Bewährt hat sich dafür die Belastungserprobung als eine Methode, um das praktische Leistungsverhalten in zeitlicher und inhaltlicher Abstufung sorgfältig über längere Zeit zu prüfen. Sie ist gesetzlich der medizinischen Rehabilitation zugeordnet.

Dabei sagt der Begriff Erprobung, daß modellhafte Beobachtung, nicht langfristige Förderung bezweckt wird. Diese ist erst das Ziel der Arbeitstherapie, die als weitere Methode zur Vorbereitung der beruflichen oder schulischen Wiedereingliederung in Betracht kommt.

Abbildung 1 (am Ende dieses Beitrages) stellt Ziele und Unterschiede beider Verfahren zusammen.

Die Belastungserprobung soll die Fähigkeit für eine zukünftige schulische oder berufliche Tätigkeit prüfen; deren Inhalte müssen für diese zukünftigen Tätigkeiten relevant, die Ergebnisse aussagekräftig und nachprüfbar formuliert sein. Grundsätzlich ist die Belastungserprobung auch als eigenständige medizinische Rehabilitationsmaßnahme möglich, z.B. im Rahmen eines Heilverfahrens.

Sie enthält (s. Abbildung 2 am Schluß dieses Beitrags) eine sorgfältige Eingangsdiagnostik der Hirnschädigungsfolgen, wobei psychopathologische Störungen der Auffassung, Merkfähigkeit, Konzentration und Grundschnelligkeit mindestens genauso wichtig wie die augenfälligen körperlichen Beeinträchtigungen sind; hinzu kommen Vorbefunde und Angaben des Rehabilitanden sowie – unbedingt – der Angehörigen.

In der Regel sind die gesundheitlichen Voraussetzungen nicht ausreichend gefestigt, so daß eine individuell abgestimmte Basistherapie Grundlage für die erfolgreiche Belastungserprobung ist; sie verliert im Verlauf an Bedeutung, begleitet aber die verschiedenen Stadien der Belastungserprobung, die aus einem „Dreischnitt" bestehen:

- Berufsunspezifische Belastung
- Berufsfeldspezifische Belastung
- Berufsbildspezifische Belastung.

Die angestrebte interdisziplinäre Schlußbeurteilung darf nur auf das langfristig mit Sicherheit gegebene Leistungsniveau abheben, also weder vorübergehende „Spitzen" überbewerten noch eine allmähliche Leistungsentwicklung vorzeitig ausschließen. Je nach dem Ausgangsniveau und der beobachteten Entwicklung können daher im Einzelfall sofort berufsbildspezifische Aufgaben sinnvoll sein. Aber auch „Rücksprünge" oder Kombinationen von berufs- und schulspezifischen Angeboten müssen, wie im Flußdiagramm der Abbildung 2 angedeutet, jederzeit möglich sein.

Im einzelnen überprüft die berufsunspezifische Belastung (oder bei Kindern die schulpädagogische Belastung) allgemeine Leistungsvoraussetzungen wie Motivation, körperliche und geistige Ausdauer, Lernfähigkeit, Wahrnehmung und soziale Anpassung mit weitgehend beliebigen Aufgaben. Spielerisch wirkende ganzheitliche Tätigkeiten sind angebrachter als „schulförmige" oder berufliche geprägte Aufgabenstellungen. Sehr schwer Hirngeschädigte verbleiben nicht selten in diesem Stadium der unspezifischen Belastbarkeit; dem entspricht schulisch die spätere Eingliederung in einen Sonderschulbereich mit stark eingeschränkten Leistungsanforderungen, beruflich der Übergang in eine entsprechende Werkstatt für Behinderte (WfB).

In der nächsten Stufe, der berufsfeldspezifischen oder schulformenunabhängigen Belastung werden modellhaft Aufgaben in einem oder mehreren Berufsfeldern oder in schulischen Kernfächern gestellt, die Leistungsschwerpunkte und Trainingseffekte erkennen lassen. Wir greifen z. B. gerne auf Arbeitsproben für die Berufsfeldfindung Jugendlicher zurück. Je nach Beurteilung der Ergebnisse durch das Rehabilitationsteam kann sich eine Berufsfindungsmaßnahme anschließen.

In der dritten Stufe, der berufsbildspezifischen oder schulformorientierten Belastung bringen differenzierte Aufgaben aus bestimmten beruflichen Bereichen weiteren Aufschluß über Eignung und Neigung der Rehabilitanden für bestimmte Ausbildungsgänge oder den Wiedereinstieg in die unterbrochene Ausbildung oder Tätigkeit. Die schulische Belastung entspricht den unterschiedlichen Anforderungen für Sonder-, Regel- und Berufsschulklassen, einschließlich der Belastung im Klassenverbund.

Natürlich kann man nicht mehrere hundert Berufsbilder mit ihren spezifischen Arbeitsgängen oder alle Möglichkeiten des differenzierten Bildungssystems erproben.

Die Aussagesicherheit des Verfahrens ist aber ausreichend gut, wenn differenzierte Aufgaben aus einem größeren Feld von Berufen/Berufsbildern gestellt werden. Immer bleibt die Übungssituation jedoch künstlich vereinfacht. Daher ist die abschließende Überprüfung von Fähigkeiten und Verhalten in der wirklichen Arbeitssituation außerhalb der Rehabilitationseinrichtung im Rahmen eines Praktikums von täglich vier Stunden bis zu einer vollschichtigen Belastung in einem Übungsbetrieb so wichtig.

Analog dazu steht die sogenannte betriebliche Belastungserprobung zur Verfügung: die Tätigkeit entweder am alten Arbeitsplatz oder an einem geeigneteren Platz im Betrieb, bzw. bei Kindern und Jugendlichen in der zuvor besuchten oder einer neuen Schule, jeweils unter Beobachtung und Steuerung durch den verantwortlichen Arzt.
Schulversuche sind nach Absprache in der Regel problemlos zu vereinbaren. Das Gleiche gilt nach unserer Erfahrung auch in der beruflichen Rehabilitation und für die meisten Betriebe und Kostenträger, allerdings nur, wenn der Rehabilitand und die Mitarbeiter des Teams sich intensiv um eine Abstimmung bemühen.

Wir erleben immer wieder, wie motivierend, bisweilen aber auch ernüchternd derartige Kontakte mit Schule und Arbeitswelt sind.

Beratungen der beteiligten Fachdienste im Team und mit den Rehabilitanden steuern den Verlauf der Belastungserprobung und ergeben die interdisziplinäre Schlußbeurteilung mit Aussagen zu Fähigkeiten und behinderungsbedingten Einschränkungen sowie dem gemeinsamen Vorschlag für das weitere Vorgehen.

Für diese differenzierte Belastungserprobung rechnen die Einrichtungen der medizinisch-beruflichen Rehabilitation etwa sechs Wochen, für die eingangs erwähnte Arbeitstherapie zwölf Wochen und länger.

Wie schon der Name sagt, sind Einrichtungen der medizinisch-beruflichen Rehabilitation besonders geeignet für die Hilfestellung beim Übergang in die schulische und berufliche Wiedereingliederung. Für sie gilt das hier vorgestellte Konzept der Belastungserprobung; es ist sehr fraglich, ob in den vielen üblichen Heilverfahren anderer Einrichtungen die Belastungserprobungen derartig differenziert aufgebaut sind.

Das Schlagwort von der wohnortnahen Rehabilitation gilt auch besonders für die langwierigen Prozesse nach einer schweren Hirnver-

Abbildung 1:
Belastungserprobung und Arbeitstherapie:
Unterschiedliche Ziele – unterschiedliche „Blickwinkel"

Belastungserprobung	**Arbeitstherapie**
Ermittlung des arbeitsrelevanten Leistungsprofils, der sozialen Anpassungsfähigkeit, der besonderen Gefährdungen durch Einwirkungen am Arbeitsplatz Diagnostische Aspekte überwiegen	Steigerung der Belastbarkeit; Stabilisierung und Verbesserung der Arbeitsgrundfähigkeit und spezieller Fähigkeiten für die berufliche/ schulische (Wieder-) Eingliederung Therapeutische Aspekte überwiegen

Quelle: Bundesarbeitsgemeinschaft Medizinisch-Beruflicher Rehabilitationszentren – BAG „Phase II" – (Hrsg.): Selbstdarstellung und Konzept, Heft 2 (1989)

Abbildung 2:
Die Belastungserprobung im Rahmen der Medizinisch-Beruflichen Rehabilitation
Vorgehensweise in den Einrichtungen der Medizinisch-Beruflichen Rehabilitation

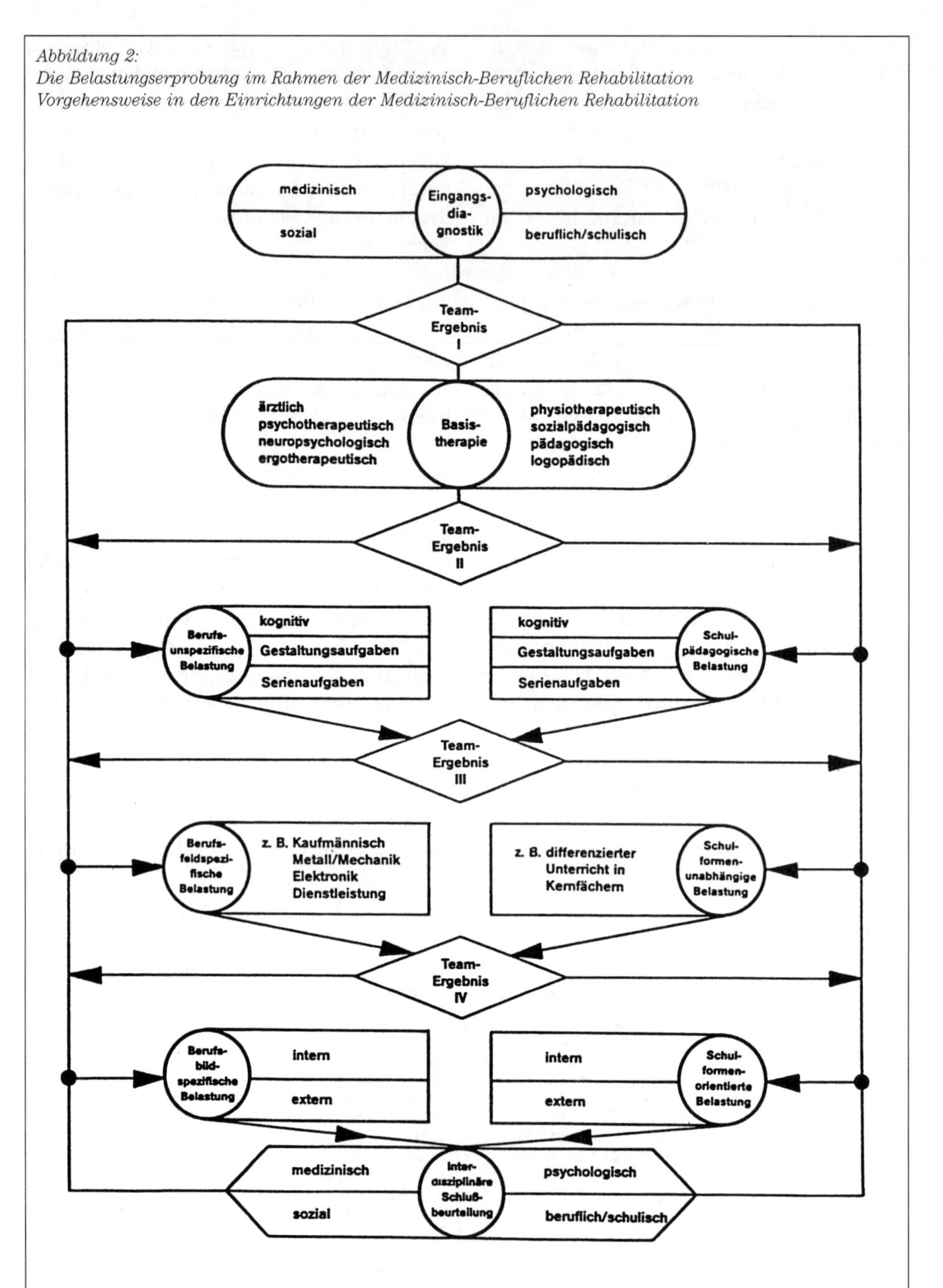

Quelle: Bundesarbeitsgemeinschaft Medizinisch-Beruflicher Rehabilitationszentren – BAG „Phase II" – (Hrsg.): Selbstdarstellung und Konzept, Heft 3 (1989)

letzung. Komplexe und kostspielige Maßnahmen (wie die beschriebenen) lassen sich jedoch nicht flächendeckend wohnortnah realisieren. In der Bundesrepublik Deutschland scheint die regionale Versorgung bei jährlich etwa 10.000 schwer Hirnverletzten und etwa 2.500 Rehabilitations-Plätzen in staatlich geförderten und privaten Einrichtungen für die Rehabilitation neurologisch Geschädigter zumindest quantitativ gesichert.

Für die jährlich über 100.000 leichter Schädel-Hirn-Verletzten ist das beschriebene aufwendige Verfahren in der Regel nicht erforderlich; hier hat die ambulante Nachbehandlung und die ärztlich überwachte gestufte Wiedereingliederung in den alten Schul- und Berufsbereich, mit oder ohne Kurverfahren zur allgemeinen Stabilisierung, ihren Sinn. Nach Mehrfachverletzungen und bei Schwierigkeiten in der schulischen und beruflichen Wiedereingliederung jedoch ist auch nach einer leichten Hirnverletzung das beschriebene Verfahren oft angebracht.

Anschrift:

Dr. med. W. Blumenthal
Leitender Arzt des
Neurologischen Rehabilitationszentrums
für Kinder und Jugendliche
Johannes-Ritter-Straße 100
2054 Geesthacht

Die stationäre Rehabilitation hirnverletzter Kinder und Jugendlicher als „medizinisch-pädagogische Einheit“

von A. Ritz

Mein Thema möchte ich umwandeln zu einer Frage: Was bedeutet, was beinhaltet medizinisch-pädagogische Rehabilitation hirnverletzter Kinder und Jugendlicher in einem Rehabilitationszentrum für die anzustrebende Reintegration draußen, in Familie und Gesellschaft, Schule, Ausbildung und ggf. Beruf? Welche Bedingungen müssen „drinnen“, welche Kooperation zwischen „drinnen“ und „draußen“ gegeben sein, um diese Wiedereingliederung – unserem Auftrag gemäß – zu fördern und möglichst nahtlos zu gestalten?

Als Versuch einer Antwort möchte ich anhand des Behandlungskonzepts des Neurologischen Rehabilitationszentrums für Kinder und Jugendliche in Bremen, das als eine „Einrichtung der Phase II“ 1985 eröffnet wurde und 100 Plätze umfaßt, berichten, wobei ich manche Aspekte nur streifen kann, also vieles der nachfolgenden Diskussion überlassen muß.

Im Augenblick der Aufnahme in einem Rehabilitationszentrum ist ein bestimmtes Schadensbild, das Impairment, gesetzt, das sowohl die primären, unfallbedingten Schädigungen umfaßt, wie die sekundären, sich gerade im Kindesalter häufig aus rascher Hirndrucksteigerung ergebenden Schadensfolgen. Unsere Aufgabe ist es, die Auswirkungen des Schadensbildes zu mindern. Es geht also einerseits um Minderung der Disability, d.h. der funktionellen Beeinträchtigung, durch gezielte Behandlung und abgestuftes Training, andererseits um Minderung des Handicaps, also der daraus resultierenden, sozial relevanten Behinderung oder Benachteiligung im sozialen Umfeld, und zwar durch psychosoziale Rehabilitation, die unser Behandlungskonzept durchgäng mitbestimmt.

Hierbei gilt es, im Kindes- und Jugendalter einige Besonderheiten zu beachten, die nicht quantitativer, sondern qualitativer Art sind. Kinder und Jugendliche sind nicht einfach „kleine Erwachsene“, bzw. „noch nicht ganz fertige Erwachsene“; sie sind anders. Sie befinden sich noch mitten in der Entwicklung und haben je nach Alter wesentliche Entwicklungsschritte, auf denen nachfolgende erst aufbauen können, noch gar nicht vollzogen. Bei sehr jungen Kindern trifft die Schädigung zudem ein – auch neuroanatomisch faßbar – noch gar nicht ausgereiftes Gehirn, dessen „Bemarkung“ (funktionsspezifische Ausprägung) noch nicht abgeschlossen ist.

Ein optimales Rehabilitationsergebnis ist daher im Gegensatz zum Erwachsenen nicht die Wiedergewinnung von bereits zuvor vorhandenen Fähigkeiten und Fertigkeiten, sondern darüber hinaus die Wiedergewinnung der prätraumatisch gegebenen Entwicklungsmöglichkeiten, also des jeweils individuellen Entwicklungspotentials. Rehabilitation im Kindes- und Jugendalter muß daher wesentlich dynamischer, da entwicklungsorientiert, ausgerichtet sein, hat aber auch – wegen der noch vorhandenen „Hirnplastizität" (Prägbarkeit) – prognostisch durchaus große Chancen.

Auch das soziale Umfeld des Kindes – in Abhängigkeit vom jeweiligen Alter gilt dies bedingt auch noch für Jugendliche – ist ein anderes als das Erwachsener. Man könnte es ein „noch weitgehend geschlossenes" nennen, in dem der Familie, insbesondere den Eltern, ein nicht nur höherer, sondern gegenüber Älteren auch anderer Stellenwert zukommt. Das hirnverletzte Kind ist in seinem neuen So-Sein nicht nur auf Akzeptanz durch dieses wichtige Umfeld angewiesen; es bedarf darüber hinaus der gezielten Förderung gerade auch durch seine Familie, seine Eltern, um ihm die – noch nicht abgeschlossene – weitere Entwicklung zu ermöglichen. Dazu aber müssen – mit unserer Hilfe – Eltern und Kind einander (und jeweils sich selbst) neu finden. Dies gelingt über einen oft sehr unterschiedlich langen Zeitraum hinweg beiden zunächst nicht. Wie bei einem Nystagmus, d.h. beim unwillkürlichen Hin- und Herbewegen der Augäpfel, die ein Fixieren erschweren oder gar unmöglich machen, pendelt – wie von Lipinski (1985) graphisch dargestellt – der „innere Blick" beider zwischen prätraumatischem Leben und posttraumatischem Zustand, kann sich daher nicht orientieren; die gegenseitige und auch eigene Wahrnehmung sind erst einmal zutiefst gestört.

Was bedeutet nun konkret, unter Berücksichtigung der vorgenannten Gesichtspunkte, medizinisch-pädagogische Rehabilitation hirnverletzter Kinder und Jugendlicher in einem Rehabilitationszentrum der „Phase II", dessen Aufgabe es definitionsgemäß ist, sozusagen unter einem Dach nahtlos und umfassend Leistungen zur medizinischen und schulisch-beruflichen, sowie (immanent) zur psychosozialen Rehabilitation zu erbringen?

Viele Berufsgruppen sind unter diesem einen Dach versammelt:

Ärzte, Schwestern/Pfleger, Erzieher, Krankengymnasten, Beschäftigungstherapeuten, Logopäden, Psychologen, Sozialarbeiter und Sozialpädagogen, Lehrer und Berufstherapeuten.

Auf die Kernaufgaben, die ihnen jeweils speziell übertragen sind und die nur fachspezifisch erbracht werden können, möchte ich nicht gesondert eingehen. Diese waren bereits Inhalt vieler vorausgehender Vorträge. Eingehen möchte ich jedoch auf ihre Interaktion.

Die eingangs genannten Ziele können nicht erreicht werden durch eine bloße Aneinanderreihung einer möglichst hohen Zahl unterschiedlicher, in sich selbst jeweils qualifizierter und hinsichtlich funktioneller Besserung effektiver Therapien – auch wenn dies häufig von den Eltern hirnverletzter Kinder zunächst von uns erwartet wird, weil sie ein Rehabilitationszentrum mit einer Art Reparaturwerkstatt gleichsetzen.

Nicht die Addition, sondern die Integration unterschiedlicher Therapiemaßnahmen in einem auf ganzheitliche Förderung ausgerichteten Behandlungskonzept ist erforderlich. Ein solcher integrativer Ansatz, der die verschiedenen diagnostischen und therapeutischen Einzelaspekte in einem sorgfältig differenzierten und ärztlich koordinierten Rehabilitationsplan zusammenführt, ist nur durch Teamarbeit zu verwirklichen, in der sich die verschiedenen Berufsgruppen zielorientiert ergänzen und aufeinander beziehen. Kollegiale Beratung und größtmögliche gemeinsame Basiskompetenz – d.h. Offenheit füreinander und ein allen Mitarbeitern gemeinsames Grundverständnis für die Aufgaben aller anderen Berufsgruppen – sind unabdingbare Voraussetzungen interdisziplinärer Zusammenarbeit in einem solchen multiprofessionellen Team. Im Zentrum steht dabei der Rehabilitand, der nicht Objekt ist, sondern seinem jeweiligen Entwicklungsstand entsprechend das „Subjekt seiner eigenen Rehabilitation“, deren jeweilige Schritte daher mit ihm und/oder seinen Eltern besprochen und abgestimmt werden müssen.

In regelmäßigen Teambesprechungen werden daher rehabilitandenbezogen diagnostische und therapeutische Einzelaspekte zusammengeführt, der bisherige Verlauf vom angestrebten Ziel her kritisch überprüft, das weitere therapeutische Vorgehen aufeinander abgestimmt, und so der individuelle Rehabilitationsplan aktualisiert. Besonders wichtig ist uns hier der Austausch von Beobachtungen und therapeutischen Ansätzen zwischen Therapeuten und Betreuern, um den entscheidenden Transfer erreichter funktioneller Fortschritte in den Alltag und deren weiteren Ausbau durch Beanspruchung der hinzugewonnenen Funktionen im Tagesablauf der Kinder und Jugendlichen zu erreichen.

Rehabilitation umfaßt nach diesem Konzept 24 Stunden des Tages und findet nicht nur während der im individuellen „Stundenplan“ festgelegten Einzel- und Gruppentherapien statt.

Ein genauso hoher Stellenwert wie den Therapien im engeren Sinne kommt daher der Arbeit der Betreuer zu, sowohl auf unserer Station für noch vermehrt Pflegebedürftige, auf der die meist noch sehr kranken, erheblich beeinträchtigten Kinder und Jugendliche zunächst aufgenommen werden, wie in den Wohngruppen, in die sie mit Erreichen größerer Eigenständigkeit und Mobilität im weiteren (meist viele Monate umfassenden) Rehabilitationsverlauf umziehen.

Deshalb nennen wir unser Reha-Zentrum gelegentlich ein „Pädagogisches Krankenhaus“, das mehr sein muß als nur eine Addition von Krankenhaus und Internat. Um sowohl den medizinisch-pflegerischen wie den pädagogisch-therapeutischen Aufgaben gerecht werden zu können, ist das im Schichtdienst arbeitende Betreuerteam zwar auf unserer Station ausschließlich aus Pflegekräften, in den Wohngruppen jedoch je zur Hälfte aus Pflegekräften und Erziehern zusammengesetzt, die alle Aufgaben im Rahmen der angestrebten ganzheitlichen Förderung gemeinsam wahrnehmen.

Einzel- und Gruppentherapien, festgelegt im individuellen Stundenplan, ein Tagesablauf der Kinder und Jugendlichen in der „familienähnlichen Atmosphäre“ der Station oder der Wohngruppe sowie die Tätigkeit aller Mitarbeiter des multiprofessionellen Teams sind zusammengeschlossen in einem Therapeutischen Rahmenkonzept, das den ganzen Tag umfaßt vom Wecken bis zum Zubettgehen.

In Abhängigkeit von individueller, langsam zunehmender Belastbarkeit müssen im Tagesablauf, der durch die Mahlzeiten in der Gruppe eine Zäsur erfährt, Regenerationsphasen mit aktiven Phasen wechseln. Neben einer Förderung der Eigenständigkeit im lebenspraktischen Bereich – Körperpflege, Anziehen, Essen usw. – und der Einübung erreichter und wiedergewonnener Fertigkeiten im Alltag kommt der Frühförderung sozialer und kreativer Fähigkeiten durch Spielförderung einzeln und in der Gruppe sowie Freizeitaktivitäten innerhalb und außerhalb des Zentrums ein hoher Stellenwert zu.

Durch unsere Zuwendung – und eventuell auch mit Hilfe des Schutzes unserer Einrichtung – müssen wir dem Kind bzw. Jugendlichen ermöglichen, seine Selbstsicherheit wiederzuerlangen oder neu aufzubauen, und zwar in altersadäquaten sozialen Bezügen. Angesichts der häufig zu beobachtenden Tendenz zum Rückzug (aus Enttäuschung) oder zu aggressivem Verhalten (aus Wut über die durch den Unfall erlittenen körperlichen und seelischen Verletzungen) können wir den Kindern und Jugendlichen nur durch Schaffung eines therapeutischen Milieus mit ganzheitlicher Sichtweise heraushelfen. Ihre Gefühle, die sie zur Verarbeitung ihrer neuen Lebenssituation benötigen, müssen sie lernen wahrzunehmen, zu äußern und zu verarbeiten, um dann wieder neu Kontakte auch zu anderen aufnehmen bzw. sich in einer Gruppe auseinandersetzen und behaupten zu können. Wiedererlangung von „Gruppenfähigkeit" ist jedoch eine unabdingbare Voraussetzung für die Reintegration in Spielgruppe, Kindergarten, Schule sowie Ausbildung und Beruf, da sich unser Leben ja nicht auf isolierten Inseln, sondern im Umfeld von sozialen Beziehungen abspielt.

Mit dem speziellen Schwerpunkt der sozialen Rehabilitation – obwohl letztlich Bestandteil aller Therapien – arbeiten in unserem Zentrum im begleitenden Sozialpädagogischen Dienst Erzieher, Sozialpädagogen und Heilpädagogen besonders eng mit den Betreuern der Wohngruppen und der Station zusammen und ergänzen diese. Sie arbeiten im Tag- und Spätdienst und sind, soweit möglich, den 4 Bereichen des Hauses zugeordnet.

Aus dem weiten Spektrum ihrer Arbeit in unserem Haus, das z.B.

- heilpädagogische, sozialtherapeutische, sozialpädagogische Einzel- und Kleingruppenförderung
- Projekt-/Seminarbeit und
- Initiieren oder Anbieten von „Interessen"- und Freizeitgruppen

umfaßt und den Wiedererwerb von „Sozialkompetenz" zum Ziel hat, möchte ich nur kurz auf die Form der durchgeführten Gruppenarbeit eingehen.

Diese kann in Ausnahmefällen in einer sozialtherapeutischen Kleinstgruppe mit nur 2 Rehabilitanden beginnen. Ihre Ziele sind die Förderung von z.B. Selbstbewußtsein, Kommunikations- und Konfliktfähigkeit, Frustrationstoleranz und Problembewußtsein, aber auch die Wahrnehmung von eigenen Bedürfnissen, Gefühlen und Fähigkeiten sowie die Entwicklung von Interessen.

Wesentliche Ziele sozialpädagogischer Kleingruppenarbeit sind des weiteren die Förderung von Gruppenprozessen, wobei die Förderung z.B. von Planungs-, Entscheidungs- und Leistungsfähigkeit, Übernahme von Verantwortung, Mitbestimmung und Selbständigkeit Lernziele sein könnten. Zunehmende Erweiterung des Themenkatalogs, der Inhalte und Teilziele bahnt den Rehabilitanden den Weg nach „draußen", gibt ihnen über die anfänglich noch begleitete, dann eigenständige Teilnahme an Freizeitaktivitäten im regionalen Umfeld des Reha-Zentrums den Mut, auch bei „Belastungserprobungen" im heimischen Umfeld an Aktivitäten teilzunehmen, alte Kontakte wieder aufzunehmen, neue aufzubauen.

Schulische Förderung, auf die ich im Hinblick auf den vorausgegangenen und nachfolgenden Vortrag nur kurz eingehen möchte, nimmt natürlich auch in unserem Zentrum, in dem Unterricht aller Schularten und -stufen erteilt wird, einen breiten Raum ein.

Im Einzel- und Kleingruppenunterricht werden Kinder und Jugendliche wieder an die ihnen angemessene Form des Lernens herangeführt. Dies geschieht über die Wiederherstellung der grundsätzlichen Lernfähigkeit in Gruppen, Aufarbeitung verschütteter Kenntnisse und Fähigkeiten, Erprobung schulischer Belastbarkeit und Erweiterung der Fähigkeit, neue Inhalte aufzunehmen und anzuwenden.

Für Jugendliche, die bereits eine Ausbildung begonnen oder abgeschlossen haben, kommt dem breitgefächerten Angebot der Berufstherapie der entsprechende Stellenwert zu.

Rehabilitation nach Schädel-Hirnverletzungen ist ein langwieriger Prozeß, bedarf über viele Monate der stationären Behandlung, die selten wohnortnah, sondern meist nur in überregional arbeitenden Zentren möglich ist. Anschließende Reintegration wird jedoch zur Utopie, wenn nicht der Kontakt zum sozialen Umfeld erhalten bleibt, bzw. neu aufgebaut wird, wobei gerade für Kinder und Jugendliche der enge Kontakt zu ihrem für die weitere Entwicklung lebensnotwendigen sozialen Umfeld, vor allem zu den Eltern, entscheidend ist. Wesentlicher Bestandteil medizinisch-pädagogischer Rehabilitation und unabdingbare Voraussetzung erfolgreicher Reintegration ist daher die Einbindung der Eltern in den Rehabilitationsprozeß durch zunächst häufige Besuche ihrer Kinder und in der Folge (bei zunehmender Belastbarkeit) durch regelmäßige „Belastungserprobungen“ der Kinder und Jugendlichen zu Hause.

Während bis Ende 1988 über die gesetzlich geregelte Kostenübernahme für vierwöchentliche Besuchs-, bzw. Familienheimfahrten hinaus auf begründeten Antrag hin bei Kindern und Jugendlichen im allgemeinen auch die Kosten über 14tägige oder gar wöchentliche Fahrten übernommen wurden, werden entsprechende Einzelanträge seit Einführung des Gesundheitsreformgesetzes am 1. 1. 1989 zumeist abgelehnt. Es zeichnet sich ab, daß allein wegen der daraus resultierenden finanziellen Belastungen zunehmend Eltern eine stationäre Behandlung ihrer Kinder ablehnen, obwohl zur Minderung von Disability und Handicap eine solche über einen längeren Zeitraum erforderlich wäre, da der notwendige integrative Therapieansatz in der hier skizzierten Form ambulant im allgemeinen nicht zu gewährleisten ist. Aus der ganzheitlichen Sicht medizinisch-pädagogischer Rehabilitation von Kindern und Jugendlichen ist deshalb massive Kritik an diesen neuen Regelungen des Gesundheitsreformgesetzes angebracht.

Unbeschadet meiner vorausgegangenen Darstellungen sollte die Rehabilitation im stationären Rahmen natürlich immer nur so lange wie notwendig fortgeführt und so früh wie möglich (und vertretbar) in den ambulanten Bereich übergeleitet werden. Eine frühzeitige Kontaktaufnahme zu den am Wohnort zuständigen Stellen ist daher erforderlich, um die eventuell noch notwendige Fortsetzung der Rehabilitation im ambulanten Rahmen abzusichern und/oder die den wiedererlangten Fähigkeiten und gegebenen Möglichkeiten hirnverletzter junger Menschen nach stationärer Rehabilitation adäquate soziale und schulisch-berufliche Reintegration vorzubereiten.

Anschrift:

Frau Dr. med. A. Ritz
Leitende Ärztin des
Neurologischen Rehabilitationszentrums
für Kinder und Jugendliche Bremen
Rotdornallee 64
2820 Bremen 77-Lesum

Unterricht und Unterweisung von Schädel-Hirn-Verletzten auf der Basis der lerntheoretischen Didaktik

von H. Stadler

Einleitung

Die Pädagogik der Körperbehinderten bemüht sich seit Anfang der siebziger Jahre um eine Verbesserung des Schulunterrichts für Kinder und Jugendliche mit Zustand nach Schädel-Hirn-Trauma (vgl. Bläsig/Schomburg 1971, Bläsig 1973, Adler 1975). Pädagogische und psychologische Fragen zu den Ursachen und Folgen von Unfällen im Kindes- und Jugendalter wurden aufgegriffen (vgl. Stadler 1988b) und unter schulpädagogischem Aspekt diskutiert (vgl. Stadler 1989). Es fehlten bisher aber weitgehend Arbeiten zur Didaktik und Methodik des Unterrichts und der beruflichen Unterweisung Schädel-Hirn-Verletzter im Jugend- und Erwachsenenalter. Im Rahmen eines Forschungs- und Entwicklungsprojekts, das im Auftrag des Bundesministers für Arbeit und Sozialordnung bei der Stiftung Rehabilitation Heidelberg durchgeführt wurde, wurde deshalb ein Didaktisches Arbeitshandbuch erstellt (vgl. Stadler 1988 a), in dem grundlegende Information, erfahrungswissenschaftliche Befunde und Ergebnisse einer Befragung von Lehrern und Ausbildern referiert werden.

1. Zur Didaktik bei Hirntraumatikern

Planung und Analyse von Unterricht und Unterweisung bedürfen einer didaktischen Theorie. Eine eigenständige „Sonderdidaktik für Hirntraumatiker" ist aber nicht notwendig. Auch mit Hilfe der allgemeinen Didaktik lassen sich die Fragen zum Lehren und Lernen bei Zustand nach einem Hirntrauma beantworten. Die Gefahr, daß durch eine Sonderdidaktik die Tendenzen zur „Aussonderung" und „Isolierung" verstärkt werden, ist nicht zu übersehen. Die verschiedenen Sonderschuldidaktiken haben gezeigt, daß damit meist institutionelle Verfestigungen einhergehen.

Die Homogenisierung von Lerngruppen im Sinne der Zusammenfassung von Lernenden mit möglichst ähnlichen individuellen Bedingungen (Geschlecht, Lebensalter, Vorkenntnisstand, Schadensbild usw.) hat keineswegs nur Vorteile; sind negativ bewertete Merkmale im Spiel (Rückstände in der Intelligenzentwicklung, Abweichungen im Sozialverhalten), so kann es zu Stigmatisierungen kommen, die die Betroffenen um die Erfolge ihrer Lernanstrengungen bringen.

Diese Einschätzung führt aber nicht dazu, spezialisierte Maßnahmen und Institutionen generell abzulehnen. Hirntraumatiker benötigen eine Form der Förderung, die auf ihre spezifischen Lernvoraussetzungen besonders Rücksicht nimmt. Das kann auch bedeuten, sie für eine gewisse Zeit einzeln oder in Kleingruppen zu unterrichten, wie es in den Klinikschulen geschieht.

Rehabilitative Maßnahmen müssen die personalen Voraussetzungen berücksichtigen, die sich in drei Aspekte aufspalten lassen:

- medizinische: Art und Schwere der Hirnschädigung,
- psychologisch-pädagogische: Auswirkungen der Hirnschädigung auf Kognition, Emotion und Psychomotorik,
- soziale: Auswirkungen auf die Kommunikation und Interaktion.

Bei den pädagogischen Zielen der Rehabilitation ist zu unterscheiden zwischen

- funktionalen Qualifikationen, die unmittelbar für schulische und berufliche Anforderungen verwertbar sind, und
- extrafunktionalen Qualifikationen, die sowohl für Schule und Ausbildung als auch für den privaten Lebensbereich nützlich sind.

Während es für die funktionalen Qualifikationen in den vorhandenen Lehr- und Ausbildungsplänen differenzierte Zielkataloge gibt, fehlen sie für den extrafunktionalen Bereich. Hier vor allem ist ein Nachholbedarf an didaktischen Klärungen für Menschen mit Zustand nach einem Hirntrauma zu sehen. Für körperbehinderte Kinder und Jugendliche liegen Konzepte und Materialien zur Vorbereitung auf eine selbstbestimmte Lebensführung vor (vgl. Stadler 1987).

Didaktisch bedeutsam sind sonderpädagogische Prinzipien, die durch folgende Begriffe zu kennzeichnen sind: Individualisierung, Anschaulichkeit, Selbsttätigkeit, Gliederung in kleine Lernschritte, abnehmende Hilfe, Verstärkung (vgl. Kunert 1972). Durch die empirischen Untersuchungen (Leyendecker 1977, 21982) konnte die Wirksamkeit dieser Prinzipien teilweise bestätigt werden.

Von den unterschiedlichen didaktischen und methodischen Konzepten der Allgemeinen Didaktik (vgl. Haller/Meyer 1986; Otto/Schulz 1985) eignet sich die sogenannte lerntheoretische Didaktik (vgl. Heimann 51970; Schulz 1969, 1980) besonders zur Planung des Unterrichts und der Unterweisung für Lernende mit Zustand nach Hirntrauma, weil bei ihr eine umfassende Bedingungsprüfung vorgesehen ist.

2. Grundlinien der lerntheoretischen Didatik

In der praktischen Anwendung des Konzepts der lerntheoretischen Didaktik (Heimann 21970, 11) ist auf folgendes zu achten:

a) Alle den Unterricht konstituierenden Momente stehen in einem Verhältnis wechselseitiger Abhängigkeit: Prinzip der Interdependenz.

b) Die Reaktionen der Lernenden sind prinzipiell unvorhersehbar, weshalb in der Planung die Verlaufsmöglichkeiten offen bleiben müssen: Prinzip der Variabilität.

c) In der Planung muß angegeben werden, wann ein Lernziel als erreicht gelten soll: Prinzip der Kontrollierbarkeit.

Zur Strukturanalyse und Bedingungsprüfung

Die Analyse der Struktur von Unterricht und Unterweisung ergibt folgende Merkmale: Ausgangspunkt sind die Voraussetzungen auf seiten der Lernenden und der Lehrenden. Zwischen Lernziel und Ausgangslage treten Vermittlungshilfen als Formen der Lernorganisation oder als Medien. Das Ergebnis der Lehr- und Lernanstrengungen wird einer Erfolgskontrolle unterzogen und bildet die Ausgangslage für weitere Lehr-Lernprozesse. Es wird zwischen Bedingungs- und Entscheidungsfeldern unterschieden.

Bedingungsfelder sind:

a) Die individuellen Voraussetzungen: Wie ist die Individuallage der Lernenden? Welche konkreten Beeinträchtigungen im Aufnehmen, Speichern und Verarbeiten von möglichen Lerninhalten liegen vor? Welche Vorkenntnisse haben die Lernenden? Wie beeinflussen bestimmte Faktoren (das Lebensalter, das Geschlecht, die soziale Herkunft, die bereits erworbene Qualifikation etc.) das weitere Lernen?

b) Die soziokulturellen Voraussetzungen: Wie ist die Soziallage der Lerngruppe? Wie ist sie hinsichtlich unterschiedlicher Behinderungsformen zusammengesetzt? Welche Personen arbeiten mit welchen Qualifikationen als Lehrer und Ausbilder? Sind sie für die Anforderungen bei Hirngeschädigten vorbereitet?

Entscheidungsfelder sind: Ziele, Inhalte, Methoden und Medien. In der schulischen und beruflichen Rehabilitation erfolgt eine Orientierung an den Lernzielen in schulartbezogenen Bildungsplänen und in Ausbildungsplänen für einzelne Berufsbilder. Die allgemeinen Rehabilitationsziele sind darauf gerichtet, den Lernenden zu befähigen, alle im privaten und beruflichen Bereich auftretenden Anforderungen zu bewältigen und den ihm möglichen Handlungsspielraum selbständig zu nutzen. Entschieden werden muß über die Ableitungen der allgemeinen Ziele bis auf die Ebene der Feinziele.

Ziele lassen sich nur über Inhalte und Lerngegenstände anstreben; zwischen Zielen und Inhalten muß eine prinzipielle Verträglichkeit bestehen. D.h., daß etwa das Lernziel „Verständnis für die Funktionsweise des Benzinmotors" nicht mit Hilfe der Zerlegung eines Elektromotors erreicht werden kann.
Als Methoden des Unterrichts und der Unterweisung lassen sich unterscheiden:

- Erarbeitungsmethoden: Lehrervortrag, Lehrgespräch, Alleinarbeit usw.
- Sozialformen: Partnerarbeit, Gruppenarbeit, Arbeit im Plenum, Gruppendiskussion usw.
- Spielmethoden: Planspiel, Rollenspiel, Entscheidungsspiel.

Die Medien sind mehr als notwendige Lehr- und Lernmittel; mit der Auswahl bestimmter Medien werden auch Entscheidungen über die Inhalte und die Methode getroffen.

3. Anwendung des Modells der lerntheoretischen Didaktik

In einer Abbildung wurde eine Anwendung des Modells der lerntheoretischen Didaktik (vgl. Schulz 1969, 1980) auf die Situation von Hirntraumatikern vorgenommen, die folgendes erfaßt:

a) Die individuellen Voraussetzungen

Hier geht es um die Bedingungen, unter denen Lernende in einer Unterrichts- oder Ausbildungssituation eintreten. Eine solche Bedingung ist bei Hirntraumatikern der „Bruch in der Biographie". Während eine frühkindliche Hirnschädigung die gesamte Sozialisation prägt und die Persönlichkeitsentwicklung auf dieser Grundlage abläuft, erlebt der Hirntraumatiker sein „traumatisierendes Ereignis" als Abbruch und notwendigen Neuanfang (prä- und posttraumatische Persönlichkeit).

Die Bedingungen sind bei jedem Lernenden in einer individuellen Ausprägung vorhanden, in der sich die persönliche Erziehungs- und Lebensgeschichte niederschlägt. Je älter die Lernenden sind, desto mehr Unterschiede und desto weniger Gemeinsamkeiten weisen sie hinsichtlich ihrer persönlichen Lernvoraussetzungen auf. Die psychosoziale Situation, aus der sie kommen, erzeugt unterschiedliche psychosoziale Probleme.

INDIVIDUELLE VORAUSSETZUNGEN:

- prä- und posttraumatische Persönlichkeit
- Beeinträchtigungen der Kognition (Wahrnehmen, Speichern, Verarbeiten, Wiedergeben);
- Psychomotorik (Gehfähigkeit, Schreibmotorik);
- Emotionalität (Gefühle, Sozialverhalten)
- psychosoziale Probleme

SOZIOKULTURELLE VORAUSSETZUNGEN:

- Herkunftsmilieu
- Bildungsabschluß
- Berufsausbildung und berufliche Position
- soziale Sicherung
- Rückhalt in der Familie
- Rehabilitationsinstitution
- Qualifikation der Fachkräfte
- Lern-/Ausbildungsgruppe

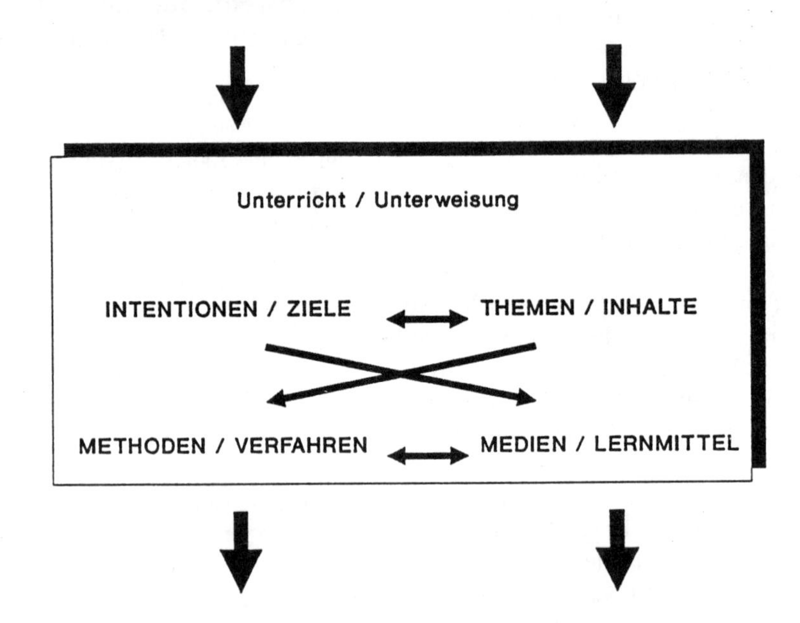

INDIVIDUELLE FOLGEN:

- wiedererlangte Befähigung zur Kommunikation/ Interaktion (Sprache, Sprechen, Zusammenarbeiten)
- wiedererlangte kognitive, motorische und emotionale Fähigkeiten/Fertigkeiten
- Schul-/Berufsabschluß
- berufliche Anpassung
- Erwerbsfähigkeit
- Fähigkeit zur privaten Lebensführung

SOZIOKULTURELLE FOLGEN:

- Rückkehr in die Familie
- Wiederausübung sozialer/beruflicher Rollen als Ehepartner, Elternteil, Mitarbeiter usw.
- Rückkehr ins Berufs- und Arbeitsleben
- Teilnahme am Leben in der Gemeinde, in der Kirche, in Vereinen, in der Politik
- selbstbestimmtes Leben und Wohnen

Abbildung: Lerntheoretische Didaktik in der Anwendung auf die Situation von Hirntraumatikern

In den Mittelpunkt der Bedingungsanalyse zur Individuallage rücken dann aber die Lernschwierigkeiten, die sich aus dem Hirntrauma ergeben. Unter Lernschwierigkeiten als Folge individueller Voraussetzungen werden Störungen im Prozeß der Aneignung von Kenntnissen und Fähigkeiten verstanden, die von einem Individuum erwartet und durch Lernen erworben werden sollen.

Gestört sein kann beim Hirntraumatiker u. a.: die Orientierung im Wissenserwerb, das kognitive Lernen; die Begriffsbildung, das abstrakte Lernen; die Übertragung des Gelernten auf andere Anforderungsbereiche, der Lerntransfer; die Speicherung und Wiedergabe von Gelerntem, die Lernkontrolle.

Das Lernverhalten, d.h. die Art und Weise, wie der einzelne lernt, kann unabhängig von der Hirnschädigung bei Erwachsenen auch durch großen zeitlichen Abstand zu schulischem Lernen gestört sein. Sie müssen erst wieder mit planmäßigen Lernprozessen vertraut gemacht werden.

Die Diagnostik von Lernschwierigkeiten verfolgt den Zweck, durch geeignete Interventionen vorhandene Störungen zu beheben. Durch diagnostische Verfahren gewonnene Informationen sollen Entscheidungen über die Ziele der Intervention (Was soll korrigiert oder kompensiert werden?) ermöglichen und die Auswahl günstiger Interventionsstrategien (Wie kann geholfen werden?) erleichtern.

Schüler und Auszubildende mit Zustand nach Hirntrauma berichten über folgende allgemeine Lernerschwerungen:

Gedächtnis: Unzufriedenheit mit der eigenen Merk- und Erinnerungsfähigkeit. Sprache: Verlangsamung der Sprachproduktion und des Sprechens. Schreibfähigkeit: größerer Zeitbedarf für alles Schriftliche. Sinnesleistungen: Störungen der Wahrnehmung.

Lehrer und Ausbilder berichten über folgende Störungsbereiche: Auffassen, Verarbeiten, Beurteilung: Informationen werden oft nur unvollständig aufgenommen und verarbeitet.

Das Auffassungsvermögen ist deutlich eingeschränkt. Die Umsetzung von Gelerntem in praktische Handlungen und die Übertragung auf andere Aufgaben ist erschwert. Die Urteilsfähigkeit vermindert. Folgen sind: rasche Verunsicherung, voreilige Resignation, leichte Kränkbarkeit, aufbrausendes, undiszipliniertes und aggressives Verhalten.

Sozialverhalten und Stimmungslage: Hirntraumatiker gelten als in der Gruppe schlecht angepaßt, wirken scheu, kontaktarm und gehemmt. Sie neigen zu Besserwisserei, zum Herunterspielen der eigenen Schwächen, zu „Ausflügen“ in die Zeit vor der Hirnschädigung und zu Stimmungsschwankungen.

b) Die soziokulturellen Voraussetzungen

Bei Kindern und Jugendlichen bestimmt die Herkunftsfamilie weitgehend die soziokulturellen Bedingungen, die sie in eine Rehabilitationsmaßnahme mitbringen. Bei Erwachsenen werden sie vom erreichten Schul- und Bildungsabschluß, der erlangten beruflichen Position und vom Ausmaß der sozialen Sicherheit bestimmt.

Die privaten Lebensumstände, in denen sich Hirntraumatiker befinden, sind für den Erfolg des Rehabilitationsprozesses allgemein und für ihr Lernen im Rahmen spezifischer Maßnahmen bedeutsam. Die Bereitschaft eines Hirnverletzten, sich für seine Rehabilitation selbst zu engagieren, korreliert mit dem Rückhalt, den er bei seinen Angehörigen findet. Immer wieder kommt es zur Abwendung von Partnern und zu Ehescheidungen als Folge der schweren Hirnschädigung eines Familienmitglieds.

Voraussetzungen auf seiten der Lehrer und Ausbilder:

In einer Befragung von Lehrern und Ausbildern gaben von 17 nur 2 an, für ihre Aufgaben in der Förderung von Hirntraumatikern angemessen ausgebildet zu sein. Als unzureichend betrachtet die Mehrzahl der Befragten die eigenen Kenntnisse über die medizinischen Faktoren eines Hirntraumas und dessen neuropsychologische Auswirkungen. Unter didaktischer Betrachtung heißt dies, daß die Lernbedingungen für Hirntraumatiker durch mehr Grundlagenwissen auf seiten der Pädagogen verbessert werden könnten.

Institutionelle Bedingungen:

Erfolg oder Mißerfolg von Maßnahmen der Rehabilitation werden auch von der materiellen Ausstattung der Rehabilitationsinstitution und von der Qualifikation der dort tätigen Fachkräfte bestimmt. Zu beobachten ist eine Vielzahl an unterschiedlichen und oft unkoordinierten „Sondertherapien". Belastend wirken u.a.: die Trennung von der Familie, von Freunden und Bekannten; die begrenzte Freizeit; die Anforderungen in einer Vielzahl von Fächern und Lernbereichen.

Als institutionelle Bedingungen in der beruflichen Rehabilitation sind außerdem die Besonderheiten in der Zusammensetzung der Lerngruppen zu beachten: Menschen mit unterschiedlichen Behinderungen und Problemen treffen aufeinander; die Altersstreuung ist größer als im Schulunterricht oder in der beruflichen Erstausbildung; die Unterschiede in der sozialen Herkunft, in der Schulbildung, im erreichten Berufsniveau, in den Lebensumständen, in der Bereitschaft zu Lernen sind erheblich.

c) Die Ziele, Inhalte und die Lernkontrolle

Lernziele sollen den Kenntnisstand eines Lernenden beschreiben, der als Ergebnis von Lernprozessen angestrebt wird. Meist sind die Ziele der Rehabilitation nur allgemein umschrieben; sie zu operationalisieren, d.h. so zu beschreiben, daß angegeben werden kann, wann sie erreicht sind, ist eine Aufgabe der Planung.

Aus pädagogischer Sicht sollten Ziele in folgenden Dimensionen bestimmt werden:

- psychosoziale Dimension: pädagogisch-psychologische Stabilisierung;
- psychomotorische Dimension: Bewegungsförderung, Gehfähigkeit, Feinmotorik für das Schreiben;
- kognitive Dimension: Unterrichts- und Ausbildungsziele;
- lebenspraktische Dimension: Selbständigkeit und Selbstbestimmung in der persönlichen Lebensführung (vgl. dazu Stadler 1989).

Als übergeordnete pädagogische Zielsetzung gilt die möglichst weitgehende Teilhabe und aktive Teilnahme am gesellschaftlichen und staatlichen Leben, was mit dem Begriff „soziale Rehabilitation" umschrieben wird. Zielorientiertes Lernen setzt eine sorgfältige Abklärung der Ziele voraus; je stärker dabei die Lernenden selbst einbezogen werden, desto besser werden die Ziele als erstrebenswert angenommen.

Damit wird ein Gedanke der neueren Didaktik-Entwicklung aufgegriffen, wonach die Lernenden selbst als „Experten in eigener Sache" in die Planung der Lehr-/Lernprozesse einzubeziehen sind. Sie wissen mehr über sich, als je ein Lehrer und Ausbilder über sie wissen kann, und sollten über ihre Lernvoraussetzungen, begleitenden Motive und über mögliche Ängste selbst Auskunft geben. Der notwendige Zeitaufwand rechtfertigt sich durch eine bessere „Passung" von Lernvoraussetzungen und Lernzielen. Was an dieser Überlegung grundsätzlich richtig ist, kann aber in bezug auf Hirntraumatiker an Grenzen stoßen, wenn eben (noch) keine ausreichende Einsicht in die eigene Situation vorhanden ist.

Lernziele stehen immer in einem engen Zusammenhang mit der Lernkontrolle. Eine Überprüfung des Lernstandes ist sicher notwendig; gerade wenn die Ziele zusammen mit dem Lernenden festgelegt wurden, darf die Lernkontrolle aber nicht zum „heimlichen Lehrplan“ werden. In vielen Bereichen der beruflichen Rehabilitation ist eine Fixierung auf Anforderungen der Zwischen- und Abschlußprüfungen zu beobachten, was eine Mitbestimmung bei den Lernzielen zur Farce machen kann.

d) Die Methoden und Medien

Für Hirntraumatiker gelten die Gliederung des Lernstoffs, die Vorstrukturierung von Aufgaben und Lösungswegen sowie eine zweckmäßige Zeiteinteilung als besonders bedeutsam. Andere, aus der Sonderpädagogik bekannte methodische Prinzipien – wie kleine Lernschritte, Veranschaulichung, Selbsttätigkeit, abnehmende Hilfe usw. – finden selbstverständlich ebenfalls Beachtung. Kritisch ist aber das unreflektierte „Durchhalten“ solcher Prinzipien zu beurteilen: So sollte Selbsttätigkeit nur gefordert werden, wenn auch Hilfe gegeben wird, da sonst bei Hirntraumatikern eine Überforderung entstehen kann. Wegen der oft eingeschränkten Merkfähigkeit kann auch das Wiederholen schnell übertrieben werden.

Als erstrebenswert gilt ein aktivierendes Lehren und Lernen mit häufigem Wechsel der Sozialformen. Wenig geeignet für Lernende mit Hirntrauma ist der verbreitete Frontalunterricht, da er auf das Lernen hemmend wirken kann. Der Hirntraumatiker braucht die personale Zuwendung von seiten des Lehrenden und der anderen Lernenden. Bei einer Individualisierung in Form des Einzelunterrichts fehlt die notwendige soziale Einbettung des Lernens. Andererseits kann in bestimmten Phasen der Rehabilitation – etwa in der postakuten Phase im Rehabilitationskrankenhaus – der Einzelunterricht die Methode der Wahl sein, da ein Lernen in der Gruppe noch nicht möglich ist.

Es liegen anwendungsbezogene Beschreibungen zu methodischen Ansätzen in der beruflichen Rehabilitation vor (Golas 1984; Fischer 1987). Gewechselt werden sollte zwischen folgenden Aktionsformen:

- Darbietung durch das Wort (Vortragen, Vorlesen);
- Vorzeigen, Vormachen, Vorführen (Filme, Videoaufzeichnungen);
- Erarbeitung durch Diskussion, Kreisgespräch, Durcharbeiten von Texten und Lernprogrammen;
- Erkundungen und eigene Versuche.

Lehrer und Ausbilder sollten bei Hirntraumatikern die Funktion eines Lernberaters einnehmen und immer wieder fragen, was den aktuellen Lernprozeß erschwert und wie Lernhindernisse abgebaut werden können (vgl. dazu die Materialien aus dem Projekt „Lernberatung“ am Berufsförderungswerk Hamburg 1984).

Als günstige Sozialform gilt für Hirntraumatiker die Kleingruppe; sie kommt dem Bedürfnis nach Überschaubarkeit und personaler Zuwendung entgegen und sichert die soziale Rückbindung, die gerade Hirntraumatiker für ihre Lernanstrengungen brauchen.

Kleingruppenarbeit eignet sich dann, wenn

- Aufgaben gemeinsam gelöst und Teilthemen von mehreren erarbeitet werden sollen;
- bereits vorhandenes Wissen zusammengetragen, systematisiert und interpretiert werden soll;

- Lernende in der Gefahr stehen, den Anschluß zu verlieren oder ihn verloren haben und „aufschließen“ wollen;
- soziale Interaktionen in der Großgruppe zu kurz kommen.

Kleingruppenarbeit macht zwar mehr Planungsaufwand, hat aber häufig gerade längerfristig günstigere Lernwirkungen als andere Sozialformen.

In bezug auf die Lehr- und Lernmittel gilt, daß der Medien-Einsatz bei Hirntraumatikern sorgfältig überlegt werden muß. Nicht jedes Schaubild oder Arbeitsblatt ist an sich schon nützlich. Entscheidend ist es, Zusammenhänge aufzuzeigen, das Strukturelle hervorzuheben und die Darstellung auf Wesentliches zu beschränken.

Neue Chancen bietet der Computer als Lehr-/Lernmittel. Mit seiner Hilfe können die Prozesse des Aufnehmens und Übens stark individualisiert werden. Probleme gibt es dabei aber mit der sozialen Rückbindung des Lernens: computerunterstütztes Lernen muß deshalb zeitlich begrenzt und im Wechsel mit gruppenbezogenem Lernen praktiziert werden.

e) Die Folgen von Unterricht und Unterweisung

Im Modell der lerntheoretischen Didaktik wird auch berücksichtigt, daß die positiven und die negativen Folgen von Lernprozessen wieder die Voraussetzungen für das weitere Lernen bilden. Lehren und Lernen sind kumulative Prozesse: das Neue baut auf bereits Vorhandenem auf. Wenn die Grundlagen unzureichend sind oder ganz fehlen, müssen zunächst die Defizite ausgeglichen werden, ehe Lernfortschritte zu erzielen sind. In der Abbildung sind die möglichen individuellen und soziokulturellen Folgen rehabilitativer Maßnahmen nach einem Hirntrauma aufgeführt. Die Erfassung des Lernstandes und die Kontrolle des Gelernten erhalten hier ihre Legitimation. Sonderpädagogische Maßnahmen haben gerade das Aufholen, Stützen und gezielte Fördern zum Inhalt. Von diesen Überlegungen her wurde auch die sog. Förderdiagnostik entwickelt, mit deren Hilfe die Folgen von Sozialisations- und Lernprozessen erfaßt und die Grundlagen für eine planmäßige Förderung gewonnen werden sollen (vgl. Kornmann/Meister/Schlee 1983).

Unterricht und Unterweisung haben im Rahmen von Rehabilitationsmaßnahmen individuelle Folgen; auf der Basis medizinisch-therapeutischer Erfolge wird die Befähigung zur Kommunikation und Interaktion wiedererlangt. Darauf bauen dann Lehr-/Lernprozesse zum Auffrischen, Wiederholen und Neuerwerb kognitiver, motorischer und sozial-emotionaler Fähigkeiten und Fertigkeiten auf. Sie führen zu Schul- und Berufsabschlüssen oder zur beruflichen Anpassung und damit im günstigen Fall auch wieder zur Erwerbsfähigkeit. Unter den soziokulturellen Folgen kann dann das zusammengefaßt werden, was für die Gesellschaft als Ergebnis von Rehabilitationsmaßnahmen bedeutsam ist; die Rückkehr in die Familie und damit die erneute Übernahme sozialer Rollen (Ehepartner, Vater usw.) und – je nach Verlauf der Rehabilitation – auch wieder beruflicher Rollen (Vorgesetzter, Mitarbeiter usw.).

Literatur:

Adler, J.: Pädagogische Hilfen für Kinder mit Hirntraumen. Berlin 1975

Berufsförderungswerk Hamburg (im Auftrag des Bundesinstituts für Berufsbildung Berlin): Modellversuch Lernberatung. Unveröff. Bericht 1984

Bläsig, W. und Schomburg, E.: Das unfallgeschädigte Kind. Stuttgart 1971

Bläsig, W.: Unterrichtsarbeit mit kranken und verletzten Kindern. Berlin 1973

Fischer, T. unter Mitarbeit von D. Harke: Didaktische Konzepte der Lernförderung bei Lernproblemen in der Berufsbildung Erwachsener – Materialien und Praxiserfahrungen. Sonderveröffentlichung des Bundesinstituts für Berufsbildung Berlin 1987

Golas, H.G. u.a.: Lehrgang für Ausbilder. Fachbezogene pädagogische Weiterbildung von Ausbildern in Übungsfirmen. Sonderveröffentlichung des Bundesinstituts für Berufsbildung Berlin 1984

Haller, H.-D. und H. Meyer (Hrsg.): Ziele und Inhalte der Erziehung und des Unterrichts. Enzyklopädie Erziehungswissenschaft Bd. 3, Stuttgart 1986

Heimann, P.: Didaktik 1965. In: Heimann/Otto/Schulz: Unterricht. Analyse und Planung. 1965, 51970

Kornmann, R., H. Meister, und J. Schlee (Hrsg.): Förderdiagnostik. Konzept und Realisierungsmöglichkeiten. Heidelberg 1983

Kunert, S.: Prinzipien der Unterrichts- und Erziehungsarbeit bei Körperbehinderten. In: Bläsig/Jansen/Schmidt (Hrsg.): Die Körperbehindertenschule. Berlin 1972

Leyendecker, Ch.: Lernverhalten behinderter Kinder. Eine vergleichende experimentelle Untersuchung zum Lernverhalten bei Kindern mit cerebralen Bewegungsstörungen. Heidelberg 1977, 21982

Otto, G. und W. Schulz (Hrsg.): Methoden und Medien der Erziehung und des Unterrichts. Enzyklopädie Erziehungswissenschaft Bd. 4, Stuttgart 1985

Schulz, W.: Aufgaben der Didaktik. Eine Darstellung aus lehrtheoretischer Sicht. Pädagogische Arbeitsblätter 21 (1969) 65-90

Schulz, W.: Die lerntheoretische Didaktik. Westermanns Päd. Beiträge 32 (1980) 80-85

Stadler, H.: Selbstbestimmtes Leben und Wohnen. In: Bordel/Nagel/Stadler: Schule – und wie weiter? Hilfen zur beruflichen und sozialen Eingliederung junger Körperbehinderter. Heidelberg 1987

Stadler, H.: Didaktisches Arbeitshandbuch für den Unterricht und die Unterweisung von Schädel-Hirn-Traumatikern. (Forschungskennzeichen des Bundesarbeitsministeriums: 86/06/06 Heidelberg (Stiftung Rehabilitation) 1988a

Stadler, H.: Ursachen und Folgen von Unfällen im Kindes- und Jugendalter. Die Unterrichtspraxis, Beilage zur Lehrerzeitung Baden-Württemberg 21 (1988b) 36-40

Stadler, H.: Die Schädel-Hirnverletzung unter rehabilitativem Aspekt. Die Unterrichtspraxis, Beilage zur Lehrerzeitung Baden-Württemberg 23 (1989) 21-24

Stadler, H.: Lebenspraktische Befähigung für Körperbehinderte mit Lernbehinderungen. In: Butzke/Bordel (Hrsg.): Leben ohne Beruf. Heidelberg 1989

Anschrift:

Prof. Dr. phil. H. Stadler
Institut für Behindertenpädagogik der Universität Hamburg
Sedanstraße 19
2000 Hamburg 13

Ergebnisse der Arbeitsgruppe 5

von H. H. Janzik

Die nachstehenden Punkte haben sich, in Bezug auf die einzelnen Vorträge, im abschließenden Round-Table-Gespräch als besonders wichtig herausgestellt:

- Nicht genügend Berücksichtigung finden in der Rehabilitation von Schädel-Hirn-Verletzten die Psychotherapie und die Sozialtherapie. Laut Statistiken des Neurologischen Rehabilitationszentrums Bad Godesberg leiden über 60 % dieser Patienten an unterschiedlichsten psychischen Störungen nicht nur im Sinne des hirnorganischen Psychosyndroms, sondern auch im Sinne von psycho-reaktiven Störungen, neurotischen Entwicklungen, Phobien und Verhaltensauffälligkeiten. Zum anderen sind sich viele Schädel-Hirn-Verletzte ihrer psychischen Ausfälle nicht bewußt. Sie negieren sie oder flüchten sich in körperliche Symptome wie z. B. Kopfschmerzen. Gerade den Schädel-Hirn-Verletzten fällt es besonders schwer, ihre Behinderung nicht nur in motorischer, sondern auch in neuro-psychologischer und kognitiver Hinsicht – also im persönlichen Bereich – zu akzeptieren. Dies kann ein unüberwindliches Hindernis für eine spätere soziale und berufliche Rehabilitation sein.

- Schwerst neurologisch Verletzte mit erheblichen Verhaltensstörungen können nur nach besonderen therapeutischen Konzepten behandelt werden, die ausgesprochen personalaufwendig sind und spezielle organisatorische wie auch strukturelle Voraussetzungen haben. Zusätzlich bedarf es besonders gut ausgebildeter Psychologen, aber auch das übrige therapeutische Personal muß das Konzept der Behandlung mittragen. Die Dauer solcher Behandlungen geht über die üblichen 6 Wochen weit hinaus und verlangt Verweildauern bis zu 1 Jahr. In den jetzigen Rehabilitationszentren sind solche besonderen organisatorischen Strukturen und das speziell ausgebildete, dazugehörige Personal noch nicht vorhanden. Es ist deshalb zu fordern, daß in Zukunft gerade dieser Aspekt von seiten der Rehabilitationsträger berücksichtigt wird, um den Schwerstbeschädigten nach hirntraumatischen Verletzungen eine wirkliche Eingliederungschance in die Familie, in eine Wohngemeinschaft und/oder in eine Behindertenwerkstatt zu geben. Erfahrungen haben gezeigt, daß dieser sehr mühevolle Weg in vielen Fällen tatsächlich zum Erfolg führt.

- Eine weitere Besonderheit ist die Intervallbehandlung. Die Rehabilitation des schwerst Schädel-Hirn-Verletzten kann nur unter dynamischen Gesichtspunkten verlaufen und muß sich ständig der individuellen Entwicklung anpassen. Die zeitliche Dauer bis zur Ausprägung einer bleibenden Schädigung beträgt häufig mehr als 3 bis 5 Jahre. Die Intervallbehandlung ist gerade dann notwendig, wenn im Rehabilitationsprozeß ein „Plateau" entstanden ist (bzw. nicht mehr vorhanden ist) oder wenn die Interaktion zwischen Patient und Therapeuten sich zunehmend schwieriger gestaltet. Nach einem Intervall von bestimmter zeitlicher Dauer, das der Patient zu Hause verbringt, ist mit erneuter Aufnahme in ein Rehabilitationszentrum die Fortsetzung der Behandlung sinnvoll. Die Fortsetzung einer unterbrochenen stationären Rehabilitationsbehandlung ist keine Wiederholungsmaßnahme im engeren Sinne. Sie sollte aus der Sicht der Kostenträger nicht nach dem üblichen Gewährungsverfahren bewilligt werden. Es kommt auf die Nahtlosigkeit der Intervalle an.

- Besonderes Augenmerk richtet sich auch auf die Belastungserprobung, die Arbeitserprobung, die Berufsfindung und die externe Erprobung der beruflichen Leistungsfähigkeit. Belastungserprobung und Arbeitserprobung sind diagnostische Maßnahmen; die Berufsfindung dagegen dient der weiteren beruflichen Rehabilitationsplanung. Um die hierfür notwendigen Anhaltspunkte zu gewinnen, ist die von den Rehabilitationsträgern vorgesehene Dauer der Berufsfindungsmaßnahme von 6 Wochen für diesen Personenkreis in der Regel zu gering. Bei der externen Erprobung werden unter realen Bedingungen (Arbeitsalltag) die Belastbarkeit und auch das Sozialverhalten erprobt. Dies kann einmal dem Verletzten seine eigenen Grenzen aufzeigen und damit unrealistische persönliche Wunschvorstellungen ausräumen helfen, zum anderen aber auch die Möglichkeit bieten, sich beruflich neu zu orientieren.

- Ein weiterer Punkt ist die Individualbetreuung. Die Verbesserung der individuellen Betreuung von Schädel-Hirn-Verletzten durch die Kostenträger ist dringend notwendig. Im Rahmen der berufsgenossenschaftlichen Rehabilitationsverfahren werden die Verletzten durch Berufshelfer individuell betreut. Dieses bewährte Verfahren sollte auch bei anderen Rehabilitationsträgern im selben Umfang Anwendung finden. Dabei sollte eine sachgerechte und umfassende Beratung zusätzlich erfolgen. Beide Seiten – der Patient und sein Rehabilitationsträger – könnten so realistische Möglichkeiten der Wiederherstellung und Wiedereingliederung leichter erkennen.

- Vor allem die Nachsorge stellt ein weiteres ungelöstes Problem in der sozialen und beruflichen Rehabilitation von Schädel-Hirn-Verletzten dar. Ein Netz von Nachsorgeeinrichtungen für diesen Zweck gibt es in der Bundesrepublik Deutschland nicht. Nach der Entlassung aus einem Rehabilitationszentrum ist es heute in der Regel äußerst schwierig, die notwendig weiter fortzuführenden Behandlungsmaßnahmen vor Ort zu organisieren, geschweige denn, diese vor Ort durchzuführenden Maßnahmen auch noch adäquat zu koordinieren.

- Eine weitere wichtige Erkenntnis ist das Fehlen von geeigneten Unterbringungsmöglichkeiten für solche Schädel-Hirn-Verletzte, die a) nicht mehr von der Familie oder dem Lebenspartner als Mitbewohner akzeptiert werden, oder b) die allein leben und noch länger der Hilfe bedürfen. Hier fehlt es neben der örtlich organisierten Nachsorge vor allem an behindertengerechten Wohnungen mit erreichbarem Hilfsservice, die es den Verletzten erlauben würden, so selbständig wie möglich zu leben, dennoch aber genau die Hilfe zu bekommen, die sie unbedingt benötigen.

– Auf den ersten Blick scheint es zwar genügend Rehabilitations-Beratungsstellen zu geben, die meisten von diesen nehmen jedoch mehr die Aufgabe der sozialrechtlichen und zuständigkeitsmäßigen Rehabilitationsplanung wahr, nicht dagegen (oder nur selten) können sich Schädel-Hirn-Verletzte qualitativ beraten lassen im Hinblick auf verfügbare Behandlungsmethoden, Qualifikation von Therapeuten, verbliebene Berufschancen, technische Hilfen und vieles andere mehr. Beratungsstellen, die diesen Anforderungen gerecht werden, können wohl zunächst nur bereitgestellt werden, wenn sie einschlägigen Rehabilitationseinrichtungen angegliedert sind.

– Besondere Beachtung verdienen auch Hausbesuche durch Rehabilitationspersonal und fundiertes Haushaltstraining nach der Klinikentlassung. Es ist unumstritten, daß Hausbesuche durch Fachkräfte aus den Rehabilitationszentren für die häusliche Wiedereingliederung von schwerst Schädel-Hirn-Verletzten eine eminente Bedeutung haben. Ziel dieser Besuche ist es vor allem, angebrachte bauliche Veränderungen im Wohnbereich und in der näheren Umgebung des Wohnbereichs so durchführen zu können, wie es das Behinderungsbild des Betroffenen erfordert. Zum anderen ist es wichtig, daß die Erfolge des in der Klinik begonnenen Haushaltstrainings – z.B. im Falle einer schädel-hirn-verletzten Mutter – auch auf die genauen häuslichen Bedingungen übertragen und somit aufrechterhalten werden können. Nach dem jetzigen Beurlaubungssystem sind leider mehrtägige Haushaltstrainings-Maßnahmen im häuslichen Milieu der Patienten nicht möglich. Zumindest wäre es wünschenswert, daß gegen Ende der stationären Rehabilitation eine konkrete Beratung des Behinderten in seiner Wohnung und auch ein entsprechendes Training im häuslichen Wohnumfeld (einschließlich Einkaufen usw.) möglich wäre. Die hierfür entstehenden Kosten werden von den Rehabilitationszentren derzeit aus dem Pflegesatz getragen. Dieses Verfahren kann auf Dauer keine Lösung sein, denn der Personalbestand, der dem Pflegesatz zugrundeliegt, reicht hierfür nicht aus. Hausbesuche sind zeitaufwendig, die Ergotherapeutin, Krankengymnastin bzw. auch die Sozialarbeiterin fallen dabei für einen ganzen Tag aus, was die Rehabilitationsklinik anbelangt. Andererseits muß man sehen, daß die niedergelassene Ergotherapeutin, aus Zeitmangel wie aus finanziellen Gründen, im bestehenden Abrechnungssystem ambulanter Leistungen ein umfassendes, längerfristiges Haushaltstraining nicht durchführen kann.

– Die Früh-Rehabilitation nach einer Schädel-Hirn-Verletzung muß nicht nur unverzüglich einsetzen, sondern auch voll individuell zugeschnitten sein. Schon hier bedarf es eines qualifizierten Teams aus Ärzten, Pflegern, Ergotherapeuten, Psychologen, Logopäden und Krankengymnasten; dieses Team muß gesondert für die Patienten der Früh-Rehabilitation vorgehalten werden. Hier sind zwei Modelle zu diskutieren, die sich gegenseitig nicht ausschließen. Die Früh-Rehabilitation kann an Neurologischen Rehabilitationszentren erfolgen, aber auch auf einer speziellen Station des Akutkrankenhauses direkt im Anschluß an die Verlegung aus der Intensivstation oder der Neurochirurgie. Der Ort ist nicht entscheidend; es kommt darauf an, daß die Kriterien für ein qualifiziertes Team erfüllt sind. Es wäre ein Nachteil für die Schädel-Hirn-Verletzten, wenn durch Etikettierung allein der Eindruck erweckt würde, als gebe es ausreichende Kapazitäten der Früh-Rehabilitation. Gesundheitspolitisch ist zu fordern, daß die Früh-Rehabilitation nach Schädel-Hirn-Trauma unverzüglich und besonders umfassend gefördert wird.

– Aus allen vorgenannten Punkten läßt sich, als letzte Kernforderung, ableiten, daß die weitgehende Beschränkung auf institutionalisierte Rehabilitation in Form von überregionalen Schwerpunkt-Krankenhäusern für die längerfristige und langfristige Weiterbetreuung Schädel-Hirn-Verletzter schlechte Voraussetzungen bietet. Wir brauchen deshalb ein regionales Netz rehabilitativer Nachsorgeeinrichtungen, die konzeptionell, personell und organisatorisch auf ihre besonderen Anforderungen eingerichtet sind. Ein Modell dafür ist die Tagesklinik. Die Regionalisierung der Rehabilitation steht aber nur in einem scheinbaren Widerspruch zur institutionellen Rehabilitation. Beide Strukturen sind notwendig, können sich gegenseitig nicht ersetzen, sondern nur ergänzen. Bei der Komplexität der Schädigungen nach Schädel-Hirn-Traumen, besonders dann, wenn der psychische Anteil der Funktionsbeeinträchtigung groß ist, braucht man zur Behandlung in der Anfangsphase ein hochqualifiziertes Team und besondere Strukturen. Diese sind nur ergänzend in Anspruch zu nehmen, wenn die Schädigungen nach einer Schädel-Hirn-Verletzung nicht sehr komplex sind.

Im ganzen bedarf es bei der Rehabilitation nach Schädel-Hirn-Trauma noch einer intensiven Diskussion über das Konzept eines adäquaten Strukturwandels der Einrichtungen und Dienste und ihrer Zusammenarbeit unter institutionellen, finanziellen, regionalen und weiteren Gesichtspunkten. Dessen war sich die Arbeitsgruppe 5 voll bewußt.

Anschrift:

Dr. med. H. H. Janzik
Ärztlicher Direktor des Neurologischen Rehabilitationszentrums „Godeshöhe“
Waldstraße 2–10
5300 Bonn 2

Arbeitsgruppe 6:

Kooperation überregionaler und gemeindenaher Dienste bei der Rehabilitation ausgewählter internistisch erkrankter Patientengruppen

AG 6 a – Kardiologischer Teil; Leitung: Prof. Dr. med. K. Donat
AG 6 b – Onkologischer Teil; Leitung: Prof. Dr. med. W. Schreml
Donnerstag, den 9. November 1989

Der Koronarkranke in Klinik und Alltag – Untersuchungsergebnisse zur Bedeutung von subjektiven Strategien der Krankheits- und Krankheitsfolgenverarbeitung

von W. Langosch

Der Myokardinfarkt als Lebenskrise

Ein Myokardinfarkt wird von jedem Patienten als ein lebensbedrohliches Ereignis empfunden, das ihn in seinem Selbstbild stark erschüttert. Wie er mit diesem Schicksalsschlag umgeht, wie er ihn bewältigt, ist allerdings von Patient zu Patient ganz unterschiedlich, auch wenn sich die adaptiven Anforderungen, die an die Patienten gestellt werden, weitgehend ähneln.
Zu den wesentlichsten adaptiven Aufgaben zählen (vergl. Moos und Tsu, 1977):

1) der Umgang mit Schmerzen, Atemnot, körperlichem Mißempfinden, Schwächegefühl und weiteren Symptomen, die eine direkte Folge des Myokardinfarktes darstellen;
2) der Umgang mit spezifischen diagnostischen Verfahren, wobei vor allem die invasiven Methoden belastend sind, und mit der erforderlichen medikamentösen Therapie und ihren Nebenwirkungen jeweils unter stationären Bedingungen die – wie z.B. die Intensivstation – zusätzlich psychisch belastend wirken können;
3) der Aufbau und die Aufrechterhaltung einer tragfähigen Beziehung zu Arzt, Pflegepersonal und Mitpatienten, was besonders bei häufigem Wechsel der Bezugspersonen, bei unterschiedlichen Aussagen von Ärzten etc. schwierig ist;
4) die Aufrechterhaltung emotionaler Stabilität und Hoffnung trotz gesundheitlicher Rückschläge bei der Genesung, trotz Angst und Ungewißheit über den weiteren Krankheitsverlauf;
5) die Aufrechterhaltung von Kompetenz und Selbstvertrauen, obgleich Minderungen der Leistungsfähigkeit und Belastbarkeit sowie die Erfahrungen körperlicher Verletzbarkeit in das Selbstbild ebenso „eingearbeitet" werden müssen wie Erfahrungen von partiellem Autonomieverlust infolge vorübergehender, vielleicht auch dauerhafter Abhängigkeit von anderen;
6) Die Aufrechterhaltung enger, vertrauensvoller Beziehungen zu Familienangehörigen, Freunden und Arbeitskollegen – auch bei krankheitsbedingten Veränderungen – in den bisher übernommenen Aufgaben und Funktionen;
7) die mentale Auseinandersetzung mit eigenen Perspektiven und Vorbereitung auf eine Zukunft, die durch ein mehr oder minder großes Ausmaß an Ungewißheit bezüglich des weiteren Krankheitsverlaufes und hinsichtlich der beruflich-sozialen Auswirkung von Leistungsminderungen gekennzeichnet ist.

Die Patienten versuchen, diesen vielfältigen Anforderungen mittels unterschiedlicher Strategien gerecht zu werden, wobei ein Wechsel zwischen verschiedenen Strategien durchaus die Regel ist. Die individuellen Bemühungen, sich mit Anforderungen, die die aktuellen Fähigkeiten stark beanspruchen oder sogar übersteigen, auseinanderzusetzen, werden als „Bewältigungsversuche" bezeichnet. Die Vielfalt der Bewältigungsversuche läßt sich danach ordnen, ob es sich um eher kognitiv-, emotions- oder problemzentrierte Vorgehensweisen handelt.

Die kognitiv orientierten Bewältigungsformen beziehen sich auf das Verstehen, die Bewertung und Beurteilung des Myokardinfarktes und sind wesentlich dafür, wie die Bedeutung der Erkrankung für die eigene Person beurteilt wird. Es lassen sich drei Gruppen kognitiver Bewältigungsformen unterscheiden:

- Die kognitive Vermeidung und Verleugnung, die darauf abzielt, die Ernsthaftigkeit oder den Schweregrad der Erkrankung abzuschwächen, bzw. sogar ganz zu verleugnen. Diese Bagatellisierung/Verleugnung kann sich zum einen unmittelbar auf das Krankheitsgeschehen beziehen, zum anderen aber auch auf die mittel- und langfristigen Konsequenzen des Myokardinfarktes. Vermittels dieser Bewältigungsformen versucht der Patient, sich vor Überforderung zu schützen, indem er sich die Zeit verschafft, die er benötigt, um andere Bewältigungsformen zu aktivieren.

- Die kognitive Re-Definition umfaßt Strategien, durch die der Paient in die Lage versetzt wird, die Realität der Situation zu ertragen, indem es ihm gelingt, auch etwas Gutes und Nützliches in dem Ereignis zu sehen. Zu diesen Strategien gehören unter anderem, sich daran zu erinnern, daß es einem noch schlechter gehen könnte; daran zu denken, daß es einem im Vergleich mit anderen Patienten noch gut geht etc. Häufig geht dies mit Veränderungen in der Wertehierarchie aufgrund der Konzentration auf die potentiell guten oder nützlichen Aspekte der Erkrankung einher. Diese selektive Wahrnehmung bzw. Hervorhebung der günstigen Aspekte der Erkrankung dient dazu, das aktuelle Belastungspotential zu vermindern und die Anpassung zu fördern.

- Auch die gezielte Ausrichtung der Aufmerksamkeit auf einen isolierten Aspekt der Erkrankung, die Zergliederung der mit der Erkrankung verbundenen Probleme in kleinere Einheiten, die der Bewältigung zugänglicher erscheinen, und der Rückgriff auf frühere Erfahrungen mit Erkrankungen und deren Bewältigung sowie das gedankliche Durchspielen der Auseinandersetzung mit möglichen Komplikationen und Einschränkungen sind Versuche, die Erkrankung zu bewältigen.

Zu den emotionsorientierten Bewältigungsansätzen zählen:

- Die affektive Regulation, die dazu dient, Hoffnung aufrechtzuerhalten und die eigenen Emotionen zu kontrollieren. Zu den Formen der Affektregulation gehören unter anderem das Unterlassen überstürzter Handlungen, das Erleben und die Durcharbeitung der eigenen Gefühle und die Aufrechterhaltung von Selbstvertrauen und Selbstwertgefühl. Auch die Strategie der „progressiven Desensibilisierung" fällt in diese Kategorie. In diesem Fall setzt sich der Patient sukzessiv mit verschiedenen belastenden Aspekten der Erkrankung auseinander, um so seine Sensivität sowohl für die eigenen Reaktionen als auch für die Reaktionen anderer zu vermindern.

- Emotionale Entlastung, die – wie ein offenes Äußern von Wut und Verzweiflung, das Weinen bei der Mitteilung der Diagnose, aber auch ein Rückgriff auf Scherze und Galgenhumor – der Kanalisation innerer Anpassung dient. In diese Kategorie fallen auch Verhaltensweisen, die als Ausagieren bezeichnet werden können, z.B. vermehrter Nikotinkonsum, Äußern von Ärger oder intensiver Kritik am Pflegepersonal, Ärzten, Familienangehörigen, die einem zu helfen versuchen. All diese Verhaltensweisen lassen sich als ein zeitweiliges Scheitern der affektiven Regulation auffassen.

– Resignatives Akzeptieren, das sich auf die Akzeptanz der Situation wie sie ist, den „Entschluß", daß sich die Umstände nicht mehr ändern lassen, und auf die weitgehend passive Hinnahme des auferlegten Schicksals bezieht. Angesichts scheinbar nicht mehr überwindbarer Anforderungen kann sich eine Einstellung entwickeln, in der einem alles weitere als nicht vorhersehbar und als unvermeidbar erscheint. Eine solch resignative Annahme des Schicksals, die problemorientierte Aktivitäten nicht unbedingt ausschließt, macht es dem Patienten leichter, den Herzinfarkt als persönliche Tragödie aktuell zu akzeptieren.

Die problemorientierten Bewältigungsversuche beinhalten:

– Die Suche nach wichtigen Informationen über die Erkrankung, die weitere Diagnostik und Therapie. Auch die Bereitschaft, angebotene Unterstützung von Familienangehörigen, von Freunden und von Bekannten anzunehmen, fällt in diese Kategorie, wobei gerade Patienten, die gewohnt sind, ihre Gefühle zu verbergen, oder sich aus sozialen Interaktionen zurückzuziehen, sich oft selbst die Möglichkeit nehmen, Unterstützungsleistungen von anderen zu erhalten. Schließlich zählt auch die Kontaktaufnahme mit anderen Patienten bzw. nach der Entlassung mit einer Art von Selbsthilfegruppe, wie der ambulanten Herzgruppe, zu dieser Kategorie.

– Das Setzen konkreter Zwischenziele, die demnächst erreicht werden können, ist eine der wirkungsvollsten Maßnahmen, um ein Gefühl der Kompetenz und Selbstachtung zu einem Zeitpunkt herzustellen, an dem die Möglichkeiten für sonstige Handlungen noch sehr eingeschränkt sind. Gerade bei Einschränkungen in der physischen Leistungsfähigkeit erweist sich das Setzen konkreter Zwischenziele als eine häufig eingesetzte Methode zur Wiedererlangung des emotionalen Gleichgewichtes.

– Das Bemühen, die als Folge der Erkrankung erlittenen Verluste (infolge der Aufgabe von Hobbies oder bevorzugter Arbeitsbedingungen) auszugleichen, indem neue Möglichkeiten zur Bedürfnisbefriedigung erschlossen werden, kennzeichnet eine weitere Gruppe von Bewältigungsversuchen. So ist z.B. die Weitergabe von Informationen über die Erkrankung an andere Patienten oder die Organisation und Gründung einer ambulanten Herzgruppe ebenfalls eine Form der Auseinandersetzung mit der Erkrankung, die das Ziel hat, das eigene Selbstwertgefühl wiederherzustellen.

Wie ein Patient seine Erkrankung bewältigt, hängt jedoch nicht nur von den bevorzugten Bewältigungsstrategien und den jeweiligen adaptiven Anforderungen ab. Von Bedeutung sind ferner:

1. Die individuelle Bewältigungskompetenz, d.h. die Fähigkeit, die zur Verfügung stehenden Ressourcen zur Bewältigung der

Erkrankung auch wirkungsvoll nutzen zu können. Eine solche Ressource wäre z.B. die enge, vertrauensvolle Beziehung zur Partnerin/zum Partner, die jedoch nur dann zur affektiven Regulation und Selbstwertstabilisierung beitragen kann, wenn der Patient in der Lage ist, seine krankheitsbedingten Sorgen und Ängste zu äußern und die ihm angebotene emotionale und praktische Hilfe anzunehmen.

2. Verschiedene kognitive Mediatoren sind ebenfalls häufig im Spiel:

- Berufsinteresse und Gesundheitsinteresse, d.h. die relative subjektive Bedeutsamkeit, die der beruflichen Tätigkeit bzw. der Gesundheit beigemessen wird;

- Kausalattributionen, d.h. die subjektive Überzeugung, daß Faktoren wie Streß, Belastung am Arbeitsplatz, Belastungen im häuslichen Bereich, Schicksalsschläge, Verhaltensweisen wie Rauchen, falsche Ernährung, Bewegungsmangel etc. ursächlich sind für die Erkrankung und den weiteren Krankheitsverlauf;

- situationsspezifische Kontrollerwartungen, d.h. das Vertrauen, den Genesungsverlauf, die Progression der Erkrankung und die beruflich-sozialen Konsequenzen der Erkrankung nicht nur vorhersehen, sondern auch beeinflussen zu können. Die situationsspezifische Kontrollerwartungen sind allerdings nicht unabhängig von der

- generalisierten Kontrollüberzeugung, die sich aufgrund der bisherigen Erfahrung im Umgang mit Problemen entwickelt hat und als das im Laufe der bisherigen Biografie entstandene Selbstvertrauen zu verstehen ist;

- die subjektiven Lebensziele, die sowohl die Bewältigung der Erkrankung beeinflussen als auch im Verlaufe der Auseinandersetzung mit krankheitsbedingten Einschränkungen Änderungen erfahren können.

3. Weiter von Bedeutung sind die Bedingungen der aktuellen Lebenssituation, wobei sowohl Belastungen als auch Ressourcen zu berücksichtigen sind. Finanzielle Probleme, eingeschränkte berufliche Wahlmöglichkeiten, wenig vertrauensvolle Beziehungen zu anderen Personen und weitere gesundheitliche Einschränkungen etc. sind Bedingungen, die die Auseinandersetzung mit der aktuellen Erkrankung beeinträchtigen können.

Gemäß dem „Krisenmodell“ läßt sich die Auseinandersetzung mit der Koronarerkrankung wie folgt beschreiben:
Der Patient, der von der Erkrankung getroffen wurde, befindet sich in einer für ihn spezifischen Lebenssituation. Er hatte bestimmte Ziele, die sein bisheriges Erleben und Handeln geleitet haben, deren Verwirklichung ihm jedoch nun durch die Erkrankung bzw. den weiteren Krankheitsverlauf als bedroht erscheint. Zu berücksichtigen sind ferner objektive Belastungsfaktoren, die zusätzlich zur subjektiven Einschätzung des Myokardinfarkts als ein bedrohliches Ereignis – als Belastungen wirken können, z.B. finanzielle Probleme, Partnerprobleme, berufliche Probleme etc. In der kognitiven Verarbeitung der Erkrankung, die sich einerseits auf die Einschätzung des Ausmaßes der subjektiven Bedrohung bezieht, und die andererseits die Bewertung der verfügbaren Bewältigungsmöglichkeiten beinhaltet, wirken biographische Faktoren, wie die bisher erworbene Bewältigungskompetenz, das bereits entwickelte Selbstvertrauen im Sinne einer generalisierten Kontrollüberzeugung und die vorhandenen Interessen bezüglich Beruf, Freizeitaktivitäten und Gesundheit, mit situationsbezogenen Faktoren, wie z.B. der sub-

jektiven Ursachenzuschreibung, zusammen. Wird die Situation der Erkrankung subjektiv als belastend erlebt, so führt dies einerseits zur subjektiven Überforderung mit entsprechender Symptomatik und andererseits zur Planung und evtl. auch zur Ausführung bestimmter Bewältigungsaktivitäten, deren Resultat wiederum Auswirkungen auf die mit der Erkrankung verbundene Bedrohungseinschätzung hat. Faßt man den Myokardinfarkt als eine subjektive Krise auf, so läßt sich verstehen, warum es Patienten gibt, die mehr oder weniger erfolgreich sowohl in der Klinik als auch im Alltag die Erkrankung bewältigen können. Im Folgenden soll anhand ausgewählter Beispiele aufgezeigt werden, welchen Patienten die Krankheitsbewältigung besonders Mühe bereitet.

Bewältigung der koronaren Herzerkrankung in Klinik und Alltag: Analyse einiger relevanter Determinanten

Die Bedeutung von Kausalattributionen für die Angst vor einem Re-Infarkt wurde von Faller (1988) nachgewiesen. Seine Analyse des subjektiven Krankheitsmodells bei 51 Herz-Kreislaufkranken zeigte, daß Standard-Risikofaktoren am häufigsten (80,4 %) als Ursache genannt wurden; es folgten Streß (56,9 %), Überarbeitung (56,9 %) und psychosoziale Gründe (41,2 %). Die Patienten, die ein psychosoziales Ursachenmodell vertraten, berichteten über ausgeprägtere Angst vor einem Re-Infarkt, über intensivere gedankliche Beschäftigung mit dem Herzinfarkt und über eine erhöhte Selbstbeobachtung der eigenen Herzfunktion. Die Annahme eines primär psychosozialen Ursachenmodells war somit – selbst bei fehlender Überzeugung eines persönlichen Mitverschuldens – mit einer ängstlich-depressiven Krankheitsverarbeitung verbunden. Ähnliche Resultate werden auch von Mrazek (1985) berichtet. Ein subjektives Ursachenmodell, das als Ursache Bedingungen hervorhebt, die als jenseits der eigenen Kontrolle beurteilt werden, scheint demgemäß die Krankheitsverarbeitung zu beeinträchtigen.

Aber auch „überdauernde Einstellungen" sind bedeutsam für den Umgang mit der Erkrankung. So beklagen Patienten, die mit ihrem bisherigen Leben weitgehend unzufrieden sind, mehr Beschwerden; sie schildern sich als bedrückt, reizbar und geschwächt, sie haben weniger Vertrauen in die eigenen Fähigkeiten, sie sind pessimistisch, erregbar und emotional labil, sie neigen zu sozialer Abkapselung unter Streß, sie sehen die Krankheitsursache vor allem in eigenen Problemen, und sie haben schließlich geringere Erfolgserwartungen bezüglich des Heilverfahrens (Fahrenberg et al., 1986; Myrtek et al., 1987).

Schimana (1986) wies nach, daß gemäß Beurteilung der Krankenschwester diejenigen Patienten zu Beginn der Koronarangiographie mehr Angst hatten, die emotional labil waren, über keine Vorerfahrungen mit Herzkatheteruntersuchungen verfügten, sich keine großen Gedanken um mögliche Komplikationen während der Untersuchung machten und auf Selbstbeherrschung zur Abschwächung ihrer Angst vertrauten.

Lebensunzufriedenheit und emotionale Labilität sind offenbar überdauernde psychische Bedingungen, die die Krankheitsverarbeitung bzw. den Umgang mit belastenden Bedingungen, die mit der Erkrankung verbunden sind, erschweren. Die Bedeutung der emotionalen Labilität für den psychischen Status auch Jahre nach dem Infarkt zeigt sich auch darin, daß eine ausgeprägte körperbezogene Angst vor allem bei den Patienten zu erwarten ist, die sich bereits während ihres Klinikaufenthalts als emotional labil, besorgt um ihre Gesundheit und als beeinträchtigt in ihrer Belastbarkeit erleben (Langosch et al., 1989 a). Ein geringes Selbstvertrauen scheint damit sowohl unter stationären als auch unter Alltagsbedingungen die Krankheitsverarbeitung zu beeinträchtigen. Die Auswirkung von sozio-emotionaler Unterstützung auf die Krankheitsverarbeitung wurde von Badura et al. (1987) untersucht. Sie teilten 980 Postinfarktpatienten nach der subjektiv beurteilten Qualität ihrer Partnerbeziehung in drei Gruppen ein: Patienten mit einer eher guten, mit einer eher schlechten und mit keiner Partnerbeziehung. Es zeigte sich, daß vergleichsweise wenige der Patienten, die über eine gute Partnerbeziehung berichteten, eine negative Grundstimmung hatten bzw. ängstlich oder depressiv waren. Demgegenüber beschrieben sich die Patienten ohne Partnerbeziehung am häufigsten als ängstlich und niedergeschlagen. Die Qualität der Partnerbeziehung bestimmte offensichtlich die Krankheitsverarbeitung unter stationären Bedingungen mit; als eine weitere wichtige Determinante erwies sich die von den Patienten erlebte Qualität der ärztlichen Beratung, denn bei fehlender oder unzureichender Beratung fühlten sich die Patienten ängstlicher und schätzten ihre Lebenssituation pessimistischer ein. Der Erhalt wichtiger Informationen, sofern sie „angenommen" werden können, und vertrauensvolle zwischenmenschliche Beziehungen, sofern sie mit der Bereitschaft, sich helfen zu lassen, einhergehen, sind offensichtlich Ressourcen, die die Krankheitsbewältigung begünstigen.

Es ist nach den bisherigen Resultaten davon auszugehen, daß die Lebensqualität nach einem Herzinfarkt wesentlich von der Krankheitsbewältigung und diese wiederum von den Bedingungen der Lebenssituation, dem „subjektiven Ursachenmodell", der generalisierten Kontrollüberzeugung, der Qualität zwischenmenschlicher Beziehungen und dem Erhalt wichtiger, krankheitsrelevanter Informationen abhängt.

Wesentlich ist nun die Frage, ob die Art der Krankheitsverarbeitung auch den weiteren Krankheitsverlauf mitbestimmt.

Eine Verschlechterung des kardialen Status unter Alltagsbedingungen zeigten Patienten mit ausgeprägtem Leistungs- und Wettbewerbsverhalten, Überforderungssymptomen unter Zeitdruck und einer Tendenz zu Insuffizienzgefühlen, vorausgesetzt, sie wiesen bereits eine ausgeprägte Koronarsklerose auf (Langosch et al., 1989 b). Dieses Resultat läßt sich dahingehend interpretieren, daß unter den Patienten mit ausgeprägter Koronarsklerose diejenigen sich unter Alltagsbedingungen klinisch verschlechtern werden, die sich an die Einschränkungen ihrer Leistungsfähigkeit nur unzulänglich angepaßt haben bzw. die eher zu einer Bagatellisierung bzw. Verleugnung ihrer krankheitsbedingten Einschränkungen tendieren. Auch die Patienten, die im weiteren Verlauf einen Re-Infarkt erlitten, oder aus kardialer Ursache verstarben, zeigten eine ähnliche Krankheitsverarbeitung: sie schätzten trotz vergleichbarer Arbeitstoleranz ihre Belastbarkeit höher ein, obgleich sie sich nach eigenen Angaben am Wochenende schlechter regenerieren konnten. Diese Patienten lassen Hinweise auf eine selektive Verleugnung bzw. Bagatellisierung erkennen, denn sie hielten trotz der subjektiven Wahrnehmung von Überforderungssymptomen an der Vorstellung fest, in kardialer Hinsicht gut belastbar zu sein (Langosch et al., 1989 b). Diese Form der Krankheitsbewältigung trägt zwar einerseits zur Stabilisierung des psychischen Status bei, doch erhöht sie andererseits das Risiko für das Auftreten ernsthafter Spätkomplikationen im Alltag, wenn an ihr über lange Zeit festgehalten wird.

Während diese Befunde auf die ungünstigen Auswirkungen bestimmter Formen der Krankheitsbewältigung für den klinischen Verlauf und für das Risiko ernsthafter kardialer Spätkomplikationen verweisen, legen die

Ergebnisse von Frasure-Smith und Prince (1986) nahe, daß eine gezielte Beeinflussung der Krankheitsverarbeitung sich auf die Mortalitätsquote günstig auswirkt. Die Autoren überprüften einmal im Monat vermittels telefonischer Befragung das Befinden ihrer Postinfarktpatienten im Alltag. Ergaben sich Hinweise auf aktuelle Überbeanspruchung, so suchte eine Krankenschwester den Patienten auf, um eine entsprechende Ursachenanalyse durchzuführen. Anschließend wurde von einem Behandlungsteam, das sich aus Psychiater, Psychologe und Krankenschwester zusammensetzte, ein individueller Behandlungsplan aufgestellt. Die Behandlung selbst wurde solange fortgesetzt, bis sich die Befindensstörungen des Patienten deutlich vermindert hatten und das Behandlungsteam der Ansicht war, es hätte sich für die Probleme des Patienten eine befriedigende Lösung ergeben. Unter den Patienten, die sich an diesem Behandlungsprogramm beteiligten, waren nach 12 Monaten ca. 50 % weniger Todesfälle aufgetreten, und auch 6 Monate nach Beendigung des Interventionsprogramms ließ sich der günstige Krankheitsverlauf noch eindeutig nachweisen. Dieses Resultat gestattet die Annahme, daß durch die individuell ausgerichtete Intervention der Krankheitsverarbeitung bzw. die Anpassung an die krankheitsbedingt veränderte Lebenssituation die Lage derjenigen Patienten verbessert werden konnte, denen die Krankheitsbewältigung vorher Schwierigkeiten bereitet hatte. Auch die von Friedman et al. (1986) berichtete Reduktion im Auftreten von Re-Infarkt und kardialem Tod bei Patienten, die an einem umfassenden Behandlungsprogramm teilgenommen hatten, welches unter anderem die Einübung in die muskuläre Entspannung, die Selbstregistrierung von Typ-A-Verhaltensweisen, die Selbstverstärkung für Verhaltens- und Einstellungsänderungen, Ansätze zur kognitiven Umstrukturierung, das „Abschließen von Verhaltenskontrakten" und Information über die verschiedenen Ursachen der koronaren Herzerkrankung beinhaltete, unterstützt die Vermutung, daß durch eine gezielte Beeinflussung der Krankheitsbewältigung der weitere Krankheitsverlauf günstig beeinflußt wird, sofern es sich um Patienten handelt, die einen eher leichten Infarkt durchgemacht haben (Powell und Thoresen, 1988).

Schlußfolgerungen

Wendet man das Modell der Krise auf den Myokardinfarkt an, so wird deutlich, welchen vielfältigen adaptiven Anforderungen der Postinfarktpatient in der Klinik und im Alltag ausgesetzt ist, und von welchen Bedingungen der Prozeß der Krankheitsverarbeitung mitbestimmt wird. Deutlich ist, daß das subjektive Ursachenmodell, die Qualität der Partnerbeziehung, das generelle Selbstvertrauen, die allgemeine Lebenszufriedenheit und der Erhalt sowie die Annahme krankheitsrelevanter Informationen Mediatoren sind, von denen das Ergebnis des Bewältigungsprozesses wesentlich beeinflußt wird. Die Form der Krankheitsverarbeitung wirkt sich offenbar nicht nur auf den psychischen Status, sondern auch auf den weiteren Krankheitsverlauf aus, wobei Verleugnung und Bagatellisierung krankheitsbedingter Leistungseinschränkungen vor allem bei Patienten mit ausgeprägter Koronarsklerose ungünstige Effekte zu haben scheinen. Es zeigt sich in diesem Fall auch eine Diskrepanz in den physischen und psychischen Ergebnissen der jeweiligen Krankheitsverarbeitung, denn in psychischer Hinsicht scheinen Verleugnung und Bagatellisierung eher stabilisierend, in physischer Hinsicht eher ungünstig zu wirken. Aus den Ergebnissen ausgewählter Interventionsstudien wurde darüberhinaus abgeleitet, daß durch Maßnahmen zur Förderung der Krankheitsverarbeitung unter Alltagsbedingungen das Langzeitschicksal von Postinfarktpatienten günstig beeinflußt werden kann. Aus diesen Resultaten lassen sich die folgenden Schlußfolgerungen ziehen:

1) Es gibt Patienten nach Myokardinfarkt, bei denen bereits in der Klinik deutlich wird, daß die Voraussetzungen für eine Krankheitsverarbeitung, die der krankheitsbedingt veränderten Lebenssituation gerecht wird, ungünstig sind.

2) Diesen Patienten sollte nach ihrer Entlassung aus der Klinik eine gezielte Hilfe bei der weiteren Krankheitsverarbeitung gegeben werden.

3) Die ambulante Herzgruppe ist für die Krankheitsverarbeitung dann bedeutsam, wenn sie die Möglichkeit schafft, krankheitsrelevante Informationen zu erhalten, wenn sie die Wiederherstellung des emotionalen Gleichgewichtes durch den wechselseitigen Austausch von Anteilnahme und Verständnis begünstigt, und wenn sie einen Übergang von langfristig problematischen Formen der Krankheitsverarbeitung wie Verleugnung und Bagatellisierung zu produktiven Formen der Krankheitsverarbeitung unterstützt.

4) Die Organisation einer Herzgruppe durch aus der Rehabilitation entlassene Koronarpatienten und das aktive Engagement in einer Herzgruppe sind bereits Formen der Krankheitsverarbeitung, die zur Aufrechterhaltung eines positiven Selbstwertgefühles beitragen können.

5) Die Krankheitsverarbeitung ist ein prozeßhaftes Geschehen, in dessen Velauf – z.T. in Abhängigkeit von den jeweiligen adaptiven Anforderungen – die Form der Krankheitsverarbeitung häufig wechselt; es wird sich daher im Einzelfall immer wieder die Notwendigkeit ergeben, qualifizierte Hilfestellung bei der Krankheitsverarbeitung nicht nur in der Klinik, sondern später auch ambulant, zu leisten.

6) In methodischer Hinsicht ergibt sich die Forderung, daß der Ablauf einer Übungsstunde in der ambulanten Herzgruppe körperliches Training, Entspannungsübungen und Gruppengespräche beinhalten sollte, um die Krankheitsverarbeitung über das Erreichen konkreter Zwischenziele, die affektive Regulation begünstigende Interaktionsprozesse, den Erhalt krankheitsrelevanter Informationen und die Erweiterung von Erfahrungen im Umgang mit Belastungen, zu beeinflussen.

Literatur

Badura, B., G. Kaufhold, H. Lehmann, H. Pfaff, T. Schott, M. Waltz: Leben mit dem Herzinfarkt. Verlag Springer, Berlin/Heidelberg 1987

Fahrenberg, J., M. Myrtek, D. Wilk, K. Kreutel: Multimodale Erfassung der Lebenszufriedenheit: Eine Untersuchung an Herz-Kreislauf-Patienten. Psychother. med. psychol. 36 (1986), 347-354

Faller, H.: Das Krankheitsbild von Herz-Kreislauf-Kranken – ein Gruppen- und Methodenvergleich, S. 86-102. In: Bischoff, C., H. Zenz (Hrsg.), Patientenkonzepte von Körper und Krankheit. Verlag Huber, Bern 1989

Frasure-Smith, N., R.H. Prince: The ischemic heart disease/life-stress monitoring program; 18-months-mortality results. Can. J. Publ. Health 77 (1986), 47-50

Friedman, M., C.E. Thoresen, J.E. Gill, D. Ulmer, L.H. Powell, V.A. Price, B. Brown, L. Thompson, D.D. Rabin, W.S. Breall, E. Bourg, R. Levy, T. Dixon: Alteration of type A behavior and its infarction patients; summary results of the recurrent coronary prevention projekt. Am. Heart J. (1986), 653-665

Langosch, W., H. Borcherding, G. Brodner, K. Wybitul: Zur Vorhersage einiger Aspekte von Lebensqualität nach Myokardinfarkt: Ergebnisse einer prospektiven Studie an jüngeren Postinfarktpatienten. In: Speidel, H., B. Strauß (Hrsg.), Zukunftsaufgaben der psychosomatischen Medizin, S. 252-266. Verlag Springer, Berlin/Heidelberg 1989(a)

Langosch, W., H. Borcherding, G. Brodner, K. Wybitul: Psychosocial indicators for the long-term destiny after myocardial infarction in younger years, In: Elbert, T., W. Langosch, A. Steptoe, D. Vaitl (eds.), Behavioral medicine in cardio-vascular disorders, pp. 205-222. John Wiley & Sons, Chichester 1988(b)

Moos, R.H., V.D. Tsu: The crisis of physical illness: An overwiew, pp. 3-21. In: Coping with physical illness. Moos, R.H. (ed.). Plenum, New York/London 1977

Mrazek, J.: Die subjektive Wahrnehmung des Herzinfarktes und die Angst des Infarktkranken, S. 159-169. In: Psychische Bewältigung der chronischen Herzerkrankung. Langosch, W. (Hrsg.). Verlag Springer, Berlin/Heidelberg 1985

Myrtek, M., K. Kreutel, D. Wilk, M. Welsch, M. Herzog: Lebenszufriedenheit und Rehabilitationsverlauf. Eine Untersuchung an Herz-Kreislauf-Patienten. Die Rehabilitation 26 Thieme-Verlag (1987), S. 11-19

Powell, L.H., C.E. Thoresen: Effects of type A behavioral counseling and severity of prior acute myocardial infarction on survival. Am J. Cardiol. 62 (1988), pp. 1159 – 1163

Schimana, R.: Copingprozesse bei der Koronarangiographie. Diplomarbeit am Psychologischen Institut, Universität Freiburg 1986

Anschrift:

Priv. Doz. Dr. med. W. Langosch
Benedikt-Kreutz-Rehabilitationszentrum
Fachklinik für Kardiologische Rehabilitation
Postfach
7812 Bad Krozingen

Bedeutung der Bewegungstherapie in der stationären kardiologischen Rehabilitation

von L. Wiraeus

An den Anfang meiner Ausführungen möchte ich folgende These stellen:

Wollen wir Menschen uns wohlfühlen und in Form bleiben, dann müssen wir uns angemessen bewegen.

Diese These findet eine einfache Erklärung in der Evolution. Biologisch gesehen hat sich in den letzten hunderttausend Jahren bei uns Menschen wenig verändert, die Jäger und Sammler von damals mußten sich bewegen um überleben zu können. Durch die Zivilisation ist vieles leichter geworden, aber durch sie haben wir auch die natürliche Bewegung verloren und teilweise sogar vergessen. Die Beschaffenheit unseres Körpers fordert aber Bewegung, und so bringt das überwiegende Sitzen während der Arbeit und in der Freizeit Probleme mit sich, denn nur durch eine adäquate Beanspruchung können unsere Organsysteme wie z. B. die Muskulatur, die Gelenke, das Gehirn und das Herz gut funktionieren.

Die Bewegungstherapie des chronisch Herzkranken hat nichts mit der Gymnastik von früher oder aus der Schulzeit zu tun. Es geht nicht darum, der Erste, Beste und Tüchtigste zu sein. Auch die Übungen streng nach Vorschrift abzuspulen, bringt langfristig gesehen wenig. Die Gymnastik soll ein Farbklecks im Alltag sein und ein Genuß, den wir uns gönnen – dann kommen die positiven Effekte von selbst. Die Bewegungstherapie soll also auch keine Leibeserziehung und Körperertüchtigung sein, sondern es sollte vielmehr darum gehen, den eigenen Körper kennenzulernen und Interesse für ihn zu bekommen. Auf diesem Weg soll die Fähigkeit wiedergewonnen werden, Verantwortung für den eigenen Körper zu übernehmen.

„Die Sinne öffnen und sich einfach bewegen" hört sich leicht an. Aber unsere Vorstellungen von Bewegung sind meist durch das Fernsehen geprägt. Dort sehen wir den Spitzensport, der für den Zuschauer schön und spannend ist. Den Athleten bringt es Ruhm und Gewinn, aber sicher keine Gesundheit.

„Trimm dich durch Sport" ist ein weiteres großes Bewegungsgebiet, das der Gesundheit dienen sollte. Doch hier ist leider häufig der eigene kurzfristige Leistungsdruck vorherrschend. Es ist falsch zu denken, daß durch „Trimm-Dich" eine ungesunde Lebensweise kompensiert werden kann. Die Bewegungstherapie sollte also auch dem Patienten die Möglichkeit einräumen, den eigenen Lebensstil zu überdenken und Korrekturen ermöglichen. Nun gibt es viele „Sportreformierte", die sich beim Training quälen. Das Training sollte jedoch keine Strafe sein, denn es bringt keine Vorteile, wenn man sich schindet. Gerade die so wichtigen mentalen Effekte des Bewegens kommen eher, wenn man sich gleichmäßig und ohne große Willensstärke bewegt. Und auch das Selbstvertrauen wird eher aufgebaut, wenn Handlungsmöglichkeiten aufgezeigt und nicht die Hindernisse und deren Überwindung demonstriert werden.

Neben dem Wissen aus der Trainingslehre erfordert ein sinnvolles Üben Kenntnis über die Körpersignale in verschiedenen Situationen des Übens. Hiermit sind nicht Pulsfrequenz, Blutdruck u.ä. gemeint, sondern die Frage: „Wie fühle ich mich, wie ist mein Anstrengungsgefühl, spüre ich Muskelermüdungen oder habe ich einen schweren Atem?". Um unser Training richtig dosieren zu können, müssen wir lernen, auf unseren Körper zu hören. Seine Signale sprechen eine deutliche Sprache. Während des Trainings lernt der einzelne, diese Körpersignale zu hören und zu deuten. Er entdeckt stärkere und schwächere Stellen. Wird das schwächste Glied in der Kette berücksichtigt, so entwickelt sich mit der Zeit ein gutes Trainingsmuster.

In der Krankengymnastik wollen wir mit unserer Arbeit in der Rehabilitation eine aktive Einstellung und Ausstrahlung unterstreichen. Der Patient kann allein vieles machen. Es gibt aber unter den Patienten die Tendenz, sich selbst in der Klinik abzuliefern wie ein Auto in der Werkstatt. Hier sollte der Therapeut den Patienten zeigen, was sie zu ihrer Genesung beitragen können, denn viele wissen heute nicht mehr, wie sie ihrem eigenen Körper helfen können. Im Krankenhaus werden den Patienten oft Bewegungsmöglichkeiten und Eigenverantwortung genommen, da das Pflegepersonal unter Zeitdruck steht und die Angst vorherrscht, daß etwas falsch gemacht würde. Auf der anderen Seite werden die Patienten des öfteren ohne Vorbereitung zu Leistungstests aufgefordert, mit physisch und psychisch oftmals kläglichem Ergebnis.

Vor diesem Hintergrund ist es außerordentlich wichtig, daß der Bewegungsalltag von erfahrenen Therapeuten gesteuert wird, die die Patienten auf Belastungen vorbereiten. Nur durch eigenen aktiven Bewegungsaufbau kann z.B. die verbesserte Kapazität des Herzens nach einer Herzoperation ausgenutzt und ein Selbstbewußtsein für die eigene Leistungsfähigkeit entwickelt werden.

Ich sage es nochmals: Es ist mir wichtig darauf hinzuweisen, daß zur langfristigen Verbesserung der körperlichen Situation Körperkenntnis benötigt wird. Unter Körperkenntnis verstehe ich sowohl das Wissen um den eigenen Körper und dessen Funktionen als auch eine adäquate Wahrnehmung desselben. Das Wahrgenommene stellt die Grundlage für einen respektvollen Umgang mit sich selbst dar. Im allgemeinen leben wir recht unaufmerksam in unserem Körper und schenken vor allem dem Positiven und Gesunden wenig Beachtung. So nehmen wir z.B unseren Rücken erst dann wahr, wenn er schmerzt – solange er gut „funktioniert", wissen wir wenig über ihn und seine Bedürfnisse. Aber gerade das sollte ein übergeordnetes Ziel sein – besser mit dem eigenen Körper umzugehen.

Hierzu ein praktisches Beispiel: Wie ist Ihre Körperhaltung, während Sie diesen Text lesen? Haben Sie es überall bequem? Wie spüren Sie Ihren Schulter-Nacken-Bereich?

Machen Sie jetzt eine Minipause: Stehen Sie auf! „Öffnen" Sie einfach die Sinne! Bewegen Sie die Füße und kreisen Sie weich mit den Schultern.

Wie fühlen Sie sich jetzt? Fühlen Sie nur das, was Sie wirklich wahrnehmen – nicht das was Sie erwarten oder gewohnt sind. Lächerlich? Es ist komisch, daß wir uns leicht unsicher und albern fühlen, wenn wir uns einfach bewegen. Die positive Körperwahrnehmung haben wir oft verloren. Wir können sie aber im Laufe der Zeit wieder erwerben, wenn wir wollen.

So soll der Patient in der Bewegungstherapie seine Bewegungsmöglichkeiten unter besonderer Berücksichtigung des Wohlempfindens kennenlernen. Hierbei kann der Therapeut zunächst ein helfender „Spiegel" sein, der dem Patienten z.B. das Gefühl für angemessene Muskelentspannung, bequeme Haltung und ausreichende Anstrengung vermittelt.

Viele Patienten leben ein eher passives Leben, mit der Hoffnung auf jemand, der kommt, um ihre gesundheitlichen Probleme wegzuzaubern. Doch häufig helfen dramatische Maßnahmen langfristig wenig. Was letztlich Besserung bringt, sind viele kleine Veränderungen, die sich in den Alltag einbauen lassen. Wieviel vergeudete Minuten können hierfür genützt werden! Dies ist Prävention! Und für Menschen mit Behinderung(en) ist dies ein Stück Rehabilitation.

Wir wissen heute, daß zu hartes Training oder die „Hau-Ruck-Methode" mehr schaden als aufbauen. Dagegen erfahre ich tagtäglich, daß beim einfachen, regelmäßigen und individuellen Üben mit den Patienten die Ausdauer, das Selbstvertrauen und das Wohlbefinden zunehmen.

Dieser Umstand sollte uns anregen, über Übungsformen nachzudenken, die sich an den körperlichen Gegebenheiten der Patienten orientieren (und nicht umgekehrt). Hier ist auch der Grund zu finden, weshalb viele früher praktizierte Übungen durch neue ersetzt worden sind, denn es kommt nicht auf ein mechanisches Abspulen von Bewegungen an.

Zusammenfassend läßt sich die Bedeutung der Bewegungstherapie vielleicht so beschreiben:

Helfen wir dem Patienten zu entdecken, was er selbst machen kann! Wir üben nicht, um Schmerzen zu provozieren oder noch mehr Probleme aufzudecken. Der Patient soll eigene Ressourcen und verborgene Fähigkeiten entdecken können. Nur auf dieser Grundlage wird er selbst aktiver und kommt zu einer optimistischeren Haltung. Und von dieser zu einer angemessenen Bewegung. Geben wir ihm diese Chance!

Anschrift:

L. Wiraeus
Lt. Krankengymnast der
Herz-Kreislauf-Klinik Bevensen
Römstedter Straße 25
3118 Bad Bevensen

Die gemeindebezogene Rehabilitation des chronisch Herzkranken (Bedeutung von Hausarzt, Gruppenbildung, Sportverein u. ä.)

von H.-G. Ilker

Thema der Erörterung sind die ambulanten Herzgruppen. Bundesweit die erste dieser Gruppen wurde im Oktober 1971 in der Hamburger Turnerschaft von 1816 (HT 16) gegründet. Vorausgegangen war eine wissenschaftliche Diskussion über die Phase I der Rehabilitation mit Frühmobilisation nach Herzinfarkt im Akutkrankenhaus und sofortigem Übergang in die Phase II. Wir verstehen unter der Phase II die Rehabilitation nach Herzinfarkt in einer speziellen Rehabilitationsklinik. In der Diskussion wurde die Frage aufgeworfen, wie die Nachbetreuung der Herzinfarktkranken im Anschluß an die Phase II im Wohnbereich weitergehen solle.

Die logische Folge war die Gründung der ersten ambulanten Herzgruppe in der HT 16. Sie unterstand dem Patronat der Hamburger Arbeitsgemeinschaft für kardiologische Prävention und Rehabilitation e. V., die sich kurz vor Initiierung der ambulanten Herzgruppe in Hamburg gegründet hatte.

Die frühe Entwicklung der Therapiekette nach Krasemann von der Phase I „Akutklinik" über die Phase II „Rehabilitationsklinik" bis zur Phase III „ambulante Herzgruppe" ist verbunden mit den Namen M. Halhuber, Donat, Krasemann, Koeffler, G. Stein. Es gab aber noch frühere Pioniere, so Gottheiner (in Israel), Mellerowicz und Weidener (in Berlin) und Hüllemann (in Heidelberg) sowie Hartmann (Schorndorf).

Mit der Gründung der ersten ambulanten Herzgruppe im Rahmen eines Sportvereines wurde aber eine Initialzündung auch im organisatorischen Bereich getätigt. Diese führte zu einer weiten Verbreiterung dieser Gruppen, zunächst im Hamburger Raum, dann über die ganze Bundesrepublik Deutschland, in der es gegenwärtig über 2000 ambulante Herzgruppen gibt.

(Zur Nomenklatur: Der Begriff „ambulante Herzgruppe" hat sich erst in den letzten Jahren durchgesetzt. Früher sprach man auch von Herzinfarktsportgruppen, Koronarsportgruppen, ambulanten Koronargruppen).

Im folgenden soll berichtet werden über die verschiedenen Gruppenarten und die Inhalte, die in den Gruppen angeboten werden, über Übungsleiterqualifikation, Fragen der ärztlichen Versorgung, organisatorische Träger, Kostenfragen und Aufgaben der ambulanten Herzgruppen für die Zukunft.

Formen der ambulanten Herzgruppen

Bei den ambulanten Herzgruppen, von denen es über 2000 in der Bundesrepublik Deutschland gibt, unterscheiden wir ambulante Herztrainingsgruppen, ambulante Übungsgruppen und ambulante Präventionsgruppen.

Trainingsgruppen gibt es seit 1971, sie kommen ein bis zweimal wöchentlich meistens im Rahmen eines Turn- oder Sportvereins zusammen. Das Programm ist umfassend. Innerhalb dieser umfassenden Betreuung steht das Bewegungsprogramm im Mittelpunkt. Hierbei bieten die Gruppen, etwas abhängig von der individuellen Gestaltung durch die Übungsleiter, zunächst eine aufwärmende und konditionierende Gymnastik an. In dieser werden die Bewegungsformen „Koordination" und „Flexibilität" sowie in vertretbarem Maße auch eine „Kräftigung der Muskulatur" betrieben. Ziel des Bewegungsprogrammes ist aber eine Verbesserung der allgemeinen aeroben Ausdauer mit vielen Vorteilen für das Herz-Kreislauf-System. Diese Vorteile beziehen sich auf die Verbesserung der Herz-Kreislauf-Funktion und auf Verbesserungen im Stoffwechselbereich, wobei gleichzeitig die sogenannten Kreislaufrisikofaktoren in günstiger Weise beeinflußt werden. Abschließende Maßnahme im Bewegungsprogramm ist ein freies Spiel z.B. Volleyball, Prellball oder Badminton. Hierdurch kommt Entspannung und Freude – neben einer Verbesserung der Kommunikation unter den Teilnehmern – in die Gruppen hinein.

Entsprechende Untersuchungen haben gezeigt, daß während der Bewegungsprogramme in den Trainingsgruppen die Pulsfrequenzen der Teilnehmer den Wert 130 pro Minute zu keiner Phase des Bewegungsprogrammes überschreiten. Gleichzeitig bleiben die gemessenen Laktatwerte während des gesamten Programmes unter der „4-mmol-Schwelle". Da eine körperliche Aktivität einmal wöchentlich nicht ausreicht, um zu einer Verbesserung des Trainingszustandes zu kommen, werden die Teilnehmer angehalten, im häuslichen Bereich ein „Ausdauersportprogramm in Eigenregie" einzuüben. Empfohlene Sportarten sind Laufen, Schwimmen, Radfahren.

Im Rahmen der umfassenden Betreuung spielen aber zusätzlich während der Übungsstunden im Verein die „Gruppengespräche" eine hervorragende Rolle. In freier Diskussion mit der Gruppe und evtl. in Fortsetzung durch Einzelgespräche wird etwa folgender Themenkatalog einmal im Quartal durchgesprochen:

- Häusliches Trainingsprogramm
- Sportverletzungen
- notwendige Kontrolluntersuchungen
- zweckmäßige Tageseinteilung (Arbeitsplatz/Freizeit)
- Urlaubsfragen
- Sind Flugreisen zumutbar?
- Ist Autofahren erlaubt?
- Fragen des Intimlebens
- Gefährdung durch Genußmittel (Nikotin, Alkohol, Kaffee)
- Ist Saunabesuch zu empfehlen?
- Sportliche und gesellige Veranstaltungen der ambulanten Herzgruppe?

Die Entwicklung der ambulanten Trainingsgruppen zeigt, daß das relativ anspruchsvolle Bewegungsprogramm nur für etwa ⅓ der Herzinfarktpatienten geeignet war, die aus der Rehabilitationsklinik entlassen worden waren. Immer dringender wurde die Frage, welche Möglichkeiten man für die restlichen ⅔ im ambulanten hausärztlichen Bereich schaffen könnte (also für weniger gut belastbare ehemalige Herzinfarktpatienten).

So entstand, ebenfalls in der HT 16, im Jahre 1976 die erste ambulante Herzübungsgruppe. Inzwischen hat zumindest in der HT 16 mit insgesamt über 300 Teilnehmern in den ambulanten Herzgruppen die Zahl der Teilnehmer an den Übungsgruppen die der Trainingsgruppen deutlich überschritten.

Das Programm der Übungsgruppen unterscheidet sich von den Trainingsgruppen nur im Anteil körperlicher Aktivitäten. Hier muß man sich beschränken auf eine leichter zu leistende Gymnastik, die vor allem Verbesserung von Koordination und Flexibilität und in geringem Ausmaße der Kräftigung dient. Ausdauerbelastungen wie Laufen sind nicht möglich, sie müssen durch ausreichend beanspruchende Gehbelastungen, auch im häuslichen Übungsprogramm, ersetzt werden. Kleine Tänze in Gruppen sowie kaum belastende Spiele ohne Wettkampfcharakter ergänzen den „sportlichen" Anteil des Gruppenprogrammes. Die übrigen Angebote gleichen denen der ambulanten Trainingsgruppen im Sinne von comprehensive care. Das betrifft z.B. den vorgenannten Themen-Katalog der Gruppengespräche.

Untersuchungen haben gezeigt, daß bei den Teilnehmern der Übungsgruppe Pulsfrequenzen von 100 nur selten überschritten werden, und daß die Laktatwerte während des gesamten Programmes deutlich unter der „3-mmol-Schwelle" liegen.

Die Arbeitsgemeinschaft für kardiologische Prävention und Rehabilitation konnte nach 10 Jahren befriedigt registrieren, daß eine umfassende Rehabilitation in ambulanten Herztrainingsgruppen und ambulanten Herzübungsgruppen gewährleistet war, und daß z.B. im ganzen Hamburger Raum jeder Interessierte seine ambulante Gruppe finden konnte. Die Zielsetzung, auch die Herz-Kreislauf-Prävention besser voranzutreiben, konnte erst später, und bisher immer noch relativ unbefriedigend, verwirklicht werden. Die erste Präventivgruppe wurde 1981 in der HT 16 initiiert. Als Programm wurde neben körperlich-sportlicher Aktivität mit dem Ziel, die allgemeine Ausdauer zu verbessern, ein Ernährungsberatungsprogramm zum Abbau der Risikofaktoren und ein Entspannungsprogramm (autogenes Training, Entspannungsgymnastik, Yoga) angeboten.

Trotz relativ breiter Öffentlichkeitsarbeit haben sich bisher nur unbefriedigend wenige Teilnehmer in diesen Gruppen zusammengefunden. Offensichtlich ist die Motivation zum Eintritt in eine Präventivgruppe sehr viel geringer als für die Teilnahme an einer Rehabilitationsgruppe. Hier wirkt der Leidensdruck nach der schweren Erkrankung „Herzinfarkt" für längere Zeit motivierend. Das betrifft sowohl den Beitritt zu einer Gruppe wie auch die längere Teilnahme am Programm.

Möglicherweise wird die neue Möglichkeit der Herz-Kreislauf-Vorsorgeuntersuchung auf Kosten der gesetzlichen Krankenkassen, die seit dem 1. Oktober 1989 gegeben ist, mehr Menschen auf ihre eigenen Risikofaktoren aufmerksam machen und sie zu präventiven Maßnahmen in Gruppen anregen. Im politischen Bereich steht jedenfalls in der Gesundheitspolitik (M. Steinbach) das Bemühen um eine breitgefächerte Prävention in der ganzen Bundesrepublik deutlich im Vordergrund gegenüber der kurativen oder rehabilitativen Medizin.

Übungsleiter

Die Bemühungen der Deutschen Arbeitsgemeinschaft für kardiologische Prävention und Rehabilitation in Zusammenarbeit mit dem Deutschen Sportbund konnten schon vor einigen Jahren erfolgreich abgeschlossen werden. Es gibt eine Sonderlizenz für Übungsleiter, die zur Leitung ambulanter Herzgruppen berechtigt. Die Ausbildung in 120 Stunden schließt mit einer entsprechenden Prüfung zum Nachweis der Qualifikation ab. Für die ambulanten Herzgruppen in der Bundesrepublik Deutschland stehen gegenwärtig ausreichend Übungsleiter zur Verfügung. Damit ist im Gegensatz zum Beginn der Entwicklung 1971 eine weitgehende Absicherung auch aus dem Übungsleiterbereich entstanden. Fortbildungsmaßnahmen in regelmäßigen Abständen sind zur Verlängerung der Lizenz erforderlich und obligatorisch. Auf dem Wege der Fortbildung ist es auch möglich, immer wieder neue Aspekte der Entwicklung und neuere Erkenntnisse zu vermitteln und so die Angebote in den ambulanten Herzgruppen auf dem neusten Stand des Wissens zu halten.

Ärztliche Fragen

Zentraler ärztlicher Ansprechpartner für den Patienten ist der Hausarzt. In Teilabschnitten seines Krankheitsverlaufes sind aber immer wieder auch Spezialisten führend für bestimmte Maßnahmen, so die Betreuung in der Akutklinik einschließlich Intensivstation, die ärztliche Führung in der Phase II in der Rehabilitationsklinik, die ärztliche Betreuung in der ambulanten Herzgruppe ein- bis zweimal wöchentlich in der Phase III. Gelegentlich sind kardiochirurgische Maßnahmen erforderlich. Auch Psychologen, Sozialarbeiter und Ernährungsfachleute geben zu gewissen Zeiten ihren qualifizierten Rat und ergänzen so die hausärztlichen Maßnahmen.

Der ärztliche Betreuer der ambulanten Herzgruppen speziell hat ganz klar umschriebene Aufgaben. Er ist nicht der „Arzt im weißen Kittel", sondern der „Arzt im Trainingsanzug". Er bestreitet mit der Gruppe zusammen das Bewegungsprogramm, welches unter Leitung des Übungsleiters durchgeführt wird. Er ist allerdings Letztverantwortlicher für die gesamte Aktivität in der Gruppe. Speziell hat er folgende Aufgaben:

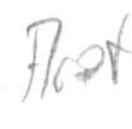

- Einschleusung der Teilnehmer je nach Belastbarkeit, zumeist ablesbar aus den Abschlußberichten der Rehabilitationskliniken.
- Ständig „mitlaufende Qualitätskontrolle" für das Übungsprogramm, welches der Übungsleiter gestaltet. Gegebenenfalls muß bei zu starker Anforderung reduzierend, bei zu geringer Anforderung auch anspornend eingegriffen werden.
- Gestalter der Gruppengespräche und eventueller Fortsetzungen in Einzelgesprächen;
- Notfallversorgung bei Zwischenfällen einschließlich erforderlicher Reanimation und Defibrillation.
- Kontaktpflege zum hausärztlichen Bereich einschließlich Sichtung der Kontrollbefunde, die zunächst nach 6 Monaten, später in jährlichen Abständen, über den Gesundheitszustand der Teilnehmer informieren (diese Kontrolluntersuchungen werden von den Hausärzten durchgeführt).

Der Arzt der ambulanten Herzgruppe vermeidet gegenüber dem Patienten strikt Einflußnahme auf die hausärztlich verordneten therapeutischen Maßnahmen, wie z.B. medikamentöse Therapie. Bei entsprechenden Rückfragen der Teilnehmer der Gruppen wird grundsätzlich an den Hausarzt verwiesen, gegebenenfalls mit dem Hausarzt Telefonkontakt aufgenommen.

Organisatorische Träger

Drei Viertel der ambulanten Herzgruppen in der Bundesrepublik Deutschland werden von sportlichen Organisationen betrieben, in aller Regel von Turn- und Sportvereinen, in kleinerer Anzahl auch von Behinderten-Sportvereinen. Ein Viertel werden durch andere organisatorische Träger betreut, wie z.B. Stadt-Sportämter, Volkshochschulen, Kneippverbände usw.
Sportvereine sind als Organisatoren begünstigt durch ihre flächenhafte Verbreitung über die ganze Bundesrepublik und durch ihr now-how in Sachen Sport und Organisation.

Kostenfragen

Hier besteht seit Jahren – ausgehend von den Verhandlungen der Hamburger Arbeitsgemeinschaft für kardiologische Prävention und Rehabilitation mit den Kostenträgern – eine feste Vereinbarung. Diese sieht pro Monat einen Kostenfaktor von etwa DM 25,–/ Patient vor, der von den Kostenträgern an die durchführenden Organisationen entrichtet werden muß. Das entspricht etwa einem Satz von DM 6,20 pro Übungsstunde. Im Laufe der Jahre sind diese Kosten konstant geblieben und erweisen sich im Rahmen der üblichen Kostensteigerungen inzwischen als zu niedrig. Gegenwärtig laufen Verhandlungen, hier deutliche Erhöhungen zu erreichen.

Bundesausschuß ambulante Herzgruppen

Wenn auch die Entwicklung der ambulanten Herzgruppen gegenwärtig gut abgerundet erscheint, gibt es für die Zukunft doch vorhersehbare Probleme. Mit diesen befaßt sich der neu gegründete Ausschuß für ambulante Herzgruppen bei der Deutschen Arbeitsgemeinschaft für kardiologische Prävention und Rehabilitation. Der Themenkatalog dieses Ausschusses, der bei der Gründung erörtert wurde, beleuchtet die Fragen, denen wir uns in der Zukunft noch stellen müssen. Darüber hinaus ist zu erwarten, daß dieser Katalog sich erweitern wird und immer wieder fortgeschrieben werden muß.
Im einzelnen handelt es sich gegenwärtig um folgende Probleme:

- Ist die Rehabilitation in der Phase II, anstelle der Reha-Klinik, auch in der ambulanten Versorgung durch den niedergelassenen Arzt möglich?
- Nahtstellenprobleme beim Übergang von der Phase II in die Phase III der ambulanten Rehabilitation in Herzgruppen
- Schulung von Laienhelfern in der Herz-Lungen-Wiederbelebung
- Aus- und Weiterbildung von Übungsleitern und Ärzten
- Einrichtung von angiologischen Gruppen nach dem Schema der ambulanten Herzgruppen. Diese sollten sich vor allem der Rehabilitation von Patienten mit arterieller Verschlußkrankheit der Beine widmen
- Tourismus für Herzpatienten in Gruppen. Z. B. gemeinsame Skifreizeiten unter ärztlicher Betreuung
- Kostenfragen einschließlich Verhandlungen mit den Kostenträgern
- Verweildauer der Teilnehmer in den ambulanten Herzgruppen.

Ambulante Herzgruppen sind ein Beispiel für gute Kooperation im organisatorischen Ablauf auf der „Therapiestraße“. Das betrifft die Kooperation Arzt/Übungsleiter in den Gruppen, vor allem aber die Kooperation zwischen dem mündigen Patienten mit seinem „Arzt im Trainingsanzug“, ein entkrampftes Miteinander in einem modernen partnerschaftlichen Arzt-Patienten-Verhältnis.

Anschrift:

Dr. med. H.-G. Ilker
Arzt für innere Krankheiten und Sportmedizin
„Zentrumshaus“
Schwarzenbergstraße 5
2000 Hamburg 90

Ergebnisse der Arbeitsgruppe 6
a) Kardiologischer Teil

von K. Donat

Die koronare Herzkrankheit stellt ein typisches Beispiel dar für die Besonderheiten einer akuten wie auch einer chronischen Erkrankung: Beim akuten Herzinfarkt muß sich der Patient weitgehend passiv der Fachkompetenz des Arztes unterwerfen, denn durch entsprechende Therapie soll die lebensbedrohende Situation überwunden werden. Auch hat in der akuten Phase die Behandlung mehr episodischen Charakter. Dagegen wird in der Nachbehandlung mit Fortbestehen eines chronischen Leidens, nämlich der chronischen Koronarerkrankung, weitaus mehr die eigene Initiative des Patienten gefordert, sein Leben entsprechend zu führen; die Behandlung muß im Grunde lebenslang weiterlaufen. Akutes Kranksein erfordert also nach Halhuber beim Arzt eine „Feuerwehr"-Mentalität, chronische Leiden benötigen dagegen mehr die Einstellung eines „Gärtners", beide Verhaltensweisen sind jedoch nicht zwangsläufig bei einem Arzt vereint.

Das Hamburger Modell der Herzinfarkt-Rehabilitation entwickelte sich seit Ende der 60er Jahre, aufbauend auf Erfahrungen von Levine, Gottheiner, Haviar u.a., indem zunächst die Frühmobilisation im Akutkrankenhaus nach einem akuten Herzinfarkt verifiziert werden konnte. Sodann wurden auf Grund von Überlegungen gemeinsam mit Halhuber spezielle stationäre Rehabilitationszentren (im Krankenhaus Wintermoor in der nördlichen Lüneburger Heide und in Timmendorfer Strand an der Lübecker Bucht) wirksam, in die Patienten 2 bis 3 Wochen nach dem akuten Infarkt aus dem Krankenhaus zur Nachbehandlung (später Anschlußheilbehandlung) verlegt wurden. Seit 1971 konnten dann „ambulante Herzgruppen" in Sportvereinen in Hamburg eingerichtet werden, in denen sich die Patienten nach der Entlassung aus der Rehabilitationsklinik in Übereinstimmung mit dem Hausarzt regelmäßig zu Bewegungstherapie unter ärztlicher Überwachung (unter der Anleitung durch einen Kardiologen und einen besonders weitergebildeten Übungsleiter) trafen. Inzwischen gehen in Hamburg mehr als 80 % der Patienten nach Herzinfarkt in die Anschlußheilbehandlung, von dort etwa ein Drittel in ambulante Herzgruppen, von denen es inzwischen im Hamburger Raum 78 – in der Bundesrepublik 2000 – Gruppen gibt. Ergänzend zu dieser Behandlung in ambulanten Herzgruppen und durch den Hausarzt treten Aussprache in der Gruppe und Beteiligungen der Lebenspartner als soziale Aktivitäten der Sportvereine hinzu.

Diese „Straße der Rehabilitation" strebt einmal die Akzeptanz der Erkrankung an, soll den Patienten in der Rehabilitationsklinik zu einer neuen Lebenseinstellung führen und diese Umorientierung und Änderung des Lebensstils in der Gruppe stabilisieren. Daß eine derartige umfassende Betreuung des Herzpatienten mit Beeinflussung seiner individuellen Risikofaktoren sinnvoll ist, die Lebensqualität verbessert, die Risikofaktoren mindert und sogar die Sterblichkeit günstig beeinflussen kann, ist durch Untersuchungen im In- und Ausland belegt (Literatur bei Donat, Hamburg).

Langosch (Bad Krozingen) befaßt sich besonders mit der erforderlichen Bewältigung der Krankheit durch affektive Regulationen, emotionelle Entlastung und „Ausagieren"; dagegen sei eine resignative Hinnahme ausgesprochen ungünstig. Stützung des Selbstvertrauens trotz des chronischen Leidens und die Fähigkeit, verfügbare Ressourcen voll zu nutzen, gehören zur Bewältigungsstrategie. Ziel müßte es letztlich sein, auch durch psychologische Risiken gefährdete Patienten nach Herzinfarkt spätestens schon in der Rehabilitationsklinik als besonders betreuungsbedürftig zu erkennen und einer speziellen Behandlung zuzuführen.

Wiraeus (Bad Bevensen) schildert als Krankengymnast die Übung von Körpergefühl, das Einüben von Bewegungsabläufen und die Körperwahrnehmung im Rahmen der Bewegungstherapie. Er betont, daß keinesfalls Sport mit Leistungsanforderung gleichzusetzen sei. Wiederholte niedrige Belastungen sind wichtiger beim Herzkranken (um die Ökonomisierung der Bewegung zu verbessern) als einseitige und submaximale Belastungen. Bei den entsprechenden Patienten ist insbesondere auch die Multimorbidität mit z.B. gleichzeitig bestehenden Schäden der Wirbelsäule zu berücksichtigen. Die Bewegungstherapie tritt somit gleichwertig neben die medikamentöse Therapie (ggf. die chirurgische Therapie) und die psychosozialen Einflußmöglichkeiten. Ziel ist im Grunde genommen, den Patienten trotz seiner chronischen Erkrankung zur Zufriedenheit im Leben zu führen.

Ilker (Hamburg) ergänzt die Ausführungen aus der Sicht des niedergelassenen Arztes und des Leiters eines Sportvereins mit ambulanten Herzgruppen und Präventionsgruppen. Er sieht in dieser Gruppenbehandlung ein Beispiel für das erforderliche partnerschaftliche Verhalten von Patient und Arzt bei der Bewältigung der Folgen eines chronischen Leidens. Dazu wird im Team ebenfalls der Übungsleiter als Bewegungstherapeut gebraucht sowie die sozio-psychotherapeutische Einflußnahme. Im einzelnen geht er auf Untersuchungen über die Belastungsintensität in ambulanten Trainings- und Übungsgruppen ein, die beweisen, daß die Belastungen dort jeweils nicht übermäßig waren. Auch organisatorische Fragen und Kostenprobleme bringt er zur Sprache.

Frau Renker (Halle) berichtet schließlich über eigene Erfahrungen mit der Telemetrie beim Schwimmen zur Konditionierung von Patienten nach Herzinfarkt, bei denen sich zeigt, daß auch das Schwimmen als Mittel zur Rehabilitation durchaus einzusetzen ist, aber oftmals in der Belastungsstärke zu hoch sein kann.

In der von Halhuber (Bad Berleburg) geleiteten Schlußdiskussion wurde insbesondere die oft unzureichende personelle Besetzung im therapeutischen Team der Rehabilitationskliniken (auch der Aktukliniken) hervorgehoben. Auf die besonderen Probleme der Nahtstellen mit unnötig langer stationärer Behandlung in einem Akutkrankenhaus (wegen verzögerter invasiver Diagnostik infolge mangelnder Kapazitäten für Koronarangiographie bzw. Platzmangel in Rehakliniken) oder auf Schwierigkeiten an der Nahtstelle zwischen Rehabilitationsklinik und Herzgruppe wurde hingewiesen, bei denen auch nicht selten „bürokratische Risikofaktoren" wirksam werden. Abschließend wurde auf eine positive Definition der Gesundheit durch G. Schäfer verwiesen, wonach jedes Biosystem als gesund anzusehen ist, das Störungen auszugleichen vermag. Vorhandene Lebenskraft wird in der Dritten Welt als Gesundheit betrachtet, während in unserem Kulturbereich „gesund" das „Fehlen von Krankheit" ist. Nach Jeanne Hersch, einer Jaspers-Schülerin, ist derjenige gesund, „der etwas aushält". Dann ist auch ein rehabilitierter Mensch kein Kranker, sondern nach einem Wort von Schipperges „ad integritatem" restituiert, während die akutmedizinische Therapie dagegen meist eine „Restitutio ad integrum" anstrebt.

Anschrift:

Professor Dr. med. K. Donat
Vorsitzender der Deutschen Arbeitsgemeinschaft für kardiologische Prävention und Rehabilitation e.V.
Ärztlicher Direktor der
1. Medizinischen Abteilung am
Allgemeinen Krankenhaus Harburg
Postfach 90 01 20
2100 Hamburg 90

Die psychosoziale Beratungsstelle der Arbeiterwohlfahrt Karlsruhe für Krebskranke und ihre Angehörigen

von A. Kippar*)

Entstehung und Entwicklung

Die psychosoziale Beratungsstelle für Krebskranke und ihre Angehörigen entstand 1979 im Rahmen eines Bundesmodells des Ministeriums für Jugend, Familie, Frauen und Gesundheit (BMJFFG). Als „Beratungsstelle für krebskranke Frauen" wurde sie drei Jahre lang gefördert. Danach wurden andere Finanzierungsquellen gesucht und gefunden, was eine Umbenennung nach sich zog. Seitdem besteht sie als „Beratungsstelle für Krebskranke und ihre Angehörigen" unter der Trägerschaft des Kreisverbandes der Arbeiterwohlfahrt Karlsruhe.

Diese Umbenennung machte jetzt auch nach außen deutlich, was inhaltlich schon seit Beginn der Beratungsarbeit geleistet wurde – die Einbeziehung der Angehörigen in die Gespräche.

1987 wurde die Arbeit der Beratungsstelle erneut ausgeweitet. Miteinbezogen wurde die Beratung von Familien mit krebskranken Kindern und Jugendlichen.

Inhaltliche Überlegungen

Wesentliche Annahme für die Entwicklung der Arbeit ist, daß für den Betroffenen und seine Familie die Krebserkrankung eine existentielle Bedrohung darstellt. In einer Gesellschaft, in der Gesundheit den zentralen Wert des Lebens darstellt, wird der Einzelne durch den Verlust der Gesundheit aus dem normalen Gang des Lebens herausgerissen. Er und seine Familie geraten in eine Krise, auf die mit unterschiedlichen Problemlösungsversuchen reagiert wird. Alle Beteiligten werden konfrontiert mit Unsicherheit, Ängsten, Gefühlen der Isolation und des Ausgeliefertseins. Für den Verlauf der Krankheit bzw. den Umgang mit ihr sehen wir die persönliche Befindlichkeit und die psychische Verfassung des Klienten und seiner Umgebung als sehr wesentlich an. Unsere Aufgabe ist es, den Kranken und seine Familie zu unterstützen, sei es als Gesprächspartner oder als Antragsteller für Kuren oder ähnliches. Unsere Beratungsziele leiten sich daraus ab. Sie stellen den Kranken und seine Familie in den Mittelpunkt und sind orientiert an den Wünschen der Betroffenen. Wir versuchen, zusammen mit ihnen eine Aufarbeitung des Krankheitserlebnisses anzugehen, unbegründete Befürchtungen auszuräumen, Ängste zu reduzieren. Dabei regen wir dazu an, die eigene Verantwortlichkeit für den Krankheitsverlauf zu übernehmen und ermuntern die Kranken dazu, mündige Patienten zu sein.

Bei den Familien Sterbender versuchen wir, zusammen mit den Angehörigen die Situation so zu gestalten, daß ein Abschied ermöglicht wird.

---

*) Präsentation des Texts gemeinsam mit Frau Dipl.-Psych. E. Rottenberg-Enghofer

Um diese Beratungsziele zu erreichen, bietet die Beratungsstelle folgende Aufgabenbereiche an:

1. Sozialrechtliche Beratung

Viele Betroffene wenden sich an die Beratungsstelle, um sich über ihre sozialrechtliche Situation Klarheit zu verschaffen. Es werden gegeben: Informationen über Schwerbehindertenauweise, Leistungen der Krankenkassen, finanzielle Unterstützung. Wir stellen Anträge oder vermitteln die Klienten weiter, wenn es um Anliegen geht, die über unsere Beratungstätigkeit hinausgehen.

2. Nachsorgekuren

Informationen über die Möglichkeit einer Nachsorgekur oder einer Anschlußheilbehandlung. Zusammen mit den Klienten suchen wir geeignete Kurhäuser aus und bereiten die notwendigen Anträge vor.

3. Gespräche und Therapie

Durch stützende Gespräche oder durch gezielte Therapie (Einzel-, Paar-, Familientherapie) versuchen wir, den Betroffenen die Möglichkeit zu geben, das Krankheitserlebnis zu verarbeiten. Dazu gehört, mit der veränderten Situation umzugehen und angemessen auf die Krankheit zu reagieren. Die Wünsche der Klienten stehen dabei im Mittelpunkt.
Ebenso begleiten wir die Kranken und deren Familien, wenn das Leben zu Ende geht. Dabei versuchen wir, die Phase des Abschieds so zu gestalten, daß dieser für alle möglich wird. Besonders bei Sterbenden sind Krankenhaus- oder Hausbesuche ein Bestandteil der Arbeit.

4. Gruppenkontakte

Kontakte zwischen Betroffenen sollen gestärkt werden. Hier ist die enge Zusammenarbeit mit den bestehenden Selbsthilfegruppen wichtig. Zentraler Punkt ist, den Übergang von „Hilfe" zur „Selbsthilfe" zu fördern.

5. Öffentlichkeitsarbeit

Regelmäßiger Austausch mit Kliniken, Tumorzentren, anderen Beratungsstellen und Institutionen (z. B. Krankenkassen, Rentenversicherungsträger, Versorgungsamt), aber auch Presseinformationen, Veranstaltungen, Vorträge.

Zusammensetzung des Klientels

Zu diesem Punkt habe ich die Jahresstatistik von 1988 durchgesehen und möchte einige Zahlen nennen, damit man sich ein Bild machen kann.

320 Personen besuchten die Beratungsstelle. Zwei Drittel der Klienten waren Betroffene, ein Drittel Angehörige. Der Anteil der Familiengespräche beträgt ungefähr ein Viertel aller Gespräche. Etwa zwei Drittel der Besucher sind Frauen, wobei sich die Zahl der ratsuchenden Männer in den letzten Jahren erhöht.

Zu Anfang der Arbeit fanden die Klienten erst einige Jahre nach der Diagnose den Weg in die Beratungsstelle. Dies hat sich in der Zwischenzeit geändert. Jetzt kommen sie relativ früh nach der Erkrankung; gleich nach der Diagnose oder bis zu einem Jahr danach.

Die Altersstruktur hat sich in den letzten Jahren sehr verjüngt. Lag das Durchschnittsalter zu Beginn der Arbeit bei fünfzig oder älter, so liegt es jetzt im Bereich zwischen dreißig und fünfzig. Durch die Aufnahme der Arbeit mit krebskranken Kindern und Jugendlichen ist eine weitere Verjüngung des Klientels zu erwarten.

Die Beratungsstelle wird von Betroffenen aller Gesellschaftsschichten besucht, die Problematik ist bei allen Personen ähnlich, sieht man von finanziellen Voraussetzungen ab. Die Klienten, die wir der Mittel- und Oberschicht zuordnen – etwa die Hälfte – sind unserer Erfahrung nach eher bereit, bewußt über ihre Ängste zu reden. Hier besteht die Beratung aus entlastenden Gesprächen und therapeutischen Hilfestellungen. Die andere Hälfte unseres Klientels bedarf zunächst der sozialen Beratung. Im Vordergrund steht hier die Angst vor sozialem Abstieg, Fragen, die die Arbeit, die Wohnverhältnisse oder die Rentenversicherung betreffen, bestimmen die Inhalte der Gespräche. Dies betrifft in der Mehrzahl jüngere Klienten, oft alleinlebend oder alleinerziehend mit Kindern. Wenn der soziale Rahmen abgeklärt ist, können sie über sich reden.

Mitarbeiterinnen und Mitarbeiter der Beratungsstelle

Zur Zeit sind drei hauptamtliche Mitarbeiterinnen in der Beratungsstelle tätig:
1 Sozialarbeiterin mit 25 Stunden
1 Diplom-Pädagogin mit 20 Stunden
1 Verwaltungskraft mit 6 Stunden
Nach Bedarf arbeiten auf Honorarbasis eine Dipl.-Psychologin, eine Atemtherapeutin und eine Diätassistentin mit. Ehrenamtlich steht uns ein Arzt (Onkologie) zur Verfügung. Außerdem bieten wir einen Beratungstag pro Woche im Landkreis Karlsruhe an.

Selbsthilfegruppen

Wir haben in Karlsruhe festgestellt, daß eine Kooperation mit den Selbsthilfegruppen für unsere Arbeit unentbehrlich ist.

Seit 10 Jahren arbeiten wir eng und freundschaftlich mit der Krebsselbsthilfegemeinschaft e.V. und der Deutschen ILCO zusammen. Wir achten auf die Unabhängigkeit dieser Gruppen und stützen sie in ihrem Willen, selbständig mit Sorgen und Problemen, die die Krankheit mit sich gebracht haben, fertig zu werden. Einige Mitglieder der Selbsthilfegruppen kommen zu sozialen und entlastenden Gesprächen zu uns, und umgekehrt vermitteln wir Klienten, die Information und Beratung bei uns geholt haben, weiter an die Selbsthilfegruppen.

Zusammen veranstalten wir auch informative Vorträge – sowohl im sozialen als auch im medizinischen Bereich.

Mit den Selbsthilfegruppen haben wir erkannt, daß eine Beratungsstelle den notwendigen Kontakt zwischen Betroffenen nicht ersetzen kann, andererseits ist aber auch ein professionalles Beratungsangebot wichtig.

Wie wir arbeiten

Die Beratungssituation wird bestimmt von dem Verhältnis zwischen dem Ratsuchenden und dem Berater. Als Berater reagieren wir auf die Erwartungen des Klienten, die sich unterschiedlich gestalten. Wenn die Klienten zu einem Gespräch kommen, haben sie in der Regel ganz bestimmte Fragen mit dem Wunsch nach einer Beantwortung (z.B. Sozialgesetzgebung). Häufig werden diese Fragen dazu benutzt, den Berater zu „beschnuppern".

In dieser Situation müssen wir darauf achten, ob sich hinter dem Wunsch nach Information der latente Wunsch nach einem Gespräch über persönliche Sorgen befindet. Entsprechend beschränken wir uns in einem solchen Fall auf das Geben von Informationen, im anderen Fall gehen wir auf die Ängste und Sorgen der Klienten ein. Dabei dürfen wir sie auf keinen Fall überfahren, d. h. mehr wollen, als sie selbst. Wir müssen sehr genau unterscheiden zwischen Problemen, die wir denken, daß Klienten sie haben müßten und Problemen, die sie wirklich haben. Was nicht immer einfach ist.

Erfahrungsgemäß ist zu sagen, daß, wenn wir es geschafft haben, eine vertrauensvolle Atmosphäre herzustellen, sich die meisten aussprechen über ihre Krankheit und deren Verlauf, über die Ängste, die Verletzungen und über die Trauer, die durch den Verlust der Gesundheit ausgelöst wird.

Um zu verdeutlichen, wie konkrete Arbeit bei uns aussieht, werde ich Ihnen einen „Fall" vorstellen.

Frau Z., 36 Jahre alt, 2 Kinder im Alter von 12 und 14 Jahren, an Unterleibskrebs erkrankt, kommt in die Beratungsstelle. Unseren Prospekt bekam sie durch den Sozialen Dienst im Krankenhaus. Dort hat sie auch die anfänglichen Informationen betreffend Schwerbehindertenausweis und Nach- und Festigungskuren erhalten. Zum damaligen Zeitpunkt wollte sie von allen diesen Dingen nichts wissen, vor allem wehrte sie sich dagegen, in eine Kurklinik zu kommen, wo nur Krebskranke sind. Eigentlich sollte für sie das Leben so weitergehen wie bisher, was für sie bedeutete, wieder zu arbeiten.

Als ich Frau Z. kennenlerne, liegt die Diagnose 4 Monate zurück. Die Chemotherapie ist abgeschlossen. Im Moment ist sie noch krankgeschrieben. Sie ist verunsichert und möchte eine Entscheidungshilfe betreffend ihrer Kur, ob sie sie durchführen soll oder ob sie wieder arbeiten soll. Sie spürt in der letzten Zeit Druck von seiten des Arbeitgebers, der nicht offen ausgesprochen wird. Überhaupt fühlt sie sich überfordert in der Familie, mit Freunden, mit sich selbst. Sie meidet Kontakte, wo sie kann. Sie meint, daß sie Berge vor sich herschiebt, wo sie doch früher alles schnell erledigt hat. Mit ihrer „pubertierenden" Tochter kommt sie nicht zurecht; den Auseinandersetzungen mit ihr fühlt sie sich nicht gewachsen. Dem jüngeren Sohn gegenüber hat sie ein schlechtes Gewissen, weil sie froh ist, wenn er sich seinem Computer oder seinem Sport widmet. Soweit die Situationsbeschreibung zum Zeitpunkt unserer ersten Begegnung. Im weiteren Verlauf der Gespräche entscheidet Frau Z. sich für eine Kur, die sie nach weiteren drei Monaten antritt. In der Zwischenzeit kommt sie regelmäßig zu Gesprächen in die Beratungsstelle. Sie versucht, einen neuen Weg für sich zu finden, mit der Krankheit zu leben. Große Hemmungen hat sie immer, wenn sie zum Arzt muß. Sie hat das Gefühl, daß sie ihm schwer erklären kann, daß sie noch Zeit braucht, um ihre verlorengegangene Gesundheit wiederzugewinnen. In Rollenspielen üben wir die Situation und sie findet in ihrem Arzt den Partner, den sie braucht; das Artikulieren hat ihr bis jetzt gefehlt. Auch der Krankenkasse gegenüber kann sie nach einiger Zeit klarmachen, daß sie wieder arbeiten wird, aber erst dann, wenn sie sich stärker fühlt.

In der Kur erholt sie sich gut. Durch unsere Vermittlung kam sie in ein Haus, in dem sie die Möglichkeit hat, mit den Psychologen zu sprechen. Sie begreift in der Kur, wie wichtig die Arbeit für sie ist und lernt, welche Möglichkeiten der Entspannung es gibt. Sie lernt ihre Wahrnehmung zu stärken in Richtung Streßabbau. Konkret: sie nimmt schneller ihre Belastung wahr und kann so besser steuern, was sie tun will/kann.

Die weiteren Themen in den Gesprächen in der Beratungsstelle sind: Klarheit erlangen über Arbeitsbeginn, Gespräche über Situationen mit den Kindern. Sie betrauert auch den Verlust eines für sie wichtigen Organes – ihrer Gebärmutter – und es wird ihr erst jetzt richtig bewußt, daß sie keine Kinder mehr gebären kann.

Während ihrer ganzen Krankheitszeit wird Frau Z. sehr von ihrer Familie und ihren Freunden unterstützt, die sie trotz ablehnender Haltung immer wieder anrufen.

Zusammen mit der Krankenkasse, dem Arzt und dem Arbeitgeber wird eine stufenweise Wiedereingliederung erprobt, die auch letztendlich gelingt. Insgesamt haben wir Frau Z. etwa 1½ Jahre begleitet. Sie arbeitet wieder gerne. Nicht mehr voll, sondern 30 Stunden in der Woche; dadurch hat sie auch mehr Zeit für ihre Kinder und sie kann heute auch besser Forderungen an sie stellen.

Therapie in der Beratungsstelle

In der Beratungsstelle hat es sich als recht schwierig erwiesen, die Klienten zu einer Therapie zu motivieren. Dabei spielt es zunächst keine Rolle, um welche Art von Therapie es sich handelt. Es kann für die Klienten die Bedeutung haben, daß nicht nur ihr Körper kränkelt, sondern auch ihre Seele. Im Gegensatz dazu werden Beratungen mit dem Titel „stützende Gespräche" sehr gerne angenommen.

Was ist das Besondere an der Beratungstätigkeit mit Krebskranken?

1. Hohe Erwartungen seitens der Klienten werden an uns gestellt. Es wird erwartet, daß wir Ihnen die Angst nehmen.
2. Der Klient weiß nicht, wieviel Zeit er noch hat – deshalb stehen wir unter Zeitdruck.
3. Begleitung in Krisensituationen – oft beim Sterben – dann ist nicht mehr unsere Rolle als Berater, sondern als Mensch gefragt.
4. Wir müssen immer wieder reflektieren, wie wir selbst zum Thema „Angst, Sterben, Tod" stehen.

Supervision

Seit Beginn der Arbeit habe ich in meiner Tätigkeit Hilfe durch Supervision. Hier habe ich die Möglichkeit, die notwendige Nähe und Distanz zu der Arbeit zu überprüfen. Einzelfälle und Gesprächssituationen, die besondere Schwierigkeiten bereiten, zu beschauen, z.B. Konfrontationen mit existenziellen Ängsten und Todesahnungen.

Ohne Supervision wäre es mir nicht möglich gewesen, die Arbeit durchzustehen. In der täglichen Situation kann das Gefühl des „Ausgebranntseins" entstehen. Man gibt mehr aus, als man hereinbekommt. Die Waagschalen sind nicht mehr ausgeglichen.

In einer Supervision hat man die Möglichkeit zur Korrektur. Das ist eine fürsorgliche Überwachung der Arbeit, so daß man auch das Gefühl bekommt, hier liege ich richtig, und ich werde meinen Klienten gerecht, aber ich werde auch mir selbst gerecht.

In meiner langjährigen Supervision habe ich für meine Arbeit zwei grundlegende Thesen verinnerlicht: „Ich muß nicht alles wissen, auch Hilflosigkeit ist erlaubt". Und: „Ich muß dem Menschen dort begegnen, wo er sich befindet."

Für mich gibt es die Krebskranke oder den Krebskranken nicht. Sie haben alle einen Namen, und sie erleben, durchleben, verarbeiten oder verdrängen die Krankheit unterschiedlich. Für mich ist jede Art von Krankheitsbewältigung in Ordnung, weil jeder seinen eigenen Weg finden muß, und ich denke, es ist eine unserer Aufgaben, den Menschen Mut zu machen für den jeweils eigenen Weg.

Anschrift:

Frau Dipl.-Soz. Paed. A. Kippar
Leiterin der psychosozialen Beratungsstelle
der Arbeiterwohlfahrt für Krebskranke und ihre Angehörigen
Kronenstraße 15
7500 Karlsruhe 1

Durch die Erstellung dieses Berichtsbandes, konnten wir unseren körperbehinderten Jugendlichen in der Setzerei, Druckerei und Buchbinderei, im Versandwesen und in der kaufmännischen Abteilung eine praxisnahe Ausbildung ermöglichen.

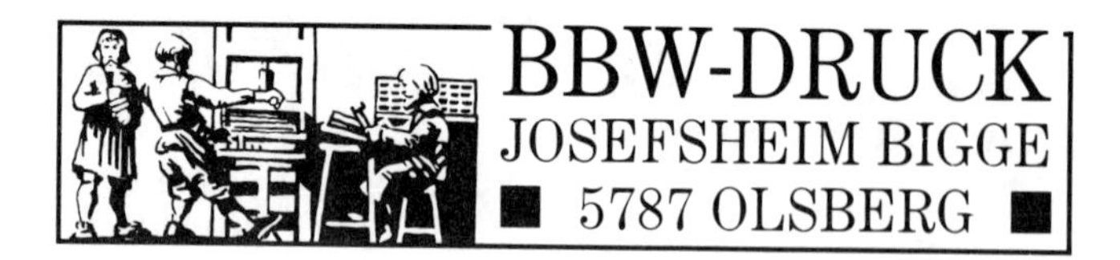

Wir danken der Deutschen Vereinigung und dem Universitätsverlag Ulm für dieses Vertrauen.

Kliniksbesuche und längerdauernde wohnortbezogene Hilfsangebote von Selbsthilfegruppen Krebskranker am Beispiel der Regionalgruppe Ulm der Ileostomie-Colostomie-Urostomie-Gesellschaft (ILCO)

von G. Gröner

Mein Thema für diese Tagung stellt sich unter den Aspekt einer wohnortbezogenen Hilfe von Selbsthilfegruppen. Ich will dies kurz am Beispiel der ILCO-Regionalgruppe Ulm erläutern. Wie inzwischen längst bekannt, bedarf die Rehabilitation kranker Menschen vielseitiger Maßnahmen und Unterstützungen, die nicht alle von Fachleuten machbar und durchführbar sind. Besonders bei krebskranken Menschen können für die Wiederherstellung der Gesundheit viele verschiedene Wege hilfreich sein. Es sollte deshalb individuelle Unterstützungsangebote geben. Hierzu meinen wir, daß gerade der gleichartig Betroffene und bereits Rehabilitierte, der selbst alle Höhen und Tiefen dieser Krankheit durchgemacht hat, dem Neuerkrankten das beste Beispiel geben kann. Dies heißt jedoch in keinem Fall, daß hierdurch die Fachkräfte, d.h. Ärzte und Pflegepersonal, aus ihrer Pflicht entlassen werden; wir möchten lediglich zum Gesamterfolg einer Rekonvaleszenz durch begleitende Maßnahmen beitragen. Am Beispiel der Ulmer ILCO sieht das so aus: wir sind bereit, Menschen, die mit der schlimmen Diagnose „Krebs“ schockiert wurden, zur Seite zu stehen als lebendiger Beweis dafür, daß dies noch nicht das endgültige „Aus“ sein muß.

Die Regionalgruppe Ulm betreut ein sehr großes Gebiet, das in etwa dem Einzugsgebiet der hiesigen Universitätskliniken entspricht: von Ellwangen (Hohenlohe) im Norden bis Friedrichshafen (Bodensee) im Süden, von Günzburg (Bayerisches Schwaben) im Osten bis Münsingen (Alb) im Westen. Um als Betroffener fähig zu sein, anderen Erkrankten Erfahrung, Gesprächsbereitschaft und Zeit anzubieten, bedarf es vieler unentgeltlicher Vorbereitungs-Stunden in Zusammenarbeit mit Fachleuten. Bei unregelmäßigen Zusammenkünften und Gesprächsabenden wird schließlich ein gangbarer Weg gefunden. Wir haben einen Besucherdienst aufgebaut, der, wie die Ulmer ILCO-Regionalgruppe selbst, nun seit fünfzehn Jahren besteht und in kurzer Zeit flächendeckend angenommen wurde. Jeder Neu-erkrankte hat auf Wunsch die Möglichkeit, mit uns Verbindung aufzunehmen, sei es entweder erst nach der Operation oder auch schon vorher, wobei wir das Gespräch, evtl. zusammen mit Angehörigen, bereits vor der Operation für wertvoll halten, gibt es dem Patienten doch möglicherweise Hilfe bei der Bewältigung von Operationsangst und die Zuversicht, daß das Leben auch nachher noch weitergeht, daß es trotz allem lebenswert sein kann. Durch den Kontakt mit uns können eine Menge der Ängste in dem Gesamtkomplex einer solch schweren Krankheit abgebaut werden, und je mehr Ängste abgebaut werden können, desto mehr eigene Abwehrkräfte gegen die Krankheit werden freigesetzt, was letztendlich mit zur Gesundwerdung beiträgt.
Unsere Arbeit, die anfangs argwöhnisch von den Fachleuten in den Kliniken betrachtet

wurde, wird nun seit Jahren voll anerkannt und respektiert, zumal durch uns ganz bestimmt keine „Konkurrenz“ entstanden ist. Sogar bei entsprechenden Informationsveranstaltungen werden wir von namhaften Medizinern als Partner betrachtet.

Unsere Tätigkeit endet jedoch nicht mit Besuchen und Gesprächen im Krankenhaus. Da die Zeit der Verweildauer in den Kliniken so kurz wie möglich gehalten wird, ist es wichtig, daß auch nach dieser Zeit ein Gesprächspartner zur Verfügung steht. Diese Möglichkeit kann anfangs noch in einem Hausbesuch bestehen. Zudem finden aber regelmäßige „Stammtische“ Betroffener statt, die Gelegenheit geben zu Erfahrungsaustausch, Besprechung von Ansichten und Meinungen und ebenso zu wertvollen Hinweisen, insbesondere auch in sozialer Hinsicht, z.B. das Behindertenrecht und bestehende Hilfsangebote betreffend. Medizinische, sozial- und zivilrechtliche Vorträge seitens kompetenter Ärzte und Sachbearbeiter werden organisiert, und es ist dabei nicht selten vorgekommen, daß auch der eine oder andere Nicht-Betroffene von uns Betroffenen etwas gelernt hat. In diesem Kreis kann man offen über seine Sorgen und Nöte sprechen; denn kaum ein Haus- oder Krankenhausarzt hat die Zeit, darauf einzugehen. Und sehr oft handelt es sich um alltägliche Hindernisse und Schwierigkeiten und in solchen Fällen kann eben ein Betroffener einem Betroffenen am besten weiterhelfen. Großen Raum nehmen auch die Fragen der selbstverantwortlichen Stoma-Pflege und Hilfsmittelinformationen ein.

Aber auch Geselligkeit, wie sie unter gesunden Menschen üblich ist, kommt zwischen Mitgliedern der Selbsthilfegruppe nicht zu kurz, und die Gespräche kreisen bestimmt nicht nur um das „eine“ Thema; denn das würde nicht zum psychischen Aufbau beitragen. Schon manche nette Freundschaft zwischen Betroffenen und Angehörigen ist auf diesem Wege entstanden.

Als Fazit unserer nun schon langjährigen ehrenamtlichen Tätigkeit dürfen wir sagen, daß wir manchem Patienten wieder Lebensmut geben konnten, daß er wieder den Weg fand zurück zu Beruf und Freizeit, ausgestattet mit dem nötigen Selbstvertrauen, das er im Rahmen der Gruppe gewonnen hat. Der Erfolg ermutigt uns, auf diesem Wege weiterzumachen, und wir sind stolz, daß sich aus allen Bevölkerungsschichten immer wieder rehabilitierte, betroffene Helfer finden, die viele Stunden ihrer Freizeit unentgeltlich dieser Aufgabe zur Verfügung stellen und sich für andere einsetzen.

Anschrift:

G. Gröner
Leiter der Regionalgruppe Ulm
der Deutschen ILCO
Eibenweg 21
7900 Ulm-Jungingen

Ambulante Rehabilitations-Angebote am Beispiel einer Selbsthilfegruppe brustoperierter Frauen

von B. Dressler

Ich bin Leiterin einer Selbsthilfegruppe brustoperierter Frauen und anderer Krebspatientinnen in Günzburg. Meine Aufgabe ist es, über die Rolle der Selbsthilfegruppen zu sprechen. Ich möchte das am konkreten Beispiel der Krebspatienten nach Mastektomie tun, und ich habe deshalb dieses Bild mitgebracht. Es wurde von einer Betroffenen unserer Gruppe gemalt. Es zeigt exakt die Situation auf, in der man sich befindet, nachdem die Diagnose KREBS „über einen hereingebrochen" ist. In dem Gemälde drücken sich aus:

Einsamkeit
alle Menschen sind weit weg, man fühlt sich wie auf einer Insel. Selbst die Nächsten sind unendlich fern.

Angst
es wird bewußt erlebt, daß unsere Zeit begrenzt ist.

Unwissenheit
welche Möglichkeiten der Hilfe gibt es, wer weiß aus Erfahrung Bescheid?

In großen Kliniken gibt es ausgebildete Sozialarbeiter und Therapeuten, die die Kranken besuchen, informieren und mit ihnen sprechen – hier ist aber schon die erste Einschränkung festzustellen: der Zeitdruck. Er ist ein Merkmal der Unzulänglichkeit der Beratung für den Kranken. Das zweite einschränkende Kriterium aus der Sicht des Patienten: „Der hat gut reden, er ist ja nicht krank wie ich!" Und Informationen? Sie interessieren eigentlich im Augenblick der Todesangst überhaupt nicht! In einem einfachen Kreiskrankenhaus oder einer anderen kleineren Klinik gibt es entweder keine Sozialarbeiter oder sie sind so hoffnungslos überlastet mit anderen Aufgaben, daß der Krebspatient mit seinen Problemen zumindest in der Klinik ohne Hilfe von außen bleibt.
Nun wäre es ja wohl die Aufgabe der Familie, hier helfend einzugreifen. Familienangehörige haben für Kranke sicherlich eine sehr wichtige Funktion, aber fast immer sind die Familienmitglieder durch diese schwere und auch ihnen unbekannte Situation restlos überfordert; sie bräuchten selbst sachkundige Hilfe.

Bleiben also die Ärzteschaft und die Schwestern als unmittelbare Ansprechpartner und Helfer.
Zwar kommt dem behandelnden Arzt und der pflegenden Schwester die Hauptaufgabe in der Krankenbetreuung zu, aber auch hier ist hinlänglich bekannt, daß die Personalnot und der daraus resultierende Zeitdruck der mitmenschlichen Zuwendung, trotz guten Willens, Grenzen setzt.

Wie wäre es dann schließlich mit dem Seelsorger? Er kommt vielleicht einmal in der Woche, versucht die seelische Situation aufzufangen und Trost zu spenden – aber sehr oft ist eben gerade jetzt der „liebende Gott“ nicht erfahrbar. Verzweiflung greift um sich, und die tröstenden Worte fallen in das Nichts, das den Kranken drohend umgibt. Sogar Aggressionen brechen auf, es wird mit dem Schicksal gehadert … „warum gerade ich?“ Da haben Geistliche als mitmenschliche Stütze oft ganz schlechte Karten.

Wenn nun unsere Patientin verzweifelt, entmutigt, mit sich allein gelassen in ihrem Bett liegt, über die Diagnose und die vielen unklaren Vorgänge und Begriffe um sie herum nachdenkt, wenn sie meint, die Angehörigen schonen zu müssen (das geschieht sehr häufig!), wenn sie sich von Verstümmelung und Entstellung bedroht sieht, keine positiven Perspektiven mehr erkennen kann: Wer kann da noch helfen?

Hier beginnt die Arbeit der Selbsthilfegruppen. Aus eigener Betroffenheit weiß jedes Gruppenmitglied, was in dem Patienten vorgeht, der besucht wird.
Gezielte Schulung und Information durch die Krebsgesellschaften, z.B. die Bayerische Krebsgesellschaft, vermitteln uns das nötige Rüstzeug, um unsere rein ehrenamtliche Arbeit auch ausführen zu können.

Und somit bin ich bei den selbstgestellten Aufgaben der Gruppe im Blick auf den Patienten.

a) Krankenbesuche

Durch unsere Besuche zeigen wir dem Kranken, daß es eine Zukunft gibt – wir selbst leben es ja vor!
Wir sehen nicht aus wie Gezeichnete, wir haben Freude am Leben, haben gelernt, mit unserer Krankheit umzugehen und uns mit ihr auseinanderzusetzen. Wir können aus eigener Erfahrung Rat und Hilfe anbieten, seien es Fragen über die Brustprothese oder, von Frau zu Frau, über das mögliche Verhalten des Ehemannes nach der Operation.
Selbst der Arzt wird bei diesen Problemen weniger um Rat gebeten als eine selbst operierte Frau, die ihre eigenen Erfahrungen einbringen kann. Außerdem gibt es oft eine Hemmschwelle, mit einem Mann „so etwas“ zu besprechen oder gar die Hilfe einer Beratungsstelle in Anspruch zu nehmen.

b) Telefonische Kontaktaufnahme und Beratung

Schon vor der Operation erfragen sich verunsicherte Patienten Rat, wollen Erfahrungswerte kennenlernen, alternative Therapien erörtern oder einfach ihre Not loswerden.
Jederzeit stehen wir zu einem Gespräch zur Verfügung, sei es eine sachliche Auskunft oder ein tröstender Rat.
Ein „ach, das hat mir jetzt unheimlich geholfen“ am Ende des Gesprächs ist für uns der schönste Dank für das Engagement.
Ich möchte hier betonen, daß wir nicht berechtigt sind, medizinische Ratschläge zu erteilen, wir können lediglich unsere eigenen Erfahrungen schildern und dadurch Ängste lindern oder abbauen helfen.

c) Integration in die Gruppe

In den Gruppenstunden (bei uns einmal im Monat, ca. 2½ Std.) stehen Informationen, Gedankenaustausch und Gemeinsamkeit/Geselligkeit an vorderster Stelle.
Wir laden auch Ärzte zu uns ein, um durch Information Krebsängste abzubauen, wir lassen uns durch Referenten über den neuesten Stand der Forschung unterrichten, Seelsorger geben uns Rat und Hilfe, Mitarbeiter von Krankenkassen halten uns über Kuren und andere Leistungen auf dem laufenden. Viele Fragen werden so beantwortet, z.B. werden auch Außenseiter-Methoden der medizinischen Therapie erörtert und es wird über obskure Mixturen und Pillchen debattiert, also Dinge, die in der Arztpraxis nicht zur Sprache kommen, aus Angst vor Ablehnung. Hier

Klarheit zu schaffen und Unglück zu verhindern, ist wichtig.

Die Aufgaben der Gruppe sind aber noch weitergehend. Auf dem Bild sind kleine Brücken zu sehen, sie symbolisieren die Arbeit der Gruppe. Diese Brücken zeigen dem Patienten den Weg aus Isolation und Not und helfen ihm, den Weg zum Alltag und der Umwelt zurückzugehen.
Nun sind Brücken ja von beiden Seiten zu begehen, und hier beginnt die andere Seite der Aufgabe einer Selbsthilfegruppe, nämlich die Umwelt zum Patienten zu führen, die Gesunden dazu zu bringen, auf den Kranken zuzugehen und ihm zu zeigen, daß es Wege aus der Vermeidung, die zur vermeintlich „verständlichen" Isolation des Krebskranken führt, tatsächlich gibt.
Aus dieser zweiseitigen „Vermittlungsposition" ergibt sich zwangsläufig ein Themenkatalog, der von der Gruppe gesammelt und immer wieder vervollständigt wird. Grundlage dafür sind konkrete Erfahrungen von Gruppenmitgliedern.

Einerseits die Patienten mit ihren Forderungen und Fragen, andererseits die Umwelt und ihr Verhalten: Hier als Brücke zu dienen und Wege zueinander aufzuzeigen, ist eine der wichtigsten und schönsten Aufgaben der Gruppe.

Es steht mir nicht zu, Forderungen zu stellen im Namen der Selbsthilfegruppen, ich möchte hier aber einige Bitten aussprechen, zwar in gebotener Kürze, aber mit großem Nachdruck: Bitten um Verständnis für die besondere Situation eines Kranken, dessen Erwartungsniveau eben nicht (mehr) dem eines Gesunden entspricht. Die Übersensibilität wird ihm oft zum Problem.

1. Bitte an die Ärzteschaft:

Problem Nr. 1: Aufklärung! Prof. Hossfeld, der Leiter der onkologischen Abteilung der Universitäts-Klinik in Hamburg-Eppendorf, schreibt in einem Artikel, der in Heft 3 der Zeitschrift „Signal" abgedruckt ist: „Für mich ist nicht die Frage, ob ich den Patienten aufkläre, sondern wie ich das am besten anstelle. Der aufgeklärte Patient, so unglaublich das auch klingen mag, erfährt Hoffnung, er hat eine Perspektive.", und an anderer Stelle: „Ich glaube, daß die Aufklärung des krebskranken Patienten ein wesentlicher Schritt ist, um in unserer Gesellschaft zu einer Entstigmatisierung und Entdämonisierung der Krebskrankheit zu gelangen." Diese hohe Sensibilität ist es, die sich der mündige Patient wünscht, um sich vertrauensvoll in die Hand des Arztes zu begeben.

Problem Nr. 2: Die Chemotherapie – die große Unbekannte –, sie weckt ungeheure Ängste und man sollte nicht nur durch ein Aufklärungsbüchlein diese Problematik zu bewältigen versuchen. Hier muß, je nach Interesse und seelischem Aufnahmevermögen, mit dem Patienten die Therapie eingehend vorbereitet werden.

Problem Nr. 3: Uns wird oft geklagt, daß Zeitbegrenzungen ausgesprochen werden. Es ist in unseren Augen unerträglich, ja sogar unmenschlich, am Donnerstag gesagt zu bekommen: „Sie werden das Wochenende nicht überleben" (Das ist eine wahre Begebenheit). Festlegungen dieser Art sind weder ehrlich noch nützlich. Wir bitten inbrünstig, diese Form der „Aufklärung" zu überdenken, denn – Zitat des Mediziners Dr. W. von Weizsäcker: „Der Arzt ist weder Führer noch Deuter, noch Weiser, sondern er ist ein Arzt, das heißt: kein Bewirker, sondern Ermöglicher. Er steht nicht über der Entscheidung, sondern mit dem Kranken in der Entscheidung."

2. Bitte an die Krankenhausverwaltungen:

Ermöglichen Sie bitte den Gruppen (selbstverständlich nach vorausgegangener Absprache) den Zutritt zu Ihren Patienten. Lassen

Sie schriftliche Hinweise zu, um frühe Aufklärung möglich zu machen. Überdenken Sie Möglichkeiten zur Information Ihrer Mitarbeiter durch die Gruppen. Denken Sie bei Planungen an die Patienten und das Pflegepersonal, das seine schwere, verantwortungsvolle Arbeit nur dort optimal verrichten kann, wo auch die baulichen Voraussetzungen dazu geschaffen wurden. Dazu gehören auch angenehme Besprechungsräume.

Und eine ganze besondere Bitte: Ein würdiger Raum für die letzten Stunden. Oft diskutiert – selten geschaffen.

3. Bitte an die Ämter/Behörden:

(Z.B. Versorgungsamt, Finanzamt, Sozialamt, Stadtgemeinde und Landratsamt:) Wir bitten auch diese Stellen um Hilfe, denn der Gang durch den Papierdschungel ist für einen kranken Menschen noch wesentlich beschwerlicher als für einen Gesunden. Informationsschriften in gut verständlichem Deutsch könnten viel bewirken. Immer wieder erfreulich, daß einzelne Städte und Gemeinden, z.B. die Stadt Friedberg, Schriften auflegen, die Aussagekraft für die betroffenen Kranken haben.
Welche Patientin bekommt z.B. an irgendeiner Stelle gesagt, daß nach der Brustoperation Gurtpflichtbefreiung auf Zeit beantragt werden kann, oder daß DM 1200,– bei der Steuer geltend gemacht werden können für eine Haushaltshilfe?

4. Bitte an die Krankenkassen:

Bei Kuren, Renten, Leistungen im Krankheitsfall bestehen viele Unsicherheiten und zusätzlich herrscht noch Unwissenheit. Hier, wie im Fall der AOK Günzburg, eine „Anlaufberaterin" speziell für die Belange der Krebspatienten einzustellen, ist eine sehr lobenswerte und nachahmenswerte Sache. Viel unnötiger Zeitaufwand und auch Kosten können dadurch erspart werden.

5. Bitte an die Öffentlichkeit:

Wir bitten die Öffentlichkeit, also unsere Mitmenschen, die Krankheit Krebs auf eine Ebene zu stellen, die durch Objektivität und Offenheit gekennzeichnet ist. Die Medien sollten die prominenten Krebskranken nicht „ausstellen", nicht Wunderheilern und Scharlatanen durch große Presseankündigungen zur Popularität verhelfen.
Durch gezielte Aufklärung zur Enttabuisierung beizutragen, durch Information, nicht durch Angstmache, den Gang zur rechtzeitigen Vorsorgeuntersuchung weiter in den Vordergrund zu rücken, das wäre erstrebenswert. Die Aufgaben der Selbsthilfegruppen und ihre Arbeit zu unterstützen, könnte ebenfalls ein lohnendes Ziel sein. Nicht „Heulgruppen" – wie ein Arzt irrtümlich vor in Augenscheinnahme meinte – sondern Orientierungsgruppen sind das und die gibt es weit gestreut im Land. Da werden sehr wohl Verzweiflung, Trauer und Zorn, aber auch neue Freundschaften, Hoffnung und Zuversicht gemeinsam erlebt und getragen. Nicht nur die Selbsthilfegruppen in der Krebsnachsorge, auch andere Gruppierungen behinderter Menschen haben sich zusammengefunden, um ein menschliches Leben in unserer oft so nüchternen und kalten Welt zu gestalten, um sich gegenseitig in Solidarität und Zuneigung zu „tragen".

Anschrift:

Frau B. Dressler
Selbsthilfegruppe brustoperierter Frauen und anderer Krebspatientinnen e.V.
privat: Blumenstraße 16
8871 Kötz/Oberbayern

Bewegungstherapie und Sport in der Krebsnachsorge

von K. Schüle

1. Problemstellung

Noch vor 100 Jahren war die durchschnittliche Lebenserwartung eines Neugeborenen lediglich halb so groß wie heute. Der medizinische Fortschritt zusammen mit einer anspruchsvolleren Lebensweise, die auch in einer Veränderung des generativen Verhaltens zum Ausdruck kommen, bringen es mit sich, daß das Durchschnittsalter der Bevölkerung von 27 Jahren (1971) auf 39 Jahre im Jahre 1985 gestiegen ist. Die ständige Zunahme des Anteils älterer Menschen in unserer Gesellschaft bringt es mit sich, daß die typischen Erkrankungen des höheren Lebensalters im Zunehmen sind (s. Tabelle). Hierzu gehören insbesondere die sog. Zivilisationserkrankungen, zu denen neben den Herz-Kreislauf-Krankheiten vor allem die onkologischen Erkrankungen – also Krebsleiden – zu zählen sind. Für letztere wird in der Bundesrepublik mit einer jährlichen Neuerkrankung bei 250.000 Bürgern gerechnet.

Auch wenn für Krebserkrankungen insgesamt z.Zt. eine durchschnittliche 10-Jahres-Überlebensrate von etwa 50 % angegeben werden kann, so wird diese häufig durch eine differenzierte und heute noch notwendigerweise aggressive Tumortherapie – mit entsprechenden Nebenwirkungen – „erkauft". Hier werden die Grenzen kurativer Möglichkeiten sichtbar, um so mehr, als die psychosozialen Aspekte nur selten eine adäquate Berücksichtigung finden. Aus diesem Dilemma heraus gewinnen die „flankierenden" Maßnahmen nun auch in der Tumornachsorge und -Rehabilitation mehr und mehr an Bedeutung.

Bewegung und Sport in ihren unterschiedlichsten Dimensionen, von der zu Beginn streng funktionell ausgerichteten Krankengymnastik über eine pädagogisch durchsetzte Sporttherapie bis hin zum Breiten- und Freizeitsport, können hier, wie in anderen Reha-Bereichen längst praktiziert (vgl. Sport mit Koronargruppen, mit Querschnittgelähmten, etc.), einen Beitrag zur psychosozialen Unterstützung des Krebspatienten leisten.

Die meisten Erkenntnisse über den Einsatz bewegungstherapeutischer Maßnahmen liegen uns bisher aus den Erfahrungen mit brustkrebsoperierten Frauen vor. Nicht weniger hilfreich kann Bewegung und Sport aber auch bei anderen Krebsbetroffenen, etwa jeden mit einem Kehlkopfkrebs (Larynx/Pharynx-CA) und bei Stomaträgern (Colorektale Karzinome) sein. Wenn im folgenden schwerpunktmäßig auf das Mammakarzinom eingegangen wird, so hängt dies auch damit zusammen, daß wir die erste solche Wohnort-Sportgruppe bereits 1981 in Köln gründeten und beim Landessportbund Nordrhein-Westfalen (LSB-NW) 1989 inzwischen mehr als 130 Krebsnachsorge-Sportgruppen registriert sind. Bundesweit gibt es zur Zeit ca. 220 diesbezügliche Sportgruppen. Wegen der glücklicherweise geringen Zahl an Krebserkrankungen im Kindesalter (nur ca. 1200/Jahr), existieren bisher lediglich einige Modellgruppen, etwa für knochen-sarkomerkrankte Kinder in Düsseldorf und Kinder nach einem Hirntumor in Köln.

2. Die Rehabilitationskette

Auch in der Tumornachsorge sollten die drei Grundprinzipien der Rehabilitation „sofort – nahtlos – individuell" Berücksichtigung finden. In diesem Sinne lassen sich Bewegungstherapie und Sport besonders gut in der institutionellen Rehabilitationskette einbinden und darstellen. Dabei können trotz fließender Übergänge durchaus spezifische Zielvorstellungen für die jeweiligen Stationen Akutklinik, Nachsorge- oder Rehabilitations-Klinik und die Wohnortebene formuliert werden (s. Abbildung).

Bevölkerungsentwicklung

Jahr	Altersquotient
1976	38,7 %
1980	35,7 %
1986	36,1 %
1992	37,0 %
2000	45,2 %
2010	49,2 %

Altersquotient = $\frac{\text{Pers. im Alter über 60 Jahre}}{\text{Pers. von 20 bis unter 60 Jahre}} \cdot 100$

2.1 Krankengymnastik in der Akutklinik

Noch vor wenigen Jahren wurde das Mammakarzinom überwiegend radikal operiert, d.h. es wurden sowohl der M. pectoralis major als auch der M. pectoralis minor entfernt. Dieser Verlust der Muskeln sowie eine entsprechend große Narbenführung führte dabei zwangsweise zu mehr oder weniger großen Bewegungseinschränkungen im Arm-Schulterbereich. Heute werden eher konservative und brusterhaltende Verfahren mit Zusatztherapien angewandt. Die Wahl des operativen Vorgehens ist allerdings nach wie vor vom jeweiligen Stadium des Tumors abhängig. Die Narbenführung, aber auch die Bewegungsfähigkeit vor der Operation, bei sonst vergleichbarer Ausgangslage, bringt eine unterschiedliche Beweglichkeit im Schultergelenk mit sich.

Die Ziele der krankengymnastischen Behandlung nach einer Mammaamputation, aber auch nach einer lokalen Tumorexzission bestehen daher in der Wiederherstellung und Verbesserung der Beweglichkeit im Schultergelenk sowie einem Wiedergewinn der Sicherheit in den „Activities of Daily Living" (ADL). Hierzu wird deshalb bereits am zweiten oder dritten Tag nach der Brustoperation, in Absprache mit dem Operateur, noch im Bett mit leichten Übungen begonnen.

Daneben ist eine Kontrakturprophylaxe sowie die auch nach anderen Operationen übliche Pneumonie- und Thromboseprophylaxe angezeigt. Neben diesen sehr exakt und behutsam auszuführenden Übungen korrigiert die Krankengymnastin nicht selten sich einschleichende Schon- und Fehlhaltungen, berät über das Verhalten bei alltäglichen Belastungen oder auch bei einem Lymphödem und verhilft so der Patientin zu einem neuen Körpergefühl.

Schwerpunkte der Krankengymnastik, Sporttherapie und des Rehabilitationssports

Maßnahme / Einsatzfeld	Bewegungstherapie		Sport
	Krankengymnastik	Sporttherapie	Reha-Sport
AKUT-KLINIK	Thrombose und Pneumonieprophylaxe Übungsbehandlung zur Mobilisierung des Schulter-Arm-Bereichs. Förderung des lymphatischen Abflusses. *Organisation:* Zu Beginn Einzelbehandlung, später in der Gruppe		Hinweis auf bestehende Gruppen am Wohnort
NACHSORGE-KLINIK	Bei verbliebenen oder noch nicht behandelten starken Bewegungseinschränkungen des Armes bzw. bei Lymphstau Einzeltherapie	Tägliche intensive Gymnastik für den Schulterbereich. Befähigung zu selbstständigem Üben. Unter Einbeziehung spielerischer Elemente Stärkung der Motivation zum Weiterüben. *Organisation:* Überwiegend in Gruppen	Bekanntmachen mit unterschiedlichen Formen Sport zu treiben, alters- und interessenspezifisch. Überdauernde Motivation zum Sport wecken, Initiieren sozialer Kontakte
WOHNORT	In hartnäckigen Fällen ambulante Weiterbehandlung	Schultergürtelgymnastik in der Gruppe als dauerhafter Bestandteil, vielfältig variiert.	Auf die Gruppeninteressen und Fähigkeiten abgestimmtes, dosiertes Sportprogramm unter Berücksichtigung krankheitsspezifischer, psychischer und physischer Probleme. Gemeinsame Unternehmungen (Wandern, Skilanglauf, etc.) *Organisation:* In Gruppen

Leider gibt es heute jedoch noch immer Kliniken, in denen Krankengymnastik gar nicht oder nur unzureichend verordnet wird. Dabei ist es langwierig und mühsam, die einmal verlorengegangene Beweglichkeit wieder zurückzugewinnen. Zudem wird unterschätzt, daß die hier täglich sichtbaren Fortschritte gerade in der Anfangsphase für die Patientinnen auch eine besondere psychische Unterstützung bedeuten.

Da lediglich 30 bis 50 % der Tumorpatientinnen im Anschluß an die Akutklinik eine Nachsorgeklinik aufsuchen, sollte bereits hier im Rahmen der Krankengymnastik oder auch des Sozialdienstes auf bestehende Rehabilitations-Sportgruppen hingewiesen werden.

2.2 Sporttherapie in der Nachsorge-Klinik (Kurklinik)

Innerhalb der ersten drei Jahre nach der primären stationären Behandlung stehen den Tumorpatienten nach unserem Kranken- und Rentenversicherungssystem drei Nachsorgekuren zu. Für einige erfolgt der Übergang als „Anschlußheilbehandlung" (AHB) innerhalb der ersten 14 Tage nach Verlassen der Akutklinik. Andere wiederum nehmen diese Möglichkeit erst nach Monaten wahr, wenn es die häuslichen und beruflichen Umstände zulassen. Die Qualität dieser Kurmaßnahmen hat sich in bewegungstherapeutischer Hinsicht im Verlauf der letzten fünf Jahre merklich verbessert, wenngleich in einigen Kliniken noch immer nicht die von uns geforderte Personalsituation, nämlich Planstellen für Sporttherapeuten zu schaffen, verwirklicht wurde.

In den Rehabilitationskliniken sollte die Krankengymnastik nur noch bei wenigen Patienten als Einzeltherapie notwendig sein. Hier, in landschaftlich meist reizvoll gelegenen Kliniken, wird die Krankengymnastik durch die Sporttherapie, eine weitere bewegungstherapeutische Maßnahme, die fast ausschließlich im Gruppenrahmen durchgeführt wird, abgelöst.

Im Vordergrund steht eine pädagogisch-psychologische Zielsetzung, die über rein funktionelle Aspekte dominiert. Hier gilt es, den Patienten so viel Freude und Spaß an der Bewegung und damit auch Erfolgserlebnisse zu vermitteln, daß sie zu einem über die Klinik hinausreichenden Sporttreiben, im Sinne von „Gesundheit selber machen" (Slogan der Rentenversicherung), motiviert werden. Die Ziele der Sporttherapie sind:

1. Verbesserung der Beweglichkeit im Schulter-Arm-Bereich durch weitere intensive Gymnastik
2. Sensibilisierung für das veränderte Körper-schema durch unterschiedliche Körpererfahrungsübungen
3. Interaktions- und Kommunikationsschulung durch spielerische, evtl. auch tänzerische Elemente, allein und in der Gruppe
4. Hinführen zum selbständigen Üben
5. Stärkung der Motivation zum Sporttreiben am Wohnort.

Die Sporttherapie greift somit nochmals Elemente der Krankengymnastik auf, kann diese jetzt aber – soweit die Frauen entsprechend vorbereitet sind – mit höherer Intensität fortführen. Insgesamt kommen jedoch weniger Übungen isolierter Gelenkfunktionen als vielmehr ganzheitliche Bewegungsabläufe, wie sie sportliche Übungen beinhalten, zum Tragen. Mit am beliebtesten sind alle Formen der Wassergymnastik. Dieses wohl nicht zuletzt auch deshalb, weil das Wasser die Behinderung zum Teil unsichtbar erscheinen läßt. Spezielle Badeanzüge mit eingearbeiteter Prothese helfen zusätzlich die Scheu zu überwinden sich auch im Beisein von Männern wieder „sehen lassen zu können".

Da die Nachsorgeklinik das Bindeglied zwischen Akutklinik und dem Sport am Wohnort darstellt, muß hier die „Initialzündung" für eine überdauernde Motivation zum Sporttreiben erfolgen. Dazu ist eine pädagogische „Verpackung" vonnöten, die das Wissen um die psycho-soziale Situation der Patientinnen zur unabdingbaren Voraussetzung hat. Hier gibt es Anlaß, Ängste abzubauen, Isolationstendenzen entgegenzuwirken, Mut und Selbstbewußtsein aufzubauen und dabei übungs- und trainingsphysiologische Aspekte voll zu berücksichtigen.

Auch hier gilt, wie schon in der Akutklinik erwähnt, daß die Kontaktaufnahme zu einer späteren Wohnortgruppe durch das Vorhandensein eines halbjährlich aktualisierten Verzeichnisses aller Krebsnachsorge-Sportgruppen (wie es vom LSB-NW herausgegeben wird) wesentlich erleichtert wird.

2.3 Rehabilitationssport am Wohnort

Ziel aller rehabilitativen Bemühungen ist es, eine möglichst „normale" Re-Integration in die Familie und die gewohnte Umgebung am Wohnort zu ermöglichen. Hier gilt es die in der Klinik erreichten Erfolge zu festigen oder noch zu verbessern. So stehen beispielsweise den Herzinfarktpatienten mehr als 2000 örtliche „Koronargruppen" in der Bundesrepublik zur Verfügung, in denen sie regelmäßig unter fachkundiger Betreuung Sport treiben können.

Für Tumorpatienten wurde in Nordrhein-Westfalen seit 1981 ein Netz von z.Zt. 130 Nachsorge-Sportgruppen aufgebaut. Die dort vom Landessportbund gemachten Erfahrungen werden inzwischen bundesweit übertragen. Es ist zu hoffen, daß wir bald in allen Bundesländern ähnlich gut versorgt sind. Ein gemeinsamer Entwurf zur einheitlichen Ausbildung qualifizierter Übungsleiter(-innen) der Landes- und Behindertensportverbände besteht bereits.

Von vielen Kostenträgern wird der Rehabilitationssport (früher: „ambulanter Behindertensport“) gemäß § 12 (5) des Rehabilitationsangleichungsgesetzes mit seinen Ausführungsbestimmungen von 1981 („Gesamtvereinbarung“) hierfür in Anspruch genommen. Hieran können selbstverständlich auch Frauen, die in keiner Kur waren, teilnehmen. Zudem gibt es sowohl reine Frauengruppen als auch gemischte Gruppen. Gemischt im Hinblick auf das Geschlecht, die Erkrankungsart sowie gemischt nach Betroffenheit und Nicht-Betroffenheit. Hier muß jede Gruppe und jeder Verein seine eigene Entscheidung treffen.

Häufig wird ja der Begriff „Sport“ mit Leistungssport gleichgesetzt. Dieses Vorurteil haftet mitunter auch dem Rehabilitationssport an. Dabei wird jedem Besucher bereits nach kurzer Zeit klar, daß hier ganz andere Interessen und Intentionen vorliegen. Für einen kleineren Teil der Rehabilitanden stellt eine solche Sportgruppe lediglich einen Übergang zu ihrem ehemaligen Sportverein dar. Für die Mehrzahl der Frauen jedoch, vor allem jener, die seit ihrer Schulzeit keinen Sport mehr getrieben haben, versteht sich diese Gruppe mit ihrem „intimen“ Charakter als Dauereinrichtung, deren psychosoziale Unterstützungsfunktion die Teilnehmerinnen nicht missen möchten (auch wenn die Kostenträger sie finanziell nicht mehr fördern!). Obgleich die meisten Betroffenen angeben, primär aus gesundheitlichen Gründen teilzunehmen, hat sich gezeigt, daß dieses Motiv für die Teilnahme lediglich für einen befristeten Zeitraum ausreicht. Für eine überdauernde Motivation, bei der Sport evtl. auch zu einer positiven Verhaltensänderung im Sinne einer ausgeglichenen Lebensweise beitragen kann, gewinnen weitere, eher psychosozial ausgerichtete Aspekte an Bedeutung. Grob formuliert ließen sie sich in einem „Geselligkeitsmotiv“ zusammenfassen.

Dementsprechend lassen sich die Ziele des Rehabilitationssports wie folgt ableiten:

1. soziale Kontakte in der Gruppe
2. Spaß an der Bewegung und am Spiel
3. Verbesserung von Funktionseinschränkungen und der allgemeinen Fitneß
4. Hinführung zu Freizeitaktivitäten.

Welchem Punkt nun die Priorität zugemessen wird, hängt von der jeweiligen Gruppenkonstellation, den institutionellen Gegebenheiten, insbesondere aber von der Qualität, den Begabungen und Neigungen des Übungsleiters/Sporttherapeuten ab.

Die Inhalte des Sportangebotes unterscheiden sich nicht wesentlich von jeden des allgemeinen Freizeit- und Breitensports. Wesentlich sind jedoch die Kenntnisse um die jeweilige Dosierung, Indikation und Kontraindikation bestimmter Übungsausführungen sowie das individuelle Befinden der Krebspatienten. Gerade letzteres erfordert auch Kenntnisse über den Ablauf und die unterschiedlichen Auswirkungen therapeutischer Interventionen. So werden in aller Regel die Patienten während einer Bestrahlungsperiode oder einer Chemotherapie am Sport nicht teilnehmen. Andererseits gab es Patienten, die noch wenige Wochen vor ihrem Tod die Gruppe besuchten, auch wenn sie nur noch bei wenigen Übungen teilnehmen konnten.

3. Ausblick

Nach verbesserten Methoden der Vorsorge und Erstbehandlung gewinnt die Nachsorge bei Tumorpatienten im Hinblick auf die Erhöhung der Qualität der noch verbliebenen Lebenszeit vermehrt an Bedeutung. Hier sind jedoch noch erhebliche Lücken zu diagnostizieren. Daß dabei die „sozialen Ressourcen“ entscheidend für die Bewältigung der Krankheit sind, ist hinlänglich bekannt.

Bezogen auf das Mammakarzinom konnten wir feststellen, daß trotz Rücknahme der Radikalität des operativen Vorgehens, trotz brusterhaltender chirurgischer Maßnahmen oder auch trotz einer Rekonstruktionschirurgie ca. 70 % der Patientinnen unter z. T. erheblichen Einschränkungen im Arm-Schulterbereich leiden. Damit einher geht eine Beeinträchtigung des körperlichen und schließlich auch des allgemeinen Wohlbefindens.

Das Einbringen von Bewegung in die Rehabilitationskette zeigt hier in besonderer Weise die unterschiedliche Dimension der Bewegung. So dient die Krankengymnastik in der Akutphase neben der körperlichen Rekonditionierung auch dem Wiederaufbau des Selbstbewußtseins. Die nachfolgende Sporttherapie in der Nachsorgeklinik kann, so weit sie im Gruppenrahmen stattfindet, neben der weiterhin wichtigen Funktionsverbesserung auch Spaß und Freude sowie Kommunikation und Interaktion vermitteln. Das letzte Glied in dieser Kette stellt schließlich der Rehabilitations-Sport in der Krebsnachsorgegruppe am Wohnort dar. Hier spielen neben wichtigen tertiär-präventiven Momenten die psychosozialen Aspekte, auch im Sinne einer sozialen Unterstützung durch die Gruppe, die zentrale Rolle.

Bewegung und Sport können somit eine wesentliche Hilfe bei der Krankheitsbewältigung sein. Auf den Ausbau eines flächendeckenden Netzes von „Krebssportgruppen", ähnlich wie es für die „Koronargruppen" existiert, ist deshalb hinzuwirken.

Literatur

Sachverständigenrat für die Konzertierte Aktion im Gesundheitswesen: Jahresgutachten 1989. Nomos, Baden-Baden 1989

Schüle, K., S. Trimborn: Rehabilitation nach Mammakarzinom – unter besonderer Berücksichtigung von Sport- und Bewegungstherapie. Pflaum, München 1985

Anschrift:

Priv.-Doz. Dr. K. Schüle
Sportwissenschaftler
Deutsche Sporthochschule Köln
Carl-Diem-Weg 1–10
5000 Köln 41

Familientherapie bei Krebserkrankungen auf der Basis tagesklinischer Behandlung

von M. Keller, A. Sellschopp, M. Beutel, G. Henrich, S. Hohenleutner und H. Zehetbauer

Das „Wissen“ (als Ausdruck alltäglicher Erfahrung) sowohl um die Belastungen als auch um die Anforderungen, denen sich Angehörige Krebskranker ausgesetzt sehen, ist alles andere als neu.

Neu ist allerdings die Sichtweise von der Familie als einem System, das insgesamt betroffen und bedroht, aber auch in der Lage ist, Wege der Bewältigung und Lösung zu entwikkeln. Diese Sichtweise ist nun auch in das Blickfeld von Psychoonkologen gerückt.

Ziel des familienorientierten Therapieansatzes ist es, Ausmaß und Vielfalt von Belastendem für die Familie zu erkennen und dem System jede Art von Unterstützung zukommen zu lassen, die ihm den Einsatz all seiner zur Verfügung stehenden psychosozialen Ressourcen ermöglicht.

Wir möchten Ihnen zunächst Belastungen und Bewältigungsansätze der Familien darstellen, anschließend Möglichkeiten der Einbeziehung von Familien in den Therapieprozeß, und abschließend würden wir gerne eigene Erfahrungen aus unserer Projekttätigkeit im Rahmen einer onkologischen Tagesklinik geben, um daraus Schlußfolgerungen für die Versorgung zu ziehen.

Welche Belastungen sind es, denen sich die Familie eines an Krebs Erkrankten ausgesetzt sieht?

In Abhängigkeit von der Krankheitsphase und in enger Korrelation mit der emotionalen Verfassung des Patienten, stehen bei den Angehörigen Krebskranker Gefühle von Unsicherheit, Angst, Verlustbedrohung, Bedrohung der gemeinschaftlichen/familiären Integrität, bei längerem Verlauf oft auch Hilflosigkeit und resignative Erschöpfung im Vordergrund. Zusätzlich können subjektive Krankheitskonnotationen, etwa über Erblichkeit, Ansteckung oder krankmachende Lebensbedingungen zu Empfindungen von Schuld, Scham und Wut führen. Je nach Struktur der Familie und ihrem vorbestehenden Kommunikationsstil, kann das Äußern von Emotionen und Affekten mit der Zeit geringer werden, entweder als Ausdruck von „Verleugnung auf Familienebene“ (mit dem Ziel eines gegenseitigen Schutzes vor zur großer Belastung) oder aus der Befürchtung, nicht verstanden zu werden. Andererseits betrachten einige Familien aber gerade das „Nicht-darüber-sprechen“ als eine erfolgreiche Strategie im Umgang mit der Krankheit. Gelegentlich divergiert auch innerhalb einer Familie die Sichtweise so, daß dennoch einzelne Mitglieder das Bedürfnis haben, offen über die Krankheit und damit verbundene Gefühle zu sprechen. Frauen z.B. neigen stärker zu einem offeneren Kommunikationsstil, sind zugleich aber auch eher bereit, „zugunsten“ der Familienmehrheit dieses Bedürfnis zurückzustellen. Aus sozusagen „iatrogener“ Ursache kann innerhalb einer Familie aber auch ein unterschiedliches Maß an Informiertheit familienintern und nach außen den offenen Austausch beeinträchtigen. Stimmungslabilität, Depression, Schlaflosigkeit, Kopfschmerzen als psychischer und physischer Ausdruck des „Mit-Leidens" finden sich bei vielen Angehörigen.

Veränderungen in den familiären Rollen, etwa die Aufgabe, manchmal auch Übernahme der Berufstätigkeit durch den bisher nicht erwerbstätigen Partner, die zusätzlichen Lasten der Haushaltsführung oder Kindesversorgung führen nicht selten zu chronischer Über-, respektive „Unter"-forderung, mit entsprechenden Auswirkungen auf das Selbstwertgefühl.

Häusliche Pflege, Präsenz rund um die Uhr, oft verbunden mit Unsicherheit bei pflegerischen Verrichtungen, das Gefühl von Ohnmacht angesichts eines unaufhaltsamen körperlichen Verfalls oder wegen des Mitleidens unerträglicher Schmerzen bringen viele Angehörige an die Grenzen ihrer psychischen und physischen Belastbarkeit.

Nur wenige wissenschaftliche Untersuchungen beschäftigen sich mit Auswirkungen, die die Krebserkrankung eines Elternteils auf Kinder hat: Verhaltensstörungen, schulische Probleme, Aggressivität und antisoziales Verhalten werden bei ca. einem Drittel der Kinder beschrieben. Abhängig vom Alter bzw. von der Entwicklungsphase reagieren Kinder unterschiedlich: während die 7- bis 10-jährigen eher Sorge, Traurigkeit und Einsamkeit empfinden, erleben ältere Kinder vor allem das bevorstehende „Auseinanderbrechen" der Familie und den Druck ihrer eigenen wachsenden Verantwortlichkeit. In der Adoleszenz manifestiert sich oft der Widerstreit der Gefühle: Ärger und Wut über die Beeinträchtigung des eigenen Freiraums, Behinderung des eigenen Ablösungsprozesses, Ablehnung gegenüber dem kranken Elternteil einerseits, aber auch Schuldgefühle, Mitgefühl und der Wunsch nach Nähe zum Kranken wie zum gesunden Elternteil andererseits.

Bewältigung in der Familie: Welche Mechanismen/Lösungen sind hilfreich?

Ebensowenig wie auf individueller scheint es auf Familienebene „typische" Krebsbewältigungsstrategien zu geben. Das Studium der Erkrankung, die präexistente Familienstruktur mit ihrem je eigenen Kommunikationsstil, ökonomische und soziale Bedingungen führen stets zu einem sehr familienspezifischen Modus der Bewältigung, der sich, zumindest aufgrund bisheriger Untersuchungen, nicht bestimmten Kategorien („Krebsfamilie") eindeutig zuordnen läßt. Wir neigen immer wieder dazu, Krankheitsbewältigung als einen Zustand zu beschreiben und vergessen gelegentlich, ihn als einen Prozeß – ständiger Veränderung unterworfen – anzusehen. Bisher gibt es noch keine Sicherheit über besonders gelungene Verarbeitungsstrategien, obwohl sich Hinweise finden lassen, daß ein aktiver, eher kämpferischer Modus, bei relativ offener Familienkommunikation, positive Auswirkungen zu haben scheint.

Entscheidend für die Möglichkeit zur Unterstützung ist die Frage, ob und inwieweit die Familie in der Lage ist, ihre eigenen Fähigkeiten und Ressourcen im Umgang mit der Krankheit und ihrer Behandlung wahrzunehmen und auch einzusetzen.

Was ist Familientherapie?

„Familientherapie" mit Krebskranken würden wir gerne als die Gesamtheit der psychosozialen Interventionen, orientiert an den Bedürfnissen der Familie, definieren, die notwendig sind, um den eben beschriebenen Erkennungs- und Mobilisierungsprozeß „anzuschieben" und in Gang zu halten.

Wie können, wo sollen Angehörige mit einbezogen werden?

I. Allgemeine Maßnahmen

1. Informationen, kontinuierlich und verständlich vermittelt (und zwar: über Diagnose, Behandlung und Prognose), sollten der ganzen Familie verfügbar sein. Ein gleicher Informationsstand ist eine wichtige Voraussetzung für offene Kommunikation.

2. Entscheidungen für eine bestimmte Art von Behandlung sollten von der Familie mitgetragen werden.

3. Die Kenntnis der Familienverhältnisse läßt Schwierigkeiten zwischen Patient und Angehörigen einerseits, Behandelnden und Patient andererseits besser verstehen und angehen (z.B. Schuldzuweisung den Ärzten gegenüber aufgrund eigener Schuldgefühle). Vielleicht ließe sich damit auch die „Dämonisierung der Behandlung" (wie Chemo- oder Radiotherapie) als Verschiebung des „Dämons Krebs" gelegentlich vermeiden. Abgestimmt auf die familiären Gegebenheiten sollten Häufigkeit und Dauer stationärer Aufenthalte reduziert und, wo möglich, die terminale Pflege zu Hause angeregt und mindestens öfter ermöglicht werden, bei allerdings zu forderndem ausreichenden Versorgungsangebot im ambulanten Bereich (Pflegeanleitung, Hilfsmittel, Hauspflegehilfen).

II. Spezielles psychosoziales Angebot für Familien

1. Paar- und Familiengespräche
2. Angehörigengruppen (wie sie z.B. bei psychiatrischen und bei Suchtpatienten bereits etabliert sind)
3. Familienwochenenden.

Wir möchten Ihnen nun kurz unseren familienorientierten Ansatz in der Tagesklinik des „Klinikums rechts der Isar" in München darstellen (gefördert aus Mitteln der Robert-Bosch-Stiftung, Stuttgart, und des Bundesministeriums für Forschung und Technologie sowie des Bayerischen Staatsministeriums für Arbeit und Sozialordnung).

In der interdisziplinär angelegten onkologischen „Tagesklinik" werden ambulante Chemotherapien an Patienten mit unterschiedlichen Malignomen (die größten Gruppen stellen jeweils Mammakarzinome, hämatologische Systemerkrankungen sowie gastrointestinale Tumoren dar), z.T. mit kurativem, mehrheitlich jedoch mit palliativem Therapieziel, verabreicht. Die ambulante Behandlung soll zu einer möglichst geringen Beeinträchtigung familiärer bzw. sozialer Bindungen führen.

Ein integrierter Ansatz somatischer (zwei Ärzte, drei Schwestern) und psychosozialer (eine Ärztin mit psychotherapeutischer Zusatzausbildung, eine Sozialpädagogin; beigeordnet: eine Halbtags-Sekretärin) wird durch Kooperation auf formeller (gemeinsame Visiten, Teambesprechungen, Balint-Gruppe) und informeller Ebene (gemeinsame Gespräche mit oder über Patienten) zu etablieren versucht. Die systematische Einbeziehung der Angehörigen in die Behandlung beinhaltet

- die ausdrückliche Einladung Angehöriger, den Patienten in die Tagesklinik zu begleiten
- kontinuierliche Information über Krankheitsverlauf und Behandlung
- Einzel-, Paar-, Familiengespräche
- sozialrechtliche Beratung und Hilfen
- Informationsveranstaltungen (z.B. über alternative Krebsbehandlungsmethoden, Ernährungsfragen usw.)
- Gruppenangebote: thematisch freie Gesprächsgruppen für Frauen, Gesprächsgruppe für krebskranke Männer mit Themenvorgabe sowie eine Entspannungs-

gruppe mit Visualisierungsübungen in Anlehnung an das Simonton-Programm, und schließlich
– Familienwochenenden (zweimal jährlich).

Zu den Paar- und Familiengesprächen: Alle Patienten werden am Ende des Erstgesprächs zu einem Paargespräch eingeladen, an dem ca. 30 bis 40 % auch tatsächlich teilnehmen.
Familiengespräche finden nach unserer Erfahrung (und den Berichten in der Literatur zufolge) nur vereinzelt, dabei aber besonders in unlösbar scheinenden Krisensituationen, statt.

Paar- bzw. Familiengespräche haben neben ihrem diagnostischen Zugleich auch therapeutischen Charakter. Wichtig ist es, das subjektive Erleben der Krankheit auf Familienebene, subjektive Krankheitstheorien (etwa über Erblichkeit, Ansteckung, „Verschulden") von anderen Familienmitgliedern, die Bedeutung der Erkrankung für die Familie, Reaktionsweisen der einzelnen und die Art der familiären Kommunikation, in Erfahrung zu bringen. Methodisch hat sich für solche Gespräche eine weniger konfliktzentrierte als vielmehr eher an positiver Bestätigung interessierte Gesprächsführung, – unter Betonen der gesunden Anteile und ggf. als Entlastung besonders belasteter Familienmitglieder angelegt – bewährt. Es ist darauf zu achten, daß das Äußern negativer Gefühle wie Wut, Enttäuschung, Angst, zwar ermöglicht, jedoch nicht provoziert wird. Das zirkuläre Befragen der einzelnen Familienmitglieder kann die Kommunikation innerhalb der Familie erleichtern und Anstoß zum selbständigen familieninternen/beziehungsinternen Dialog sein.

Paar- und Familiengespräche werden von den Teilnehmern überwiegend als hilfreich und entlastend erlebt; wissenschaftlich abgesicherte Aussagen über den Einfluß auf Bewältigung und Verlauf der Erkrankung sind uns derzeit noch nicht möglich.

Zu den Familienwochenenden: Bisher wurden insgesamt drei Familienwochenenden, mit jeweils 12 bis 20 Teilnehmern, durchgeführt. Zu bestimmten Themen (z. B. Rolle der Angehörigen in der Krankheitsbewältigung, Belastungen durch die Chemotherapie) wurden kurze, einführende Referate als Diskussionsanstoß gehalten. Bewährt hat sich die Anwesenheit eines Onkologen. Besonders von Seiten der Angehörigen besteht ein großes Informationsbedürfnis. Gespräche wurden z. T. in Kleingruppen intensiviert und ermöglichten einen Austausch über Erfahrungen, über unterschiedliche Bewältigungsstrategien, den Abbau von Ängsten und Isolation sowie eine offenere Kommunikation untereinander und „nach außen".

Informelle Gespräche mit Patienten, zu denen eine vertraute Beziehung besteht, haben sehr oft Familie, Partnerbeziehung, Probleme mit den Kindern (Aufklärungsfragen, Verhaltensauffälligkeiten) zum Thema; diese „indirekte Familientherapie" ist zwar kaum systematisch zu nennen, scheint aber „leichter applizierbar und dem Bedürfnis der (meist weiblichen) Patienten, die Familie vor zusätzlichen Belastungen abzuschirmen, mehr entgegenzukommen" (Stierlin et al., 1983).

Die psychosoziale Stützung der Familie endet nicht gleichzeitig mit der onkologischen Therapie. Sowohl in der terminalen Krankheits-, als auch in der Trauerphase ist die Betreuung der Familien wichtig, um mit den Angehörigen eventuelle Schuldgefühle bearbeiten zu können, das Abschiednehmen zu ermöglichen und die Weichen für einen Neuanfang zu stellen. Hier ist in aller Regel ein aktives Zugehen auf die Angehörigen erforderlich.

Trotz des von Experten als hoch eingeschätzten Bedarfs an familienorientierten Interventionen ist die manifeste Inanspruchnahme in unserem „Setting" relativ gering: Offensichtlich liegt die „Selbstakzeptanz" des Systems Familie deutlich über dem Niveau, das die Experten vermuten. Folgende Fragen bieten sich als Erklärungsversuche an:

- Ist das Setting „Tagesklinik" eventuell weniger zu familienorientierten Interventionen geeignet als der voll-stationäre oder ambulant-hausärztliche Bereich?

- Muß eine intensivierte oder veränderte Motivierungsarbeit geleistet werden, um Befürchtungen von Seiten der Familie (z. B. vor Psycho-„Stigmatisierung", Destabilisierung des Systems „Familie", Schuldzuweisung, Überforderung) abzubauen, oder sind diese Befürchtungen gar berechtigt?

Unserer Ansicht nach sind diese Fragen noch ungeklärt. Hier liegt also ein Forschungsbedarf.

Wir möchten mit einigen weiteren offenen Fragen schließen:

1. Wann im Verlauf einer Krebserkrankung, durch wen und in welchem Rahmen sollten Familien in den Diagnose-, Behandlungs- und Beratungsprozeß einbezogen werden (Hausarzt, Krankenhaus, Tumorzentrum)?

2. Wie (anhand welcher „Signale") können Notwendigkeit und subjektives Bedürfnis nach solchen Interventionen zuverlässig erkannt und durch wen sollten sie „beantwortet" werden (Hausarzt, Onkologe, spezielle „psychosoziale" Mitarbeiter)?

3. Welche strukturellen Voraussetzungen sind für die Familientherapie Krebskranker zu fordern (Bereitschaft zur Kooperation zwischen „Somatikern", Pflegepersonal und psychosozialen Mitarbeitern; Weiterbildung zu mehr psychosozialer Kompetenz von Ärzten und Pflegepersonal – bei verbesserter Stellensituation –; Mitarbeit von Psychologen/Sozialpädagogen im Team von Krankenhaus, ambulant, vielleicht sogar – stundenweise – in der hausärztlichen Praxis)?

Literatur

Baider, L. und M. Sarell; Couples in crisis: Patient-spouse differences in perception of interaction patterns and the illness situation. Fam Ther 11: pp. 115-122 (1984)

Beutel, M. und A. Sellschopp; Familienorientierte Intervention bei Krebskranken. Konzepte und erste Erfahrungen aus einer onkologischen Tagesklinik. In: Speidel, H. und B. Strauß (Hrsg.); Zukunftsaufgaben der psychosomatischen Medizin. Springer, Heidelberg 1989, S. 345-354

Cassileth, B.R., E.J. Lusk, T.B. Strouse, D.S. Miller, L. Brown und P.A. Cross; A psychological analysis of cancer patients and their next-of-kin. Cancer 55: pp. 72-76 (1985)

Dreifuss, E.; Der Krebspatient und seine Familie – Erfahrungen aus der Klinik. Schweiz. Rundschau Med. (Praxis) 71: pp. 1927-1934 (1982)

Henrich, G., A. Sellschopp und M. Beutel; Verknüpfung ambulanter und stationärer Behandlung durch Förderung der Beziehung zwischen Krebskranken und sozialem Umfeld im Rahmen einer onkologischen Tagesklinik. In: Koch, U. und F. Potreck-Rose (Hrsg.); Forschung zur Rehabilitation von Krebskranken. Springer, Heidelberg 1989

Johnson, J.L. und A. Berendts; The „we can"-weekend. Am.J.Nurs.: pp 164-166 (1986)

Northouse, L.L.; Contribution in: Goldberg, R.J. (ed.); Family issues in cancer care. Advances in Psychosomatic Med., Vol. 19, pp. 82-101, Karger, Basel 1988

Sellschopp, A., H. Häberle; Selbsthilfe im Übergang zwischen Familie und Krankenhausinstitution. In: Angermeyer, M.C. und H. Freyberger (Hrsg); Chronisch kranke Erwachsene in der Familie, S. 131-134, Enke, Stuttgart 1982

Stierlin, H., M. Wirsching, B. Haas, F. Hoffmann, G. Schmidt, G. Weber und B. Wirsching; Familienmedizin mit Krebskranken. Familiendynamik 8, S. 48-68 (1983)

Anschrift:

Frau Dr. med. M. Keller und
Frau OÄ Dr. med. A. Sellschopp
Institut für Psychosomatische Medizin, Psychotherapie und Medizinische Psychologie der Technischen Universität München (TUM) und Onkologische Abt. am Münchener „Klinikum rechts der Isar";
unter Mitarbeit von M. Beutel, G. Henrich, Frau S. Hohenleutner und
Frau H. Zehetbauer; p.A. des Instituts
Langestraße 3
8000 München 80

Die Rolle der stationären Rehabilitation Tumorkranker

von H.-J. Welk

Zu Beginn meiner Ausführungen möchte ich versuchen, Ihnen die besondere psychische Belastungssituation, in der sich viele Tumorpatienten befinden, darzustellen. Die Krebserkrankung löst in dem Betroffenen eine Fülle existentiell bedrohlicher Gefühle aus; bereits die Diagnose erlebt er emotional häufig wie einen „Hammerschlag" oder ein Todesurteil. Trotz einiger Fortschritte in den therapeutischen Möglichkeiten bedeutet Krebs immer noch etwas Unheimliches, Nichterklärbares und Zerstörerisches. Dadurch wird eine tiefe Lebenskrise ausgelöst, die mit starken Ängsten einhergeht. So können sämtliche Vorstellungen, die mit der Metapher „Krebs" verbunden sind, auftauchen: Angst vor einem Fortschreiten der Erkrankung, vor körperlicher Entstellung, vor Ablehnung durch die Mitmenschen und dadurch bedingtem Alleinsein und Ausgeschlossensein, Angst vor passiver Auslieferung an die Krankheit und Überwältigung durch kontrollierbare Kräfte, vor Hilflosigkeit, Schmerzen, Qualen, dem körperlichen und geistigen Zerfall – und dadurch bei anderen ausgelösten Gefühlen des Ekels –, Angst vor dem Sterben und dem Tod. Hinzu treten körperliche Veränderungen wie die Abnahme einer Brust oder die Applikation eines künstlichen Darmausganges mit dem dadurch verbundenen Verlust an eigenem Körpergefühl und der eigenen Identität, äußerlich sichtbare Entstellungen (insbesondere bei Tumoren im Kopfbereich), körperliche Schwäche, Gewichtsabnahme, verminderte Leistungsfähigkeit und geringe Lebensqualität. Der Kranke fühlt sich häufig als „Krüppel", weniger wert, unvollkommen; er reagiert empfindsam oder empfindlicher, verliert seine Fröhlichkeit und wird sich selbst oft fremd. Als zusätzliche Belastungen treten Schuldgefühle den Angehörigen gegenüber und mitunter auch eigene „Bestrafungsideen" auf.

Rehabilitationsbemühungen bei Tumorpatienten können sich daher nicht allein auf die Besserung der körperlichen Behinderungen und Funktionseinschränkungen beziehen, sondern haben in besonderem Maße die Verarbeitung der vielfältigen Belastungen im psycho-sozialen Bereich zu berücksichtigen.

Geht man einmal von der amtlichen Statistik aus, so ist mit 150.000 Krebstodesfällen pro Jahr zu rechnen, das heißt, etwa 25 % aller Bundesbürger sterben an dieser Krankheit, die damit die zweithäufigste Todesursache nach den Herz-Kreislauf-Erkrankungen darstellt. Dabei ist zu berücksichtigen, daß vielfach von der Stellung der Diagnose bis zum Endstadium Jahre vergehen, in denen der Kranke durchaus Phasen der Genesung und Wiedererlangung von Leistungsfähigkeit erlebt, sich aber andererseits oft einer psychisch und körperlich belastenden Behandlung unterziehen muß. Die Zahl der Neuerkrankungen wird in der Bundesrepublik auf 270.000 pro Jahr und die Gesamtzahl aller Krebspatienten auf derzeit 700.000 geschätzt. Schon allein daraus ergibt sich ein hoher Rehabilitationsbedarf.

Ich möchte die Rolle der stationären Rehabilitation zu umreißen versuchen: Zunächst einmal ist festzuhalten, daß nur 10 % aller Tumorpatienten überhaupt eine stationäre Nachsorgemaßnahme in Anspruch nehmen. Die Gründe für diese geringe Zahl sind weitgehend unbekannt. Es liegt bislang erst eine Arbeit von J. Brusis vor, die untersucht hat, warum brustamputierte Frauen die vorhandenen stationären Betreuungsangebote nicht wahrnehmen. Nach dem bisherigen Forschungsstand scheint es sich um externe Gründe, beispielsweise die mangelnde lokale Verfügbarkeit von entsprechenden Einrichtungen, und um interne, personenbezogene Beweggründe wie Informationsdefizite, oder um die generelle Ablehnung psychosozialer Hilfen zu handeln.

Nach dem von der Arbeitsgruppe „Nachsorge und Rehabilitation" des Gesamtprogramms zur Krebsbekämpfung der Bundesregierung erstellten Anforderungskonzept ist das Ziel der stationären Rehabilitationsmaßnahmen wie folgt festgelegt: Krankheitsbedingte Funktionseinschränkungen sollen behoben oder in ihrem Ausmaß gelindert werden, dem Patienten soll bei der Krankheitsverarbeitung geholfen und ihm soll bei bleibender Behinderung die Anpassung an das veränderte Alltagsleben erleichtert werden. Die in seiner Situation gegebenen physischen und psychischen Möglichkeiten sollen aktiviert werden, so daß der Patient wieder einen Platz in der Familie, der Gesellschaft und, wenn möglich, in seinem Beruf einnehmen kann.

Es versteht sich von selbst, daß sich dieses recht allgemein formulierte Ziel an den individuellen Bedürfnissen des Einzelnen zu orientieren hat. Mehr als bei anderen Erkrankungen sind der von der primären Lokalisation, dem jeweiligen Tumorstadium, dem histologischen Befund und den erforderlichen therapeutischen Strategien abhängige Verlauf der Erkrankung, die unterschiedlichen Funktionseinschränkungen und Folgen der Behandlung, die vielfältigen psychischen Belastungsfaktoren und die soziale Situation zu berücksichtigen. So lassen sich die Rolle der stationären Rehabilitation im Netzwerk der Nachsorgeangebote und ihr spezielles Behandlungskonzept in der mir verfügbaren Redezeit nur sehr allgemein darstellen.

Bereits mit der Aufnahme in eine Rehabilitationsklinik ändert sich für den Betroffenen seine Situation: Er ist losgelöst von seinen häuslichen und beruflichen Verpflichtungen, seinen gewohnten menschlichen Bezügen und den alltäglichen Gegebenheiten. So hat er oft erstmals Gelegenheit, sich auf sich selbst zu besinnen und sich mit seiner Erkrankung auseinanderzusetzen, sich mit anderen, vom gleichen Schicksal Getroffenen auszutauschen, aber auch die Möglichkeit, bei Spaziergängen die Landschaft auf sich wirken zu lassen, ein gutes Buch zu lesen, an Gemeinschaftsveranstaltungen teilzunehmen oder der Muße zu pflegen. Daneben trifft er auf ein Behandlungsangebot, welches die körperlichen, seelischen und sozialen Folgen der Erkrankung wirkungsvoll zu bessern oder zu lindern vermag. Um diese Aufgabe zu leisten, ist eine integrative Zusammenarbeit aller „Betreuer" innerhalb der Rehabilitationseinrichtung notwendig, gleichermaßen aber auch mit den behandelnden Ärzten, ambulanten Beratungsstellen und Selbsthilfegruppen. Die medizinische Betreuung umfaßt neben der allgemeinärztlichen Versorgung spezielle onkologische Behandlungsmöglichkeiten, was eine entsprechende Fachkompetenz und enge Zusammenarbeit mit onkologischen Zentren voraussetzt. Zu den weiteren ärztlichen Aufgaben gehört es u.a., in enger Zusammenarbeit mit den vorbehandelnden Krankenhäusern und niedergelassenen Ärzten die notwendigen Nachsorgeuntersuchungen durchzuführen oder zu veranlassen und Rezidive zu erkennen. Dabei sollte auf eine invasive Diagnostik verzichtet werden, zumal, wenn sich daraus keine therapeutischen Konsequenzen ergeben würden. Bei den nicht kurativ zu behandelnden Patienten ist das wesentliche Ziel der Therapie nicht mehr eine Verlängerung der Überlebenszeit, sondern die Verbesserung der Lebensqualität. In fortgeschrittenen Stadien der Erkrankung stehen daher supportive Maßnahmen und eine palliative Behandlung, vor allem die adäquate Schmerztherapie, im Vordergrund.

Durch verständliche und ehrliche Information des Patienten über sein Krankheitsbild und die sich daraus ergebenden therapeutischen Konsequenzen sollte der Arzt in der Nachsorgeklinik unbegründete Ängste abbauen und ihn in die Lage bringen, sich offen mit seiner Erkrankung auseinanderzusetzen und aktiv am eigenen Behandlungsprozeß teilzunehmen. Besonderes Gewicht ist auf die Wiederherstellung gestörter Organfunktionen und, damit verbunden, auf die Wiedereingliederung in den Beruf zu legen. Das gilt nicht allein für die kurativ behandelten Patienten, sondern ebenso für diejenigen, die an einer fortgeschrittenen Tumorerkrankung leiden. Besonders für diese kann die, wenn auch zeitlich begrenzte, Wiederaufnahme der Berufstätigkeit ihr Selbstwertgefühl stärken, die soziale Isolation mindern und so zu einer verbesserten Lebensqualität beitragen. Nicht umsonst gilt daher der Grundsatz „Rehabilitation vor Rente" auch für Krebskranke!

Durch eine gezielte balneo-physikalische Therapie können die gerade im höheren Lebensalter häufig zu beobachtenden Begleiterkrankungen und Folgeerscheinungen nach Operationen oder Bestrahlungen gelindert werden. Unter Anleitung der Schwestern, die über entsprechende pflegerische Erfahrung verfügen sollten, lernt der Kranke, postoperative Veränderungen, wie die Anlage eines künstlichen Darmausganges, besser zu ertragen.

Auch die Diätberatung durch eine ausgebildete Kraft kann zu einer Besserung des körperlichen Befindens beitragen.

Neben der medizinischen Versorgung kommt der psychologischen Betreuung in der stationären Nachsorge eine besondere Bedeutung zu. Diese umfaßt neben körperlichen Entspannungsverfahren das Angebot zu Einzel- und Gruppengesprächen mit dem Ziel, Ansätze für eine positive Veränderung der Lebenssituation und die produktive Krankheitsverarbeitung zu finden. So bietet das Autogene Training die Möglichkeit, über die körperliche Entspannung schrittweise zur inneren Ruhe und Gelassenheit zu kommen. Dadurch kann der Genesungsprozeß in den sich wechselseitig beeinflussenden psychischen und somatischen Bereichen gefördert werden. Die Erfahrung, daß auch unwillkürlich ablaufende Vorgänge beeinflußbar sind, mindert das Gefühl, an die Krankheit ausgeliefert zu sein. Im Einzelgespräch können die im Zusammenhang mit der Krebserkrankung stehenden und die unabhängig davon vorhandenen Belastungen thematisiert werden. Das gezielte Ansprechen der mit diesen Problemen verbundenen Gefühle führt dazu, diese bewußter zu erleben und besser zu verarbeiten, wodurch neue Lösungsstrategien erkennbar werden. Während der vierwöchigen Rehabilitationsmaßnahme und aufgrund der vielfältigen Problematik, mit der viele Tumorpatienten konfrontiert sind, können naturgemäß oft nur Teilbereiche bearbeitet und erste Anstöße zur Veränderung gegeben werden; es ist demnach weniger eine aufdeckende als vielmehr eine stützende und begleitende Psychotherapie angezeigt. Im Gruppengespräch können sich die Patienten untereinander austauschen über Veränderungen, Ängste und Belastungen, aber auch über Erleichterungen und Hilfen, die sie im Zusammenhang mit ihrer Erkrankung erlebt haben. Die Erfahrung, daß andere Betroffene ähnlich empfinden und sich gegenseitig verstehen, ermutigt und stützt. Der Kranke ist seinem Schicksal nicht mehr allein ausgeliefert, sondern erfährt hilfreiche Anteilnahme und Ratschläge.

Eine Erweiterung erfährt das psychologische Betreuungsangebot durch die „Gestaltungstherapie“, die das Ziel hat, kreative Fähigkeiten zu wecken und dadurch das Selbstvertrauen und Selbstwertgefühl zu stärken. Auch durch Musik- und Tanztherapie, konzentrative Bewegungstherapie und verwandte Körpererfahrungen können neue Impulse gesetzt werden.

Ein weiterer wichtiger Anteil am Gesamtkonzept der stationären Nachsorge ist die soziale Beratung. Diese schließt die Klärung sozialrechtlicher Fragen, die Vermittlung notwendiger Hilfen im Haushalt einschließlich deren finanzieller Absicherung, die Förderung der sozialen Integration und die Einleitung oder Vermittlung von medizinischen, schulischen und beruflichen Rehabilitationsmaßnahmen ein.

Ergänzt werden die Betreuungsmaßnahmen durch sportliche Aktivitäten, das Gesundheitstrainingsprogramm und eine sinnvolle Freizeitgestaltung.

Wie alle Nachsorgemaßnahmen haben die beschriebenen therapeutischen Interventionen das Ziel, eine kompetente medizinische Versorgung zu gewährleisten und dem Patienten neben praktischen Hilfen die Möglichkeit zu geben, sich mit seinem Leiden auseinanderzusetzen und einen Weg zu finden, die Krankheit anzunehmen. Er soll so Alternativen für eine neue Gestaltung seines Lebens finden und insgesamt seine Lebensqualität verbessern. Im Unterschied zu den ambulanten Hilfen kann der Patient die verschiedenen therapeutischen Angebote entsprechend seiner augenblicklichen körperlichen und seelischen Verfassung intensiv nutzen, da er sich in einem geschützten Rahmen befindet, der ihm genügend Zeit zur Verarbeitung läßt. Häufig ist zu beobachten, daß die erzielte positive Wirkung auch nach der Entlassung aus der stationären Nachsorgebehandlung anhält oder mitunter sogar erst dann voll zur Geltung kommt.

Zweifellos muß sich die stationäre Behandlung in das Netz der übrigen Nachsorgemaßnahmen integrieren, schon allein deswegen, weil viele Patienten einer weiteren Betreuung am Heimatort bedürfen, d.h. der Kontakt zu Selbsthilfegruppen, psycho-sozialen Beratungsstellen oder Sportgruppen und den weiterbehandelnden Ärzten hergestellt werden muß. Das wiederum setzt voraus, daß die Betreuer in einer möglichst engen Verbindung stehen sollten. Neben den Fachtagungen der verschiedenen Berufsgruppen bieten sich auf überregionaler Ebene für den gegenseitigen Austausch folgende Möglichkeiten an:

1. Die Deutsche Arbeitsgemeinschaft für Psychoonkologie.
   Es handelt sich hierbei um einen Zusammenschluß verschiedener Berufsgruppen, die Tumorpatienten versorgen. Ziel der Arbeitsgemeinschaft ist es, die Weiterbildung und wissenschaftliche Forschung im Bereich der Psychoonkologie und den Erfahrungsaustausch untereinander zu fördern.

2. Die Arbeitsgemeinschaft für Psychoonkologie in der Deutschen Krebsgesellschaft e.V.
   Sie verfolgt ähnliche Ziele wie die erstgenannte Arbeitsgemeinschaft, wobei das Schwergewicht mehr auf der wissenschaftlichen Begleitforschung, der Förderung psychoonkologischer Dienste und der interdisziplinären Zusammenarbeit liegt.

3. Das Seminar für psycho-soziale Krebsnachsorge der Chirurgischen Universitätsklinik Heidelberg.
   Hier werden neben anderen Aktivitäten Seminare für die verschiedenen in der Onkologie tätigen Berufsgruppen angeboten.

Auf regionaler Ebene sind die Kontaktmöglichkeiten von den jeweiligen örtlichen Gegebenheiten abhängig und daher unterschiedlich. Im Hamburger Raum stehen z.B. neben dem Tumorzentrum und den onkologischen Arbeitskreisen zwei weitere Möglichkeiten zur Verfügung: Der Arbeitskreis psycho-sozialer Nachsorge, der von der Hamburger Gesundheitsbehörde gefördert wird und in dem sich onkologisch tätige Ärzte, Psychologen, Sozialarbeiter und Vertreter von Selbsthilfegruppen zum gegenseitigen Gedanken- und Informationsaustausch treffen. Unabhängig davon haben sich die Hamburger Psychologen, einige Ärzte, Seelsorger und Sozialarbeiter, die in den verschiedensten Bereichen der onkologischen Versorgung tätig sind, zusammengeschlossen, um die unterschiedlichen Arbeitsfelder besser zu verstehen, Erfahrungen auszutauschen und den in der Psychoonkologie wichtigen Fragestellungen nachzugehen.

Durch die Beteiligung verschiedener Berufsgruppen und Laienhelfer wird das gegenseitige Verständnis und Kennenlernen gefördert, was wiederum den Patienten zugute kommt, weil der persönliche Kontakt der Betreuer untereinander die „richtige“ wechselseitige „Zuweisung“ von Patienten erleichtert.

Trotz dieser wichtigen Hilfen ergeben sich in der praktischen Arbeit häufig schwer zu lösende Probleme, von denen ich einige aus der Sicht der Nachsorgeklinik kurz umreißen möchte.

Schwierig wird es für den Arzt, wenn die notwendigen medizinischen Kontrolluntersuchungen ambulant nicht durchgeführt werden oder nach den vorliegenden Befunden und der herrschenden Lehrmeinung eine Änderung der therapeutischen Modalitäten angezeigt ist. Wie weit wird das Vertrauen des Patienten in seinen Hausarzt gestört, wenn aus den genannten Gründen eine Überweisung zu einem Onkologen geboten erscheint? Wie soll sich der Arzt in der Rehabilitationsklinik verhalten, wenn durch die behandelnden Kollegen ungünstige Befunde verschwiegen werden, der Patient selbst aber genau informiert werden möchte?

Viele Tumorkranke, die aufgrund ihrer psychischen Situation einer weiteren Betreuung bedürfen, finden keine entsprechende Hilfe, denn die wenigen psychoonkologischen Beratungsstellen können den Bedarf in keiner Weise decken und die wirklich gut ausgebildeten Psychotherapeuten mit Kassenzulassung haben viel zu lange Wartezeiten.

Aus ärztlichen und menschlichen Gründen ist es meiner Ansicht nach geboten, in den onkologischen Rehabilitationskliniken auch Patienten mit einem rasch fortschreitenden Verlauf der Krebserkrankung und sogar im Finalstadium aufzunehmen, sofern eine Versorgung in der häuslichen Umgebung nicht möglich ist. Gerade diese Patienten bedürfen einer besonders intensiven Zuwendung und Betreuung, die oft die Grenzen der Belastungsfähigkeit der Mitarbeiter erreicht oder manchmal überschreitet. Es kann dann die Situation eintreten, daß den Helfern die Kraft fehlt, sich dem körperlich und psychisch stabil wirkenden Kranken mit der an sich erforderlichen Anteilnahme zuzuwenden. Hier stellt sich die Frage nach den Grenzen des Rehabilitationsauftrags.

Zum Abschluß erscheint es wichtig, kurz auf den gegenwärtigen Stand der Rehabilitationsforschung einzugehen. Hier besteht offensichtlich ein hoher Bedarf. So zeigte eine Aufstellung des Deutschen Krebsforschungszentrums, daß sich von allen laufenden wissenschaftlichen Projekten nur 1,5 bis 2,5 % mit der Krebsrehabilitation im engeren Sinne befassen (U. Koch, F. Potreck-Rose). Empirische Untersuchungen zu spezifischen, rehabilitationsbezogenen Problemen und Hilfen sind im Deutschen Sprachraum insgesamt selten, fundierte wissenschaftliche Untersuchungen über die Wirksamkeit stationärer Nachsorgebehandlungen oder über die sinnvolle Indikation für bestimmte therapeutische Interventionen entsprechend dem jeweiligen Krankheitsbild fehlen ebenfalls weitgehend. Auch Fragen zur beruflichen Rehabilitation von Krebspatienten sind bislang nur unzureichend untersucht. Erst in den letzten Jahren sind einige, insbesondere vom Bundesminister für Forschung und Technologie geförderte, Forschungsvorhaben realisiert worden. Die zwölf Projekte verteilen sich auf folgende Schwerpunkte:

1. Krankheitsverarbeitung und Krankheitsbewältigung
2. Versorgungsmodelle und Versorgungsstrukturen
3. Belastungen bei in der Onkologie tätigen Berufsgruppen.

Nur eine dieser von U. Koch näher beschriebenen Forschungsarbeiten befaßt sich ausschließlich mit der stationären Rehabilitationsbehandlung. Friedrich und Held (Universität Göttingen) prüften die Effekte stationärer Nachsorgemaßnahmen bei Patientinnen mit Mamma-Karzinom und bei Kranken mit einem colorektalen Tumor. In einer ersten Studienphase wird in ihrer Arbeit zunächst eine sorgfältige Zielanalyse rehabilitativer stationärer Maßnahmen und die Entwicklung geeigneter Untersuchungsinstrumente versucht.

U. Koch zieht aus seiner Analyse den zwingenden Schluß, daß rehabilitative Fragestellungen in der Krebsforschung bislang vernachlässigt wurden und für die Zukunft ein erheblicher Forschungsbedarf besteht. Nach K. Gerdes ist eine systematische Rehabilitationsforschung an den Universitäten kaum vertreten, in den Rehabilitationseinrichtungen können Kapazitäten für wissenschaftliche Untersuchungen nur in Ausnahmefällen bereitgestellt werden. Koch leitet daraus als unabdingbare Voraussetzung für eine effektive Rehabilitationsforschung die Schaffung einer angemessenen Infrastruktur für eine solche wissenschaftliche Tätigkeit ab. Wünschenswert erscheint ihm die Einrichtung spezieller Forschungsinstitutionen für diesen Bereich oder zumindest die Etablierung kontinuierlich an diesen Fragen arbeitender Gruppen von Wissenschaftlern in bereits vorhandenen Krebsforschungseinrichtungen.

Dem ist nichts hinzuzufügen. Auch auf diesem Gebiet bleibt uns noch viel Arbeit zum Wohle unserer Patienten zu tun.

Literatur

Brusis, J., B. Vogel und N. Mai: Inanspruchnahme von Nachbetreuungsmaßnahmen für Brustkrebspatienten. In: Koch, U. und F. Potreck-Rose, (Hg.): Rehabilitation von Krebskranken – Förderungsschwerpunkt des BMFT. Springer, Heidelberg/New York 1989

Gerdes, K.: Text der Erläuterungen zur öffentlichen Bekanntmachung zum Förderungsschwerpunkt des Bundesministers für Forschung und Technologie „Rehabilitation von Krebskranken". Projektträger: Gesellschaft für Strahlen- und Umweltforschung mbH. München; 1984

Koch, U. und F. Potreck-Rose: Forschung und Rehabilitation von Krebskranken. In: Krebsforschung in Deutschland. Hrsg. v. Bundesminister für Forschung und Technologie. Kohlhammer, Stuttgart 1989

Schwibbe, G., H. Friedrich und K. Held: Evaluation von Rehabilitationsmaßnahmen bei Krebspatienten – Ablauf und zentrale Fragen eines Forschungsprojekts. In: Koch, U. und F. Potreck-Rose (Hg.): Rehabilitation von Krebskranken – Förderungsschwerpunkt des BMFT. Springer, Heidelberg/New York 1989

Anschrift:

Dr. med. H.-J. Welk
Ltd. Arzt der
Onkologischen Nachsorgeklinik
2411 Lehmrade/bei Mölln

Ergebnisse aus der Arbeitsgruppe 6
b) Onkologischer Teil

von K. Schüle und W. Schreml

Verbesserte Diagnostik und Therapie haben dazu geführt, daß eine stetig wachsende Zahl von Tumorpatienten überlebt, die aber rehabilitativer Maßnahmen bedürfen. In der Diskussion der Arbeitsgruppe wurden sowohl die Grenzen kurativer als auch rehabilitativer Maßnahmen deutlich. Ein Ausdruck dieser Situation ist letztlich im Anwachsen der Selbsthilfegruppen zu erkennen. Hier erfährt der Tumorpatient mitunter erstmals eine emotionale und ganzheitliche Zuwendung, die ihm unser Gesundheitssystem, bisher zumindest, nicht entgegengebracht hat.

Als Gründe für diesen Zustand haben sich folgende Punkte herauskristallisiert:

1. Personalsituation der professionellen Dienste

Dies betrifft sowohl qualitative wie quantitative Aspekte.

Forderungen:

- Verbesserung der personellen Infrastruktur aller Berufsgruppen sowohl im ambulanten als auch im stationären Bereich der onkologischen Versorgung. Beispielhaft wurde von den Betroffenen das Problem der Aufklärung genannt.
- Ebenso fehlt bis heute die Möglichkeit einer regelmäßigen Hilfe zur intensiven Auseinandersetzung des Patienten mit seiner geschädigten und damit veränderten Körperlichkeit.
- Ausbau eines flächendeckenden Netzes von psychosozialen Krebsberatungsstellen.

Wichtig ist hierbei, daß alle beteiligten Berufsgruppen für den Umgang mit Krebspatienten besser aus-, weiter- und fortgebildet werden. Berufsübergreifend fehlt es vor allem an ausreichender psychosozialer Beratungskompetenz.

2. Problematik der Schnittstellen

Obgleich noch nicht genauer wissenschaftlich erforscht, kam deutlich zum Ausdruck, daß die Übergänge bzw. Kooperationswege sowohl von der Akut- zur Nachsorgeklinik als auch von der Nachsorgeklinik zur Wohnortebene erhebliche Defizite aufweisen. Die Ursachen liegen auf allen Seiten (also keine singuläre „Schuldzuweisung") und in der noch fehlenden Gesamtkonzeption.

Forderungen:

- Verbesserung und Ermöglichung einer „nahtlosen" Rehabilitation, u.a. durch Schaffung kompetenter Koordinationssysteme.
- Entwicklung einer Gesamtkonzeption „Rehabilitation und Nachsorge" zwischen

den beteiligten Fachdiensten und den Hauptkostenträgern (Renten- und Krankenversicherung).

3. Rehabilitationsforschung

Wohl wissend, daß die Rehabilitationsforschung insgesamt ein Stiefkind der Gesundheitsforschung ist, muß die spezifische Erforschung der Rehabilitationsmöglichkeiten und -effekte im onkologischen Bereich innerhalb der gesamten Krebsforschung dringend verstärkt werden.

Forderungen:

- Entwicklung einer Forschungsstrategie zu den oben genannten Problemen, um sich in einem zweiten Schritt mit Fragen der Effektivität und Effizienz einzelner Maßnahmen im stationären wie ambulanten Bereich befassen zu können.

- Wissenschaftlich fundierte Supervisionsangebote insbesondere an beratende, aber auch an therapeutische Fachkräfte der Onkologie, um psychische Überlastungsfolgen zu mindern und praxisbegleitende Möglichkeiten der Kompetenzstärkung zu erschließen.

Anschrift:

Dr. sc. sp. K. Schüle
Institut für Rehabilitation und Behindertensport
der Deutschen Sporthochschule Köln
Carl-Diem-Weg 1-10
5000 Köln 41

und

Prof. Dr. med. W. Schreml
Leitender Arzt der Inneren Abteilung im
Kreiskrankenhaus Günzburg
Ludwig-Heilmeyer-Straße 1
8870 Günzburg

Arbeitsgruppe 7:

Übergreifende und ortsbezogene Teamaufgaben in der Rehabilitation von Patienten mit chronischer Psychose

Leitung: Prof. Dr. med. K. Fasshauer
Donnerstag, den 9. November 1989

Modellverbund „Psychiatrie“ des Bundesministeriums für Jugend, Familie, Frauen und Gesundheit – Rehabilitationsansätze im Rahmen ambulanter psychiatrischer Versorgung und Untersuchungen zu deren Evaluation

von G. Holler

Vorbemerkung

Der Modellverbund „Psychiatrie“ – Ambulante psychiatrische und psychotherapeutisch/psychosomatische Versorgung des Bundesministeriums für Jugend, Familie, Frauen und Gesundheit besteht seit 1976. Aufgrund der durch die Psychiatrie-Enquéte-Kommission aufgedeckten Mängel, die nicht nur Versorgungsengpässe, sondern auch konzeptionelles Unvermögen betrafen, wurde dieses Forschungsprogramm initiiert, in dem mittlerweile 34 Modellprojekte durchgeführt wurden. Eine Übersicht über die bislang erprobten Projekte, verbunden mit Publikationsnachweisen, enthält die Übersicht 1 im Anschluß an diesen Text. Aus ihr wird ersichtlich, welche konzeptionellen Defizite im Laufe der Zeit aufgearbeitet werden mußten:

- Zu Beginn, d.h. im ersten Vierjahresabschnitt (1976 – 1980) ging es darum, eine geeignete institutionelle Ausprägung der ambulanten Basisdienste zu finden. Sozialpsychiatrische Dienste, psychosoziale Kontakt- und Beratungsstellen sowie psychosoziale Beratungsgruppen wurden parallel erprobt. Die Trägerfrage – freie oder öffentlicher Träger – und die Aufgabenzuweisung – Beratungs- und Betreuungsaufgaben gemeinsam mit Ordnungsaufgaben (Zwangseinweisungen)? – waren klärungsbedürftig. Nachdem die meisten Länder durch Neufassung bzw. Modifizierung der gesetzlichen Grundlagen (PsychKG) die Versorgungspflichten geregelt hatten und damit deutlich war, welche Versorgungsgbereiche neben den Sicherstellungspflichten der niedergelassenen Fachärzte insbesondere zur Versorgung chronisch psychisch Kranker öffentlich-rechtlich wahrgenommen werden müssen, bedurfte es in diesem Feld keiner weiteren Erprobungen.
- Im Zeitraum von 1980 – 1984 konnte daher die Erprobung komplementärer Einrichtungen im Bereich beschützten Wohnens und tagesstrukturierender Maßnahmen in den Mittelpunkt des Erprobungsinteresses rücken. Dies war ein wesentlicher Schritt zugunsten der Umsetzung der Enquete-Forderung, möglichst viel an Versorgungsmöglichkeiten vom stationären in den ambulanten Bereich zu verlagern. Ohne Tagesstätten, Tageszentren und Wohnangebote im Hintergrund konnten Beratungsdienste und „aufsuchende Hilfen“ sowie die Behandlungsangebote der niedergelassenen Ärzte diese Aufgabe nicht umfassend erfüllen. Hier waren es überwiegend freie Träger – Arbeitsgemeinschaften und Vereine –, die Innovationsmut bewiesen. Die auf diesem Wege gewonnenen Erfahrungen und Erkenntnisse haben wesentlich dazu beigetragen, daß mittlerweile Finanzierungsgrundlagen für beschütztes Wohnen in ei-

ner Reihe von Bundesländern bestehen, wobei sich nach einem bestimmten Anteilschlüssel der überörtliche Sozialhilfeträger und der örtliche Sozialhilfeträger die Kosten teilen. Allerdings bestehen noch immer Finanzierungsschwierigkeiten für Tagesstätten und Tageszentren, wenngleich es gelungen ist, die im Modellverbund geförderten Einrichtungen über den Förderungszeitraum hinaus fortzuführen. Das Erfordernis, für diese Angebote jeweils vor Ort Finanzierungsregelungen auszuhandeln, zwingt alle Beteiligten, sich an bestehenden Beispielen zu orientieren. In dieser Hinsicht hat der Modellverbund Pionierfunktion übernommen.

– Im Zeitraum von 1984 – 1988 wurden die spezifischen Versorgungsbedürfnisse bestimmter Patientengruppen besonders thematisiert: Arbeit und Beschäftigung für chronisch psychisch Kranke, gerontopsychiatrische Hilfen und verbesserte Versorgung im ambulanten Bereich für psychisch kranke Kinder und Jugendliche. Hierzu wurden im Bereich beruflicher Rehabilitation Selbsthilfefirmen erprobt; im Bereich der Gerontopsychiatrie konnten ein ambulanter gerontopsychiatrischer Dienst, eine gerontopsychiatrische Tagesstätte und ein gerontopsychiatrisches Heim aktivierende Betreuung praktizieren. Zur Verbesserung der Versorgung psychisch kranker Kinder und Jugendlicher wurden an zwei niedergelassenen Arztpraxen interdisziplinäre Versorgungskonzepte erprobt. Die Novellierungen des Schwerbehindertengesetzes ermöglichten die Umsetzung der Erprobungsergebnisse im Bereich beruflicher Rehabilitation auf breiter Ebene, im Bereich Gerontopsychiatrie wurden bei Verhandlungen auf regionaler Ebene institutionelle Ansatzpunkte der allgemeinen Psychiatrie verstärkt und zugunsten eines aufgefächerten und vielfältigeren Angebots genutzt. Lediglich im Bereich der Kinder- und Jugendpsychiatrie war es nicht möglich, die Erprobungsergebnisse wegen grundsätzlicher Erwägungen der Kosten- und Leistungsträger auf Dauer abzusichern (arztzentriertes Verständnis des Behandlungs- und Sicherstellungsauftrags der niedergelassenen Arztpraxen).

Die gegenwärtigen Ansatzpunkte des Modellverbunds (vgl. Übersicht 2) sind vor allem von der Absicht geprägt, die durch die Expertenkommission erfolgte Orientierung auf mehr Vernetzung und Koordination zur Wahrnehmung der wichtigsten Versorgungsfunktionen auf dem Wege eines gemeindeintegrierten Versorgungsangebotes zu konkretisieren und zu realisieren. Die Erprobung von „Standardversorgungseinrichtungen“ in einzelnen Modellregionen, wie sie das Modellprogramm realisiert hat, haben wohl hierfür Vorleistungen erbracht, konnten aber nicht im erforderlichen Umfange die Versorgung chronisch psychisch Kranker gewährleisten, was insbesondere an der in der befristeten Erprobungszeit nicht erreichten umfassenden Vernetzung regionaler Hilfen lag. Der Modellverbund hat hier im Verständnis seines Auftraggebers, des Bundesgesundheitsministeriums, noch wichtige weiterführende Aufgaben hinsichtlich der Koordination und der Vernetzung zu erfüllen.

1. Die Besonderheiten einer befristeten Modellerprobung

Die Modellförderung hat jeweils nur eine Laufzeit von drei Jahren. Dies ist angesichts des umfassenden Innovationsanspruchs, der sich häufig in den Erprobungskonzepten wiederfindet, eine relativ kurze Zeit, zumal im Modellzeitraum auch in der Regel die Auswertung erfolgen muß. Von daher ist es wichtig, daß sich jeweils mehrere Modelle parallel bestimmter Reformansätze annehmen und im Rahmen projektübergreifender Arbeit sich wechselseitig bei der Erfüllung dieses Erprobungsauftrags unterstützen. Das Institut für Entwicklungsplanung und Strukturforschung (IES) an der Universität Hannover hat die Federführung für diese modellübergreifende Kooperation übernommen. Es unterstützt die einzelnen Projekte bei der Dokumentation und Auswertung der Projekterfahrungen, indem es vor allem sehr eng mit der jeweils für jedes Projekt eingerichteten wissenschaftlichen Begleitforschung zusammenarbeitet.

Allerdings muß bei der Ausgestaltung des Erprobungsprozesses darauf geachtet werden, daß die dabei gewonnenen Erfahrungen nicht nur die Forschung in die Lage versetzen, weiterführende Erkenntnisse zu gewinnen, sondern daß auch praxistaugliche Anstöße für die Verbesserung der Versorgung vor Ort gewonnen werden. Wichtig ist folglich ein Ausbalancieren zwischen den innovatorischen Ansprüchen des Auftraggebers und dem vor Ort Machbaren. Modellerprobungen sollen schließlich keine temporäre Episode, sondern eine dauerhafte Qualitätsverbesserung der Versorgung anbahnen. Die Akzeptanz in der Region und die Integrationsfähigkeit in regionale Versorgungsverbesserungen sind ein wesentliches und relevantes Indiz für eine bestandene Bewährungsprobe (siehe Übersicht 3).

Bei der Gestaltung des Erprobungsprozesses wie bei der Erkenntnisaufbereitung durch die wissenschaftliche Begleitung muß beides eine Rolle spielen: Die Erfahrungen der Modellerprobung sollen überregional ihre allgemeingültigen und reformorientierten Erkenntnisse zur Beseitigung von Mißständen im Bereich der Psychiatrie verfügbar machen und Anstöße sowie Orientierungshilfen für die Fortentwicklung der vor Ort vorhandenen Versorgungsstrukturen zugunsten besserer gemeindeintegrierter Angebote erbringen.

2. Beispiele zur Verdeutlichung der regionalen und überregionalen Relevanz von Modellerprobungen

Im folgenden werden drei Modelle näher charakterisiert, die folgende Ansatzpunkte verfolgen (vgl. Übersicht 4):

- Die Modellerprobungen wollen Einfluß nehmen auf die gängigen Versorgungskonzepte ambulanter Behandlungs- und Betreuungsdienste und zu qualitativen Neuorientierungen führen.
- Nicht nur die Klienten selbst, sondern auch deren Familienangehörige werden aktiv in das Hilfeprogramm einbezogen.

Zu diesem Zweck werden

- in Detmold in Trägerschaft der „Interessengemeinschaft von Angehörigen psychisch Kranker in Lippe e.V." Arbeitsangebote für psychisch Kranke und Behinderte als Hilfe zur Integration in die Gesellschaft
- in Bonn durch die „Rheinische Psychiatrische Landesklinik" ambulante Betreuungsformen von Familien mit einem schizophrenen Patienten
- in Lengerich eine durch das „Deutsche Institut für soziale Kreativität e.V." gestaltete Interaktion bei psychisch kranken Müttern und ihren Kindern

erprobt.

Die folgende Zusammenstellung (vgl. Übersicht 4) zeigt die jeweils thematisierten besonderen Hilfeansätze, das Vorgehen bei der Modellerprobung, die Modellziele und deren Relevanz für die Psychiatrieform und das Konzept der wissenschaftlichen Begleitung. Die Zusammenstellung soll belegen, daß die angestrebten Versorgungsverbesserungen auf zwei Ebenen ansetzen. Zum einen bei Hilfsbedürftigen und bislang noch nicht ausreichend ambulant versorgen Klienten. Auf der anderen Seite soll das bestehende Hilfe- und Stützungssystem neue Impulse erhalten, wobei die Mobilisierung und Aktivierung von helfenden Beziehungen innerhalb der Familie ebenso eine Rolle spielt wie das Konzept der Unterstützung durch den Personenkreis, der professionell in der Versorgungspflicht steht. Wichtig ist ein den Anforderungen und dem Bedarf entsprechendes, auf die individuellen Wünsche und Möglichkeiten Rücksicht nehmendes Angebot.

Diese Aspekte spiegeln sich wider bei der Überprüfung des Erfolgs von Modellerprobungen. Hierbei spielen Fragen der Akzeptanz wie der Effektivität und der Effizienz eine Rolle:

Aspekte der Akzeptanz

- Erreichen die Projektmitarbeiter die Klienten, um deren Versorgungsverbesserung es im Projektauftrag geht?
  Falls nicht, welche Konsequenzen werden daraus für den Projektverlauf gezogen?
- Können die übernommenen Aufgaben bewältigt werden, indem praktikable regionale Kooperationsbeziehungen eingegangen und vorhandene Kompetenzen und Qualifikationen der Mitarbeiter genutzt werden?
  Falls hierbei Probleme auftreten, welche Konsequenzen werden gezogen?
- Läßt sich der Projektauftrag in das regionale Versorgungskonzept integrieren?
  Dient die Realisierung des Projekts dem Aufbau bzw. der Weiterführung der wechselseitigen Vernetzung innerhalb der Versorgung?

Aspekte der Effektivität

- Lassen sich durch die Versorgungsaktivitäten Rehabilitationserfolge erzielen, die psychiatrische, soziale und berufliche Rehabilitationsaspekte miteinander verknüpfen?
- Gelingt es, die Krankheit zu lindern bzw. ihre Verschlimmerung zu verhindern und kann dies mit einer Wiedereingliederung in die Gesellschaft verbunden werden?
  Läßt sich mehr Eigenständigkeit in bezug auf Wohnsituation, Altersbewältigung, Freizeit und Sozialverhalten erreichen?
  Kann berufliche Rehabilitation angebahnt und weitgehend erreicht werden, können die dabei gewonnenen Erfahrungen zu einer gemeindepsychiatrischen Konzeption bei der Versorgungsplanung und Durchführung im ambulanten Bereich beitragen?
  Haben diese Impulse Auswirkungen, die über die Modellerprobungen im engeren Sinne herausreichen?

- Lassen sich die so erzielten Fortschritte in das regionale Versorgungssystem auf dem Wege eines dynamischen Prozesses implementieren?

- Sind die Ergebnisse bzw. die Zwischenergebnisse der Projektdurchführung auf andere Regionen übertragbar und werden auf diesem Wege Erfahrungen und Erkenntnisse darüber verfügbar, wie die ambulante und komplementäre Versorgung chronisch psychisch Kranker den Bedürfnissen der jeweiligen Klientel gemäß gestaltet werden kann?

- Vermittelt die Projektdurchführung praxistaugliche Impulse?

Aspekte der Effizienz

- Zeigen die aufgrund der Modellerprobung gewonnenen Erkenntnisse und Erfahrungen praxistaugliche Wege auf, bei denen durch einen vertretbaren Ressourceneinsatz ein hohes Maß an Wirksamkeit erreichbar wird?
  Tragen die Modellergebnisse zur Präzisierung der Zuständigkeiten einzelner Kostenträger im Rahmen des gegliederten Finanzierungssystems bei und zeigen sich

darüber hinaus Möglichkeiten, derzeitige Finanzierungsunsicherheiten zu bewältigen?

– Eröffnen die Modellergebnisse Vorgehensstrategien, bei denen die Nutzung von Ressourcen in präventiver, kurativer und rehabilitativer Hinsicht über die Nutzung im Rahmen der bisherigen Erfahrungen hinausgeht?

Anschrift:

Dipl.-Soz. G. Holler
Institut für Entwicklungsplanung
und Strukturforschung GmbH
an der Universität Hannover
Grotefendstraße 2
3000 Hannover 1

Institut für Entwicklungsplanung und Strukturforschung GmbH an der Universität Hannover
(Stand: 1. Nov. 1989)
****

Modellverbund "Ambulante psychiatrische und psychotherapeutisch/psychosomatische Versorgung" des Bundesministeriums für Jugend, Familie, Frauen und Gesundheit

Übersicht 1 Abgeschlossene Modellprojekte

REGION	EINRICHTUNG/THEMATISCHE SCHWERPUNKTE	ORT	TRÄGER	LAUFZEIT	VERÖFFENTLICHUNGEN
Ambulante Dienste					
	Dezentrale psychiatrische Gesamtversorgung Verbund einer psychiatrischen Abteilung in einem Allgemeinkrankenhaus mit ambulanten Beratungsdiensten in einer dünn besiedelten ländlichen Region. Einbezug von Laienhilfe in Zusammenarbeit mit einem psychosozialen Beratungszentrum	Bad Driburg	Katholische Kirchengemeinde Bad Driburg	1976-1981	Bd. 169 [1)]
	Sozialpsychiatrischer Dienst Ärztlich geleitetes Kriseninterventionsteam. Sozialpsychiatrischer Dienst in Zusammenarbeit mit einer Psychiatrie-Abteilung eines Allgemeinkrankenhauses integriert in ein Beratungszentrum mit vier weiteren psychosozialen Diensten. Aufgaben gemäß PsychKG von NRW in kommunalem Auftrag. Evaluation der dezentralisierten psychiatrischen Gesamtversorgung in einer dünn besiedelten ländlichen Region.	Bad Driburg/ Brakel	Katholische Kirchengemeinde Bad/Driburg, Caritasverband für den Kreis Höxter	1982-1985	Bd. 169 [1)]
	Psychosoziale Kontakt- und Beratungsstelle Psychosoziale Beratung und Betreuung in einem Großstadtteil unter Nutzung der Kooperationsmöglichkeiten mit anderen psychosozialen Diensten	Berlin	Technische Universität Berlin, Institut für Psychologie	1979-1983	Eigenveröffentlichung
	Sexualberatungsstelle Sexualberatung als integrierter Bestandteil sozialpsychiatrischer Versorgung. Entwicklung eines Versorgungs- und Fortbildungsmodells	Hamburg	Universität Hamburg, Abt. für Sexualforschung der psychiatrischen Universitätsklinik	1979-1984	Eigenveröffentlichung
	Psychosoziale Kontaktstelle "Lotse" Beratung und Betreuung in einem unterversorgten großstädtischen Randgebiet	Hamburg Wilhemsb.	Hamburgische Gesellschaft für Soziale Psychiatrie (HGSP)	1977-1981	Eigenveröffentlichung des Trägers (z.T. in Bd.161 [1/2)])
	Dezentrales Angebot ambulanter Dienste Integrierte Kinder/Jugend- und Erwachsenenpsychiatrische Beratungsstelle in einem Sektor. Analyse der Effizienz dezentraler Beratungsstellen	Hannover	Medizinische Hochschule Hannover, Psychiatrische Klinik	1976-1981	Bd. 163 [1)]
	Sozialpsychiatrischer Dienst Ambulante Beratung und Betreuung in Trägerschaft des öffentlichen Gesundheitswesens	Itzehoe	Gesundheitsamt des Kreises Steinburg	1979-1984	Bd. 169 [1)]

noch Übersicht 1

Abgeschlossene Modellprojekte

REGION	EINRICHTUNG/THEMATISCHE SCHWERPUNKTE	ORT	TRÄGER	LAUFZEIT	VERÖFFENT-LICHUNGEN
Komplementäre Einrichtungen					
●	**Tageszentrum** Kommunikationsmöglichkeiten zwischen psychisch Kranken und freiwilligen Helfern unter Beteiligung von Sozialpädagogen	Bonn	Freiwillige Helfer für psychisch Kranke e.V., Bonn	1981-1984	Bd.165 [1)]
●	**Frankfurter Werkgemeinschaft** Von einem privaten Träger praktiziertes Verbundsystem von komplementären und rehabilitativen Einrichtungen (beschützte Wohnform, etc.) und ambulanten Diensten	Frankfurt	Frankfurter Werkgemeinschaft e.V., Frankfurt	1981-1985	Eigenveröffentlichung
●	**Tagestätte** Ambulante Betreuung chronisch Kranker in Kooperation mit den niedergelassenen Nervenärzten	Hagen	Arbeitsgemeinschaft für sozialpsychiatrische Betreuung e.V., Hagen	1979-1984	Bd. 168 [1)]
●	**Psychosoziales Zentrum** Tagesstätte für chronisch Kranke, mit Beratungsstelle, Wohngemeinschaft, Club und Tagesklinik	Lübeck	Die Brücke, Gemeinnützige therapeutische Einrichtungen für psychisch Behinderte GmbH, Lübeck	1982-1985	Bd. 222 [1)]
●	**Übergangswohnheim** Übergangswohnheim komplementär zur psychiatrischen Klinik des Stadtkrankenhauses und zum Sozialpsychiatrischen Dienst des Stadtgesundheitsamtes	Offenbach	Offenbacher Verein zur Hilfe seelisch Behinderter e.V., Offenbach	1981-1985	in Vorbereitung
●	**Übergangswohnheim** Übergangswohnheim als Glied des Versorgungsnetzes in der gemeindepsychiatrischen Versorgung einer Großstadt	Mannheim	Evangelische Kirchengemeinde Mannheim	1976-1981	Bd. 160 [1)]
●	**Wohngruppen** Wohnheim, beschützte Wohngruppen und -gemeinschaften ambulant betreut durch eine kleinere Landesklinik	Mönchengladbach	Landschaftsverband Rheinland/ Verein für die Rehabilitation psychisch Kranker e.V.	1981-1985	Bd. 167 [1)]
●	**Tageszentrum** Tageszentrum für psychisch Kranke unter besonderer Berücksichtigung gerontopsychiatrischer Patienten in Verbindung mit Möglichkeiten des beschützten Wohnens	Bremerhaven	Städtisches Gesundheitsamt, Bremerhaven	1982-1987	Eigenveröffentlichung

noch Übersicht 1

Abgeschlossene Modellprojekte

REGION	EINRICHTUNG/THEMATISCHE SCHWERPUNKTE	ORT	TRÄGER	LAUFZEIT	VERÖFFENT-LICHUNGEN
Kooperationsmodelle					
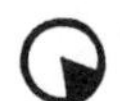	**Ambulante Psychiatrie in einer Großstadt** Sozialpsychiatrische Beratungsstelle in einem Stadtteil - Analyse der Möglichkeiten von Gesundheits- und Sozialverwaltung zur Entwicklung einer gemeindepsychiatrischen Versorgung	Frankfurt	Magistrat der Stadt Frankfurt	1976-1980	Magistratvorlage der Stadt Frankfurt (z.T. in Bd. 161[1/2)])
	**Psychosoziale Arbeitsgemeinschaft** Entwicklungsmöglichkeiten einer psychosozialen Arbeitsgemeinschaft. Psychosoziale Kontaktstellen in Randsiedlungen und ländlichen Gebieten	Gießen	Universität Gießen, Zentrum für Psychosomatische Medizin	1976-1981	Bd.166[1)]
Forensische Psychiatrie					
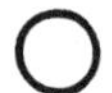	**Kontakt- und Beratungsstelle für forensische Psychiatrie** Gewinnung von Kontaktfamilien für psychisch kranke Rechtsbrecher, die in der forensischen Abteilung des Landeskrankenhauses Benninghausen und im Zentrum für forensische Psychiatrie Lippstadt behandelt wurden.	Lippstadt	Förderkreis Sozialpsychiatrie Lippstadt e.V.	1984-1987	Eigenveröffentlichung
Versorgungsmöglichkeiten in Arztpraxen					
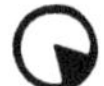	**Konsiliarische Sexualtherapeutische Beratung von Ärzten** Kooperation von Mitarbeitern des Zentrums für psychologische Medizin an der MHH mit niedergelassenen Ärzten eines städtischen Sektors in Hannover zur besseren Behandlung von Patienten mit sexuellen Problemen von Krankheitswert	Hannover	Medizinische Hochschule	1984-1986	Eigenveröffentlichung
	**Sozialarbeiter/Beschäftigungstherapeuten in Nervenarztpraxen** Sozialarbeit und Beschäftigungstherapie als Ergänzung der fachärztlichen Behandlung und damit als integraler Bestandteil des Tätigkeitsspektrums der ärztlichen Praxis	Erftkreis	Praxis Dr. Schreckling, Hürth Praxis Dr. Ghaemi, Bergheim	1984-1987	Bd. 223[1)]
Tagesstrukturierende Beschäftigungsangebote					
	**Arbeitsmöglichkeiten für psychisch Kranke in einer eigenständigen Firma** Arbeitsmöglichkeiten für psychisch Kranke innerhalb eines Verbundsystems von Club, Wohnmöglichkeiten und pädagogisch betreuten Arbeiten in der Trägerschaft eines freien Vereins	Freiburg	Freiburger Hilfsgemeinschaft e.V., Freiburg	1983-1988	in Vorbereitung

noch Übersicht 1

Abgeschlossene Modellprojekte

REGION	EINRICHTUNG/THEMATISCHE SCHWERPUNKTE	ORT	TRÄGER	LAUFZEIT	VERÖFFENT-LICHUNGEN
	Mobiler psychiatrischer Sozialdienst Versorgung eines Großstadtsektors durch einen an eine Landesklinik angeglieder-ten Sozialpsychiatrischen Dienst	Köln	Landschafts-verband Rheinland	1976-1979	Bd. 165[1)]
	Psychosoziale Kontakt- und Beratungs-stelle Psychosoziale Beratung und Betreuung, Initiierung und Aufbau von Selbst-hilfegruppen, Unterstützung sozialer Initiativgruppen	Laubach	Verein psycho-soziale Therapie e.V., Gießen	1982-1985	Bd. 220[1)]
	Gemeindenahe Gesamtversorgung Aufbau eines gemeindenahen Versor-gungsnetzes aus stationären, teil-stationären, komplementären und ambulanten Diensten in Verbindung mit einer kleineren Landesklinik in einer Stadt mittlerer Größe	Mönchen-gladbach	Landschafts-verband Rheinland	1976-1980	Bd. 162[1)]
	Sozialpsychiatrischer Dienst Organisation von Beratungsarbeit für soziale Randgruppen in deren Lebens- und Wohnbereichen	München	Evangelische Kirchen-gemeinde München	1976-1977 (Modellförderung abgebrochen)	
	Sozialpsychiatrischer Dienst Ambulante und mobile Beratung in organisatorischer Anbindung an eine psychiatrische Klinik in ländlicher Region Versorgungsverpflichtung (Hilfen gemäß § 1 Nds. PsychKG einschl. Durchführung von Schutzmaßnahmen)	Uelzen	Die Brücke e.V., Verein zur Wiederein-gliederung psychisch Kran-ker, Lüneburg	1976-1980 1981-1983	Bd. 165[1)] Eigenver-öffent-lichung
	Psychosoziale Beratungsgruppe Realisierung eines gemeindepsycholo-gischen Versorgungskonzeptes in einer unterversorgten ländlichen Region in enger Kooperation mit Kirchengemeinden	Varel	Diakonisches Werk, Oldenburg	1976-1981	Bd. 164[1)]
	Kriseninterventionsdienst Kriseninterventionsdienst außerhalb der üblichen Dienstzeiten von Beratungs-einrichtungen in Verbindung mit der regional zuständigen Nervenklinik und einem fachärztlichen Hintergrunddienst.	Berlin	Brennpunkt e.V., Berlin	1987-1988	in Vorbe-reitung

noch Übersicht 1
Abgeschlossene Modellprojekte

REGION	EINRICHTUNG/THEMATISCHE SCHWERPUNKTE	ORT	TRÄGER	LAUFZEIT	VERÖFFENT-LICHUNGEN
Gerontopsychiatrie					
●	**Gerontopsychiatrische Facheinrichtung** Gerontopsychiatrisches Heim zur Förderung und Pflege in Verbindung mit weniger beschützenden Wohnangeboten für psychisch kranke alte Menschen	Düsseldorf	Kreisverband der Arbeiterwohlfahrt, Düsseldorf	1985-1988	in Vorbereitung
Gerontopsychiatrische Tagesstätte		Bielefeld	von Bodelschwingh'-sche Anstalten Bielefeld/Bethel	1986-1989	in Vorbereitung
●	Aktivierende und tagesstrukturierende Betreuung für psychisch kranke alte Menschen				
Kinder- und Jugendpsychiatrie					
●	**Kinder- und Jugendpsychiatrische Gemeinschaftspraxis** Konzipierung eines umfassenden Behandlungsangebotes, wie es der Sicherstellung der Kassenärztlichen Versorgung unter Einbezug von Sozial- und Heilpädagogik entsprechen sollte	Düsseldorf	Gemeinschaftspraxis Dr. med. Schydlo, Dr. med. Heubach, Düsseldorf	1986-1989	in Vorbereitung

städtisch/ländliche Region

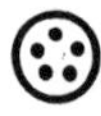

Großstadtsektor

Stadt

städtisches Randgebiet

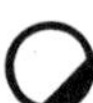

Großregion

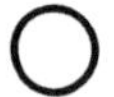

1) Schriftenreihe des Bundesministeriums
2) Erster gemeinsamer Erfahrungsbericht der Beteiligten am Modellverbund (1976-1979)

Institut für Entwicklungsplanung und Strukturforschung GmbH an der Universität Hannover
(Stand: 1. Nov. 1989)

****

Modellverbund "Ambulante psychiatrische und psychotherapeutisch/psychosomatische Versorgung" des Bundesministeriums für Jugend, Familie, Frauen und Gesundheit

Übersicht 2

Laufende Modellprojekte

REGION	EINRICHTUNG/THEMATISCHE SCHWERPUNKTE	ORT	TRÄGER	BEGINN
Ambulante Dienste				
	**Ambulante Betreuungsform von Familien mit einem schizophrenen Patienten** Ambulantes Nachbetreuungsangebot für Schizophrene und ihre Angehörigen, das geeignet ist, den Verlauf der Erkrankung günstig zu beeinflussen, die Rückfallquote zu senken, den sozialen Status zu verbessern und die Belastung der Familie zu verringern.	Bonn	Rheinische Landesklinik Bonn	1988
Verbund ambulanter und komplementärer Versorgung				
	**Integration von Patienten einer psychiatrischen Langzeitklinik in dezentrale gemeindenahe Versorgungseinrichtungen** Langzeithospitalisierte geistig- und mehrfachbehinderte bzw. chronisch-seelisch behinderte Erwachsene sollen in Wohn- und Übergangseinrichtungen, die Teil des regionalen Versorgungssystems Bremens sind, weiterbetreut und unter Mitbeteiligung anderer örtlicher Hilfsangebote stabilisiert und aktiviert werden. Der Erfolg dieses Integrations- und Rehabilitationsprozesses soll durch Längsschnittuntersuchung und Systemanalyse dokumentiert werden	Bremen	Universität Bremen	1989
Gerontopsychiatrie				
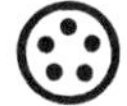	**Sozialpsychiatrischer Dienst für alte Menschen** Ambulante Beratung und Betreuung zunächst im Altkreis Nürtingen, in der Schlußphase ausgedehnt auf den Landkreis Esslingen	Nürtingen	Landratsamt Esslingen	1985

noch Übersicht 2
Laufende Modellprojekte

REGION	EINRICHTUNG/THEMATISCHE SCHWERPUNKTE	ORT	TRÄGER	BEGINN
	**Tagesstrukturierende Beschäftigungsmöglichkeiten in kleinstädtisch-ländlichen Regionen** Erschließung und Nutzung von Beschäftigungsangeboten in zwei Modellregionen Schleswig-Holsteins für Klienten und Patienten regionaler Behandlungs- und Betreuungseinrichtungen	Kreis Dittmarschen und Steinburg	Arbeitsgemeinschaft Brücke Schleswig-Holstein GmbH	1989
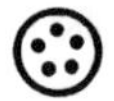	**Nachsorgendes Wohnen für psychisch kranke Jugendliche und junge Erwachsene** Betreuung von psychisch Erkrankten der Altersstufe 18 - 24 Jahre in Wohngruppen in Verbindung mit beruflichen, sozialen und medizinischen Rehabilitationshilfen	Rheine	Caritasverband für Stadt und Dekanat Rheine	1989
Kinder- und Jugendpsychiatrie				
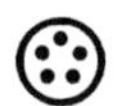	**Psychologe und Heilpädagoge als Mitarbeiter in einer Kinder- und Jugendpsychiatrischen Praxis** Behandlung im häuslichen Umfeld von Kindern mit hyperkinetischen und aggressiven Syndromen sowie Kindern mit Lese- und Rechtschreibschwierigkeiten	Weilerswist	Praxis Dr. Bertling, Weilerswist	1987
Forensische Psychiatrie				
	**Ambulante Beteuung forensisch-psychiatrischer Patienten** Für aus dem Maßregelvollzug beurlaubte bzw. entlassene Patienten sollen ambulante und komplementäre Versorgungs- und Betreuungsmöglichkeiten durch die in einer gut ausgestatteten Region vorhandenen Versorgungseinrichtungen eröffnet und implementiert werden.	Lippstadt	Westfälisches Zentrum für Forensische Psychiatrie	1989

Städtisch/ländliche Region

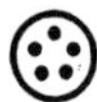

Großstadtsektor

Stadt

städt. Randgebiet

Großregion

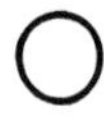

noch Übersicht 2

Laufende Modellprojekte

REGION	EINRICHTUNG/THEMATISCHE SCHWERPUNKTE	ORT	TRÄGER	BEGINN
	Tagesstrukturierende Beschäftigungsangebote			
●	**Arbeits- und Begegnungsstätte für chronisch psychisch Kranke** Neue Möglichkeiten der Beschäftigung und Tagesstrukturierung für psychiatrische Langzeitpatienten außerhalb stationärer Einrichtungen	Gütersloh	Förderkreis Wohnen-Arbeit-Freizeit e.V., Gütersloh	1985
⊙	**Arbeitsmöglichkeiten für psychisch Kranke auf nicht institutionalisierten Arbeitsplätzen** Arbeitschancen für psychisch Kranke/ Behinderte in Betrieben des freien Arbeitsmarktes, unterstützt durch besondere psychosoziale Betreuungsmaßnahmen	Homburg/ Saar	Verein zur Hilfe für psychisch Kranke e.V. Homburg/Saar	1986
●	**Arbeit und Ausbildung für psychisch kranke Jugendliche und junge Erwachsene** Vorbereitung auf eine Ausbildung in regulären Betrieben, verbunden mit psychosozialer Betreuung während dieser Ausbildung und Training für psychisch Kranke aus Büroberufen in eigens hierfür geschaffener Einrichtung	Wiesbaden	Werkgemeinschaft Rehabilitation Wiesbaden e.V., Wiesbaden	1986
●	**Arbeitsmöglichkeiten für psychisch Kranke in der Gemeinde** Eröffnung des Zugangs für psychisch Kranke/ Behinderte zu regulären Arbeitsangeboten in der Gemeinde mit Hilfe flankierender Trainings-, Stützungs- und Freizeitangebote	Wunstorf	Verein zur Förderung beschützender Wohngemeinschaften und beschützender Arbeitsmöglichkeiten e.V., Wunstorf	1987
⊙	**Arbeitsangebote für psychisch Kranke und Behinderte als Hilfe zur Integration in die Gesellschaft** Ausgehend von Arbeitsangeboten des Lippischen Kombi-Service (Mikrofilm, Büroservice und Reinigungsservice) sowie der Arbeitsgemeinschaft Arbeit e.V. (Industriemontage und Teilzeitarbeitsplätze) sollen weitere Vermittlungsinitiativen arbeitsfähiger Klienten in die freie Wirtschaft und in kommunale Betriebe stattfinden.	Detmold	Interessengemeinschaft von Angehörigen psychisch Kranker in Lippe e.V.	1989

Übersicht 3:

"BEWÄHRUNGSANFORDERUNGEN, DIFFERENZIERT NACH DEN ERFORDERNISSEN EINZELNER MODELLVORHABEN"

Betrachtungsebene	Kriterien für eine Eignung als Bundesmodell	Kriterien für die Bewährung in der Region
Versorgungsplanung	- erkanntes Defizit an konkreter Erfahrung mit der Institutionalisierung einer verbesserten Versorgung	- Feststellung einer enstsprechenden Versorgungslücke durch die zuständigen Leistungsträger
	- Übereinstimmung mit den aktuellen gesundheitspolitischen Prioritäten	- Übereinstimmung mit den regionalen Planungsvorstellungen regionaler Gesundheitspolitik
	- Eignung des verfügbaren Modellrahmens, um innovatorische Verbesserungen zu erproben	- Eignung des Modells zur Beseitigung der entspr. Versorgungslücke(n)
	- möglichst multiprofessionelles Mitarbeiterteam unter Einbindung von Laienhilfe	- Anerkennung der Kompetenz der Mitarbeiter durch das regionale Umfeld
	- mögl. hohe Übertragbarkeit der Modellergebnisse auf andere Versorgungsgebiete	- Möglichkeit erfolgreicher Einbindung in die regionale Versorgungsstruktur
Finanzierungsrahmen	- Belege für die Ergänzung/Erweiterung des Zuständigkeitskatalogs der Kostenträger	- Nutzung eindeutiger rechtlicher Zuständigkeiten der Kostenträger
	- Entwicklung neuer Finanzierungsgrundsätze	- Aufzeigen angemessener Finanzpraxis
	- Aussagen zu den Kosten der wichtigsten Versorgungsinnovationen	- vertretbare Kosten-Nutzen-Relation des neu zu deckenden Bedarfs
psychosoziale und medizinische Versorgungsstruktur	- Integrationsmöglichkeiten der herbeigeführten Neuerungen und weiterer wünschenswerter Versorgungsangebote in die med.Versorg. (generell)	- Übereinstimmung der an der psychosozialen Versorgung Beteiligten über Funktion und Bedeutung des Modells in der regionalen Struktur

(wird umseitig fortgesetzt!)

(noch Übersicht 3:)

"BEWÄHRUNGSANFORDERUNGEN.....................................MODELLVORHABEN"

(Fortsetzung)

Betrachtungsebene	Kriterien für eine Eignung als Bundesmodell	Kriterien für die Bewährung in der Region
hier: Forts. psychosoziale und medizin. Versorgungsstruktur	- Erwerb neuer Kompetenzen und Sammeln neuer Erfahrungen bei der Realisierung eines integrierten Versorgungsangebotes	- Berücksichtigung von Konkurrenzbefürchtungen und Zuständigkeitsüberschneidungen in der Region
	- wissenschaftliche Überprüfung der Akzeptanz bestimmter Innovationen durch Betroffene	- Annahme des Angebotes durch die Betroffenen in der Region
	- Gewinnung verschiedenster Partner zur Kooperation beim Nachvollzug eines innovatorischen Konzeptes und seiner Ergebnisse	- Bereitschaft, in den institutionalisierten Gremien der Region mit dem Ziel der Abklärung von Konzepten mitzuarbeiten

Übersicht 4

Erläuterungen zur Erprobungspraxis und deren Auswertung anhand von Beispielen

Modellprojekt	Klienten- bzw. Patientendefinition	Modellpraxis	Modellziele (klientenzentriert)
Arbeitsangebote für psychisch Kranke und Behinderte als Hilfe zur Integration in die Gesellschaft	Familienangehörige, die in ihrer Familie und ihrer Heimatregion sozial reintegriert werden wollen	Vermittlung in Beschäftigungsverhältnisse verbunden mit der Übernahme der flankierenden Betreuung	Psychosoziale Stabilisierung durch Maßnahmen der beruflichen Rehabilitation
Ambulante Betreuungsform von Familien mit einem schizophrenen Patienten	Familien, die ihren psychisch kranken Angehörigen in die familiäre Beziehung integrieren wollen	Psychosoziale Trainingsmaßnahmen der Problemerkennung und -lösung unter Einschluß der gesamten Familie	Psychosoziale Stabilisierung durch bessere Kompetenz im Umgang mit krankheitsbedingten Problemsituationen innerhalb der Familie
Gestaltete Interaktion bei psychisch kranken Müttern und ihren Kindern	Frauen, die ihre familiären Beziehungen und außerhäuslichen Aktivitäten (Mutterrolle und Partnerrolle) aktiv gestalten wollen	Einsatz künstlerischer Medien (z.B. Collagen) zur Aktivierung der Kreativität der Klienten und Förderung deren Reflexionsfähigkeit	Psychosoziale Stabilisierung durch größere Eigenkompetenz im Umgang und bei der Bewältigung von Alltagsanforderungen

Modellziele (bezogen auf Reformansätze zur Verbesserung des Versorgungsnetzes)	Mitwirkung der wissenschaftlichen Begleitung (Prozessevaluation)	Ziele der wissenschaftlichen Begleitung
Stärkere Mitbeteiligung der Angehörigen und Nutzung der in der Region jeweils vorhandenen Ressourcen für ein Stützungssystem, das zur Beschäftigung in "normalen" Betrieben hinführt	Dokumentation der Rehabilitationsprozesse und Rückmeldung an die professionellen Betreuer und Angehörigen zur Überprüfung ihres Vorgehens bzw. zur Gestaltung ihrer Beteiligung. Ableitung von Anforderungen an die Leistungsträger und an kooperierende Einrichtungen	Aussagen über den Zusammenhang zwischen Ressourceneinsatz, Hilfekonzepten und Rehabilitationschancen psychisch Erkrankter unter besonderer Berücksichtigung der mitwirkenden Anteilnahme von Angehörigen und der Bereitschaft der professionellen Mitarbeiter relevanter Einrichtungen zum wechselseitigen Zusammenwirken mit den Angehörigen
Stärkung des familiären Hilfesystems innerhalb des gemeindeintegrierten Versorgungssystems für chronisch psychisch Kranke	Fortlaufende wissenschaftliche Überprüfung der Effizienz und Effektivität des familiären Stützungsprogramms in bezug auf Durchführbarkeit und Erfolg	Aufschluß über die Praxistauglichkeit familiärer Stützungsprogramme als ambulante, das medizinische Behandlungsprogramm ergänzende Maßnahmen durch Darlegung von Akzeptanz und Wirksamkeit
Integration der bislang kaum beachteten Gruppe psychisch kranker Frauen, die vor allem Kindererziehung und häusliche Aufgaben wahrnehmen, in das psychosoziale Hilfssystem; Verbesserung ihrer individuellen Fähigkeit zur Artikulation und Inanspruchnahme von Hilfe für rehabilitative und präventive Zwecke	Übermittlung der bei der Projekterprobung aufgedeckten Bedürfnisse der Klienten an Vertreter regionaler Einrichtungen psychosozialer Versorgung, um ein verbreitertes Angebot spezifischer tagesstrukturierender Hilfen für diese Klientengruppe mitzugestalten	Impulse für eine aktive Auseinandersetzung der Mitarbeiter und Träger psychosozialer Hilfen über die Belange eines Hilfesystems für psychisch kranke Frauen aufgrund der im Modell festgestellten therapeutischen und rehabilitativen Effekte

Grundsätzliches zur Rehabilitation und gesundheitlichen Primärversorgung im psychiatrisch-psychosozialen Bereich

von P. Novak

Zur Rehabilitation psychisch Kranker werde ich im folgenden einige grundsätzliche Thesen formulieren. Sodann folgt eine Beschreibung der rehabilitationsbezogenen Situation für psychisch Kranke in der Region Ulm, um am Schluß aus dem Zusammenhang grundsätzlicher Forderungen und der gegebenen regionalen Situation pragmatische Folgerungen zu ziehen.

Folgende Thesen zur Rehabilitation psychisch Kranker scheinen mir die Basis für eine situationsgerechte Analyse und für pragmatische Handlungsempfehlungen zu bilden:

1. Die Rehabilitation psychisch Kranker muß als Element der Rehabilitation chronisch kranker und behinderter Menschen begrifflich verstanden und praktisch akzeptiert sein. Nichts anderes beinhaltet die Forderung, diese Menschen mit körperlich behinderten und chronisch kranken Menschen hinsichtlich medizinischer, sozialer und beruflicher Rehabilitation gleichzustellen.

2. Seit mindestens 1973 bis heute ist nach Ansicht der Fachkomissionen der Psychiatrie-Enquête die unerläßliche Forderung nach Gleichstellung der psychisch mit den körperlich Kranken weder rechtlich noch versorgungspraktisch erreicht.

3. Der Grundsatz am Individuum orientierter, bedürfnisbezogener und wohnortnaher Rehabilitation hat auch für die psychisch Kranken und psychisch Behinderten zu gelten. Prinzipiell widerspricht dies nicht der Regel (und muß auch praktisch nicht der Regel widersprechen), daß jede Rehabilitation zugleich mit der ambulanten und stationären Behandlung einsetzen sollte, d. h. diese Forderung widerspricht durchaus nicht einer Rehabilitation, die bereits im Krankenhaus beginnt.

4. Rehabilitation psychisch Kranker steht im Kontext bzw. ist ein Teil der gemeindezentrierten gesundheitlichen Primärversorgung, sofern nach dem Konzept der Weltgesundheitsorganisation gesundheitliche Primärversorgung keine isolierte Strategie darstellt, sondern die am weitesten gehende, bürgernahe Komponente eines umfassenden Gesundheitssicherungssystems ist, in dem primäre, sekundäre und tertiäre Versorgungsebenen miteinander verflochten sind.

5. Infolgedessen stützt sich Rehabilitation für psychisch Kranke auf eine Kette von Versorgungseinrichtungen, Maßnahmen, spezialisierten und nichtspezialisierten Handlungen, die vom Krankenhaus bis zur Wohngemeinde, zum Arbeitsplatz, zu den sozialen Netzwerken (mit Einschluß der Familie) und zurück reicht. Rehabilitation umfaßt dabei wesentlich Eigenverantwor-

tung und Selbstbestimmung, insofern bildet die Einübung in alltagspraktische Fertigkeiten und Fähigkeiten einen zentralen Aspekt.

Um ein konkretes Beispiel für den Ansatz einer diesen grundsätzlichen Forderungen entgegenkommenden Situationsanalyse zu geben: Wie sieht Rehabilitation und das Umfeld der Rehabilitation für psychisch Kranke in der Region Ulm aus?

Die Region Ulm/Neu-Ulm verfügt über ein vergleichsweise dichtes Netz niedergelassener Nervenärzte mit und ohne psychotherapeutische Weiterbildung unterschiedlicher Ausrichtung sowie über eine Reihe von nichtmedizinischen Psychotherapeuten. Zahlreich sind auch die den verschiedenen Bedarfs- und Bedürfnislagen entsprechenden Beratungsstellen.

Für die stationäre psychiatrische Versorgung der Region sind das 35 Kilometer entfernte Bezirkskrankenhaus Günzburg und das etwa 60 Kilometer entfernte Psychiatrische Landeskrankenhaus Bad Schussenried zuständig. Die durch die Region verlaufende Landesgrenze Bayern/Baden-Württemberg trennt die Versorgungszuständigkeiten keineswegs scharf. In beiden Kliniken wird allerdings Rehabilitation für psychisch Kranke und Behinderte geleistet, ohne wegen der äußerlich gegebenen Bedingungen der Forderung nach alltagspraktischer Bezogenheit immer voll entsprechen zu können.

Die Universität Ulm verfügt in ihrem Klinikum über eine psychiatrische Ambulanz, über die alternierend die Abteilung Psychiatrie I (LKH Weißenau) und die Abt. Psychiatrie II (BKH Günzburg) die Dienstaufsicht führen.

Die Stadt Ulm verfügt über zwei Übergangsheime für psychisch Kranke mit je 20 und 30 Plätzen. Es handelt sich hier entsprechend den Empfehlungen der Psychiatrie-Enquête von 1975 um Einrichtungen regionbezogener komplementärer Versorgung. Hier werden Leistungen der sozialen und schwerpunktmäßig der beruflichen Rehabilitation erbracht, gestützt durch medizinische Maßnahmen, z.B. durch die Kontrolle und Variation medikamentöser Behandlung der Klienten.

Ebenfalls dem komplementären Versorgungsbereich zugehörig sind beschützende Wohngruppen für etwa 20 Bewohner, die vornehmlich soziale Rehabilitation für zuvor langzeitig stationär behandelte psychisch Kranke leisten, unterstützt ebenfalls durch medizinische Maßnahmen.

Im Rahmen des Landesprogramms Baden-Württemberg für psychisch Kranke verfügt Ulm über einen Sozialpsychiatrischen Dienst, der personell entsprechend der Vorgabe einer Personenstelle für Sozialarbeit pro 50.000 Einwohner mit zwei Stellen ausgestattet ist.

Alltagspraktische Fertigkeiten und andere Leistungen der sozialen Rehabilitation erbringt die Laienorganisation BÜRGER-HILFE FÜR PSYCHISCH KRANKE e.V.

Die Stadt Ulm hat seit langem gemäß den Funktionsbeschreibungen in der Psychiatrie-Enquête einen Psychosozialen Ausschuß und eine Psychosoziale Arbeitsgemeinschaft eingerichtet, die der Kooperation zwischen den für die psychosoziale und psychiatrische Versorgung zuständigen Experten sowie der Kommunal- und Sozialadministration dienen.

Im April 1989 konnte, mit zunächst geringfügiger Unterstützung durch eine Kommunalverwaltung und eine regionale Spende, unter der Trägerschaft der Universität Ulm, mit Unterstützung des Arbeitsamtes eine Koordinationsstelle Regionales Netzwerk (KORN) eingerichtet werden. Hinsichtlich der

Rehabilitation für psychisch Kranke und Behinderte kann diese Stelle als der Ort bezeichnet werden, wo Rehabilitation für psychisch Kranke in die regionale gesundheitliche Primärversorgung eingebunden wird, und wo die bezüglich Rehabilitation geforderte Kette zwischen Krankenhaus, ambulanten Versorgungseinrichtungen, kommunalen Einrichtungen sowie Selbst- und Laienhilfe gebildet wird.

Schließlich verfügt die Region Ulm seit einigen Jahren über einen Wegweiser „Alltags- und Krisenhilfen für Bürger der Region Ulm/Neu-Ulm, Landkreis Neu-Ulm und Alb-Donau-Kreis", welcher nahezu 1.000 Einrichtungen und Selbsthilfegruppen umfaßt, zu denen selbstverständlich auch die gehören, deren Zielgruppe psychisch Kranke und Behinderte sind. Alle diese Einrichtungen werden in bezug auf Angebote, Zielgruppen, Erreichbarkeit, Adressen usw. beschrieben.

Erst durch die auf kommunaler Ebene organisierten Koordinations- und Kooperationsbemühungen konnten Versorgungslücken aufgedeckt werden, und es gelang im Zusammenhang mit konkreten Empfehlungen, diese teilweise zu schließen. Folgende Versorgungsmängel traten hervor und konnten bisher noch nicht abgestellt werden:

- Es fehlt bis heute eine bedarfsgerechte Einrichtung zur Krisenintervention.
- Ebenso fehlt eine sozialpsychiatrische Tagesstätte für Kinder und Jugendliche.
- Auch der halbstationäre Bereich, für den es nachweislich dringenden Bedarf gibt, konnte bisher nicht durch eine tages- bzw. nachtklinische Einrichtung abgedeckt werden.

Die Einrichtung des sozialpsychiatrischen Dienstes in der Stadt Ulm hat noch deutlicher herausgestellt, welche Probleme im ländlichen Raum bestehen, wenn ein/e Sozialarbeiter/in für 50.000 Einwohner zuständig ist.

Welcher Handlungsbedarf läßt sich nun aus den grundsätzlichen Forderungen und einer gegebenen konkreten Situation der Rehabilitation für psychisch Kranke und Behinderte ableiten?

1. Es müssen Initiativen zur aktiven und regionbezogenen Kooperation aller an der Rehabilitation für psychisch Kranke Beteiligten einschließlich der von ihr Betroffenen entwickelt werden.

2. Es müssen realistische Pläne zur Vervollständigung der jeweiligen regionalen Rehabilitationsnetze entwickelt werden und zwar im Kontext mit der regionalen gesundheitlichen Primärversorgung.

3. Die Einrichtung von funktionsfähigen Koordinationsstellen für regionale Netzwerke sollte auf Betreiben der Kommunalverwaltungen ebenso wie auf Initiative der konkret Rehabilitation für psychisch Kranke Leistenden vorangetrieben werden.

4. Regionbezogene und miteinander kooperierende Einrichtungen zur Rehabilitation für psychisch Kranke sollten Mitinitiatoren sein für die Durchsetzung notwendiger sozialrechtlicher Regelungen und sozialadministrativer Versorgungsmaßnahmen zur Rehabilitation psychisch kranker und behinderter Menschen.

Anschrift:

Prof. Dr. med. Dr. phil. P. Novak
Leiter der
Abteilung Medizinische Soziologie
an der Universität Ulm
Am Hochsträß 8
7900 Ulm

Praxis und Evaluation der psychiatrischen Familienpflege in Ravensburg-Weißenau

von P.-O. Schmidt-Michel und M. Krüger

1. Was versteht man unter psychiatrischer Familienpflege?

Die psychiatrische Familienpflege in Weißenau schließt an eine lange Tradition der Betreuung psychisch Kranker in fremden Gastfamilien an. Orientiert am historischen Vorbild für die Familienpflege – dem belgischen Dorf Geel – wurde diese Betreuungsform seit ca. 1880 auch in Deutschland von einigen Psychiatern wie Griesinger, Wahrendorff und anderen befürwortet und eingeführt.

Bis zum Nationalsozialismus fand diese Idee mehr und mehr Anerkennung und Verbreitung, kam dann aber gänzlich und langfristig zum Erliegen. Erst das Entstehen sozialpsychiatrischer Modelle bei der Betreuung chronisch psychisch Kranker in den 70er und 80er Jahren machte das Neuaufleben dieser alternativen Betreuungsform möglich. Konkret umgesetzt wird dieses Projekt hier in Ravensburg-Weißenau durch den Verein „Arkade", in enger Kooperation mit dem Psychiatrischen Landeskrankenhaus (PLK).

Über Zeitungsannoncen werden erst Bewerberfamilien gesucht, zu einem Gespräch eingeladen und auf ihre allgemeine Eignung hin beurteilt. Im Team wird dann für jede Familie ein jeweils geeignet erscheinender Patient gesucht. Unseres Erachtens war für das Gelingen des Projekts entscheidend, daß man, ausgehend von den zur Verfügung stehenden Familien, nach passenden Patienten suchte und nicht umgekehrt. Initiativen, die den umgekehrten Weg einschlugen, konnten sich nicht etablieren.

Das Familienpflegeverhältnis beginnt nach einem einwöchigen Probewohnen, wenn sowohl Patient als auch Familie mit dem Vorhaben und der entsprechenden vertraglichen Regelung einverstanden sind.

Die professionelle Betreuung erfolgt über regelmäßige Hausbesuche jeweils einer Mitarbeiterin (Familienpflege-Betreuerin), die evtl. auftretende Probleme in wöchentlich stattfindenden Teamsitzungen diskutieren kann. Zusätzlich wird der Patient alle vier Wochen über die Ambulanz von seinem ehemaligen Stationsarzt weiterbetreut, um medizinische und psychopharmakologische Fragen zu klären.

2. Finanzierung des Projekts

Die Finanzierung des Projekts orientiert sich am Bundessozialhilfegesetz. Die Kosten, die für den jeweiligen Kostenträger anfallen, betragen ca. 1.800,– DM. Von den knapp 1.200,– DM, die die Familie für die Betreuung eines Bewohners erhält, müssen auch das monatliche Taschengeld von 125,– DM und eine Kleidergeldrücklage bestritten werden.

Der Trägerverein Arkade erhält pro Bewohner und Monat 600;– DM; daraus ergibt sich ein Stellenschlüssel von 10:1 für das Betreuungsprojekt.

3. Bestandsaufnahme

Seit dem Neubeginn der psychiatrischen Familienpflege im Frühjahr 1985 wurden alle von den PLK Weißenau, Bad Schussenried und Zwiefalten aus in die Familienpflege entlassenen Patienten, die länger als die Probezeit in der Gastfamilie geblieben waren, in unsere Verlaufsuntersuchung aufgenommen. Von den insgesamt 56 Patienten unserer Stichprobe wurden 36 vom PLK Weißenau, 13 von Bad Schussenried und 7 von Zwiefalten aus vermittelt. Stichtag ist der 1. 1. 1989. Aus Schaubild 1 geht hervor, daß der Großteil der Patienten von offenen Stationen der PLK kommt, ein Viertel von geschlossenen Stationen, fünf aus einem Wohnheim und vier aus einer betreuten Wohngemeinschaft. Hier wird deutlich, daß ein Familienpflegeprojekt notwendigerweise in die „Psychiatriekultur" der Region eingebunden sein muß, weil eine intensive Kommunikation mit dem PLK und mit extramuralen Wohnformen existieren muß.
70 % der Familienpflegepatienten haben die ehemalige oder noch bestehende Diagnose einer Schizophrenie, 7 % die einer schizoaffektiven Psychose, 5 % affektive Psychose, 5 % leiden unter Epilepsie und 9 % weisen eine Minderbegabung auf (siehe Schaubild 2). In der Gesamtdauer der bisherigen Hospitalisierung zeigt sich eine Zweiteilung der Familienpflegepatienten in nur kurzzeitig hospitalisierte und „klassische" Langzeitpatienten mit einer Verweildauer von z.T. über 20 Jahren (Schaubild 3). Datenbasis der hier vorgestellten Studie sind die 30 Bewohner, deren Familienpflegebeginn zum Stichtag schon mindestens 1 1/2 Jahre zurückliegt, weil sich nur bei diesen schon ein Verlauf sinnvoll interpretieren läßt. Von diesen 30 ehemaligen Patienten sind 18 weiterhin in der ersten Gastfamilie, drei wechselten in eine andere, sechs wurden wieder ins PLK eingewiesen, zwei wohnen inzwischen selbständig und einer wohnt in einer therapeutischen Wohngemeinschaft. Damit kommt man auf eine Wiedereinweisungsrate von nur 20 % nach eineinhalb Jahren.

4. Die beteiligten Familien

4.1. Die Bewerberfamilien

Sie lassen sich in drei zahlenmäßig etwa gleich große Gruppen unterteilen, die sich jeweils in ihren soziodemographischen Charakteristika und in ihren Motiven zur Familienpflege wesentlich voneinander unterscheiden:

a) „Normalfamilien" mit klassischer Mann-Frau-Arbeitsteilung. Die Initiative zur Bewerbung geht hauptsächlich von der Frau aus. Sie sieht sich imstande, zusätzliche Aufgaben zu übernehmen und die Aufnahme eines psychisch Kranken wird als bewältigbares und sinnstiftendes Vorhaben gesehen.

b) Landwirtschaftsfamilien. Hier ist die Bewerbung zur Familienpflege meist ein Entschluß der ganzen Haushaltsgemeinschaft. Die Familienpflege wird als kompatibel mit dem Führen eines landwirtschaftlichen Betriebes angesehen. Das monatliche Entgelt ist angesichts der Krise, in der sich die meist kleinen und mittleren Betriebe befinden, für die weitere Existenz des Hofes von Bedeutung.

c) Alleinlebende (-erziehende Frauen). Auch hier ist die Familienpflege leicht in den Alltag integrierbar und das monatlich bezahlte Entgelt hat, wie bei den Landwirtschaftsfamilien, nicht den Charakter eines „Zuverdienstes", sondern den einer benötigten Erwerbsquelle neben dem geringen Unterhalts- oder Sozialeinkommen.

4.2. Die Auswahl von Bewerberfamilien

Aber nur etwa die Hälfte der Bewerberfamilien wird von dem auswählenden Team als geeignet eingeschätzt. Nur an diese ausgewählte Hälfte wird dann auch ein Gastbewohner vermittelt. Bei der bisherigen Auswahlpraxis lassen sich grob sieben „Auswahlhilfen" erkennen, an die sich die auswählenden Teammitglieder mehr oder weniger halten:

1) Die Initiative zur Bewerbung für das Familienpflegeprojekt sollte von der Frau ausgegangen sein. Da sie in aller Regel die Hauptlast der Betreuung zu tragen hat und sich ihr Alltag durch das Hinzukommen eines „neuen Familienmitgliedes" am meisten verändert, sollte sie voll und ganz hinter dem Vorhaben stehen und nicht durch Dritte dazu gedrängt worden sein.

2) Die Familie sollte als ganzes eine kongruente Haltung zur Familienpflegebewerbung haben, zumindest sollte kein Familienmitglied der Bewerbung explizit ablehnend gegenüberstehen. Auch die Kinder – soweit sie in jugendlichem Alter sind – sollten an der Entscheidung mitbeteiligt gewesen sein.

3) Nach einer Untersuchung von Linn et al. (1980) erwies sich die Anwesenheit von Kindern in einer Gastfamilie als gute Voraussetzung für einen günstigen Familienpflegeverlauf. Eine mögliche Erklärung dafür wäre, daß Kinder im Umgang mit psychisch Behinderten oft eine größere Natürlichkeit und Spontaneität als Erwachsene zeigen, Konfliktpunkte auf eine diskretere Art ansprechen und daher innerhalb der Familie – den Gastpatienten mit einbezogen – eine brückenbildende Funktion einnehmen können.

4) Die Motive zur Bewerbung sollten weder rein caritativer noch rein finanzieller Art sein. Ein rein finanzielles Motiv würde die Gefahr in sich bergen, daß die Familie die Betreuung des Patienten als lästige Pflicht betrachtet und diesen eher nur duldet als ihn aktiv ins familiäre Leben zu integrieren versucht. Die rein caritativ motivierte Familie dagegen wäre in vielen Fällen frustriert, da die aufopfernde Bemühung um die „Heilung" des Patienten keine oder kaum sichtbare Erfolg hervorbringt, weil es durchaus möglich ist, daß der Patient lange Zeit weder mit Dankbarkeit noch mit Besserung auf die therapeutischen Bemühungen reagiert.

5) Die Familie sollte sich Gedanken darüber gemacht haben, wie die Integration eines psychisch Kranken in die Familie praktisch aussehen könnte, ohne gleichzeitig starre Erwartungen an ihn zu stellen.

6) Die Familie sollte eine Vorstellung davon haben, welchen Platz der Bewohner im Familienverband einnehmen kann. Ob es sich nun um die Rolle einer „Ersatzoma" oder eines „Ersatzopas" handelt, um die Rolle einer Mithilfe im Haushalt oder Garten oder um eine sonstige Funktion, ist nicht entscheidend.

7) Beim Erstgespräch sollten die anwesenden Familienmitglieder eine Art und Weise des Umgangs miteinander zeigen, die auf eine intakte familiäre Kommunikation schließen läßt: herrscht kontextuelle Klarheit in der Kommunikationssituation, d.h. ist es klar, wer was zu wem sagt und wie das Gesagte verstanden werden soll? Sind die Interaktionen auf der affektiven Ebene neutral, empathisch oder eher abwertend und defensiv?

5. Evaluation
5.1 Evaluationsinstrumente

Verwendet wurden der „Disability Assessment Schedule" (DAS) und die „Scale for the assessment of negative symptoms" (SANS). Beim DAS handelt es sich um ein halbstrukturiertes Interview zur Erfassung des sozialen Behinderungsgrades des Patienten. Das Interview wird mit der jeweiligen Hauptbezugsperson durchgeführt. Die Ratings beziehen sich auf Körperpflege, Freizeitaktivität, Verlangsamung/Getriebenheit, kommunikative Fähigkeiten, aggressives Verhalten, Fähigkeiten zum situationsadäquaten Reagieren, Rolle im Haushalt, (hetero)sexuelles Verhalten, Arbeitsverhalten, Interessen und Informationsbedürfnis; zudem wird ein Rating zur Gesamteinschätzung der sozialen Anpassung abgegeben. Die Ratings erstrecken sich von 0 (gute soziale Anpassung) bis 5 (fehlende soziale Anpassung). Die von uns verwendete deutsche Version des DAS wurde am Zentralinstitut für Seelische Gesundheit (ZI) in Mannheim entwickelt. Einige im ursprünglichen DAS enthaltenen Items wurden aus Relevanzgründen für unsere Stichprobe nicht erhoben.

Der SANS dagegen basiert auf einem Interview, das zusammen mit dem behandelnden Arzt durchgeführt wird und umfaßt die Bereiche Affektverflachung/Affektstarrheit, Alogie, Apathie, Ahedonie/Assozialität und Aufmerksamkeit; wiederum können die Psychopathologiewerte Ausprägungen von 0 (nicht vorhanden) bis 5 (schwere Ausprägung) annehmen.

5.2. „Design" der Untersuchung

Nachdem die Vermittlung eines Patienten an eine Familie erfolgt ist, wird dieser Patient zur Therapiegruppe gezählt. Gleichzeitig wird ein anderer Patient, der mit diesem bezüglich der wesentlichen soziodemographischen und psychopathologischen Charakteristika vergleichbar ist, in die Kontrollgruppe aufgenommen. Somit handelt es sich um „matched samples".

Die Daten werden zu fünf Meßzeitpunkten mit je sechs Monaten Abstand erhoben, so daß insgesamt ein Katamnesezeitraum von zwei Jahren abgedeckt ist. Das DAS-Interview bezieht sich dabei jeweils auf den dem Meßzeitpunkt unmittelbar vorhergehenden Monat. Bei der Experimentalgruppe findet die erste Datenerhebung genau zum Zeitpunkt des Wechsels in die Gastfamilie statt und bezieht sich somit auf den letzten Monat des Aufenthaltes im PLK, während die weiteren vier Meßzeitpunkte den Verlauf in der Familie vom 6. bis zum 24. Monat abbilden.

5.3. Ergebnisse

Zum Grad der sozialen Behinderung: In den DAS-Kategorien zeigen sich innerhalb des ersten Jahres Verbesserungen (Rückgang der Behinderung), die in zwei Kategorien (Kommunikation und Haushalt) und im Summenscore so ausgeprägt sind, daß zum dritten Meßzeitpunkt von einem signifikanten Unterschied zwischen Experimental- und Kontrollgruppe gesprochen werden kann. Zum vierten Zeitpunkt hält dieser positive Trend nicht an bzw. er kehrt sich wieder um (Interesse und Informationsbedürfnis).

Bei der Interpretation der Behinderungsverläufe ist zu beachten, daß die Ratings über ein Interview mit der Hauptbezugsperson des Patienten zustande kommen. Das heißt, in ihnen ist widergespiegelt, wie sie das Verhalten des Probanden wahrnimmt und beurteilt. Deshalb ist der universale Verlauf, der bei allen DAS-Kategorien festzustellen ist (Verbesserungen bis zu einem Jahr, danach Stabilbleiben bzw. leichte Verschlechterung), möglicherweise die Summe von zwei Prozessen: Einer mutmaßlich linearen Verbesserung des Patienten bis zu einem Niveau, ab dem er stabil bleibt und auf der anderen Seite einer Zunahme der Erwartungen, die an das Patientenverhalten von der Hauptbezugsperson gestellt werden. Nach dieser Interpretation ist die Zeit nach einem Jahr Familienpflege die „kritischste", weil hier reales Verhalten des Patienten und Erwartung der Hauptbezugsperson auseinanderzuklaffen drohen. Für das Weiterbestehen des Familienpflegeverhältnisses ist demnach entscheidend, daß sich diese Lücke wieder schließt, entweder durch weitere Verbesserungen des Patienten oder durch das Korrigieren der Erwartungen der Hauptbezugsperson.

Die Tatsache, daß in den Bereichen Freizeitverhalten, Kommunikation und Haushalt die DAS-Verbesserungen am deutlichsten und am dauerhaftesten ausfallen, ist u. E. dadurch zu erklären, daß hier der Effekt, der durch das veränderte Milieu bedingt ist, am deutlichsten zu Buche schlägt. Die DAS-Verbesserungen sind hier quasi im veränderten Milieu institutionalisiert. Die Anstöße, die dem Patienten in der Familie gegeben werden, sich aktiv in seiner Freizeit zu beschäftigen, sind individueller und unmittelbarer als auf einer psychiatrischen Station, wo es diese Anstöße in Form von regelmäßigen Gruppen und Stationsaktivitäten ebenfalls gibt, aber „überindividuell" und abstrakter: Der Aufforderungscharakter einer wöchentlich stattfindenden Kochgruppe ist geringer als der einer Bitte eines Familienmitgliedes, das den Patienten fragt, ob er bei der Essensvorbereitung mithelfen kann.

Ähnliches trifft im Bereich „Kommunikation" zu: Die Möglichkeiten, Kommunikation im Sinne des DAS zu vermeiden, sind auf einer psychiatrischen Station viel eher gegeben als in einer Familie; positiv formuliert heißt das, daß schon das bloße Wechseln in ein familiäres Milieu und die Konfrontation mit den dort stattfindenden kommunikativen Episoden (Vorhandensein von Kindern, Besuche von Nachbarn und Bekannten, Telefonanrufe, gemeinsame Alltagsrituale) eine Reduktion des Behinderungsgrades in diesem Bereich wahrscheinlich macht.

Die Qualität des Zusammenlebens, das Verhalten des Patienten in seiner ihn umgebenden sozialen Umwelt (bei der Familienpflege die Familie, in der Kontrollgruppe die Station), seine Fähigkeiten, sich empathisch in andere einzufühlen, geht in die Kategorie „Haushalt" ein. Auch hier war der Unterschied zwischen Experimental- und Kontrollgruppe nach einem Jahr signifikant. Die Familienpflege gibt vielen Patienten wieder die Chance, Beziehungen zu Menschen aufzunehmen, die erstens keine Mitpatienten sind und zweitens keine professionellen Helfer (Arzt, Sozialarbeiter, Pfleger), zu denen die zwischenmenschliche Distanz und der hierarchische Abstand schon vorgegeben ist. So war es in vielen Familienpflegeverhältnissen zu beobachten, daß teilweise jahrzehntelang hospitalisierte Patienten aus ihrem Autismus heraustreten konnten und ihren Platz in der Familie fanden, sich für die Belange des Hauses interessierten und am Leben der anderen Familienmitglieder Anteil nahmen.

Zusammengefaßt kann man zu den DAS-Ergebnissen sagen:

- Positive Effekte der Familienpflege ergeben sich in den sozialen Kategorien Kommunikation und Haushalt, nicht aber in den übrigen Bereichen.
- Nach ca. einem Jahr endet der kontinuierliche positive Trend und die Behinderung im Sinne des DAS nimmt zumindest in einigen Kategorien wieder zu.

Psychopathologische Ergebnisse nach SANS:

Während der Wechsel von der Klinik in die Familie auf das Ausmaß der sozialen Behinderung zumindest in einigen Bereichen deutlich positiv wirkt, scheint er auf die psychopathologische Behinderung kaum Einfluß zu haben. Es ist auffallend, daß die Gruppe der Familienpflegepatienten schon vor der Entlassung aus der Klinik in allen SANS-Kategorien, mit Ausnahme des Bereichs Alogie, auf einem niedrigeren Behinderungsniveau beginnen. Beide Gruppen entwickeln sich dann auf ihrem Niveau fast parallel über die Meßzeitpunkte weiter, so daß es zu keinem abweichenden Gruppeneffekt im Vergleich von Experimental- und Kontrollgruppe kommt.

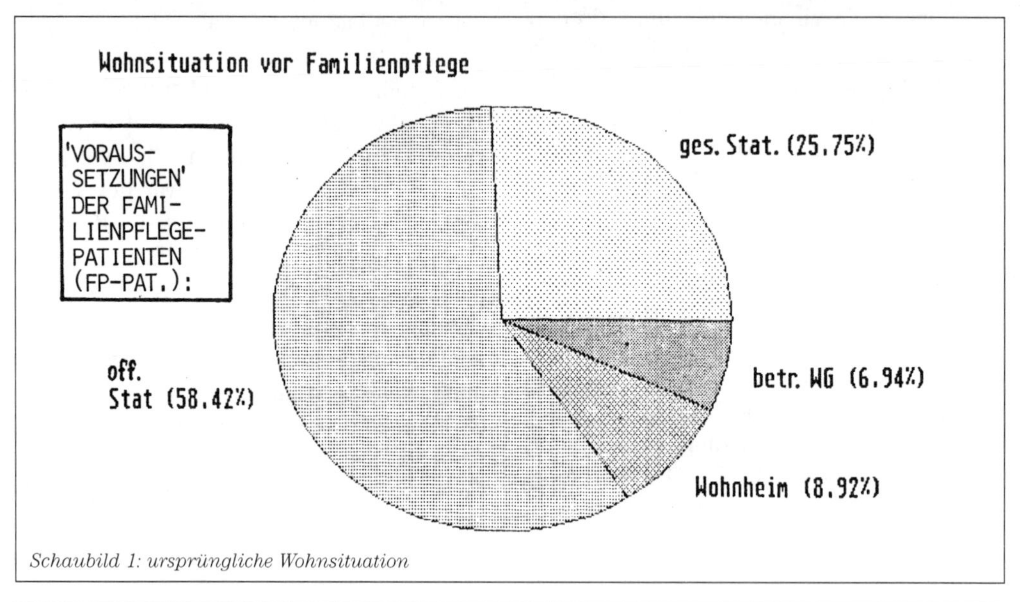

Schaubild 1: ursprüngliche Wohnsituation

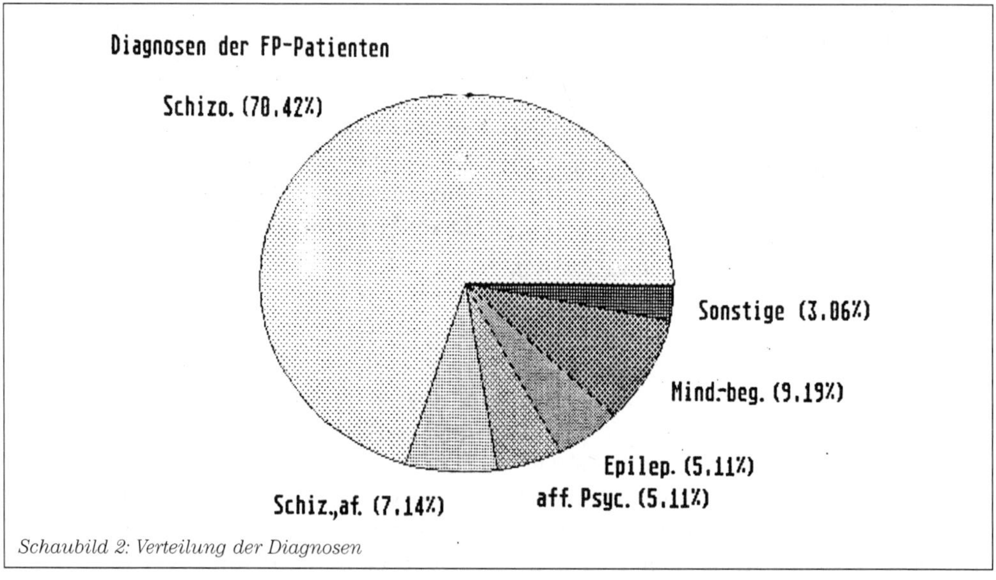

Schaubild 2: Verteilung der Diagnosen

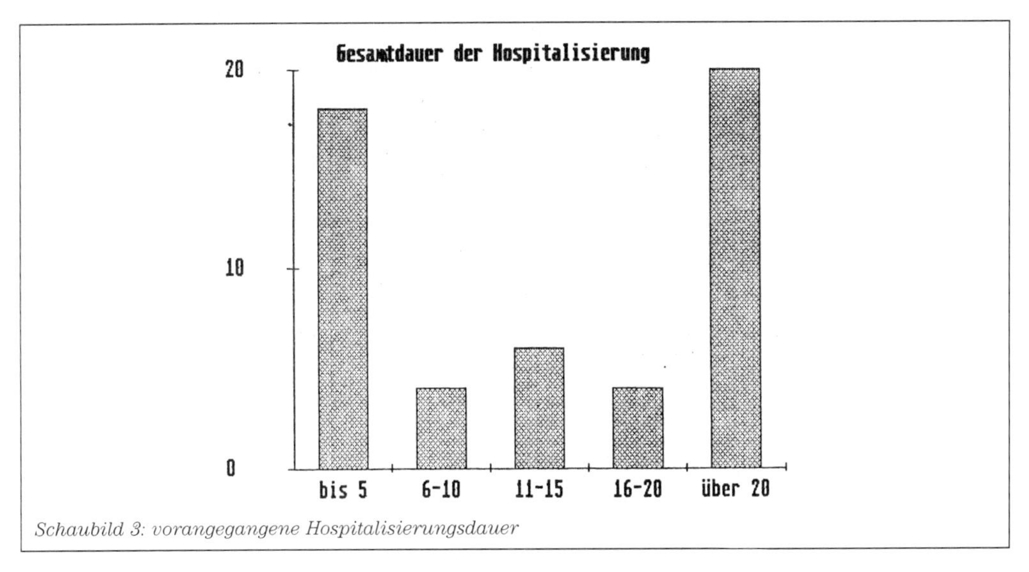

Schaubild 3: vorangegangene Hospitalisierungsdauer

Literaturhinweise

(Bisher hat unsere Arbeitsgruppe folgende Artikel zum Thema Psychiatrische Familienpflege herausgebracht)

1. Konrad, M., P.-O. Schmidt-Michel (1987): Psychiatrische Familienpflege: Überblick über Projekte in der BRD und Stand der Forschung. Nervenheilkunde 6, 265-273

2. Konrad, M. (1986): Psychiatrische Familienpflege als Alternative zur Hospitalisierung für psychiatrische Langzeitpatienten. Verhaltenstherapie und psychosoziale Praxis 18, 174-182.

3. Krüger, M. (1986): Das Ravensburger Familienpflegeprojekt. Unveröffentlichte Diplomarbeit. Uni Tübingen

4. Schmidt, P.-O. (1982): Asylierung oder familiale Versorgung? Die Vorträge auf der Sektion Psychiatrie der Gesellschaft deutscher Naturforscher und Ärzte bis 1985. Husum, Matthiesen

5. Schmidt, P.-O. (1983): Asylierung oder psychiatrische Familienpflege? Die Diskussion in den Irrenärzteverbänden um die psychiatrische Versorgungsstruktur im 19. Jahrhundert. Psychiatrische Praxis 10, 56-59

6. Schmidt-Michel, P.-O. (1984): Die psychiatrische Familienpflege als Alternative zur Hospitalisierung chronisch psychischer Kranker, notabene medici 4, 324-328 (Teil 1) und 5, 418-424 (Teil 2)

7. Schmidt-Michel, P.-O., M. Konrad, B. Heiter-Metzger, G. Schiele (1987): Die psychiatrische Familienpflege in Ravensburg-Weißenau. Aufbau und erste Erfahrungen. Psychiatrische Praxis 14, 88-97

8. Schmidt-Michel, P.-O., M. Konrad: Why are foster-care programs not a part of everyday routine in psychiatric treatment? Social psychiatry (angenommen 1987)

9. Krüger M. et al. (1988): Ist die Integration chronisch psychisch Kranker in Gastfamilien in der modernen Gesellschaft möglich? Eine empirische Studie. MMG 13, 13-22

10. Schmidt-Michel et al. (1988): Selektionsmechanismen bei der Auswahl von Gastfamilien für die psychiatrische Familienpflege (eingereicht bei Schweizer Archiv für Psychiatrie und Nervenheilkunde)

11. Krüger, M., P.-O. Schmidt-Michel (1988): Wodurch zeichnen sich gute „Ersatz"-Angehörige aus? (Erscheint in „Das ärztliche Gespräch")

12. Konrad, M., P.-O. Schmidt-Michel (1988): Die Betreuung von „Ersatz"-Angehörigen: Analogien und Differenzen (erscheint in „Das ärztliche Gespräch")

Anschrift:

Ltd. Oberarzt
Dr. med. habil P.-O. Schmidt-Michel
und Dipl.-Psych. Dr. rer. soc. M. Krüger
Psychiatrisches Landeskrankenhaus
Weißenau
Postfach
7980 Ravensburg/Oberschwaben

Das Rehabilitationszentrum für psychisch Kranke (RPK), seine Besonderheiten und seine Berechtigung im Rehabilitationsbereich

von B. Schuback

Das Wichern-Institut ist ein Rehabilitationszentrum speziell für psychisch kranke Rehabilitanden; es hat seine Arbeit 1982 aufgenommen.

Von Anfang an wurde von uns eine Rehabilitationslösung angestrebt, die auch für psychisch Kranke eine volle Kostenübernahme durch die Sozialversicherung sicherstellt.

Dazu waren, wie Sie sich leicht vorstellen können, lange Verhandlungen mit den Kostenträgern notwendig. Auch konzeptionell mußten wir einige Kompromisse eingehen, um eine Vergleichbarkeit zu den Rehabilitationsangeboten für somatisch erkrankte Menschen herstellen zu können. Ein wesentlicher Faktor dazu war die Festlegung von Rehabilitationszeiten. Hier gingen die Vorstellungen zunächst weit auseinander: Es war für uns nur schwer vorstellbar – bei unserem Klientel – von vornherein ein Ende der Maßnahme festzulegen.

Die Kostenträger sicherten uns aber zu, daß die Maßnahmen individuell abgestimmt, das heißt, im Einzelfall auch verlängert werden können. Deshalb haben wir dieser Lösung schließlich zugestimmt.

Dieses gilt sowohl für die medizinische Rehabilitation als auch für die medizinisch-berufliche Rehabilitation. Weil wir beide Maßnahmen unter einem Dach anbieten konnten, gab es meist genügend „Raum", eine Rehabilitationsmaßnahme sinnvoll und flexibel zu gestalten. Ich verzichte in diesem Kreise bewußt auf die genaue Beschreibung des Mitarbeiterkreises und der einzelnen diagnostischen und therapeutischen Leistungen unserer Einrichtung.

Hervorzuheben ist aber der Wille aller an den Verhandlungen beteiligten Kostenträgervertreter, eine möglichst gerechte und sinnvolle, dem Patienten zugute kommende Lösung zu finden, und zwar sowohl im Hinblick auf die Leistungspalette und den Personalbestand, als auch im Hinblick auf die zugestandenen Dauern der Maßnahmen.

Im einzelnen wurden folgende Maßnahmen beschlossen:

1. Eine erste Diagnose- und Behandlungsphase, Dauer 3 Monate, grundsätzlich zu Lasten der Krankenkassen.
2. Medizinische Rehabilitation, Dauer 3 Monate, zu Lasten der Rentenversicherungsträger.
3. Medizinisch-berufliche Rehabilitation, Dauer 9 Monate, zu Lasten der Arbeitsverwaltung oder der Rentenversicherungsträger.

So gesehen, waren wir schon früh auf die 1986 schließlich geschlossene Vereinbarung über Rehabilitationszentren für psychisch

Kranke, die am 1. Januar 1987 in Kraft trat, gut vorbereitet.

Seit Mai 1987 fungieren wir nun offiziell als RPK.

Zum Stichtag 31. Mai 1988 hatten wir 101 Erstaufnahmen in unserer Einrichtung erfaßt.

Hier nun einige weitere statistische Daten:

Von den 101 aufgenommenen Personen waren 25 Frauen und 76 Männer.

92 % von ihnen waren ledig, 73 % waren zwischen 19 und 28 Jahre alt.

7 Rehabilitanden waren ohne Schulabschluß, ansonsten hatten wir
41 Rehabilitanden mit Hauptschulabschluß,
29 Rehabilitanden mit Mittlerer Reife und
24 Rehabilitanden mit Abitur
aufgenommen.

Davon waren

61 Rehabilitanden ohne Berufsabschluß (!),
31 Rehabilitanden mit Berufsabschluß und
2 Rehabilitanden sogar mit Hochschulabschluß.

32 von den 61 oben erwähnten Rehabilitanden hatten ihre Lehre wegen der Erkrankung abgebrochen.

Ich möchte Sie nun nicht mit diesen Daten langweilen, sondern Ihnen damit aufzeigen, daß unser Klientel nicht „handverlesen“ ist, sondern daß die RPK – wenn auch von einigen „Psychiatrieexperten“ bezweifelt – allen Menschen mit psychischen Behinderungen offen stehen. Dieses wird deutlich, wenn man sich die beruflichen Rehabilitationsmöglichkeiten näher ansieht.

In unserem Hause bieten wir folgende Maßnahmearten an:

1. Berufsfindung und Arbeitserprobung. Diese Maßnahme beginnt bei uns schon während der medizinischen Rehabilitation unter dem Stichwort „Belastungserprobung“. Die von der Arbeitsverwaltung dafür vorgesehene Zeit von bis zu 6 Wochen reicht aber in der Regel nicht aus.

2. Die Vorbereitungsmaßnahmen für Ausbildung oder Umschulung, Dauer: 6 Monate.

3. Die Anpassungsmaßnahmen zur Vorbereitung auf den allgemeinen Arbeitsmarkt, Dauer: 9 Monate.

4. Die Arbeitstrainingsmaßnahmen als Vorbereitung auf den Arbeitsbereich einer Werkstatt für Behinderte (WfB), Dauer: 9 bis 12 Monate.

Dieses in sich geschlossene Maßnahmeangebot, mit einer maximalen Dauer von 24 Monaten für die medizinische und medizinisch-berufliche Rehabilitation, bietet in der Regel einen ausreichenden Rahmen für die Rehabilitation seelisch kranker Menschen, was bei diesem Personenkreis selbstverständlich nicht heißt, daß diese künftig keine Hilfen mehr benötigen.

Wir können von uns sagen, daß sich das integrierte Konzept, welches in unserem Hause entwickelt wurde, außerordentlich gut bewährt hat.

Wenn man so etwas sagt, muß man sich auch die Frage nach dem „Erfolg“ gefallen lassen und ich möchte sie Ihnen gern beantworten.

Die unterschiedliche Beurteilung von Erfolg wird bei der Rehabilitation psychisch Kranker besonders deutlich. Als erfolgreich wird es allgemein im Gesundheitswesen bewertet,

1. wenn eine psychische Krankheit oder Behinderung als geheilt angesehen werden kann,
2. wenn eine psychische Krankheit oder Behinderung als gebessert gilt, oder
3. wenn eine Verschlimmerung dieses Leidens verhindert werden konnte.

Wer schenkt nun aber welchem dieser gesetzlich definierten „Erfolge" Aufmerksamkeit?

Die Rentenversicherer sehen einen Erfolg, wenn durch die Maßnahme – Zitat § 3 der Vereinbarung „Kostenträger/RPK" – „... die erheblich gefährdete oder bereits geminderte Erwerbsfähigkeit wesentlich gebessert oder wiederhergestellt werden, oder wenn Berufs- oder Erwerbsunfähigkeit abgewendet werden kann."

Die Krankenversicherer sehen den Erfolg, wenn durch die Maßnahme „... Heilung oder Besserung des Leidens erreicht wird und wenn eine Verschlimmerung vermieden wird."

Ich denke, mit dieser „Erfolgsbeschreibung" kann jeder von uns leben.

Schwierig wird es erst wieder, wenn wir auf die „Wertigkeit" des Erfolges zu sprechen kommen.

Da heißt die uns zuerst und am häufigsten gestellte Frage:

„Wieviel % Ihrer Rehabilitanden konnten auf den allgemeinen Arbeitsmarkt zurückkehren?"

Wir können dann antworten:
54,6 % hätten die Befähigung, eine Arbeit auf dem allgemeinen Arbeitsmarkt anzunehmen, wenn er nur für diesen Personenkreis aufnahmewillig/-fähig wäre. Man muß auch sehen, daß nur 3 % unserer Rehabilitanden noch einen Arbeitsplatz haben, wenn sie zu uns kommen. Bisher konnten von diesen alle ihre Arbeit nach Beendigung der Maßnahme wieder aufnehmen. Dies ist natürlich ein Erfolg, besonders dann, wenn man die offiziellen Zahlen der Rentenversicherer für „psychogen" erwerbsunfähige/-gefährdete Versicherte kennt:

1988 standen 3.718 Berentungen nur 906 Reha-Maßnahmen gegenüber!

Zu diesen Zahlen heißt es, daß im Bereich der Psychiatrie die möglichen Rehabilitationsmaßnahmen nicht ausreichend ausgeschöpft werden und die Beteiligten sich relativ rasch für eine Berentung entscheiden. Wie wahr!

Die zweite Antwort, die wir geben – und auf die wir auch stolz sind – ist die, daß es uns gelungen ist, zusammen mit 98,8 % unserer Rehabilitanden eine für sie erkennbare neue Perspektive zu entwickeln. Daß sie bei uns gelernt haben, mit ihrer Krankheit umzugehen und ihre Fähigkeiten richtig einzuschätzen. Denn dies kann ihnen helfen und sie vor Verschlimmerung oder Chronifizierung ihres Leidens bewahren.

Die 1,2 %, bei denen wir dieses Ziel nicht erreichen konnten, bedrücken uns, sind uns aber weiter ein Ansporn, nach geeigneten Lösungen zu suchen, um auch ihnen eine deutlichere Hilfe sein zu können.

Nun möchte ich gern noch auf einige Schwierigkeiten zu sprechen kommen, die auch unser RPK aushalten muß.

Als „zentrale" Einrichtung für die Industriestadt Ludwigshafen (Rheinland-Pfalz) und ihr Hinterland sind wir häufig der Kritik ausgesetzt, daß wir nicht „gemeindenah arbeiten" oder, wie es Dr. Nils Pörksen von der Deutschen Gesellschaft für Soziale Psychiatrie (DGSP) in einem Brief vom 12. 06. 1989 an Herrn Alfred Schmidt, DGB-Bundesvorstand und damals dort zuständig für Sozialpolitik, schreibt:

„Ich teile die Meinung, daß sich die Konzeption der RPK bisher nicht bewährt hat. Rehabilitations-Einrichtungen, die es schon vorher gab – wie das Wichern-Institut bei Ludwigshafen – arbeiten weiter.
Das Wichern-Institut ist zwar ein inzwischen anerkanntes RPK, es ist jedoch ausgesprochen überregional organisiert, ausgesprochen selektiv, es arbeitete vorher ähnlich wie jetzt."

Dann weiter:

„Das ganze ist viel zu überörtlich organisiert, es ist nicht-integrativ. Medizinische, berufliche und soziale Rehabilitation gehören gemeindenah zusammen. Das läßt sich im Konzept der RPK nicht realisieren. Nach meiner Ansicht ... kann es nur einen Weg geben: einen gemeindepsychiatrischen Verbund. Ob es dafür allerdings eine gesetzliche Regelung geben soll, das vermag ich nicht zu sagen."

Wenn man so etwas zu lesen bekommt, geht einem das schon unter die Haut. Dies ist nur eine „Expertenstimme", die sich, wie viele andere, dadurch auszeichnet, daß man die eigene Idee für die beste hält – natürlich gemeinsam mit anderen – und andere Vorstellungen, ohne sie zu kennen, abqualifiziert. Ich nehme es Herrn Dr. Pörksen ja nicht übel, wenn er nicht weiß, daß Oggersheim ein Stadtteil von Ludwigshafen ist, weil inzwischen viele Oggersheim für den Nabel der Welt halten.
Nein, betroffen macht mich sein Urteil über eine Einrichtung, die er nicht kennt und eine Arbeit, die für ihn und seinen Kenntnisstand nur den einen Fehler haben kann, nämlich den, nicht seinen Vorstellungen zu entsprechen.

Das Wichern-Institut liegt inmitten der Stadtteil-Gemeinde, mit allen für eine Rehabilitation notwendigen sozialen Bezügen. Die kritisierte „Zusammenfassung" ausschließlich psychisch Kranker kann – zugegeben – für einzelne ein „Segregationsmerkmal" sein. Für andere ist sie mit Sicherheit ein zusätzliches schützendes Element, das ihnen hilft. Man soll nie glauben, was für andere gut ist, wisse man nur allein. Schon gleich gar nicht als Psychiater.

Kein vernünftig denkender Mensch wird bestreiten, daß eine gute Versorgung und Hilfe für Menschen mit einer seelischen Erkrankung an ihrem Wohnort notwendig ist, aber über die Art und den Umfang dieser Hilfen sollten wir doch vor allem die Betroffenen entscheiden lassen.

Das wollen sicher auch alle Experten, nur – tun sie es auch?

Ein weiterer wichtiger Punkt für alle ist die Finanzierbarkeit solcher Hilfen. Bisher hat sich vieles bei der sozialpsychiatrischen Versorgung zum Vorteil für die Träger und zum Nachteil für die Betroffenen und ihre Angehörigen, nämlich auf Sozialhilfe-Basis, abgespielt.

15 Jahre hat man um eine andere Lösung gerungen und erst durch die Initiative des Wichern-Institutes wurde ein umfangreiches medizinisch-sozial-berufliches Rehabilitationsangebot auf die sozialversicherungsrechtliche Basis, in Form der RPK-Vereinbarung, gebracht.

Warum wird von diesen Kritikern nun daran gearbeitet, daß dies so nicht weitergehen kann? Scheut man die „strafferen" Erfolgskriterien und klareren Qualitätsansprüche der Sozialversicherung?

So offen sind solche Experten immerhin, daß sie nicht zu sagen vermögen, ob eine gesetz-

liche Regelung ihrer Ideen möglich oder sinnvoll ist. Und warum, so frage ich, werden alle psychisch Kranken in einen Topf geworfen? Ich habe bisher nur Individuen, mit eigener Lebensgeschichte, eigenen Bedürfnissen und eigenen Fähigkeiten kennengelernt und nur wenige gefunden, für die Gleiches gleich gut war. So kann mit Sicherheit auch ein RPK nicht allen Bedürfnissen und Anforderungen gerecht werden.
Es bedarf vieler Hilfen für diesen Personenkreis, ambulanter und regionaler, auch an anderen Orten.

Wie schön wäre es zum Beispiel, wenn wir immer den Kontakt zu einem sozialpsychiatrischen Dienst in der Heimatgemeinde eines Betroffenen rechtzeitig herstellen könnten! Das gelingt gelegentlich in einer größeren Stadt, nicht aber auf dem Dorf, wo auch viele der Betroffenen herkommen, von denen einige vielleicht – eben aus diesem Grunde – sowieso nicht mehr dorthin zurückkehren möchten/können.

Wer hat denn diesen Experten „geflüstert", daß alle nur so unterstützt werden wollen, wie sie es sich vorstellen können?
Könnten denn auf jedem Dorf und in jeder Stadt so viele spezielle Hilfen, wie sie der Aufgabenkatalog von einem RPK fordert, eingerichtet werden?
Wer diese Frage mit ja beantwortet, muß wohl der Meinung sein, es sei möglich, unsere ganze Gesellschaft in kürzester Zeit umzugestalten.
Solange dies aber nicht vollbracht ist, sollte niemand sich befugt fühlen, ein spezifisches Angebot für Menschen in einer besonderen Situation abzuqualifizieren, sondern es als Ergänzung anderer notwendiger Angebote begreifen.

Zusammenfassend meine ich: Auch „zentralere" stationäre Angebote der ineinandergreifenden Rehabilitation nach medizinischen, beruflichen und sozialen Gesichtspunkten haben ihren berechtigten Platz im System der Eingliederungs- und Lebenshilfe für chronisch psychisch Kranke. In diesem Bereich macht das RPK ein kompaktes Angebot für einen zwar flexiblen, aber doch definierten Zeitraum. Neu am Konzept der RPK ist, daß die aufeinander abgestimmten Rehabilitationsleistungen in einer Struktur und Form erbracht werden, die „sozialversicherungskompatibel" ist, so daß die volle Kostenübernahme der Rehabilitationsträger ermöglicht wird. Der bei aller Verschiedenheit psychischer Erkrankungen dennoch berechtigte Einwand einer „Monostruktur" im Sinne der Aufnahmeindikation wird durch die Vorteile mehr als aufgewogen, die darin liegen, daß alle Mitarbeiter gut auf die Besonderheiten des Rehabilitandenkreises eingestellt sind und damit vielen (durch fehlenden Konkurrenzdruck gegenüber psychisch normalbelastbaren Behinderten und durch spezifische individuelle Hilfestellungen) eine Teilnahme an umfassenden Rehabilitationsmaßnahmen erst möglich wird.

Die RPK versuchen auch eine Antwort auf den Mißstand zu geben, daß umfassende und ineinandergreifende ortsnahe Rehabilitationsmaßnahmen bis auf weiteres mindestens im ländlichen Raum nicht mit Aussicht auf Erfolg organisiert werden können. Dafür nehmen sie den Nachteil eines größeren Einzugsgebietes in Kauf.

Mit ggf. vorhandenen wohnortnahen Diensten pflegen sie deshalb, wo es möglich ist, engen Kontakt, um Übergangsprobleme nach der stationären Rehabilitation auszuräumen. Die Neuerung, personenbezogene Rehabilitationsdienste für psychisch Kranke in Form der sozialrechtlich wohldefinierten Maßnahmen wie Belastungserprobung, Berufsfindung, Arbeitsvorbereitung und -anpassung, Arbeitserprobung und Arbeitstraining, innerhalb zeitlicher Begrenzungen, anzubieten, ist ein mutiger Schritt. Dabei wird nicht übersehen, daß sich eine Rehabilitationsmaßnahme im (überörtlichen) RPK nicht für jeden psychisch behinderten Menschen gleichermaßen eignet. Hierauf wird bei den Aufnahmegesprächen geachtet; eine „Selektion" in dem Sinne, daß nur psychisch Kranke mit leichteren Funktionseinbußen, niedrigerem Alter und (vorangegangener) anspruchsvolleren Schul- und Berufs-„Karriere" aufgenommen würden, findet nicht statt. Das „Konzept RPK" wird in diesem Sinne – trotz erst siebenjähriger Erfahrung – als erfolgreich beurteilt werden müssen. Ein „Alleinvertretungsanspruch" als die Form der zeitgemäßen Rehabilitation psychisch Kranker besteht jedoch nicht. Die Mitarbeiter des RPK Wichern-Institut wissen, daß

- ihre Arbeit ein notwendiges Angebot unter mehreren ist, die dem Personenkreis psychisch Kranker dienen, und vor allem, daß
- ihre Arbeit umso erfolgreicher sein wird, je besser es gelingt, die Gesellschaft nach dem Abschluß von medizinisch-beruflichen Rehabilitationsmaßnahmen psychisch Kranker zur Aufnahme der Absolventen in das Berufsleben und das soziale Umfeld zu befähigen.

Anschrift:

Dipl.-Soz. Arb. B. Schuback
Direktor des Rehabilitationszentrums für psychisch Kranke „Wichern-Institut"
Wingertstraße 5
6700 Ludwigshafen-Oggersheim

Die Aufgabe des psychiatrischen Krankenhauses bei der Rehabilitation psychisch Kranker

von K. Fasshauer

A. Aufgabenstellung des psychiatrischen Krankenhauses

Seitdem in den 50er Jahren mit Einführung der Psychopharmakabehandlung die Voraussetzungen geschaffen wurden, psychische Erkrankungen mit Aussicht auf Erfolg auch ambulant zu behandeln, hat eine andauernde Diskussion um den Aufgabenbereich und sogar die Existenzberechtigung psychiatrischer Krankenhäuser begonnen, die bis dahin außer Frage gestanden war. Trotz umfangreicher Enthospitalisierungs-Bemühungen und Ausbau komplementärer Netzwerke in den letzten Jahrzehnten hat das Krankenhaus als Institution jedoch eine erstaunliche Zählebigkeit und Wandlungsfähigkeit bewiesen. Aus der ehemaligen Heil- und Pflegeanstalt, die sich überwiegend der Pflege widmete, ist eine spezialisierte Therapieeinrichtung geworden, deren Anspruch ganz auf die Heilung der hier behandelten Kranken ausgerichtet ist, dies im übrigen weitgehend unbemerkt von der Öffentlichkeit. Die nunmehr schon überschaubaren Erfahrungen mit den vielfältigen modernen Therapiemöglichkeiten innerhalb und außerhalb des Krankenhauses erlauben es m.E., die Aufgabenstellung des psychiatrischen Krankenhauses für die Gegenwart und Zukunft neu und zeitgemäß zu definieren. Im Akutbereich ergibt sich die Aufgabe, Kranke in einer krisenhaften Lebenslage aus einer ausweglosen Situation herauszuholen und den beschützenden Rahmen zur Lösung der Krise zu nutzen. Im chronischen Bereich versteht sich das Krankenhaus als Existenzbasis für psychisch kranke Menschen, bei denen sich nach vielen auch komplementär begleiteten Versuchen herausgestellt hat, daß ein Leben außerhalb einer betreuenden Institution nicht möglich ist. Zu begründen ist diese Aufgabe mit dem doch mittlerweile in vielen Ländern beobachteten Problem der sogenannten „neuen" chronisch Kranken. Die Aufgabe, die den therapeutischen Anspruch des Krankenhauses aber an bevorzugter Stelle erfüllt, ist die Rehabilitation der aus verschiedenen Gründen in das Krankenhaus gelangten Patienten.

B. Empfehlungen der Expertenkommission

Auch im Bericht der Expertenkommission der Bundesregierung zur Reform der Versorgung im psychiatrischen Bereich wird die Aufgabe der Rehabilitation unter bestimmten Voraussetzungen auch den Krankenhäusern zugeschrieben. Die Aussagen der Expertenkommission zur Aufgabenstellung des psychiatrischen Krankenhauses beziehen sich allerdings nicht auf die inhaltliche Ausgestaltung sondern ausschließlich auf organisatorische Fragen. Erwähnt ist die Problematik, daß psychisch kranke Erwachsene gegenwärtig kaum Chancen haben, medizinische oder berufliche Rehabilitationsmaßnahmen zu erhalten, wenn sie nicht zur Gruppe der

Abhängigkeitskranken oder der neurotisch-psychosomatisch Kranken gehören. Empfohlen wird ausdrücklich, den psychiatrischen Krankenhäusern und Abteilungen die Realisierung einer Rehabilitationseinrichtung für psychisch Kranke zu ermöglichen, wenn sie verkehrstechnisch günstig zu der von ihnen zu versorgenden Bevölkerung liegen. Diese Empfehlung orientiert sich an Erfahrungen mit den vielerorts vorhandenen Entwöhnungsabteilungen zur Rehabilitation von Abhängigkeitskranken. Vorzüge werden in den erfüllten Voraussetzungen für eine gute Kooperation mit dem klinisch-stationären Akutbereich der Krankenhäuser, einschließlich Institutsambulanz, und in erhöhter Wirtschaftlichkeit gesehen.

C. Definition des Rehabilitationsklientels

Zunächst ist nun zu bestimmen, für welche Kranken Rehabilitationsmaßnahmen im psychiatrischen Krankenhaus indiziert sind. Ein Rehabilitationsbedarf besteht in der Regel nicht bei Personen, bei denen die Art der akuten Erkrankung oder der Krisenintervention ein zeitlich absehbares Abklingen der Symptomatik oder eine Remission erwarten läßt. Dies sind beispielsweise Kranke mit einer Depression oder einer Manie oder Suizidenten mit reaktiven Störungen, auch Patienten mit toxischen Psychosen. Ferner besteht keine Rehabilitationsmöglichkeit im engeren Sinne bei mangelnden Rehabilitationschancen etwa aufgrund progredienter degenerativer oder sonstiger Erkrankungen, wie beispielsweise beim Morbus Alzheimer oder beim Morbus Chorea-Huntington. Ein Rehabilitationsbedarf ist dagegen anzunehmen bei Patienten, deren behandelbare Erkrankung zur Chronifizierung neigt oder zur Ausprägung von psychischen Defektzuständen führen kann. Dies sind vor allem Kranke mit paranoiden oder paranoid-halluzinatorischen Psychosen, besonders aus dem schizophrenen Formenkreis. Hinzu kommen Personen mit schweren Persönlichkeitsstörungen oder Borderline-Syndromen, die ohne gezielte Hilfe nicht zur Gründung einer eigenständigen Existenz in der Lage wären, sondern immer tiefer in eine pathogene Verstrickung ihrer Defizite hineingeraten würden. Schließlich ist an Patienten mit hirnorganischen Anfallsleiden zu denken und an Kranke mit Persönlichkeitsveränderungen etwa aufgrund von Schädel-Hirntraumen oder sonstiger zerebralen Erkrankungen. Hier wird deutlich, daß am Anfang aller Rehabilitationsbemühungen umfangreiche diagnostische Klärungsprozesse stehen müssen, welche sowohl die diagnostische Einschätzung (einerseits nosologisch, andererseits syndrombezogen) umfaßt als auch die Beurteilung der Prognose hinsichtliches des möglichen Rehabilitationserfolgs. Hilfreich sind hier klinische Beurteilungsskalen, wie sie für verschiedene Erkrankungen standardisiert vorliegen. Ungünstig erscheint eine undifferenzierte Auswahl der Rehabilitanden nur auf die vage Aussicht eines Behandlungsbedarfs hin. Die Erkenntnis über einen Kranken während des akuten stationären Aufenthalts sind hier unverzichtbar, gleichzeitig die gesonderte Prüfung der Rehabilitationsindikation, der Voraussetzungen und der Prognose im individuellen Fall. Schon diese Überlegungen begründen m. E. die nahtlos anschließende Rehabilitation in der gleichen Einrichtung, die für die Akutbehandlung am Heimatort des Erkrankten zuständig ist. Das Konzept der Regionalisierung der psychiatrischen Versorgung eignet sich also für die Rehabilitation sehr gut.

D. Rehabilitation im psychiatrischen Krankenhaus

Nach Klärung der Rehabilitationsindikation erfolgt die Entscheidung für eine stationäre Behandlung, die in der Regel einer mittelfristigen Krankenhausbehandlung entspricht, oder für andere außerklinische Rehabilitationsmaßnahmen. In der Klinik sollte die Rehabilitation auf einer spezialisierten Station erfolgen, die möglichst von den übrigen Einrichtungen räumlich getrennt ist und eine wohnungsähnliche Atmosphäre mit genügend Raum für die Privatsphäre besitzt. Der Patient sollte das Gefühl haben, nicht mehr auf einer Akutstation untergebracht zu sein und auch nicht in einem „endgültigen" Heimbereich. Die regelmäßige ärztliche Betreuung und eine Nachtwache müssen gewährleistet sein. Am Beginn der Rehabilitationsphase, nach der akuten Behandlungsphase, steht die Aufstellung eines individuellen Therapieplans. Hier ist neben der Ausgangssituation das Therapieziel schriftlich zu definieren, ferner sind die einzelnen Therapieschritte und Behandlungsmaßnahmen zu bestimmen. Eine zeitliche Festlegung im vorhinein dürfte in den meisten Fällen nicht möglich sein. Die einzelnen Therapieschritte sind am besten nach Art eines Modulsystems festzulegen. Die einzelnen Behandlungsmodule umfassen beispielsweise die medikamentöse Einstellung, ein körperliches Trainingsprogramm mit Sport und Gymnastik, ein milieutherapeutisches Programm mit dem Training lebenspraktischer Fähigkeiten, ein arbeitstherapeutisches Programm mit Arbeitserprobung und Ausdauertraining und ein beschäftigungstherapeutisches Programm, durch das spezielle Talente erforscht und gefördert werden.

Die psychotherapeutischen Programme umfassen dagegen kognitive Trainingsprogramme, Verhaltenstherapie und Sozialtraining in Form gruppentherapeutischer Aktivitäten. Eingebaut werden können auch Bausteine wie Psychodrama (nur bei geeigneten Patienten) und Konzentrative Bewegungstherapie. Die Behandlungsfortschritte müssen in regelmäßigen zeitlichen Abständen überprüft und dokumentiert werden und der individuelle Therapieplan ist jeweils fortzuschreiben.

E. Einbeziehung der stationären Rehabilitation in einen gemeinde-psychiatrischen Verbund

Das Ziel einer jeden Rehabilitationsbehandlung ist die Entlassung aus dem psychiatrischen Krankenhaus und die Begründung einer soweit wie möglich selbständigen Existenz. Dies ist jedoch nur möglich, wenn am jeweiligen Wohnort eine ausreichende Infrastruktur komplementärer Einrichtungen besteht, die der selbständigen Existenz des Kranken Stabilität verleiht. Hierzu bedarf es einer Einrichtung mit Kontaktstellenfunktion und aufsuchend-ambulantem Dienst, wo der weiterzubetreuende Patient schon ausreichend bekannt ist, und wo schon eine Vertrauensbasis besteht. Die Kontakte müssen bereits während der Rehabilitationsbehandlung geknüpft werden, damit sich der Patient geborgen fühlen kann und auch zur weiteren Mitarbeit bereit ist. Eine organisatorische Verzahnung von ambulanten Diensten und stationärer Behandlung ist daher unbedingte Voraussetzung für einen Rehabilitationserfolg, besonders auch, damit in späteren Krisensituationen eine rasche (möglicherweise auch wieder stationäre) Hilfe erfolgen kann. Zu vermeiden ist stets eine Zuspitzung der Situation in der Weise, daß vom jeweiligen Unterbringungsgesetz Gebrauch gemacht werden muß. Kennt der Patient bereits die stationäre Einrichtung in seiner Gemeinde, in der er bereits zuvor erfolgreich behandelt wurde, so wird er umso eher bereit sein, hier erneute Hilfe in Anspruch zu nehmen. Umgekehrt kann eine stationäre Krisenintervention umso kürzer sein, je besser ein Patient in die Strukturen eines gemeindepsychiatrischen Verbundes einbezogen ist. Dies gilt in gleicher Weise auch für die nachgehende Betreuung am Arbeitsplatz, sei es in einem marktwirtschaftlich orientierten Unternehmen oder in einer beschützenden Werkstatt. Eine organisatorische Hilfe kann hier in der „psychosozialen Konferenz" bestehen, wo im

Einverständnis mit dem Patienten schon während der Rehabilitationsphase die weitere Betreuung besprochen und geplant wird. In Anbetracht der bekannten Streßvulnerabilität und fortbestehenden Labilität auch erfolgreich rehabilitierter psychisch Kranker kann m. E. hier nicht von einem Überprotektionismus gesprochen werden; ein fehlender organisatorischer Halt könnte vielmehr als das „im-Stich-lassen" des Patienten bezeichnet werden. Die Einbeziehung der stationären Rehabilitation in einen gemeindepsychiatrischen Verbund vermag dem psychisch Kranken gerade die hilfreiche Stütze zu geben, die ihm ein weitgehend eigenständiges und selbstbestimmtes Leben in vertrauter Umgebung sichert.

Anschrift:

Prof. Dr. med. K. Fasshauer
Ärztlicher Direktor des
Alexianer-Krankenhauses für
Psychisch Kranke
Oberdießener Straße 136
4150 Krefeld

Der Beitrag von „Integrationsfirmen" zur ganzheitlichen Rehabilitation psychisch Behinderter – Alternative Firmenprojekte zwischen arbeitsmarktlicher Beschäftigung und psychosozialer Dienstleistungsfunktion

von E. Seyfried

Mit dieser Themenstellung sind zwei Fragenkomplexe vorgegeben, auf die ich nacheinander eingehen werde.

Bei der Frage nach dem (alternativen) Arbeitsmarkt stellt sich die Aufgabe, auf dem Hintergrund des Strukturwandels des Arbeitsmarktes zu prüfen, welche Chancen und Möglichkeiten der beruflichen Integration eigenständige Arbeitsinitiativen und Firmenprojekte für Behinderte bieten. Inwiefern stellen diese Firmen im Vergleich zu den sonstigen Möglichkeiten der beruflichen Integration eine Alternative dar?

Die Frage nach der Art der psychosozialen Dienstleistung, die von derartigen Projekten erbracht wird, zielt dagegen mehr auf ihre innere Spezifik, also darauf, wie Integration konkret, vor Ort, im Alltag vor sich geht: Was sind die tragenden Elemente der integrativen Arbeit dieser neuen Modelle zur beruflichen Rehabilitation psychisch Behinderter? Worin liegt also ihr Beitrag zur ganzheitlichen Rehabilitation dieses Personenkreises?

I. Alternativer Arbeitsmarkt?

1. Voraussetzungen auf dem bestehenden allgemeinen Arbeitsmarkt

Firmenprojekte für psychisch Behinderte gibt es seit Ende der siebziger Jahre, seit jener Zeit also, in der die tiefgreifenden technologischen Veränderungen, die sich in unserer Gesellschaft bis heute vollziehen, auch in ihren Auswirkungen auf den Arbeitsmarkt sichtbar wurden, als es (mit dem Ansteigen der Arbeitslosenzahlen schon für nichtbehinderte Arbeitnehmer) zunehmend schwieriger wurde, einen Arbeitsplatz zu erhalten bzw. einen neuen zu finden. Seit jener Zeit ist der allgemeine Arbeitsmarkt für psychisch Behinderte nahezu völlig verschlossen. Inzwischen haben auch wissenschaftliche Studien nachgewiesen, was den Praktikern der beruflichen Rehabilitation angesichts der „Vermittlungserfolge" (oder besser gesagt: -mißerfolge) ihrer Klienten längst augenfällig war: In den wichtigsten Industriezweigen findet ein Prozeß der Segmentierung der Arbeitskräfte statt. Für den einen Teil entstehen interessante, hochqualifizierte Arbeitsplätze mit einem hohen Maß an Verantwortung, für einen anderen Teil sind die technologischen Erneuerungsprozesse gleichbedeutend mit einem Verlust ihrer bisherigen Qualifikation und mit der Notwendigkeit der Umschulung; einen dritten Teil schließlich, eben jenen Gruppen, „die aus dem Produktionsprozeß herausgefallen sind oder gar nicht erst in ihn eintreten können", droht dagegen eine dauerhafte gesellschaftliche Marginalisierung (Kern/Schumann 1984, S. 359). Es bedarf keiner großen Phantasie, um zu erkennen, daß psychisch Behinderte vor allem dieser dritten Gruppe zuzurechnen sind. Ihre Integration in den bestehenden allgemeinen Arbeitsmarkt ist deshalb so schwierig, weil in Produktion und Dienstleistung ein Prozeß stattfindet, der darauf gerichtet ist, alle nicht volleistungsfähigen Arbeitnehmer auszugrenzen, anstatt sie zu integrieren. Man kann diese Entwicklung kritisieren und beklagen, entscheidend wird aber sein, welche praktischen Handlungsalternativen daraus abgeleitet werden. Jedenfalls ist es unter diesen Voraussetzungen nicht hinreichend, eine gute Arbeitstherapie zu betreiben. Die Motivation sowohl der Rehabilitanden wie auch der Arbeitstherapeuten ist von den späteren Perspektiven her beeinflußt. Aus den gleichen Gründen reicht es auch nicht aus, Berufsförderungs- und Berufsbildungswerke dem Personenkreis der psychisch Behinderten zu öffnen – oder will man, „Augen zu und durch“, auf die Arbeitslosigkeit hin „rehabilitieren“?

Mit der beschriebenen Entwicklung haben wir zugleich eine der Voraussetzungen benannt, die zur zunehmenden Gründung selbständiger Firmenprojekte für psychisch Behinderte geführt haben und nach wie vor führen. Diese Projekte sind eine Antwort auf gesellschaftliche Probleme und bislang unzulängliche anderweitige Lösungsversuche. Man muß sich vergegenwärtigen: Das in unserem Zusammenhang zu lösende Problem heißt ja nicht, wie mehr Beschäftigung auf dem allgemeinen Arbeitsmarkt erreicht werden könnte (obwohl es bereits schwierig genug ist, darauf Antwort zu finden). Das Problem heißt auch nicht allein, wie die berufliche Vorbereitung verbessert werden könnte. Nein, der Kern des Problems liegt darin, wie unter den skizzierten geänderten Ausgangsbedingungen eine behinderungsgerechte Beschäftigung auf dem allgemeinen Arbeitsmarkt erreicht werden soll. Dieses Problem gilt es zu lösen; doch gerade in dieser Hinsicht vermisse ich einen politischen Gestaltungswillen. Ich behaupte nicht, daß mit den Firmenprojekten die Lösung des Beschäftigungsproblems für psychisch Behinderte gefunden sei. Allerdings stellen diese Projekte eine eminent wichtige unter den verschiedenen möglichen Antworten dar; eine andere Möglichkeit ist die Arbeit Psychosozialer Dienste, wieder eine andere bilden die Projekte mit sogenannten Patenarbeitsplätzen. Die Spezifik der Firmenprojekte liegt darin, daß sie Arbeitsplätze auf dem allgemeinen Arbeitsmarkt und dies dennoch unter beschützenden Bedingungen anbieten. Sie sind also insofern eine Alternative zu den bestehenden Betrieben des allgemeinen Arbeitsmarktes, als diese unserem Personenkreis kaum mehr Zutritt, geschweige denn behinderungsgerechte Arbeitsbedingungen bieten. Während der Laufzeit des „4. Sonderprogramms zur Eingliederung Schwerbehinderter in Arbeit und Beruf“ vom 1.12.81 bis 12.12.85 konnten z. B. genau 18.520 behinderte Arbeitnehmer in Dauerarbeitsplätze auf dem allgemeinen Arbeitsmarkt vermittelt werden. Doch an den psychisch Behinderten ist dieses Programm weitgehend vorbeigegangen, denn nur 137, das sind etwa 0,7 %, der vermittelten schwerbehinderten Arbeitnehmer gehörten zu diesem Personenkreis (vgl. Bundesanstalt für Arbeit, 1986). Diese Zahlen machen deutlich, daß Alternativen dringend gefragt sind.

2. Voraussetzungen auf dem bestehenden besonderen Arbeitsmarkt

Mit den strukturellen Veränderungen des allgemeinen Arbeitsmarktes ist allerdings nur eine der Ursachen benannt, die zur Gründung von eigenständigen Firmenprojekten für psychisch Behinderte geführt haben. Eine andere liegt in den strukturellen Mängeln des besonderen Arbeitsmarktes, der Werkstätten für Behinderte. Erst langsam beginnen die Werkstätten sich für diesen Personenkreis überhaupt zu öffnen. Lange Zeit galten die psychisch Behinderten mit ihren Problemen und Schwierigkeiten dort lediglich als Störfaktor eines ansonsten gut geregelten Produktionsablaufes.

Wenn die Abschottung der Werkstätten gegenüber den psychisch Behinderten inzwischen auch weitgehend Geschichte ist, so bleibt doch bis heute eine fast durchgehend festzustellende Ablehnung dieser Institution von Seiten der psychisch Behinderten festzustellen. Mangelnde Bezahlung zum einen und der völlig unbefriedigende Status zum anderen (vgl. Seyfried, 1985 b) erzeugen eine nahezu unüberwindliche Barriere der Ablehnung, verursachen Angst vor Ausgrenzung und Stigmatisierung. Auch für die Werkstätten gilt, daß Geschichte prägend ist; diese Einrichtungen sind in erster Linie für den Personenkreis der geistig Behinderten konzipiert worden. Deshalb sind alle Versuche, dieses Konzept für psychisch Behinderte zurechtzubiegen, seit Jahren – von einigen Ausnahmen abgesehen – reichlich unzulänglich geblieben, und dies, obwohl die zugrundeliegenden Probleme so lange bekannt sind, daß man sich fast scheut, sie immer wieder beim Namen nennen zu müssen. Wenn der Zugangsweg für psychisch Behinderte in die Werkstätten hinein verbessert werden soll, wogegen im Prinzip nichts einzuwenden ist, dann muß auch gesagt werden, wie und wann die erwähnten Probleme gelöst werden sollen, und es muß auch eine Antwort folgen, wie denn der Weg psychisch kranker Mitarbeiter aus der Werkstatt heraus aussehen soll.

Während der gesamten, über vierjährigen Laufzeit des bereits erwähnten Sonderprogrammes sind genau zwei Behinderte im Anschluß an einen Werkstatt-Aufenthalt auf einen Dauerarbeitsplatz im allgemeinen Arbeitsmarkt vermittelt worden (vgl. Bundesanstalt für Arbeit, 1986). Diese Zahl zeigt an, daß die augenblickliche Struktur der Werkstatt es geradezu verhindert, daß die leistungsfähigen Mitarbeiter nach draußen auf den allgemeinen Arbeitsmarkt entlassen werden: man braucht sie aus betrieblichen Gründen. (Ob vor allem psychisch Behinderte diesen Kreis der Leistungsfähigeren stellen, sei allerdings hiermit nicht behauptet.)

3. Charakteristik und Anzahl von Firmenprojekten

Firmenprojekte für psychisch Behinderte können dagegen ein gangbarer Weg sein. Anders als die Werkstätten sind Firmenprojekte Betriebe des allgemeinen Arbeitsmarktes: Ihre Mitarbeiter haben den Status von Arbeitnehmern im Sinne des Betriebsverfassungsgesetzes, sie haben Dauerarbeitsplätze mit entsprechendem Kündigungsschutz, sie haben betriebliche Mitspracherechte, und die Bezahlung orientiert sich an den jeweils geltenden Tarifverträgen. In einem entscheidenden Sinne sind Firmenprojekte aber auch anders als „andere Betriebe": Ihr Zweck ist nicht – wie sonst im Wirtschaftsleben üblich – die Gewinnmaximierung: ihre wirtschaftlichen Handlungsprinzipien dienen dem Ziel der Integration psychisch Behinderter lediglich als Mittel. Allerdings stellen die Firmenprojekte Produkte her oder übernehmen Dienstleistungen zu den gleichen Bedingungen wie andere Unternehmen auch, und dies hat ganz offensichtlich Folgen auch für das Selbstverständnis und die Leistungsbereitschaft der Beschäftigten. Denn obwohl, wie Wedekind und Mitarbeiter festgestellt haben (Dörner 1986, S. 98), die Zusammensetzung des Personenkreises in Firmen und Werkstätten annähernd gleichartig ist, treten in den „Arbeitsergebnissen und im Arbeitsverhalten der behinderten Mitarbeiter zwischen den WfB-Abteilungen und den Selbsthilfefirmen" gravierende Unterschiede auf. Während die Mitarbeiter in letzteren in der Lage sind, sich ihren Lebensunterhalt weitgehend selbst zu verdienen, ist dies psychisch Behinderten, die in Werkstätten arbeiten, in aller Regel nicht möglich. Sie bleiben fast immer auf Sozialhilfe angewiesen.

In der Bundesrepublik gibt es gegenwärtig zwischen 25 und 30 Projekte, die Arbeits- und Beschäftigungsverhältnisse für psychisch Behinderte anbieten (vgl. Salijevic/ Seyfried, Stand 1985). Etwa ⅔ dieser Betriebe bieten Arbeitsverhältnisse an, die den tarifrechtlichen Bestimmungen voll entsprechen: es werden tarifliche Löhne bezahlt, die Beiträge zur Renten-, Kranken- und Arbeitslosenversicherung werden ebenso entrichtet wie die Lohnsteuer. Andere Projekte bieten lediglich Zuverdienst-Arbeitsplätze an. Das sind Arbeitsplätze für Personen, die ihren Lebensunterhalt primär durch öffentliche Geldleistungen (Rente, Sozialhilfe usw.) decken. Wichtig in diesem Zusammenhang ist in diesem Teil der Betriebe v.a. die Arbeit mit ihren Aspekten als sinnvermittelnder Lebensinhalt, als Mittel zur Strukturierung der Zeit oder als „soziale Veranstaltung" mit der Möglichkeit zu Kontakt, Kommunikation und zwischenmenschlicher Begegnung. Der Lohn spielt hier nur sekundär, als Zuverdienst, eine Rolle. Einzelne Firmenprojekte bieten beide Arten von Arbeitsplätzen an, also sowohl tarifrechtliche als auch Zuverdienst-Arbeitsplätze.

In den bestehenden Firmen für psychisch Behinderte gibt es über 300 Arbeitsplätze. Bei fast der Hälfte der Plätze handelt es sich um tarifrechtliche Arbeitsverhältnisse, der Rest sind Zuverdienstplätze. Die Branchen werden aus der folgenden Übersicht deutlich.

1. Dienstleitungsbereich
in nennenswerter Zahl:

- Transporte/Entrümpelungen (Tarif- und Zuverdienstarbeitsplätze)
- Second Hand-/Trödelverkauf (Tarif- und Zuverdienstarbeitsplätze)
- Bürotätigkeiten (überwiegend Tarifarbeitsplätze)
- Großküche (Tarif- und Zuverdienstarbeitsplätze)
- Waschsalon (überwiegend Tarifarbeitsplätze)

vereinzelt:

- Naturkostladen (Tarifarbeitsplätze)
- Friseursalon (Zuverdienstarbeitsplätze)
- Café (Zuverdienstarbeitsplätze)

2. Industrieller Bereich
in nennenswerter Zahl:

- Metallbe- und -verarbeitung (überwiegend Tarifarbeitsplätze)
- Montage und Verpackung (Tarif- und Zuverdienstarbeitsplätze)

3. Handwerk
in nennenswerter Zahl:

- Druckerei (überwiegend Zuverdienstarbeitsplätze)
- Tischlerei/Holzarbeiten (überwiegend Tarifarbeitsplätze)
- Fahrradreparatur und -handel (Tarif- und Zuverdienstarbeitsplätze)
- Bäckerei (überwiegend Tarifarbeitsplätze)

vereinzelt:

- Näherei (Zuverdienstarbeitsplätze)
- Reparatur-Service (Tarif- und Zuverdienstarbeitsplätze

4. Landwirtschaft
vereinzelt:

- Garten- und Ackerbau (Tarif- und Zuverdienstarbeitsplätze)
- Schafzucht (Tarif- und Zuverdienstarbeitsplätze)

Bei einem hohen Prozentsatz der Arbeitsverhältnisse handelt es sich um Teilzeitarbeitsplätze. Entsprechend der eingeschränkten Leistungsfähigkeit kann die Arbeitszeit fast durchweg flexibel auf die Bedürfnisse der einzelnen Mitarbeiter zugeschnitten werden. Auch in dieser Hinsicht erweisen sich die Firmen als wirkliche Alternative sowohl zu den bestehenden Betrieben des allgemeinen Arbeitsmarktes als auch zu Werkstätten; denn hier wie dort fehlt es an Teilzeitarbeitsplätzen für Behinderte, obwohl deren Förderung in den §§ 11 (III) und § 28 (III) des Schwerbehindertengesetzes seit eh und je die ausdrückliche Anerkennung des Gesetzgebers gefunden hat (Mrozynski 1985, S. 278).

Betrachtet man das Angebot der Firmen unter dem Gesichtspunkt der Arbeitsinhalte, so wird man feststellen, daß die überwiegende Mehrzahl der Arbeitsplätze nicht im alternativen Wirtschaftssektor angesiedelt ist. Vollkornbäckerei, Naturkostladen usw. sind zwar vom traditionellen Angebot der Werkstätten her gesehen reichlich ungewöhnliche Arbeitsplätze für psychisch Behinderte; man könnte andere hinzufügen, wie die Durchführung von EDV-Arbeiten im Bürodienstleistungsbereich. Durch diese Beispiele hindurch aber muß die eigentliche Leistung der Firmenprojekte gesehen werden: nämlich Arbeitsplätze für Behinderte in Bereichen erschlossen zu haben, die bis dahin als „Tabuzone“ galten: Es liegen über 50 % der Arbeitsplätze im Dienstleistungssektor, in einem Bereich also, den die Werkstätten für Behinderte weitgehend ausgespart haben! Die Alternative liegt zudem auch darin, in einem nach außen hin völlig normalen Betrieb zu arbeiten. Ein Beispiel: Die meisten Berliner, die seit Jahren ihr Brot im „Backstern“ kaufen, wissen nichts von der Besonderheit dieses Betriebes; eine Besonderheit sehen sie höchstens darin, daß die Backwaren von dort besonders gut schmecken.

4. Stellenwert der Firmen für psychisch Behinderte

Aus dem bisher Gesagten ist deutlich geworden: Die Firmen für psychisch Behinderte füllen eine Lücke zwischen dem bestehenden allgemeinen Arbeitsmarkt und dem Angebot der Werkstätten für Behinderte. Ob man gewillt ist, dies offiziell zur Kenntnis zu nehmen oder nicht: Die stetig wachsende Zahl an Selbsthilfefirmen ist Indiz für den realen Bedarf an derartigen Arbeitsplätzen. Wer glaubt, diese Ansätze ob ihrer historischen Anlaufschwierigkeiten geringschätzen zu können, der übersieht die Entwicklung hin zur Professionalisierung, die in den letzten Jahren und mit den jüngeren Firmen stattgefunden hat. Mit der 1985 erfolgten Einrichtung einer Beratungsstelle für Firmenprojekte durch den Verein „FAF“ und dessen Förderung durch die Freudenberg-Stiftung kann und wird sich diese Entwicklung weiter konsolidieren (vgl. Seyfried/Marks, 1985).

Die gesundheitspolitische Bedeutung dieser Firmen liegt darin, daß sie psychisch Behinderten unter den heutigen Arbeitsmarktbedingungen einen „sozialen Zugang“ (vgl. Bennett, 1985, S. 152) zur Gesellschaft ermöglichen. So wie es für Körperbehinderte notwendig ist, bestimmte physische Veränderungen, zum Beispiel an Gebäuden oder Maschinen, vorzunehmen, um ihnen den Zugang zu Arbeitsverhältnissen auf dem allgemeinen Arbeitsmarkt zu ermöglichen, so ist es für psychisch Behinderte notwendig, ihnen besondere soziale Bedingungen des Zugangs zur Arbeit zu verschaffen.

Wenn es wichtiges Anliegen der Behindertenpolitik bleibt, die Betroffenen in Arbeit und Beruf einzugliedern, so muß differenezierend gefragt werden, wie diese dauerhafte Eingliederung beim Personenkreis der psychisch Behinderten vor sich gehen soll. Was sich bei der Integration Körperbehinderter als erfolgreich erweist, das muß nicht automatisch für den Personenkreis der psychisch Behinderten gelten. Die aus der Rehabilitation Körperbehinderter stammende Vorstellung eines linearen, auf einen endgültigen Abschluß hinzielenden Rehabilitationsprogramms ist für psychisch Behinderte verfehlt; Rehabilitation bei psychisch Behinderten ist ein repetitiver, oft lebenslange Begleitung erfordernder Prozeß. Wenn in der Regel gilt, daß eine solide Ausbildung die beste Garantie für einen dauerhaften Arbeitsplatz ist, so gilt dies so für die psychisch Behinderten oft leider nicht: Sie kapitulieren häufig vor dem Druck von Prüfungsanforderungen, brauchen also immer wieder die Chance eines neuen Anfangs. Allgemeine Gesetze der Rehabilitation benötigen deshalb, bezogen auf psychisch Behinderte, eine Modifizierung. Allgemein gilt, daß Rehabilitation der Schlüssel zum sicheren Arbeitsplatz sei; dies, so meine These, gilt für psychisch Behinderte aber auch in reziproker Form: Weil sie immer wieder eine neue Chance brauchen, ist für viele gerade ein sicherer Arbeitsplatz der Schlüssel zur Rehabilitation! Ich rede damit nicht gegen den Sinn berufsvorbereitender Maßnahmen. Im Gegenteil: Firmenmitarbeiter, die zum Beispiel im Rahmen der Arbeitstherapie auf die Berufstätigkeit vorbereitet wurden, erweisen sich durchweg stabiler als solche, die an keinen derartigen Maßnahmen teilgenommen haben. Doch diesen Personenkreis dauerhaft rehabilitieren zu wollen, muß auch heißen, solche Möglichkeiten zu fördern, die der Spezifik der psychischen Behinderung und den phasenhaften, episodischen Krankheitsverläufen gerecht werden. Zu diesen Möglichkeiten müssen Dauerarbeitsplätze auf dem allgemeinen Arbeitsmarkt gezählt werden, die auf derartige Problemlagen flexibel zugeschnitten sind, die also stets und immer wieder die Chance eines neuen Anfangs bieten.

II. Psychosoziale Dienstleistung?

Ich will nun der Frage nachgehen, worin die Spezifik der psychosozialen Dienstleistungen liegt, die in und mit diesen Projekten erbracht wird. Ganz sicher liegt die Besonderheit der Firmen nicht darin, daß sie neue Institutionen der Versorgung psychisch Behinderter wären. Eine solche Charakterisierung wäre völlig verfehlt. Das Wesen dieser Firmen macht aus, daß sie qua Konzept und Ausgestaltung

- zum einen auf die Aktivität der Betroffenen selbst setzen und daß sie
- zum zweiten bestimmte Voraussetzungen dafür schaffen, daß sich diese Art von „Selbsthilfe" auch tatsächlich entfalten kann.

Die Zusammenarbeit mit Nichtbehinderten hat einen Normalisierungseffekt, den man in seiner Bedeutung nicht hoch genug einschätzen kann: Der psychisch Behinderte „kann mit dem gesunden Kollegen vielleicht nicht konkurrieren, aber sehr wohl kooperieren" (Brater u.a., 1985, S. 17). Berufliche Integration läßt sich verwirklichen, indem diese Kooperationsfähigkeit in Anspruch genommen wird. Wir erfahren in den Firmen tagtäglich, wie solchen beruflichen Erfordernissen auch sozial stabilisierende Beziehungen entwachsen. Der psychisch Behinderte kann diese Art der Zusammenarbeit besser aushalten als die ständige Konfrontation mit den Schwierigkeiten anderer Behinderter, durch die sich viele Betroffene überfordert sehen. Denn, so ein Betroffener: „Ich habe mit meinen eigenen Problemen genug zu tun". Die Kooperation mit Nichtbehinderten erscheint mir nicht allein unter dem Aspekt der Normalisierung und einer wirklichen gesellschaftlichen Integration von Bedeutung, sondern auch deshalb, weil sie dem Behinderten mehr Schutz bietet als eine „Zusammenballung" mit Problemen anderer Behinderter.

Aus diesen Gründen ist einem Ausbau besonderer Werkstatt-Abteilungen für psychisch Behinderte, die räumlich von der übrigen Werkstatt getrennt sind, trotz aller Vorteile, die damit verbunden sind, auch mit Skepsis zu begegnen. Hier entstehen eher „Sondereinrichtungen inmitten von Sondereinrichtungen" als behinderungsgerechte Arbeitsplätze. Skepsis ist vor allem dann angebracht, wenn solche Einrichtungen auch für jene zur „Sackgasse“ werden, die potentiell in der Lage wären, einer Beschäftigung auf dem allgemeinen Arbeitsmarkt nachzugehen.

Firmenprojekte bieten weder ausgefeilte Curricula noch gestufte Trainingsprogramme zur beruflichen Rehabilitation, und doch wirken sie gerade deshalb rehabilitierend – beredtes Zeugnis dafür ist die vergleichsweise geringe Fluktuation der Beschäftigten. Firmenprojekte verstehen sich als „Möglichkeitsräume“, die dem psychisch Behinderten Handlungsalternativen entsprechend seinen augenblicklichen Fähigkeiten anbieten, und dieses Angebot wirkt oft therapeutischer als jedes noch so breit gefächerte pädagogische Förderprogramm. „Hier werde ich so akzeptiert, wie ich bin“, beschreibt ein behinderter Mitarbeiter das Klima in einer der Firmen. Das Akzeptieren des Vorhandenen ist die Grundlage, auf der sich Entwicklung erst vollziehen kann. Damit unterscheiden sich die Firmenprojekte ganz erheblich vom Versorgungsanspruch sonstiger sozialer Einrichtungen, in denen die Hilfe für den Betroffenen im Vordergrund der Bemühungen steht. Firmenprojekte sind Lebenswelten, in denen psychosoziale Hilfen weniger Dienstleistung am Behinderten sind, als vielmehr originärer Bestandteil tagtäglicher Kooperation von Behinderten und Nichtbehinderten. Anders als dies in unserem gesamten Sozialversicherungssystem vorgesehen ist, zentrieren sich die Hilfeleistungen nicht allein auf den Betroffenen, die integrativen Bemühungen zielen vielmehr auf die Gestaltung des gesamten „Feldes“ (vgl. Seyfried, 1985 a).

Dort, wo von den Hauptfürsorgestellen ein psychosozialer Betreuungsaufwand anerkannt wurde, ist eine sinnvolle Mischung aus alltäglicher zwischenmenschlicher Unterstützung und professioneller, arbeitsplatzbezogener Begleitung entstanden.

III. Schlußfolgerungen

Ich habe den Eindruck, daß die wirkliche Bedeutung dieser Konzepte zur beruflichen Integration psychisch Behinderter bislang nicht hinreichend erkannt worden ist. Zwar finden diese Ansätze in bestimmten Regionen lokale Unterstützung: dort nämlich, wo aufgeschlossene und sensible Behördenvertreter ihre Augen und Ohren für die tatsächlichen Probleme der beruflichen Integration psychisch Behinderter geschärft haben. In anderen Regionen jedoch beißen Firmeninitiativen auf Granit. Als Voraussetzung einer finanziellen Förderung wird da von Seiten der Behörde sogar schon mal die Auflage erteilt, sich als Werkstatt für Behinderte zu konstituieren, obwohl der Nutzen für die Betroffenen recht zweifelhaft ist und dies im Endeffekt auch erheblich mehr an öffentlichen Mitteln erfordert. Doch solche lokalen Unzulänglichkeiten sind vor allem deshalb möglich, weil bislang alle politischen Vorgaben oder Absichtserklärungen in Richtung einer allgemein gewollten Unterstützung und Förderung derartiger Ansätze fehlen. Zwar wird von seiten der Bundesanstalt für Arbeit und auch vom Bundesarbeitsministerium verbales Wohlwollen bekundet, – man kann ja auch schlecht was gegen die Schaffung von Arbeitsplätzen für psychisch Behinderte haben –, doch konkret läßt man wenig Zweifel daran, daß man nach wie vor einer Förderung der Sonderinstitution „Werkstatt für Behinderte“ den Vorzug gibt. So gilt beispielsweise für die Bundesanstalt, daß die Werkstatt „als berufliches Startbrett für psychisch Behinderte nahezu ideal ist“ (Göbel, 1986, S. 155), nur fragt sich anscheinend niemand, wohin denn der Sprung eigentlich gehen soll. Hat man sich eigentlich davon überzeugt, ob überhaupt Wasser im Becken ist, d.h. wo die behindertengerechten Arbeitsplätze herkommen sollen, auf die die Rehabilitationsbemühungen eigentlich zielen müßten?

Es geht nicht darum, das Angebot der Werkstätten gegenüber dem der Firmen auszuspielen. Ich wende mich allein gegen die Meinung, die Werkstätten könnten in ihrer gegenwärtigen Form das Angebot der Firmen vollgültig ersetzen. Diese Ansicht führt in die falsche Richtung.

Wenn berufliche Trainings- und Rehabilitationszentren geschaffen und gefördert werden sollen, so kann man das nur begrüßen. Doch auch in diesem Zusammenhang fehlt mir eine Antwort darauf, wohin die Absolventen dieser Einrichtungen gehen werden. Hat man geprüft, wo die bisherigen Rehabilitanden längerfristig „abgeblieben" sind?

Anstatt die Chance zu ergreifen, die mit den Firmenprojekten vorhandenen, spontan entstandenen Ansätze auszubauen, zu entwikkeln und sie in ein politisches Gesamtkonzept der Rehabilitation psychisch Behinderter zu integrieren, werden die Möglichkeiten ihrer Entfaltung eher eingeengt. So ist gerade in den letzten Jahren der Spielraum der Hauptfürsorgestellen zur Finanzierung behindertengerechter Arbeitsplätze für psychisch Behinderte auf dem allgemeinen Arbeitsmarkt verringert worden. Die Ursachen liegen darin, daß die Hauptfürsorgestellen verstärkt zur Mitfinanzierung der verschiedenen Sonderprogramme des Bundes und der Länder zur Beschäftigung Schwerbehinderter herangezogen wurden, um die Bundesanstalt für Arbeit zu entlasten, obwohl die Bundesanstalt sowohl von ihrer finanziellen Ausstattung her als auch rein rechtlich gesehen diese Programme, deren Sinnhaftigkeit ich inhaltlich nicht in Frage stelle, sehr wohl allein finanzieren könnte. Kritikwürdig erscheinen mir die politischen Prioritätensetzungen, die hinter derartigen Finanzierungsregelungen stekken.

Ich möchte zum Abschluß noch zwei Probleme ansprechen, die, von den Erfahrungen in Firmenprojekten ausgehend, in einem ganzheitlichen Konzept zur beruflichen Rehabilitation psychisch Behinderter, das eine Integration in Dauerarbeitsverhältnisse einschließt, berücksichtigt werden müßten:

Da ist zum einen das Problem der enormen Leistungsschwankungen psychisch Behinderter, anders ausgedrückt: einer phasenweise immer wieder stark verminderten Leistungsfähigkeit. Um in solchen Phasen den Arbeitsplatz erhalten zu können, müssen vom Gesetzgeber Hilfen bereitgestellt werden.

Das zweite Problem, das dringend einer Lösung bedarf, besteht darin, für psychisch Kranke den Zugang zum Schwerbehindertenstatus zu verbessern und eindeutiger zu regeln. Es ist zu berücksichtigen, daß viele psychisch Kranke eine formale Anerkennung als Schwerbehinderte nicht auf sich nehmen wollen. Deshalb könnten solche Regelungen verbindlich gemacht werden, die vom faktischen Vorliegen der Schwerbehinderteneigenschaft ausgehen und auf eine deklaratorische Feststellung der Schwerbehinderung durch den Schwerbehindertenausweis verzichten.

Literatur

Bennett, D.: Die Bedeutung von Arbeit in der Behandlung und Rehabilitation chronisch psychotisch kranker Menschen. In: Keupp, H., D. Kleiber, und B. Scholten: Im Schatten der Wende. Forum für Verhaltenstherapie und psychosoziale Praxis, Bd. 8, Tübingen DGVT 1985, S. 150 – 158.

Brater, et al.: Die Gestaltung von Arbeitsverhältnissen für psychisch Behinderte in Übergangseinrichtungen und Betrieben. Wuppertal: Sozialtherapeutische Akademie Sondern e. V., 1985.

Bundesanstalt für Arbeit/Statistik: Ergebnisse des 4. Sonderprogramms des Bundes und der Länder zum Abbau der Arbeitslosigkeit Schwerbehinderter und zur Förderung des Ausbildungsplatzangebotes für Schwerbehinderte, Nürnberg 1986.

Göbel, J.: Probleme der beruflichen Rehabilitation seelisch Behinderter aus der Sicht der Bundesanstalt für Arbeit. In: Dörner, K. (Hrsg.): Lebenslänglich arbeitslos, weil minderwertig. 37. Gütersloher Fortbildungswoche, Gütersloh: Verlag Jakob van Hoddis, 1986, S. 92 – 105.

Kern, H. und M. Schumann: Das Ende der Arbeitsteilung? Rationalisierung in der industriellen Produktion. München: C.H. Beck, 1984.

Mrozynski, P.: Sozialrechtliche Fragen der stufenweisen Eingliederung psychisch Behinderter in das Arbeitsleben. In: SGb. 7/85, S. 277 – 287.

Salijevic, M. und E. Seyfried: Firmen für psychisch Kranke. Daten, Fakten, Konzepte, Adressen. Rehburg-Loccum: Psychiatrie-Verlag, 1985.

Seyfried, E. und E. Marks: Psychosoziale Arbeit und alternative Ökonomie. In: Sozialpsychiatrische Informationen, 15. Jg., 4/1985, S. 55 – 67.

Seyfried, E. (Hrsg.): Arbeit und seelische Gesundheit. Aus der Praxis von Beschäftigungsinitiativen und Firmen für psychisch Kranke, Bonn: Psychiatrie-Verlag, 1985 a.

Seyfried, E.: Selbsthilfefirmen und Werkstätten für seelisch Behinderte – Ein Vergleich. In: Aktion psychisch Kranke (Hrsg.): Komplementäre Dienste – Wohnen und Arbeiten, Tagungsberichte, Bd. 11, Köln: Rheinland-Verlag, 1985 b. S. 172 – 179.

Seyfried, E.: Arbeitsiniativen und Firmenprojekte für psychisch Behinderte. In: Wohlleben, R., K.-A. Jochheim et al.: Strukturwandel des Arbeitsmarktes, Tagungsbericht der Deutschen Vereinigung für die Rehabilitation Behinderter e.V., Berlin 1986/Selbstverlag, Heidelberg 1987.

Wedekind, R.: Sind trotz Massenarbeitslosigkeit Wege sichtbar, psychisch Kranke an Arbeit in ihrem umfassenden Sinn teilhaben zu lassen? Überlegungen zu empirischen Befunden. In: Dörner, K. (Hrsg.), a.a.O.

Anschrift:

Dipl.-Psych. E. Seyfried
Vereinigung „Lebenswelten e.V."
Waldstraße 47
1000 Berlin 21

Möglichkeiten der beruflichen Rehabilitation psychisch Behinderter in Berufsbildungswerken

von I. Nürk

Wir arbeiten im Berufsbildungswerk Abensberg seit ca. acht Jahren mit dem Personenkreis psychisch Behinderter. Zu Beginn kamen psychisch Behinderte vereinzelt über die Arbeitserprobung/Berufsfindung in die Einrichtung. Erwähnenswert hierbei ist, daß Abensberg im Einzugsbereich dreier großer psychiatrischer Kliniken mit mehreren tausend Betten liegt (Mainkofen, Ingolstadt und Regensburg). Insgesamt stehen im Berufsbildungswerk ca. 300 Plätze für männliche und weibliche Rehabilitanden zur Verfügung, wobei Ausbildungs- und Internatsplätze identisch sind. Nur in Ausnahmefällen werden „Pendler“ aufgenommen. Die Altersstruktur weist eine Streuung auf von 16 – 35 Jahren. Der Anteil psychisch Behinderter (bei sonst Lern- und Mehrfachbehinderten) beträgt in unserem Haus zwischen 15 und 20 %.

Im folgenden möchte ich auf die Prinzipien und Strukturen eingehen, wie sie sich für uns in der Arbeit herauskristallisieren und bewährt haben. Vorweg möchte ich jedoch – um Mißverständnisse zu vermeiden – den Personenkreis der psychisch Behinderten beschreiben.

Personenkreis

Abzugrenzen sind psychische Behinderungen im „engeren Sinn“ von psychischen Behinderungen im „weiteren Sinn“.

Erstere beinhalten nach unserer Definition eine psychiatrische Hauptdiagnose in Verbindung mit einer stationären und/oder längerfristigen ambulanten Behandlung.

Psychische Behinderungen im weiteren Sinn betreffen mehr den Bereich der Verhaltensstörungen. Allerdings ist hier zu beachten, daß der Begriff nicht inflationär für einfache Verhaltensstörungen gebraucht wird, da nahezu jede Behinderung Auffälligkeiten im Verhalten und im sozialen Bereich mit sich bringt.

Wenn ich von der Rehabilitation psychisch Behinderter spreche, meine ich die erste Gruppe. Es handelt sich also um einen Personenkreis, der an der ersten Schwelle zum Berufsleben steht und der u.a. in der Psychiatrie-Enquete als besonders problematisch im Hinblick auf die Folgen der Behinderung und die Eingliederung erwähnt ist, daraus ist die Förderungsleitlinie – Rehabilitation vor Berentung – entstanden.

Klinik und Berufsbildungswerk im Vergleich

Medizinische und berufliche Rehabilitation folgen recht unterschiedlichen Prinzipien. Die Gegensätze beider Bereiche werden in der Gegenüberstellung bewußt akzentuiert. In der Praxis existieren durchaus Mischformen (Abbildung).

Abbildung 1

Grundprinzipien der Rehabilitation psychisch Behinderter – Gegensätze zwischen Psychiatrischen Krankenhäusern (PKH) und Berufsbildungswerken (BBW)

im Blickpunkt	Klinik	Berufsbildungswerk
Personenkreis	psychisch Kranke	psychisch Behinderte
Ziel	kurative Bemühungen, lindernde Therapie, Entlassung in ambulante Weiterbetreuung	Rehabilitation, d.h. (Wieder-)Befähigung, trotz Krankheit einen möglichst normalen Alltag bewältigen zu können
Schwerpunkte	Akute Erkrankung: Diagnostik, Erstbehandlung; Krisenintervention, Ausnahmesituation	Beruf, Schule, Freizeit; d.h. Alltagssituation
Dynamik des Vorgehens	symptomzentriert; Konzentration auf „kranke Anteile"	Unterstützung der nicht funktionell beeinträchtigten Handlungspotentiale; Normalisierung, Kompensationshilfen
Rahmenbedingungen	„unorganische Lebensumstände", Kliniksituation	Alltagsumstände, die von vielen jungen Auszubildenden in überbetrieblichen Ausbildungsstätten durchlebt werden
Soziales Umfeld	Monostruktur; Konzentration psychisch Kranker	Einstreuung – „Verdünnung", Mischung mit einer Vielzahl anders behinderter Auszubildender
Anforderungen	Entlastungssituation, „Aufgefangensein"	Aktivierung, abgestuft-mehrdimensionale Belastung
Subjektives Erleben	„Loslassen", Passivität	Anforderungen, Rechte und Pflichten

Mittel und Methoden	Medikamente, Therapien, Entlastung/Versorgung, Ruhigstellung, „Ausgliederung“	Modell-Lernen an Normalmaßstäben, Fördern durch Fordern, Individualisierung und Differenzierung
Gefahren, Grenzen	„Klinifizierung“/Hospitalisierung, schwindende Selbstverantwortung „sekundäre Lerneffekte“	Überforderung, Scheitern des Rehabilitanden und/oder der Einrichtung an den Ansprüchen

(1) P. Schopf, Referat bei der Mitgliederversammlung der Bundesarbeitsgemeinschaft der Berufsbildungswerke (BAG/BBW), April 1986, Offenburg

Aufnahme

Im Berufsbildungswerk Abensberg findet vor der Aufnahme eines Rehabilitanden ein obligatorisches Vorstellungsgespräch statt. Einbezogen werden neben dem Psychologen die beteiligten Mitarbeiter aus Ausbildung, Internat und Schule.

Rehabilitation von Behinderten ist im wesentlichen Beziehungsarbeit. Gegenseitige Akzeptanz ist gerade bei psychisch Behinderten eine wesentliche Voraussetzung für den Erfolg der Maßnahme. Daher halten wir es für unabdingbar erforderlich, daß bei der Aufnahmeentscheidung die Mitarbeiter beteiligt sind, die später die Maßnahme durchführen.

Neben dem Eindruck, den sich der Mitarbeiter im Vorstellungsgespräch verschaffen kann, braucht er für seine Arbeit aber auch weitergehende Informationen über den Rehabilitanden. Wichtig für eine gezielte Eingliederung und eine angemessene Betreuung sind, neben anderen, harte und weiche Daten zum Krankheitsverlauf.

Berufsvorbereitende Maßnahmen

Zu berufsvorbereitenden Maßnahmen zählen Arbeitserprobung und Berufsfindung sowie Förderlehrgänge.

Arbeitserprobung und Berufsfindung sind ein sehr bewährtes Instrument zur Erstellung einer berufsbezogenen Diagnostik. Hier können sehr differenziert Eignung und Neigung des einzelnen eingeschätzt werden, um in Folge die richtige Berufswahlentscheidung zu treffen.

Förderlehrgänge beinhalten diese Elemente ebenfalls und bieten darüberhinaus den Rehabilitanden die Möglichkeit, noch nicht vorhandene bzw. verlorengegangene Voraussetzungen für eine Arbeit oder Ausbildung zu erwerben.

Gerade für Rehabilitanden, die direkt aus Kliniken zu uns kommen, ist diese Brückenfunktion wichtig, da sie den Anforderungen einer Arbeit bzw. Ausbildung in der Regel nicht sofort gewachsen sind. Neben fachlichen Qualifikationen müssen vor allem körperliche Belastbarkeit und Ausdauer aufgebaut werden, aber auch im Sozialverhalten bedarf es der gezielten Unterstützung.

Durch spezielle Angebote in unseren Förderlehrgängen verfügen wir über gute Möglichkeiten, diese Brückenfunktion zu erfüllen:

- Verkürzung des Arbeitstages bei Bedarf, strukturierter Pausenrhythmus

- betreute Beschäftigungsangebote in den vermehrten Pausen, wenn eine Aktivierung erforderlich ist
- individuell abgestimmte Arbeitsschritte
- langsame Steigerung des Leistungsvermögens (zeitlich, inhaltlich)
- betonte Berücksichtigung der Neigung
- erfolgsorientierte Tätigkeiten mit relativ kurzfristiger Zielerreichung etc.

Wir versuchen in Abensberg nahtlose Übergänge zwischen Förderlehrgängen und Ausbildung anzubieten, da zeitliche Unterbrechungen bzw. Institutionenwechsel sich häufig negativ auf den Rehabilitationsverlauf auswirken.

Ausbildung

Für die Rehabilitation psychisch Behinderter hat sich unser breiter Berufsfächer als sehr günstig erwiesen. Die Möglichkeit, die Neigungen des einzelnen stärker berücksichtigen zu können, ist gerade bei psychisch Behinderten eine wesentliche Komponente für eine erfolgreiche berufliche Rehabilitation. Wir bieten insgesamt 14 Berufsfelder mit 27 verschiedenen Berufsabschlüssen an (siehe Tabelle).

Als einen weiteren Vorteil möchte ich „unsere Berufe nach § 48 BBiG" bezeichnen. Psychisch Behinderte brauchen den Puffer zwischen dem Anforderungsniveau in solchen Ausbildungsgängen und ihrer häufig höheren Schulbildung für den Ausgleich der Fehlzeiten in Krisen.

Die Umsetzung zu einem höheren Bildungsabschluß ist je nach Leistungsvermögen jederzeit möglich. Auf den gesamten Rehabilitationsverlauf wirken sich Höherstufungen bei Leistungszuwachs grundsätzlich positiver aus als Abstufungen, wenn erforderliche Leistungen nicht mehr erbracht werden können. Jedoch ist es notwendig, auf jeder erreichten Stufe eine Konsolidierung zwischenzuschalten, da zu schnelles Hochstufen oft zu Überforderung führt.

Arbeit ist nicht nur Beschäftigung, sie lebt aus der Sinnhaftigkeit des Tuns. Wir alle beziehen einen Teil unserer Identität aus dem, was wir beruflich tun. Für psychisch Behinderte ist das von noch viel größerer Wichtigkeit. In einem Gesamtsetting, in dem auch das emotionale Klima und die medizinische Versorgung eine Rolle spielen, kann Arbeit Therapie sein.

Um einen realistischen Bezug zur Arbeitswelt herzustellen, werden in der Berufsvorbereitung und Ausbildung hausinterne sowie externe Aufträge von Firmen bearbeitet. Die Ausfertigung von Übungsstücken ist auf das notwendige Mindestmaß beschränkt.

Ein weiterer Baustein für den Realitätsbezug sind die in allen Ausbildungsbereichen durchgeführten Praktika in Betrieben. Soweit wie möglich werden hier Heimatpraktika organisiert, da sich häufig im Praktikumsbetrieb Beschäftigungschancen nach dem Ausbildungsabschluß ergeben.

Unterbringung

Psychisch Behinderte sind in den Wohngruppen nach dem Einstreuungs- bzw. Verdünnungsprinzip untergebracht, d.h. sie sind in Lernbehindertengruppen integriert. Der Grundgedanke war, daß die restliche Klientel eine auf die gesunden Anteile aufbauende Normalisierungsdynamik schafft, die sich auf die psychisch Behinderten auswirkt.

Gruppenwechsel während der Maßnahme sind auf ein Minimum zu reduzieren, da neue Umgebung und Personen bzw. Bezugspersonenwechsel Ängste auslösen.

Grundsätzlich wichtig bei der Rehabilitation psychisch Behinderter ist ein differenzier-

Tabelle 2
Ausbildungsberufe des Berufsbildungswerkes Abensberg

Berufsfeld	Ausbildungsberuf	Ausbildungsdauer	Beginn
Metall	Metallfachwerker	3 Jahre	September
	Schlosser	3 Jahre	September
	Maschinenbauer	3½ Jahre	September
	Dreher	3 Jahre	September
	Maschinenzerspaner	3 Jahre	September
Elektro	Elektrowerker	2 Jahre	September
	Elektroinstallateur	3½ Jahre	September
Holz	Holzfachwerker	3 Jahre	September
	Tischler	3 Jahre	September
Farbe	Maler- und Lackiererfach-werker	3 Jahre	September
	Maler und Lackierer	3 Jahre	September
Bau	Maurer	3 Jahre	September
Bekleidung	Bekleidungsnäher	1 Jahr	September
	Bekleidungsfertiger	2 Jahre	September
Verkauf	Textilverkäufer	2 Jahre	September
	Einzelhandelskaufmann	3 Jahre	September
Hauswirtschaft	Hauswirtschaftstechnische Helferin	2 Jahre	September
	Städt. Hauswirtschafterin	3 Jahre	September
Gastronomie	Fachgehilfe im Gast-stättengewerbe	3 Jahre	März
Ernährung	Beikoch	3 Jahre	März
	Fleischer	3 Jahre	September
	Bäcker	3 Jahre	September
Gartenbau	Fachwerker im Gartenbau (Fachrichtung Landschafts-gartenbau)	3 Jahre	September

Datenverarbeitung	Datenverarbeitungskaufmann	3 Jahre	September
Berufsvorbereitende Maßnahmen	Arbeitserprobungsmaßnahmen	bis 20 Tage	
	Berufsfindungsmaßnahmen	bis 60 Tage	
	Förderlehrgang ZG 1 und	3½ Jahre	Sept./März
	Förderlehrgang ZG 2	bis 2 Jahre	Sept./März

tes Wohnangebot. Im Berufsbildungswerk Abensberg bieten wir inzwischen Einzelappartements, kleinere angemietete Wohnungen sowie Internatsgruppen für je zwölf Personen, die sich z. T. auf dem Gelände des BBW sowie in anliegenden Ortschaften befinden. Generelle Aussagen über die angemessene Unterbringungsform etwa nach Maßgabe des Alters oder der Art und Schwere der Behinderung lassen sich jedoch nicht machen. Notwendig ist in jedem Fall ein individuelles Eingliederungsverfahren, das wesentlich auf Information über die Persönlichkeit des Rehabilitanden beruht.

Mitarbeiter

Entscheidende Bedeutung in der Rehabilitation psychisch Behinderter kommt dem Mitarbeiter zu. Gefordert ist dabei die gesamte Mitarbeiterpersönlichkeit: Instrumentelle Fähigkeiten (Wissen, Können, Erfahrungen) und persönliche Qualitäten (persönliche Stabilität, Motivation) sollten eine ausgewogene Einheit darstellen. Dies bedarf der Unterstützung durch die Einrichtung.

Psychische Behinderung erfordert bei den Mitarbeitern in der Rehabilitation „neues" Wissen. Es besteht jedoch nicht nur der Bedarf an Wissensvermittlung, sondern auch bei der Umsetzung des vermittelten Wissen in die Praxis werden begleitende Beratung und Hilfestellung benötigt.

Als hilfreiche Fortbildungsangebote neben der Wissensvermittlung wurden von Mitarbeitern im Berufsbildungswerk Abensberg genannt*):

- Fall- und Praxisberatung
- Fallbesprechungen mit behandelnden Ärzten
- Hospitationen
- Supervision

In die Arbeit mit psychisch Behinderten muß der Mitarbeiter eine höhere Risikobereitschaft einbringen. Das höhere Risiko besteht zum einen in einer stärkeren Suizidgefährdung von Rehabilitanden mit psychischen Behinderungen, die für den Mitarbeiter Belastungen schafft. Im weiteren beinhaltet der häufig diskontinuierliche Rehabilitationsverlauf (eine oder mehrere Unterbrechungen der Ausbildung durch Krisen und stationäre Klinikaufenthalte) Risiken im Hinblick auf das Maßnahmeziel. Der Erfolg von Rehabilitationsmaßnahmen wird vom Kostenträger gemessen an Prüfungsabschlüssen und Vermittlungsquoten auf dem allgemeinen Arbeitsmarkt.
Die höhere Risikobereitschaft des Mitarbeiters muß in der Einrichtung ihre Entsprechung finden in einem Klima des Vertrauens.

*) vgl. dazu: Nürk, I., Akzeptanz von Rehabilitanden mit psychischen Behinderungen, in: Berufliche Rehabilitation 2/87, Lambertus-Verlag, Köln

Für den Mitarbeiter muß zur Entlastung gesichert sein, daß er bei Vorfällen Gelegenheit erhält, Probleme mit entsprechender Hilfestellung aufzuarbeiten.

Im weiteren wirkt ein interner und externer Erfahrungsaustausch für den Mitarbeiter bereichernd.

Medizinische Versorgung

Wichtige Voraussetzung, damit Rehabilitation gelingen kann, ist die medikamentöse Einstellung. Die Arbeitsfähigkeit sollte durch Medikamentennebenwirkungen so wenig wie möglich beeinträchtigt werden. Konflikte entstehen aus Medikamentennebenwirkungen und den Anforderungen des Arbeitsprozesses an Motorik und Konzentrationsvermögen. Diese Konflikte erfordern eine enge Kooperation des Berufsbildungswerkes mit dem Arzt.

Die medizinische/psychiatrische Versorgung erfolgt im Berufsbildungswerk Abensberg durch niedergelassene Ärzte der Umgebung. Eine Konstanz der Betreuung wird so weit wie möglich auch nach Eintritt ins Berufsbildungswerk unterstützt.

Bei auftretenden Krisen werden frühzeitig Klinikaufenthalte eingeleitet, da die Dauer von Krisen dadurch häufig verkürzt werden kann. Eine enge weiterführende Betreuung durch das Berufsbildungswerk ist durch regelmäßige Besuche von Mitarbeitern und Kollegen während des Klinikaufenthaltes gewährleistet. Soweit es nach Abklingen der akuten Symptomatik möglich ist, erleichtert dies dem Betroffenen auch die Rückkehr ins Berufsbildungswerk.
Nach längeren Klinikaufenthalten bedarf es trotzdem häufig flankierender Maßnahmen, damit die Weiterführung der beruflichen Rehabilitation sichergestellt werden kann.
Zum Ausgleich der Probleme beim Übertritt bedarf es jedoch nicht nur der Hilfestellung für den Rehabilitanden, sondern auch der Intensivierung der Kontakte zwischen Klinik und Berufsbildungswerk.

Nachbetreuung und Zusammenarbeit mit externen Partnern

Nachbetreuung muß frühzeitig und zwar schon vor Abschluß einer Rehabilitationsmaßnahme einsetzen. Für den Rehabilitanden verändern sich nach Beendigung der Maßnahme nahezu alle Lebensbezüge (Arbeit, Wohnen, z.T. Kontakte und Freizeitgestaltung).
Aus diesem Grund müssen während der Zeit im Berufsbildungswerk die Aufrechterhaltung bestehender Kontakte außerhalb unterstützt und zusätzlich bei Bedarf neue Kontakte (zu psychosozialen Diensten, etc.) hergestellt werden. Im Verlauf des letzten Ausbildungsjahres werden mit dem Rehabilitanden spätere Wohn- und Arbeitsmöglichkeiten geklärt.
Erforderlich ist die Zusammenarbeit aller Beteiligten, um Wünsche, ein realistisches Leistungsprofil sowie bereits vorhandene Angebote in Einklang miteinander zu bringen.
Schwierigkeiten bei der Vermittlung psychisch Behinderter in Arbeit dürften hinlänglich bekannt sein. Nach wie vor existiert ein großer Bedarf an Arbeitsmöglichkeiten im Bereich zwischen Werkstätten für Behinderte und freiem Arbeitsmarkt.
Da die anstehenden Aufgaben nicht vom Berufsbildungswerk alleine leistbar sind, muß eine enge Kooperation mit externen Partnern (niedergelassenen Ärzten, Kliniken, psychosozialen Diensten etc.) stattfinden.

Anschrift:

Frau I. Nürk
Ausbildungsleiterin
Berufsbildungswerk Abensberg
Regensburger Str. 60
8423 Abensberg

Die „institutionsübergreifende" psychosoziale Betreuung chronisch psychisch Kranker

von M. Raeder

Erfahrungen in der psychosozialen Betreuung von chronisch psychisch Kranken und Behinderten möchte ich Ihnen heute aus der Sicht einer Koordination zwischen einem psychiatrischen Fachkrankenhaus und einer Behindertenwerkstatt berichten.

Im Jahr 1977 begann ich meine Tätigkeit als Koordinatorin zwischen einem Fachkrankenhaus für Psychiatrie und einer Behindertenwerkstatt.

Es hatte sich gezeigt, daß viele chronisch psychisch Kranke trotz intensivster, jahrelanger Vorbereitung in der Arbeitstherapie des Krankenhauses die Beschäftigung oder die Arbeitstrainings-Maßnahme in der Werkstatt kurzfristig wieder abbrachen. Die Frage, weshalb der Versuch scheiterte, konnte in den seltensten Fällen konkret beantwortet werden.

Erklärungsversuche waren rein spekulativer Natur, da von den Patienten oftmals nur ein: „Da gehe ich nicht mehr hin!" als Antwort kam.

Denkbare Gründe waren:
Überforderung des Patienten am Arbeitsplatz durch werkstattbedingte Stressoren, z.B. Größe der Gruppe, gemischt-geschlechtliche Zusammensetzung der Gruppe, fehlende Rückzugsmöglichkeiten, mangelnde Erfahrung der Gruppenleiter mit dem Personenkreis der psychisch Behinderten und dadurch eventuell falscher Einschätzhung der tatsächlichen Belastbarkeit. Außerdem Unkenntnis und Unerfahrenheit mit den krankheitsbedingten Einschränkungen, wie gestörte Konzentrations- und Merkfähigkeit oder angstauslösende, befremdende Verhaltensauffälligkeiten, z. B. halluzinieren, Stereotypien usw.

Es war daher wichtig, daß die koordinierende Person wenigstens einen Teil der Patienten näher kannte, um einschätzen zu können, ob das Verhalten in der Werkstatt völlig anders als das Stationsverhalten war. Es gab auch den Patienten ein Stück Sicherheit, eine vertraute Person als Ansprechpartner zu haben. Den Gruppenleitern half es, in immer wieder auftretenden Notfällen eine „Feuerwehr" in erreichbarer Nähe zu wissen. In Absprache mit dem behandelnden Team konnten dann kurzfristig entlastende/unterstützende Maßnahmen verordnet und auch durchgeführt werden.

Es ist doch ein erheblicher Vorteil für den Eingliederungserfolg, wenn die Möglichkeit gegeben ist, den Patienten am Arbeitsplatz über einen längeren Zeitraum hinweg zu begleiten und nicht ausschließlich auf die subjektive Schilderung des Patienten oder des Gruppenleiters angewiesen zu sein. Die Patienten sind auf Grund ihrer gestörten Selbst- und Fremdwahrnehmung in den seltensten

Fällen in der Lage, Über- oder auch Unterforderung zutreffend einzuschätzen und in geeigneter Weise der „richtigen“ Stelle gegenüber zu äußern. Wir alle wissen, wie schwer das schon vielen sogenannten gesunden Menschen fällt!

Psychisch kranke Menschen sind oftmals sehr differenzierte Persönlichkeiten, die sich in erheblichem Maße von den oft „pflegeleichten“ geistig Behinderten unterscheiden, die bisher den überwiegenden Teil des Werkstattklientels stellten. Diese Tatsache schuf enorme Verunsicherung auf beiden Seiten. Die Gruppenleiter hatten bis zu diesem Zeitraum im günstigsten Falle in der sonderpädagogischen Zusatzausbildung den Umgang mit und die Bedürfnisse der geistig behinderten Menschen einschätzen gelernt. Den Anforderungen an den angemessenen Umgang mit den psychisch Behinderten standen sie vollkommen unvorbereitet gegenüber. Alle arbeits-didaktischen Konzepte waren auf die Anforderungen geistig Behinderter ausgelegt.

Unser Handeln wurde anfangs weitgehend von „Versuch und Irrtum“ bestimmt, allen Beteiligten wurde nun ein erhebliches Maß an Offenheit und Lernbereitschaft abverlangt.

Das frustrierte sowohl die Probanden als auch die Kostenträger. Die Frage, ob sich die beruflich-soziale Rehabilitation von chronisch psychisch Kranken überhaupt „rechne“, stellte sich immer öfter.

Mit Hilfe der Stiftung „ERTOMIS“ wurden die Fragen der Grundbedingungen für die Rehabilitation dieses Personenkreises näher untersucht. Die Untersuchung gliederte sich in drei Abschnitte: einen medizinischen, einen psychologischen und einen arbeitspädagogischen Teil.

Diese Untersuchung ist inzwischen hinreichend bekannt. Sie hat für alle Beteiligten zum Teil sehr überraschende Fakten aufgezeigt. Sie führte zu einem erheblich besseren Verständnis für die Schwierigkeiten dieses Personenkreises bei der Integration in das Arbeitsleben.

Es zeigte sich unter anderem, daß oft eine Beschäftigung mit sogenannten kreativen Inhalten, die einen erheblichen Ermessensspielraum beinhalten, zur völligen Verunsicherung und zum Zusammenbruch der Arbeitsmotivation führten. Dagegen führten klare Vorgaben in einem überschaubaren Rahmen eher zur Stabilisierung. Daraufhin wurde in der Werkstatt der gesonderte „Eingangsbereich“ (Hinführung zu Arbeitstrainingsmaßnahmen) mit einem speziellen Eingangsverfahren für psychisch Behinderte, als einer unabdingbaren Voraussetzung für das Gelingen der Integration dieses Personenkreises, eingerichtet.

Die „Gemeinschaftswerkstatt“ war zu diesem Zeitpunkt, auch vom Gesetzgeber gefordert, als Faktum anzusehen.

Der Slogan: „Alle unter einem Dach, aber nicht alle in einem Topf“ – etwas salopp ausgedrückt, nahm dagegen jetzt konkretere Formen an.

Es zeigte sich immer mehr, daß nur die intensive Zusammenarbeit aller an der Rehabilitation beteiligten Dienste dieses Vorhaben gelingen läßt. Und eine weitere Erfahrung wurde gemacht: Wenn sich geplante Maßnahmen, wie z.B. eine medikamentöse Neueinstellung, etwa auf ein Depotmedikament (wegen der besseren Kontrolle und einfacheren Durchführbarkeit) mit einem Wohnungswechsel, einem Gruppen- oder Abteilungswechsel in der Werkstatt oder mit dem Ausscheiden des Behinderten aus einem vertrauten Bezugsgeflecht zeitlich überschneiden, werden sie mit Sicherheit zu einem erneuten Krankheitseinbruch führen. Es sei denn, sie werden zeitlich koordiniert und „entlastend“ begleitet.

Sehr wichtig ist es daher, sich einmal die Summe der Anforderungen vor Augen zu halten, die sich aufgrund der unterschiedlichen Zielsetzungen in den einzelnen Bereichen ergeben. Die Bezugspersonen werden dann häufig feststellen müssen, daß ein durch seine Behinderungen eingeschränkt belastbarer Mensch sich hier Anforderungen ausgesetzt sieht, die auch jeden gesunden Arbeitnehmer überfordern müßten. Da wird es natürlich sehr wichtig, den Rehabilitanden, so weit möglich, in die Planung miteinzubeziehen. Wünsche und Notwendigkeiten können so besser abgestimmt werden. Die enge Zusammenarbeit aller beteiligten Dienste ist daher unabdingbar. Die Gruppe der Bezugspersonen kommt ohne ein gemeinsames, ausführliches Konzept, das aber gestuft ist und durchaus dem Befinden des Rehabilitanden gemäß flexibel gehandhabt werden sollte, nicht aus.

Die Realisierung des Rehabilitationsplanes muß ständig überprüft und auch schriftlich dokumentiert werden. Diese schriftliche Dokumentation des Rehabilitationsverlaufes ist von wirklich nicht zu unterschätzender Bedeutung für die personenbezogen abgestimmte Kooperation der Beteiligten:

Oftmals ist es für den Erfolg oder Mißerfolg ausschlaggebend, ob nachgelesen werden kann, weshalb bestimmte Dinge getan oder unterlassen wurden.

Der Rehabilitand oder auch sein Betreuer verdrängen, verdrehen oder vergessen, egal wie auch immer es genannt werden soll – sehr oft die für beide Seiten unangenehmen Erfahrungen. Oder die Betreuer scheiden aus. Dann soll der Patient eine für ihn sehr schmerzliche Erfahrung, die er nicht genau artikulieren kann, wiederholen. Eine Weigerung wird eventuell als Querulantentum ausgelegt, ein Rückzug in die Krankheit als erkrankungsspezifisch und unabwendbar gesehen.

Die unbedingt notwendige enge Zusammenarbeit der an der Rehabilitation beteiligten Dienste muß aber auch sehr behutsam vonstatten gehen. Denn der an sich sinnvolle Austausch von Informationen kann unter Umständen für den Betreuten durchaus einen bedrohlichen Charakter annehmen, der ihn an Orwells „1984“ erinnert.

Wir müssen uns dabei immer wieder bewußt machen, mit welch enormer „Machtfülle“ die Therapeuten in den einzelnen Einrichtungen ausgestattet sind. Von ihnen selbst wird das mit Sicherheit nicht so gesehen und sie fühlen sich oft genug als „hilflose Helfer“. Lassen Sie mich versuchen, das anhand eines Beispiels näher zu erläutern:

Patient X hat sich auf der Station unangepaßt oder renitent verhalten (so ist es zumindest vom Behandlungsteam erlebt worden. Oft wird einfach nicht wahrgenommen, in welch schizophrene Rolle wir den Patienten drängen: Auf der Station im Krankenhaus ist er der Patient X, Symptomträger, auf seine kranken Anteile reduziert. Symptome sind behandlungsbedürftig, aus medizinischer Sicht. In der Werkstatt wird der gleiche Herr X aber als „Mitarbeiter X“ zu eigenverantwortlichem Handeln angeleitet und darin bestärkt). Das Stationsteam beschließt also nun Sanktionen. Deren Ausführung (z. B. Nichtauszahlung der Arbeitsprämie an den Mitarbeiter oder anderes) wird dem Werkstattpersonal übertragen (pädagogische Sanktionen, übermittelt in Form ärztlicher Anordnungen).

Der Patient, in der Werkstatt ja Mitarbeiter und Arbeitnehmer, erlebt das natürlich als totale Willkürmaßnahme.

Er hat gut gearbeitet, und nun soll ihm der Lohn vorenthalten werden.

Das gefährdet oder zerstört in den meisten Fällen eine mühsam aufgebaute Beziehung zum Gruppenleiter des Werkstattbetriebes. (Überspitzt könnten Sie den Vorgang etwa so auf eigene Verhältnisse übertragen: Ihr Mann, Ihre Frau rufen den Chef an, wenn Sie zu Hause Streit hatten und veranlassen ihn zur „strafweisen“ Lohnkürzung.)

So etwas darf natürlich nicht unter loyaler Zusammenarbeit verstanden werden.

Wird aber mit dem Team der jeweiligen Einrichtung und dem Patienten gemeinsam nach Lösungen gesucht, so läßt sich in den meisten Fällen doch eine einvernehmliche Vorgehensweise erarbeiten.

Für den Koordinator ist es sehr wichtig, sich in solchen Fällen auch als Anwalt des Patienten zu betrachten, damit sich dieser nicht als Spielball der einzelnen Einrichtungen fühlt, deren Anordnungen er hilflos ausgeliefert ist. Die Betreuung des Personenkreises der chronisch psychisch Kranken erfordert auf ganz lange Sicht ein Zufriedensein auch mit kleinen und kleinsten Erfolgen. Krankheitsbedingte Aus- und Rückfälle dürfen nicht als „Versagen“ der Betreuer erlebt werden.

Es hat nicht immer jemand versagt oder etwas falsch gemacht, wenn sich Rehabilitationspläne nicht direkt und kontinuierlich verwirklichen lassen.

Während meiner über 12-jährigen Tätigkeit in der Werkstatt haben Patienten im Laufe der Jahre die dritte, vierte und fünfte klinische Wiederaufnahme erlebt (und zum Teil bestimmt auch erlitten), und im ganzen kann rückblickend in einigen Fällen trotzdem von „Erfolg“ gesprochen werden.

So wichtig und wertvoll die Möglichkeit der arbeitsmäßigen Integration von schwerst psychisch gestörten Menschen ist: sie ist durchaus nicht immer die einzige oder richtige Antwort im Blick auf das Erreichen möglichst selbstbestimmter und lebenswerter Existenz Behinderter.

Es muß auch „legal“ sein, Arbeit zu verweigern, und für sich andere Lebensformen zu entdecken und zu verwirklichen. Das tun ja auch einige „gesunde“ Menschen. Da fällt es oft nur nicht so schnell ins Auge!

So unbequem es auch sein mag: jeder, der an Rehabilitationsmaßnahmen für psychisch Kranke im weitesten Sinne beteiligt ist, ist mit seiner Kreativität auch dahingehend gefordert, nach rehabilitativen „Alternativprogrammen“ zu suchen und diese auch möglich zu machen.

Die Betreuer aus allen Berufsgruppen müssen sich viel stärker bewußt machen, daß die Entwicklung der Persönlichkeit eines ständig von psychischen Erlebens- und Funktionsabweichungen bedrohten Menschen kaum jemals mit Kostenzusagezeiträumen identisch sein kann.

Durchaus berechtigte Sorge um das Einhalten des vorgegebenen Zeitlimits für Rehabilitationsmaßnahmen darf nicht dazu führen, Stagnationen in der Entwicklung, die vielleicht eine wünschenswerte Konsolidierung darstellen, als Rückfälle zu betrachten und sie dann auch noch mit neuen, forcierten Programmen zu beantworten. Nicht eine Identifikation mit den Bedürfnissen, aber ein Eingehen auf sie ist mehr gefragt und oft erfolgreicher als der Versuch, sie in ein Schema (Maßnahmen, Einrichtung) zu pressen. Konflikte zwischen Betreuer bzw. Koordinator und beteiligten Institutionen sind dabei allerdings vorprogrammiert und müssen „durchgestanden“ werden.

Wenn aber Loyalität mit Pflicht zum kritiklosen Annehmen von manchmal durchaus zu hinterfragenden Institutionszielen verwechselt wird, ist es auch durchaus sinnvoll, solche Konflikte auszutragen. Dabei ist es von größter Wichtigkeit, persönliche Wert- und Wunschvorstellungen nicht mit auf den Patienten bezogenenen Rehabilitationszielen zu verwechseln.

In den ersten Jahren dieser Arbeit wurde ich immer nach „Rezepten“ gefragt und hatte keine. Heute sage ich: Im Grunde ist es ganz einfach. Betreue so, wie Du selbst betreut werden willst, oder wie Du Deine Angehörigen betreut wissen möchtest. Man kann Menschen nicht in Teilaspekte (der Sozialleistungsempfänger, der Widerpart in einer Auseinandersetzung, der Patient, der Mitarbeiter usw.) zerlegen, sondern muß ihn im besten Sinne als Mitmenschen betrachten. Nennen Sie das meinetwegen „holistische Rehabilitation“, „menschliche Medizin“, „soziale Psychiatrie“ oder auch anders.

Anschrift:

Frau M. Raeder
Fachkrankenschwester für Psychiatrie
Alexianerkrankenhaus
Alexianer-Graben 31
5100 Aachen 1

Zur Rolle der Ergotherapie bei der beruflich-sozialen Eingliederung von Rehabilitanden mit psychotischen Erkrankungen

von M. von Schröder

Bei meinem Vortrag setze ich voraus, daß die allgemeine Aufgabenstellung von Arbeits- und Beschäftigungstherapeuten – heute werden sie besonders im Umfeld des somatisch ausgerichteten Medizinbetriebs und in beruflichen Rehabilitationseinrichtungen gerne auch „Ergotherapeuten" genannt – Ihnen bekannt ist. Diese Therapieform entstammt aber ursprünglich der Psychiatrie, der Arbeit mit seelisch Kranken, denen man durch Heranführung an nützliche Arbeit und z.T. kreatives Tun eine sinnvolle Struktur in den Tageslauf bringen und ihnen neue Anreize geben und Handlungsfehler erschließen wollte.

Heute sind Ergotherapeuten ein stationär wie auch ambulant und „niedergelassen" tätiges Glied in der Diagnose- und Therapiekette für eine riesige Palette von Erkrankungs- und Behinderungsformen. Das „Besondere" im Vorgehen der Beschäftigungstherapeuten – die nicht nur von psychisch kranken Rehabilitanden schon mal scherzhaft „Belästigungstherapeuten" genannt werden – ist aber nach wie vor die Tatsache geblieben, daß sie hauptsächlich über das Medium „Werkstoff" arbeiten. Und gerade dadurch sind ihnen viele Möglichkeiten gegeben, die andere Therapieberufsgruppen nicht haben. Ich möchte Ihnen anhand eines erfundenen Beispiels einen Behandlungsweg vorstellen.

Der Patient „X" – 26 Jahre alt – ist schon zum wiederholten Male mit psychotischen Symptomen in klinischer Behandlung. Jeder neue Eingliederungsversuch ist bisher gescheitert. Herr „X" hat keine Berufsausbildung beendet, wohnt noch bei den Eltern, ist außerhalb der akuten Phasen seiner Krankheit antriebslos, unkonzentriert, kontaktarm, wahrnehmungseingeschränkt und selbstunsicher. Außerdem leidet er an Nebenwirkungen durch die Medikamente, die er dringend benötigt.

A. Stationäre Ergotherapie

Die Behandlung beginnt stationär. Kurze Phasen der Kontaktaufnahme, erste kleine handwerkliche Arbeiten mit schnellen Erfolgserlebnissen und hohem Realitätsbezug. Z.B. Marmelade kochen, eine Bildkollage für die Station oder sein Zimmer herstellen. Seine Fähigkeiten können dann langsam zeitlich und im Rahmen der Anforderungen gesteigert werden, bis Herr „X" in der Lage ist, in eine zentrale Werktherapie zu gehen. Hier soll Herr „X" lernen, pünktlich zu sein, zeitlich länger durchzuhalten und Arbeiten zu beginnen, die mehr Planung und mehr Leistung in Bezug auf Anfertigung, Konzentration und Selbständigkeit erfordern. Parallel kann er in Projektgruppen z.B. ein Hörspiel aufzeichnen, sein kommunikatives Verhalten üben, sowie besser lernen, sich zu entscheiden und seine Ideen einzubringen und zu verwirklichen. Das Werkmaterial und die Aufgabe wäre auch hier wieder mit hohem Realitätsbezug auszusuchen. Z. B. Holzarbeiten, Wandbehang etc. Eingeschoben oder schwerpunktmäßig integriert werden Sozialtraining, z. B. Hygiene, Bank- und Behördengänge, Benutzung von Verkehrsmitteln, Haushaltstraining, Einkaufen, Kochen etc. und spielerische Ansätze, um die Kommunikation und das Selbstwertgefühl zu fördern, Wahrnehmung und Konzentration zu steigern. Z. B. „strategische" Spiele, wie Halma, wie „Vier gewinnt" oder Gruppenspiele, wie Quiz, Scharaden etc. Auch gehören Außenaktivitäten und Gestaltung von Festen/Parties oft in den Aufgabenbereich der Ergotherapeuten.

Wichtig ist, daß die Indikation zur Arbeitstherapie mit dem Stationsteam und der/dem Arbeitstherapeuten gemeinsam besprochen wird, damit nicht Herr „X" statt zur Arbeitstherapie an einen nur „geschützten" Arbeitsplatz kommt. Wird Herr „X" nun Arbeitstherapie verordnet, so erstellt der/die Arbeitstherapeut/in zunächst eine genaue Arbeitsanamnese und informiert sich andererseits über die Sozial- und Krankheitsanamnese von Herrn „X".

Hierbei sind wichtige Merkpunkte:

- Motivation
- Neigungen
- Fähigkeiten
- Berufserfahrung
- Defizite im Bereich sozialer Interaktion.

Dann formuliert der/die Therapeut/in Ziele und erstellt einen Behandlungsplan, wobei sich auch ein möglichst auf Herrn „X" zugeschnittener „Arbeitsplatz" im Therapiebereich finden muß.

In der Arbeitstherapie wird das „Produkt" zum Medium zwischen Patient und Therapeut. An diesem Produkt können Defizite, aber auch der Übungseffekt, relativ genau gemessen werden.

Über jede angebotene Arbeit sollte der/die Ergotherapeut/in eine genaue Anforderungsanalyse erstellt haben, um mit den jeweiligen Patienten genau die Bereiche üben zu können, die ihm schwerfallen. Z.B. Motorik, Wahrnehmung, Konzentration, Auffassung, Gedächtnis, Seriationsvermögen, Erkennen von einfachen bzw. komplexen logischen Zusammenhängen, Sozialverhalten. Auch muß er/sie entscheiden, ob eine ganzheitliche – oder eine arbeitsteilige Produktionsweise vorzuziehen ist.

Immer sollte das Arbeitsangebot in den Anforderungen überschaubar, der Ablauf in Teilziele gliederbar und dem Patienten mit seinen Handlungsmöglichkeiten im Angebot angepaßt sein. Seine Defizite im instrumentellen und im sozio-emotionalen Bereich müssen genau „lokalisiert" sein.

In der Arbeitstherapie soll Herr „X" die Möglichkeit haben, folgendes wieder – oder neu – zu erlernen:

Sozio-emotionale Fähigkeiten, Zusammenarbeit, motorische Fertigkeiten, Genauigkeit, Ausdauer – auch in Menge und Gütegrad der Leistung -, Ordnung am Arbeitsplatz mit Sorge für Material und Werkzeug, Pünktlichkeit, rationelles Arbeiten, Kritikfähigkeit und angemessenes Verhalten zu Vorgesetzten und Mitarbeitern. Auch sollte die Arbeitstherapie eine Vorbereitung auf „mehr Produktivität" und „weniger Schutzraum" sein.

Der/die Arbeitstherapeut/in hat außerdem die Aufgabe, z. B. mit Auftraggebern, Arbeitgebern, Arbeitsämtern, beschützenden Werkstätten bzw. Arbeitsplätzen, Übungsplätzen, Reha-Einrichtungen und dergleichen zusammenzuarbeiten, um den Patienten in die für ihn richtige Richtung zu leiten. Dieses könnte in seinem Fall z. B. ein Berufsförderungswerk oder ein beschützter Arbeitsplatz in einer Behindertenwerkstatt sein.

B. Ambulante Ergotherapie

Als besonderen Bereich möchte ich die ambulante Ergotherapie vorstellen. Seit 1980 können sich Ergotherapeuten in eigener Praxis niederlassen und ihre von niedergelassenen Ärzten auf Rezept verordneten Leistungen mit den Kostenträgern abrechnen. Allerdings muß eine medizinische Indikation – also die Chance zur Verbesserung oder „Heilung" – vorliegen.

Die ambulante ergotherapeutische Behandlung wäre in den Zeiten vor oder nach Klinikaufenthalten anzusiedeln, oder dort, wo es um die Verhinderung bzw. Verzögerung einer erneuten Aufnahme in vollstationäre Behandlung, z.B. um Vorbereitung einer teilstationären Behandlung oder sonstiger Rehabilitations-Maßnahmen geht.

Bleibe ich bei dem Beispiel des Herrn „X". Hat er z.B. einen erneuten Rückfall erlitten, oder hat sein behandelnder Arzt eine herannahende Krise bemerkt, so wird dieser Herrn „X" sicher krankschreiben bzw. ihm weiterhin Arbeitsunfähigkeit bescheinigen, ihn mit Medikamenten versorgen sowie zu begleitenden Gesprächen in die Praxis bitten. Es bleibt ihm aber kaum Zeit, Herrn „X" übende und unterstützende Hilfen bei seinen lebenspraktischen Defiziten wie Antriebs-, Wahrnehmungs- und Konzentrationsmangel, Verlust der Tagesstruktur und des Durchhaltevermögens, Kommunikationsfähigkeit und erneut vermindertes Selbstwertgefühl usw., selbst angedeihen zu lassen. Auch das Wiedererlangen der Arbeitsfähigkeit ist ein wichtiges Ziel für Herrn „X", damit er wieder unabhängiger sein könnte, und hierfür kann sein Arzt direkt wenig tun.

Auch möchte Herr „X" lieber in seiner gewohnten Umgebung bleiben und sein Arzt möchte ebenfalls einem möglichen Hospitalismus vorbeugen. Außerdem ist ambulante Behandlung ja auch vom Kostenfaktor her interessant, weil erheblich günstiger. So kommt dann die Ergotherapie auf ambulanter Basis ins Spiel.

Ambulante Ergotherapie bei Patienten mit chronischen Psychosen sollte in keinem Fall eine teilstationäre oder eine institutionelle Behandlung imitieren, sondern wirklich ambulant, d.h. nur begleitend, die eigenständigen Heilungskräfte und die ärztliche Behandlung des Patienten unterstützen. Die Behandlung sollte zeitlich begrenzt sein, z.B. ein bis fünf mal wöchentlich, wobei ein auf den Patienten zugeschnittenes Maß bestimmend sein sollte.

Herr „X" wird zunächst möglichst selber einen Termin mit dem/der Ergotherapeut/in ausmachen und zu einem Gespräch kommen. Dieses würde schon einen Schritt in die Eigenständigkeit verdeutlichen.

Nach einem ersten Kennenlernen, der Erstellung einer Anamnese und der gemeinsamen Definition von Zielen, muß sich Herr „X" entscheiden, ob er eine ambulante Behandlung versuchen möchte.

In der ambulanten Ergotherapie kann Herr „X" zunächst einzeln, später auch in kleineren oder größeren Gruppen behandelt werden.

Er kann lernen, Termine einzuhalten, Werkarbeiten (mit Steigerung in Planung und Ausdauer) herzustellen, öffentliche Verkehrsmittel zu benutzen, oder sogar wieder selber mit dem Auto zu kommen. Er könnte das Planen von Mahlzeiten sowie das Einkaufen und Kochen erlernen und seine Konzentrations- und Wahrnehmungsfähigkeiten in Form von Hirnleistungstraining und Spielen oder kreativen Techniken steigern. Die Behandlung kann individuell reduziert werden, bis Herr „X" keine mehr nötig hätte.

In der Kleingruppe mit Projektaufgaben könnte Herr „X“ sein Kontaktverhalten verbessern und seine Entscheidungsfähigkeit steigern.

Schlußbemerkung

Das Wichtigste in der Behandlung chronisch psychisch Kranker ist für den/die Ergotherapeuten/in ebenso wie für alle anderen Beteiligten die Flexibilität im Suchen und Finden von Wegen und Möglichkeiten, die genau auf jeden inzelnen Patienten zugeschnitten sind. Da gilt größtmögliche Zusammenarbeit mit allen Beteiligten – auch Angehörigen -, und es herrschen „offene Grenzen“ zwischen den verschiedenen Diensten. Kombinationen und Abfolgen sind nötig, z.B. stationäre Behandlung – aber ambulante Ergotherapie, um den Schritt nach außen vorzubereiten. Oder Wohnen zu Hause – und Arbeitstherapie in der Institution.

Auch eine möglichst flexible Finanzierung der jeweiligen Kostenträger wäre als nötige Voraussetzung damit verbunden. All dies macht unter Fachkräften einen reibungslosen und qualitätvollen Informationsfluß sowie den Willen zur fachübergreifenden und inter-institutionellen Zusammenarbeit nötig – neben der Bereitschaft zur vertrauensvollen Kooperation mit dem Patienten und seiner Familie.

Dann wird auch die Ergotherapie zur wirksamen Hilfe für den psychotisch erkrankten Rehabilitanden.

Anschrift:

Frau M. von Schröder
Ergotherapeutin
Klufter Straße 10
5300 Bonn 1

Fehlende Zusammenarbeit zwischen psychosozialen und somatisch-therapeutischen Diensten – Anregungen einer Krankengymnastin

von E. Farwick

Es erscheint mir sinnvoll und wichtig, einmal von außen in den Bereich „hineinzureden", in dem Sie arbeiten: in die Dienste der psychosozialen Versorgung. Im Gegensatz zu mir haben Sie es dort mit Menschen zu tun, deren Erkrankungen und Probleme primär als „psychischer Natur" beurteilt werden. In meine Praxis werden dagegen Patientinnen und Patienten überwiesen, die meist ihre psychischen Schwierigkeiten nicht als solche sehen oder bestenfalls für eine Folge ihrer körperlichen Beschwerden halten. Aber psychische Störungen mit ihren psychosozialen Folgeerscheinungen sind in meiner Arbeit nicht selten, und vielfach ist sogar leicht zu erkennen, daß sie nicht nur Folge von beeinträchtigtem körperlichem Wohlbefinden sind (das gibt es natürlich auch), sondern als auslösende Faktoren für die vorliegenden körperlichen Beschwerden in Frage kommen.

Wir leben in einer „aufgeklärten Zeit", in der zumindest für alle Mitarbeitergruppen des Gesundheitswesens klar sein müßte, wie eng nicht nur psychisches und somatisches Leiden zusammenhängen, sondern wie verflochten auch die psychischen, sozialen und körperlichen Faktoren bei der Erkrankungsgenese sind.
Um so erstaunlicher ist, daß weder der Erwerb einer ausreichenden psychosozialen Kompetenz im Umgang mit Patienten zentraler Bestandteil der Aus-, Fort- und Weiterbildung aller Fachkräfte des Gesundheitssektors ist, noch praxisorientierte „Grundregeln" existieren, nach denen zwischen somato-therapeutisch und psychosozial tätigen Rehabilitationsberufen routinemäßig zusammengearbeitet werden kann. Warum dies nicht ohne weiteres akzeptabel ist, soll mein Beitrag deutlich machen.

Zunächst aber will ich Ihnen schildern, wie eine Krankengymnastin mit psychischen Problemen ihrer Patienten konfrontiert wird und an welchen Stellen sie damit „Kompetenzprobleme" bekommt. Es sollen sich daraus – im wesentlichen dargestellt anhand nur eines einzigen Fallbeispiels – die „Wünsche" entwickeln, die aus meiner Sicht an eine bessere Kooperation (vielleicht auch an ein besseres „psychosoziales Curriculum" in der beruflichen Bildung der Therapieberufe) zu richten sind.

Erst ein paar Worte zur Rolle der Krankengymnastik: Wenn die Funktionsfähigkeit der Körpers eingeschränkt ist durch Schmerz, hartnäckige Verspannung, Lähmung, knorpelige oder knöcherne Veränderungen und Verletzungen, dann ist Krankengymnastik einer der Wege, die bei der Rehabilitation einzuschlagen sind. Krankengymnastik heißt einerseits: lernen, passiv und geduldig sein zu müssen (und sein zu dürfen!), heißt, Schmerz und körperliche Veränderung zunächst hinzunehmen, anzunehmen und zu verstehen. Sie verlangt aber ebenso, aktiv sein zu müssen (und es auch zu können!), um etwas zu verändern, um Funktionen zurückzugewinnen, manchmal auch Ausgleichsfähigkeiten zu erwerben.

Krankengymnastik ist also eine notwendige Verknüpfung von „Zulassen“ und „Kämpfen“. Auf diesem Grundmuster bieten sich uns viele mögliche aktive und passive Techniken, aber auch verschiedene Zugänge zu Patienten. Diese brauchen wir auch – weil die Menschen so verschieden sind und nicht jede Vorgehensweise zu dem betreffenden Patienten „hinführt“. Die Art, wie Krankengymnasten Behandlungen durchführen und Übungen vermitteln, ist Sache ihrer eigenen therapeutischen Ausrichtung. Der Ansatz aber ist stets individuell: Jeder Krankengymnast hat seine eigenen Schwerpunkte, immer aber geht er patientenzentriert vor.

In der KG-Praxis ergibt es sich „automatisch“, daß Therapeut und Patient oft mehr voneinander erfahren als Arzt und Patienten. Das liegt einerseits an dem Mehr an Zeit, das sie während der Behandlung zur Verfügung haben, das liegt an dem wiederholten Zusammentreffen in kurzen Abständen, das liegt aber vielleicht auch ein wenig an der vom Arzt-Patient-Verhältnis deutlich unterschiedenen Begegnungsebene, die weit weniger von Autoritätsempfindungen und überhöhten Erwartungshaltungen geprägt ist. Krankengymnasten sind in den Augen vieler Patienten – glücklicherweise – „nur“ Helfer, keine urteilsgewaltigen Experten. Mit ihnen läßt es sich eher auf einer gleichen (menschlichen) Ebene kommunizieren. Dies führt dazu, daß in dem persönlichen Beziehungsgeflecht, das sich parallel zum Fortgang der Rehabilitation entwickelt, manchmal nicht der behandelnde Arzt, sondern ein anderer Therapeut oder eine sonstige Beratungs-/Helferperson zur „Schlüsselfigur“ wird, die bald ein besonderes Vertrauensverhältnis mit dem Patienten verbindet. Nicht selten ist aber ein Vertrauensverhältnis erst der wirkliche „Einstieg“ in erfolgreiche Rehabilitation.

Oft wird für Patienten, bei denen Körperkontakt – also Behandlung – einer der Schlüssel des menschlichen Zugangs ist, der Krankengymnast zur Vertrauensperson. Während es in der stationären Rehabilitation – zumindest in guten Rehabilitationseinrichtungen – noch verhältnismäßig leicht möglich ist, im Rahmen des auf Teamarbeit angelegten therapeutischen Vorgehens diese gute Chance für die Rehabilitation zu nutzen, bereitet dies auf der ambulanten, gemeindenahen Ebene Schwierigkeiten.

Unsere Patienten haben körperliche Beschwerden, die sie in der Regel ziemlich genau lokalisieren können und deren Beginn, Verlauf und funktionelle Auswirkung sie meist recht exakt zu beschreiben vermögen. Mehr noch: Sie sind fast immer von uns nachprüfbar und zu bestätigen. Es gibt also einen erheblichen Unterschied zum „rein psychischen Leiden“.

Die Zusammensetzung des Patientenkreises meiner Praxis ist nicht viel anders als die von meinen niedergelassenen Kolleginnen und Kollegen: Eine Gruppe von Patienten ist die, die mit akuten Beschwerden kommen, z.B. mit Muskelzerrungen, mit schmerzhaften Folgen von Knochenbrüchen oder mit Hexenschuß. Eine weitere Patientengruppe leidet unter chronischen körperlichen Erkrankungen und weist damit ein komplexes Bild persönlicher Beeinträchtigungen im körperlichen, psychischen und sozialen Bereich auf. Ich denke hier an Patienten mit Polyarthritis, Multipler Sklerose, mit Ausfällen infolge Hirnschlag (z.B. Halbseitenlähmung) oder an Patientinnen mit Rumpf-/Schultergürtelproblemen nach Mamma-Amputation. Ein weiterer Teil unserer Arbeit widmet sich den Patienten mit Leiden aus dem psychosomatischen Formenkreis, also z.B. Asthma bronchiale, Anorexien oder Allergien.

Aber ein nicht geringer Teil der Patienten kommt mit multiplen körperlichen Beschwerden, angeordnet im Umfeld eines „Leitsymptoms", welches Krankengymnastik indiziert, und es ist ihnen für ihr Leiden keinerlei psychischer Hintergrund bewußt oder bekannt. Diesem Kreis gehört die Patientin an, über die ich im folgenden berichten möchte, um meine vorher gemachten Aussagen fallbezogen herzuleiten.

Patientin S., 36 Jahre, schlank, mit auffallend schlaffem Haltungstonus, kommt auf Anraten eines Orthopäden primär mit Schulterbeschwerden. Im Verlauf der Befunderhebung nennt die Patientin weitere Leiden: Schluckprobleme, lumbale Wirbelsäulenschmerzen („Kreuzweh"), gelegentliches Herzstechen, Unterleibskrämpfe chronisch-intermittierend, oft „Schleier vor den Augen", anhaltende Müdigkeit und ein „pelziges Gefühl" im Fuß.

Ein Fall wie viele andere. Es ist ausgesprochen häufig, daß solche Beschwerden, auch in dieser Vielzahl, gekoppelt auftreten. Ebenso häufig ist, daß diese Patienten – überwiesen von vielen verschiedenen Ärzten (Internisten, Neurologen, Orthopäden z.B.) – je nach Leidensdruck schon längere „Wanderungen" von Arzt zu Arzt hinter sich haben. Ich denke, solche Patienten bilden in jeder krankengymnastischen Praxis einen nennenswerten Prozentsatz der zu Behandelnden.

Bei Patientin S. stelle ich fest, daß sie 1. hypermobil ist, daß sie 2. mehrere Wirbelblokkaden hat, daß also handfeste Gründe zu finden sind, die derartige multiple Beschwerden auslösen können. Diese Hypothese bestätigt sich rasch dadurch, daß nach mehrfacher gezielter Behandlung die genannten Beschwerden/Schmerzen nach Angaben der Patientin verschwinden. Für bleibenden Erfolg nenne ich längerfristige Durchführung stabilisierender und kräftigender Übungen als Voraussetzung und mache Angaben sowohl zum Übungsprogramm als auch zu dessen selbständigem „Einbau" in den Alltag der Patientin.

(Der krankengymnastische Zugang gliederte sich in drei Behandlungsbereiche, nämlich: 1. Untersuchung/Befunderhebung, 2. Anwendung passiver Techniken zur krankengymnastischen Behebung der akuten Einschränkungen, und 3. Anleitungen zu kräftigenden/ stabilisierenden Übungen aktiver Art, die selbständig weitergeführt werden sollen.)
Es ist spürbar, daß der menschliche Zugang zur Patientin S. den „krankengymnastischen Zugang Nr. 2" (also das passive Behandeltwerden) benötigt.

(Schon während der Befunderhebung hatte sich folgendes Gespräch ergeben. Ich: „Frau S., haben Sie außer den Schulterbeschwerden noch andere körperliche Probleme, z.B. Herzstechen?" Sie, sichtlich irritiert: „Wie kommen Sie denn darauf? Aber es stimmt, ich habe das öfters. Meinen Sie, das hätte was mit meiner Schulter zu tun?" – „Erzählen Sie mir ruhig auch von anderen Beschwerden; irgendwie hängt bei jeder Einzelperson ja alles ein wenig zusammen, oder nicht?". Sie: „Wissen Sie, wenn ich alles so aufzählen würde, was mir fehlt, könnte ich heulen – ich bin doch erst 36". Sie erzählt, und endet – angesichts der Vielzahl ihrer Leiden – mit der Bemerkung „... manchmal denke ich, ich spinne.")

Mehrfach macht Patientin S. deutlich, daß sie darüber unsicher ist, ob sie alle ihre genannten, mehr oder weniger starken Beschwerden überhaupt ernst nehmen soll und darf. Andererseits fühlt sie sich von ihnen natürlich tatsächlich – und vor allem von ihrem Zusammenwirken – beeinträchtigt. Auf den psychosomatischen Aspekt ist sie nicht richtig ansprechbar; Zusammenhänge im körperlich-psychischen Bereich kann sie nicht wahrnehmen.

Spätestens an dieser Stelle wird es dann „kritisch". Die Krankengymnastin erinnert sich, daß sie auf (Über-)Weisung des Arztes eine Schulterbehandlung durchzuführen hat – ein mit zumindest kurzfristig-symptomatischem Erfolg recht einfach zu erledigender Auftrag –, sie merkt aber zugleich, daß die Beschwerden der Patientin erheblich über diesen Behandlungsauftrag hinausweisen, daß dauerhaftere Heilerfolge im „vorgegebenen" Rahmen nicht erzielbar sind, aber andererseits durch die Krankengymnastin durchaus noch ein gutes Stück mit Erfolg weiterverfolgt werden könnten.

Bei Behandlung der Patientin S. ist mein Körper-Haut-Kontakt sehr intensiv, es entsteht Nähe, von der man merkt, daß sie der Patientin gut tut. Die Hemmschwelle der Patientin sinkt, unmittelbar nehmen Sprache und Körpersprache zunehmend größeren Raum ein. Ängste kommen hervor, ein Nicht-loslassenkönnen zeigt sich, Schweißausbrüche treten auf (die von der Patientin entschuldigt werden), immer häufiger kommt es während der Therapie zu einem Redeschwall. Ich nehme wahr, versuche zu reagieren.

Oftmals bin ich erschüttert über den Druck, den Menschen mit sich herumtragen und den sie in ihren Beziehungen nicht loswerden. Wenn gerade bei mir, einer völlig Fremden, sich solche Staus in verzweifeltem Heraussprudeln lösen, werden wertvolle Hinweise und Informationen des Patienten frei und es stellt sich die Frage, wie sie im Rahmen seiner Rehabilitation genutzt werden können. Und es wird, leider, klar, daß nicht nur ich, sondern auch (möglicherweise vor allem) andere Mitwirkende an der Rehabilitation dieses Patienten derlei Dinge wissen und ihre Bemühungen daran orientieren müßten.

Die Problematik meiner Patientin S. erscheint mir außerordentlich komplex. Meine Bereitschaft zur Nähe macht sie unkontrollierter, was positiv zu beurteilen ist. Eine „bedingte" Annahme von Nähe in der therapeutischen Situation läßt ihren Wunsch deutlich werden, sich selbst sozusagen „vertrauensvoll zu entspannen" und „... mit sich machen zu lassen". Daß sie sich 1. fallen lassen kann und hierbei 2. „aufgefangen wird", tut ihr offensichtlich gut. Es ist ihr aber nicht unmittelbar klar, daß auch ich, mit all dem „fachlichen Hintergrund" meines Tuns, es als angenehm empfinde, eine kranke Person sozusagen „mit den Händen" zu führen und sie zu einem Loslassen-können anleiten zu dürfen. Allerdings geht mir der Gedanke nicht aus dem Kopf, daß dieses emotionale Zusammenspiel von der Entwicklungsrichtung her eher einseitig vor sicht geht, d. h. an die Situation des „passiven Erlebens" auf seiten der Patientin geknüpft ist.

Der spätere Behandlungsverlauf bestätigt diese Vermutung: Daß Übungen, die eigene Aktivität erfordern, die eine eigene Motivation, ein Minimum an Disziplin und Beharrlichkeit voraussetzen, von ihr total abgelehnt werden. Neben der Äußerung, die Übungen selbst „lägen ihr nicht", lautet ein typischer Kommentar: „ich kann mich doch nicht so ins Wohnzimmer stellen ..."

Eine Zwischenstellung nehmen Übungen ein, bei denen ich, obwohl sie aktiv von Frau S. mitgemacht werden müssen, die Führung übernehme. Diese machen ihr nach eigenem Bekunden „komische Gefühle", sind aber offenbar angenehmer als die allein auszuführenden aktiven Übungen. Überhaupt: Verantwortung scheint Frau S. für ihre Gesundung nicht übernehmen zu wollen (zu können?). Mein Hinweis, daß Wohlbefinden auf lange Sicht kein „Geschenk" an den Kranken, sondern nur Ergebnis eines darauf gerichteten eigenen Handelns sein kann, kommt bei ihr nicht recht an. Die notwendige Bedingung, unter der allein sie es schaffen kann, daß ihr Körper auf Dauer den Belastungen des Alltags gewachsen ist (eine Bedingung, die selbst in hohem Maße die Entwicklungsstufen „Bewußtmachung", „Änderung der Einstellung" und „Übernahme von Eigenverantwortung" voraussetzt), ist in der krankengymnastischen Therapie bislang nicht erreicht worden.

Das ist etwas, was uns Krankengymnasten in dieser Kombination täglich begegnet: Schlaffe Haltung, Leidensdruck gemischt mit Zweifeln (inclusive Selbstzweifel), Abwehr von Aktivierungsversuchen, Hang zu Passivität, Mißverhältnis zwischen tatsächlichem körperlichen „Zustand" und dem Selbstbild der eigenen körperlichen Verfassung. Spürbar ist der direkte Zusammenhang zwischen psychischer Verfassung, physischem Empfinden und – nach außen – körperlichem Ausdruck.

Diese Schlußfolgerung aus einem Alltagsfall krankengymnastischer Praxis entspricht durchaus der Alltagserfahrung: Sie selbst wissen von sich, wie eine simple Grippe ihre gute seelische Verfassung und ihre stets optimistische und positive Lebenseinstellung vorübergehend stören und in Unlust, Reizbarkeit und Instabilität umschlagen lassen kann. Aber man muß sich immer wieder bewußt machen, daß auch „umgekehrt ein Schuh daraus wird": Eine ständige emotionale Überforderung, eine seelische Störung dauerhafter Art, können ohne weiteres die körperliche Integrität (über handfeste Symptome „orthopädischer", „neurologischer", „internistischer" Art etc.) bis hin zur funktionellen Unbrauchbarkeit von Organen und Organsystemen beeinträchtigen. Und es gibt nur zwei Auswege: Dauerhafte, oft lebenslange symptomatische Behandlung (Krankenkarriere) oder Lösung durch eine kausale Therapie. Zweifellos müßte ein modernes Gesundheitswesen so „angelegt" sein, daß mehr oder weniger systematisch der zweite, menschlich richtige und wirtschaftlich vertretbare Weg eingeschlagen wird. Ist das bei uns so?

Doch nochmals zurück zum konkreten Beispiel:

Patientin S. könnte von ihrer körperlichen Verfassung her ohne weiteres die Übungen ausführen, die ihr das Wohlbefinden und Funktionieren ihres Körpers sichern können. Nur muß sie eben zur Ausschaltung der funktionellen Störfaktoren aktiviert werden; mir fehlt hingegen das fachliche Rüstzeug, mir fehlt die (zugestandene) Behandlungszeit, und mir fehlt schließlich auch der therapeutische Handlungsspielraum, um die „Schwelle" überwinden zu können, hinter der eine dauerhafte Lösung dieser gesundheitlichen Probleme meiner Patientin relativ zielsicher erreichbar wäre – nämlich durch bloße Vermittlung der in ihrem Fall auf längere Frist notwendigen Gymnastikübungen. Ich frage mich, welcher Natur die psychischen Hemmungen von Frau S. sind. Sind sie Ausdruck eines psychischen Leidens im engeren Sinne? Braucht sie Psychotherapie? Und: Was ist, wenn dem so wäre, sie aber zu einer solchen Behandlung nicht bereit ist? Ist es denn überhaupt richtig, ihr – immer wieder – mit passiven KG-Techniken ihre körperlichen Beschwerden zu nehmen? Mich beschäftigt auch die Frage: Trage ich damit womöglich zu einer Symptomverschiebung bei?

An diesem Punkt ist zu bemängeln, daß psychische und psychosomatische Gesichtspunkte des Therapieprozesses nicht Gegenstand der Ausbildung von Krankengymnasten sind. Zudem fehlt es sehr an ausreichend soliden Fort- und Weiterbildungsmöglichkeiten auf diesem Gebiet für den Kreis der Fachkräfte in der physikalischen Therapie sowie in der Ergo- und der Bewegungstherapie.

Auch wäre ein Austausch mit anderen Therapeuten wünschenswert. Wenn einer Krankengymnastin – wie es bei mir der Fall ist – der persönliche Kontakt zu den Patienten selbstverständlicher Bestandteil der Arbeit ist, wenn sie von der Überzeugung geprägt ist, daß die Verbindung Körper/Seele eigentlich der Ansatz für die Therapie ist (oder sein müßte), dann kommt es bei so mancher Behandlungssituation schnell zu dieser „neuen Dimension", die eine Verbesserung der eigenen psychosozialen Kompetenz und eine geregelte Möglichkeit zur Teamwork mit psychosozial kompetenten Fachkräften dringend wünschenswert macht.

Eine zeitlang gebe ich dem Bedürfnis von Frau S. nach Massage und Passivität nach. Ich habe die Hoffnung, sie eines Tages „genug gefüttert zu haben" und ihr ausreichend Kraft und Zutrauen vermittelt zu haben, damit sie aktiver werden kann. Die Hoffnung erfüllt sich nicht. Die ohnehin auf kurze Behandlungsdauer angelegte fachärztliche Verordnung bringt mich daneben noch zusätzlich in Druck. So sage ich ihr einmal – vielleicht für sie zu früh? -,daß ich nun aber weit mehr Aktivität verlangen müsse, denn „ohne Fleiß kein Preis". Woraufhin sie sofort eine längere Behandlungspause einlegt.

Den psychischen Aspekt zu sehen, mich darauf einzulassen, erscheint mir persönlich wichtig. Die theoretischen Grundlagen der Krankengymnastik sind mir geläufig und bilden einen integralen Bestandteil all meines „handling"; sie erlauben meiner Ansicht nach nicht nur den direkten, möglichst auf zwischenmenschlich tiefere Kommunikation gegründeten Kontakt zum Patienten, sie legen ihn sogar nahe. Mein psychologisches Rüstzeug hierfür ist aber nicht so verankert, daß ich mit gutem Gewissen eine Vertiefung solcher personbezogener Therapieansätze anstreben dürfte oder möchte. Es kommt mir so vor, als könnte eine psycho-sozial unausgebildete, unerfahrene „Helferin" hier unter Umständen auch einiges falsch machen. Ich bin schließlich Krankengymnastin ...

So vorbildlich mir erscheint, was gutorganisierte, routinemäßige Fall- oder Teambesprechungen einer gemischt zusammengesetzten klinischen Therapeutengruppe an nutzbaren Informationen und Handlungsansätzen zu einem bestimmten Patienten zutage fördern können, bin ich mir doch nicht sicher, ob dieses Modell übertragen werden kann (oder sollte) auf den ambulanten Bereich: Während das Team einer (wohnortfernen) stationären Einrichtung nur in seltensten (Zu-Fällen) nach Kurentlassung einem bestimmten Patienten wiederbegegnet, leben Kranke und ihre Helfer/Therapeuten vor Ort in ein- und demselben Lebensraum. Wäre es überhaupt gut, wenn auch hier die Behandler in jedem Falle sich intensiv über einen Patienten austauschten? Die Übermacht des heutigen medizinischen Gefüges, das ja oft den Patienten das Gefühl gibt, sie würden von oben her beobachtet und beurteilt, beängstigt viele Menschen schon heute mehr als genug. Wirkt es sich da nicht hemmend auf den therapeutischen Prozeß aus, wenn nun, beispielsweise im Rahmen kleiner „psychosozialer Arbeitsgemeinschaften", der Eindruck „Big Brother Is Watching You" die Patienten mehr denn je überkommt?

Ich glaube aber: Es ist nicht, vor allem die Kooperation der Fachkräfte als solche zu kritisieren, wenn es um deren psychologischen Beratungsbedarf geht, sondern es ist eher die Art und Weise, wie sie stattfinden müßte, über die man dringend nachdenken muß. Jedenfalls ist es mir persönlich sehr wichtig für den Patienten, dort, wo er gerade behandelt wird und gegenüber demjenigen Helfer, zu dem er gerade Vertrauen geschöpft hat, alles, was ihn betrifft, erzählen zu können. In solchen Situationen bringt eine „Weiterverweisung zuständigkeitshalber" therapeutisch gar nichts.

Für mich ist es – manchmal – schön, der „Kummerkasten“ zu sein, d.h. mit Menschen auf der Ebene des netten Nachbarn zu verkehren und in Verbindung damit von Berufs wegen körperlich erfahrbare Zuwendung vermitteln zu können. Es ist ein Inhalt meiner Arbeit, der mich besonders motiviert und befriedigt. Aber genügt das schon? Wie oft kommt man über diese zunächst selbstverständlich erscheinende „Kummerkastenfunktion“ an einen Punkt, wo es „rein krankengymnastisch“ nicht mehr weitergeht! Ich finde, wenn sich so etwas regelmäßig ereignet, sollte man dies nicht einfach tatenlos hinnehmen und sich auf „Nichtzuständigkeit“ zurückziehen.

Ich kann selbstverständlich hier keine Lösungen vorschlagen. Ich wollte Ihnen dies aber mitteilen, damit wir gemeinsam nachdenken können.

Man müßte auch folgende Punkte noch genauer beleuchten:
- die krankengymnastische Nicht-Mitsprache beim rehabilitativen Behandlungskonzept (Dauer, Schwerpunkte, Inhalte)
- das Fehlen eines gebührenabrechnungsfähigen „Informationsmittels“, mit dem die Therapieerfahrungen, z.B. aus der Krankengymnastik, an den behandelnden Arzt zurückgemeldet werden
- das Problem der Weisungsgebundenheit und der Angst der Krankengymnastin vor dem ärztlichen Vorwurf der „Kompetenzüberschreitung“
- die institutionalisierte Beratungsmöglichkeit für Physio-, Ergo- und Bewegungstherapeuten bei auftauchenden psychosozialen Implikationen ihrer Therapiearbeit
- die Frage der psychologischen „Basisqualifikation“ aller Therapieberufe.

Sehen Sie:

Im Fall meiner Patientin S. wäre ein systematisches und ganzheitliches Vorgehen erforderlich; die Behandlung eines (herausgegriffenen) orthopädischen Symptoms greift hier zu kurz. Hierüber müßte ein Gespräch mit Patientin und Arzt stattfinden. Aber wenn ich Pech habe, könnte der überweisende Arzt reklamieren, daß ich nicht nur die Schulter, sondern – wenn man so will – sogar Herzbeschwerden behandelt habe. Wehe mir, wenn ihn das so ärgert, daß meine „Neigung zu Kompetenzüberschreitung“ und meine „Eigenwilligkeit“ in der örtlichen Ärzteschaft zum Gesprächsthema werden ...

Der Fall S. gibt Anlaß, über die Vereinbarkeit verschiedener therapeutischer Grundkonzepte (Gedankensysteme) nachzudenken, die Frage nach der Zusammenarbeit der Gesundheitsberufe aufzuwerfen und dringend das Aus-, Fort- und Weiterbildungserfordernis unter interdisziplinären Gesichtspunkten neu zu diskutieren.

Hemmnisse für Schritte in die richtige Richtung gibt es auf ganz verschiedenen Ebenen. Bei den Ärzten ist es nach meiner Erfahrung immer noch die Verantwortungshierarchie, die Veränderungen von unten nach oben schwierig bis unmöglich macht.

Ich weiß nicht warum, aber bisher hat auch noch kein Psychologe zu mir wegen eines gemeinsamen Patienten Kontakt aufgenommen. Wenn das bei psychologisch als behandlungsbedürftig bereits erkannten Krankengymnastikpatienten schon nicht klappt, wie wird dann erst im umgekehrten Fall Arzt oder Psychologe reagieren, wenn die Krankengymnastin auf psychosozialen Hilfebedarf beispielsweise eines „orthopädischen“ Patienten gestoßen ist?

Gerade in Ihrem Kreis wollte ich – anhand eines alltäglichen Routinefalles – diese Dinge einmal ansprechen. Sehen Sie die Isolation nicht nur des Patienten, sondern auch die der einzelnen Therapeuten bitte nicht als hochstilisierten Grenzfall an, sondern als „Webfehler“ unseres Gesundheitssystems im niedergelassenen Bereich.

Mit viel Mühe, mit viel Erfahrungen, die ungenutzt bleiben (müssen) und mit beträchtlicher Energie paddelt ein jeder von uns vor sich hin. Im Sinne der Patienten wäre es gut, wenn dies nicht auf Jahrzehnte hinaus weiter so bliebe.

Anschrift:

Frau E. Farwick
Krankengymnastikpraxis
Herrenkellergasse 1
7900 Ulm 1

Ergebnisse der Arbeitsgruppe 7

von P. Novak

1. In einem ersten Sitzungsabschnitt wurde über die Erfahrungen mit gewachsenen und neu entstandenen gemeindenahen Strukturen bei der Rehabilitation psychisch Kranker in allgemeiner Hinsicht referiert. Ausgegangen wurde von den Erfahrungen im „Modellverbund Psychiatrie" der Bundesregierung, die sich in dem Bericht der Expertenkommission niedergeschlagen haben. Hingewiesen wurde auf eine Liste der Projekte und Modelle von Versorgungseinrichtungen im außerstationären Bereich. Nach Beginn des Modellverbunds im Jahre 1976 sind jetzt 31 Projekte abgeschlossen, 12 Projekte noch in der Erprobung. Begonnen wurde mit ambulanten Diensten verschiedener Art, hinzu kamen umfassende Versorgungsstrukturen wie die Einrichtung von Tagesstätten, psychosozialen Zentren, Übergangsheimen, beschützenden Wohngruppen und anderen Einrichtungen. Von Bedeutung erschien einmal die Einbindung in einen gemeinde-psychiatrischen Verbund und der Bezug zur gesundheitlichen Primärversorgung überhaupt – damit auch die Überwindung der Ungleichstellung psychisch Kranker gegenüber somatisch Kranken in rechtlicher und versorgungspraktischer Hinsicht.

   Die derzeitige Problematik wird im Ausfüllen noch bestehender Versorgungslücken gesehen. Diese beziehen sich vor allem auf psychisch kranke alte Menschen, auf psychisch kranke Kinder und Jugendliche, auf psychisch kranke Rechtsbrecher sowie auf geistig und mehrfach Behinderte mit psychischen Erkrankungen. Ferner besteht besonderer Bedarf an tagesstrukturierenden Beschäftigungsangeboten. Schwierigkeiten ergeben sich auch bei der Finanzierung, indem Heilbehandlung und Rehabilitation bei chronisch psychisch Kranken nur schwer für den Kostenträger einsichtig verbunden werden können. Insgesamt wird gefordert, daß die Rehabilitation psychisch Kranker Teil der gesundheitlichen Primärversorgung auf Gemeindebasis sein sollte, es dabei aber zu keiner Verschlechterung der verschiedenen Versorgungsebenen kommen sollte. Zur Erläuterung dienten Berichte über ortsbezogene Einrichtungen der psychiatrischen Versorgung am Tagungsort Ulm. Von diesen ist besonders eine Koordinationsstelle Regionales Netzwerk (KORN) hervorzuheben, welche Vermittlungsaufgaben zwischen Klienten und den verschiedenen Einrichtungen übernimmt. Auch im Ulmer Raum sind Versorgungslücken anzumerken, hier besonders das Fehlen einer Tagesklinik, eines Kriseninterventionszentrums und einer sozial-psychiatrischen Tagesstätte für Kinder und Jugendliche. Schwierigkeiten ergeben sich des weiteren bei der psychiatrischen Versorgung des ländlichen Raums in der Umgebung von Ulm. Bewährt hat sich dagegen ein Projekt der familienzentrierten Rehabilitation, ausgehend vom Psychiatrischen Landeskrankenhaus Weissenau. Getragen wird dieses Projekt von einem Hilfsverein, welcher die Betreuung von chronisch psychisch Kranken in Familien organisiert und hier auch beratend tätig ist. Erfahrungen seit 1985 lassen die Schwierigkeiten und auch Erfolgschancen bei dieser Betreuungsform mittlerweile beurteilen.

Bei der Schließung der erwähnten Versorgungslücken scheint es wichtig, daß die Rehabiliationseinrichtungen im komplementären Bereich in Abhängigkeit von den Eigenarten der Region zu planen sind. Hier ergeben sich keine besonderen Schwerpunkte, da die verschiedenen Regionen von durchaus unterschiedlicher Struktur sein können. Wünschenswert ist immer die Reintegration der Betreuten in ihr näheres soziales Umfeld wie z.B. in die verschiedenen Angebote der Gemeinde oder auch in eine Pfarrgemeinde.

2. In zwei weiteren Sitzungsabschnitten wurde über einzelne gewachsene Versorgungsstrukturen bei der Rehabilitation psychisch Kranker berichtet, die entweder gemeindenah oder auch überregional-zentralisiert geschaffen wurden. Berichtet wurde über das Modell eines Rehabilitationszentrums für psychisch Kranke, welches zentralisiert für ein Bundesland eingerichtet wurde. Ein besonderer Fortschritt wird hierin gesehen, daß psychisch kranken Menschen die Möglichkeit geboten wird, überhaupt auf Kosten der Sozialversicherung ein Rehabilitationsangebot wahrzunehmen. Berichtet wurde über das Wiechern-Institut Ludwigshafen, welches seit 1952 existiert und seit 1985 als Rehabilitationszentrum für psychisch Kranke (RPK) überörtliche Aufgaben der Rehabilitation wahrnimmt. Die Betreuung wird gegliedert in eine Behandlungsphase auf Kosten der Krankenkasse, es folgt dann eine sich anschließende medizinische Rehabilitation zu Lasten der Rentenversicherung und schließlich eine medizinisch-berufliche Rehabilitation zu Lasten der Arbeitsverwaltung und zum Teil auch der Rentenversicherungsträger.

Im psychiatrischen Krankenhaus ergeben sich keine Finanzierungsmöglichkeiten für ein beruflich-soziales Rehabilitationsangebot. Hier kann es deshalb nur um das Angebot einer mittelfristigen Krankenhausbehandlung psychisch Behinderter mit dem Ziel der Krankenhausentlassung und Wiedereingliederung in Beruf, Familie und Gesellschaft gehen. Diese Ziele sind jedoch auch im Krankenhaus nur unter besonderen Voraussetzungen zu verwirklichen, die sich sowohl auf die Wohnsituation der Klienten beziehen als auch auf Fragen der Indikation und Prognose.

Als ebenfalls gewachsene Struktur psychosozialer Versorgung wurde über eine in den Niederlanden flächendeckend vorhandene Institution berichtet, nämlich das System der Sozialwerkstätten. Hier werden in Trägerschaft der Gemeinden psychisch Behinderte sowie geistig und körperlich Behinderte gemeinsam in Werkstätten betreut, welche den Behinderten einen regulären Arbeitsplatz mit einem normalen Arbeitnehmer-Gehalt bieten. Diese Werkstätten sind vom Staat subventioniert. Voraussetzung für die Aufnahme ist das Vorhandensein von mindestens einem Drittel Arbeitsfähigkeit, was durch entsprechende Eingangsuntersuchungen festgestellt wird. In den Niederlanden existieren gegenwärtig 108 derartige Verbund-Werkstätten, in denen insgesamt 80.000 Behinderte einen normalen Arbeitsplatz haben.

Schließlich wurde über die ebenfalls überregional wirkende Einrichtung eines Berufsbildungswerks für psychisch Behinderte berichtet. Der Vorteil dieser zentralen Einrichtung wird darin gesehen, daß zahlreiche Berufsabschlüsse angeboten werden können. Als Beispiel werden im Berufsbildungswerk Abensberg 14 Berufsfelder mit insgesamt 25 verschiedenen Berufsabschlüssen angeboten. Der Bezug zur Herkunftsgemeinde der Klienten wird durch regelmäßige Wochenendurlaube sowie durch externe Praktika in Firmen aus dem Bereich der Heimatgemeinde gewährleistet. Wenn während Krisen eine Klinikeinweisung notwendig ist, werden die Klienten auch dort vom Personal des Berufsbildungswerks weiter besucht. Ferner werden bereits während der Berufsbildung spätere Wohn- und Arbeitsmöglichkeiten am Heimatort geklärt.

3. In einem letzten Sitzungsabschnitt wurde über bestimmte Therapieangebote bei der Rehabilitation psychisch Kranker berichtet. Geschildert wurde ein Modell der Kooperation zwischen Klinik und Werkstatt für Behinderte durch eine Mitarbeiterin der Klinik, welche Patienten in der externen Werkstatt betreut. Hierdurch kann es zum Ausgleich vieler Konflikte (bei der Betreuung der Patienten an verschiedenen Orten) kommen sowie auch ein besseres Verständnis der besonderen Situation der einzelnen Klienten gewährleistet werden. Berichtet wurde ferner über die Möglichkeiten der Ergotherapie und der Krankengymnastik, welche auch im ambulanten Bereich bei psychisch Behinderten durchgeführt werden können. Seit 1980 besteht die Niederlassungsmöglichkeit für Ergotherapeuten in eigener Praxis, und die Ergotherapie ist auch in den „Heil- und Hilfsmittelrichtlinien" der Kostenträger als Bestandteil der Patientenversorgung vorgesehen, allerdings mit Ausnahme der psychisch Kranken! Die Einbeziehung der psychisch Kranken wird aber angestrebt. Ähnlich wie bei der Krankengymnastik wird auch die Ergotherapie von Ärzten verordnet, und die medizinische Indikation ist Voraussetzung für die Abrechnung mit den Krankenkassen. Besonderer Wert wurde auf die Feststellung gelegt, daß die Ergotherapie keine Imitation teil-stationärer oder ambulanter Therapie sein solle, sondern lediglich eine Begleitung der übrigen Therapien, die zudem zeitlich begrenzt sein muß. Hier besonders war die Mischfinanzierung zu fordern, um eine flexiblere Zusammenarbeit der verschiedenen Therapien zu gewährleisten. Bemerkenswert bei den Ausführungen zur Ergotherapie und Krankengymnastik bei psychisch Kranken war, daß jeweils ein ganzheitlicher Therapieansatz gesucht wurde. Die körperliche Dysfunktion wurde auch als Ausdruck für eine gestörte psychische Verfassung gesehen, und es bestand Übereinstimmung darin, daß Befinden, Selbstwertgefühl und Eigenständigkeit der Patienten auch bei diesen Therapieformen ganzheitlich berücksichtigt werden müssen.

4. Hoffnungen auf Unterstützung der Rehabilitationsarbeit mit psychisch Kranken durch den Wissenschaftsbetrieb wurden in der Arbeitsgruppe 7 nicht gesondert diskutiert, sondern in jedem Sitzungsabschnitt und Referat implizit behandelt. Klar war, daß der Bedarf an epidemiologischen, therapiebegleitenden und Follow-up-Studien noch sehr groß ist und nur bewältigt werden kann, wenn sich die Universitäten, die Kostenträger und die Bundes- bzw. Landesforschungsförderung weiterhin mit unverändertem Engagement im Bereich der psychosozialen Versorgung mit Rehabilitationsleistungen engagieren.

Anschrift:

Prof. Dr. med. et phil. P. Novak
Leiter der Abteilung für medizinische
Soziologie und Dekan des Fachbereichs
Medizin der Universität Ulm
Am Hochsträß 8
7900 Ulm/Donau

ZWEITE PLENARSITZUNG

Schlußsitzung

Freitag, den 10. November 1989

Eröffnung der zweiten Plenarsitzung durch den Leiter des Programmkomitees der Arbeitstagung

von A. Stemshorn

Meine Damen und Herren,

ich begrüße Sie alle an diesem Freitagmorgen, einem für Ulmer Verhältnisse typischen, sonnig-kalten Novembertag, der nach Auflösung des Frühnebels aus dem Donaubecken noch sehr schön zu werden verspricht.

Die zweite Plenarsitzung, die uns heute zum Schluß unserer Arbeitstagung führt, ist hiermit eröffnet! Wir alle, die wir mit der Planung und Organisation betraut waren, vor allem aber diejenigen, die in den sieben Arbeitsgruppen Beiträge geleistet und Diskussionen koordiniert haben, können mit dem, was wir heute zusammengefaßt präsentiert bekommen, sehr zufrieden sein. Es ist eine schöne Sitte, den vielen Interessierten, die sich ja für eine der Arbeitsgruppen hatten entscheiden müssen, nun mit einem Rundblick in komprimierter Form Kenntnis davon zu geben, was insgesamt geleistet wurde. Der Gang durch sieben konzentriert durchgeführte Arbeitsgruppen mit ihren insgesamt 26 Sitzungsabschnitten (oder, wenn Sie so wollen, Themenbereichen), mit 82 vorbereiteten und vielen zusätzlichen, spontanen Redebeiträgen, hat ein erstaunliches Erfahrungspotential erkennen lassen, das hier in Ulm zur Geltung gebracht wurde. In jeder einzelnen Arbeitsgruppe sind auch klare Empfehlungen für die drei Bereiche „Qualitätssicherung", „Strukturverbesserung" und „wissenschaftliche Unterstützung" der Rehabilitationsarbeit ausgearbeitet worden.

Wegen der Kürze der uns verbleibenden Zeit ist es natürlich nicht möglich, alle diese Empfehlungen – geschweige denn das dahinter stehende Erfahrungspotential – ausführlich vorzutragen. Die sieben Berichterstatter mußten sich bei ihrer schriftlichen Abfassung der Arbeitsgruppenergebnisse, die Sie jetzt hören werden, auf eine Auslese beschränken, – sie haben aber, wie wir schon gestern am späten Abend sehen konnten, diese Aufgabe mit Bravour gemeistert.

In der Pause unserer zweiten Plenarsitzung liegen, wie Sie wissen, alle diese Berichte vervielfältigt aus. Alle Teilnehmerinnen und Teilnehmer sowie die Journalisten, die gegen Mittag hier zur Pressekonferenz der Tagungsleitung erscheinen werden, können so gleich nach Tagungsschluß die wichtigsten Verhandlungsergebnisse schwarz auf weiß nach Hause tragen – ein guter Service der Veranstalter, wie ich finde. Ich möchte aber dennoch nicht versäumen, Sie auf den Tagungsbericht hinzuweisen, der – spätestens in Jahresfrist – als Buch erscheinen wird und nahezu jeden gehaltenen Wortbeitrag der Arbeitstagung dokumentieren soll.

Der Ablauf unserer heutigen Schlußsitzung sieht nach den sieben Berichten drei Referate vor, die – jedes auf seine Art – zur Einschätzung des Tagungsergebnisses beitragen werden. Während Tagungspräsident Dr. Jäckel den Handlungsauftrag präzisieren wird, der sich aus unserer Tagungsarbeit ableiten läßt, wird Ministerialdirigent Rindt aus der Sicht des Bundesministeriums für Arbeit und Sozialordnung den heutigen Entwicklungsstand der Rehabilitation beschreiben, der es uns erlaubt, die „Strecke" abzuschätzen, die in unmittelbarer Zukunft noch zurückzulegen sein wird, um den Forderungen der Fachleute und der Betroffenen nachzukommen, die in diesen drei Tagen erhoben und eingehend begründet worden sind. Schließlich wird Professor Dr. Jochheim, der Vorsitzende der Deutschen Vereinigung für die Rehabilitation Behinderter, die Frage aufwerfen (und aus der Sicht unseres Fachverbandes auch beantworten), woher die Kräfte, die gesellschaftlichen Anstöße und auch die Mittel kommen können, damit die vorgezeichnete Strecke auch mit Aussicht auf Erfolg bewältigt werden kann.

Nun aber bitte ich zunächst die Berichterstatter hierher zu mir, deren Beiträge eine Art fachliches Erntedankfest erwarten lassen: Wir werden aus organisatorischen Gründen ein wenig umstellen müssen und lassen Herrn Professor Dr. Novak – für Arbeitsgruppe 7 – beginnen. Dann wird Herr Nachtigäller aus Arbeitsgruppe 1 berichten. Arbeitsgruppe 2 wird von Herrn Studiendirektor Becher vertreten; hierauf folgt der Bericht aus Arbeitsgruppe 3, den Herr Hallerbach freundlicherweise vortragen wird. Vom Leiter der Arbeitsgruppe 4, Herrn Professor Dr. Jacobi, hören wir dann das Resümee dieser Gruppe. Auch bei den Arbeitsgruppen 5 und 6 haben deren Leiter, Dir.Dr. Janzik und Professor Dr. Donat, die Berichterstattungsaufgabe selbst übernommen, wobei in Arbeitsgruppe 6, die ja in der Form von zwei Untergruppen arbeitete, Herr Dr. Schüle den Teilbericht von Professor Dr. Donat ergänzen wird.
Nach diesem letzten Bericht haben Sie, meine Damen und Herren, sich eine Pause verdient, die wir auf 15 Minuten angesetzt haben und in der Sie sich für die drei konzentrierten Schlußreferate stärken können.
Ich darf mich schon jetzt für Ihr Interesse und Ihre Mitarbeit in den zurückliegenden Tagen bedanken und nun, ohne noch Zeit zu verlieren, dem ersten Berichterstatter das Signal geben. Herr Professor Novak, Sie haben das Wort!

Anschrift:

Prof. Dipl.-Ing. A. Stemshorn
Architekt
Staatliche Hochschule der
Bildenden Künste
Am Weißenhof
7000 Stuttgart 1

Der Handlungsauftrag zur Fortentwicklung der Rehabilitation: leistungsfähige und menschengerechte Strukturen der Hilfe für behinderte und chronisch kranke Menschen

von W. H. Jäckel

Nach der letzten Mikrozensus-Erhebung im Jahre 1982 lebten am Stichtag in der Bundesrepublik 9,6 Millionen Kranke, davon 66% chronisch Kranke. Nun sind die Begriffe „chronisch krank" und „behindert" sicherlich nicht deckungsgleich. Aber aus den laufenden Erhebungen der Arbeits- und Sozialstatistik wissen wir, daß deutlich über 6 Millionen Menschen unter uns leben, die mit dauerhaften und erheblichen gesundheitlichen bzw. funktionellen Einschränkungen zurechtkommen müssen. Nur etwa die Hälfte dieser Betroffenen ist gesetzlich als „schwerbehindert" anerkannt. Nicht alle, die dies könnten, suchen den Schutz des Schwerbehindertengesetzes.

Die Epidemiologen liefern uns harte Daten dafür, daß die relative und absolute Zahl der chronisch Kranken und Behinderten, insbesondere auch wegen der zunehmenden Lebenserwartung, weiter steigen wird. Man muß also kein Prophet sein, wenn man behauptet, daß die Behandlung und Betreuung chronisch Kranker eine der größten Herausforderungen für unser Gesundheitssystem, aber auch für die gesamte Gesellschaft, in den nächsten Dekaden sein wird. Um dieser Herausforderung gewachsen zu sein, bedarf es leistungsfähiger und behindertengerechter Strukturen , und dies soll das Thema meines Vortrags sein. Entsprechend dem Schwerpunkt unseres Kongresses – der überörtlichen und der örtlichen Rehabilitation – werde ich mich auf diese Strukturbereiche konzentrieren und anschließend auf deren Zusammenwirken eingehen.

Dabei versuche ich Rücksicht darauf zu nehmen, daß die Rehabilitation ein in vielen Jahrzehnten gewachsenes System ist. Bei der Betrachtung ist es daher sicher nützlich, gelegentlich einen kurzen Blick auf die Entstehungsgeschichte bestimmter Strukturen zu werfen.

Überörtliche Rehabilitation:

Stationäre Rehabilitationsmaßnahmen haben in der Bundesrepublik Deutschland eine sehr lange Tradition, die zunächst bestimmt wurde von den Badeorten mit deren ortsgebundenen Kurmitteln. Denken Sie z.B. an Thermalwasser, Moorvorkommen, Schwefelquellen oder radonhaltige Stollen. Um diese traditionell bewährten Kurmittel und das an diesen Orten vorhandene know how auch in den entstehenden Rehabilitationskliniken nutzen zu können, baute man diese folgerichtig in den klassischen Badeorten, fernab der größeren Städte. Folge davon war, daß die stationäre medizinische Rehabilitation von vornherein eine überörtliche, wohnortferne sein mußte. Bis heute ist das – einer aktuellen Untersuchung zufolge – der großen Mehrheit der Rehabilitationspatientinnen und -patienten eine eher angenehme Vorstellung, sowohl wegen der Nähe zu Landschafts- und Naturschönheiten als auch wegen des besseren „Ausstieges" aus dem belastenden Alltagstrott unter Verzicht auf die typische Krankenhausatmosphäre.

Inzwischen werden pro Jahr ca. 700.000 stationäre Rehabilitationsmaßnahmen durchgeführt. Wie steht es nun aber mit der Leistungsfähigkeit dieser überörtlichen Rehabilitationsmaßnahmen?

Die apparative und personelle Ausstattung der Rehabilitationskliniken ist während der letzten Jahre kontinuierlich verbessert worden und hat heute ein eindrucksvolles Niveau erreicht. Die meisten dieser Kliniken verfügen heute über ein medizinisch-diagnostisches Instrumentarium, das internationalem Standard entspricht, und das gleiche gilt auch für die therapeutische apparative Ausstattung.
Die Anzahl der in den Rehabilitationskliniken tätigen Ärztinnen und Ärzte hat deutlich zugenommen und ebenso deren berufliche Qualifikation. Auf Grund der eher schwieriger gewordenen Niederlassungsmöglichkeiten, auch für Fachärzte, ist die langfristige Arbeit in einer solchen Klinik für qualifizierte Ärzte eine attraktive Alternative geworden. Auch im Pflegedienst, bei der Krankengymnastik und in der physikalischen Therapie weisen die Stellenpläne der meisten Rehabilitationskliniken eine ausreichende Zahl adaequat ausgebildeter Mitarbeiterinnen und Mitarbeiter auf. Dennoch kann das langfristige Nachwuchsproblem beim nichtärztlichen Therapiepersonal, vor allem aber in den Pflegeberufen, nicht verschwiegen werden. Es besteht darin, daß trotz steigendem Dienstleistungsbedarf immer weniger jüngere Menschen ins Erwerbsleben eintreten werden, wobei in den genannten Berufen die recht hohen Arbeitsanforderungen und die eher bescheidene tarifliche Einordnung einen zu geringen Zustrom an Personal erwarten lassen.

Insgesamt scheinen aber heute in den Rehabilitationskliniken die Voraussetzungen für eine leistungsfähige Rehabilitation gegeben zu sein.

Was aber heißt eigentlich leistungsfähig in diesem Zusammenhang? Ein Urteil darüber muß sich orientieren an den Zielkriterien der Rehabilitation. Nach der gesetzlichen Definition der Rehabilitation ist wesentliches Zielkriterium die Wiederherstellung bzw. Aufrechterhaltung der Arbeits- bzw. Erwerbsfähigkeit.

In diesem Zusammenhang kommt der schulischen, vor allem aber der beruflichen Rehabilitation eine ganz zentrale Bedeutung zu.

Mit den Anfängen dieser Zweige der Rehabilitation ist die 80-jährige Vereinsgeschichte der Deutschen Vereinigung aufs engste verknüpft. Es bildeten sich auch hier deutlich überörtliche Strukturen heraus. In Anlehnung an die größeren Zentren der aufstrebenden Orthopädie im Lande gruppierten sich heilerzieherische, schulpädagogische, fürsorgerische und berufsbildende Dienste zu den ersten Einrichtungen für umfassende Rehabilitation. Grundlage dieser Struktur war die nötige Konzentration kundiger Fachkräfte an Orten mit ausreichend großen Patienten-, Schüler- und Lehrlingsgruppen. Die neu entwickelten Möglichkeiten der Rehabilitationstechnik zum Ausgleich von Funktionsausfällen in Alltag und Arbeitswelt verstärkten die Position der überörtlichen Zentren weiter. Mit Herausbildung des Sonderschulwesens zwischen den beiden Weltkriegen vollzog sich eine schärfere Trennung zwischen schulischer und beruflicher Bildung – ein weiterer Schritt hin zur überörtlichen Organisation des Ausbildungs- und Umschulungssektors der Behindertenhilfe.

Die berufliche Rehabilitation ist heute in den 21 Berufswerken und 39 Berufsbildungswerken, die pro Jahr annähernd 200.000 Behinderte und chronisch Kranke ausbilden, zum überwiegenden Teil überörtlich organisiert. In diesen Institutionen wird eine anerkannt gute und engagierte Arbeit geleistet, die sich in relativ hohen Erfolgsquoten bei der beruflichen Wiedereingliederung ausdrückt. Dennoch bestehen auch bei der institutionellen beruflichen Rehabilitation noch eine ganze Reihe von Problemen, die deren Leistungsfähigkeit einschränken. Die Arbeitsgruppe zur überbetrieblichen beruflichen Rehabilitation hat innerhalb dieser Tagung eine Vielzahl solcher Hemmnisse eingehend behandelt und zum Teil neue und konkrete Lösungsansätze aufgezeigt. Ich möchte deshalb hier nur zwei Problembereiche kurz ansprechen.

Der Instanzenweg bis zu einer überörtlichen beruflichen Rehabilitation ist offensichtlich zu lang, Wartezeiten von 1 bis 2 Jahren belegen dies nachdrücklich. Diese lange Wartezeit hat für den Betroffenen erhebliche negative Auswirkungen, insbesondere im psychischen Bereich. Motivationsverluste während dieser Zeit sind ebenso verständlich wie Beeinträchtigungen des Selbstwertgefühles infolge der sozialen „Marginalisierung". Verbessert werden müßte auch die medizinische und psychosoziale Prognostik bezüglich der bestehenden Beeinträchtigungen. Ich meine damit, daß wir z.Zt. noch zu wenig wissen über die weitere Entwicklung der einzelnen Behinderungen. So kommt es immer wieder vor, daß eine Umschulung für eine berufliche Tätigkeit erfolgt, die zwar dem derzeitigen Stand der Behinderung gerecht wird, die aber im weiteren Verlauf der zugrundeliegenden Erkrankung dann doch nicht weiter ausgeübt werden kann – mit all den erneuten negativen Konsequenzen für den Behinderten. Wir brauchen also für die verschiedenen Erkrankungsarten zuverlässige Aussagen über deren weiteren Verlauf, insbesondere über die zu erwartenden Funktionsbeeinträchtigungen – sowohl im körperlichen als auch im seelischen Bereich. Um solche zuverlässige Aussagen zu erhalten, sind epidemiologische Langzeituntersuchungen zur funktionellen Beeinträchtigung bei den wichtigsten Erkrankungen dringend erforderlich. Und hier ist die Rehabilitationsmedizin auf die Mitarbeit der universitären Forschung dringend angewiesen.

Verstärkt werden sollten auch die Bemühungen, den bereits bestehenden Arbeitsplatz an die Behinderung des Betroffenen anzupassen. 2 Millionen Arbeitslose in der Bundesrepublik Deutschland, davon etwa 160.000 allein an anerkannten Schwerbehinderten – diese Zahlen sprechen dafür, daß berufliche Wiedereingliederung an einem anderen Arbeitsplatz sicher nicht leicht sein kann. Um so mehr sind die Initiative und Kreativität der in der Rehabilitation Tätigen, aber auch der Arbeitgeber, gefordert, um durch Anpassung, technische Hilfen und den Einsatz neuer Techneologien die behinderungsbedingte Ausgliederung soweit irgend möglich zu vermeiden.

Im Bereich der beruflichen Rehabilitation – wie auch in den anderen Rehabilitationseinrichtungen – bestehen noch erhebliche Forschungsdefizite. Die mit der beruflichen Rehabilitation befaßte Arbeitsgruppe hat dies nachdrücklich aufgezeigt. Für ganz wichtig halte ich auch die Forderung der Arbeitsgruppe, daß in der beruflichen Bildung darauf Rücksicht genommen werden muß, daß die Ausbildung bei den Behinderten länger dauern kann als bei den Nichtbehinderten und daß das berufliche Bildungssystem hierauf mit einer größeren Flexibilität reagieren muß.

Die „überörtliche Schiene" bei der schulischen Rehabilitation ist heute – und das ist auch gut so – weitestgehend auf Sonderfälle beschränkt wie z.B. die Gehörlosenschulen, Sprachbehindertenschulen oder gar Blinden-

und Taub-Blindenschulen. Hier ist die Zahl der Schüler regional so klein und der Bedarf an besonderer personeller und apparativer Ausstattung der Schulen so groß, daß weiträumige Zusammenfassung der Schülerinnen und Schüler unumgänglich ist. Im Bereich der Körperbehindertenschulen, vor allem aber bei den Sonderschulen für Lernbehinderte und geistig Behinderte, ist das Netz quer durch die Bundesrepublik – mit Ausnahme einiger ländlicher Regionen – heute recht dicht, so daß man fast (ich sage: fast) von Wohnortbezug sprechen kann. Alle Sonderschulen, sogar die zentralen Einrichtungen für die Sinnesbehinderten-Bildung, geben sich heute erkennbar Mühe, vielfältige Kontakte zur nichtbehinderten Umgebung und zu den Familien der Schüler herzustellen und zu pflegen. Auf dieser Tagung ist erwartungsgemäß die Frage der Entscheidung zwischen besonderer Beschulung und integrativer Beschulung behinderter Kinder nicht als Grundsatzfrage, sondern nur für Einzelfälle gestellt und beantwortet worden. Es wurde erkannt, daß beide Möglichkeiten der schulischen Bildung in der Angebotspalette enthalten sein müssen, daß fließende Übergänge in manchen Einzelbereichen zwischen beiden schulischen Wegen geschaffen werden müssen und schließlich, daß die Einschulungsentscheidung immer eine streng individuelle Entscheidung sein und bleiben muß. Auch wenn die Sonderschule sicherlich ein unentbehrliches und vielfach völlig bedarfsgerechtes Angebot ist, besteht kein Zweifel, daß integrative Möglichkeiten für den Schulbesuch auf Regelschulen den derzeit größeren Nachholbedarf zeigen und insbesondere die Übergangsmöglichkeiten und Durchlässigkeiten zwischen den Beschulungsarten für behinderte Kinder noch kräftige Förderung vertragen. Das bestehende Sonderschulwesen muß heute der Versuchung widerstehen, wegen fallender Schülerzahlen die örtliche Verankerung aufzugeben und eine mehr zentralistische Entwicklung zu vollziehen. Denn: Wo irgend möglich, sollte der schulische Bereich der Rehabilitation in wohnortnahe und nicht in überörtliche Strukturen gebettet sein.
Defizite bestehen jedoch offenbar noch bei einem Teil der Lehrer für die spezifischen Probleme der behinderten Kinder. Hier muß durch eine Änderung der Ausbildungsordnung für alle Lehrer die Sensibilität erhöht werden.

Lassen Sie mich zurückkommen auf die Leistungsfähigkeit der überörtlichen Rehabilitation. Die Zielkriterien der Rehabilitation werden glücklicherweise heute viel weiter gefaßt, sie beinhalten nicht ausschließlich die Wiederherstellung bzw. Aufrechterhaltung der Arbeits- und Erwerbsfähigkeit, sondern sie beinhalten auch die Wiederherstellung der größtmöglichen körperlichen, seelischen und sozialen Fähigkeiten eines Individuums. Wenn dies das Ziel der Rehabilitation sein soll, so ergeben sich daraus erhebliche Konsequenzen für alle Institutionen der Rehabilitation. Für eine so verstandene umfassende (komprehensive) Rehabilitation wird ein Therapieteam erforderlich, in dem neben dem Arzt, der Krankengymnastin und der Ergotherapeutin auch der Psychologe und Sozialarbeiter vertreten sein müssen.
Ein solcher mehrdimensionaler Therapieansatz ist bisher nur bei der überörtlichen Rehabilitation realisiert.
Es ist zu vermuten, daß diese Form der überörtlichen Rehabilitation als leistungsfähig angesehen werden kann. Harte Daten hierzu fehlen uns jedoch bisher, und sie sind dringend erforderlich. Wir brauchen die Evaluation der komprehensiven überörtlichen Rehabilitation und zwar nicht so sehr zur Legitimation dieses Therapieansatzes, sondern vielmehr zur Verbesserung der bestehenden Therapieprogramme. Nur durch eine professionelle Rehabilitationsforschung nämlich wird es möglich sein zu beurteilen, welche bestehenden oder neu hinzugefügten Therapieformen in der umfassenden Rehabi-

litation einen zusätzlichen positiven Effekt auf die Zielkriterien der Rehabilitation haben, durch welche Maßnahmen die Dauerhaftigkeit dieses Effektes verbessert werden kann und wie die Maßnahmen unter Kosten-Nutzen-Gesichtspunkten beurteilt werden müssen.

Welche Defizite bestehen nun bei der überörtlichen Rehabilitation?
Neben der bisher unzureichenden Begleitforschung möchte ich noch folgende weiteren Punkte ansprechen:
Die Leistungsfähigkeit einer Rehabilitationsmaßnahme wird natürlich ganz wesentlich davon abhängen, daß der richtige Patient (Rehabilitand) zum richtigen Zeitpunkt in der richtigen Rehabilitationsklinik aufgenommen wird. Der Zeitpunkt der Aufnahme in einer Rehabilitationsklinik wird derzeit noch zu sehr von der für die Klinik auf Grund der vorhandenen Rehabilitationsanträge bestehenden Wartezeit (bis zu einem ¾ Jahr) bestimmt und nicht so sehr von der bestehenden Beeinträchtigung und dem für den Behinderten bzw. chronisch Kranken optimalen Aufnahmezeitpunkt. Auch scheint es so zu sein, daß nicht immer die richtigen Patienten in die Rehabilitation gehen. Nach Angaben des Verbandes Deutscher Rentenversicherungsträger hatten ⅔ der männlichen Frührentner in einem Zeitraum von 5 Jahren vor der Frühberentung kein Heilverfahren, obwohl doch gerade sie, bei denen die Erwerbsunfähigkeit drohte, eine ganz wichtige Zielgruppe für die Rehabilitationsmaßnahmen hätten sein müssen.

In diesem Zusammenhang darf man sehr gespannt sein auf die Ergebnisse von Untersuchungen aus dem Institut für Rehabilitationspsychologie der Universität Freiburg und aus dem Institut Schloß Reisensburg, zweier Projekte, die mit Unterstützung des VDR bzw. der LVA-Württemberg die Zugangskriterien für stationäre Rehabilitationsmaßnahmen überprüfen und ggf. Verbesserungsvorschläge unterbreiten sollen.

Aus den genannten Defiziten ergibt sich der Handlungsbedarf zur Verbesserung der Leistungsfähigkeit der überörtlichen Rehabilitation. Es wird darauf ankommen, die bestehenden Rehabilitationsprogramme weiter zu verbessern und sie noch mehr an die spezifische Beeinträchtigung des einzelnen Patienten anzupassen, wofür eine Begleitforschung unerläßlich ist. Ziel dieser Verbesserung sollte eine optimale Nutzung der bestehenden – international nahezu einmaligen – Möglichkeiten unserer stationären Rehabilitation sein.

Das mir gestellte Thema beinhaltet aber nicht nur die Frage nach der Leistungsfähigkeit der Rehabilitationsstrukturen, sondern auch die Frage, inwieweit die bestehenden Strukturen den Bedürfnissen der Behinderten gerecht werden. Auf Grund von Befragungen während und nach der stationären Rehabilitationsmaßnahme wissen wir, daß dies für die räumliche, apparative und personelle Ausstattung der meisten Rehabilitationskliniken zutrifft.

Das charakteristische Merkmal der überörtlichen Rehabilitation ist doch die wohnortferne Betreuung. Nun muß aber auch hinterfragt werden, ob eine solche Form der Rehabilitation den Bedürfnissen des Behinderten (chronisch Kranken) eigentlich gerecht werden kann. Ganz ohne Zweifel ist es für einige Patienten durchaus sinnvoll und wichtig, wenn sie einmal für eine gewisse Zeit aus ihrer normalen Umgebung mit den dort bestehenden Belastungen herauskommen, und nach unseren Erfahrungen trifft dies insbesondere für die Frauen zu. Diese Patienten profitieren sicher von einer überörtlichen, eher wohnortfernen Rehabilitation. Eine entsprechende Untersuchung – auf der Basis von 1600 Patienten einer kardiologischen Rehabilitationsklinik – zeigt, daß das Modell der wohnortfernen Rehabilitation zumindest in diesem Bereich von über 80 % der Rehabilitanden klar bevorzugt wird.

Auf der anderen Seite gibt es aber eine nicht vernachlässigbare Zahl von Rehabilitanden, für welche die Wohnortferne eine zusätzliche Belastung darstellt, da sie auf die für sie wichtigen familiären Strukturen, die ihnen Sicherheit und Geborgenheit verleihen, verzichten müßten. Den Bedürfnissen dieser Rehabilitanden würde eine wohnortnahe Form der Rehabilitation erheblich besser gerecht werden.
Und damit wäre ich bei dem zweiten Hauptpunkt angelangt: der wohnortnahen Rehabilitation.

Wohnortnahe Rehabilitation:

Die Vorteile einer wohnortnahen Rehabilitation liegen auf der Hand: Der wichtigste Pluspunkt gegenüber der überörtlichen Rehabilitation, die ja nur diskontinuierlich erfolgen kann, ist die Möglichkeit einer kontinuierlichen Rehabilitation mit gleichbleibenden Bezugspersonen (Ärzte, Krankengymnasten, Ergotherapeuten, Psychologen usw.).
Auch kann sich die Dauer der ambulanten Rehabilitation nach den individuellen Bedürfnissen richten, während die Dauer des Aufenthaltes in einer Rehaklinik in den meisten Fällen von vornherein mehr oder weniger festgelegt ist. Bei akuten Verschlechterungen der Funktionsfähigkeit könnte die ambulante Rehabilitation prompt reagieren, der Apparat der überörtlichen Rehabilitation ist demgegenüber relativ unflexibel, obwohl mit Schaffung des Instrumentes „Anschlußheilbehandlung“ eine verbesserte Reaktionsfähigkeit der stationären Rehabilitation erreicht wurde. Einen weiteren Vorteil örtlicher Maßnahmen bieten die Möglichkeiten der Besichtigung der Wohnung bzw. des Arbeitsplatzes durch das Rehabilitationsteam und der Einbeziehung der Familie in den Rehabilitationsprozeß. Und nicht zuletzt könnte ambulante Rehabilitation möglicherweise auch kostengünstiger sein als die überörtliche Rehabilitation – allerdings fehlen auch hierzu noch exakte Zahlen.

Diese genannten Vorteile belegen nachdrücklich die Bedeutung einer ambulanten/wohnortnahen Rehabilitation. Werfen wir nun aber einen Blick auf die vorhandenen Strukturen für die gemeindenahe Rehabilitation, so fallen eine Reihe von fehlenden Voraussetzungen sehr schnell ins Auge:

Der wichtigste Punkt scheint dabei das Fehlen einer professionellen Infrastruktur zu sein. Es fehlt an niedergelassenen Krankengymnasten, insbesondere aber an niedergelassenen Ergotherapeuten, Logopäden, örtlichen Sozialarbeitern. Es bestehen für Körperbehinderte, nicht nur im ländlichen Raum, erhebliche Transportprobleme zu diesen verschiedenen Professionen. Es fehlt an einer Abstimmung dieser an der wohnortnahen Rehabilitation beteiligten Berufe. Es ist nicht geklärt, wer eine ambulante komprehensive Rehabilitation koordinieren könnte. Der Hausarzt ist mit den gesetzlichen und fachlichen Einzelfragen der Rehabilitation meist hoffnungslos überfordert, da er in seinem Studium und in seiner Weiterbildung davon in aller Regel nichts oder zumindest nicht viel gehört und gelernt hat. Die Neufassung des § 168 der Reichsversicherungsordnung änderte hieran wenig. Oft fehlen auch bei den anderen niedergelassenen medizinischen Berufen die für die häufigsten spezifischen Beeinträchtigungen erforderlichen Spezialkenntnisse und insbesondere die räumliche und apparative Ausstattung. Wenn man aus Erfahrung weiß, wie wichtig z.B. ein Bewegungsbad in der Rehabilitation gerade für ältere Patienten ist, wird klar, daß eine ambulante Rehabilitation, die darüber derzeit nur in Ausnahmen verfügt, extrem schwierige Voraussetzungen haben muß.

Hinzu kommt noch ein deutliches Stadt-Land-Gefälle in der professionellen Infrastruktur. Auf dem 11. Kongreß für Krüppelfürsorge 1930 in Kassel wurde bereits festgestellt: „Im Gegensatz zu den Städten fehlen auf dem Lande bisher Kräfte für sachkundige Massage, Gymnastik usw., und die Behandlungsmöglichkeiten erschöpfen sich in der Anwendung der Quarzlampe und evtl. der Heißluft- und Diathermiebehandlung". Diese Problematik scheint bis heute – also 60 Jahre später – durchaus noch aktuell zu sein. Und wir haben in den Arbeitsgruppen gestern sowohl von Patienten- als auch von Therapeutenseite sehr eindrucksvolle Beispiele zu den Folgen des Stadt-Land-Gefälles gehört.

Welche Forderungen ergeben sich nun aus diesen Defiziten, wo besteht Handlungsbedarf?

Zunächst wäre es erforderlich, die Zahl und Qualifikation niedergelassener Psychologen, Ergotherapeuten, Logopäden, Krankengymnasten usw. zu erhöhen. Hierzu gibt es in den letzten Jahren zweifellos erfreuliche Ansätze. Wünschenswert wäre es auch, daß mehr mobile Dienste eingerichtet würden, die eine Betreuung der Behinderten in deren Wohnung ermöglichen. Eine solche mobile „komprehensive" Versorgung ist z.B. unter Federführung der Deutschen Rheuma-Liga modellhaft in einigen Städten geschaffen worden. Die Ergebnisse dieser Modellvorhaben sind ermutigend, und dennoch wird es noch sehr lange dauern, bis ein flächendeckendes Netz der mobilen professionellen Hilfe für die wesentlichen Behinderungsformen eingerichtet ist.

Es müssen dringend Stellen geschaffen werden, die die Koordination einer gemeindenahen Rehabilitation übernehmen könnten, um ein Rehabilitationsprogramm zu ermöglichen, das in seiner Mehrdimensionalität demjenigen der Rehabilitationskliniken vergleichbar ist. Benötigt wird also eine institutionalisierte Anlaufstelle, die die Aktivitäten der einzelnen Träger, Vereinigungen und Berufsgruppen koordiniert und ggf. weiterentwikkelt. Dies alles dürfte aber noch einige Zeit in Anspruch nehmen.
Ohne Zweifel wird das Konzept der wohnortnahen Rehabilitation allgemein akzeptiert, was jedoch noch fehlt, ist – mit ganz wenigen Ausnahmen, und hier sind solche Ansätze wie die der Koordinationsstelle Regionales Netzwerk in Ulm sehr zu begrüßen – der Nachweis, daß ein solches Konzept auch wirklich funktioniert. Erforderlich ist eine wissenschaftliche Begleitung zur Evaluation von Modellvorhaben in verschiedenen Krankheitsbereichen, wobei auch Kosten-Nutzen-Gesichtspunkte mit eingeschlossen werden sollten.

Gewarnt werden muß vor der Umwidmung stationärer Kapazitäten zugunsten ambulanter Dienste in der Rehabilitation, ohne daß der Erfolg eines solchen Strukturwandels im vornherein zumindest als wahrscheinlich beurteilt werden kann. Denn ein Scheitern dieses Konzeptes, mit entsprechenden psychosozialen Konsequenzen für den Einzelnen, hätten die Behinderten und chronisch Kranken zu tragen. Einige wichtige Voraussetzungen des Erfolges wohnörtlicher Rehabilitation sind die volle Unterstützung durch die lokalen Rehabilitationsträger, die hinreichende Information und Motivation der Bevölkerung und ein effektives Training aller an der ambulanten Rehabilitation beteiligten Berufsgruppen. Und dies sind durchaus keine Kleinigkeiten.

Wünschenswert sind auch Überlegungen zu neuen Formen einer ambulanten Rehabilitation. Zu nennen wären z.B. fachübergreifende Gemeinschaftspraxen, in denen neben Ärzten auch andere Gesundheitsberufe vertreten sein sollten. Vorstellbar wäre auch ein Modell von Tageskliniken, wie sie heute bei erwachsenen psychiatrischen Patienten ohne weiteres akzeptiert werden. Warum sollte dieses Modell nicht auch für Menschen mit anderen Behinderungen funktionieren?!

Ich würde es sehr begrüßen, wenn der Vorschlag von Herrn Alfred Schmidt aufgegriffen würde, die bestehenden Rehabilitationskliniken – zumindest die in dichter besiedelten Räumen – für die ambulante Rehabilitation zu öffnen. In diesen Kliniken könnten zunächst die Modelle teilstationärer bzw. tagesklinischer Versorgungskonzepte für die jeweilige Region erprobt werden.

In diesem Zusammenhang sei auf die sehr positiven Erfahrungen bei der Rehabilitation von Patienten mit Schädel-Hirn-Verletzungen und bei Patienten mit psychischen Erkrankungen hingewiesen, wenn die Mitarbeiter der Rehabilitationsklinik die Patienten nach dem Ende der stationären Rehabilitationsmaßnahme weiter zu Hause mitbetreuen. Es ist jedoch zu fordern, daß die Kosten hierfür nicht wie bisher aus dem Tagessatz der Rehabilitationsklinik bestritten werden müssen.

Untersuchungen im Institut für Arbeitsmarkt- und Berufsforschung der Bundesanstalt für Arbeit zeigen, daß der betrieblichen Eingliederung und Ausbildung Behinderter im Bereich der beruflichen Rehabilitation, auf deren wohnortnahe Aspekte ich noch kurz hinzuweisen habe, große Effektivität bescheinigt werden kann. Dies zeigen hohe Übernahmezahlen und generell die Vermittlungserfolge deutlich.
Heißt dies, daß die betriebliche Rehabilitation der überbetrieblichen grundsätzlich überlegen ist? Keineswegs, denn es ist nicht zu verkennen, daß in den großen Einrichtungen der beruflichen Bildung und Umschulung Behinderter durchaus andere und im Schnitt schwierigere Rehabilitationsverfahren „ablaufen". Die Leistungen der Berufsförderungs- und Berufsbildungswerke sind absolut unentbehrlich. Aber es sollte versucht werden, sowohl die betriebliche Ausbildung behinderter Menschen als auch – ich erwähnte es bereits – die Palette der betrieblichen Umschulung, Umsetzung und Weiterverwendung leistungsgewandelter Arbeitnehmer auf modifizierten Arbeitsplätzen weiterhin auszubauen. Dieser Verantwortung stellen sich meines Erachtens noch zu wenige Großunternehmen in diesem Land – obwohl das Schwerbehindertengesetz von der Tendenz her dies klar als Wunsch des Gesetzgebers herausstellt. Sogar bei kleinen und mittleren Betrieben, die es mit dieser Aufgabe im ganzen ungleich schwerer haben, machen einzelne ermutigende Beispiele deutlich, daß mit Hilfe der Anstrengungen von Arbeitswissenschaft, Arbeits- und Sozialmedizin sowie durch intelligenten Einsatz moderner Technologien, von Ausnahmen abgesehen, noch ein weites Handlungsfeld brachliegt.
Die Unterstützung solcher Bemühungen durch die Mitarbeiter und Geldmittel der Hauptfürsorgestellen – dies sollte man einmal deutlich sagen – fehlt hier so wenig wie die entsprechende Bereitschaft der Bundesanstalt für Arbeit.

Insgesamt kann auf absehbare Zeit in allen Bereichen der Rehabilitation – vielleicht mit Ausnahme von Teilen des Schulsektors – die örtliche Rehabilitation die überörtliche nicht vollständig ersetzen. Und deshalb lautet das Thema unserer Arbeitstagung ja auch nicht örtliche oder überörtliche Rehabilitation, sondern örtliche und überörtliche Rehabilitation. Wenn aber diese beiden Formen der Rehabilitation – was nach allem bisher Gesagten zu hoffen ist – in den nächsten Jahren weiter bestehen werden und sich gegenseitig ergänzen sollen, dann kommt den Schnittstellen zwischen beiden Strukturen eine herausragende Bedeutung zu. Es wird darauf ankommen, die Kommunikation zwischen den Institutionen der überörtlichen und der gemeindenahen Rehabilitation relativ schnell zu verbessern, denn hier bestehen noch ganz erhebliche Defizite.

Eine zentrale Rolle zur Überbrückung dieser Kommunikationsproblematik dürfte sicherlich dem Arzt zufallen. In diesem Zusammenhang tauchen aber sehr schnell einige wichtige Fragen auf: Ist der Arzt hierzu motiviert, ist er dafür genügend ausgebildet, sollte der Arzt es eigentlich tun, wer könnte sonst die Rolle des Kommunikators übernehmen, wer könnte es besser als der Arzt?

Lassen Sie mich an dieser Stelle etwas näher auf die Rolle des Arztes in der Rehabilitation eingehen. Umfragen bei Behinderten weisen darauf, daß die Betroffenen vom Arzt nach der Familie die größte Unterstützung bei der Bewältigung ihrer Probleme erwarten. Ist der Arzt aber auf diese Anforderung, die der chronisch Kranke an ihn stellt, optimal vorbereitet? Ich denke nicht.

In der ärztlichen Ausbildung steht die Diagnostik und die Therapie akuter Krankheiten ganz im Vordergrund. Die für die Rehabilitation notwendigen Kenntnisse und Fertigkeiten sind jedoch ganz anderer Art. Gefordert sind hier insbesondere Kenntnisse in der für die Rehabilitation spezifischen Funktionsdiagnostik. Es geht nicht darum, ob eine Bewegungseinschränkung eines Gelenkes durch eine Entzündung oder durch eine Verschleißerkrankung bedingt ist. Es geht um die exakte Beschreibung der durch die Gelenkerkrankung bedingten Funktionsdefizite. Wir haben in der Aus- und Weiterbildung so viel gehört von Laborparametern und von Röntgenbefunden – diese Kenntnisse nützen uns in der Rehabilitation sehr wenig. Für den Patienten mit einer chronischen Erkrankung spielt es keine wesentliche Rolle, ob seine Blutsenkung 20 oder 40 mm in der Stunde beträgt, oder ob seine Lungenfunktion 70 oder 90 % der Norm entspricht. Für ihn ist es wichtig, ob er Schmerzen hat, ob er Luftnot hat, inwieweit er durch seine Erkrankung in seinem täglichen Leben, in der Beziehung zu seiner Familie und in seiner beruflichen Tätigkeit beeinträchtigt wird. Und diese zuletzt genannten Funktionsdefizite sind es, die die spezifischen Zielkriterien der Rehabilitation ausmachen.

Der in der Rehabilitation tätige Arzt muß also lernen, die Beurteilung eines Patienten weniger an den sogenannten objektiven Meßverfahren vorzunehmen als vielmehr an der Beeinträchtigung der Patienten in den für sie relevanten Bereichen. Der Selbsteinschätzung des chronisch Kranken muß dabei ein größerer Stellenwert eingeräumt werden. Der chronisch Kranke kann seinen Zustand nämlich in aller Regel erheblich zuverlässiger selbst einschätzen, als dies die noch so modernen Untersuchungsmethoden des Arztes vermögen.

In der ambulanten und der stationären Rehabilitation wird es deshalb in den nächsten Jahren nicht so sehr darauf ankommen, die apparativen diagnostischen Möglichkeiten immer mehr auf den Standard von Krankenhäusern der Zentralversorgung anzuheben – als vielmehr darauf, sich intensiv mit den durch die Erkrankungen bedingten Einschränkungen der betreuten Personen zu beschäftigen. Und diese Einschränkungen sind eben nicht nur körperlicher Art, sondern es bestehen oft auch psychosoziale Probleme, die die chronische Krankheit mit sich bringt. Wir wissen aus vielen Untersuchungen, daß die Rehabilitanden erhöhte Werte für Depressivität und Ängstlichkeit aufweisen und daß sie unter den Einschränkungen in ihren sozialen Interaktionsmöglichkeiten leiden. Deshalb muß der Therapieansatz in der Rehabilitation mehrdimensional sein und darf sich nicht auf die körperliche Beeinträchtigung konzentrieren. Wir Ärzte denken oft, vermutlich zu oft, daß sich die psychosozialen Probleme schon wieder bessern werden, wenn die körperliche Beeinträchtigung abnimmt. Wir vergessen dabei, daß bei einem großen Teil der in der Rehabilitation betreuten Menschen eine dauerhafte wesentliche Besserung der körperlichen Fähigkeiten nicht zu erreichen ist und daß es deshalb um so mehr darauf ankommt, dem Patienten zu helfen, mit seiner Beeinträchtigung zurechtzukommen.

Diese ganz wesentlichen Aufgaben kann der Arzt alleine nicht leisten. Und nicht selten ist er in einem mehrdimensionalen Therapieansatz auch nicht der für den Patienten wichtigste Helfer, wie der Arzt dies aus der Akutmedizin gewöhnt ist. Ich denke, daß es darauf ankommen wird, daß die Ärzte im Interesse einer optimalen Rehabilitation ihre Teamfähigkeit verbessern müssen, daß sie akzeptieren müssen, daß in der Rehabilitation z. B. der Krankengymnast und der Ergotherapeut nicht medizinische Hilfsberufe sind und daß sie nicht dazu da sind, dem Arzt die Arbeit zu erleichtern, sondern daß sie in der umfassenden Rehabilitation gleichberechtigte Partner sein sollten.

Die Rolle des Arztes in der Akutklinik und in der Rehabilitation unterscheidet sich auch in einem anderen wesentlichen Punkt: Während in der Akutmedizin der Patient mit seinem Vertrauen auch die volle Verantwortung auf den Arzt überträgt, kommt es bei den chronischen Erkrankungen darauf an, so viel wie möglich Selbstvertrauen dem Kranken zurückzugeben und ihm selbst Verantwortung zu übertragen. „Dabei ist" nach Hartmann „die Wiedergewinnung des Selbstvertrauens der Schrittmacher und Wegbereiter für die Wiederübernahme von Selbstverantwortung".

Zusammenfassend ist es also dringend erforderlich, die Kenntnisse des Arztes in den spezifischen Fragen der Rehabilitation zu verbessern und seine Sensitivität für diese so wichtigen Probleme zu erhöhen. Wie dies geschehen kann, hat die Universität Ulm seit einigen Jahren ansatzweise aufgezeigt. Die Studenten der Universität besuchen im Rahmen ihres Kurses für das ökologische Stoffgebiet für einen ganzen Tag lang eine Rehabilitationsklinik. Aus ihrer Stellungnahme nach dieser Veranstaltung wissen wir, wie neu, aber auch wie nachhaltig eindrucksvoll für die Studenten der Bereich der Rehabilitation ist, von dem Studenten der Medizin an vielen anderen Universitäten überhaupt nichts hören.

Nun wird gemeindenahe Rehabilitation aber nicht nur von den professionellen Systemen geleitet, sondern es gibt zwei weitere Strukturen, die daran ganz wesentlich beteiligt sind. Ich meine damit die Familien und die Selbsthilfeorganisationen.

Auch heute noch wird der größte Teil der Behinderten bzw. chronisch kranken Menschen in und von der eigenen Familie betreut. Diese Form der Betreuung, die den Bedürfnissen der Betroffenen von allen denkbaren Ansätzen mit Abstand am besten entspricht, bringt nicht selten ganz erhebliche psychosoziale Belastungen für die Betreuenden mit sich. Und diese Belastungen werden mit der absehbaren demographischen Entwicklung, insbesondere der relativen Zunahme älterer Menschen und der abnehmenden Zahl von Familienmitgliedern, die für pflegende und unterstützende Hilfen verfügbar sind, weiter zunehmen. Aus diesen Gründen haben verschiedene Organisationen, insbesondere die Bundesvereinigung Lebenshilfe für geistig Behinderte, darauf hingewiesen, daß es neben der individuellen Förderung der Behinderten selbst auch ein gezieltes Angebot für die nichtbehinderten Familienmitglieder geben muß. Gefordert werden dafür sogenannte familienstärkende und familienentlastende Dienste. Familienstärkende Hilfen zielen auf die Hebung der innerfamiliären Kompetenz. Die Konzeption und Struktur der familienent-

lastenden Dienste war ein Thema einer Arbeitsgruppe des Bundeskongresses für Rehabilitation im letzten Jahr. Die Umsetzung der im Ergebnisbericht dieser Arbeitsgruppe festgelegten Vorschläge und Forderungen sollte von allen an der Rehabilitation Beteiligten unterstützt werden.
Selbsthilfegruppen spielen eine zunehmende Rolle in der Versorgung und auch in der Rehabilitation chronisch Kranker und Behinderter. Das Entstehen von Selbsthilfegruppen muß wohl als Indikator dafür gewertet werden, daß in dem bisherigen System der professionellen wohnortnahen Betreuung und Rehabilitation Defizite bestehen, die auch durch die stationär-überörtlichen Einrichtungen nicht ausgeglichen werden können. Diese Gruppen erfüllen neben Beratung und Information auch Grundbedürfnisse nach Kontakt, Kommunikation, Zuwendung und Unterstützung bei der Bewältigung seelischer Belastungen. Die Kooperation zwischen den Trägern der örtlichen und überörtlichen Rehabilitation und den Selbsthilfegruppen steckt aber noch in den Anfängen. Bei den professionellen Diensten gilt es, bestehende „Berührungsängste" gegenüber den Selbsthilfegruppen abzubauen. Die professionellen Dienste sollten Informationsmöglichkeiten durch die Selbsthilfegruppen verstärkt nutzen. Die medizinischen Berufe betreuen Patienten mit einer großen Zahl verschiedener Erkrankungen. Sie können nicht vollständig informiert sein über die psychosozialen Konsequenzen für Betroffene und deren Angehörigen in so unterschiedlichen Problembereichen wie z. B. Frauen nach Mastektomie, Patienten mit einer Bluterkrankheit und Kleinkindern mit angeborenen Herzfehlern. Hier können Selbsthilfegruppen entscheidende Hilfe leisten. Die Selbsthilfegruppen zeichnen sich gegenüber den Familien, dem Freundeskreis oder den Nachbarn von Behinderten daduch aus, daß sie Teil der gesellschaftlichen Öffentlichkeit sind, interindividuelle Anliegen thematisieren können und über eine entsprechende „Gestalt" verfügen. Von den Behörden werden sie deshalb mit ihren Anliegen eher akzeptiert als die „private" Familie. Selbsthilfegruppen können daher einen wesentlichen Beitrag bei der Förderung und Weiterentwicklung der wohnortnahen Rehabilitation leisten.

Zurück zur Schnittstellenproblematik:
Der wohl wichtigste Informationsträger zwischen den verschiedenen Rehabilitationsstrukturen ist der Arztbrief, ggf. ergänzt durch den Bericht des Psychologen und des Sozialarbeiters. In den Arztbriefen bestehen offensichtliche Defizite. Lassen Sie mich dies an zwei Beispielen verdeutlichen: Die Betriebsärzte sind verständlicherweise nicht besonders glücklich über die berufliche Leistungsbeurteilung in den Arztbriefen der Rehabilitationskliniken, wenn dort immer nur Aussagen darüber zu finden sind, was der Rehabilitand auf Grund seiner Behinderung alles nicht mehr machen kann und wenn er nur selten positive Informationen darüber findet, welche Tätigkeiten noch ausgeübt werden können. Hier mangelt es den Rehabilitationskliniken noch an Sensitivität gegenüber den besonderen Problemen des betriebsärztlichen Kollegen.
Auch die Kommunikation zwischen dem Hausarzt und dem Arzt in der Rehabilitationsklinik weist Defizite auf. Der Hausarzt kennt den Patienten meist seit vielen Jahren und hat oft Einblicke in das familiäre und berufliche Umfeld, in dem der Patient mit seiner Beeinträchtigung zurechtkommen muß. Der niedergelassene Arzt, der die Reha-Maßnahme in den meisten Fällen ja angeregt hat, sollte in seinem Bericht an die Rehabilitationsklinik nicht nur – wie dies heute noch meistens geschieht – medizinische Befunde übermitteln, sondern er sollte mehr auf die rehabilitationsspezifischen Probleme, insbesondere auf die psychosoziale Situation desjenigen eingehen, den er zu der Maßnahme geschickt hat.

Gesetzgeberische Maßnahmen zur Schaffung der „ganz großen Lösung" und einer Verbesserung der Kommunikation erscheinen problematisch, z.B. auch in Anbetracht der nicht ganz einfachen datenschutzrechtlichen Problematik. Erfolgversprechender scheint hier eher der „kleine Dienstweg" zu sein – eine direkte Kommunikation der an der Rehabilitation Beteiligten, wobei es sowohl auf eine Verbesserung der Kommunikation Arzt-Arzt ankommt als auch auf eine Verbesserung der bisher nur selten stattfindenden Kommunikation zwischen Ärzten und nichtärztlichen Professionen.

Für den direkten Kontakt der überbetrieblichen Ausbildungs- und Umschulungseinrichtungen für Behinderte mit den größeren und kleineren Betrieben ihrer Region gilt genau dasselbe. Die Schlüsselpersönlichkeiten beider Bereiche können noch eine Menge weiterer, beiderseits fruchtbarer Berührungsflächen schaffen, z.B. Betriebs- und Werkpraktika von Teilnehmern der Berufsförderungs- und Berufsbildungswerke, Arbeitskontakte betrieblicher Ausbilder zum Fachpersonal der Einrichtungen für berufliche Rehabiliation, Organisation gemeinsamer Kurse und Fortbildungsprogramme für behinderte Arbeitnehmer mit betrieblicher und überbetrieblicher Ausbildung und vieles andere mehr.

An den Schulen, die behinderte Kinder bilden, muß die Zusammenarbeit von Sonderpädagogik und Regelpädagogik ebenfalls ausgebaut werden, und es ist neben der Förderung integrativer Ansätze sicher auch wichtig, die Begegnung behinderter und nicht behinderter Schüler – möglichst täglich auf dem gemeinsamen Schulhof – vor Ort mehr und mehr Wirklichkeit werden zu lassen.

Voraussetzung für all die nötigen Elemente der „Vernetzung" ist wiederum eine Erhöhung der Sensitivität der an der Gesundheitsversorgung, Bildung und Ausbildung beteiligten Gruppen für die Möglichkeiten und auch für die spezifischen Probleme in der Rehabilitation.

Meine sehr verehrten Damen und Herren, ich glaube, daß unsere Tagung dazu beigetragen hat, diese Möglichkeiten und Probleme griffig aufzuzeigen und praxisnah zusammenzufassen – und dafür danke ich Ihnen allen ganz herzlich.

Lassen Sie mich aber bitte einen letzten Satz hinzufügen. Ich glaube, wir Rehafachleute haben in diesen 3 Tagen gespürt, daß sich die chronisch Kranken und Behinderten, diejenigen also, um die es in der Rehabilitation eigentlich geht, zunehmend deutlicher artikulieren, ihre gemeinsamen Bedürfnisse, ihre gemeinsamen Erwartungen und auch ihre gemeinsamen Forderungen klar äußern. Lassen Sie uns diese Signale aufgreifen, ernstnehmen und zu verstärken versuchen. Denn es darf uns nicht allein darum gehen, die Rehabilitationsstrukturen für die Betroffenen weiter zu entwickeln, sondern es muß uns vielmehr darum gehen, das Rehabilitationssystem gemeinsam mit ihnen zu verbessern.

Anschrift:

Priv. Doz. Dr. med. W. Jäckel
Rheumaklinik
7954 Bad Wurzach

Zum Entwicklungsstand der Rehabilitation und zur Lage der Behinderten in der Bundesrepublik Deutschland

von M. Rindt

Sehr geehrte Damen und Herren,

1. Zunächst einmal möchte ich Ihnen danken, daß Sie mir Gelegenheit geben, in Ihre Arbeitstagung auch die Sicht eines Vertreters des Bundesministeriums für Arbeit und Sozialordnung einzubringen. Gerade die vielfältigen Themen dieser Arbeitstagung zeigen ja, wie wichtig für eine gute Rehabilitationsarbeit die Zusammenarbeit aller Ebenen und aller auf diesem Felde tätigen Institutionen, Verbände und nicht zuletzt Personen ist. In diese Verpflichtung zur Zusammenarbeit sieht sich die Bundesregierung nicht nur eingebunden, sie hält es auch für eine wichtige Aufgabe, die Zusammenarbeit zu fördern, wo immer sie noch nicht so „funktioniert", wie es im Interesse der Behinderten und von Behinderung Bedrohten geboten wäre.

2. In ihrem Zweiten Bericht über die Lage der Behinderten und die Entwicklung der Rehabilitation hat die Bundesregierung dem Deutschen Bundestag – und natürlich auch allen interessierten Bürgern – im Frühjahr dieses Jahres erneut einen umfassenden Überblick über den aktuellen Stand aller einschlägigen Hilfen und Lebensumstände – auch in ihrem Zusammenwirken – gegeben. Ich hoffe, daß damit eine gute Informationsgrundlage zu allen relevanten Bereichen – wie z.B. zur Prävention, medizinischen Rehabilitation, Bildung, beruflichen Eingliederung und Beschäftigungssituation, zum Bauen, Wohnen und Verkehr – auch für diese Arbeitstagung gegeben wurde. In diesem Kreise ist der Bericht sicherlich bekannt, so daß ich darauf verzichten kann, seinen Inhalt im einzelnen nochmals wiederzugeben. Ich darf mich nun auf seine Schwerpunktaussagen beschränken.

3. Eine der wichtigsten Voraussetzungen guter Zusammenarbeit ist zunächst die Verständigung über die gemeinsamen Ziele. In der Bundesrepublik Deutschland haben wir hinsichtlich der Ziele eine klare Grundlage, und zwar das in § 10 des Ersten Buches des Sozialgesetzbuchs (SGB I) verankerte „soziale Recht", das nicht nur als Rechtsgrundlage zur Auslegung und Anwendung des Sozialrechts, sondern darüber hinaus als Leitlinie der deutschen Rehabilitations- und Behindertenpolitik allgemein anerkannt ist.
   Dieses „Recht" jedes Behinderten und von Behinderung Bedrohten bezieht sich – der Text ist so richtig und wichtig, daß man sich ihn nicht oft genug vergegenwärtigen kann – unabhängig von Art und Ursache der Behinderung auf die Hilfe, die notwendig ist, um

   - die Behinderung abzuwenden, zu beseitigen, zu bessern, ihre Verschlimmerung zu verhüten oder ihre Folgen zu mildern und

- ihm einen seinen Neigungen und Fähigkeiten entsprechenden Platz in der Gemeinschaft, insbesondere im Arbeitsleben zu sichern.

Diese Vorschrift legt zugleich zentrale rehabilitations- und behindertenpolitische Grundsätze fest. Hervorzuheben sind hierbei insbesondere

- das Ziel der Integration aller Behinderten in die Gesellschaft
- der Grundsatz der Finalität, nach dem die notwendigen Hilfen jedem Behinderten und von Behinderung Bedrohten unabhängig von der Ursache der Behinderung geleistet werden müssen
- der Grundsatz einer möglichst frühzeitigen Intervention, nach dem – entsprechend den im Einzelfall gegebenen Möglichkeiten und Notwendigkeiten – Ausmaß und Auswirkungen der Behinderung möglichst gering zu halten und nicht vermeidbare Auswirkungen so gut wie möglich auszugleichen sind, und
- der Grundsatz der individuellen Hilfe, die auf die konkrete Bedarfssituation jedes einzelnen Behinderten zugeschnitten sein und dieser Bedarfssituation mit geeigneten Mitteln gerecht werden muß.

4. Nimmt man diese Zielsetzungen und Grundsätze ernst, muß man sich vergegenwärtigen, daß es „die Behinderten" als eine in sich geschlossene Gruppe mit einheitlichem Hilfebedarf nicht gibt. Andererseits relativieren sich die – manchmal übermäßig ernstgenommenen – Fragen von Behinderungs-„Definitionen", „-Klassifikationen", „-Graden" und „-Statistiken". Denn begriffliche Abgrenzungen und sonstige Klassifikationen dürfen, wenn man die genannten Zielsetzungen ernst nimmt, nicht als gedankliche und soziale Ausgrenzung von Menschen mit Behinderungen wirken; vielmehr sind sie nur dann und insoweit legitim, als sie Hinweise auf die individuellen Probleme und Bedürfnisse geben sowie darauf, wie jeder Behinderte und von Behinderung Bedrohte Zugang zu den Hilfen erhält, die er zu seiner Eingliederung in die Gesellschaft benötigt.

5. Daher ist auch die Übernahme des dreistufig aufgebauten Behinderungsbegriffs der Weltgesundheitsorganisation (WHO) in das deutsche Recht – beispielsweise in § 3 des Schwerbehindertengesetzes (SchwbG) – aus der Sicht der Bundesregierung nicht Selbstzweck, sondern verdeutlicht die unterschiedlichen Ansatzpunkte für Hilfen:

   - im Bereich der drohenden oder vorliegenden Schädigungen
     durch Prävention wie z. B. gesundheitsgerechtes Verhalten, Unfallverhütung und andere Formen der Vermeidung oder Senkung von Risiken, durch Vorsorgemaßnahmen oder durch Maßnahmen der medizinischen Rehabilitation,
   - im Bereich der Funktionsbeeinträchtigungen
     durch Hilfen zur Kompensation der Beeinträchtigungen, z. B. orthopädische Hilfsmittel, Training oder technische Hilfen zur Arbeitsplatzausstattung,
   - im Bereich der Behinderung selbst
     etwa dadurch, daß Barrieren vermieden oder abgebaut werden oder durch die Wahl des richtigen Berufs, in dem sich die Funktionsbeeinträchtigung möglichst nicht auswirkt und damit die Berufsausübung erst ermöglicht oder zumindest erleichtert wird.

6. Zieht man den dreistufigen Behindertenbegriff zur Anwendung des genannten Grundsatzes einer möglichst frühzeitigen Intervention heran, so wird deutlich, daß

der sachgerechte Ansatzpunkt für Hilfe im Einzelfall stets zunächst auf einer möglichst frühen Stufe gesucht werden muß. Dies klingt selbstverständlich, ist es aber leider noch nicht. So gehört es zu den bestgehüteten Geheimnissen der Republik, daß das Gesundheitsreformgesetz (GRG) einige wichtige Fortentwicklungen im Bereich der Rehabilitation gebracht hat. Im bis 1989 geltenden Krankenversicherungsrecht wirkten die 1974 eingefügten rehabilitationsrechtlichen Regelungen noch recht unorganisch und „aufgepfropft". Das Gesundheitsreformgesetz hat demgegenüber die Grundsatzregelung des § 10 Rehabilitationsangleichungsgesetz (RehaAnglG) in das Krankenversicherungsrecht selbst übernommen und damit klargestellt, daß die Leistungen der Krankenversicherung auch mit präventiven und rehabilitativen Zielsetzungen zu erbringen sind (§ 11 SGB V).

7. Auch hat sich erst in den letzten fünf Jahren zunehmend die Erkenntnis durchgesetzt, daß die Diskussion über Pflegeleistungen und Pflegekosten ohne Beachtung des Grundsatzes „Rehabilitation vor Pflege" letztlich zu inhumanen und unerschwinglichen Ereignissen führt.

   Aufgrund der Bevölkerungsentwicklung und der damit verbundenen drastischen Veränderung der Altersstruktur werden die schon heute hohe Zahl pflegebedürftiger Menschen und die Kosten ihrer Pflege weiter zunehmen, wenn es nicht gelingt, durch rehabilitative Maßnahmen Menschen, die von Pflegebedürftigkeit bedroht sind, zu einem weitgehend selbständigen Leben und auch Pflegebedürftigen zu einem gewissen Maß an Selbständigkeit zu verhelfen.

   Ein wesentlicher Fortschritt im Rahmen des Gesundheitsreformgesetzes ist es daher auch, daß das Ziel, „Pflegebedürftigkeit zu vermeiden oder zu mindern", und damit der Grundsatz „Rehabilitation vor Pflege" ins Krankenversicherungsrecht ausdrücklich und verbindlich eingeführt wurde.

   Erforderlich ist nun vor allem, das Problembewußtsein der Betroffenen, der Ärzte, des Pflegepersonals und der Rehabilitationsträger über die im Einzelfall bestehenden Rehabilitationsmöglichkeiten und über das Rehabilitationspotential alter Menschen zu verbessern. Dabei dürfen die Erwartungen der Beteiligten nicht zu hoch geschraubt werden; auch „kleine" Erfolge sind für die Betroffenen oft von eminenter Bedeutung und sparen Pflegekosten. Plakativ gesprochen: Rehabilitation ist nicht nur mit dem Ziel sinnvoll, eine Strecke von 100 Metern in Rekordzeit zu bewältigen, sondern auch mit dem Ziel, die Strecke überhaupt noch einmal zu Fuß zu gehen. Ein nicht zu unterschätzender Rehabilitationserfolg wäre es beispielsweise schon, wenn ein Pflegebedürftiger durch entsprechendes Training wieder lernt, selbständig zu essen, wenn er also nicht mehr gefüttert werden muß.

   Für die Rehabilitation der pflegebedürftigen und der von Pflegebedürftigkeit bedrohten Menschen müssen zum einen die in den bestehenden Strukturen sowohl der ambulanten als auch der stationären medizinischen Versorgung bestehenden Möglichkeiten genutzt und ausgebaut werden. Darüber hinaus ist zur vollen Nutzung und Fortentwicklung der Hilfen zur Vermeidung oder Verminderung von Pflegebedürftigkeit ein System spezialisierter (ambulanter, teilstationärer und stationärer) geriatrischer Einrichtungen mit rehabilitativer Zielsetzung sinnvoll, dessen Aufbau auch mit finanzieller Unterstützung der Bundesregierung eingesetzt hat.

8. Ein anderes Beispiel, in dem das Prinzip möglichst frühzeitiger Intervention wohl noch konsequenter beachtet werden könnte: Im Bereich der Rentenversicherung wird der Grundsatz „Rehabilitation vor Rente" zwar stets hochgehalten, aber manchmal so hoch, daß ihn die Praktiker kaum mehr als verbindliche Richtschnur ihrer Alltagsentscheidungen erkennen können, wenn es gilt, Frührenten zu vermeiden – beispielsweise auf dem immer bedeutsamer werdenden Feld der psychischen Behinderungen.

   Und eine der auch im 16. Jahr ihrer Geltung unbekanntesten Vorschriften ist die, wonach vor, während und nach medizinischen Maßnahmen zur Rehabilitation zu prüfen ist, ob durch geeignete berufsfördernde Maßnahmen die Erwerbsfähigkeit erhalten, gebessert oder wiederhergestellt werden kann (für Schatzsucher: § 4 Abs.3 RehaAnglG).

9. Auf einem anderen Feld sind Fortschritte festzustellen, um überkommene Sichtweisen und Praktiken den genannten rehabilitationspolitischen Grundsätzen und Zielsetzungen anzupassen. So entwickelt sich das Schwerbehindertenrecht immer mehr entsprechend dem Grundsatz der individuell erforderlichen Hilfe, indem

   - die Ursache der Behinderung gar nicht mehr von Bedeutung ist – und ein bestimmter Grad der Behinderung eigentlich nur noch die Untergrenze für das Einsetzen der arbeitsrechtlichen Schutzrechte (insbesondere Beschäftigungspflicht, Kündigungsschutz und betriebliche Vertretung) markiert, während
   - die Leistungen der begleitenden Hilfe im Arbeits- und Berufsleben, aber auch die Nachteilsausgleiche sich überwiegend nicht mehr nach der (abstrakten) Beurteilung der Schwere der Behinderung, sondern nach dem konkreten Bedarf an Hilfe zur Eingliederung bemessen.

10. In der derzeit international ja sehr breit geführten Diskussion über die selbständige Lebensführung Behinderter wird oft der Eindruck erweckt, als sei es mit dem Ausscheiden der Behinderten aus den bisher für sie tätigen Einrichtungen und mit der Beseitigung von ein paar Barrieren getan. Orientiert man sich dagegen an den eingangs genannten Grundsatzpositionen, so kann diese Forderung in der Bundesrepublik Deutschland nur verstanden werden als das Leben

    - möglichst frei von einer Behinderung
    - möglichst frei von vermeidbaren Beeinträchtigungen durch Behinderung
    - in möglichst weitgehender Eigenverantwortung und Mitbestimmung bei der Steuerung und Durchführung von Rehabilitations- und Eingliederungsprozessen,
    - in möglichst weitgehender wirtschaftlicher Unabhängigkeit, insbesondere durch eine möglichst qualifizierte Teilhabe am Arbeitsleben mit entsprechendem eigenem Einkommen
    - unabhängig von wirtschaftlicher Not durch Sicherung zumindest des notwendigen Lebensunterhaltes, bei Bedarf über Sozialleistungen,
    - mit möglichst umfassender räumlicher Mobilität, auch in bezug auf den Zugang zu Gebäuden und Verkehrsmitteln,
    - orientiert an möglichst weitgehender Selbsthilfe und gemeinsamer Wahrnehmung von Interessen durch die Behinderten selbst,

    also: das Leben „so normal wie möglich" zu führen.

Zu Einzelheiten des aktuellen Stands der Verwirklichung dieser Grundsätze und damit auch der Zielsetzung einer selbständigen Lebensführung möchte ich Sie nochmals auf den Zweiten Bericht der Bundesregierung über die Lage der Behinderten und die Entwicklung der Rehabilitation hinweisen und seine Lektüre empfehlen.

11. Auch ein weiterer Gesichtspunkt findet in der Diskussion um das „independent living“ nicht immer genügend Beachtung, nämlich die Schlüsselrolle der beruflichen Eingliederung. In der Bundesrepublik Deutschland wurde immer schon für besonders wichtig gehalten, daß Behinderte, soweit möglich, Zugang zum Berufsleben möglichst nach den gleichen Grundsätzen und Kriterien (sowie über die gleichen Lernorte) haben wie Nichtbehinderte.

    Obwohl berufliche Bildung eine dauerhafte Eingliederung ins Arbeitsleben nicht garantieren kann, ist sie unverzichtbar, weil Behinderte regelmäßig nur bei möglichst guter beruflicher Qualifizierung den Wettbewerb mit Nichtbehinderten im Arbeitsleben bestehen können. Vorrangige Aufgabe ist es daher auch und gerade angesichts der bestehenden Probleme auf dem Arbeitsmarkt, durch umfassende Bildungsangebote für Behinderte möglichst weitgehende Chancengleichheit mit Nichtbehinderten im Wettbewerb um einen dauerhaften Arbeitsplatz herzustellen.

    Behinderungsbedingte Einschränkungen der Ausbildungs- und Berufsmöglichkeiten dürfen nicht Anlaß sein, auf vielleicht erreichbare Erfolge beruflicher Eingliederung von vornherein zu verzichten; sie erfordern vielmehr eine besonders systematische und zielgerichtete Berufswahlvorbereitung, die mit einem möglichst von Schule und Berufsberatung gemeinsam getragenen Eingliederungsvorschlag abgeschlossen werden sollte.

12. Soweit die Voraussetzungen dafür gegeben sind, sollen junge Behinderte wie Nichtbehinderte in Betrieben und Verwaltungen ausgebildet werden. Wenn Betrieb und Berufsschule bereit und in der Lage sind, die Ausbildung unter angemessener Berücksichtigung der Behinderten durchzuführen, wird deshalb auch für Behinderte vorrangig eine solche Ausbildung angestrebt.

    Gleichwohl wird auf Dauer die Notwendigkeit zur Inanspruchnahme überbetrieblicher Bildungseinrichtungen fortbestehen und zwar für Behinderte, die während ihrer Ausbildung, Umschulung oder Fortbildung besonderer medizinischer, therapeutischer, psychologischer oder pädagogischer Hilfen bedürfen.

    Daß die Arbeit der 21 Berufsförderungs- und der 37 Berufsbildungswerke erfolgreich ist, zeigen z.B. die guten Vermittlungsergebnisse der Absolventen dieser Einrichtungen: Sie liegen bei Nachbefragungen ein Jahr nach Beendigung der Maßnahmen bei durchschnittlich über 70 %. Diese Erfolge bei der beruflichen Eingliederung sind nicht zuletzt auch darauf zurückzuführen, daß die Maßnahmeteilnehmer kontinuierlich an moderne Technologien, wie z.B. numerisch gesteuerte Maschinen, computergesteuerte Zeichenanlagen und moderne Geräte der Datenverarbeitung und der Mikroelektronik herangeführt werden und hierdurch bessere Chancen für die Arbeit auf modernen, zukunftsträchtigen Arbeitsplätzen haben.

13. Ein wichtiger anderer Aspekt, der den Entwicklungsstand der Rehabilitation in

der Bundesrepublik Deutschland kennzeichnet, ist, daß die nötigen Hilfen zur beruflichen Eingliederung nicht nur in differenzierter Form angeboten werden, sondern auch, daß sie im Einzelfall verläßlich zur Verfügung stehen. Bei allen Trägern der beruflichen Rehabilitation – mit Ausnahme der Rentenversicherung – besteht ein Rechtsanspruch der Betroffenen auf die Leistungen zur beruflichen Rehabilitation. Trotz knapper Mittel haben Bundesregierung und die parlamentarischen Körperschaften immer das Nötige veranlaßt, um den erreichten und nach wie vor vorbildlichen Qualitätsstandard in der beruflichen Rehabilitation zu sichern und zielstrebig fortzuentwickeln.

Für behinderte Menschen ist die Eingliederung ins Arbeitsleben mehr als nur Mittel zum Broterwerb und zur Sicherung des Lebensunterhaltes; sie bedeutet zugleich gesellschaftliche Anerkennung, Integration und Selbstbestätigung und ist der wirkungsvollste Weg zur „eigenständigen Lebensführung".

14. Wie weit der Stand des Bewußtseins um Probleme der Rehabilitation und der Eingliederung Behinderter in der Bundesrepublik Deutschland entwickelt ist, zeigen Vergleiche nicht nur mit Nachbarstaaten in Ost und West, sondern auch über den Zeitraum hinweg, seit vor rund 100 Jahren in Deutschland die ersten Rechtsgrundlagen im Sozialrecht geschaffen wurden. Damals war die Zeit für umfassende und „runde" Regelungen, wie sie jetzt gelten, noch nicht gekommen; vielmehr schuf man Regelungen für einzelne Gruppen von Betroffenen und ihre spezifischen Probleme, so zum Beispiel

    - in der Unfallversicherung, in der die zuständigen Träger von Anfang an bestrebt waren, die Auswirkungen von Arbeitsunfällen wirkungsvoll zu begrenzen und damit zugleich die sonst notwendigen Rentenzahlungen zu mindern,
    - in der Invaliditäts- und Alterssicherung, deren Rechtsgrundlagen schon von Anfang an vom Grundsatz „Rehabilitation vor Rente" ausgingen,
    - in den Regelungen zur Kriegsbeschädigtenfürsorge, die ebenfalls darauf abzielten, die Kriegsbeschädigten nach Möglichkeit wieder in das Wirtschaftsleben zurückzuführen.

15. In einer über Jahrzehnte dauernden, differenzierten Entwicklung

    - wurde die Zielsetzung der Integration der Behinderten und von Behinderung Bedrohten ins Arbeitsleben und in die Gesellschaft insgesamt vor und nach der Zeit des Nationalsozialismus immer zielstrebiger und umfassender verfolgt
    - wurde daher auch der Grundsatz möglichst frühzeitiger Intervention immer konsequenter beachtet und nicht zuletzt
    - wurden positive Ansätze, Erfahrungen und Beispiele aus einzelnen Sozialleistungsbereichen mehr und mehr auch in andere Bereiche übertragen.

16. Erst Anfang der 70er Jahre war die Zeit reif für einen Entwicklungssprung, und zwar für einen ersten Versuch, die unterschiedlichen Ansätze und Traditionen zusammenzuführen und – entsprechend dem Grundsatz der Finalität – die Sozialleistungen zur Eingliederung möglichst aller Behinderter möglichst weitgehend einander anzugleichen.

    Schon während der Gesetzgebungsverfahren zu den damals geschaffenen Gesetzen, dem SchwbG und dem RehaAnglG, vor allem aber nach ihrem Inkrafttreten und bei ihrer Anwendung, wurde deutlich, daß das Ziel einer Angleichung der Rechtsgrundlagen für die wegen einer Behinderung erbrachten Sozialleistungen nur teilweise erreicht war.

17. Neben vielen kleineren Unstimmigkeiten stört vor allem, daß die Regelungen der vom RehaAnglG erfaßten Leistungsbereiche nicht voll untereinander und schon gar nicht mit denen der Sozialhilfe, und die Regelungen des Schwerbehindertengesetzes nicht auf die zur Rehabilitation abgestimmt sind.

    - Beispielsweise sind Leistungen und Hilfen zur Eingliederung Behinderter sogar dann parallel und in unterschiedlichen Textfassungen geregelt, wenn sie in der Sache gleichförmig und nach gleichen Kriterien erbracht werden (z.B. Hilfsmittel und Leistungen der beruflichen Rehabilitation);
    - weiterhin bestehen an den Nahtstellen der verschiedenen Leistungsbereiche und -zuständigkeiten noch nicht überall sachgerechte Abgrenzungs- und Verknüpfungsregelungen, und
    - schließlich fördert die Zersplitterung der einschlägigen Rechtsvorschriften bei den einzelnen beteiligten Trägern und Stellen die Tendenz zu isolierter Betrachtung von Teilproblemen und Teillösungen, während für den Behinderten und von Behinderung Bedrohten die Leistungen und sonstigen Hilfen vor allem in ihrem nahtlosen Zusammenwirken von Bedeutung sind.

18. Die Unzulänglichkeiten des derzeitigen Rechtszustands führen immer wieder auch zu Ungerechtigkeiten und dazu, daß im Einzelfall mögliche Eingliederungsziele nicht, nur unvollkommen oder zu spät erreicht werden. Dies liegt nicht daran, daß die Hilfen zur Eingliederung Behinderter und von Behinderung Bedrohter ins Arbeitsleben und in die Gesellschaft insgesamt selbst unzureichend wären; vielmehr verfügt die Bundesrepublik Deutschland – auch im internationalen Vergleich und trotz aller Verbesserungsnotwendigkeiten und -wünsche – über ein umfassendes, zwar in sich differenziertes, aber in der Anlage durchgängiges Sozialleistungssystem auch und gerade für Behinderte.

    Wegen der noch bestehenden Unzulänglichkeiten hat der Deutsche Bundestag mehrfach – zuletzt einstimmig am 10. 12. 1986 – gefordert, die Rechtsvorschriften zur Eingliederung Behinderter so bald wie möglich in einheitlicher, übersichtlicher Form zusammengefaßt ins Sozialgesetzbuch einzufügen; eine entsprechende Forderung wurde im gleichen Jahr auch von der Arbeits- und Sozialministerkonferenz, außerdem seit langem von vielen Organisationen erhoben.

    Die Bundesregierung hat in ihren Berichten über die Lage der Behinderten und die Entwicklung der Rehabilitation sowohl 1984 wie 1989 angekündigt, daß sie diesen Aufforderungen nachkommen will, jedoch erst nach den Reformgesetzen in der Kranken- und Rentenversicherung.

19. Bereits in der Begründung des Gesetzentwurfs zum Allgemeinen Teil des Sozialgesetzbuches sind die Grundsätze für die Einordnung weiterer Rechtsgebiete generell festgehalten:

    - Regelungen, die für mehrere Sozialleistungsbereiche einheitlich sein können, sind nur an einer Stelle zu treffen,

- Vorschriften, die unterschiedlich sein müssen, sind nach denselben Gesichtspunkten anzuordnen und zu formulieren und
- durch Vereinheitlichung der Begriffe und Abgrenzungskriterien ist dazu beizutragen, daß die Regelungen der verschiedenen Bereiche möglichst nahtlos ineinandergreifen.

20. Wie erste interne Entwürfe zeigen, ist eine diesen Grundsätzen folgende Einordnung der Rechtsvorschriften zur Eingliederung Behinderter mit dem Ziel, allen gleich Betroffenen unabhängig von Art und Ursache der Behinderung gleichwertige Leistungen und sonstige Hilfen zukommen zu lassen, durchaus möglich, und zwar

    - ohne aufwendige Änderungen des Leistungsrechts, da die erforderlichen Leistungen und Hilfen bereits jetzt grundsätzlich zur Verfügung stehen und nur die Abstimmung der einzelnen Hilfen aufeinander Probleme aufwirft, und
    - ohne Änderung des überkommenen Systems von Leistungs- und sonstigen Zuständigkeiten, das sich im Grundsatz bewährt hat und das bei zielgerichteter Zusammenarbeit der beteiligten Träger und Stellen auf der Grundlage harmonisierter Rechtsvorschriften den Behinderten und von Behinderung Bedrohten weitergehende und wirkungsvollere Möglichkeiten der Eingliederung schafft und sichert, als jede derzeit denkbare andere organisatorische Lösung dies könnte.

    Demgegenüber erscheint die Lösung der Koordinierungsprobleme durch Zuweisung aller Leistungen und sonstigen Hilfen zur Eingliederung Behinderter an einen einheitlichen Träger mit dem gewachsenen gegliederten Sozialleistungssystem und dem Ziel der Eingliederung Behinderter auch in dieses System nicht vereinbar und würde diesen Träger organisatorisch und finanziell überfordern.

21. Je mehr es gelingt, Behinderte in unsere Gesellschaft wirklich einzugliedern und sie ein Leben „so normal wie möglich“ führen zu lassen, umso bedeutsamer wird ein darauf gerichtetes Zusammenwirken aller Beteiligten – der Rehabilitationsträger, der unterschiedlichen Einrichtungen und Dienste, die sich auch oder ausschließlich um Behinderte kümmern, der Bildungsinstitutionen, der Wohnungsbauer, der Verkehrsplaner und vieler anderer. Die hierzu notwendigen Regelungen bestehen alle schon – beispielsweise in der Gesamtvereinbarung der Rehabilitationsträger über den Gesamtplan –, und wenn es dieser Tagung mit ihren Arbeitsgruppenergebnissen gelungen ist, zum Abbau der beim Zusammenwirken in der Praxis bisher noch bestehenden Probleme und Defizite beizutragen, dann hat sie sich gelohnt.

Anschrift:

MinDirig M. Rindt
Bundesministerium für Arbeit
und Sozialordnung
Postfach 140280
5300 Bonn 1

Reformchancen und Reformpotentiale für die Rehabilitation heute

von K. A. Jochheim

Die Serie von Feierstunden zum „Geburtstag" der Bundesrepublik Deutschland mit der Akzentsetzung auf dem Sozialstaat ist Ende Oktober 1989 in Essen zum Abschluß gekommen und hat die Aufgabenteilung und das Zusammenwirken von Rechtsprechung, Exekutive, Parteien, Sozialpartnern und freigemeinnützigen Verbänden eindrucksvoll verdeutlicht. Im permanenten Interessenkonflikt zwischen Individualität und Solidarität kann es stets nur Lösungen auf Zeit geben. So stellt auch das Bemühen um die Konsolidierung der Krankenversicherung und der Rentenversicherung unter den gegenwärtigen ökonomischen und demographischen Bedingungen nur eine Lösung auf Zeit dar, die bereits unmittelbar nach ihrer Verabschiedung die Frage nach weiteren Reformschritten durchaus legitim erscheinen läßt. Das Verhältnis zwischen kurativer Medizin und medizinischen Leistungen zur Rehabilitation ist ein solches Diskussionsfeld, in dem Reformen sowohl von der Einlösung individueller Ansprüche als auch von der Ökonomie der Leistungen her dringend erforderlich sind. Bei jährlich ca. 11 Mio. stationären Krankenhausaufnahmen (im Jahr 1988) bedarf zweifellos nur ein kleiner Teil der Patienten qualifizierter Rehabilitationsleistungen, die man allerdings in der Regel nicht im Akutkrankenhaus in qualitativ und quantitativ ausreichender Form vorfindet. Selbst eine umfassende Beratung zu dieser Frage findet zur Zeit in den stationären Einrichtungen der Akutmedizin nicht statt, zumal rehabilitationsmedizinische Erfahrungen in den Akutkrankenhäusern auch kaum gemacht werden können und eine formelle Weiterbildung auf diesem Gebiet in der Bundesrepublik nicht existiert. Die speziell für unser Land typische Entwicklung von medizinischen Rehabilitationseinrichtungen außerhalb der Hochschulmedizin und der regionalen Schwerpunktkrankenhäuser der Maximalversorgung hat den Erfahrungsaustausch zwischen den beiden Zweigen der Heilkunde und Kliniksarbeit zusätzlich erschwert und kann kaum dadurch behoben werden, daß nunmehr Akutkrankenhäuser unzureichend gefüllte Stationen als Rehabilitationsabteilungen „umdekorieren". Es ist vielmehr völlig klar, daß Ausrüstung, personelle Besetzung und Führungsstil in Rehabilitationseinrichtungen von den diagnostisch-therapeutischen Aufgabenstellungen der Akutmedizin abweichen und daher mit eigenem Personalschlüssel und eigenem Tagessatz organisiert werden müssen. Dabei sind die Voraussetzungen, die an das Verfahren der Anschlußheilbehandlung (AHB-Verfahren) in Bezug auf Mobilität, Selbstversorgung etc. des Rehabilitanden geknüpft werden, für manche erhebliche Erkrankungs- und Verletzungsfolge zunächst nicht zu erfüllen. Hier sind Abteilungen mit erhöhtem Pflegeaufwand unverzichtbar, wenn die Forderung nach Frührehabilitation erfüllt werden soll. Zweifellos wird zur Zeit noch in vielen Bereichen der Akutmedizin die notwendige Frühmobilisation versäumt, und ebenso wird die gegebenenfalls erforderliche Verlegung in Rehabilitationseinrichtungen nicht zeitgerecht vollzogen. Hierbei spielen allerdings auch unangemessen lange Wartezeiten und mangelhafte Kenntnisse über die Palette der weiteren geeigneten Einrichtungen mit. An den vom Sachverständigenrat der Bundesarbeitsgemeinschaft für Rehabilitation (BAR) schon vor Jahren geforderten „Rehabilitationsbeauftragten" in jedem Schwerpunktkrankenhaus, etwa einem erfahrenen Oberarzt, muß in diesem Zusammenhang dringend erinnert werden! Es ist sicher hierzu interessant, zu erfahren, daß in Finnland in sämtlichen 16 Schwerpunktkrankenhäusern je eine „Rehabilitationsgruppe" etabliert wurde. Eine derartige Entwicklung ist nicht zuletzt durch die Zunahme chronischer Erkrankungen und wegen der veränderten Altersstruktur des Krankengutes auch hierzulande dringend geboten! Zweckmäßig wäre eine kleine Beratergruppe, die, wenn möglich, neben dem Arzt auch psychologische, krankengymnastische, ergotherapeutische, logopädische und soziale Aspekte einschließt. Die „Rehabilitationsbeauftragten" in den Akutkrankenhäusern wären dann zugleich eine Gruppe, für die eine spezifische Weiterbildung mit Zertifikat geschaffen werden müßte.

Das gleiche Beratungsdefizit stellte sich auch auf der Wohnortebene heraus. Auch hier hat weder der Hausarzt noch der niedergelassene Facharzt einen rehabilitationserfahrenen Ansprechpartner im System der kassenärztlichen Versorgung. Es böte sich daher an, die im Krankenhaus anzusiedelnde Beratungsgruppe im Rahmen eines Institutsvertrages auch in die kassenärztliche Versorgung einzubinden. Eine kompetente Rehabilitationsberatung müßte auch die Versorgung mit technischen Hilfen einbeziehen, bei der man leider gegenwärtig allzu häufig im Interessenkonflikt zwischen Betroffenem, Kostenträger und Sanitätshandel nicht alle Sachaspekte berücksichtigt findet. Der im Gesundheitsreformgesetz (GRG) nunmehr der gesetzlichen Krankenversicherung zugeordnete medizinische Dienst (MDK) hätte zweifellos bei ausreichender Erfahrung im Rehabilitationsbereich mancherlei Möglichkeiten der rechtzeitigen Weichenstellung. Nach den bisherigen Erfahrungen mit dem vertrauensärztlichen Dienst wurde aber kaum je bei der Überprüfung der Arbeitsunfähigkeit auf aussichtsreiche Rehabilitationsschritte hingewiesen. Nur eine entsprechende Vorauswahl durch die Sachbearbeiter würde hier, wie es unlängst am Material einer großen Betriebskrankenkasse (BKK) aufgezeigt werden konnte, eine sinnvolle ärztliche Beratungsleistung ermöglichen.

Das wohnortnahe Rehabilitationsangebot umfaßt ja nicht nur medizinische, sondern häufig (je nach Lebensalter) auch schulische, berufliche und soziale Leistungen. Die Verknüpfung dieser so wichtigen Teilaspekte in einem anspruchsvollen Gesamtplan ist weder von den Betroffenen noch von einem einzelnen Leistungsträger zu erwarten. Dieses Erfordernis läßt erneut die Forderung nach der „Beratungsstelle" in den Vordergrund treten, die schließlich die fachlichen Einzelbeurteilungen zum Gesamtplan verdichten könnte. In den Vereinigten Staaten von Amerika würde eine solche Aufgabe von einem „Case manager" übernommen und bei der gesetzlichen Unfallversicherung (GUV) hat hierzulande der Berufshelfer diese Funktion. Es ist wenig wahrscheinlich, daß eine solche Einzelfallhilfe durch Arbeitsgemeinschaften der Sozialleistungsträger zu lösen ist. Die Rehabilitationsträger können zwar zur Auflösung organisatorischer Schwierigkeiten beitragen, aber ohne eine entsprechende personelle Ausstattung sind sie wohl schwerlich in der Lage, die konkrete Sachberatung vor Ort zu leisten.

Zusammenfassend ist es als dringlich anzusehen, auf der Wohnortebene die Schwächen des gegliederten Systems durch eine personenbezogene, umfassende Beratung und Begleitung auf dem Rehabilitationsweg auszugleichen. Der energische und optimistische Rehabilitand findet schließlich auch im Dikkicht der Instanzen und Zuständigkeiten seinen Weg; der weniger Selbstsichere, vom Krankheits- oder Unfallgeschehen noch stark Beeinträchtigte wird aber viel schneller resignieren und kann allenfalls unterstützt von einem sachkundigen und vertrauten Berater die verschiedenen Lernschritte absolvieren, die ihm abgefordert werden. Psychosoziale Beratung, ausgestattet mit der notwendigen Kenntnis über Verlauf und Prognose der Erkrankung oder Verletzung, läßt Zukunftsperspektiven entstehen, die ja, mit und ohne Behinderung, das menschliche Leben entscheidend prägen.

Mehr als 40.000 Bürger der DDR haben in den letzten Jahren wegen der mangelnden dortigen Zukunftsperspektiven ihre Heimat verlassen. Auch Rehabilitation gelingt nur, wenn Zukunftsperspektiven und Hilfen verfügbar sind, um die Meilensteine des Leistungskatalogs (je nach den persönlichen Kräften) früher oder später zu erreichen. Entscheidende Motivation ist immer die Aussicht, die gesellschaftliche Integration zu schaffen. Lassen Sie mich zum Schluß noch auf eine Abbildung eingehen, die das Feld umreißt, das heute bei den wohnortnahen Formen der Rehabilitation gestaltet werden muß und für das alle im Sozialstaat wirksamen Kräfte sich gemeinsam einsetzen sollten, um Behinderten wirklich die Wahl der eigenen Lebensform zu erleichtern.

Elemente der wohnortnahen Versorgung für chronisch kranke, behinderte und von Behinderung bedrohte Menschen

1. Kompetente Rehabilitationsberatung vor Ort: medizinisch, schulisch, beruflich, sozial (incl. der Hilfsmittelerprobung und Wohnungsberatung)
2. Ambulante voll- oder halbprofessionelle Unterstützungsdienste (z.B. Essen auf Rädern, org. Nachbarschaftshilfe, Gemeindeschwester etc.)
3. Unterstützungs- und Entlastungshilfen für die Familienpflege (Sozialstationen etc., aber auch z.B. Angehörigenschulungen)
4. Alltagsunterstützung im unmittelbaren Umfeld durch Laienhilfe Dritter (Zivildienstleitende, org. individuelle Betreuungsdienste anderer Art)
5. 24-Stunden-Pflegedienst zu Hause oder in speziellen Wohneinrichtungen für Schwerstbehinderte
6. Örtlich verfügbare Rehabilitations- und Notfallhilfeleistungen spezieller Art (z.B. bei Dialysepatienten, Behinderten mit Dauerbeatmung)
7. Anbindung an Notrufsysteme, wo es erforderlich ist
8. Infrastrukturen zur Abhilfe bei Mobilitätseinschränkung (Fahrdienste, hindernisfrei zugängliche Verkehrssysteme mit Orientierungshilfen)
9. Frühförderungsdienste (interdisziplinär) für behinderte Kinder
10. Mobile Dienste für häusliche Therapieleistungen (z.B. nach Schlaganfall)
11. Örtliche/ortsnahe Angebote an „geschützten Arbeitsmöglichkeiten“ (vor allem: Werkstatt für Behinderte) und schließlich
12. Geeignete und erreichbare Sport- und Freizeitangebote sowohl behinderungsspezifischer als auch integrativer Art.

Es ist also ein Strauß aus im wesentlichen nur einem Dutzend von Angeboten, die darüber entscheiden, ob eine Behinderung im Einzelfall zu einer sozialen Lebensbeeinträchtigung in nicht hinnehmbarem Ausmaß führt oder nicht.
Es muß sicher nicht im einzelnen darauf hingewiesen werden, wo die großen Lücken noch bestehen. Die jetzt zu Ende gehende Tagung hat ja alle diese Defizite mit großer Sorgfalt zusammengetragen. Betrachtet man nur einmal den Punkt 5 dieser Liste, so wird klar, daß bei allem, worauf die Bundesrepublik Deutschland als Sozialstaat im Bereich Behindertenhilfe mit Recht stolz sein darf, die Strecke doch noch sehr weit ist, die bis zur ausreichenden und flächendeckenden Absicherung der wünschenswerten Möglichkeiten Behinderter zurückzulegen ist!
Wenn die Tagung – gleichermaßen mit dargestellten Defiziten und aufgezeigten, machbaren Lösungen – das Wissen um Reformchancen befördert und die Mobilisierung von Reformkräften beschleunigt hat, so war sie ein Erfolg. Dies aber werden wir erst in ein paar Jahren – rückblickend und selbstkritisch – entscheiden können.

Mir als dem Vorsitzenden der Deutschen Vereinigung für die Rehabilitation Behinderter e.V. bleibt an dieser Stelle zunächst nur noch, allen zu danken, die diese Veranstaltung möglich gemacht haben oder zu ihrem reibungslosen Ablauf beitrugen. Das sind nicht nur die Leitungspersönlichkeiten der Tagung, des Programmkomitees und der Arbeitsgruppen, es sind auch die Mitarbeiter des Tagungspräsidenten, der Heidelberger Geschäftsstelle, des Rehabilitationsmedizinischen Arbeitskreises an der Universität Ulm und des Hauses der Begegnung, das sind schließlich die Partner bei der Stadt Ulm, bei den einbezogenen Landes- und Bundesministerien (besonders auch des Bundesgesundheitsministeriums, das zur finanziellen Sicherung der Tagung beitrug) und bei den Ausstellern am Rande dieser Veranstaltung, es sind aber auch, last but not least, die Mitwirkenden und alle Teilnehmerinnen und Teilnehmer, die ja bei weitem nicht nur aufmerksam zugehört, sondern sich lebhaft beteiligt und zu Wort gemeldet haben.

Mit diesem Dankeswort schließe ich die diesjährige Arbeitstagung und wünsche allen Anwesenden eine gute Heimreise!

Anschrift:

Prof. Dr. med. K. A. Jochheim
Vorsitzender der
Deutschen Vereinigung für die
Rehabilitation Behinderter e.V.
Sperberweg 10
5042 Erftstadt-Lechenich

Anhang

Auftrag und Leistung der Deutschen Vereinigung für die Rehabilitation Behinderter – gestern, heute und morgen[1])

von H.-J. Diehl

Liebe „ältere Mitstreiter", liebe Freunde, sehr geehrte Damen und Herren,

wir wurden als die „ältere Generation der Deutschen Vereinigung" zu diesem Abendempfang eingeladen und es wurde angekündigt, daß neben dem festlichen Abendessen auch ein Festvortrag angeboten werde. Beim Abendessen hatten Sie wenigsten die Wahl zwischen zwei Menüvorschlägen, beim Vortrag müssen Sie mit mir vorliebnehmen.

Nun wissen wir alle, daß der eigentliche Festakt zum 80jährigen Bestehen der Deutschen Vereinigung nicht heute, sondern morgen stattfindet. Er ist verbunden mit der feierlichen Eröffnung der diesjährigen Arbeitstagung in Ulm und enthält zahlreiche Grußworte sowie einen historischen Abriß zum Entstehen und zur Entwicklung unseres Verbandes, den der Vorsitzende, Professor Dr. Kurt-A. Jochheim, vortragen wird. Dort also werden wir – und ich hoffe, daß Sie alle daran teilnehmen können – die eigentliche Jubiläumsrede hören.

Ich meine aber, daß auch dieser Abend ein Fest ist, ein Fest für uns, die wir an der Gestaltung der Arbeit in den zurückliegenden Jahren – ein jeder an seinem Platz und zu seiner Zeit – aktiv teilhatten. Dies ist eine der sehr seltenen Gelegenheiten, in einem solchen Kreis froh miteinander zu feiern und ich bin sicher, in Ihrer aller Namen zu sprechen, wenn ich dem Vorstand der Deutschen Vereinigung und dem Gastgeber sehr herzlich danke, daß sie diesen Abendempfang für uns erdacht und ermöglicht haben.

Feste können verschiedene Formen annehmen. Vielleicht unterscheidet sich unser heutiger Abend vom morgigen Festakt unter anderem dadurch, daß es bei uns nicht gar so feierlich zugehen muß; wir wollen ja in erster Linie Erinnerungen austauschen und miteinander fröhlich sein. Hier darf also gelacht werden, so lange wir uns wohlfühlen und es gemütlich ist in diesem historischen Raum, der heute für uns bereitsteht.

Darum möchte ich von vornherein sagen, daß ich nichts von dem vorwegnehmen werde, was uns wahrscheinlich morgen dargeboten wird; ich denke an keinen geschichtlichen Überblick und möchte Ihnen hier auch keine Datenabfolge vorlegen. Vielmehr gehe ich davon aus, daß wir alle ja unseren eigenen Beitrag zur Entwicklung der Deutschen Vereinigung geleistet haben und, so gut es geht, noch leisten, und daß ein jeder von uns seine persönlichen Erinnerungen daran knüpft. Wenn ich also nur wenige Bezüge aus dem Schatz meiner eigenen Erinnerungen anspreche, so werden bei Ihnen unwillkürlich Assoziationen geweckt; das Bild der Vergangenheit wird

[1]) Tischrede zum „Empfang der ‚älteren Mitstreiter' der Deutschen Vereinigung" am 7. 11. 1989 in Ulm

lebendig, und Sie alle wissen sich daran unmittelbar beteiligt.

Beispiel 1:

Pastor Vietor, der seine Wurzeln in Bremen hatte, überzeugte mich beim Aufbau der Anstalten „Friedehorst" gleich nach dem Krieg davon, daß wir im Rahmen der Möglichkeiten vor allem Platz für körperbehinderte Kinder schaffen müßten. „Alteneichen" in Hamburg-Altona war ausgefallen, durch Bomben vernichtet, und der damalige Landeskrüppelarzt für Hannover, Dr. Lindemann, unterstütze Vietor's Vorschlag nachdrücklich. Von Vietor und Professor Dr. Schede, seinerzeit Landeskrüppelarzt für Oldenburg, lernte ich den „klassischen" Aufbau einer Vollanstalt kennen: Klinik, Schule, Berufsausbildung und Pflegeheim. Um nun meinem Vorstand verläßliche Bedarfszahlen vorlegen zu können, fragte ich die Gesundheitsbehörde in Bremen nach der Zahl anstaltsbedürftiger körperbehinderter Kinder. Der schulärztliche Dienst wurde daraufhin mit einer Erhebung beauftragt. Das Ergebnis erhielt ich nach ein paar Monaten: In Bremen und Bremerhaven sei derzeit mit zusammen 27 solcher Kinder zu rechnen. Ein, zwei Jahre, nachdem wir unsere Arbeit aufgenommen hatten, zeigte sich bereits, daß es sich um etwa 400 Kinder handelte, darunter allein 96 spastisch Gelähmte im Alter zwischen vier und 16 Jahren! 336 der Kinder befanden sich, teils unter zweifelhaften Förderbedingungen, in einer Regelschule, 36 befanden sich in einer mehr oder weniger geeigneten Einrichtung. Ich lernte daraus, daß Biesalski, Schade, Lange und Hohmann recht hatten mit ihrer Auffassung, daß man stets erst dann merkt, wie viele Steine in einem Acker liegen, wenn man anfängt zu pflügen.

Beispiel 2:

Wir alle hatten es beim Neuanfang oder beim Wiederanfang nach dem Kriege schwer; es fehlte an allem. Nur der offen zutage liegende Bedarf an geeigneten Einrichtungen war nicht zu übersehen. Neben den erwähnten „klassischen" Anstalten entstanden hier und dort auch Einrichtungen für Teilbereiche der Rehabilitation. Deren Entwicklung wurde besonders dadurch gefördert, daß sich die öffentliche Hand ihrer annahm; es gab in diesem Bereich eine von Zeit zu Zeit wechselnde Schwerpunktsetzung in der Förderpraxis mit der Folge, daß für den einen oder anderen Teilbereich besonders große öffentliche Mittel zur Verfügung gestellt wurden. In dieser Situation mußte man einige Aufmerksamkeit darauf verwenden, die Entwicklung dennoch so zusammenzuhalten, daß ganzheitliche Ansätze zur Rehabilitation „unter einem Dach" nicht ins Hintertreffen gerieten und sich die räumlich getrennte Spezialisierung auf Teilaspekte der Behindertenhilfe nicht in größerem Ausmaß breitmachte. Auch wir in „Friedehorst" haben das erfahren und darauf reagiert, indem wir zum Beispiel ein Berufsförderungswerk im Rahmen der Rehabilitation eingerichtet sowie Heime und Ausbildungsmöglichkeiten für behinderte Jugendliche geschaffen haben.

Beispiel 3:

Nicht nur die Entwicklung der Ausbildung und Umschulung Behinderter durch die in der Vollbeschäftigungszeit finanzstarke Arbeitsverwaltung hat das Bild der Rehabilitation geprägt, sondern auch die vorangegangene Erkenntnis, daß an der erfolgreichen Rehabilitation körperlich Behinderter neben dem Orthopäden und anderen medizinischen Disziplinen auch weitere Fachkräfte Anteil haben können, ja, es zeigte sich, daß neben den „klassischen" Berufen der Körperbehindertenfürsorge viele, sehr viele verschiedene Berufsgruppen gute Beiträge leisten. (Bei unserer Arbeitstagung in Bremen zählte ich, viele Jahre später, bereits 48 Berufe!). Mit der Wiederaufnahme der Arbeit der Deutschen Vereinigung in den 50er Jahren war zugleich auch deutlich geworden, daß im Vereinsnamen das inzwischen anstößig gewordene Wort „Krüppelfürsorge" zu ersetzen sei. Unter reger Beteiligung vieler Vertreter alter und neuer Disziplinen an der Diskussion hat uns dieses Problem lange beschäftigt. Nur für kurze Zeit stand Schede's Formulierung „Deutsche Vereinigung zur Bekämpfung des Krüppeltums" mit ihrer Betonung des präventiven Zieles zur Debatte. Er hatte daran erinnert, daß schon zwischen den beiden Weltkriegen eine solche Namensgebung bestand. Der Begriff „Rehabilitation" wurde Ende des vorigen Jahrhunderts in Deutschland „erfunden", aber als ungeeignet abgelehnt. Erst als dieses Wort nach dem zweiten Weltkrieg aus den USA wieder zu uns zurückkam, wurde es akzeptiert. Daran änderte auch das Ergebnis einer Anfrage an die Germanistische Abteilung der Universität Heidelberg nichts, die Professor Lindemann im Auftrag des Vorstandes veranlaßt hatte. Er hatte gefragt: „Was verstehen Sie unter Rehabilitation?" Die Antwort lautete, es müsse eigentlich „Rehabilitierung" heißen und bedeute dann die Wiedereinsetzung in den vorigen Stand; als gängigstes Beispiel wurde die wiederhergestellte Ehre eines Offiziers genannt. Trotz alledem hat sich „Rehabilitation" durchgesetzt, wohl auch deshalb, weil man sich darunter so vieles vorstellen kann.

Beispiel 4:

Bereits zwischen den Weltkriegen hatte die Deutsche Vereinigung der „International Society for the Welfare of Cripples (ISWC)" angehört, die in den USA aus kleinsten Anfängen heraus entstanden war und sich zu einer weltweiten Fachorganisation zu entwickeln begann. Die nationalsozialistische Regierung und der Krieg hatten dafür gesorgt, daß diese Zugehörigkeit abgebrochen war. Durch einen persönlichen Kontakt zum damaligen Generalsekretär der ISWC erhielt ich 1951 eine Einladung zum ersten Nachkriegsweltkongreß in Stockholm und hatte dort Gelegenheit, die Frage der Wiederaufnahme der Deutschen Vereinigung aufzuwerfen. Diese wurde dann schon auf dem Nachfolge-Kongreß 1954 in Den Haag beschlossen; 1957 in London war die Deutsche Vereinigung erstmals wieder als Vollmitglied bei einem Weltkongreß der internationalen Gesellschaft vertreten. Diese Einbindung in die ISWC – heute „Rehabilitation International (RI)" genannt – hatte für beide Seiten beachtliche Auswirkungen. Gemeinsam mit der Bundesarbeitsgemeinschaft für Rehabilitation (BAR), die einige Jahre später als zweites bundesdeutsches RI-Mitglied dazukam, wurde die Deutsche Vereinigung zu einer der tragenden Säulen von RI und stellte in einer wichtigen internationalen Entwicklungsphase, von 1972 bis 1976, sogar den RI-Präsidenten in der Person ihres Vorsitzenden, Professor Jochheim. Andererseits übernahm die Deutsche Vereinigung von RI die Erkenntnis, daß beim Begriff „Rehabilitation" natürlich auch an solche Gruppen behinderter Menschen zu denken ist, die nicht in das Blickfeld derer gekommen waren, die vor 80 Jahren die Deutsche Vereinigung gegründet hatten. Eine Öffnung gegenüber Menschen und Gruppen, die sich für geistig, seelisch oder sensorisch Behinderte engagierten, war die Folge.

Zwei Probleme, mit denen RI noch immer Kummer hat, konnte die Deutsche Vereinigung für sich selbst bereits klären:

1. Die Verbände der Behinderten gehören schon seit geraumer Zeit zum Mitgliedkreis der Deutschen Vereinigung. Im Rahmen von RI hat dieser Eingliederungsprozeß dagegen erst kürzlich eingesetzt. (Diese Verbände nennt man dort übrigens oft noch „Consumers Organisations" – ein wenig schöner Begriff, wie ich meine).

2. Die Finanzierung von RI ist noch immer ein Problem. Die Deutsche Vereinigung

wird dagegen regelmäßig und zuverlässig von der Bundesregierung in der Weise finanziell gefördert, daß sie ihre Aufgaben – weit über den Rahmen ihrer Beitragsmittel hinaus – planvoll wahrnehmen kann, was auch wirklich erforderlich ist. Die ebenso notwendigen internationalen Aktivitäten von RI sind in ihrer Finanzierung leider noch keineswegs gesichert; auch die Annäherung an UNICEF in den letzten Jahren hat in dieser Hinsicht wenig geholfen. Noch immer muß RI, um zu einem ausgewogenen Haushalt zu kommen, Förderer der Arbeit in Gestalt sogenannter „Life Patrons" suchen.

Ich bin sicher, daß jeder von uns die Reihe solcher Beispiele aus eigenen Erfahrungen fortführen könnte. Was gäbe das für ein grandioses Bild! Wie würde Vergangenheit wieder lebendig!

Wir Menschen haben ja die „Gabe", vergessen zu können – wer von uns wüßte das mit fortschreitendem Alter nicht. Was uns soeben noch vertraut und wie selbstverständlich war, verschwindet unvermittelt aus unserem Leben. Selbst vom Vorgang des Vergessens nehmen wir kaum Kenntnis. Bis dann durch irgend einen Anstoß – z.B. durch diesen Abend – die Erinnerung wieder lebendig wird. Und aus einem zunächst noch diffusen, verschwommenen Hintergrund treten mit der Nachempfindung vergangener Situationen vor allem Bilder von Menschen hervor, so klar und so deutlich, als ob wir mit ihnen sprechen könnten. Ich denke an unsere Lehrer in der Deutschen Vereinigung – meine habe ich schon genannt, in erster Linie waren es Professor Franz Schede und Pastor Vietor, und ich sollte hier noch den Theologen Prälat Briefs hinzufügen. Das, woran wir selbst mitgearbeitet haben, geschah ja im wesentlichen erst in der Zeit nach dem zweiten Weltkrieg; und wenn wir uns heute unserer Lehrer bewußt werden, wird deutlich, daß wir nicht die ersten waren und deshalb gut daran tun, den vorher hier als Kompliment gebrauchten Titel „Rehabilitationspioniere" nicht für uns zu reklamieren. Schon zwei und drei Generationen vor uns haben sich Frauen und Männer mit ganzer Kraft den Behinderten zugewandt und damit die Grundlage gelegt, auf denen die Deutsche Vereinigung 1909 gegründet werden konnte.

Wie ich schon sagte, habe ich nicht die Absicht, einen geschichtlichen Exkurs einzuflechten. Ich will auch nicht versuchen zu erläutern, welche Rolle das christliche Menschenbild, einzelne Christenmenschen oder kirchliche Organisationen auf diesem Weg gespielt haben. Ich möchte uns aber doch daran erinnern, daß die geistige Basis, auf der wir selbst nach dem Krieg wieder angefangen haben, in den 20er und 30er Jahren gelegt wurde. Dafür nenne ich nur zwei Beispiele:

1. Die „Kasseler Fassung" der Beschlüsse der Deutschen Vereinigung zu den Aufgaben der Eingliederung Behinderter aus dem Jahre 1950 sowie das, was

2. im Jahre 1957 davon in die Bundesgesetzgebung einging,

waren jeweils Überarbeitungen der Entwürfe aus der Zeit zu Anfang der 30er Jahre, redigiert vor allem durch Professor Schede und Professor Lindemann. Ich könnte hinzufügen: Ein weiterer Erweis dessen, daß wir eigentlich nur konsequent auf dem aufgebaut haben, was uns überkommen ist, sind wir selbst, hier in unserer heutigen Zusammensetzung. Sind wir nicht ein Spiegelbild jener „biologischen Einheit", wie sie Biesalski einst formulierte und zwischen den Weltkriegen weiterentwickelte? Geben wir nicht auch Zeugnis davon, daß die bewußtgemachten Erkenntnisse von Menschen verschiedener Herkunft und Ausbildung aus dem Umgang mit Behinderten wie auch aus der Erfahrung des Behindertseins unbedingt zum menschlichen Grundbestand einer lebendigen Gesellschaft gehören?

Nun haben sich aber in der Zeit nach 1945 die Verhältnisse, unter denen wir leben, gewaltig verändert. Unser Gemeinwesen unterscheidet sich heute in ganz wesentlichen Aspekten von dem, was wir, die ältere Generation, im Nationalsozialismus, in der Weimarer Republik oder gar im Kaiserreich erlebt haben. Strukturen haben sich gewandelt; neue Ideologien haben alte an die Seite gedrängt. Die Skala der Werte hat sich deutlich verschoben. Ich betrachte es als ein Zeichen der Lebendigkeit der Deutschen Vereinigung, daß sie solche Veränderungen nicht nur passiv zur Kenntnis genommen, sondern auch geprüft und verarbeitet hat. Wie dies geschehen ist, daran wollte ich vorher mit einigen wenigen Beispielen erinnern. Sicher haben Sie diese Streiflichter veranlaßt, für sich selbst entsprechendes nachzuvollziehen.

Wenn nicht alles täuscht, stehen wir nun erneut vor einer bedeutenden Schwelle in der Geschichte der Deutschen Vereinigung. Nicht, weil dies der 80. Geburtstag ist; auch nicht, weil wir wahrscheinlich in diesem Kreis so nicht wieder beieinander sein werden. Sondern weil sich Entwicklungen anbahnen, deren Ende wir nicht absehen, die aber für die Rehabilitation von entscheidender Bedeutung sein können. Ich nenne wiederum nur zwei Beispiele:

1. Die Gentechnologie wird weiterentwickelt. Schon heute gibt es – auch innerhalb von RI – Vertreter des Rehabilitationsbereiches, die sich fragen, ob nicht Genmanipulation bald international die Rehabilitationsprogramme beeinflussen sollte, ob ihr nicht vor allem eine Rolle in den Präventions-Strategien zukommen müßte. Ich will gern gestehen, daß ich von der Gentechnik so gut wie nichts verstehe. Ich kann aber nicht verschweigen, daß ich – wenn ich an sie denke und von ihr höre – Angst habe. Ich fürchte, daß auch die Deutsche Vereinigung vor diesem Problem nicht verschont bleibt und daß die Generation nach uns hier eine ethisch schwerwiegende Aufgabe vor sich hat.

2. Jedermann spricht heute vom „Europäischen Haus". Es sind aber wohl nur wenige, die eine konkrete Vorstellung davon haben, wie es aussehen wird. Damit meine ich nicht nur die im östlichen Teil des Kontinents wieder zunehmend offene Entwicklung. Ich meine vielmehr die verbindenden Grundlagen. Europa: Was ist das? Betrachten wir nur einmal die derzeit zwölf Länder in der Europäischen Gemeinschaft (EG). Was hält sie zusammen? Genügt es, daß mit großen Schritten ein gemeinsamer Markt entsteht? Braucht ein wirkliches Gemeinwesen nicht andere, kulturelle Fundamente? Welcher Art ist denn das geistige, das kulturelle Zusammengehörigkeitsgefühl? Gibt es eine gemeinsame Lebensweise, übereinstimmende Grundmuster gesellschaftlichen Handelns, eine gemeinsame Rechtsauffassung, eine gemeinsame Sprache? Immerhin etwa 20 % der Bevölkerung in der EG spricht deutsch. In weitem Abstand folgen mit je etwa zehn % die englische und die französische Sprache, mit fast zehn % die italienische: zur Zeit gibt es aber mehr als 60 lebende Sprachen in Europa.
Und ist „Sozialarbeit" – früher sagten wir „Fürsorge für andere" – nicht ein besonderer Ausdruck von Kultur? Wie steht es mit dem sozialen Europa? Bei uns waren es seinerzeit die christlichen Kirchen und eine christlich geprägte Humanitas, die den Nährboden für die Behindertenarbeit bildeten. Ihre Werte sind aber längst außer Kurs gesetzt. Die Staaten als solche sind religionslos geworden. Grundsätze der so verstandenen Menschlichkeit, dienende und helfende Liebe, annehmende Zuwen-

dung, Fürsorge, Barmherzigkeit – Ausdrücke, die aus dem christlich-jüdischen Kulturkreis stammen – sind aus dem Vokabular der Sozialhilfe und der Sozialarbeiter gestrichen. Nicht einmal mehr konfessioneller Unterricht darf an den Schulen einiger Länder der Bundesrepublik erteilt werden. Man spricht stattdessen von der multikulturellen Gesellschaft. Aber was ist das? Soll sich ein neuer Synkretismus entwickeln? Sollen neben christlichen und religionsfreien Auffassungen auch Islam, Buddhismus und vielleicht die neuen „Jugendreligionen" mit eingebracht werden? Vielleicht alles liberal geprägt oder doch wenigsten liberal garniert? Fragen über Fragen. Aber kann man sich wirklich ernsthaft vorstellen, das Gemeinwesen könne allein durch die Steuerungselemente eines gemeinsamen Marktes (als dem kleinsten gemeinsamen Nenner) geprägt und auf Dauer getragen werden? Auf dem Markt herrscht Profitdenken. Ist Profitdenken als kulturelle Basis eines Gemeinwesens denkbar? Was wird dann auf lange Sicht aus der Sozialarbeit, was aus der Rehabilitation?

Die „Schöne Europa" wurde einst in der griechischen Mythologie allen Blicken entzogen, als Zeus sie in Gestalt eines Stieres nach Kreta entführte, wo sie den Minos gebar und auch sicherlich mit dem sagenhaften Irrgarten zu tun hatte. Ob auch für uns Europa eine „Fata Morgana" bleibt, die eines Tages aus dem Blick verschwindet? Es muß ja nicht ein Stier sein, der sie entführt. Ein paar Ochsen tun es vielleicht auch.

Jedenfalls: Die Rehabilitationsverbände in den einzelnen Ländern der EG wissen von diesen Problemen. Ihre RI-Nationalsekretäre haben sich deshalb unter dem Vorsitz des Vizepräsidenten für Europa von RI, derzeit Direktor H. Stroebel von der Bundesarbeitsgemeinschaft für Rehabilitation, zu einem losen Verbund zusammengeschlossen. Er nennt sich RI-ECA, Rehabilitation International – European Communities Association, und pflegt in diesen Fragen engen Kontakt zur EG in Brüssel.

Damit möchte ich meinen Überblick „gestern, heute und morgen" abschließen. Vielleicht wird er Sie zu guten Gesprächen anregen. Bedenken Sie dabei bitte, was Goethe einst schrieb:

„Das Alter hat unter vielen Nachteilen den Vorteil, daß es nun Jugend hinter sich sieht, die zum Neuen Lust hat".

Anschrift:

Pastor i.R. H.-J. Diehl
Demminer Straße 2
2820 Bremen 77

Personenregister

Die Zahlen beziehen sich auf die Anfangsseite des Beitrages

Verzeichnis thematischer Fachbegriffe

Die Zahlen beziehen sich auf die Anfangsseite des Beitrages mit dem genannten Begriff

Aus-, Fort- und Weiterbildung, Supervision und Kooperation von Rehabilitationsfachkräften

Berufliche Rehabilitation, Ausbildung, Berufsvorbereitung, Berufs- und Arbeitsleben Behinderter

Einrichtungen und institutionalisierte Dienste der Rehabilitation

Forschung in der Rehabilitation

Frühförderung/Frührehabilitation bei Kindern

Internationale Institutionen

Kardiologie

Onkologie/Rehabilitation Krebskranker

Physiotherapie-, Ergometrie- und Ergotherapieverfahren und Rehabilitationssport

Psychiatrische Rehabilitation und psychosoziale Hilfen

Reform des Sozialleistungssystems/der Sozialversicherungen

Rehabilitation im Alter, Berentungsfragen und Pflege

Rheumatologie/Rehabilitation bei Schäden des Stütz- und Bewegungsapparates

Schädel-Hirn-Verletzung – Aspekte der funktionellen Rehabilitation

Schädel-Hirn-Verletzungen – Aspekte der posttraumatischen Diagnose/Prognose

Schulische/schulbegleitende Rehabilitation

Statistische Fragen – Sozial-/Rehabilitationsstatistik

Technik und Rehabilitation